栄養・健康データ ハンドブック

藤 澤 良 知 編著

［ 2020 ／ 2021 ］

JN062237

同文書院

新版のことば

　本書は，好評のうちに版を重ねて第21版(2020／2021)となりましたが，この間活用いただいた皆様に種々ご意見等もいただき，まことにありがとうございました。

　本書のねらいは，栄養・健康指導にとって必要な法律，諸制度，統計資料，栄養学・医学的知見，科学的研究データ，指導技術等について系統的に整理し，栄養教育・指導の学習及び実践栄養指導，公衆栄養活動に役立つよう，マニュアル的にまとめたものです。

　管理栄養士・栄養士養成施設の学生の学習にあたっては，特に栄養教育論，公衆栄養学，食料経済，給食経営管理等の教材のサブテキストとして活用していただいています。

　また，現に管理栄養士・栄養士として，第一線で活躍されている方々の栄養指導，健康教育，公衆栄養活動のためのデータブックとして，あるいはマニュアルとして活用いただけるよう，コンパクトに要点をまとめてあります。

　さて，我が国は，人生100年時代と言われ，世界に冠たる長寿国になりましたが，その反面，要介護者が増え，令和元年度で644万人となり，介護保険の総費用は平成29年度で10兆円を超えています。現代は単なる長寿ではなく，人生の質すなわちQOLが問われる時代で，栄養改善・食生活改善の役割は重大で，食は命なりと言われる所以です。

　管理栄養士・栄養士の責務は，いかに社会の要請に沿って専門性を高めるか，専門職としての職業観，倫理観，使命感等を涵養し，専門性を十分発揮し，社会の要請と負託に応えることが使命です。

　栄養改善活動や健康づくり運動は，長期的に見れば，栄養改善効果による疾病予防，健康づくり，QOLの向上を通じて，受療率の減少，ひいては医療費の軽減等の経済効果も期待できるところです。

　幸いにも近年，栄養疫学研究がすすみ，栄養改善の疾病予防効果，医療費節減効果等について多くの研究報告，知見が出されています。特に，栄養疫学研究に

より，生活習慣病のリスクファクターが明らかにされてきており，生活習慣病発症の危険度を低下させるライフスタイルの構築が重要な課題となっています。

　栄養改善の実践指導者である管理栄養士・栄養士としては，疫学研究の成果や学術情報をよりどころとして，疫病予防や健康増進にいかに貢献できるかが問われています。また，栄養改善の経済効果等を明らかにするためにも，疫学的手法のみならず，経済学，統計学，公衆衛生学，医学などと関連させた実践的研究によって，栄養改善の経済効果等を明らかにしたいものです。「予防に使う百円は，治療費の一万円に等しい」といわれますが，もって，銘すべき言葉だと思います。

　さて，変化の時代といわれる今日ですが，平成14年には健康増進法の成立，平成15年には食品安全基本法の成立，平成16年には学校教育法などの改正が行われ，栄養教諭制度が創設されました。

　平成17年6月には食育基本法が成立し，7月に施行され，食の専門家としての食育指導が求められています。平成17年度から，給食管理，栄養指導の基礎となる栄養所要量は，エビデンス（科学的根拠）レベルの高い論文などを基にした食事摂取基準に改められ，健康栄養指導にエポックを画しました。

　また平成17年には，国民の健康寿命を2年間延ばすことを目標に，生活習慣病対策・介護予防の推進を柱に健康フロンティア戦略が実施され，さらに平成19年には，新健康フロンティア戦略が実施されています。

　平成20年度から40〜74歳を対象とした特定健診，特定保健指導が制度化されましたが，これはメタボリックシンドロームの概念を導入したもので，「高齢者の医療の確保に関する法律」によって保険者に義務化され，医師，保健師，管理栄養士の連携により，治療より予防に重点を置いた保健指導の成果が注目されています。そのためにも，対象者の意識改革，行動変容を促す効果的な指導が課題となっています。（公益社団法人）日本栄養士会では，栄養ケア・ステーションを核として地域の医療機関，行政機関と連携し，地域の保健栄養指導を全国的・体系的に進めていますが，その発展を期したいものです。

　平成20年9月には，第15回国際栄養士会議（15th International Congress of Dietetics）が横浜で開催され，海外から59カ国が参加，総人数は4,621名（国内3,966名，海外655名）にも及び，日本の管理栄養士・栄養士活動が国際的に注目

されました。

　また，平成24年に社団法人日本栄養士会は，法人制度改革により「公益社団法人」となり，定款第３条の目的として，公益社団法人日本栄養士会は，「栄養・食事指導にかかる科学とその専門技術に立脚しながら，保健，医療，福祉および教育などの分野において，健康を豊かに育む食生活の確立と栄養・食事療法の進歩に資する諸般の事業を遂行し，もって公衆衛生の向上に寄与することを目的とする」とうたっています。

　平成25年度には，健康日本21（第二次）計画が，健康寿命の延伸，健康格差の縮少を目標にスタートし，生活習慣病の予防，社会環境の整備が重要視され，管理栄養士，栄養士の社会的役割が増大しています。

　このように，管理栄養士・栄養士の活動分野は，保健・医療・福祉・介護・産業・教育など多岐にわたり，内容も多様化・高度化し，より専門性が求められています。エビデンスに基づく栄養管理・健康栄養指導，そして職業倫理に基づく職務・遂行はまさに時代の要請です。そのためにも医学，栄養学の学問的進歩や新しい知見，それに情報化社会に対応して常に最新の情報やデータを活かすことが大切で，本書がその参考になればと願っています。

　終わりにひとこと。食が変われば疾病・寿命・健康・医療費等が変わります。栄養は健康寿命延伸の立役者です。その重要性を再認識しましょう。

　なお来年度版からは編集協力として芦川修貮（北海道文教大学教授），古畑公（和洋女子大学教授），田中弘之（東京家政学院大学教授）の３名の方々の協力を得て編纂とします。

　　　　2020年４月

　　　　　　　　　　　　　　　　　　　　　　　　編　著　者

ふじさわ　よしとも
藤澤　良知

略　　歴　昭和54年３月まで厚生省栄養専門官，昭和57年４月から実践女子短期大学教授，平成５年４月実践女子学園理事，短期大学部長，平成11年４月実践女子大学名誉教授，平成４年から平成12年６月まで（社）日本栄養士会会長，平成14年４月から平成21年３月まで武蔵丘短期大学学長

主　　著　「公衆栄養学」（家政教育社），「子どもの心を育てる食事学」（第一出版KK），「子どものヘルシー食事学」（第一出版KK），「栄養指導論」（同文書院），「小児栄養」（近畿大学出版部），「地球社会の食糧経済」（家政教育社），「栄養生理学」（共著）（朝倉書房），「給食管理」（同文書院），「栄養教育・栄養指導論」（同文書院），「食生活論・栄養士教育論」（家政教育社），「ネオ エスカ・給食経営管理・運営論」（同文書院），「よくわかる栄養教諭」（共著）（同文書院），「食育の時代」（第一出版KK），「図解・食育」（全国学校給食協会），「子どもの欠食・孤食と生活リズム」（第一出版KK），「子どもの食と栄養」（共著）（診断と治療社）　その他多数

栄養・健康データハンドブック
主 要 目 次

問われる栄養士制度
―期待される管理栄養士・栄養士像の構築に向けて―

1. 栄養は疾病の一次予防の柱

　日本は今や世界に冠たる長寿国になりましたが，平成28年の日本人の男性の平均寿命80.98年，健康寿命72.14年，女性の平均寿命87.14年，健康寿命74.79年と，平均寿命と健康寿命の差が男性8.84年，女性12.35年にも及び健康寿命の延伸が課題となっています。また同年における日本人の死亡原因の54.7%が生活習慣病となり，国民医療費の37.3%を占めています。高齢化の進展に伴い同じ年の要介護者は622万人，介護費は10兆円を超え，また国民医療費も41.3兆円，1人当たり32.5万円となり，人生のQOLすなわち健康寿命が問われる時代となりました。

　「食は命」といわれます。栄養改善の効果は比較的軽く見られがちですが，健康増進，疾病予防・治癒，回復効果，更には医療費の削減等の経済的効果が期待されます。しかし現状を見ると，管理栄養士，栄養士活動に対する社会評価は十分とはいえません。

　これからの管理栄養士，栄養士はこうした時代の変化を踏まえ，職業意識の高揚，業務の科学性・専門性を高め，いかに栄養指導を通じて国民の保健・医療・福祉に寄与できるかが問われています。幸い国の行政施策を見ますと，これからの医療は対症療法だけでなく，過剰診療・薬頼りではない，食生活を健康的にコントロールし，体質改善によって生活習慣病を予防することが重要視されています。

2. 業務の専門性と栄養士制度の発展に向けた環境整備

　現在，栄養指導業務は複雑多様化しています。医学・栄養学の進歩，医療技術の高度化に伴って，管理栄養士・栄養士には傷病者の療養のために必要な知識・技術の向上が求められています。

　管理栄養士・栄養士の活動は保健・医療・福祉・介護，産業・教育など多岐にわたり，その内容も多様化・高度化しています。しかしどの職場で働くにせよ，管理栄養士・栄養士には医療職としての資質を備え，栄養管理を通じた健康増進，疾病予防・治療のための専門職としての活動が期待されています。

　だからこそ管理栄養士・栄養士の身分資格制度の向上，加えて保健・医療・福祉等の需要に応じたレベルアップと医療職としての確かな位置づけに向けた制度改正を図る必要があります。食（栄養）が変われば病気も変わる，寿命も健康度も医療費も変わります。社会から期待され，評価される管理栄養士・栄養士像を作り上げていきたいものです。

第1章
栄養士法およびその解説

公益社団法人日本栄養士会の重要課題

1　高齢社会の進展に対応した取組を推進
2　少子社会における児童の健全育成にかかる取組を推進
3　頻発する災害から命を守る取組を推進
4　世界最大の栄養士会としての国際貢献を推進
5　最先端技術社会への対応

（令和元年　日本栄養士会2019年度定時総会資料より）

1．栄養士法の制定および改正の経緯

　栄養士法は，昭和22年制定以来今日まで主な改正は表1－1のとおりである。特に大きな改正は，平成12年4月7日法律第38号，第146回通常国会における改正である。
　改正の主な理由は，次のとおりである。
　生活習慣病が国民の健康面における大きな課題となっており，これらの疾病の発症と進行を防ぐには食生活の改善が重要な課題となっていることから，管理栄養士制度を見直し，管理栄養士を傷病者に対する療養のため必要な栄養の指導，個人の身体の状況，栄養状態等に応じた高度の専門的知識及び技術を要する健康の保持増進のための栄養の指導等を行う者として位置づけ，管理栄養士の資格を免許制とするとともに，管理栄養士国家試験の受験資格を見直す等の措置を講ずる必要がある。

表1－1　栄養士法改正とその内容

年　月　日	概　　　　要
昭和20年4月13日	栄養士規則（厚生省令第14号）政府提案で栄養士資格を初めて規定
昭和22年12月29日	栄養士法の制定（法律第245号）。議員立法
昭和25年3月27日	栄養士法の一部を改正する法律（法律第17号）。議員立法 　栄養士養成施設の修業年限及び栄養士試験の受験資格として必要な見習期間を昭和25年4月1日以降2年以上としたことと，栄養士試験審査会に関する規定を設けたことであって，その趣旨は，栄養士の知識と技術の向上を図るとともに栄養士試験の適正を期そうとするものである。
昭和27年7月31日	栄養改善法（法律第248号）附則による改正 　栄養審議会の設置に伴い，栄養士試験審査会に関する栄養士法第2条の2の規定を削除したものである。
昭和28年8月15日	地方自治法の一部を改正する法律の施行に伴う関係法律の整理に関する法律（法律第213号）による改正 　政令への委任規定を設け，法体系の整備を行ったものである。よって栄養士法施行令は，これに基づき昭和28年8月31日政令第231号として公布された。
昭和37年9月13日	栄養士法等の一部を改正する法律（法律第158号）。議員立法 　栄養士の資質の向上を図るため栄養士のうち複雑又は困難な栄養の指導業務に従事する適格性を有する者として，管理栄養士の資格を新たに設け管理栄養士試験及び養成施設等に関し規制した。
昭和44年6月25日	厚生省設置法等の一部を改正する法律（法律第51号）による改正 　栄養士試験及び管理栄養士試験については，従来その業務を栄養審議会において処理していたが審議会から分離し，委員会を設けて実施することとした。
昭和60年6月25日	栄養士法及び栄養改善法の一部を改正する法律（法律第73号）による改正。議員立法 　管理栄養士制度については，全面国家試験制度とするとともに，栄養改善法の一部を改正し，都道府県知事の指定する集団給食施設への管理栄養士の必置規定を設ける。
平成12年4月7日	栄養士法の一部を改正する法律（法律第38号）による改正 　管理栄養士業務に傷病者の療養のための栄養指導等を位置づけるとともに，管理栄養士の資格を登録から免許制に改め，更に管理栄養士の国家試験受験資格の見直しをした。

図1－1　栄養士法に規定する主な内容

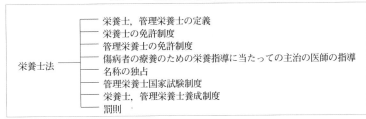

```
                ┌── 栄養士，管理栄養士の定義
                ├── 栄養士の免許制度
                ├── 管理栄養士の免許制度
                ├── 傷病者の療養のための栄養指導に当たっての主治の医師の指導
     栄養士法 ──┤── 名称の独占
                ├── 管理栄養士国家試験制度
                ├── 栄養士，管理栄養士養成制度
                └── 罰則
```

図1－2　栄養士法関係の法規

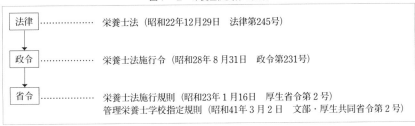

```
┌────┐
│法律│ ················ 栄養士法（昭和22年12月29日　法律第245号）
└────┘
   │
   ▼
┌────┐
│政令│ ················ 栄養士法施行令（昭和28年8月31日　政令第231号）
└────┘
   │
   ▼
┌────┐
│省令│ ················ 栄養士法施行規則（昭和23年1月16日　厚生省令第2号）
└────┘                管理栄養士学校指定規則（昭和41年3月2日　文部・厚生共同省令第2号）
```

　なお，都道府県等では，栄養士法施行細則により，免許申請，その他必要事項について定めている。

2．栄養士・管理栄養士の定義

　この法律で，栄養士とは，都道府県知事の免許を受けて栄養士の名称を用いて栄養の指導に従事することを業とする者をいう。（第1条第1項）

　この法律で管理栄養士とは厚生労働大臣の免許を受けて，管理栄養士の名称を用いて，次の業務を行う者とされた。

①　傷病者に対する療養のため必要な栄養の指導

②　個人の身体の状況，栄養状態等に応じた高度の専門的知識及び技術を要する健康の保持増進のための栄養の指導

③　特定多数人に対して継続的に食事を供給する施設における利用者の身体の状況，栄養状態，利用の状況等に応じた特別の配慮を必要とする給食管理

④　③の特定給食施設に対する栄養改善上必要な指導等を行うことを業とする者

と定義づけられている。

　アンダーラインの部分が平成12年に改正されたことを示す。以下同じ。

【栄養士及び管理栄養士の定義】

第1条　この法律で栄養士とは，<u>都道府県知事の免許を受けて</u>，栄養士の名称を用いて栄養の指導に従事することを業とする者をいう。

　2　この法律で管理栄養士とは，<u>厚生労働大臣の免許を受けて，管理栄養士の名称を用いて，傷病者に対する療養のため必要な栄養の指導，個人の身体の状況，栄養状態等に応じた高度の専門的知識及び技術を要する健康の保持増進のための栄養の指導，並びに特定多数人に対して継続的に食事を供給する施設における利用者の身体の状況，栄養状態，利用の状況等に応じた特別の配慮を必要とする給食管理及びこれらの施設に対する栄養改善上必要な指導等を行うことを業とする者</u>をいう。

　改正前の栄養士法は，栄養士は「栄養士の名称を用いて栄養の指導に従事することを業とする者」（第1条第1項）。管理栄養士は「前項に規定する業務であって複雑又は困難なものを行う適格性を有する者として登録された栄養士」（第2項）をいうとされていた。

　平成12年の法律改正で栄養士・管理栄養士とも免許となったことから業務内容が区分された。管理栄養士については，昭和37年の制度創設以来数十年を経て，「複雑又は困難」な業務の新たな領域として傷病者の療養のため必要な栄養の指導など個別的，対人的な専門的栄養指導が明確になった。

　「傷病者に対する療養のため必要な栄養の指導」とは，医療機関で診療を受けている傷病者またはその保護者に対し，医師などの医療職種との連携のもとに，栄養評価・判定など管理栄養士としての高度な専門知識・技術を活用し，傷病者が療養上必要とされる栄養素の量や摂取方法などの指導を継続的に行うことを指している。

　かかる栄養指導は，食事の献立の調製など独自の専門性をもち，医師が行う診療行為や看護師，保健師が行う診療補助行為とは別個の専門領域をもつこと，一方では，栄養指導に当たっては，傷病者の身体状況や治療方針を熟知するなど，医師との十分な連携を図る必要があることから，主治の医師の指導を受けることとされた。

　管理栄養士の資格は業務を排他独占的に行う業務ではないので，管理栄養士以外の者が傷病者に対する栄養指導を行うことを妨げるものではないが，栄養評価・判定などの専門知識や技能をもつ管理栄養士を活用し，医師などとの連携協力のもとに栄養面での専門的な指導を行うことが大切である。

（医療スタッフによるチーム医療については p.457を参照）

3．栄養士・管理栄養士の免許制度

1．栄養士・管理栄養士の免許

　栄養士の免許は，厚生労働大臣指定の栄養士養成施設で，2年以上栄養士に必要な知識・技能を習得した者は，都道府県知事の免許を受けて栄養士となることができる。（第2条第1項関係）

　管理栄養士の免許は，管理栄養士国家試験に合格した者に対して，厚生労働大臣が与えるものとすること（第2条第3項関係），とされている。

　平成12年の法改正で，免許制とされた理由は，管理栄養士の業務が生活習慣病の時代における対応，栄養状況の評価判定に基づく高度の知識・技能を生かした傷病者の療養のために必要な栄養指導など，昭和37年の管理栄養士制度創設時にはなかった新しい役割が確立したこと，集団給食施設の管理栄養士配置規定や医療機関における管理栄養士業務としての診療報酬の設定など資格としての効力が強化されたことなどから，管理栄養士が果たす役割について確固たる位置づけをし，これに対応した人材育成を図ることがねらいとなっている。

> 【栄養士の免許】
> 第2条　栄養士の免許は，厚生労働大臣の指定した栄養士の養成施設（以下「養成施設」という）において2年以上栄養士として必要な知識及び技能を修得した者に対して，都道府県知事が与える。
> 　2　養成施設に入所することができる者は，学校教育法（昭和22年法律第26号）第90条に規定する者とする。
> 　3　管理栄養士の免許は，管理栄養士国家試験に合格した者に対して，厚生労働大臣が与える。

2．免許の欠格事由

　栄養士の免許については，従来は，精神病及び伝染病に係わる欠格事由が記されていたが，これを廃止するとともに，管理栄養士の免許の欠格事由についても栄養士と同様とすること（第3条関係）とされた。

　これは障害者の人格の尊重，社会参加を推進する観点から，欠格条項が真に必要であるか否かを再検討し，必要性の薄いものは廃止するとの政府の障害者施策の基本方針によるものである。栄養士・管理栄養士については，これまで精神病及び伝染病が原因で資格付与または取り消しが問題となった事例は

ないこと，諸外国でも栄養士・管理栄養士に相当する資格に欠格条項を設けている例はないこと，欠格条項を設けなくても栄養士・管理栄養士としての業を行うに適しない者は，養成施設での修業，厚生労働省令で示す施設での実務経験，管理栄養士国家試験等で個別の能力に即したチェックが可能であることから法文から除かれたものである。

なお，仮に問題のある事例については，犯罪，不正の欠格条項によって取り消しの判断が可能であり，障害者に係わる欠格条項を置く必要性が少なくなったためである。

【免許を与えない場合】

第3条　次の各号のいずれかに該当する者には，栄養士又は管理栄養士の免許を与えないことがある。

1　罰金以上の刑に処せられた者

2　前号に該当する者を除くほか，第1条に規定する業務に関し犯罪又は不正の行為があった者

3．栄養士名簿及び管理栄養士名簿への登録並びに栄養士免許証及び管理栄養士免許証の交付

都道府県が備える栄養士名簿及び厚生労働省に備える管理栄養士名簿への登録並びに栄養士免許証，管理栄養士免許証の交付について規定されている。（第3条の2及び第4条関係）

【名　簿】

第3条の2　都道府県に栄養士名簿を備え，栄養士の免許に関する事項を登録する。

2　厚生労働省に管理栄養士名簿を備え，管理栄養士の免許に関する事項を登録する。

【登録及び免許証の交付】

第4条　栄養士の免許は，都道府県知事が栄養士名簿に登録することによって行う。

2　都道府県知事は，栄養士の免許を与えたときは，栄養士免許証を交付する。

3　管理栄養士の免許は，厚生労働大臣が管理栄養士名簿に登録することによって行う。

4　厚生労働大臣は，管理栄養士の免許を与えたときは，管理栄養士免許証を交付する。

4．管理栄養士の免許の取り消し等

管理栄養士が欠格事由に該当するに至ったときは，厚生労働大臣は，当該管理栄養士に対する免許を取り消し，又は1年以内の期間を定めて管理栄養士の名称の使用の停止を命ずることができるものと規定されている。（第5条第2項関係）

都道府県知事は，栄養士の免許を取り消し，又は栄養士の名称の使用の停止を命じたときは，速やかに，その旨を厚生労働大臣に通知しなければならないものとすること。（第5条第3項関係）

厚生労働大臣は，管理栄養士の免許を取り消し，又は管理栄養士の名称の使用の停止を命じたときは，速やかに，その旨を当該処分を受けた者が受けている栄養士の免許を与えた都道府県知事に通知しなければならないとされている。（第5条第4項関係）

【免許の取り消し等】

第5条　栄養士が第3条各号のいずれかに該当するに至ったときは，都道府県知事は，当該栄養士に対する免許を取り消し，又は1年以内の期間を定めて栄養士の名称の使用の停止を命ずることができる。

2　管理栄養士が第3条各号のいずれかに該当するに至ったときは，厚生労働大臣は，当該管理栄養士に対する免許を取り消し，又は1年以内の期間を定めて管理栄養士の名称の使用の停止を命ずることができる。

3　都道府県知事は，第1項の規定により栄養士の免許を取り消し，又は栄養士の名称の使用の停止を命じたときは，速やかに，その旨を厚生労働大臣に通知しなければならない。

4　厚生労働大臣は，第2項の規定により管理栄養士の免許を取り消し，又は管理栄養士の名称の使用の停止を命じたときは，速やかに，その旨を当該処分を受けた者が受けている栄養士の免許を与えた都道府県知事に通知しなければならない。

4．管理栄養士国家試験

(1) 管理栄養士国家試験は毎年少なくとも年1回行うこととされ，管理栄養士として必要な知識・技能について試験が行われる。（第5条の2）
(2) 修業年限が4年である管理栄養士養成施設において管理栄養士として必要な知識及び技能を修得した者について，従来は管理栄養士国家試験の一部免除が行われていたが，平成12年の法改正で廃止された。
(3) 管理栄養士国家試験の受験資格は次のとおりである。（第5条の3関係）
① 修業年限が2年である養成施設を卒業して栄養士の免許を受けた後，厚生労働省令で定める施設において3年以上栄養の指導に従事した者
② 修業年限が3年である養成施設を卒業して栄養士の免許を受けた後，厚生労働省令で定める施設において2年以上栄養の指導に従事した者
③ 修業年限が4年である養成施設を卒業して栄養士の免許を受けた後，厚生労働省令で定める施設において1年以上栄養の指導に従事した者
④ 修業年限が4年である養成施設であって，学校にあっては文部科学大臣及び厚生労働大臣が，その他の養成施設にあっては厚生労働大臣が，政令で定める基準により指定したものを卒業した者
とされている。

【管理栄養士国家試験】
第5条の2　厚生労働大臣は，毎年少なくとも1回，<u>管理栄養士として必要な知識及び技能について</u>，管理栄養士国家試験を行う。

平成12年に改正された管理栄養士国家試験の受験資格は図1－3のとおりである。
ただし，平成29年度実施の国家試験より，試験日を3月上旬，合格発表を3月中に行うことになった。

図1－3　管理栄養士国家試験受験資格

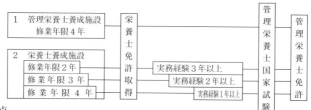

改正点
・管理栄養士養成施設卒業者に対する試験科目の一部免除の廃止
・受験資格としての実務経験年数を栄養士養成施設の修業年限に応じ1年から3年とする。

　このように国家試験の内容を，一層高度な専門知識・技能を重視するよう改め，従来管理栄養士養成施設卒業者に対して認めていた試験科目の一部免除を廃止したこと，栄養士養成施設を卒業して栄養士免許を受けた後，一定期間の実務経験を経て受験する者については，実務経験期間を1年延長することにされた。
　管理栄養士試験科目については栄養士法施行規則第15条で次のとおり定められている（平成17年度国家試験から適用）。

【試験科目】
規則第15条　管理栄養士国家試験の科目は，次のとおりとする。
　社会・環境と健康／人体の構造と機能及び疾病の成り立ち／食べ物と健康／基礎栄養学／応用栄養学／栄養教育論／臨床栄養学／公衆栄養学／給食経営管理論

【受験資格】
<u>第5条の3</u>　管理栄養士国家試験は，栄養士であって次の各号のいずれかに該当する者でなければ，受けることができない。
1　修業年限が2年である養成施設を卒業して栄養士の免許を受けた後厚生労働省令で定める施設において<u>3年以上栄養の指導に従事した者</u>
2　修業年限が3年である養成施設を卒業して栄養士の免許を受けた後，厚生労働省令で定める施設において<u>2年以上栄養の指導に従事した者</u>
3　修業年限が4年である養成施設を<u>卒業して栄養士の免許を受けた後，厚生労働省令で定める施設において1年以上栄養の指導に従事した者</u>
4　<u>修業年限が4年である養成施設であって，学校（学校教育法第1条の学校並びに同条の学校の設置者が設置している同法第124条の専修学校及び同法第134条の各種学校をいう。以下この号において同じ）であるものにあっては文部科学大臣及び厚生労働大臣が，学校以外のものにあっては厚生労働大臣が，政令で定める基準により指定したもの（以下「管理栄養士養成施設」という）を卒業した者</u>

5.　管理栄養士国家試験における不正行為の禁止

管理栄養士国家試験の際の不正行為のあった場合の処置について規定している。

【不正行為】
第5条の4　管理栄養士国家試験に関して不正の行為があった場合には，当該不正行為に関係のある者について，その受験を停止させ，又はその試験を無効とすることができる。この場合においては，なお，その者について，期間を定めて管理栄養士国家試験を受けることを許さないことができる。

6.　主治の医師の指導

　管理栄養士は，傷病者に対する療養のため必要な栄養の指導を行うに当たっては，主治の医師の指導を受けなければならないものとされている。（第5条の5関係）
　業務独占規定のある医療職種で医師の指示が規定されているのは，医師の診療行為の一部を医療職種が分担するため医師の具体的指示を必要としている。
　たとえば，診療放射線技師，臨床工学技士などの業務においては，放射線の照射や採血など通常医師が行うべき診療行為の一部を補助的に分担しているため，これを行うときは医師の「指示」を受けることとされており，また，診療の補助を業務とする看護師の業務独占を解除する例外規定が設けられている。
　これに対し，管理栄養士が行う「傷病者に対する療養のため必要な栄養の指導」は，診療行為に該当しない範囲に限った概念であり，病院等で療養中の傷病者に対して，栄養評価などの専門知識や技術を活用し，療養のために必要な栄養の指導を行うものである。
　しかし，食事の献立・調製など独自の専門性をもち，診療の補助行為とは別個の専門性をもつ点については，医師が具体的にすべて「指示」し，責任を負うべき性格のものではないと考えられる。当該傷病者の身体状況や治療方針を熟知するなど医師との十分な連携を図る必要があることから，主治の医師の「指導」を受けなければならないとされたものである。

表1－2　医療職種の業務内容規定

	資格の効力	資格創設年度	保助看法の制限の解除	主治医の指示	罰　　則
保健師 助産師 看護師	名称独占 業務独占 業務独占	昭和23年 法律第203号	医師又は歯科医師の指示 （第35～37条）	医師又は歯科医師の指示 （第37条）	業務独占違反 名称使用制限違反 医師の指示違反
診療放射線技師	業務独占	昭和26年 法律第226号	保助看法の規定にかかわらず診療の補助として放射線業務が可能 （第24条の2）	医師又は歯科医師の指示 （第2条第2項，第26条）	業務独占違反 主治医の指示違反 守秘義務違反 名称使用制限違反
理学療法士及び作業療法士	業務独占	昭和40年 法律第137号	保助看法の規定にかかわらず診療の補助として理学療法等が可能 （第15条第1項）	医師の指示 （第2条第3項及び第4項）	業務独占違反 守秘義務違反 名称使用制限違反
臨床検査技師及び衛生検査技師	業務独占	昭和33年 法律第76号	保助看法の規定にかかわらず診療の補助として採血等が可能 （第20条の2第1項）	診療の補助については医師の指示（第20条の2），その他業務全般については医師の指導監督（第20条の2）	業務独占違反 守秘義務違反 名称使用制限違反
臨床工学技士	業務独占	昭和62年 法律第60号	保助看法の規定にかかわらず診療の補助として生命維持装置の操作が可能 （第37条第1項）	医師の指示 （第2条第2項） （第38条）	業務独占違反 守秘義務違反 医師の指示違反 名称使用制限違反
義肢装具士	業務独占	昭和62年 法律第61号	保助看法の規定にかかわらず診療の補助として義肢等装具が可能 （第37条第1項）	医師の指示 （第2条第3項） （第38条）	業務独占違反 守秘義務違反 医師の指示違反 名称使用制限違反
視能訓練士	業務独占	昭和46年 法律第64号	保助看法の規定にかかわらず診療の補助として矯正訓練等が可能 （第17条第2項）	医師の指示 （第2条） （第18条）	業務独占違反 守秘義務違反 医師の指示違反 名称使用制限違反
救急救命士	業務独占	平成3年 法律第36号	保助看法の規定にかかわらず診療の補助として救急救命処置が可能 （第43条第1項）	医師の指示 （第2条第2項） （第44条第1項）	業務独占違反 守秘義務違反 医師の指示違反 救急救命記録違反
言語聴覚士	業務独占	平成9年 法律第132号	保助看法の規定にかかわらず診療の補助として嚥下訓練等が可能 （第42条第1項）	診療の補助については，医師又は歯科医師の指示（第42条1項），その他業務全般については医師の指導（第43条）	業務独占違反 守秘義務違反 名称使用制限違反
精神保健福祉士	名称独占	平成9年 法律第131号		医師の指導 （第41条第2項）	守秘義務違反 名称使用制限違反
管理栄養士	名称独占	昭和37年 法律第156号		傷病者の療養のための栄養指導については医師の指導（第5条の5〈平成12年の法改正〉）	名称使用制限違反

注：保助看法＝保健師助産師看護師法
資料：厚生労働省の資料等を基に作成

【主治医の指導】
第5条の5　管理栄養士は，傷病者に対する療養のため必要な栄養の指導を行うに当たっては，主治の医師の指導を受けなければならない。

7．名称の使用制限

　資格制度における免許には，その効力によって業務独占と名称独占がある。業務独占は，免許取得により，特定の業を排除独占的に行う権利を付与するもので，免許をもたない者がその業を行うことは禁止される。名称独占は名称を排他独占的に使用することによって，特定分野について一定の能力・知識をもつことを公に示すことにとどまるものであり，管理栄養士，栄養士はこれに該当する。

　栄養士法第6条では，栄養士でなければ，栄養士またはこれに類似する名称を用いてはならない，管理栄養士でなければ管理栄養士の名称を用いてはならない，と規定されている。

　この規定は栄養士・管理栄養士の名称の独占を保障したものであるが，業務独占ではないので，栄養士・管理栄養士またはこれに類似の名称を用いることなく栄養指導に従事してもこの法律にふれることはない。

　なお，栄養指導業務に従事しなくても肩書きなどに栄養士・管理栄養士と用いればこの法律に違反し，30万円以下の罰金に処せられる。また，名称使用停止中に栄養士または管理栄養士の名称を使用した者も同様である。栄養士に類似する名称とは，「栄」または「士」に代えて「営」または「師」の文字などを使用することも該当する。

【名称の使用制限】
第6条　栄養士でなければ，栄養士又はこれに類似する名称を用いて第1条第1項に規定する業務を行ってはならない。
　2　管理栄養士でなければ，管理栄養士又はこれに類似する名称を用いて第1条第2項に規定する業務を行ってはならない。

8．政令への委任

【政令への委任】
第7条　この法律に定めるもののほか，栄養士の免許及び免許証，養成施設，管理栄養士の免許及び免許証，管理栄養士養成施設，管理栄養士国家試験並びに管理栄養士国家試験委員に関し必要な事項は，政令でこれを定める。

9．罰　則

　管理栄養士国家試験委員や管理栄養士国家試験に関する事務をつかさどる者は，厳正かつ不正行為のないようにし，違反した場合は6カ月以下の懲役又は50万円以下の罰金に処せられる。

　栄養士・管理栄養士が名称の使用禁止期間中に栄養士・管理栄養士の名称を使用して業務を行ったり，栄養士・管理栄養士でない者が，栄養士・管理栄養士の名称や類似する名称を用いて業務を行ったときは，30万円以下の罰金に処せられる旨，規定されている。

【罰　則】
第7条の2　第6条の3の規定に違反して，故意若しくは重大な過失により事前に試験問題を漏らし，又は故意に不正の採点をした者は，6カ月以下の懲役又は50万円以下の罰金に処する。

第8条　次の各号のいずれかに該当する者は，30万円以下の罰金に処する。
　1　第5条第1項の規定により栄養士の名称の使用の停止を命ぜられた者で，当該停止を命ぜられた期間中に，栄養士の名称を使用して第1条第1項に規定する業務を行ったもの
　2　第5条第2項の規定により管理栄養士の名称の使用の停止を命ぜられた者で，当該停止を命ぜられた期間中に，管理栄養士の名称を使用して第1条第2項に規定する業務を行ったもの
　3　第6条第1項の規定に違反して，栄養士又はこれに類似する名称を用いて第1条第1項に規定する業務を行った者
　4　第6条第2項の規定に違反して，管理栄養士又はこれに類似する名称を用いて第1条第2項に規定する業務を行った者

10．栄養士制度の発展と管理栄養士・栄養士の特定専門的知識・技能強化事業

(1)　栄養士法は昭和22年に制定され，昭和37年には管理栄養士制度が創設された。昭和60年には法律の一部改正で管理栄養士の全面的な国家試験が制度化され，平成12年には栄養士制度の多年の懸案であった管理栄養士業務に傷病者への栄養指導の位置づけ，管理栄養士の免許化が実現した。今後は，臨床栄養，公衆栄養，福祉・介護，運動・スポーツ等の特定専門分野別の高度の専門知識・技能についての専門資格認定制度の検討，卒業後の教育制度の一層の充実，業務独占に値するような専門業務の確立，医療職としての身分制度の充実等課題は山積している。

(2)　日本栄養士会が，平成30年度に学会等と共同認定している管理栄養士・栄養士の特定専門知識・技能強化事業は次のとおりである。

①特定保健指導担当管理栄養士育成事業（特定分野）
②静脈経腸栄養（TNT-D）管理栄養士育成事業（特定分野）
③公認スポーツ栄養士育成事業（公益財団法人日本体育協会との共同事業）
④在宅栄養専門管理栄養士育成事業（日本在宅栄養管理学会と共同運営）
⑤がん病態栄養専門管理栄養士育成事業（日本病態栄養学会と共同認定）
⑥糖尿病病態栄養専門管理栄養士育成事業（日本病態栄養学会と共同認定）
⑦食物アレルギー管理栄養士・栄養士育成事業（日本アレルギー学会等の協力により運営）
⑧摂食嚥下リハビリテーション栄養専門管理栄養士育成事業（日本摂食嚥下リハビリテーション学会と共同認定）
⑨腎臓病病態栄養専門管理栄養士育成事業（日本腎臓学会，日本病態栄養学会と共同認定）
⑩その他にも専門性の強化を目指した事業が行われている。
（平成29年度公益社団法人日本栄養士会定時総会資料より作成）

11.　管理栄養士・栄養士養成のカリキュラム・教育目標

(1)　平成 12 年の法改正により, 平成 14 年度から管理栄養士, 栄養士養成施設の教科課程（カリキュラム）が改定された。

(2)　21 世紀の管理栄養士等あり方検討会報告（平成 10 年 6 月 8 日）を踏まえて, 厚生労働省では, カリキュラム等に関する検討会で検討され, 管理栄養士として必要な知識および技術が系統的に習得でき, また養成校がカリキュラム編成に積極的に取り組めるよう, カリキュラムの体系化を図る, 臨床栄養を中心とした専門分野の教育内容の充実, 演習・実習の充実強化を図る等の方針で決定したものである。

(3)　管理栄養士のカリキュラムは表 1 - 3, 栄養士のカリキュラムは表 1 - 4 のとおりである。

表 1 - 3　管理栄養士養成施設の教育内容・単位数
(学校である管理栄養士養成施設は※の基礎分野を除く)

教 育 内 容		単 位 数	
		講義又は演習	実験又は実習
※ 基礎分野	人文科学 社会科学 自然科学 外国語 保健体育	42	
専門基礎分野	社会・環境と健康	6	10
	人体の構造と機能及び 　疾病の成り立ち	14	
	食べ物と健康	8	
専門分野	基礎栄養学	2	8
	応用栄養学	6	
	栄養教育論	6	
	臨床栄養学	8	
	公衆栄養学	4	
	給食経営管理論	4	
	総合演習	2	
	臨地実習		4

備考
1．単位の計算方法は, 大学設置基準第 21 条第 2 項の規定の例による。
※2．基礎分野の保健体育の履修方法は, 講義及び実技によるものとする。
※3．基礎分野の教育内容において定められた単位数は, 専門基礎分野及び専門分野の教育内容についての単位をもって代えることができる。
4．臨地実習以外の専門分野の教育内容の実験又は実習は, 教育内容ごとに 1 単位以上行う。
5．臨地実習の単位数は, 給食の運営に係る校外実習の 1 単位を含むものとする。
注：※印は学校以外の管理栄養士養成施設（専門学校）についての規定である。
資料：健発第 935 号平成 13 年 9 月 21 日, 厚生労働省健康局長通知

〈参考〉管理栄養士の教育内容と教育目標

教 育 内 容	単位数		教 育 目 標
	講義又は演習	実験又は実習	
社会・環境と健康	6		〔目標〕人間や生活についての理解を深めるとともに，社会や環境が人間の健康をどう規定し左右するか，あるいは人間の健康を保持増進するための社会や環境はどうあるべきかなど社会や環境と健康の関わりについて理解する。 ・人間や生活を生態系に位置づけて理解する。 ・人間の行動特性とその基本的メカニズムを理解する。 ・社会や環境と健康との関係を理解するとともに，社会や環境の変化が健康に与える影響を理解する。 ・健康の概念，健康増進や疾病予防の考え方やその取り組みについて理解する。 ・健康情報の利用方法，情報管理や情報処理について理解する。 ・保健・医療・福祉・介護システムの概要を理解する。
人体の構造と機能及び疾病の成り立ち	14	10	〔目標〕 1）人体の構造や機能を系統的に理解する。 ・正常な人体の仕組みについて，個体とその機能を構成する遺伝子レベル細胞レベルから組織・器官レベルまでの構造や機能を理解する。 ・個体として人体が行う食事，運動，休養などの基本的生活活動の機構，並びに環境変化に対する対応機構を理解する。 2）主要疾患の成因，病態，診断，治療等を理解する。 ・生活習慣病，栄養疾患，消化器疾患，代謝疾患，感染症，免疫・アレルギー疾患，腎疾患等の概要を理解する。 ・疾病の発症や進行を理解する。 ・病態評価や診断，治療の基本的考え方を理解する。 ・人体と微生物や毒性物質との相互関係について理解し，病原微生物の感染から発症，その防御の機構を理解する。
食べ物と健康	8		〔目標〕食品の各種成分を理解する。また，食品の生育・生産から，加工・調理を経て，人に摂取されるまでの過程について学び，人体に対しての栄養面や安全面等への影響や評価を理解する。 ・人間と食べ物の関わりについて，食品の歴史的変遷と食物連鎖の両面から理解する。 ・食品の栄養特性，物性等について理解する。 ・新規食品・食品成分が健康に与える影響，それらの疾病予防に対する役割を理解する。 ・栄養面，安全面，嗜好面の各特性を高める食品の加工や調理の方法を理解して修得する。 ・食品の安全性の重要性を認識し，衛生管理の方法を理解する。
小　　計	28	10	

専門基礎分野

資料：栄養士法施行令の一部を改正する政令等の施行について，平13. 9.21,健発935厚生労働省健康局長通知参考表

専門分野	基礎栄養学	2		〔目標〕栄養とは何か，その意義について理解する。健康の保持・増進，疾病の予防・治療における栄養の役割を理解し，エネルギー，栄養素の代謝とその生理的意義を理解する。
	応用栄養学	6		〔目標〕身体状況や栄養状態に応じた栄養管理の考え方を理解する。妊娠や発育，加齢など人体の構造や機能の変化に伴う栄養状態等の変化について十分に理解することにより，栄養状態の評価・判定（栄養アセスメント）の基本的考え方を修得する。また，健康増進，疾病予防に寄与する栄養素の機能等を理解し，健康への影響に関するリスク管理の基本的考え方や方法について理解する。
	栄養教育論	6		〔目標〕健康・栄養状態，食行動，食環境等に関する情報の収集・分析，それらを総合的に評価・判定する能力を養う。また対象に応じた栄養教育プログラムの作成・実施・評価を総合的にマネジメントできるよう健康や生活の質（QOL）の向上につながる主体的な実践力形成の支援に必要な健康・栄養教育の理論と方法を修得する。特に行動科学やカウンセリングなどの理論と応用については演習・実習を活用して学ぶ。さらに身体的，精神的，社会的状況等ライフステージ，ライフスタイルに応じた栄養教育のあり方，方法について修得する。
	臨床栄養学	8	8	〔目標〕傷病者の病態や栄養状態の特徴に基づいて，適切な栄養管理を行うために，栄養ケアプランの作成，実施，評価に関する総合的なマネジメントの考え方を理解し，具体的な栄養状態の評価・判定，栄養補給，栄養教育，食品と医薬品の相互作用について修得する。特に各種計測による評価・判定方法やベッドサイドの栄養指導などについては実習を活用して学ぶ。また医療・介護制度やチーム医療における役割について理解する。さらにライフステージ別，各種疾患別に身体状況（口腔状態を含む）や栄養状態に応じた具体的な栄養管理方法について修得する。
	公衆栄養学	4		〔目標〕地域や職域等の健康・栄養問題とそれを取り巻く自然，社会，経済，文化的要因に関する情報を収集・分析し，それらを総合的に評価・判定する能力を養う。また，保健・医療・福祉・介護システムの中で，栄養上のハイリスク集団の特定とともにあらゆる健康・栄養状態の者に対し適切な栄養関連サービスを提供するプログラムの作成・実施・評価の総合的なマネジメントに必要な理論と方法を修得する。さらに各種サービスやプログラムの調整，人的資源など社会的資源の活用，栄養情報の管理，コミュニケーションの管理などの仕組みについて理解する。
	給食経営管理論	4		〔目標〕給食運営や関連の資源（食品流通や食品開発の状況，給食に関わる組織や経費等）を総合的に判断し，栄養面，安全面，経済面全般のマネジメントを行う能力を養う。マーケティングの原理や応用を理解するとともに，組織管理などのマネジメントの基本的な考え方や方法を修得する。
	総合演習	2		〔目標〕専門分野を横断して，栄養評価や管理が行える総合的な能力を養う。
	臨地実習		4	〔目標〕実践活動の場での課題発見，解決を通して，栄養評価・判定に基づく適切なマネジメントを行うために必要とされる専門的知識及び技術の統合を図る。
	小　　計	32	12	
	合　　計	60	22	
		82		

表1－4　栄養士養成施設の教育内容・単位数
（学校である栄養士養成施設は※の基礎分野を除く）

教 育 内 容		単 位 数	
		講義又は演習	実験又は実習
※ 基礎分野	人文科学 社会科学 自然科学 外国語 保健体育	12	
専門分野	社会生活と健康 人体の構造と機能 食品と衛生 栄養と健康 栄養の指導 給食の運営	4 8 6 8 6 4	4 10

備考
1．単位の計算方法は，大学設置基準21条第2項の規定の例による。
※2．基礎分野の保健体育の履修方法は，講義及び実技によるものとする。
※3．基礎分野の教育内容において定められた単位数は，専門分野の教育内容についての単位をもって代えることができる。
4．栄養と健康及び指導の実験又は実習は，それぞれ1単位以上行う。
5．給食の運営は，学内実習及び校外学習をそれぞれ1単位以上行う。
注：※は学校以外の施設（専門学校）についての規定である。
資料：健発第935号平成13年9月21日，厚生労働省健康局長通知

〈参考〉栄養士の教育内容と教育目標

教 育 内 容	単位数		教 育 目 標
	講義又 は演習	実験又 は実習	
社会生活と健康	4	4	〔目標〕社会や環境と健康との関係を理解するとともに，保健・医療・福祉・介護システムの概要について修得する。 　公衆衛生学，社会福祉概論を含むものとする。
人体の構造と機能	8		〔目標〕人体の仕組みについて構造や機能を理解し，食事，運動，休養などの基本的生活活動や環境変化に対する人体の適応について修得する。 　解剖学，生理学，生化学を含むものとする。
食品と衛生	6		〔目標〕食品の各種成分の栄養特性について理解するとともに，食品の安全性の重要性を認識し，衛生管理の方法について修得する。 　食品学（食品加工学を含む），食品衛生学を含むものとする。
栄養と健康	8	10	〔目標〕栄養とは何か，その意義と栄養素の代謝及び生理的意義を理解するとともに，性，年齢，生活・健康状態等における栄養生理的特徴及び各種疾患における基本的な食事療法について修得する。 　栄養学，臨床栄養学概論を含むものとする。
栄養の指導	6		〔目標〕個人，集団及び地域レベルでの栄養指導の基本的役割や栄養に関する各種統計について理解する。また基本的な栄養指導の方法について修得する。 　栄養指導論，公衆栄養学概論を含むものとする。
給食の運営	4		〔目標〕給食業務を行うために必要な，食事の計画や調理を含めた給食サービス提供に関する技術を修得する。 　調理学，給食計画論，給食実務論を含むものとする。また，校外実習1単位以上を含むものとする。
小　　計	36	14	
合　　計	50		

12. 管理栄養士国家試験出題基準（ガイドライン）
（第34回管理栄養士国家試験（2020年3月実施）から適用）

　平成31年に厚生労働省の管理栄養士国家試験出題基準改定検討会において出題基準（ガイドライン）が改定，作成され，第34回国家試験（2020年3月実施予定）から適用されることになった。この出題基準は，栄養士法に示された教育目標に基づき，国家試験の「妥当な範囲」と「適切なレベル」とを科目別に整理，検討して作成されたものである。「管理栄養士国家試験出題基準（ガイドライン）」は試験委員が出題の際に準拠する基準である。特に今回は思考，判断力を問う応用力試験が20問から30問となるなど，応用力の充実が図られている。

　その概要を示すと，次のとおりである。

1. 基本的な考え方
(1) 管理栄養士としての第一歩を踏み出し，その職務を果たすのに必要な基本的知識及び技能について的確に評価する内容とする。
(2) 「社会・環境と健康」「人体の構造と機能及びその成り立ち」「食べ物と健康」では，栄養管理を実践するうえでの基本となる人間の健康（疾病）と社会・環境，食べ物の関係についての問題を出題する。
(3) 「基礎栄養学」「応用栄養学」「栄養教育論」「臨床栄養学」「公衆栄養学」「給食経営管理論」では，管理栄養士が果たすべき多様な専門領域のいずれにおいても重要な基盤となる栄養の意義や個人，集団，地域を対象として栄養管理に関する問題を出題する。
(4) また「応用力試験」として，管理栄養士として栄養管理を実践する上で必要とされる知識・思考，思考・判断力を問う問題を出題する。

2. 出題数および出題数の配分，出題基準について
(1) 出題数については，引き続き200題とする。
(2) 出題数の配分については，前回に引き続き，各分野の関連に配慮し，その重複を避け，分野横断的な設問については，「応用力試験」として取り扱うこととし，一部配分を変更することが望ましい（表1－5参照）。
(3) 具体的には，栄養ケア・マネジメントを基本とした栄養管理を実践する上で必要な知識・理論，思考・判断力を備えているかについて評価が可能となるよう，最も適切なものを問うことが多い科目を中心に，10問を応用力試験に移行し，応用力試験の出題を20題から30題に変更する。また，応用力試験については，今後の改定後の管理栄養士国家試験の実施状況を勘案し，内容の更なる充実に向けて検討することが望ましい。
(4) 出題形式に関しては，正しいもの（5つの選択肢から1つないし2つの正解肢）を問う方式を原則とすることが望ましい。

表1－5　管理栄養士国家試験出題数の配分

（国家試験科目）	（出題数）
社会・環境と健康	16問
人体の構造と機能及び疾病の成り立ち	26問
食べ物と健康	25問
基礎栄養学	14問
応用栄養学	16問
栄養教育論	13問
臨床栄養学	26問
公衆栄養学	16問
給食経営管理論	18問
応用力試験	30問
計	200問

管理栄養士国家試験出題基準（科目別ガイドライン）

　平成31年に管理栄養士国家試験出題基準（ガイドライン）が改定検討会から示された。このガイドラインは大・中・小項目別に示されている。
　1) 大項目は，中項目を束ねる見出し。
　2) 中項目は，管理栄養士国家試験の出題の範囲となる事項。
　3) 小項目は，中項目に関する内容をわかりやすくするために示したキーワード及び事項である。これらは，大・中項目に関連して出題されるものとする。また，出題範囲は記載された事項に限定されず，標準的な学生用教科書に記載されている程度の内容を含む（ここでは省略）。

1．社会・環境と健康
■出題のねらい

　健康とは何か，そして人間の健康を規定する要因としての社会・環境に関する知識を問う。

　人々の健康状態とその規定要因を測定・評価し，健康の維持・増進や疾病予防に役立てる考え方とその取組についての理解を問う。

　保健・医療・福祉制度や関係法規の概要についての知識を問う。

大項目	中項目	大項目	中項目
1 社会と健康	A 健康の概念 B 公衆衛生の概念 C 社会的公正と健康格差の是正		D 飲酒行動 E 睡眠，休養，ストレス F 歯科保健行動
2 環境と健康	A 生態系と人々の生活 B 環境汚染と健康影響 C 環境衛生	6 主要疾患の疫学と予防対策	A がん B 循環器疾患 C 代謝疾患 D 骨・関節疾患 E 感染症 F 精神疾患 G その他の疾患 H 自殺，不慮の事故，虐待，暴力
3 健康，疾病，行動に関わる統計資料	A 保健統計 B 人口静態統計 C 人口動態統計 D 生命表 E 傷病統計		
4 健康状態・疾病の測定と評価	A 疫学の概念と指標 B 疫学の方法 C バイアス，交絡の制御と因果関係の判定 D スクリーニング E 根拠（エビデンス）に基づいた医療（EBM）及び保健対策（EBPH） F 疫学研究と倫理	7 保健・医療・福祉の制度	A 社会保障の概念 B 保健・医療・福祉における行政のしくみ C 医療制度 D 福祉制度 E 地域保健 F 母子保健 G 成人保健 H 高齢者保健・介護 I 産業保健 J 学校保健 K 国際保健
5 生活習慣（ライフスタイル）の現状と対策	A 健康に関連する行動と社会 B 身体活動，運動 C 喫煙行動		

2．人体の構造と機能及び疾病の成り立ち
■出題のねらい

　人体の構造や機能についての系統的な理解を問う。

　主要疾患の成因，病態，診断及び治療についての知識を問う。

大項目	中項目	大項目	中項目
1 人体の構造	A 人体の構成	6 加齢・疾患に伴う変化	A 加齢に伴う変化 B 疾患に伴う変化 C 個体の死
2 アミノ酸・たんぱく質・糖質・脂質・核酸の構造と機能	A アミノ酸・たんぱく質の構造・機能 B 糖質の構造・機能 C 脂質の構造・機能 D 核酸の構造・機能	7 疾患診断の概要	A 主な症候 B 臨床検査
		8 疾患治療の概要	A 種類と特徴 B 治療の方法
3 生体エネルギーと代謝	A 生体のエネルギー源と代謝 B 酵素	9 栄養障害と代謝疾患	A 栄養・代謝に関わるホルモン・サイトカイン B 栄養障害 C 肥満と代謝疾患 D 先天性代謝異常症
4 アミノ酸・たんぱく質・糖質・脂質の代謝	A アミノ酸・たんぱく質の代謝 B 糖質の代謝 C 脂質の代謝		
5 個体の恒常性（ホメオスタシス）とその調節機構	A 情報伝達の機構 B 恒常性	10 消化器系	A 消化器系の構造と機能 B 消化器疾患の成因・病態・診断・治療の概要

大項目	中項目	大項目	中項目
11 循環器系	A 循環器系の構造と機能 B 循環器疾患の成因・病態・診断・治療の概要	16 運動器(筋・骨格)系	A 運動器系の構造と機能 B 運動器疾患の成因・病態・診断・治療の概要
12 腎・尿路系	A 腎・尿路系の構造と機能 B 腎・尿路疾患の成因・病態・診断・治療の概要	17 生殖器系	A 生殖器系の構造と機能 B 妊娠と分娩・妊娠合併症
13 内分泌系	A 内分泌器官と分泌ホルモン B 内分泌疾患の成因・病態・診断・治療の概要	18 血液・リンパ・凝固系	A 血液・リンパ・凝固系の構造と機能 B 血液系疾患の成因・病態・診断・治療の概要
14 神経系	A 神経系の構造と機能 B 神経疾患の成因・病態・診断・治療の概要	19 免疫，アレルギー	A 免疫と生体防御 B 免疫・アレルギー疾患の成因・病態・診断・治療の概要
15 呼吸器系	A 呼吸器系の構造と機能 B 呼吸器疾患の成因・病態・診断・治療の概要	20 感染症	A 感染症の成因・病態・診断・治療の概要

3．食べ物と健康

■出題のねらい

　食品の分類，成分及び物性を理解し，人体や健康への影響に関する知識を問う。

　食品素材の成り立ちについての理解や，食品の生産から加工，流通，貯蔵，調理を経て人に摂取されるまでの過程における安全性の確保，栄養や嗜好性の変化についての理解を問う。

　食べ物の特性をふまえた食事設計及び調理の役割の理解を問う。

大項目	中項目	大項目	中項目
1 人間と食品(食べ物)	A 食文化と食生活 B 食生活と健康 C 食料と環境問題		G 食品の安全性に関するその他の物質 H 食品衛生管理
2 食品の分類，成分及び物性	A 分類の種類 B 植物性食品の分類と成分 C 動物性食品の分類と成分 D 油脂類，調味料及び香辛料類，嗜好飲料類の分類と成分 E 食品の物性	5 食品の表示と規格基準	A 食品表示制度 B 食品の表示方法 C 食品の規格基準 D 特別用途食品・保健機能食品の規格基準と表示 E 器具・容器包装の規格基準と表示
3 食品の機能	A 一次機能 B 二次機能 C 三次機能	6 食品の生産・加工・保存・流通と栄養	A 食料生産と栄養 B 食品加工と栄養，加工食品とその利用 C 食品流通・保存と栄養 D 器具と容器包装
4 食品の安全性	A 食品衛生と法規 B 食品の変質 C 食中毒 D 食品による感染症・寄生虫症 E 食品中の有害物質 F 食品添加物	7 食事設計と栄養・調理	A 食事設計の基礎 B 調理の基本 C 調理操作と栄養 D 献立作成 E 日本標準食品成分表の理解

4．基礎栄養学

■出題のねらい

　栄養の基本的概念及びその意義についての理解を問う。

　エネルギー，栄養素の代謝とその生理的意義についての理解を問う。

大項目	中項目	大項目	中項目
1 栄養の概念	A 栄養の定義 B 栄養と健康・疾患 C 遺伝形質と栄養の相互作用	3 消化・吸収と栄養素の体内動態	B 食事のリズムとタイミング A 消化器系の構造と機能 B 消化・吸収と栄養 C 消化過程
2 食物の摂取	A 空腹感と食欲		

大項目	中項目	大項目	中項目
	D 管腔内消化の調節 E 膜消化，吸収 F 栄養素別の消化・吸収 G 栄養素の体内動態 H 生物学的利用度（生物学的有効性）		E 摂取する脂質の量と質の評価 F 他の栄養素との関係
		7 ビタミンの栄養	A ビタミンの構造と機能 B ビタミンの栄養学的機能 C ビタミンの生物学的利用度 D 他の栄養素との関係
4 炭水化物の栄養	A 糖質の体内代謝 B 血糖とその調節 C エネルギー源としての作用 D 他の栄養素との関係 E 食物繊維・難消化性糖質	8 ミネラルの栄養	A ミネラルの分類と栄養学的機能 B 硬組織とミネラル C 生体機能の調節作用 D 酵素反応の賦活作用 E 鉄代謝と栄養 F ミネラルの生物学的利用度 G 他の栄養素との関係
5 たんぱく質の栄養	A たんぱく質・アミノ酸の体内代謝 B アミノ酸の臓器間輸送 C 摂取するたんぱく質の量と質の評価 D 他の栄養素との関係		
		9 水・電解質の栄養的意義	A 水の出納 B 電解質代謝と栄養
6 脂質の栄養	A 脂質の体内代謝 B 脂質の臓器間輸送 C 貯蔵エネルギーとしての作用 D コレステロール代謝の調節	10 エネルギー代謝	A エネルギー代謝の概念 B エネルギー消費量 C 臓器別エネルギー代謝 D エネルギー代謝の測定法

5．応用栄養学

■出題のねらい

　栄養状態や心身機能に応じた栄養ケア・マネジメントの考え方についての理解を問う。

　食事摂取基準策定の考え方や科学的根拠についての理解を問う。

　各ライフステージにおける栄養状態や心身機能の特徴に基づいた栄養管理についての理解を問う。

大項目	中項目	大項目	中項目
1 栄養ケア・マネジメント	A 栄養ケア・マネジメントの概念 B 栄養アセスメント C 栄養ケア計画の実施，モニタリング，評価，フィードバック	5 新生児期，乳児期	A 新生児期・乳児期の生理的特徴 B 新生児期・乳児期の栄養アセスメントと栄養ケア
2 食事摂取基準の基礎的理解	A 食事摂取基準の意義 B 食事摂取基準策定の基礎理論 C 食事摂取基準活用の基礎理論 D エネルギー・栄養素別食事摂取基準 E ライフステージ別食事摂取基準	6 成長期（幼児期，学童期，思春期）	A 成長期の生理的特徴 B 成長期の栄養アセスメントと栄養ケア
		7 成人期	A 成人期の生理的特徴 B 成人期の栄養アセスメントと栄養ケア
		8 高齢期	A 高齢期の生理的特徴 B 高齢期の栄養アセスメントと栄養ケア
3 成長，発達，加齢	A 成長，発達，加齢の概念 B 成長，発達，加齢に伴う身体的・精神的変化と栄養	9 運動・スポーツと栄養	A 運動時の生理的特徴とエネルギー代謝 B 運動と栄養ケア
4 妊娠期，授乳期	A 妊娠期・授乳期の生理的特徴 B 妊娠期・授乳期の栄養アセスメントと栄養ケア	10 環境と栄養	A ストレスと栄養ケア B 特殊環境と栄養ケア

6．栄養教育論

■出題のねらい

　栄養教育の目的に応じた理論と技法についての理解を問う。

　対象者の社会・生活環境や健康・栄養状態の特徴を考慮し，理論や技法を応用した栄養教育の展開についての理解を問う。

大項目	中項目	大項目	中項目
1 栄養教育のための理論的基礎	A 行動科学の理論とモデル B 栄養カウンセリング C 行動変容技法と概念 D 組織づくり・地域づくりへの展開	2 栄養教育マネジメント	A 栄養教育マネジメントで用いる理論やモデル B 健康・食物摂取に影響を及ぼす要因のアセスメント C 栄養教育の目標設定 D 栄養教育計画立案 E 栄養教育プログラムの実施 F 栄養教育の評価
		3 理論や技法を応用した栄養教育の展開	A ライフステージ別の栄養教育の展開

7. 臨床栄養学

■出題のねらい

　傷病者や要支援者・要介護者の栄養ケア・マネジメントについて理解を問う。

　疾病の治療・増悪防止や栄養・食事支援を目的として，個別の疾患・病態や栄養状態，心身機能の特徴に応じた適切な栄養管理の方法についての理解を問う。

大項目	中項目	大項目	中項目
1 臨床栄養の概念	A 意義と目的 B 医療・介護制度の基本 C 医療と臨床栄養 D 福祉・介護と臨床栄養		H 摂食障害の栄養アセスメントと栄養ケア I 呼吸器疾患の栄養アセスメントと栄養ケア J 血液系の疾患・病態の栄養アセスメントと栄養ケア K 筋・骨格疾患の栄養アセスメントと栄養ケア L 免疫・アレルギー疾患の栄養アセスメントと栄養ケア M 感染症の栄養アセスメントと栄養ケア N 癌の栄養アセスメントと栄養ケア O 手術，周術期患者の栄養アセスメントと栄養ケア P クリティカルケアの栄養アセスメントと栄養ケア Q 摂食機能障害の栄養アセスメントと栄養ケア R 身体・知的障害の栄養アセスメントと栄養ケア S 乳幼児・小児疾患の栄養アセスメントと栄養ケア T 妊産婦・授乳婦疾患の栄養アセスメントと栄養ケア U 老年症候群の栄養アセスメントと栄養ケア
2 傷病者・要介護者の栄養ケア・マネジメント	A 栄養アセスメントの意義と方法 B 栄養ケアの目標設定と計画作成 C 栄養・食事療法と栄養補給法 D 傷病者，要支援者・要介護者への栄養教育 E モニタリングと再評価 F 薬と栄養・食事の相互作用 G 栄養ケアの記録		
3 疾患・病態別栄養ケア・マネジメント	A 栄養障害の栄養アセスメントと栄養ケア B 肥満と代謝疾患の栄養アセスメントと栄養ケア C 消化器疾患の栄養アセスメントと栄養ケア D 循環器疾患の栄養アセスメントと栄養ケア E 腎・尿路疾患の栄養アセスメントと栄養ケア F 内分泌疾患の栄養アセスメントと栄養ケア G 神経疾患の栄養アセスメントと栄養ケア		

8. 公衆栄養学

■出題のねらい

　わが国や諸外国の健康・栄養問題に関する動向とそれらに対応した主要な栄養政策についての理解を問う。

　地域診断を通した集団・地域における人々の健康・栄養状態及び社会・生活環境の特徴に基づいた公衆栄養活動についての理解を問う。

大項目	中項目	大項目	中項目
1 公衆栄養の概念	A 公衆栄養の概念 B 公衆栄養活動の基本と展開過程	4 栄養疫学	A 栄養疫学の概要 B 曝露情報としての食事摂取量 C 食事摂取量の測定方法 D 食事摂取量の評価方法
2 健康・栄養問題の現状と課題	A 食事の変化 B 食生活の変化 C 食環境の変化 D 諸外国の健康・栄養問題の現状と課題	5 地域診断と公衆栄養マネジメント	A 公衆栄養マネジメント B 公衆栄養アセスメント C 公衆栄養プログラムの目標設定 D 公衆栄養プログラムの計画，実施，評価
3 栄養政策	A わが国の公衆栄養活動 B 公衆栄養関連法規 C 管理栄養士・栄養士制度と職業倫理 D 国民健康・栄養調査 E 実施に関連する指針，ツール F 国の健康増進基本方針と地方計画 G 諸外国の健康・栄養政策	6 公衆栄養プログラムの展開	A 地域特性に対応したプログラムの展開 B 食環境整備のためのプログラムの展開 C 地域集団の特性別プログラムの展開

9．給食経営管理論
■出題のねらい
　給食の意義及び給食経営管理の概要についての理解を問う。
　特定多数人に食事を提供する給食施設における利用者の身体の状況，栄養状態，生活習慣などに基づいた食事の提供に関わる栄養・食事管理についての理解を問う。
　給食の運営方法とそのマネジメントについての理解を問う。

大項目	中項目	大項目	中項目
1 給食の概念	A 給食の概要 B 給食システム C 給食施設の特徴と管理栄養士の役割・関連法規	4 給食経営における品質管理，生産管理，提供管理	A 品質と標準化 B 食材料 C 生産（調理）と提供 D 提供サービス
2 給食経営管理の概念	A 経営管理の概要 B 給食の資源と管理 C 給食とマーケティング D 給食経営と組織	5 給食の安全・衛生	A 安全・衛生の概要 B 安全・衛生の実際 C 事故・災害時対策
3 栄養・食事管理	A 栄養・食事のアセスメント B 食事の計画 C 食事計画の実施，評価，改善		

10．応用力試験
■出題のねらい
　個人又は集団のライフステージ，ライフスタイル，身体状況，栄養状態，食環境等の状況を踏まえ，管理栄養士として，多職種連携による栄養ケア・マネジメント等を実践する上で必要とされる知識，思考・判断力を問う。
　地域診断に基づき，社会資源を有効活用し，食環境整備等のアプローチを含めて地域の栄養課題の解決を図る上で必要とされる知識，思考・判断力を問う。

大項目	中項目	
1 栄養管理	A	個人の身体状況，栄養状態及び病態に応じた適切な栄養補給，食事に関するマネジメント
	B	特定の集団における人々の健康・栄養状態や社会資源に応じた適切な食事や食生活の支援に関するマネジメント

※マネジメントとは，アセスメント，計画，実施，モニタリング，評価，フィードバックのいずれかの過程の状況に関することとする。

13. 職業観・倫理観の涵養（日本栄養士会資料等をもとに作成）

1. 管理栄養士・栄養士の社会的責務

　管理栄養士・栄養士は，栄養指導を通じて国民の健康，医療，福祉等にいかに貢献するかが重要である。そのためにも，職業倫理観，社会的責任感，使命感，自覚，目的意識，職業意識をいかに涵養するかが大切である。

2. 日本栄養士会の活動理念

　公益社団法人日本栄養士会は，表1-6に示す活動の理念を策定している。その中で「人びとの健康増進から社会復帰までをプライマリ・ヘルス・ケア（PHC）の理念に基づき適切に支援する」とPHCの理念に基づく支援を強調している。PHCは，1978年にカザフスタン共和国の旧都アルマ・アタ（現在のアルマトイ）で開催された国際会議の宣言文（アルマ・アタ宣言）で定義されたものである。

　健康であることを基本的な人権として認め，すべての人が健康になること，そのために地域住民を主体とし，人びとの最も重要なニーズに応え，問題を住民自らの力で総合的にかつ平等に解決していくアプローチである。PHCには，実施上の5原則—①住民のニーズに基づく方策，②地域資源の有効活用，③住民参加，④農業，教育，通信，建設・水利など他分野との協調と統合，⑤適正技術の使用—といわれるものがある。

表1-6　日本栄養士会の活動理念

(1) 人びとの健康増進から社会復帰までをプライマリ・ヘルス・ケアの理念に基づき適切に支援する
(2) 自律と責任をもって行動し，専門性の高揚に努める
(3) 管理栄養士・栄養士は，栄養士会に属し，社会に貢献する

3. 食と栄養の専門職としての管理栄養士・栄養士

　管理栄養士・栄養士は，食と栄養の専門職である。専門職とは，ある分野の学術・技術・技能に対して特殊の能力を有し，社会に応用および実践することを職業としている者を指す。

　専門職の具備すべき条件は表1-7のとおりである。

表1-7　専門職の5つの条件

1. 公共益に貢献し，公共サービスをもたらすこと：（栄養の指導）
2. 抽象化・体系化された専門知識の教育と専門職になる訓練を有すること：（養成カリキュラムと臨地実習）
3. 職業理念を含めた自己規制基準が存在すること：（管理栄養士・栄養士の倫理綱領）
4. 免許制度が存在すること：（栄養士：都道府県知事が付与。管理栄養士：国家資格で国家試験がある。→違いはあるが免許制度）
5. 専門職団体が存在し，専門職の養成基準を定めていること：（日本栄養士会・都道府県栄養士会）

4. 管理栄養士・栄養士倫理綱領の制定

　日本栄養士会は，平成14年4月に管理栄養士・栄養士倫理綱領を制定，平成26年6月に改訂している。そこでは，管理栄養士・栄養士は医療職として，その職責と社会に貢献する使命を自覚し，自らを修め律し，国民の保健・医療・福祉等の各分野で社会貢献する必要性が謳われている。

〈参考〉管理栄養士・栄養士倫理綱領

（制定　平成14年4月27日　改訂　平成26年6月23日）

　本倫理綱領は，すべての人びとの「自己実現をめざし，健やかによりよく生きる」とのニーズに応え，管理栄養士・栄養士が，「栄養の指導」を実践する専門職としての使命と責務を自覚し，その職能の発揮に努めることを社会に対して明示するものである。
1. 管理栄養士・栄養士は，保健，医療，福祉及び教育等の分野において，専門職として，この職業の尊厳と責任を自覚し，科学的根拠に裏づけられかつ高度な技術をもって行う「栄養の指導」を実践し，公衆衛生の向上に尽くす。

　2．管理栄養士・栄養士は，人びとの人権・人格を尊重し，良心と愛情をもって接するとともに，「栄養の指導」についてよく説明し，信頼を得るように努める。また，互いに尊敬し，同僚及び他の関係者とともに協働してすべての人びとのニーズに応える。
　3．管理栄養士・栄養士は，その免許によって「栄養の指導」を実践する権限を与えられた者であり，法規範の遵守及び法秩序の形成に努め，常に自らを律し，職能の発揮に努める。また，生涯にわたり高い知識と技術の水準を維持・向上するよう積極的に研鑽し，人格を高める。

資料：公益社団法人日本栄養士会

　倫理とは，大辞林によると「人として守るべき道，道徳，モラル」とされている。職業倫理はプロフェッショナル・エシックス（professional ethics）の訳語で，プロフェッショナルと呼ばれる専門職業人の倫理である。

5．国際栄養士会議の栄養士倫理綱領
　国際栄養士連盟（ICDA；International Confederation of Dietetic Association）は2008年に横浜で行われた第15回国際栄養士会議（ICD；International Congress of Dietetics）において，倫理綱領の原則として次の6項目を採択している。
① Autonomy：自立
② Non-Maleficence（Do not harm）：悪事を犯さない
③ Beneficence：善行
④ Confidentiality：守秘
⑤ Distributive Justice：分配の公平性
⑥ Truth Telling（Honesty Integrity）：真実の言動（正直，誠実）

6．栄養士憲章
　日本栄養士会は，昭和57年に栄養士憲章を制定している。そこでは，栄養士*は，国民の健康と福祉向上の見地から，専門性の自覚を促し，業務の原則，人格の形成，知識・技術の向上，融和と連携などを示し，栄養士*としての社会的職業的規範を示している。　*管理栄養士・栄養士を指す

表1−8　栄養士憲章*（昭和57年6月17日制定）

　私たち栄養士は，国民の健康と福祉向上の見地から，職業の重要性と社会的使命を強く自覚し，ここに栄養士憲章を制定して栄養士の規範とし，その実践を期するものである。
　【専門性の自覚】
　1．栄養士は，国民の栄養改善・健康づくりの指導者として誇りと責任をもって社会に貢献する
　【業務の原則】
　2．栄養士は，常に人の立場を尊重して誠実に業務を遂行する
　【生涯学習】
　3．栄養士は，社会の信頼にこたえるために常に人格の形成と知識及び技術の向上に努める
　【融和と連繋】
　4．栄養士は，常に栄養改善事業・健康づくり事業の充実のため，社会との融和と連繋に努める
　【栄養士会】
　5．栄養士は，日本栄養士会に属し，栄養士会員としての自覚のもとに社会的責任を全うする

＊管理栄養士・栄養士を指す。

7．求められる医療職としての資質と責務
　学問の進歩，社会の複雑多様化に伴い，これからの栄養教育・栄養指導は，単なる栄養関係諸科学の知識・技能を中心とした一般的なサービス業務としてではなく，学問的，科学的基礎に立った高度化，専門化が求められている。特に管理栄養士は医療職としての資質を備え，健康増進，疾病予防，疾病の治療など栄養管理を通じて，時代の求める専門家を目指した活動が責務である。最近，学会や研究会はもとより，栄養教育，栄養管理面でEvidence Based Nutrition（証拠に基づいた栄養）が重視されているが，これからの栄養教育・栄養管理は，1つの事業を取り上げるに際しても，科学的知見・根拠に基づいて，目標設定して取り組み，評価判定を通じてレベルアップを図りたい。

14. 管理栄養士・栄養士の現状と課題
―栄養士法2000年改正の実体化と完結に向けて―

　平成12（2000）年の栄養士法の改正により，管理栄養士は管理栄養士国家試験の合格者に対して厚生労働大臣から免許を与えられ，管理栄養士の名称を用いて栄養改善上必要な指導を行うこととなった。また栄養士は，栄養士養成校あるいは管理栄養士養成校において2年以上栄養士として必要な知識および技能を修得し，都道府県知事の免許を受けて栄養士の名称を用いて栄養の指導に従事することが定められている。

　しかし現在の高齢化社会，生活習慣病の蔓延，医療技術の高度化に伴い管理栄養士・栄養士の業務のあり方についてこれまで以上の専門性，高度化が求められている。以下に，令和元年の公益財団法人日本栄養士会の資料から管理栄養士・栄養士の将来像を探ってみたい。

(1) 管理栄養士の業務は人に対する栄養管理を行うものと位置づけられた。

図1-4　管理栄養士の業務と課題

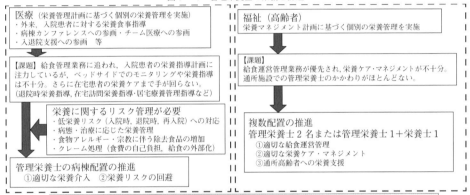

医療法施行規則等（栄養士：100床以上に1）の見直しが必要ではないか

(2) 栄養士の業務の明確化や質的評価にかかる見直しは行われていない。

図1-5　栄養士の業務と課題

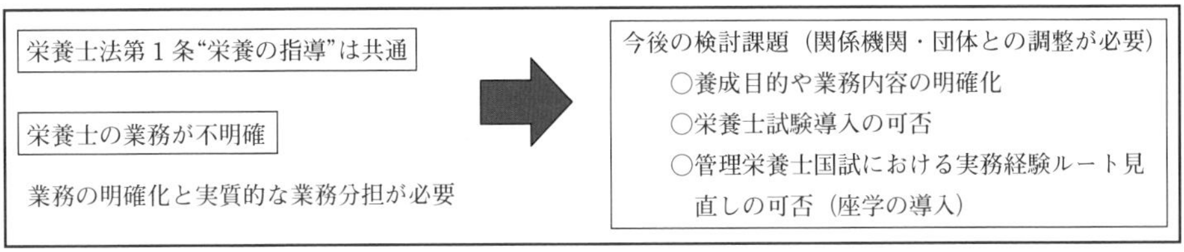

```
栄養士法第1条"栄養の指導"は共通

栄養士の業務が不明確

業務の明確化と実質的な業務分担が必要
```
```
今後の検討課題（関係機関・団体との調整が必要）
　○養成目的や業務内容の明確化
　○栄養士試験導入の可否
　○管理栄養士国試における実務経験ルート見
　　直しの可否（座学の導入）
```

(3)「栄養の指導」は栄養関係諸科学をいかして，健康の保持増進，疾病の予防・治療などを目指した医療行為と言ってよいであろう。

図1－6　「栄養の指導」は医療行為性

・「栄養の指導」は科学的エビデンスに基づき食物摂取のタイミングや量と質の調節を行うことで，複雑な体内の代謝を改善して，より良い健康状態をもたらすことができる。
・食生活や栄養状態の評価判定に基づく「栄養の指導」についての計画の立案と実施（介入），モニタリング，評価という一連の栄養ケア・プロセスによる高度の介入技術が必要とされる。
・誤った「栄養の指導」は健康被害を生じる可能性があり，管理栄養士・栄養士には専門職として大きな責任がある。
・強制栄養補給法を用いる場合を除き，食物の摂取という対象者の任意の行動なしには成り立ちえない。
　→栄養指導という形態での高度な介入技術を必要とする。

「栄養の指導」は高度の専門的な医療行為としての性質を持つ

(4) 栄養指導の目的：医療職性の高い業務の確立を目指して
　　栄養士も管理栄養士も人々の健康や生命に関わる，医療職性の高い「栄養の指導」を業としていることから，専門職としての倫理観やエビデンスに基づいた活動が必要である。
(5) 日本栄養士会では以下の5項目を今後の重点課題としている。
①高齢化社会の進展に対応した取組を推進
　・健康の基礎となる栄養で地域包括ケアシステムを支える
　　　高齢者のフレイル対策推進，低栄養の予防・改善ならびに疾病の重症化予防
　・医療・福祉における栄養基盤を構築
　　　適切な栄養指導のための体制の確立
②少子社会における児童の健全育成にかかる取組を推進
　・妊娠前，妊娠期，出生後の母子の栄養管理の充実
　　　若い女性（生殖可能年齢の女子）のやせ予防，出生時の低体重の予防，低出生体重児の健全育成
　・幼児期・学童期の児への効果的な栄養介入の実施
③頻発する災害から命を守る取組の推進
　・JDA-DAT 育成強化と活動推進
　・赤ちゃん防災プロジェクトの推進
④世界最大の栄養士会としての国際貢献の推進
　・栄養サミット 2020 への協力
　・2022 年アジア栄養士会議の開催
　・発展途上国での栄養士制度構築および栄養士会創設支援
　　　栄養士制度構築にかかる支援
　　　国際交流（留学生助成）制度の推進
⑤最先端技術社会への対応
　・基盤となる委員会の実施
　　　栄養の日企画・評価委員会
　　　ソサエティ 5 への対応委員会
　　　データヘルス対応委員会
　・栄養の日普及活動
　・研究・教育センター（仮称）の設置

15. 管理栄養士・栄養士の職責・事業の公益性

(1) 日本栄養士会は、法人制度改革で平成 24 年 7 月 23 日、内閣総理大臣から公益社団法人に認定された。
(2) 以下は、公益社団法人東京都栄養士会総会等で、日本栄養士会監事（弁護士）早野貴文氏が、講演された資料から、管理栄養士・栄養士の職業としての公益性、職業倫理の向上、社会の求める栄養士の姿を示したものである。

公益目的事業に求められているもの
―専門職による支援

専門職による支援の必要性
○人びとの食の自律性の回復・再構築という課題の困難性
　それは生き方にも連なる＝日常性の転換
　　　　　　　　↓
○社会的かつ専門的な支援が不可欠
　食行動をあるべき姿へと転換させうる専門性と責任性をもった支援

専門職の支援
○支援を公共化し、質を高め、責任性をもたせる
　支援の態様→今 "私＝公" の支援
　支援の質→個人の善行を超えた、専門性
　支援の責任性→ "慈愛・ヴォランティア" と "責任・責務"

求められる専門職の姿
○人びとの日常に寄り添いつつ、食生活の自律性の回復・再構築を、「命の食」の科学に基づく「栄養の指導」として多様な形態で支援する専門職

資料）公益社団法人日本栄養士会監事（弁護士）早野貴文

栄養士の技能と職業倫理の向上 1

どんな管理栄養士・栄養士を作るのか 1

定款の事業欄から

高度の専門的技能とともに、一人ひとりのかけがえのない命を尊び慈しむ姿勢を身につけた管理栄養士・栄養士（の育成）

あらゆる多様な領域において高度な専門的要請に的確に対応でき、県民の食生活の改善をしっかり支える技能をもった管理栄養士・栄養士（の育成）

県民の健康の保持・増進を支援する取り組みの担い手として、多様な分野で高度な専門性を発揮し豊かなケア力を備えた管理栄養士・栄養士（の育成）

栄養指導・食事療法のたしかな技能と常に一人ひとりの県民に誠実に寄り添う心をもって疾病の予防と治療に臨み、県民の健康と福祉の増進に貢献する管理栄養士・栄養士（の育成）

資料）公益社団法人日本栄養士会監事（弁護士）早野貴文

栄養士の技能と職業倫理の向上 2

どんな管理栄養士・栄養士を作るのか 2

定款の事業欄から

一人ひとりの命の食の営みに寄り添う豊かな人間性と確かな専門技能を身につけ、郷土を愛しその復興に献身する管理栄養士・栄養士（の育成）

確かな専門的技能、豊かな人間性を身につけることをとおして、相手に共感し寄り添い共に生き、安心と希望をもたらし、常に県民から信頼される管理栄養士・栄養士（の育成）

専門職業人として高い知見や技能、倫理とともに、地域固有の食環境を生かした健康長寿再生への道を提案、実践する力を身につけ、常に県民一人ひとりに寄り添いユイマールの心で支援することのできる管理栄養士・栄養士（の育成）

保健、医療、福祉及び教育等の分野において、職業倫理に則り、高度な専門性に裏づけられた科学的根拠に基づく食と栄養の指導をとおして国民の健康づくりに貢献する管理栄養士・栄養士（の育成）

資料）公益社団法人日本栄養士会監事（弁護士）早野貴文

社会は、いかなる栄養士の姿を求めているか
栄養士は、これからいかなる存在であろうとするのか
　　食卓―「命を培いあう食の人間関係」の場

資料）公益社団法人日本栄養士会監事（弁護士）早野貴文

---

16. 期待される管理栄養士・栄養士像の構築に向けて

1．栄養は疾病の一次予防の柱

　日本はいまや世界に冠たる長寿国になったが，健康寿命と平均寿命の差が平成28年で男性8.84年，女性12.35年にも及び，また生活習慣病が日本人の死亡原因の約55％（平成29年），国民医療費の約3割を占めている。高齢化の進展に伴い，要介護者が平成29年4月末で633万人，介護費は10兆円を超え，また国民医療費が平成28年度で42.1兆円，1人当たり33.2万円にもなり，人生のQOLすなわち健康寿命が問われる時代となった。

　よく「食は命なり」といわれるが，栄養改善の効果は比較的軽くみられているが，健康増進，疾病予防，疾病の治癒，回復効果，さらには医療費の削減等の経済効果が期待される。しかし現状をみると，管理栄養士・栄養士活動に対する社会評価は十分とはいえない。

　これからの管理栄養士・栄養士は，時代の変化を踏まえて，職業意識の高揚を図り，業務の科学性，専門性を高め，栄養指導を通じて国民の保健・医療・福祉等にいかに寄与できるかが問われている。

　幸い国の行政施策をみると，これからの医療は対症療法が重要であるが，過剰診療，薬頼りでなく，食生活を健康的にコントロールして体質改善を図り，生活習慣病の予防を図ることが重要であるとしている。

　管理栄養士・栄養士の責務は，いかに社会の要請に沿って専門性を高めるか，専門職としての社会的責任感・自覚，職業観，倫理観，目的意識，使命感等を涵養し，専門性を十分発揮し，社会の要請と付託に応えることが使命であるが，現状とのギャップが気になる。

2．業務の専門性の向上に向けて

　時代は少子・高齢社会，生活習慣病の時代，要介護者の増加，高医療費時代へと変容し，保健医療に占める栄養改善，疾病予防・治療の役割が重要となり，管理栄養士・栄養士の活動への期待が増大している。

　これに伴い，栄養指導業務がますます複雑多様化し，また医学・栄養学の進歩，医療技術の高度化に伴って，傷病者の療養のための必要な知識・技術の向上に対する社会的な要請が高まってきている。

　管理栄養士・栄養士の活動分野は，保健・医療・福祉・介護，産業・教育等多岐にわたり，内容も多様化・高度化し，職域特性に応じたより専門性が求められている。このように，管理栄養士・栄養士の職域は広範に及ぶが，どこの職場で働くにせよ，医療職としての資質を備え，健康増進，疾病予防，疾病の治療など栄養管理を通じて，時代の要請に応じた活躍が期待されている。

3．栄養士制度の発展に向けた環境整備を

　栄養士法は身分法であり管理栄養士・栄養士の身分・専門性の向上，社会貢献度の向上など，栄養士制度の将来展望のもと制度改正に向けた検討を加速させたい。

　現在の栄養士の社会的な地位や社会評価は十分とはいえない。栄養士の身分資格制度の向上，加えて社会の保健・医療・福祉等の需要に沿った管理栄養士等のレベルアップと医療職としてのしっかりした位置づけに向けた制度改正を図りたい。食（栄養）が変われば病気も変わり，寿命も健康度も医療費も変わる。社会から期待され，評価される管理栄養士・栄養士像をつくり上げたい。

4．日本栄養士会は平成24年に公益社団法人に

　日本栄養士会は平成24年7月23日内閣総理大臣から「公益社団法人」として認定された。管理栄養士・栄養士の職業としての公益性をいかに達成するか，今後の検討が重要である。管理栄養士・栄養士の専門職としての固有の業務は何か，その本質，特性は何か，医療職としての職制等についての検討を進め，社会的要請に沿って管理栄養士の職業倫理，専門性の確立が必要である。

17. 栄養士関係の主な年表

大正13年	佐伯矩，栄養学校を設立。
大正15年3月15日	栄養学校の第1回卒業生15名がいわゆる「栄養技手」と呼ばれ世に出る。
昭和3年	愛媛県下工場勤労者の1週分の栄養調査・橋爪栄養士により行われる。
昭和4年6月29日	警察部長会議，衛生課長会議において安達謙蔵内務大臣名をもって「国民栄養の改善に関する件」が指示事項，以後栄養士が各地方庁に設置。
昭和6年	東北6県の衛生課に国庫補助による栄養士を設置する。
昭和13年1月11日	厚生省発足に伴い，栄養行政は内務省から厚生省へ移管される。
昭和20年4月13日	栄養士規則（厚生省令第14号）及び私立栄養士養成所指定規則（厚生省告示第41号）公布。
5月23日	大日本栄養士会(社団法人日本栄養士会の前身)設立。帝国ホテルで設立総会。
昭和21年12月	厚生省公衆保健局に栄養課設置される。
昭和22年10月31日	事業附属寄宿舎規程公布（労働省令第7号）により1回300食以上の給食を行う場合には栄養士を置かなければならないと規定される。
	労働安全衛生規則公布（労働省令第9号）により1回300食以上又は1日500食以上の給食を行う場合には栄養士を置くようにしなければならないと規定される。
昭和23年1月1日	栄養士法施行
昭和23年4月2日	保健所法施行令公布（政令第77号）により保健所に栄養士配置を規定。
11月5日	医療法施行規則公布（厚生省令第50条）の規定により100床以上の病院に栄養士1と配置の標準が規定される。
12月29日	児童福祉施設最低基準公布（厚生省令第63号）の規定により乳児院・虚弱児施設に栄養士配置が規定される。
昭和24年2月15日	第1回栄養士試験実施される（平成元年をもって終了）。
昭和25年3月27日	栄養士法一部改正公布（養成年限2年以上となる）。
昭和26年10月	栄養士法廃止報道される。→栄養改善の新法制定運動開始。
昭和27年7月4日	栄養改善法案可決成立（7月31日公布法律第248号）。
昭和33年9月8日	全国栄養士養成施設協会設立。
昭和34年11月13日	日本栄養士会社団法人として設立認可される。
昭和35年11月6日	第1回全国学校栄養士研究大会東京・国立博物館で開催。
昭和37年1月	栄養士法・栄養改善法の改正運動の全国大会開催。
9月3日	栄養士法等の一部を改正する法律公布(法律第158号)。管理栄養士制度の誕生。
昭和38年11月	第1回管理栄養士国家試験実施。
12月	学校栄養士国庫予算獲得に成功，徳島大学栄養学科新設も認められる。
昭和39年4月	徳島大学医学部に栄養学科新設。医学部における管理栄養士の養成施設となる。
9月	栄養士免許登録の廃止等臨時行政調査会答申公表される。
昭和40年6月22日	社団法人全国栄養士養成施設協会設立認可。
昭和49年6月22日	学校給食法一部改正，学校栄養職員の配置が規定される。
昭和50年8月	第10回国際栄養学会議，京都で開催。
昭和53年	健康づくり事業が予算化される。第1次国民健康づくり事業発足。
昭和54年1月	社会福祉（収容）施設栄養士設置費予算獲得（収容施設で41人以上）。
昭和58年	第2次臨時行政調査会が提案した栄養士免許制度の簡素化は，反対阻止。
昭和60年	栄養士法の一部改正により管理栄養士の全面国家試験実現。同時に栄養改善法の一部改正で都道府県知事の指定する集団給食施設への管理栄養士の必置。
昭和62年	第1回管理栄養士国家試験実施。
昭和63年	都道府県知事の指定する集団給食施設への管理栄養士配置の基準できる。
平成元年	厚生省「第四次改定日本人の栄養所要量『健康づくりのための運動所要量」発表。

平成 2 年		厚生省「健康づくりのため食生活指針（対象特性別）」発表。
平成 3 年		外食料理栄養成分表示制度始まる。
平成 4 年		医療法改正により特定機能病院への管理栄養士配置が制度化される。
平成 5 年		特定保健用食品の標示許可が始まる。市町村栄養士設置費が地方交付税に積算。
平成 6 年		保健所法を地域保健法に改めるとともに栄養改善法の一部改正で市町村を第一線とする栄養相談・指導体制が調う。
		健康保険法の一部改正により，病院入院者の食事料の一部自己負担が制度化。基準給食制度は入院時食事療養費制度に改編。
		ベッドサイドの栄養指導，在宅医療における管理栄養士の訪問指導料制度化。
平成 7 年		栄養改善法の一部改定で，特殊栄養食品制度は特別用途食品制度となる（強化食品の標示許可制度は廃止）。食品の栄養表示が任意制度として法制化。
平成 8 年		病原性大腸菌O157による集団食中毒（指定伝染病となる）が，堺市の学校給食を中心に全国的に多発。
平成 9 年		厚生省公衆衛生審議会から成人病に代わって生活習慣病の概念が提案される。
		厚生省：21世紀における食と栄養に関する検討委員会報告書。
		健康増進・栄養課は地域保健・健康増進栄養課となり，栄養行政は同課の生活習慣病対策室が所管。
		文部省はO157対策として学校給食衛生管理の基準を定める。
		介護保険法が成立，ケアマネージャーの試験対象職種に栄養士がなる。
平成10年		厚生省に設置された「21世紀の管理栄養士等あり方検討会」から，21世紀に向けた管理栄養士の制度改革の諸施策が打ち出された。
平成11年		厚生省が健康日本21計画（第3次国民健康づくり運動）策定。
平成12年		栄養士法の一部改正，管理栄養士業務に傷病者の療養のための栄養指導等を位置づけるとともに管理栄養士の資格を登録から免許制に改めた。
		厚生省は，健康日本21（21世紀の国民健康づくり運動）施策を11年計画で実施。
		食生活指針を文部，厚生，農林水産の3省が合同で作成・公表，閣議決定。
平成13年		省庁再編により厚生省は厚生労働省となる。栄養行政は健康局総務課生活習慣病対策室が所管。保健機能食品制度創設。
平成14年		健康増進法成立，栄養改善法は廃止（栄養ケア・ステーションモデル事業開始）。
平成15年		食品安全基本法成立，内閣府に食品安全委員会設置。
平成16年		学校教育法等の改正で，栄養教諭制度創設。2005年版食事摂取基準策定。
平成17年		介護保険法の改正で栄養ケア・マネジメント保険点数化。食育基本法制定。
平成18年		食育推進基本計画（内閣府），平成18年3月31日策定。
平成20年 4 月		特定健診・保健指導が制度化。管理栄養士による保健指導重視。
9 月		第15回国際栄養士会議（International Congress of Dietetics），横浜で開催。
平成21年 9 月		消費者庁発足，食品等の表示規制に関わる事務を一元的に所掌。
平成24年		日本栄養士会は，法人制度改革で「公益社団法人」となる。
平成25年		健康日本21第二次計画がスタート。食品表示法成立。
平成26年10月		厚生労働省，「日本人の食事摂取基準（2015年版）」を策定，「日本人の長寿を支える『健康な食事』のあり方に関する検討会」報告書を公表。
平成27年 2 月		管理栄養士国家試験出題基準（ガイドライン）の改定。
平成27年		栄養士制度・栄養士会誕生70周年（昭和20年4月栄養士規則制定から70年）。
平成28年		日本食品標準成分表2015年版（7訂）公表
		第3次食育推進基本計画の策定（平成28年度からの5か年計画）
平成28年12月		科学研究費の中項目「健康科学その関連分野」小区分に「栄養学」が追加。
平成29年		日本栄養士会は8月4日を栄養の日に，8月1〜7日を栄養週間として制度化
平成30年		栄養改善の二重負荷（過栄養・低栄養）が重要課題に
令和2年		2020年東京オリンピック・パラリンピック開催に合わせた栄養サミット開催

第2章
健康増進法およびその解説

~~~~~~
1．健康増進法総則
~~~~~~

　21世紀は健康増進の時代。健康日本21施策や生活習慣病予防のための施策が講じられているが，そのための法的根拠となる健康増進法が，平成14年8月2日，法律第301号をもって成立した。なお，健康増進法の制定の基礎となったのは，昭和27年に制定された栄養改善法であるが，時代の要請に沿って栄養改善法を廃止し，健康増進法が制定された。主要事項は，健康増進法に引き継がれている。

■健康増進法の要点
1．制定の趣旨・目的
　この法律は，わが国における急速な高齢化の進展及び生活習慣病の増加など疾病構造の変化に伴い，国民の健康の増進の重要性が著しく増大していることから，国民の健康増進の総合的な推進に関し基本的な事項を定めるとともに，国民の栄養の改善，健康の増進を図るための措置を講じ，国民保健の向上を図ることを目的として制定された。（第1条）
2．国民の責務
　国民は，健康な生活習慣の重要性に対する関心と理解を深め，生涯にわたって，自らの健康状態を自覚するとともに，健康の増進に努めなければならないとされている。（第2条）
3．国及び地方公共団体の責務
　国及び地方公共団体は，教育活動及び広報活動を通じた健康の増進に関する正しい知識の普及，情報の収集，整理，分析，提供並びに研究の推進，健康の増進に係る人材の養成，資質の向上を図るとともに，健康増進事業実施者その他の関係者に対し，必要な技術的援助を与えることに努めなければならないとされている。（第3条）
4．健康増進事業実施者の責務
　健康増進事業実施者は，健康教育，健康相談その他国民の健康の増進のために必要な事業を積極的に推進するよう努めなければならないとされている。（第4条）
5．関係者の協力
　国，都道府県，市町村（特別区を含む），健康増進事業実施者，医療機関その他の関係者は，国民の健康の増進の総合的な推進を図るため，相互に連携を図りながら協力するよう努めなければならないとされている。（第5条）

■ 第1章　総　則 ■

【目　的】
第1条　この法律は，我が国における急速な高齢化の進展及び疾病構造の変化に伴い，国民の健康の増進の重要性が著しく増大していることにかんがみ，国民の健康の増進の総合的な推進に関し基本的な事項を定めるとともに，国民の栄養の改善その他の国民の健康の増進を図るための措置を講じ，もって国民保健の向上を図ることを目的とする。

【国民の責務】
第2条　国民は，健康な生活習慣の重要性に対する関心と理解を深め，生涯にわたって，自らの健康状態を自覚するとともに，健康の増進に努めなければならない。

【国及び地方公共団体の責務】
第3条　国及び地方公共団体は，教育活動及び広報活動を通じた健康の増進に関する正しい知識の普及，健康の増進に関する情報の収集，整理，分析及び提供並びに研究の推進並びに健康の増進に係る人材の養成及び資質の向上を図るとともに，健康増進事業実施者その他の関係者に対し，必要な技術的援助を与えることに努めなければならない。

【健康増進事業実施者の責務】
第4条　健康増進事業実施者は，健康教育，健康相談その他国民の健康の増進のために必要な事業（以下「健康増進事業」という。）を積極的に推進するよう努めなければならない。

【関係者の協力】
第5条　国，都道府県，市町村（特別区を含む），健康増進事業実施者，医療機関その他の関係者は，国民の健康の増進の総合的な推進を図るため，相互に連携を図りながら協力するよう努めなければならない。

2．健康増進の基本方針等の策定

(1) 厚生労働大臣は，国民の健康の増進の総合的な推進を図るための基本的な方針を定めるものとすること。（第7条）
　都道府県は，基本方針を勘案して，当該都道府県の住民の健康の増進の推進に関する施策についての基本的な計画（「都道府県健康増進計画」）を定め，市町村は，基本方針及び都道府県健康増進計画を勘案して，市町村住民の健康の増進施策についての計画を定めるよう努めるものとすることとされている。（第8条）
(2) 厚生労働大臣は，生涯にわたる国民の健康の増進に向けた自主的な努力を促進するため，健康診査の実施及びその結果の通知，健康手帳の交付等の措置に関し，健康増進事業実施者に対する健康診査の実施等に関する指針を定めるよう規定されている。（第9条）

■ 第2章　基本方針等 ■
【基本方針】
第7条　厚生労働大臣は，国民の健康の増進の総合的な推進を図るための基本的な方針（以下「基本方針」という。）を定めるものとする。
2　基本方針は，次に掲げる事項について定めるものとする。
　(1) 国民の健康の増進の推進に関する基本的な方向
　(2) 国民の健康の増進の目標に関する事項
　(3) 次条第1項の都道府県健康増進計画及び同条第2項の市町村健康増進計画の策定に関する基本的な事項
　(4) 第10条第1項の国民健康・栄養調査その他の健康の増進に関する調査及び研究に関する基本的な事項
　(5) 健康増進事業実施者間における連携及び協力に関する基本的な事項
　(6) 食生活，運動，休養，飲酒，喫煙，歯の健康の保持その他の生活習慣に関する正しい知識の普及に関する事項
　(7) その他国民の健康の増進の推進に関する重要事項
3　厚生労働大臣は，基本方針を定め，又はこれを変更しようとするときは，あらかじめ，関係行政機関の長に協議するものとする。
4　厚生労働大臣は，基本方針を定め，又はこれを変更したときは，遅滞なく，これを公表するものとする。

【都道府県健康増進計画等】
第8条　都道府県は，基本方針を勘案して，当該都道府県の住民の健康の増進の推進に関する施策についての基本的な計画（以下「都道府県健康増進計画」という。）を定めるものとする。

2　市町村は，基本方針及び都道府県健康増進計画を勘案して，当該市町村の住民の健康の増進の推進に関する施策についての計画（以下「市町村健康増進計画」という。）を定めるよう努めるものとする。

3　国は，都道府県健康増進計画又は市町村健康増進計画に基づいて住民の健康増進のために必要な事業を行う都道府県又は市町村に対し，予算の範囲内において，当該事業に要する費用の一部を補助することができる。

【健康診査の実施等に関する指針】
第9条　厚生労働大臣は，生涯にわたる国民の健康の増進に向けた自主的な努力を促進するため，健康診査の実施及びその結果の通知，健康手帳（自らの健康管理のために必要な事項を記載する手帳をいう。）の交付その他の措置に関し，健康増進事業実施者に対する健康診査の実施等に関する指針（以下「健康診査等指針」という。）を定めるものとする。

2　厚生労働大臣は，健康診査等指針を定め，又はこれを変更しようとするときは，あらかじめ，総務大臣，財務大臣及び文部科学大臣に協議するものとする。

3　厚生労働大臣は，健康診査等指針を定め，又はこれを変更したときは，遅滞なく，これを公表するものとする。

3．国民健康・栄養調査

栄養改善法により戦後一環して実施してきた国民栄養調査は，「国民健康・栄養調査」に改編された。

(1)健康増進法第10条では，厚生労働大臣は国民の健康増進の総合的な推進を図るための基礎資料として，国民の身体状況，栄養摂取量及び生活習慣の状況を明らかにするため，国民健康・栄養調査を行うものとすること。（第10条）

(2)国民健康・栄養調査の対象の選定は，毎年，厚生労働大臣が調査地区を定め，その地区内において都道府県知事が調査世帯を指定することによって行うこと。（第11条）
　都道府県知事は，国民健康・栄養調査の実施のために必要があるときは，国民健康・栄養調査員を置くことができることと規定している。（第12条）

(3)また国は，国民健康・栄養調査に要する費用を負担すること。（第13条）
　国民健康・栄養調査のために集められた調査票は，調査の目的以外，生活習慣病の関連では使用してはならないこととされている。（第14条）

(4)国及び地方公共団体は，国民の健康増進の総合的な推進を図るための基礎資料として，生活習慣とがん，循環器病など生活習慣病との相関関係を明らかにするため，生活習慣病の発生の状況の把握に努めなければならないことと規定している。（第16条）

■ 第3章　国民健康・栄養調査等 ■
【国民健康・栄養調査の実施】
第10条　厚生労働大臣は，国民の健康の増進の総合的な推進を図るための基礎資料として，国民の身体の状況，栄養摂取量及び生活習慣の状況を明らかにするため，国民健康・栄養調査を行うものとする。

2　厚生労働大臣は，国立研究開発法人医薬基盤・健康・栄養研究所（以下「研究所」という。）に，国民健康・栄養調査の実施に関する事務のうち集計その他の政令で定める事務の全部又は一部を行わせることができる。

3　都道府県知事（保健所を設置する市又は特別区にあっては，市長又は区長。以下同じ。）は，その管轄区域内の国民健康・栄養調査の執行に関する事務を行う。

【調査世帯】
第11条　国民健康・栄養調査の対象の選定は，厚生労働省令で定めるところにより，毎年，厚生労働大臣が調査地区を定め，その地区内において都道府県知事が調査世帯を指定することによって行う。
2　前項の規定により指定された調査世帯に属する者は，国民健康・栄養調査の実施に協力しなければならない。

【国民健康・栄養調査員】
第12条　都道府県知事は，その行う国民健康・栄養調査の実施のために必要があるときは，国民健康・栄養調査員を置くことができる。
2　前項に定めるもののほか，国民健康・栄養調査員に関し必要な事項は，厚生労働省令でこれを定める。

【国の負担】
第13条　国は，国民健康・栄養調査に要する費用を負担する。

【調査票の使用制限】
第14条　国民健康・栄養調査のために集められた調査票は，第10条第１項に定める調査の目的以外の目的のために使用してはならない。

【省令への委任】
第15条　第10条から前条までに定めるもののほか，国民健康・栄養調査の方法及び調査項目その他国民健康・栄養調査の実施に関して必要な事項は，厚生労働省令で定める。

【生活習慣病の発生の状況の把握】
第16条　国及び地方公共団体は，国民の健康の増進の総合的な推進を図るための基礎資料として，国民の生活習慣とがん，循環器病その他の政令で定める生活習慣病（以下単に「生活習慣病」という。）との相関関係を明らかにするため，生活習慣病の発生の状況の把握に努めなければならない。

４．保健指導・栄養指導

(1) 市町村は，住民の健康の増進を図るため，医師，歯科医師，薬剤師，保健師，助産師，看護師，准看護師，管理栄養士，栄養士，歯科衛生士その他の職員に，栄養の改善その他の生活習慣の改善に関し住民からの相談に応じさせ，及び必要な栄養指導・保健指導，これらに付随する業務を行わせるものとすること。（第17条）
(2) 都道府県，保健所を設置する市及び特別区は，次に掲げる業務を行うものとする。
　① 住民の健康増進を図るために必要な栄養指導・保健指導のうち，特に専門的な知識及び技術を必要とするものを行うこと。
　② 特定給食施設の栄養管理の実施について必要な指導及び助言を行うこととされている。（第18条）
(3) 都道府県知事は，住民の健康増進のための専門的な知識技術を要する栄養指導を行う者として，栄養指導員の任命が規定されている。（第19条）

■ **第4章　保健指導等** ■

【市町村による生活習慣相談等の実施】

第17条　市町村は，住民の健康の増進を図るため，医師，歯科医師，薬剤師，保健師，助産師，看護師，准看護師，管理栄養士，栄養士，歯科衛生士その他の職員に，栄養の改善その他の生活習慣の改善に関する事項につき住民からの相談に応じさせ，及び必要な栄養指導その他の保健指導を行わせ，並びにこれらに付随する業務を行わせるものとする。

2　市町村は，前項に規定する業務の一部について，健康保険法第63条第3項各号に掲げる病院又は診療所その他適当と認められるものに対し，その実施を委託することができる。

【都道府県による専門的な栄養指導その他の保健指導の実施】

第18条　都道府県，保健所を設置する市及び特別区は，次に掲げる業務を行うものとする。

(1)　住民の健康の増進を図るために必要な栄養指導その他の保健指導のうち，特に専門的な知識及び技術を必要とするものを行うこと。

(2)　特定かつ多数の者に対して継続的に食事を供給する施設に対し，栄養管理の実施について必要な指導及び助言を行うこと。

(3)　前2号の業務に付随する業務を行うこと。

2　都道府県は，前条第1項の規定により市町村が行う業務の実施に関し，市町村相互間の連絡調整を行い，及び市町村の求めに応じ，その設置する保健所による技術的事項についての協力その他当該市町村に対する必要な援助を行うものとする。

【栄養指導員】

第19条　都道府県知事は，前条第1項に規定する業務（同項第1号及び第3号に掲げる業務については，栄養指導に係るものに限る。）を行う者として，医師又は管理栄養士の資格を有する都道府県，保健所を設置する市又は特別区の職員のうちから，栄養指導員を命ずるものとする。

【市町村による健康増進事業の実施】

第19条の2　市町村は，第17条第1項に規定する業務に係る事業以外の健康増進事業であって厚生労働省令で定めるものの実施に努めるものとする。

第19条の3，第19条の4　（略）

5．特定給食施設

　特定多数人を対象とした給食施設については，法律では特定給食施設として，届出や栄養管理，必要な指導・助言，改善勧告・命令等が規定されている。

1．特定給食施設の定義と届出

　特定給食施設については，健康増進法第20条第1項において，「特定かつ多数の者に対して継続的に食事を供給する施設のうち，栄養管理が必要なものとして，厚生労働省令で定めるものをいう。」と規定し，設置者の都道府県への届出を規定している。（第20条）

2．特定給食施設の栄養管理

　特定給食施設であって特別の栄養管理が必要として都道府県知事の指定するものの設置者は，当該施設に管理栄養士を置かなければならないとされている。（第21条第1項）

　第21条第1項以外の特定給食施設の設置者は，その施設に栄養士又は管理栄養士を置くよう努めなければならないと努力規定が示されている。（第21条第2項）

　また，特定給食施設の設置者は，厚生労働省令で定める基準に従って，適切な栄養管理を行わなければならないとされている。（第21条第3項）

3．特定給食施設に対する指導及び助言

　都道府県知事は，特定給食施設の設置者に対し，第 21 条第 1 ～ 3 項による栄養管理の実施について必要な指導・助言ができるとされている。(第 22 条)

4．特定給食施設に対する勧告及び命令

　都道府県知事は，第 21 条第 1 項の規定に違反して管理栄養士を置かなかったり，同条第 2 項に違反して適切な栄養管理を行わず，又は正当な理由がなくて第 22 条の栄養管理をしない設置者には，管理栄養士を置き，適切な栄養管理を行うよう勧告をすることができるものとされ，勧告を受けた設置者が，正当な理由がなくて勧告に従わないときは，設置者に対し，勧告に係る措置をとるべきことを命ずることができるとされている。(第 23 条)

5．特定給食施設に対する立入検査

　都道府県知事は，第 21 条第 1 項又は第 3 項の規定による栄養管理上必要があると認めるときは，特定給食施設の設置者，管理者に対し，その業務に関し報告をさせ，又は栄養指導員に施設に立ち入り，業務の状況や帳簿，書類その他の物件を検査させたり，関係者に質問させることができるとされている。(第 24 条)
(なお，特定給食施設における栄養管理に関する指導および支援についての平成 25 年 3 月 29 日健が発 0329 第 3 号厚生労働省がん対策・健康増進課長通知は，第 18 章に記載。)

■ 第5章　特定給食施設等 ■

【特定給食施設の届出】
第20条　特定給食施設（特定かつ多数の者に対して継続的に食事を供給する施設のうち栄養管理が必要なものとして厚生労働省令で定めるものをいう。以下同じ。）を設置した者は，その事業の開始の日から 1 カ月以内に，その施設の所在地の都道府県知事に，厚生労働省令で定める事項を届け出なければならない。

2　前項の規定による届出をした者は，同項の厚生労働省令で定める事項に変更を生じたときは，変更の日から 1 カ月以内に，その旨を当該都道府県知事に届け出なければならない。その事業を休止し，又は廃止したときも，同様とする。

【特定給食施設における栄養管理】
第21条　特定給食施設であって特別の栄養管理が必要なものとして厚生労働省令で定めるところにより都道府県知事が指定するものの設置者は，当該特定給食施設に管理栄養士を置かなければならない。

2　前項に規定する特定給食施設以外の特定給食施設の設置者は，厚生労働省令で定めるところにより，当該特定給食施設に栄養士又は管理栄養士を置くように努めなければならない。

3　特定給食施設の設置者は，前 2 項に定めるもののほか，厚生労働省令で定める基準に従って，適切な栄養管理を行わなければならない。

【指導及び助言】
第22条　都道府県知事は，特定給食施設の設置者に対し，前条第一項又は第三項の規定による栄養管理の実施を確保するため必要があると認めるときは，当該栄養管理の実施に関し必要な指導及び助言をすることができる。

【勧告及び命令】
第23条　都道府県知事は，第21条第 1 項の規定に違反して管理栄養士を置かず，若しくは同条第 3 項の規定に違反して適切な栄養管理を行わず，又は正当な理由がなくて前条の栄養管理をしない特定給食施設の設置者があるときは，当該特定給食施設の設置者に対し，管理栄養士を置き，又は適切な栄養管理を行うよう勧告をすることができる。

2　都道府県知事は，前項に規定する勧告を受けた特定給食施設の設置者が，正当な理由がなくてその勧告に係る措置をとらなかったときは，当該特定給食施設の設置者に対し，その勧告に係る措置をとるべきことを命ずることができる。

【立入検査等】

第24条　都道府県知事は，第21条第1項又は第3項の規定による栄養管理の実施を確保するため必要があると認めるときは，特定給食施設の設置者若しくは管理者に対し，その業務に関し報告をさせ，又は栄養指導員に，当該施設に立ち入り，業務の状況若しくは帳簿，書類その他の物件を検査させ，若しくは関係者に質問させることができる。

2　前項の規定により立入検査又は質問をする栄養指導員は，その身分を示す証明書を携帯し，関係者に提示しなければならない。

3　第1項の規定による権限は，犯罪捜査のために認められたものと解釈してはならない。

6．受動喫煙防止

(1) 望まない受動喫煙の防止を図るため，多数の者が利用する施設等の区分に応じ，当該施設等の一定の場所を除き喫煙を禁止するとともに，当該施設等の管理について権原を有する者が講ずべき措置等について規定されている。また規則に違反した場合の罰則も規定されている（8．罰則を参照）。

■ 第6章　受動喫煙防止 ■

第1節　総則
【国及び地方公共団体の責務】

第25条　国及び地方公共団体は，望まない受動喫煙が生じないよう，受動喫煙に関する知識の普及，受動喫煙の防止に関する意識の啓発，受動喫煙の防止に必要な環境の整備その他の受動喫煙を防止するための措置を総合的かつ効果的に推進するよう努めなければならない。

【関係者の協力】

第25条の2　国，都道府県，市町村，多数の者が利用する施設（敷地を含む。以下この章において同じ。）の管理権原者（施設の管理について権原を有する者をいう。以下この章において同じ。）その他の関係者は，望まない受動喫煙が生じないよう，受動喫煙を防止するための措置の総合的かつ効果的な推進を図るため，相互に連携を図りながら協力するよう努めなければならない。（中略）

第2節　受動喫煙を防止するための措置
【特定施設における喫煙の禁止等】

第25条の5　何人も，正当な理由がなくて，特定施設においては，特定屋外喫煙場所及び喫煙関連研究場所以外の場所（以下この節において「喫煙禁止場所」という。）で喫煙をしてはならない。

2　都道府県知事は，前項の規定に違反して喫煙をしている者に対し，喫煙の中止又は特定施設の喫煙禁止場所からの退出を命ずることができる。（中略）

第25条の8　都道府県知事は，特定施設の管理権原者等が第25条の6第1項の規定に違反して器具又は設備を喫煙の用に供することができる状態で設置しているときは，当該管理権原者等に対し，期限を定めて，当該器具又は設備の撤去その他当該器具又は設備を喫煙の用に供することができないようにするための措置をとるべきことを勧告することができる。

2　都道府県知事は，前項の規定による勧告を受けた特定施設の管理権原者等が，同項の期限内にこれに従わなかったときは，その旨を公表することができる。

3　都道府県知事は，第1項の規定による勧告を受けた特定施設の管理権原者等が，その勧告に係る措置をとらなかったときは，当該管理権原者等に対し，期限を定めて，その勧告に係る措置をとるべきことを命ずることができる。（以下略）

~~~~~~
7．特別用途食品・栄養表示基準
~~~~~~

(1)　食品の表示については，特別用途食品の表示と，加工食品の栄養成分表示について規定されている。

　①販売に供する食品につき，乳児用，幼児用，妊産婦用，病者用その他内閣府令で定める特別の用途に適する旨の表示をしようとする者は，内閣総理大臣の許可を受けなければならないこと。(第26条)

　②内閣総理大臣又は都道府県知事は，必要があると認めるときは，当該職員に特別用途食品の製造施設，貯蔵施設又は販売施設に立ち入らせ，販売の用に供する当該特別用途食品を検査させ，又は試験の用に供するのに必要な限度において収去させることができること。(第27条)

　③我が国において販売する食品につき，外国において特別用途表示をしようとする者は，内閣総理大臣の承認を受けることができることと規定されている。(第29条)

(2)　食品の栄養表示基準について

　①誇大表示については，著しく事実に反する表示，誤認させる表示が禁止されている。(第31条)

　②内閣総理大臣又は都道府県知事は，栄養表示基準に従った表示をしない者があるときは，その者に対し，栄養表示基準に従い必要な表示をすべき旨の勧告をすることができるものとし，その勧告に従わない者があるときは，勧告に従うよう命令することができることと規定されている。(第32条)

■ 第七章　特別用途表示等 ■

【特別用途表示の許可】

第26条　販売に供する食品につき，乳児用，幼児用，妊産婦用，病者用その他内閣府令（健康増進法に規定する特別用途表示の許可等に関する内閣府令）で定める特別の用途に適する旨の表示（以下「特別用途表示」という。）をしようとする者は，内閣総理大臣の許可を受けなければならない。

2　前項の許可を受けようとする者は，製品見本を添え，商品名，原材料の配合割合及び当該製品の製造方法，成分分析表，許可を受けようとする特別用途表示の内容その他内閣府令で定める事項を記載した申請書を，その営業所の所在地の都道府県知事を経由して内閣総理大臣に提出しなければならない。

3　内閣総理大臣は，研究所又は内閣総理大臣の登録を受けた法人（以下，「登録試験機関」という。）に，第1項の許可を行うについて必要な試験（以下，「許可試験」という。）を行わせるものとする。

4　第1項の許可を申請する者は，実費（許可試験に係る実費を除く。）を勘案して政令で定める額の手数料を国に，研究所の行う許可試験にあっては許可試験に係る実費を勘案して政令で定める額の手数料を研究所に，登録試験機関の行う許可試験にあっては当該登録機関が内閣総理大臣の認可を受けて定める額の手数料を当該登録機関に納めなければならない。

5　内閣総理大臣は，第1項の許可をしようとするときは，あらかじめ，厚生労働大臣の意見を聴かなければならない。

6　第1項の許可を受けて特別用途表示をする者は，当該許可に係る食品（以下「特別用途食品」という。）につき，内閣府令で定める事項を内閣府令の定めるところにより表示しなければならない。

7　内閣総理大臣は，第1項又は前項の内閣府令を制定し，又は改廃しようとするときは，あらかじめ，厚生労働大臣に協議しなければならない。

第26条の2から18（略）

【特別用途食品の検査及び収去】

第27条　内閣総理大臣又は都道府県知事は，必要があると認めるときは，当該職員に特別用途食品の製造施設，貯蔵施設又は販売施設に立ち入らせ，販売の用に供する当該特別用途食品を検査させ，又は試験の用に供するのに必要な限度において当該特別用途食品を収去させることができる。

2　前項の規定により立入検査又は収去をする職員は，その身分を示す証明書を携帯し，関係者に提示しなければならない。

3　第1項に規定する当該職員の権限は，食品衛生法（昭和22年法律第233号）第30条第1項に規定

　　する食品衛生監視員が行うものとする。
　4　第1項の規定による権限は，犯罪捜査のために認められたものと解釈してはならない。
　5　内閣総理大臣は，研究所に，第1項の規定により収去された食品の試験を行わせるものとする。

【特別用途表示の許可の取消し】

第28条　内閣総理大臣は，第26条第1項の許可を受けた者が次の各号のいずれかに該当するとき
　　は，当該許可を取り消すことができる。
　1　第26条第6項の規定に違反したとき。
　2　当該許可に係る食品につき虚偽の表示をしたとき。
　3　当該許可を受けた日以降における科学的知見の充実により当該許可に係る食品について当該許
　　可に係る特別用途表示をすることが適切でないことが判明するに至ったとき。

【特別用途表示の承認】

第29条　本邦において販売に供する食品につき，外国において特別用途表示をしようとする者は，
　　内閣総理大臣の承認を受けることができる。
　2　第26条第2項から第7項まで及び前条の規定は前項の承認について，第27条の規定は同項の承認
　　に係る食品について準用する。この場合において，第26条第2項中「その営業所の所在地の都道府
　　県知事を経由して内閣総理大臣」とあるのは「内閣総理大臣」と，第27条第1項中「製造施設，貯
　　蔵施設」とあるのは「貯蔵施設」と，前条第1号中「第26条第6項」とあるのは「次条第2項におい
　　て準用する第26条第6項」と読み替えるものとする。

【特別用途表示がされた食品の輸入の許可】

第30条　本邦において販売に供する食品であって，第26条第1項の規定による許可又は前条第1項
　　の規定による承認を受けずに特別用途表示がされたものを輸入しようとする者については，その
　　者を第26条第1項に規定する特別用途表示をしようとする者とみなして，同条及び第37条第2号
　　の規定を適用する。

【誇大表示の禁止】

第31条　何人も，食品として販売に供する物に関して広告その他の表示をするときは，健康の保持
　　増進の効果その他内閣府令で定める事項（次条3項において「健康保持増進効果等」という。）に
　　ついて，著しく事実に相違する表示をし，又は著しく人を誤認させるような表示をしてはならない。
　2　内閣総理大臣は，前項の内閣府令を制定し，又は改廃しようとするときは，あらかじめ，厚生労
　　働大臣に協議しなければならない。

【勧告等】

第32条　内閣総理大臣又は都道府県知事は，前条第1項の規定に違反して表示をした者がある場合
　　において，国民の健康の保持増進及び国民に対する正確な情報の伝達に重大な影響を与えるおそれ
　　があると認めるときは，その者に対し，当該表示に関し必要な措置をとるべき旨の勧告をすること
　　ができる。
　2　内閣総理大臣又は都道府県知事は，前項に規定する勧告を受けた者が，正当な理由がなくてその
　　勧告に係る措置をとらなかったときは，その者に対し，その勧告に係る措置をとるべきことを命ず
　　ることができる。
　3　第27条の規定は，食品として販売に供する物であって健康保持増進効果等についての表示がさ
　　れたもの（特別用途食品及び第29条第1項の承認を受けた食品を除く。）について準用する。
　4　都道府県知事は，第1項又は第2項の規定によりその権限を行使したときは，その旨を内閣総理
　　大臣に通知するものとする。

【再審査請求】
第33条　第27条第1項（第29条第2項において準用する場合を含む。）の規定により保健所を設置する市又は特別区の長が行う処分についての審査請求の裁決に不服がある者は，内閣総理大臣に対して再審査請求をすることができる。

8．罰　則

　国民健康・栄養調査に従事する者が知り得た秘密を漏らした場合の罰則が規定されている。（第36条）
　特定給食施設について①管理栄養士の配置義務に違反した場合，及び②栄養管理基準に違反した場合には，都道府県知事が勧告を行うことができることが規定された。また，正当な理由なくして勧告に係る措置をとらなかった場合，都道府県知事が措置命令を行うことができるとされている。さらに，この措置命令に違反した場合の罰則が設けられた。都道府県知事による指導・報告徴収の権限の規定のほか，新たに立ち入り検査の権限が規定されるとともに，虚偽報告，検査妨害等に対する罰則（30万円以下の罰金）が設けられた。
　また受動喫煙防止に違反した場合には罰則規定が設けられた。（第40条，第41条）

■第8章　罰　則■

第36条　国民健康・栄養調査に関する事務に従事した公務員，研究所の職員若しくは国民健康・栄養調査員又はこれらの職にあった者が，その職務の執行に関して知り得た人の秘密を正当な理由がなく漏らしたときは，1年以下の懲役又は100万円以下の罰金に処する。
2　職務上前項の秘密を知り得た他の公務員又は公務員であった者が，正当な理由がなくその秘密を漏らしたときも，同項と同様とする。
3　第26条の11第1項の規定に違反してその職務に関して知り得た秘密を漏らした者は，1年以下の懲役又は100万円以下の罰金に処する。
4　第26条の13の規定による業務の停止の命令に違反したときは，その違反行為をした登録試験機関の役員又は職員は，1年以下の懲役又は100万円以下の罰金に処する。
第36条の2　第32条第2項の規定に基づく命令に違反した者は，6月以下の懲役又は100万円以下の罰金に処する。
第37条　次の各号のいずれかに該当する者は，50万円以下の罰金に処する。
　1　第23条第2項の規定に基づく命令に違反した者
　2　第26条第1項の規定に違反した者
　3　（略）
第37条の2　（略）
第38条　次に各号のいずれかに該当する者は，30万円以下の罰金に処する。
　1　第24条第1項の規定による報告をせず，若しくは虚偽の報告をし，又は同項の規定による検査を拒み，妨げ，若しくは忌避し，若しくは同項の規定による質問に対して答弁をせず，若しくは虚偽の答弁をした者
　2　第27条第1項（第29条第2項において準用する場合を含む。）の規定による検査又は収去を拒み，妨げ，又は忌避した者
第39条　法人の代表者又は法人若しくは人の代理人，使用人その他の従業者が，その法人又は人の業務に関し，第37条又は前条の違反行為をしたときは，行為者を罰するほか，その法人又は人に対して各本条の刑を科する。
第40条　第25条の8第3項の規定に基づく命令に違反した者は，50万円以下の過料に処する。
第41条　第25条の5第2項の規定に基づく命令に違反した者は，30万円以下の過料に処する。

9．健康増進法施行規則

　平成14年 8 月に制定された健康増進法を受けて，平成15年 4 月30日厚生労働省令第86号をもって健康増進法施行規則が制定された。
　主な内容をあげる。

1．国民健康・栄養調査

(1) 国民健康・栄養調査については，従前の国民栄養調査に，食習慣，運動習慣，休養習慣，喫煙習慣，飲酒習慣の状況等を調査項目とする「生活習慣の調査」を追加するほか，栄養改善法施行規則（昭和27年厚生省令第37号）の規定を引き継ぐこと。（規則第 1 条及び第 2 条）
(2) 国民健康・栄養調査員の任命の方法等について，栄養改善法施行規則の規定を引き継ぐこと。（規則第 3 条及び第 4 条）

■健康増進法施行規則■

【国民健康・栄養調査の調査事項】

規則第 1 条　健康増進法（平成14年法律第103号。以下「法」という。）第10条第 1 項に規定する国民健康・栄養調査は，身体状況，栄養摂取状況及び生活習慣の調査とする。

2　前項に規定する身体状況の調査は，国民健康・栄養調査に関する事務に従事する公務員又は国民健康・栄養調査員（以下「調査従事者」という）が，次に掲げる事項について測定し，若しくは診断し，その結果を厚生労働大臣の定める調査票に記入すること又は被調査者ごとに，当該調査票を配布し，次に掲げる事項が記入された調査票の提出を受けることによって行う。
　　1　身長
　　2　体重
　　3　血圧
　　4　その他身体状況に関する事項

3　第 1 項に規定する栄養摂取状況の調査は，調査従事者が，調査世帯ごとに，厚生労働大臣の定める調査票を配布し，次に掲げる事項が記入された調査票の提出を受けることによって行う。
　　1　世帯及び世帯員の状況
　　2　食事の状況
　　3　食事の料理名並びに食品の名称及びその摂取量
　　4　その他栄養摂取状況に関する事項

4　第 1 項に規定する生活習慣の調査は，調査従事者が，被調査者ごとに，厚生労働大臣の定める調査票を配布し，次に掲げる事項が記入された調査票の提出を受けることによって行う。
　　1　食習慣の状況
　　2　運動習慣の状況
　　3　休養習慣の状況
　　4　喫煙習慣の状況
　　5　飲酒習慣の状況
　　6　歯の健康保持習慣の状況
　　7　その他生活習慣の状況に関する事項

【調査世帯の選定】

規則第 2 条　法第11条第 1 項の規定による対象の選定は，無作為抽出法によるものとする。

2　都道府県知事（保健所を設置する市又は特別区にあっては，市長又は区長，以下同じ。）は，法第11条第 1 項の規定により調査世帯を指定したときは，その旨を当該世帯の世帯主に通知しなければならない。

【国民健康・栄養調査員】
規則第3条　国民健康・栄養調査員は，医師，管理栄養士，保健師その他の者のうちから，毎年，都道府県知事が任命する。
2　国民健康・栄養調査員は，非常勤とする。

【国民健康・栄養調査員の身分を示す証票】
規則第4条　国民健康・栄養調査員は，その職務を行う場合には，その身分を示す証票を携行し，かつ，関係者の請求があるときは，これを提示しなければならない。
2　前項に規定する国民健康・栄養調査員の身分を示す証票は，別記様式第1号による。

2. 市町村における健康増進事業の実施

　健康増進法第19条の2には，市町村による健康増進事業について，法第17条に規定する「市町村による生活習慣相談等の実施に係る事業以外の健康増進事業について，規則第4条の2に規定されている。

【市町村による健康増進事業の実施】
規則第4条の2　法第19条の2の厚生労働省令で定める事業は，次の各号に掲げるものとする。
1　歯周疾患検診
2　骨粗鬆（しょう）症検診
3　肝炎ウイルス検診
4　40歳以上74歳以下の者であって高齢者の医療の確保に関する法律（昭和57年法律第80号）第20条の特定健康診査の対象とならない者（特定健康診査及び特定保健指導の実施に関する基準第1条第1項の規定に基づき厚生労働大臣が定める者（平成20年厚生労働省告示第3号）に規定する者を除く。次号において「特定健康診査非対象者」という。）及び75歳以上の者であって同法第51条第1号又は第2号に規定する者に対する健康診査
5　特定健康診査非対象者に対する保健指導
6　がん検診

3. 特定給食施設

(1) 特定給食施設の範囲，管理栄養士を置かなければならない施設の範囲等について以下のとおりとすること。
　① 特定給食施設を，継続的に1回100食以上または1日250食以上の食事を供給する施設とすること。（規則第5条）
　② 管理栄養士を置かなければならない施設を，次のとおりとすること。（規則第7条）
　ア 医学的な管理を必要とする者に食事を供給する特定給食施設であって，継続的に1回300食以上または1日750食以上の食事を供給するもの
　イ アの特定給食施設以外の管理栄養士による特別な栄養管理を必要とする特定給食施設であって，継続的に1回500食以上又は1日1,500食以上の食事を提供するもの
　③ 栄養士又は管理栄養士を置くように努めなければならない特定給食施設のうち，1回300食又は1日750食以上の食事を供給する施設の設置者は，当該施設に置かれる栄養士のうち少なくとも1人は管理栄養士であるように努めなければならないこと。（規則第8条）
(2) 特定給食施設の届出事項を，施設の名称及び所在地，施設の種類等とすること。（規則第6条）
(3) 特定給食施設の栄養管理の基準は，次のとおりとすること。（規則第9条）
　① 利用者の身体の状況，栄養状態，生活習慣等（身体の状況等）を定期的に把握し，これらに基づき，適当な熱量及び栄養素の量を満たす食事の提供及びその品質管理を行うとともに，これらの評価を行うよう努めること。
　② 食事の献立は，身体の状況等のほか，利用者の食事の摂取量，嗜好等に配慮して作成するよう努めること。

③　献立表の掲示及び主な栄養成分の表示等により, 利用者に対して栄養に関する情報提供を行うこと。
④　必要な帳簿等を適正に作成し, 当該施設に備え付けること。
⑤　衛生の管理については, 関係法令の定めるところによること。

【特定給食施設】
規則第5条　法第20条第1項の厚生労働省令で定める施設は, 継続的に1回100食以上又は1日250食以上の食事を供給する施設とする。

【特定給食施設の届出事項】
規則第6条　法第20条第1項の厚生労働省令で定める事項は, 次のとおりとする。
1　給食施設の名称及び所在地
2　給食施設の設置者の氏名及び住所（法人にあっては, 給食施設の設置者の名称, 主たる事務所の所在地及び代表者の氏名）
3　給食施設の種類
4　給食の開始日又は開始予定日
5　1日の予定給食数及び各食ごとの予定給食数
6　管理栄養士及び栄養士の員数

【特別の栄養管理が必要な給食施設の指定】
規則第7条　法第21条第1項の規定により都道府県知事が指定する施設は, 次のとおりとする。
1　医学的な管理を必要とする者に食事を供給する特定給食施設であって, 継続的に1回300食以上又は1日750食以上の食事を供給するもの。
2　前号に掲げる特定給食施設以外の管理栄養士による特別な栄養管理を必要とする特定給食施設であって, 継続的に1回500食以上又は1日1,500食以上の食事を供給するもの。

【特定給食施設における栄養士等】
規則第8条　法第21条第2項の規定により栄養士又は管理栄養士を置くように努めなければならない特定給食施設のうち, 1回300食又は1日750食以上の食事を供給するものの設置者は, 当該施設に置かれる栄養士のうち少なくとも1人は管理栄養士であるように努めなければならない。

【栄養管理の基準】
規則第9条　法第21条第3項の厚生労働省令で定める基準は, 次のとおりとする。
1　当該特定給食施設を利用して食事の供給を受ける者（以下「利用者」という）の身体の状況, 栄養状態, 生活習慣等（以下「身体の状況等」という）を定期的に把握し, これらに基づき, 適当な熱量及び栄養素の量を満たす食事の提供及びその品質管理を行うとともに, これらの評価を行うよう努めること。
2　食事の献立は, 身体の状況等のほか, 利用者の日常の食事の摂取量, 嗜好等に配慮して作成するよう努めること。
3　献立表の掲示並びに熱量及びたんぱく質, 脂質, 食塩等の主な栄養成分の表示等により, 利用者に対して栄養に関する情報の提供を行うこと。
4　献立表その他必要な帳簿等を適正に作成し, 当該施設に備え付けること。
5　衛生の管理については, 食品衛生法（昭和22年法律第223号）その他関係法令の定めるところによること。

〈参考〉栄養改善法の制定から廃止に至るまで

　国民の栄養改善を目途に，議員立法により昭和27年に制定された栄養改善法は，21世紀の健康づくり施策等を取り込んだ形で，平成14年8月2日，法律第103号をもって制定された健康増進法に引き継がれ，平成15年5月をもって廃止された。栄養改善法の制定から改編に至るまでの主な法改正を伴う経過は，次のとおりである。

年　月　日	概　　　要
昭和27年7月31日	栄養改善法公布
昭和33年5月10日	栄養改善法一部改正 特定多数人に対して継続的に食事を供給する施設における調理は，栄養指導員又は栄養士がいる場合にはその栄養指導に従って行わなければならない旨の規定を追加。
昭和53年5月23日	栄養改善法一部改正 国民栄養調査の実施権限を保健所を設置する市（区）にあっては，市（区）長に，都道府県知事から委譲，栄養審議会を廃止し，公衆栄養審議会に統合（栄養部会となる）。
昭和58年5月25日	栄養改善法の一部改正 外国において特殊栄養食品の表示をしようとする者は，厚生大臣の承認を受けることができることとしたこと。
昭和60年6月25日	栄養改善法の一部改正 都道府県知事の指定する集団給食施設への管理栄養士の必置を規定（昭和62年4月施行）。
平成6年7月1日	栄養改善法の一部改正 保健所法が地域保健法に改められたことに伴う改正 栄養相談・指導は市町村を第一線機関として実施することになる。
平成7年5月24日	栄養改善法の一部改正，特殊栄養食品制度は強化食品の表示許可制度を廃止し特別用途食品表示許可制度になる。食品の栄養表示基準の制定
平成14年8月2日	法律第103号をもって栄養改善法は廃止され，栄養改善法に規定されていた主な事項は，健康増進法にほぼ同じような内容で引き継がれた。

10. 健康増進法に規定する特別用途表示の許可等に関する内閣府令（抄）
（平成21年8月31日，内閣府令第57号）（最終改正：平成30年1月11日内閣府令第1号）

■消費者庁発足に伴う食品表示制度の改正
　平成21年9月1日の消費者庁発足に伴い，食品衛生法と健康増進法の一部改正が施行され，食品等の表示制度が消費者庁に移管された。食品衛生法については，食品等の表示に関する権限を内閣総理大臣に移管，食品等表示基準を定めるときには，国民の意見を求めるとし，あらかじめ厚生労働大臣に協議しなければならないとされた。健康増進法の特別用途食品の表示の許可・承認については，内閣総理大臣が行うが，厚生労働大臣の意見を求めるとされた。
　特別用途表示の許可等に関する内閣府令は次のとおりである。

【特別の用途】

令第１条　健康増進法（以下「法」という。）第26条第１項の内閣府令で定める特別の用途は，次のとおりとする。

1　授乳婦用
2　えん下困難者用
3　特定の保健の用途

【特別用途表示の許可の申請書の記載事項等】

令第２条　法第26条第２項の内閣府令で定める事項は，次のとおりとする。

1　申請者の氏名，住所及び生年月日（法人にあっては，その名称，主たる事務所の所在地，代表者の氏名及び定款又は寄附行為）
2　営業所の名称及び所在地
3　許可を受けようとする理由
4　熱量
5　食生活において特定の保健の目的で摂取をする者に対し，その摂取により当該保健の目的が期待できる旨の表示をするもの（以下「特定保健用食品」という。）にあっては，当該食品が食生活の改善に寄与し，その摂取により国民の健康の維持増進が図られる理由，１日当たり摂取目安量及び摂取をする上での注意事項
6　摂取，調理又は保存の方法に関し，特に注意を必要とするものについては，その注意事項

2　前項の規定は，法第29条第２項において準用する法第26条第２項の規定による申請書について準用する。この場合において，前項中「法第26条第２項」とあるのは「法第29条第２項において準用する法第26条第２項」と，同項第３号中「許可」とあるのは「承認」と読み替えるものとする。
3　法第26条第２項（法第29条第２項において準用する場合を含む。）の規定による申請書は，邦文で記載されていなければならない。
4　消費者庁長官は，法第26条第１項の許可又は法第29条第１項の承認について必要があると認めるときは，申請者に対して基礎実験資料その他の参考資料の提出を求めることができる。

第３条　特定保健用食品にあっては，前条の記載事項を記載した申請書のほか，別記様式第１号による書類に表示の見本及び別表（略）に掲げる資料を添付したものを消費者庁長官に直接提出するものとする。

【特別用途食品の表示事項等】

令第８条　法第26条第６項の内閣府令で定める事項は，次のとおりとする。ただし，内閣総理大臣の承認を受けた事項については，その記載を省略することができる。

1　商品名
2　定められた方法により保存した場合において品質が急速に劣化しやすい食品にあっては，消費期限（定められた方法により保存した場合において，腐敗，変敗その他の品質の劣化に伴い安全性を欠くこととなるおそれがないと認められる期限を示す年月日をいう。）である旨の文字を冠したその年月日及びその他の食品にあっては，賞味期限（定められた方法により保存した場合において，期待されるすべての品質の保持が十分に可能であると認められる期限を示す年月日をいう。ただし，当該期限を超えた場合であっても，これらの品質が保持されていることがあるものとする。以下同じ。）である旨の文字を冠したその年月日（製造又は加工の日から賞味期限までの期間が３月を超える場合にあっては，賞味期限である旨の文字を冠したその年月）
3　保存の方法（常温で保存する旨の表示を除く。）
4　製造所所在地
5　製造者の氏名（法人にあっては，その名称）
6　別記様式第２号（特定保健用食品にあっては，別記様式第３号（許可の際，その摂取により

特定の保健の目的が期待できる旨について条件付きの表示をすることとされたもの（以下「条件付き特定保健用食品」という。）にあっては，別記様式第4号））による許可証票

7　許可を受けた表示の内容

8　栄養成分量，熱量及び原材料の名称

9　特定保健用食品にあっては，特定保健用食品である旨（条件付き特定保健用食品にあっては，条件付き特定保健用食品である旨），内容量，1日当たりの摂取目安量，摂取の方法，摂取をする上での注意事項及びバランスの取れた食生活の普及啓発を図る文言

　　　様式第2号（第8条関係）　　　　　様式第3号（第8条関係）　　　　様式第4号（第8条関係）

  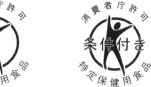

備考：区分欄には，乳児用食品にあっては「乳児用食品」と，幼児用食品にあっては「幼児用食品」と，妊産婦用食品にあっては「妊産婦用食品」と，病者用食品にあっては「病者用食品」と，その他の特別の用途に適する食品にあっては，当該特別の用途を記載すること。

10　特定保健用食品であって，保健の目的に資する栄養成分について国民の健康の維持増進等を図るために性別及び年齢階級別の摂取量の基準が示されているものにあっては，1日当たりの摂取目安量に含まれる当該栄養成分の，当該基準における摂取量を性及び年齢階級（6歳以上に限る。）ごとの人口により加重平均した値に対する割合

11　摂取，調理又は保存の方法に関し，特に注意を必要とするものについては，その注意事項

12　許可を受けた者が，製造者以外のものであるときは，その許可を受けた者の営業所所在地及び氏名（法人にあっては，その名称）

2　前項に規定は，法第29条第2項において準用する法第26条第6項の規定による表示について準用する。この場合において，前項中「法第26条第6項」とあるのは「法第29条第2項において準用する法第26条第6項」と，同項第6号中「別記様式2号（特定保健用食品にあっては，別記様式第3号（許可の際，その摂取により特定の保健の目的が期待できる旨について条件付きの表示をすることとされたもの（以下「条件付き特定保健用食品」という。）にあっては，別記様式第4号））による許可証票」とあるのは「別記様式第5号（特定保健用食品にあっては，別記様式第6号（承認の際，その摂取により特定の保健の目的が期待できる旨について条件付きの表示をすることとされたもの（以下「条件付き特定保健用食品」という。）にあっては，別記様式第7号）による承認証票」と同項第7号及び第12号中「許可」とあるのは「承認」と読み替えるものとする。

3　法第26条第6項（法第29条第2項において準用する場合を含む。）の規定により表示すべき事項は，邦文で当該食品の容器包装（容器包装が小売のために包装されている場合は，当該包装）を開かないでも容易に見ることができるように当該容器包装若しくは包装の見やすい場所又はこれに添付する文書に記載されていなければならない。

【法第31条第1項の内閣府令で定める事項】
令第19条　法第31条第1項の内閣府令で定める事項は，次のとおりとする。

1　含有する食品又は成分の量

2　特定の食品又は成分を含有する旨
3　熱量
4　人の身体を美化し，魅力を増し，容ぼうを変え，又は皮膚若しくは毛髪を健やかに保つこと
　に資する効果

第３章
食育基本法

食育に関する施策を全国的規模で総合的・計画的に推進するための
「食育基本法」が，平成17年6月10日可決成立，同年7月15日に施行された。

食育：「家族の日」「家族の週間」

　内閣府は，平成19年度から11月の第3日曜日を「家族の日」，その前後1週間を「家族の週間」と定め，関係省庁，地方公共団体，関係団体が連携して「生命を次の世代に伝えていくことや，子育てを支える家族と地域の大切さ」を呼びかけ，活動を展開している。

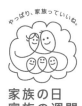

多文化共生時代のおもてなし

　2020年開催の東京オリンピック・パラリンピック招致前のIOC総会のスピーチで行われた「おもてなし」について，経済産業省は2016年8月に「おもてなし規格認証」制度を創設している。これはサービス産業の活性化・生産性の向上を目的とした制度である。食に関するサービスとしてのおもてなしのあり方が問われている。

1. 法律制定の目的と趣旨

(1) 21世紀におけるわが国の発展のためには，国民が生涯にわたって健全な心身を培い豊かな人間性を育み，生きる力を身につけていくためには，何よりも食が重要である。

(2) 食育は，生きる上での基本であって，知育，徳育，体育の基礎となるべきものとして位置付けるとともに，さまざまな経験を通じて，食に関する知識と，食を選択する力を習得し，健全な食生活を実践することができる，人間を育てる食育を推進するとしている。

(3) 最近の食生活をみると，栄養の偏り，不規則な食事，肥満や生活習慣病の増加，若い女性のやせ志向の問題や，食の安全上の問題，食料自給率の低下がみられたり，食に関する情報の氾濫する中で，自ら食の在り方を学ぶことが，求められている。

(4) 家庭，学校，保育所，地域等を中心に，国民運動として食育を推進するとして，食育についての基本理念を明らかにし，方向性を示し，国，地方公共団体，国民を挙げて食育を推進しようとするものである。食育基本法の概念イメージは図3-1の通りである。

図3-1　食育基本法の概念

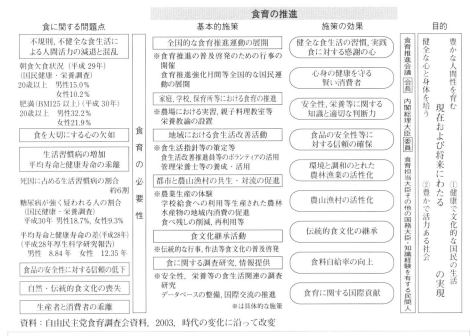

資料：自由民主党食育調査会資料，2003，時代の変化に沿って改変

■**第1章　総　則**■　食育基本法（平成17年6月17日，法律第63号）

【目的】

第1条　この法律は，近年における国民の食生活をめぐる環境の変化に伴い，国民が生涯にわたって健全な心身を培い，豊かな人間性をはぐくむための食育を推進することが緊要な課題となっていることにかんがみ，食育に関し，基本理念を定め，及び国，地方公共団体等の責務を明らかにするとともに，食育に関する施策の基本となる事項を定めることにより，食育に関する施策を総合的かつ計画的に推進し，もって現在及び将来にわたる健康で文化的な国民の生活と豊かで活力ある社会の実現に寄与することを目的とする。

~~~~~~
２．食育の理念・方向性
~~~~~~

(1)　次の７項目が法律文として示されている。
　①　国民の心身の健康の増進と豊かな人間形成
　②　食に関する感謝の念と理解
　③　食育推進運動の展開
　④　子どもの食育における保護者，教育関係者の役割
　⑤　食に関する体験活動と食育推進活動の実践
　⑥　伝統的な食文化，環境と調和した生産等への配慮および農山漁村の活性化と食料自給率の向上への貢献
　⑦　食品の安全性の確保等における食育の役割

【国民の心身の健康の増進と豊かな人間形成】
第２条　食育は，食に関する適切な判断力を養い，生涯にわたって健全な食生活を実現することにより，国民の心身の健康の増進と豊かな人間形成に資することを旨として，行われなければならない。

【食に関する感謝の念と理解】
第３条　食育の推進に当たっては，国民の食生活が，自然の恩恵の上に成り立っており，また，食に関わる人々の様々な活動に支えられていることについて，感謝の念や理解が深まるよう配慮されなければならない。

【食育推進運動の展開】
第４条　食育を推進するための活動は，国民，民間団体等の自発的意思を尊重し，地域の特性に配慮し，地域住民その他の社会を構成する多様な主体の参加と協力を得るものとするとともに，その連携を図りつつ，あまねく全国において展開されなければならない。

【子どもの食育における保護者，教育関係者等の役割】
第５条　食育は，父母その他の保護者にあっては，家庭が食育において重要な役割を有していることを認識するとともに，子どもの教育，保育等を行う者にあっては，教育，保育等における食育の重要性を十分自覚し，積極的に子どもの食育の推進に関する活動に取り組むこととなるよう，行われなければならない。

【食に関する体験活動と食育推進活動の実践】
第６条　食育は，広く国民が家庭，学校，保育所，地域その他のあらゆる機会とあらゆる場所を利用して，食料の生産から消費等に至るまでの食に関する様々な体験活動を行うとともに，自ら食育の推進のための活動を実践することにより，食に関する理解を深めることを旨として，行われなければならない。

【伝統的な食文化，環境と調和した生産等への配意及び農山漁村の活性化と食料自給率の向上への貢献】
第７条　食育は，我が国の伝統のある優れた食文化，地域の特性を生かした食生活，環境と調和のとれた食料の生産とその消費等に配意し，我が国の食料の需要及び供給の状況についての国民の理解を深めるとともに，食料の生産者と消費者との交流等を図ることにより，農山漁村の活性化と我が国の食料自給率の向上に資するよう，推進されなければならない。

【食品の安全性の確保等における食育の役割】
第８条　食育は，食品の安全性が確保されて安心して消費できることが健全な食生活の基礎であることにかんがみ，食品の安全性をはじめとする食に関する幅広い情報の提供及びこれについての意見交換が，食に関する知識と理解を深め，国民の適切な食生活の実践に資することを旨として，国際的な連携を図りつつ積極的に行われなければならない。

~~~~~~
3．関係者の責務
~~~~~~

(1) 食育推進に当たっての，国，地方公共団体，教育関係者，農林漁業者，食品関連事業者等，および国民の責務がうたわれている。

(2) 国の責務：食育の推進に関する施策を総合的・計画的に策定することを規定している。地方公共団体に対しては，基本理念にのっとり，食育の推進について国との連携を図りつつ，地域の特性を生かした自主的な施策を策定・実施する責務を定めている。

(3) 教育関係者の責務：食に関する関心および理解の増進に果たすべき重要な役割を担うので，あらゆる機会，場所を利用して積極的に食育を推進する。

(4) 農林漁業関係者，団体等の責務：体験活動等が食に関する国民の関心および理解を深める上で重要であるので，農林漁業の体験機会を積極的に提供し，自然の恩恵と食に関する活動の重要性について国民の理解が深まるよう努める。

(5) 食品の製造，加工，流通，販売，食事の提供を行う事業者や団体は，自主的，積極的に食育の推進に努める。また，行政の食育推進活動に協力する。

(6) 国民の責務：家庭，学校，保育所，地域等各分野において，生涯にわたる健全な食生活の実現に自ら努めるものとする。

(7) 政府は法制上，財務上の措置を講じたり，年次報告書を作成，提出しなければならない。

【国の責務】
第9条　国は，第2条から前条までに定める食育に関する基本理念（以下「基本理念」という。）にのっとり，食育の推進に関する施策を総合的かつ計画的に策定し，及び実施する責務を有する。

【地方公共団体の責務】
第10条　地方公共団体は，基本理念にのっとり，食育の推進に関し，国との連携を図りつつ，その地方公共団体の区域の特性を生かした自主的な施策を策定し，及び実施する責務を有する。

【教育関係者等及び農林漁業者等の責務】
第11条　教育並びに保育，介護その他の社会福祉，医療及び保健（以下「教育等」という。）に関する職務に従事する者並びに教育等に関する関係機関及び関係団体（以下「教育関係者」という。）は，食に関する関心及び理解の増進に果たすべき重要な役割にかんがみ，基本理念にのっとり，あらゆる機会とあらゆる場所を利用して，積極的に食育を推進するよう努めるとともに，他の者の行う食育の推進に関する活動に協力するよう努めるものとする。

2　農林漁業者及び農林漁業に関する団体（以下「農林漁業者等」という。）は，農林漁業に関する体験活動等が食に関する国民の関心及び理解を増進する上で重要な意義を有することにかんがみ，基本理念にのっとり，農林漁業に関する多様な体験の機会を積極的に提供し，自然の恩恵と食に関わる人々の活動の重要性について，国民の理解が深まるよう努めるとともに，教育関係者等と相互に連携して食育の推進に関する活動を行うよう努めるものとする。

【食品関連事業者等の責務】
第12条　食品の製造，加工，流通，販売又は食事の提供を行う事業者及びその組織する団体（以下「食品関連事業者等」という。）は，基本理念にのっとり，その事業活動に関し，自主的かつ積極的に食育の推進に自ら努めるとともに，国又は地方公共団体が実施する食育の推進に関する施策その他の食育の推進に関する活動に協力するよう努めるものとする。

【国民の責務】
第13条　国民は，家庭，学校，保育所，地域その他の社会のあらゆる分野において，基本理念にのっとり，生涯にわたり健全な食生活の実現に自ら努めるとともに，食育の推進に寄与するよう努めるものとする。

【法制上の措置等】
第14条　政府は，食育の推進に関する施策を実施するため必要な法制上又は財政上の措置その他の措置を講じなければならない。

【年次報告】
第15条　政府は，毎年，国会に政府が食育の推進に関して講じた施策に関する報告書を提出しなければならない。

4．食育推進基本計画

1．食育推進基本計画とは
(1) 食育推進基本計画は，食育推進に関する施策の総合的かつ計画的な推進を図るため，食育推進会議により作成される。
(2) この基本計画には，食育推進に関する施策についての基本的な方針や食育推進の目標に関する事項などが盛り込まれている。
(3) 平成18年3月31日に，食育推進委員会により，食育推進基本計画が策定された。平成22年12月には第2次食育推進計画が策定され，さらに平成28年には第3次食育推進基本計画が策定された。

2．地方公共団体における食育の推進体制
(1) 都道府県や市町村が食育を推進するに当たっては，国との連携を図りつつ，その地方公共団体の区域の特性を生かした自主的な施策を策定し，食育を推進していくことが求められている。
(2) 地方公共団体は，その地域における食育推進計画を作成するとともに，その実施を推進するため，条例により食育推進会議を設置できる。
(3) 地方公共団体は，内閣府に設置された食育推進会議が作成する食育推進基本計画を基本として，その地域における食育推進計画を作成することが求められている。

■ 第2章　食育推進基本計画等 ■

【食育推進基本計画】
第16条　食育推進会議は食育の推進に関する施策の総合的かつ計画的な推進を図るため，食育推進基本計画を作成するものとする。
2　食育推進基本計画は，次に掲げる事項について定めるものとする。
　　1　食育の推進に関する施策についての基本的な方針
　　2　食育の推進の目標に関する事項
　　3　国民等の行う自発的な食育推進活動等の総合的な促進に関する事項
　　4　前3号に掲げるもののほか，食育の推進に関する施策を総合的かつ計画的に推進するために必要な事項
3　食育推進会議は，第1項の規定により食育推進基本計画を作成したときは，速やかにこれを農林水産大臣に報告し，及び関係行政機関の長に通知するとともに，その要旨を公表しなければならない。
4　前項の規定は，食育推進基本計画の変更について準用する。

【都道府県食育推進計画】
第17条　都道府県は，食育推進基本計画を基本として，当該都道府県の区域内における食育の推進に関する施策についての計画（以下「都道府県食育推進計画」という。）を作成するよう努めなければならない。
2　都道府県（都道府県食育推進会議が置かれている都道府県にあっては，都道府県食育推進会議）は，都道府県食育推進計画を作成し，又は変更したときは，速やかに，その要旨を公表しなければならない。

【市町村食育推進計画】
第18条　市町村は，食育推進基本計画（都道府県食育推進計画が作成されているときは，食育推進基本計画及び都道府県食育推進計画）を基本として，当該市町村の区域内における食育の推進に関する施策についての計画（以下「市町村食育推進計画」という。）を作成するよう努めなければならない。
2　市町村（市町村食育推進会議が置かれている市町村にあっては，市町村食育推進会議）は，市町村食育推進計画を作成し，又は変更したときは，速やかに，その要旨を公表しなければならない。

~~~~~~

5．基本的な施策

~~~~~~

　7分野にわたり，基本的施策が示されている。(項目のみ示した。条文参照)
(1) 家庭における食育の推進
(2) 学校，保育所等における食育の推進
(3) 地域における食生活の改善のための取り組みの推進
(4) 食育推進運動の展開
(5) 生産者と消費者との交流の促進，環境と調和のとれた農林漁業の活性化
(6) 食文化の継承のための活動への支援等
(7) 食品の安全性，栄養その他の食生活に関する調査，研究，情報の提供および国際交流の推進

■ 第3章　基本的施策 ■

【家庭における食育の推進】

第19条　国及び地方公共団体は，父母その他の保護者及び子どもの食に対する関心及び理解を深め，健全な食習慣の確立に資するよう，親子で参加する料理教室その他の食事についての望ましい習慣を学びながら食を楽しむ機会の提供，健康美に関する知識の啓発その他の適切な栄養管理に関する知識の普及及び情報の提供，妊産婦に対する栄養指導又は乳幼児をはじめとする子どもを対象とする発達段階に応じた栄養指導その他の家庭における食育の推進を支援するために必要な施策を講ずるものとする。

【学校，保育所等における食育の推進】

第20条　国及び地方公共団体は，学校，保育所等において魅力ある食育の推進に関する活動を効果的に促進することにより子どもの健全な食生活の実現及び健全な心身の成長が図られるよう，学校，保育所等における食育の推進のための指針の作成に関する支援，食育の指導にふさわしい教職員の設置及び指導的立場にある者の食育の推進において果たすべき役割についての意識の啓発その他の食育に関する指導体制の整備，学校，保育所等又は地域の特色を生かした学校給食等の実施，教育の一環として行われる農場等における実習，食品の調理，食品廃棄物の再生利用等様々な体験活動を通じた子どもの食に関する理解の促進，過度の痩（そう）身又は肥満の心身の健康に及ぼす影響等についての知識の啓発その他必要な施策を講ずるものとする。

【地域における食生活の改善のための取組の推進】

第21条　国及び地方公共団体は，地域において，栄養，食習慣，食料の消費等に関する食生活の改善を推進し，生活習慣病を予防して健康を増進するため，健全な食生活に関する指針の策定及び普及啓発，地域における食育の推進に関する専門的知識を有する者の養成及び資質の向上並びにその活用，保健所，市町村保健センター，医療機関等における食育に関する普及及び啓発活動の推進，医学教育等における食育に関する指導の充実，食品関連事業者等が行う食育の推進のための活動への支援等必要な施策を講ずるものとする。

【食育推進運動の展開】

第22条　国及び地方公共団体は，国民，教育関係者等，農林漁業者等，食品関連事業者等その他の事業者若しくはその組織する団体又は消費生活の安定及び向上等のための活動を行う民間の団体が自発的に行う食育の推進に関する活動が，地域の特性を生かしつつ，相互に緊密な連携協力を図りながらあまねく全国において展開されるようにするとともに，関係者相互間の情報及び意見の交換が促進されるよう，食育の推進に関する普及啓発を図るための行事の実施，重点的かつ効果的に食育の推進に関する活動を推進するための期間の指定その他必要な施策を講ずるものとする。

2　国及び地方公共団体は，食育の推進に当たっては，食生活の改善のための活動その他の食育の推進に関する活動に携わるボランティアが果たしている役割の重要性にかんがみ，これらのボランティアとの連携協力を図りながら，その活動の充実が図られるよう必要な施策を講ずるものとする。

【生産者と消費者との交流の促進，環境と調和のとれた農林漁業の活性化等】

第23条　国及び地方公共団体は，生産者と消費者との間の交流の促進等により，生産者と消費者との信頼関係を構築し，食品の安全性の確保，食料資源の有効な利用の促進及び国民の食に対する理解と関心の増進を図るとともに，環境と調和のとれた農林漁業の活性化に資するため，農林水産物の生産，食品の製造，流通等

における体験活動の促進，農林水産物の生産された地域内の学校給食等における利用その他のその地域内における消費の促進，創意工夫を生かした食品廃棄物の発生の抑制及び再生利用等必要な施策を講ずるものとする。

【食文化の継承のための活動への支援等】

第24条　国及び地方公共団体は，伝統的な行事や作法と結びついた食文化，地域の特色ある食文化等我が国の伝統のある優れた食文化の継承を推進するため，これらに関する啓発及び知識の普及その他の必要な施策を講ずるものとする。

【食品の安全性，栄養その他の食生活に関する調査，研究，情報の提供及び国際交流の推進】

第25条　国及び地方公共団体は，すべての世代の国民の適切な食生活の選択に資するよう，国民の食生活に関し，食品の安全性，栄養，食習慣，食料の生産，流通及び消費並びに食品廃棄物の発生及びその再生利用の状況等について調査及び研究を行うとともに，必要な各種の情報の収集，整理及び提供，データベースの整備その他の食に関する正確な情報を迅速に提供するために必要な施策を講ずるものとする。

2　国及び地方公共団体は，食育の推進に資するため，海外における食品の安全性，栄養，食習慣等の食生活に関する情報の収集，食育に関する研究者等の国際的な交流，食育の推進に関する活動についての情報交換その他国際交流の推進のために必要な施策を講ずるものとする。

6．食育推進会議等

(1)　食育を推進するため，農林水産省に食育推進会議を置き，食育推進基本計画の作成，食育の推進に関する重要事項について審議する。

(2)　食育推進会議は会長および委員25人以内をもって組織し，会長は農林水産大臣があたる。

(3)　都道府県と市町村に「食育推進会議」を置くことができることとし，「食育推進計画等」の作成に努めるよう規定されている。

■ 第4章　食育推進会議等 ■

【食育推進会議の設置及び所掌事務】

第26条　農林水産省に，食育推進会議を置く。

　2　食育推進会議は，次に掲げる事務をつかさどる。

　　1　食育推進基本計画を作成し，及びその実施を推進すること。

　　2　前号に掲げるもののほか，食育の推進に関する重要事項について審議し，及び食育の推進に関する施策の実施を推進すること。

【組織】

第27条　食育推進会議は，会長及び委員25人以内をもって組織する。

【会長】

第28条　会長は，農林水産大臣をもって充てる。

　2　会長は，会務を総理する。

　3　会長に事故があるときは，あらかじめその指名する委員がその職務を代理する。

【委員】

第29条　委員は次に掲げる者をもって充てる。

　　一．農林水産大臣以外の国務大臣のうちから，農林水産省大臣の申出により，内閣総理大臣が指定する者

　　二．食育に関して十分な知識と経験を有する者のうちから，農林水産大臣が任命する者

　2　前項第2号の委員は，非常勤とする。

【委員の任期】

第30条　前条第1項第2号の委員の任期は，2年とする。ただし，補欠の委員の任期は，前任者の残任期間とする。

　2　前条第1項第3号の委員は，再任されることができる。

【政令への委任】

第31条　この章に定めるもののほか，食育推進会議の組織及び運営に関し必要な事項は，政令で定める。

【都道府県食育推進会議】

第32条　都道府県は，その都道府県の区域における食育の推進に関して，都道府県食育推進計画の作成及びその実施の推進のため，条例で定めるところにより，都道府県食育推進会議を置くことができる。

　2　都道府県食育推進会議の組織及び運営に関し必要な事項は，都道府県の条例で定める。

【市町村食育推進会議】

第33条　市町村は，その市町村の区域における食育の推進に関して，市町村食育推進計画の作成及びその実施の推進のため，条例で定めるところにより，市町村食育推進会議を置くことができる。

　2　市町村食育推進会議の組織及び運営に関し必要な事項は，市町村の条例で定める。

各 {都道府県知事／政令市長／特別区長} 殿

健発第0715002号他
平成17年7月15日

厚生労働省健康局長他連名通知

健康づくりのための食育の推進について

前文（略）

第1　食育基本法の概要

1　目的（第1条関係）

　国民が生涯にわたって健全な心身を培い，豊かな人間性をはぐくむための食育を推進するため，食育に関する施策を総合的かつ計画的に推進すること等を目的とする。

2　基本理念（第2条から第8条関係）

　国民の心身の健康の増進と豊かな人間形成，食に関する感謝の念と理解，食育推進運動の展開等を基本理念とする。

3　関係者の責務（第9条から第15条関係）

(1) 食育の推進について，国，地方公共団体，教育関係者等，農林漁業者等，食品関連事業者等及び国民の責務を定める。

(2) 政府は，毎年，食育の推進に関して講じた施策に関し，国会に報告書を提出する。

4　食育推進基本計画等（第16条から18条関係）

(1) 食育推進会議は，食育の推進に関する施策の総合的かつ計画的な推進を図るため，食育推進基本計画を作成する。

(2) 都道府県及び市町村は，都道府県食育推進計画及び市町村食育推進計画を作成するよう努めなければならない。

5　基本的施策（第19条から第25条関係）

(1) 学校における食育の推進

(2) 学校，保育所等における食育の推進

(3) 地域における食生活の改善のための取組の推進

(4) 食育推進運動の展開

(5) 生産者と消費者との交流の促進等

(6) 食文化の継承のための活動への支援等

(7) 食品の安全性，栄養その他の食生活に関する調査，研究，情報の提供及び国際交流の推進

6 食育推進会議（第26条から33条関係）
(1) 内閣府に食育推進会議を置き，会長（内閣総理大臣）及び委員（食育担当大臣，関係大臣及び有識者）25名以内で組織する。
(2) 都道府県及び市町村は，都道府県食育推進会議及び市町村食育推進会議を置くことができる。

第2 健康づくりのための食育の推進のための基本的考え方
1 健康づくり，母子保健，食品安全等の施策について，所管する部局が十分に調整を図りつつ，食育の推進に係る効果的な事業の充実強化を図ること。
　また，その際には，農政担当部局，教育担当部局等の関係部局とも十分な連携の下で，総合的に食育に関する施策を進めること。
2 地域における食育の推進に関する施策を進めるに当たっては，関係機関及び関係団体との連携強化を図ること。
3 都道府県及び市町村における食育推進計画の策定に当たっては，健康増進法（平成14年法律第103号）に基づく都道府県健康増進計画及び市町村健康増進計画並びに次世代育成支援対策推進法（平成15年法律第120号）に基づく地域行動計画等との整合性を図ること。

第3 健康づくりのための食育の推進に関する基本的取組
1 地域における栄養・食生活改善，食品の安全性に関する知識の普及のための取組の推進
(1) 生活習慣病の予防及び要介護状態になることの予防など生涯を通じた健康づくりの観点から，保健所，市町村保健センター，医療機関等における栄養・食生活改善に関する正しい知識の普及や活動の推進を図ること。
(2) 地域における食品の安全性を始めとする食に関する幅広い情報の提供や意見交換等の取組の推進を図ること。
(3) 地域の食品関連事業者等が行う栄養・食生活改善及び食品の安全性に関する情報提供や意見交換の取組に協力するなど食育の推進のための活動への支援を行うこと。

2 家庭，保育所等における健全な食習慣の確立等のための取組の推進
(1) 家庭における健全な食習慣の確立及び食品の安全性に関する正しい知識の普及を図ること。
(2) 市町村保健センター及び医療機関での健康診査等の機会を通して，妊産婦及び乳幼児に対し，一人ひとりの健康状態や子どもの発達段階に応じた栄養指導の充実を図ること。
(3) 保育所において，保育計画に連動した組織的・発展的な「食育の計画」の策定等が推進されるよう支援を行うとともに，地域と連携しつつ，在宅の子育て家庭からの乳幼児の食に関する相談，情報提供等の取組の促進を図ること。

3 食育の推進のための栄養・食生活改善及び食品の安全性に関する調査
(1) 食育の推進のための栄養・食生活改善に関する地域の実態把握及び施策の評価に努めること。
(2) 地域における食品の安全性に関する調査及び研究を行うこと。

各 { 都道府県 / 政令市 / 特別区 } 衛生主管部(局)長 殿

健習発第0715001号
平成17年7月15日
厚生労働省健康局生活習慣病対策室長通知

地域における健康づくりのための食育の推進について

前文（略）

記

1 「健康日本21」を始めとする栄養・食生活施策の推進に当たっては，農政担当部局，教育担当部局等の関係部局と十分に連携を図ること。
　特に，追って通知する「食事バランスガイド」の具体的な活用については，食育の推進の観点からも，地

域における様々な場において広く情報提供を行うとともに，栄養士会，調理師会，食生活改善推進ボランティア等関係団体の他，食品関連事業者等とも連携し，積極的な取組を行うこと。

2　食育の推進のための知識の普及や栄養指導が専門的かつ技術的に充実した内容となるよう，管理栄養士及び栄養士の活用を図ること。特に，市町村管理栄養士等の積極的配置の促進を図ること。

3　豊かな食文化を醸成し，地域の特色ある食文化の伝承を推進するため，教育担当部局等の関係部局と十分に連携を図り，専門調理師及び調理師の積極的な活用を図ること。

4　地域における食育の推進を図る観点から，食生活改善推進員等の食生活改善や健康づくり運動を推進するボランティアの育成及び支援を行うこと。

7．食育基本法に基づく第3次食育推進基本計画
(2016年からの5か年計画のあらまし)

1．第3次食育推進基本計画とは

　食育基本法は平成17年6月に法律第63号として制定され，5年ごとに「食育推進基本計画」が更新されてきている。そして今回の平成28年度版は第3次改定である。第3次食育推進基本計画の目指すものは，20代，30代の若い世代に向けた食育，多様化する家族形態に対応した食育，健康寿命の延伸，食品ロスの低減などである。

　そのため「子どもから高齢者まで生涯を通じた取り組み」「国，地方公共団体，教育関係者，農林漁業者，食品関連業者，ボランティア等が主体的かつ多様に連携・協働しながら食育の取り組みを推進」する2つの視点に留意することが必要としている。

2．第3次食育推進基本計画の重点課題

　第3次食育推進基本計画では，上記の2つの視点の下，以下の重点課題に取り組むとされている。
①若い世代を中心にした食育の推進
②多様な暮らしに対応した食育の推進
③健康寿命の延伸につながる食育の推進
④食の循環や環境を意識した食育の推進
⑤食文化の継承に向けた食育の推進

3．第2次食育推進基本計画の評価と課題

　第2次食育推進基本計画の実施状況をみると，農林漁業体験を経験した国民の割合の増加など目標値を上回ったものもあるが，20～30歳代の男性の朝食の欠食，学校給食における地場産物の活用割合は改善がみられない。また，子どもの欠食については改善がみられるものの，食欲がない，食べる時間がない，朝食が用意されていないなどで朝食を欠食する子どもも依然多く，改善が求められる。また，内臓脂肪症候群（メタボリックシンドローム）の予防，食品の安全性の取り組み状況は改善されていない。

4．市町村の食育推進計画の状況

　食育推進計画を策定している市町村は，平成28年3月現在76.7%で3割近くの市町村が食育推進計画を策定していない。その主な理由は，自治体の関係部局との連携がとれていないこと，栄養士など食育推進の人材不足などがあげられている。栄養士の配置の促進，地域の食育の推進を図り，健康寿命の延伸につなげたい。

5．若い世代の食育推進の必要性

　20歳代を中心とする若い世代は，朝食の欠食が多い，家族との共食の回数が少ない，食事の栄養バランスへの配慮が少ないなど，食生活に関する知識，意欲，実践面で他の世代よりも課題が多くみられる。若い世代へのアプローチは，次世代の親の養育にもつながるため極めて大切な問題である。

　具体的にみると，食品の選択や調理についての知識が「ないと思う」は，20～30歳代の男性で約5割，

女性で約 3 割もみられる。また朝食を「ほとんど食べない」と回答した 20 〜 30 歳代の男性は約 2 割も
みられる。さらに栄養バランスに配慮し，1 日に 2 回以上，主食・主菜・副菜をそろえて食べることが「ほ
とんどない」は，男女とも 20 歳代でもっとも高く 10 数％にも及んでいる。またメタボリックシンドロ
ームの予防や改善のために，「適切な食事」「定期的な運動」「週に数回の体重測定」を実践している 20 歳
代は，30 〜 40 歳代に比べ半数程度に過ぎない。このように若い世代の食生活の乱れが気になる。

6．家族形態の多様化と食育の推進

　最近は家族形態が変化し，平成 28 年でみた家族構成は単独世帯 26.9％，夫婦のみの世帯 23.7％，夫婦
と未婚の子どものみの世帯 29.5％，ひとり親と未婚の子どものみの世帯 7.3％となっている。そのなかで
も特徴的なひとつは，子どもの貧困率が依然高いことである。平成 27 年の子どもの貧困率は 13.9％，ま
た子どもがいる現役世帯の相対的貧困率は 15.1％になっている。そのうちおとなが 1 人の世帯（ひとり
親家庭）の相対的貧困率が 50.8％と，おとなが 2 人以上の世帯（10.7％）に比べて高い。

　そのため第 3 次基本計画では，子どもの食事・栄養状態の確保，食育に関する支援や，ひとり親家庭の
子どもに対する放課後児童クラブ等の終了後の学習支援や食事の提供が可能な場所づくり，また貧困の状
況にある子どもに食事の提供を行う NPO への支援などが盛り込まれている。

7．地域の力で食育の推進を図る食育の輪

　地域において，家族や友達と楽しく食事をす
る豊かな食体験は，一人ひとりのコミュニケー
ション能力を高め，健全なコミュニティの創造
を可能にする。こうした豊かな食体験は，これ
からの社会構造の変化に対応していく上でます
ます重要になっていくであろう。図 3 − 2 は，
平成 30 年版食育白書に掲載されたこれからの社
会で実現したい「食育の輪」を表したものである。

　現在，日本の社会は少子高齢化が進んでいる。
人間が生きるうえで何よりも重要となる食に関
していえば，高齢者では孤食の増加，フレイル
対策の強化の必要性など解決しなければならな
い問題が数多くある。また子どもの食に関して
は，朝食の欠食問題，家庭における食行動の乱
れなど問題が山積している。こうした社会情勢
にあって，地域の力によって子どもから高齢者
までの幅広い世代の人々が食卓を囲み，食事を
共にすることで，豊かな食環境を形成すること
が期待されている。

　この「食育の輪」は，生産から食卓までの「食
べ物の循環」，子供から高齢者，そして次世代へ
といった「生涯にわたる食の営みの循環」を示
したものである。また，食育が，豊かな自然，
先人から受け継がれてきた文化，社会経済とい
った環境と密接な関係を持ち，生活の場として
の地域とのつながりとも関連していることを示
している。

図 3 − 2　食育の輪

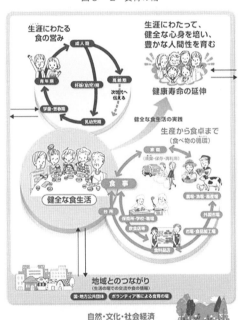

資料：農林水産省

〈参考〉国の食育推進体制

　内閣府は，平成 17 年より 10 年間，国の食育推進の基本的な施策について，食品安全委員会，消費者庁，文部科学省，厚生労働省，農林水産省等の関連各省庁と連携して取り組んできた。平成 18 年度から基本的な施策に関する事務は農林水産省に移管されている。現行の食育推進体制は以下の図のとおりである。

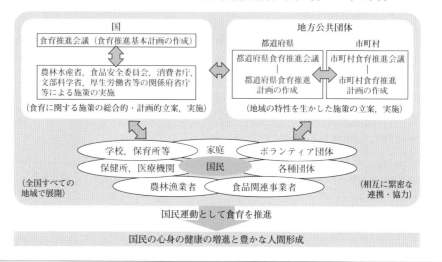

資料：農林水産省　平成 28 年版「食育白書」

〈参考〉FOOD ACTION NIPPONの提言

農水省では平成20年度より「FOOD ACTION NIPPON」を立ち上げている。これは，「日本の食を次の世代に残し，創る」ために，より多くの国内農産物を食べることによって食料自給率の向上を図り，食の安全と豊かさをたしかなものとして，次の世代に引き継いでいくことを目指している。「できることから始めよう！」として，次の5項目を提案し，呼び掛けている。
① 「いまが旬」の食べ物を選びましょう
② 地元でとれる食材を日々の食事に活かしましょう
③ ご飯を中心に，野菜をたっぷり使ったバランスのよい食事を心掛けましょう
④ 食べ残しを減らしましょう
⑤ 自給率向上を図るさまざまな取り組みを知り，試し，応援しましょう

〈参考〉「和食」世界の「無形文化遺産に」

　日本が国際教育・科学・文化機関（ユネスコ）に推薦していた「和食・日本人の伝統的な食文化」が，平成25年12月に登録された。食をテーマにした無形文化遺産としては，「フランスの美食術・スペインやギリシャなど4か国が提出した地中海料理・メキシコの伝統料理・トルコのケシケキ（麦かゆ）の伝統」に続く登録である。「和食」は四季や地理的な多様性による様々な食材の使用や，自然の美しさを生かした盛り付けなどの特色に加え，栄養バランスに優れた健康的な食生活，正月などの年中行事に関係する社会的習慣とされている。和食のほか韓国の「キムジャン・キムチの製造と分配」，トルコの「トルココーヒーの文化と伝統」，ジョージア「グヴェヴリ」が登録されている。

8．食育推進の目標値・食育宣言・朝ごはん条例

1．平成 30 年度食育白書

　平成 30 年度食育白書が令和元年 6 月に発表されている。食育白書は平成 17 年度に施行された食育基本法に基づく年次報告書で，平成 30 年度版では第 1 部で健康寿命の延伸につながる食育施策の進行状況をテーマに特集が組まれている。第 2 部では国の食育推進計画の進捗状況，第 3 次食育推進基本計画で設定している 21 の目標値の現状が示されている。

表3－1　第3次食育推進基本計画における目標値と現状値

食育推進に当っての目標	作成時の値 (2015)	現状値 (2018)	目標値 (2020)
①食育に関心を持っている国民の割合	75.0%以上	76.0%	90%以上
②朝食又は夕食を家族一緒に食べる「共食」の回数	週9.7回	週10.0回	週11回以上
③地域等で共食したいと思う人が共食する割合	64.6%	77.6%	70%以上
④朝食を欠食する子供の割合	4.4%	5.5%	0%
⑤朝食を欠食する若い世代の割合	24.7%	26.9%	15%以下
⑥中学校における学校給食実施率	87.5% (2014)	93.2%	90%以上
⑦学校給食における地場産物を使用する割合	26.9% (2014)	26.4% (2017)	30%以上
⑧学校給食における国産食材を使用する割合	77.3% (2014)	76.7% (2017)	80%以上
⑨主食・主菜・副菜を組み合わせた食事を1日2回以上ほぼ毎日食べている国民の割合	57.7%	58.6%	70%以上
⑩主食・主菜・副菜を組み合わせた食事を1日2回以上ほぼ毎日食べている若い世代の割合	43.2%	39.7%	55%以上
⑪生活習慣病の予防や改善のために，ふだんから適正体重の維持や減塩等に気をつけた食生活を実践する国民の割合	69.4%	67.7%	75%以上
⑫食品中の食塩や脂肪の低減に取り組む食品企業の登録数	67社 (2014)	103社 (2016)	100社以上
⑬ゆっくりよく噛んで食べる国民の割合	49.2%	50.2%	55%以上
⑭食育の推進に関わるボランティア団体等において活動している国民の数	34.4万人 (2014)	35.6万人 (2017)	37万人以上
⑮農林漁業体験を経験した国民（世帯）の割合	36.2%	37.3%	40%以上
⑯食品ロス削減のために何らかの行動をしている国民の割合	67.4% (2014)	71.0%	80%以上
⑰地域や家庭で受け継がれてきた伝統的な料理や作法等を継承し，伝えている国民の割合	41.6%	49.6%	50%以上
⑱地域や家庭で受け継がれてきた伝統的な料理や作法等を継承し，伝えている若い世代の割合	49.3%	66.3%	60%以上
⑲食品の安全性について基礎的な知識を持ち，自ら判断する国民の割合	72.0%	77.0%	80%以上
⑳食品の安全性について基礎的な知識を持ち，自ら判断する若い世代の割合	56.8%	67.3%	65%以上
㉑推進計画を作成・実施している市町村の割合	76.7%	84.8%	100%

出典：農林水産省「平成30年度版食育白書」

2. 平成30年度の朝食欠食率は悪化

平成30年度の食育白書によると，子どもおよび若い世代のいずれにおいても，朝食を欠食する割合が悪化していることが判明した。平成30年度の子どもの朝食欠食率は5.5%（H29年度4.6%），若い世代の欠食率は26.9%（H29年度23.5%）と前年に比べ悪化しており，2020年度の目標値（子供の欠食率0%，若い世代15%以下）達成はむずかしい見通しとなっている。

3. 市町村の食育推進計画は，平成29年3月末現在79.3%に当たる1,380市町村が作成

4. 食生活改善推進員と食育宣言

食生活改善推進員によるボランティア活動は，全国46都道府県の1,363市町村に協議会組織を持ち，約22万人が地域単位の草の根運動を行っている。主な活動は，親子料理教室，減塩・骨粗しょう症予防，在宅介護ボランティア講習会事業，高齢者自立のための料理教室，健康づくり運動，緑黄色野菜の計画栽培等を行っている。平成16（2004）年4月には，全国食生活改善推進員団体連絡協議会が食育宣言を表明し，食育活動に取り組んでいる（表3−2）。

表3−2　食育宣言（平成16年4月21日　全国食生活改善推進員団体連絡協議会会長）

> 21世紀におけるわが国の発展のために，子どもたちが健全な心と身体を培い，未来や国際社会に向かって羽ばたくことができるようにするとともに，すべての国民が心身の健康を確保し，生涯にわたって生き生きと暮らすことができることが大切である。
> 子どもたちが豊かな人間性を育み，生きる力を身につけていくためには，何より「食育」が基本である。また，食育は予防医学の最たるものであり，食生活の改善が糖尿病などの生活習慣病の改善につながるものである。
> このことから，さまざまな経験を重ねて得られる食に関する知識や食べ物を選択する力を習得し健全な食生活を実践することができる人間を育てる食育活動を，食生活改善推進員が広く推進することを宣言する。

5. 朝ごはん条例

青森県鶴田町が平成16（2004）年全国で初めて【朝ごはん条例】を制定した。これは，①ごはんを中心とした食生活の改善，②早寝早起き運動の推進，③安全安心な農産物の供給，④地産地消，⑤食育推進の強化，⑥米文化の継承など6項目の基本方針をかかげ，項目ごとに数値目標，行動計画を示している。この背景は青森県が短命県であること，町民の食生活調査で朝食の欠食，夜食をとる子どもが多いことから，朝ごはんを食べようという運動が起こり，条例制定につながったものである。石川県宝達志水町，佐賀県伊万里市も「朝ごはん条例」を制定している。

〈参考〉エビデンス（根拠）に基づく食育指導教材

> 農林水産省では，エビデンス（根拠）に基づく食育指導の推進を図るためのパンフレット「『食育』ってどんないいことがあるの？」を作成した。同パンフレットでは①朝食を毎日食べるとどんな良いことがあるの？②栄養バランスに配慮した食生活にはどんな良いことがあるの？③農林水産体験をするとどんな良いことがあるの？といったエビデンスを紹介し，食育指導教材としての活用を期待している。

~~~~~~

9.「健康経営」と「スマートミール（Smart Meal）」

1. 企業経営と健康

　わが国では少子超高齢化が進み，医療費・介護費用の増大をいかに抑制するかが国家的な課題となっている。こうした状況の中，「健康経営」は，従業員などの健康管理を経営的な視点で考え，戦略的に実践することで，従業員の活力向上，生産性の向上などの組織の活性化をもたらし，業績向上や株価向上を図ろうというものである。経済産業省では平成26年から「健康経営銘柄」の選定を，また平成28年には「健康経営優良法人認定制度」を創設している。なお「健康経営」は，NPO法人健康経営研究会の登録商標である。

2. 健康経営と健康投資

　「健康経営」では，企業が従業員の健康に配慮し，健康管理を経営的な視点に立って考え，戦略的に実践することにより，従業員の健康管理・健康づくりを推進し，最終的には医療費の軽減，生産性の向上を図ることが狙いとされている。こうした従業員の健康管理のための対策としては，定期健診受診率，保健指導実施率の向上，また健康課題解決のためのポピュレーションアプローチとして，健康教育，禁煙プログラム，食生活支援，運動奨励，メンタルヘルス対策などが具体策としてあげられている。このため，一人ひとりが健康に関する正しい知識をもって健康的に行動できる能力，また食行動を適切にコントロールする能力といったヘルスリテラシーを高められるよう，栄養学の進歩，関連学会の新しい知見を活かし，生活習慣病の予防・改善を図ることが重要となる。

3. スマートミール（Smart Meal）

　「健康な食事・環境」の認証制度が2018（平成30）年4月からスタートした。この認証制度は，栄養バランスの良い食事を摂りやすい環境を推進し，健康寿命の延伸を図ることを目的としている。特定非営利活動法人健康経営研究会と，日本栄養改善学会，日本給食経営管理学会など12の学会（2019年2月現在）のコンソーシアムによる学会主導型の認証制度である。

　食事の通称を「スマートミール」とし，その基準には，ちゃんと食べる，しっかり食べるということから「ちゃんと」「しっかり」の2つがある（表3-3）。この基準に合った食事を毎日提供している施設を認証する仕組みである。

表3-3　スマートミール（Smart Meal）の基準

1. エネルギー量は，1食当たり450～650kcal未満（通称「ちゃんと」）と，650～850kcal（通称「しっかり」）の2段階とする。
2. 料理の組み合わせの目安は，①「主食＋主菜＋副菜」パターン　②「主食＋副食（主菜，副菜）」パターンの2パターンを基本とする。
3. PFCバランスが，「日本人の食事摂取基準（2015年版）」に示された，18歳以上のエネルギー産生栄養素バランス（PFC％E；たんぱく質13～20％E，脂質20～30％E，炭水化物50～65％E）の範囲に入ることとする。
4. 野菜等（野菜・きのこ・海藻・いも）の重量は，140g以上とする。
5. 食塩相当量は，「ちゃんと」3.0g未満，「しっかり」3.5g未満とする。
6. 牛乳・乳製品，果物は，基準を設定しないが，適宜取り入れることが望ましい。
7. 特定の保健の用途に資することを目的とした食品や素材を使用しないこと。

資料：「健康な食事（スマートミール）・食環境」認証制度ホームページ

参考資料：1. 健康経営の推進（METI／経済産業省）
2. 日本栄養士会雑誌2018年5月号
(1)「健康経営の基本と食分野への期待」特定非営利法人健康経営研究会理事長，岡田邦夫
(2)「職場の食環境整備」女子栄養大学教授，石田裕美

10. 世界に誇る日本の食文化

1. 食育基本法と食文化

　食育基本法は平成17年6月に制定されたが，そこでは，「食育」を生きる上での基本であって知育・徳育・体育の基礎として位置づけている。また，食育基本法第7条には，食育の役割として，伝統的な食文化，環境と調和した生産などへの配慮，および農山漁村の活性化と食料自給率の向上への貢献が示されている。このように食は，心身の健康の増進に欠かせないものであるが，その一方で地域における伝統や気候風土と結びつくことによって，地域の個性ともいうべき多彩な食文化や食生活を生み出す源泉であり，日本の文化の発展にも寄与してきている。食育の推進，食生活・栄養の改善に当たっては，伝統ある優れた食文化や地域の特性を生かした食文化の継承・発展，環境との調和がとれた食料の生産および消費等が図られるよう，十分に配慮し活動の輪を広げたい。とくに子どもは，社会の希望であり，未来の力である。そして，子どもたちの笑顔があふれる社会の実現が課題となっているが，食はまさにその源泉であり，食育の時代の構築こそが，その基本であろう。

2. 第3次食育推進計画における食文化の継承

　平成28年3月末に農林水産省により第3次食育推進基本計画が策定されている。そこでは，わが国は南北に長く，豊かな自然に恵まれ，さらに四季の食材に恵まれたことで，長い年月を通じて地域の伝統的な行事や作法と結びついた食文化が形成され，このようなわが国の豊かで多様な食文化は，世界に誇ることのできる食文化であると謳われている。わが国の食生活は栄養バランスに優れた「日本型食生活」が形成され，国民の平均寿命，健康寿命の延伸に大きく貢献してきている。しかしながら近年は年々変化が著しい。食料需給表で1人当たりの食品の品目別消費量をみると，昭和40年度の国民1人・1年当たりの米供給量が111.7kgであるのに対して，平成27年度には54.6kgと半減している。一方，肉類，鶏卵，牛乳・乳製品，油脂類は，それぞれ2倍以上に増加している。国民のライフスタイル，価値観，ニーズが多様化し，米を中心とした水産物，畜産物，野菜など多様な副食から構成されてきた日本型食生活や食文化が漸次衰退する傾向が見え隠れしている。急激な変化を見せる食生活について，もっと真剣にそのあり方を検討する必要がある。

3. 郷土料理，行事食を給食にいかに活かすか

　郷土料理，行事食や伝統料理などは，その土地の産物を使った独自の料理法でつくられ，食べ継がれてきたものであり，これらは子どもたちに地域の産業や文化に関心をもたせる上でよい教材となるものである。また，行事食は各地方で風習を異にするが，子どもの最大の楽しみであり，良い風習として子どもたちに伝えてあげたい。栄養教諭は，献立作成に当たっては，郷土料理や行事食を積極的に取り入れ，学習教材として活用し，伝統的な食文化の継承に努めたい。

4. 米を中心とした和食文化の勧め

　米を中心とした和食の大切さを，学齢児期から給食献立を基にして習慣化していくことは，生活習慣病の予防効果も期待できることになる。米飯は，伝統的な日本食の原点であり，また食料自給率の高い米を学校給食にしっかり位置づけることは，将来に向けたわが国の食料自給率の改善にも役立つことになろう。日本は平均寿命・健康寿命ともに世界のトップレベルであるが，その背後には和食の素晴らしさが大きく影響しているといってよい。米を主食とし，魚介類，畜産物，野菜類・果物などの多様な食品を主食，主菜，副菜として組み合わせて摂ることで，和食はバランスの取れた健康食として，世界的にも注目されている。学齢児期から和食のすばらしさが身につくよう，日頃から家庭や学校給食の献立に配慮したい。

5. 食の日本ブランド戦略

　食育推進計画の中に，「知的財産立国への取り組みとの連携」という項目がある。日本の食は「安全・安心」「ヘルシー」「高級・高品質」および「スタイリッシュ（美的）」ということで，近年，世界的にも注目されてきている。新鮮で豊富な農林水産物を背景に伝統的な和食を基礎として，日本の生活文化と諸外国の調理法や味付けなど上手に組み合わせながら伝統と創造を融合させて築き上げてきた食文化は，まさに日本固有の知的・文化的な財産である。2005（平成17年）に知的財産戦略本部コンテンツ専門調査会日本ブランドワーキンググループが「知的財産推進計画2006」を策定している。このなかで「豊かな食生活を醸成する」との柱を立てて，ライフスタイルを活かした日本の食のブランド化，地域の食ブランドの確立，さらには日本の食を世界ブランドとして確立する方策の構築を通して，日本食のすばらしさを海外に向けて発信していくことを目指している。

6. 平成29年6月「文化芸術基本法」に「食」が文化として位置づけられた

~~~~~~

11.　和食はユネスコの無形文化遺産に

~~~~~~

平成25年12月に「和食：日本人の伝統的な食文化」が，ユネスコ（国連教育文化機関）に登録された。ユネスコの無形文化遺産に登録された「和食」は料理名を示すのではなく，日本人が育んできた食文化を示している。提案は英文で "Washoku, traditional, dietary cultures of the Japanese, notably for the celebration of New Year（和食：日本人の伝統的な食文化－正月を例として－）であった。私たちは和食がもつ日本の食文化を見つめなおし，次世代に向けてしっかり保護，伝承したい。

1.　和食の４つの特徴

日本人は，四季の変化や地理的な多様性を背景として，豊かな食材のもたらす自然を敬い，ともに生きていく中で独自の食文化としての「和食」を育んできた。和食のもつ特色として以下の４つがあげられる。

①多様で新鮮な食材とその持ち味の尊重：新鮮で多様な食材と素材を用い，また，その持ち味を尊重する工夫がなされている。四季折々の新鮮で多様な海の幸，山の幸を生かすため出汁を使用した調理技術が発達している。

②栄養バランスに優れた健康的な食生活：米，魚，野菜や山菜といった地域でとれる自然食材を使って，栄養バランスに優れた健康的な食生活，出汁のうまみの活用，動物性油脂の少ない健康的な食生活を実現した。

③自然の美しさや季節の移ろいの表現：食事の場において自然の美しさや季節変化に応じた盛り付け，季節にあった調度品や器の使用など美意識が生かされている。

④正月などの年中行事との密接な関わり：正月のおせち料理やお雑煮から始まり，大晦日の年越しそばまで年中行事において食は欠かせないものになっている。また，お食い初め，七五三などの人生の節目の儀礼において食は密接な関係をもっている。

2.　和食に対する消費者の意識－和食の魅力－

日本政策金融公庫が行った平成26年1月調査によると，和食の魅力となる特徴は「一汁三菜を基本としたバランスの良い食事スタイル」26.3％，「多様で新鮮な山海の幸を使用」24.2％が高く，次いで「素材の持ち味を引き出し，引き立てる調整技術」18.0％，「うまみを上手に使うことで動物性油脂を多用しない健康的な食事」12.9％となっている（図３－３）。

図３－３　「和食」の魅力を感じる特徴

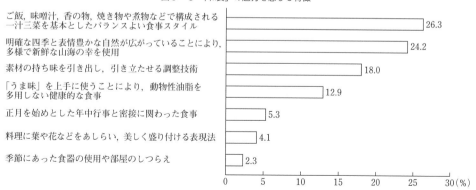

資料：(株) 日本政策金融公庫「平成25年度下半期消費者動向調査」（平成26（2014）年1月調査）

3．和食で保護し大切にしたい点（複数回答）

　和食で保護し，大切にしたい点は何かをみると，「『いただきます』や箸の使い方等の食事のマナー」39.3％，「地域に根差した食材を用いた郷土料理」30.7％，次いで「一汁三菜を基本とする食事スタイル」26.2％などとなっている。ここから和食のもつ食事マナーや地域に根差した食材という側面が重視されていることがわかる（図3－4）。

図3－4　「和食」で保護したい点（複数回答）

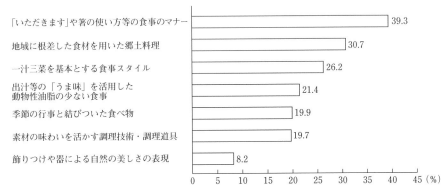

資料：（株）日本政策金融公庫「平成25年度下半期消費者動向調査」（平成26（2014）年1月調査）

4．日本の食文化の維持・継承と学校給食

　近年では食の外部化，洋風化が進み，和食衰退への危機感も高まってきている。

　博報堂生活総合研究所の「生活定点1992～2012年調査」によると，20歳から69歳の男女で，正月におせち料理を食べた人の割合は，平成4年の86.6％から平成24年には74.8％まで低下している。おせち料理は日本の食文化の中で培われてきた代表的な食文化であるが，近年この慣習が薄れつつある。

　NPO法人日本料理アカデミーでは，日本食のすばらしさを料理店の店主や調理学校関係者などに直接伝え，体感してもらう食育事業や講演等を行うなど，各地域で特徴的な食文化の保護・継承の取り組みを行っている。また，国では，食文化を生かした地域活性化を支援する「日本食ナビ」を作成するなど，日本の食文化への国民の関心を高めるとともに，継続的な活動を通じて，次世代に向けた保護・継承への取り組みが重要視されている。食習慣形成期の児童生徒に対する学校給食を通じた和食や食文化の保護・伝承は極めて重要な課題である。

〈参考表〉

食に関する無形文化遺産「登録理由」	
フランス美食術	出産，結婚，誕生日等の生活の重要な時を祝うための社会的習慣。特定の料理でなく，おいしく食事をするという美食の習慣。
メキシコの伝統料理	7000年前から口承の儀式や祝祭と関わる料理に係る社会的習慣。とうもろこし，マメ，唐辛子を基本。
地中海料理（西，伊，ギリシャ，モロッコ）	風景から料理に至る技術，知識，慣習，伝統に基づく社会的習慣。オリーブオイルを中心に魚介，乳製品等をバランスよく摂取。
トルコのケシケキの伝統	結婚式や祝日，雨乞い等の儀式でのケシケキ料理（麦かゆ）に係る社会的習慣。石臼脱穀の小麦，肉，玉ねぎを一晩煮込む。
和　食	自然を尊ぶ日本人の気質に基づく食に関する習わし。多様な食材，素材の味わい。健康的な食。季節感の享受。年中行事と人の絆。

資料：熊倉功夫氏講演より
出典：全国学校給食協会「月刊学校給食」2014年2月号

5．訪日外国人旅行客の期待度と満足度

　訪日外国人旅行客が訪日前に期待することは「日本食を食べること」「ショッピング」次いで「自然・景勝地観光」が上位となる。実際に訪日した後の「日本食を食べること」の満足度は89.9％とかなり高い評価となっている。

〈参考〉訪日外国人旅行者の訪日前の期待（上位7位）

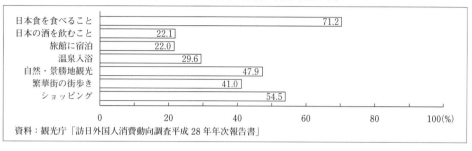

資料：観光庁「訪日外国人消費動向調査平成28年年次報告書」

6．第3次食育推進基本計画に謳われている和食の特徴

　第3次食育推進基本計画では，「和食」の4つの特徴について以下のように謳っている。①多様で新鮮な食材とその持ち味の尊重，②健康的な食生活を支える栄養バランス，③自然の美しさや季節の移ろいの表現，④正月などの年中行事との密接な関わり，となっている。

　このほかに和食の特性としては，一汁三菜を基本とした食事スタイル，四季に合わせた多様な食材の使用，素材の持ち味を生かした調整技術，うま味を生かした健康的な食事，などがあげられる。

7．塩分を抑えてカルシウムも補える「乳和食」

　牛乳は和食に合わないとして平成26年頃に学校給食に牛乳を使わないとして話題を呼んだが，最近は「乳和食」という言葉もあるように，健康志向の高まりを受けて，牛乳を和食に用いた減塩メニュー「乳和食」が推進されている。「乳和食」は味噌やしょうゆ等の伝統的な調味料に「コク味」や「旨味」を有する牛乳（成分無調整牛乳）を組み合わせることで，食塩の摂りすぎを防ぎ，カルシウムやたんぱく質の不足を補うとして話題になっている。

8．食品や食文化の大切さを考える記念日（11月24日）

　「和食」文化の保護・継承国民会議（企業や団体等によって構成される民間団体）は，和食がユネスコ無形文化遺産に登録されたのを機会に，和食を次世代に向けて保護・継承するため，11月24日（いいにほんしょく）を，「和食の日」として一般社団法人日本記念日協会に申請し承認されている。

9．減塩の日

　日本高血圧学会は平成29年に毎月17日を「減塩の日」に制定している。

10．そのほかの食品・食文化の記念日

　食品・食文化に関する記念日には「焼き肉の日」（8月29日），「野菜の日」（8月31日）というように，語呂合わせをもとに認定された記念日のほか，FAO（国際連合食糧農業機関）の設立を記念して設定された「世界食料デー」（10月16日），FAOの「世界牛乳の日（World Milk Day）」にちなんだ「牛乳の日」（6月1日）などがある。栄養週間，栄養の日の創設については p.333 参照。

注：(公社) 日本栄養士会では，平成28年度定時総会で8月4日を「栄養の日」，8月1日から7日までを「栄養週間」として活動を展開している。

参考資料：「平成29年版食料・農業・農村白書」2017年6月28日，農林水産省
　　　　　「平成29年版環境・循環型社会・生物多様性白書」平成29年6月23日，環境省

〈参考〉海外の日本食レストラン

　農林水産省の2017(平成29) 年10月調査によると海外の日本食レストランは，約118,000店で2013年調査に比べ4年で約2倍に達し，日本食への関心の高さがわかる。日本食レストランはアジア，北米，欧州，中南米，オセアニアなど世界各地に広がりを見せている。

12.　日本栄養士会と日本歯科医師会の食育推進共同宣言

(1) 日本栄養士会と日本歯科医師会は，平成22年4月7日の世界保健デーの日に，食育推進共同宣言を採択している。
(2) 栄養バランスのとれた食事をよく噛むこと（噛ミング30運動）などを通じて食育を推進するとしている。平成25年度の食生活改善普及運動のメッセージは「毎日プラス一皿の野菜」となっている。

■ 健康づくりのための食育推進共同宣言 ■

「食」は，動物にとって，「命」の流れを絶たないための，つまり生命維持のための基本的な営みであり，さらに必要な栄養素を摂り込むことで，成長，発達，運動等に深く関る大切な営みである。（1部略）

われわれは，「食べることは生きることであり，生きることは食べつづけることである」という言葉を基本に据え，さらに現在の「食」の衰退を，人間の存在の衰退と捉え，豊かな人間性を育むことを可能とする「あるべき食」や「食べ方」に対する知識と実践を通じて，孤立の度を深める現代社会の病理の解決策のひとつとしたいと願うものである。

以上のような身体的，社会的な健康の観点にたって，次の食育の推進を行う。

1　生涯にわたって安全で快適な食生活を営むためには，栄養のバランスをとりながら，しっかり噛むことであり，それを通して，味わい深く，心豊かな人生を営むことを目的とした食育を推進する。
2　嚥下するまでに30回程度は噛み砕くのに必要な固さの食品や料理を選び，さらにそれを一口に30回以上噛んで味わう食べ方である「噛ミング30（カミングサンマル）運動」を推進することで，「食」と「栄養摂取」と「健康」のあるべき形を推進する。
3　食に関わる団体等と連携・協働し，食育の重要性を広く国民に訴え，社会的な活動として，これを推進する。

「食」の専門職として歯科医師，管理栄養士・栄養士は，われわれのみならず「食」と「健康」に関するすべての職種が，健全な食生活を実践することのできる人間を育て，すべての人々が健康で心豊かな食生活を営むことができるようにその責務を果たすと同時に，互いに連携・協働して国民運動である食育を広く推進することをここに宣言する。

　　平成22年4月7日

　　　　　　　　　　　　　　　　　社団法人日本歯科医師会　　会長　大久保 満男
　　　　　　　　　　　　　　　　　社団法人日本栄養士会　　　会長　中 村 丁 次

〈参考〉「野菜たっぷり350」運動　宣言

「野菜たっぷり350」運動　宣言

国民の健康づくり運動である「健康日本21」では，野菜の摂取量の目標値を1日350g以上としています。しかし，「健康日本21（第二次）」に示された現状値は282gでした。

公益社団法人日本栄養士会では，国民の食生活・栄養に起因する課題に適切に対応し，その技術・学術をもって，国民が健康で生き生きとした生活を過ごせるように努めることを，社会的責務と考えています。そこで，野菜の摂取量の増加に焦点を絞り，「野菜たっぷり350（サン・ゴー・マル）」運動として，「野菜を食べよう」キャンペーン活動を全国的に展開していきます。

1．国民が，1日の望ましい野菜摂取量350gを知り，摂取できるように取り組みます。
1．地域住民が，地域の特徴を生かした野菜の摂取方法を実践できるように取り組みます。
1．特定給食施設等において，栄養支援や食事提供を通して，野菜摂取の増加を図ります。
1．厚生労働省，農林水産省等の事業に積極的に協力するとともに，関係団体，企業との協働により，野菜摂取量の増加に取り組みます。

　　平成25年4月1日　　　　　　　　　　　　　　　　　　公益社団法人　日本栄養士会

資料：平成26年度公益社団法人　日本栄養士会定期総会付属資料

第4章
人口問題とその動態

〈参考〉まち・ひと・しごと創生基本方針（2018（平成30）年6月15日閣議決定）

政府は2018（平成30）年6月15日に「まち・ひと・しごと創生基本方針2018」を閣議決定した。これは，東京への1極集中化の是正を図り，地方の活性化を目指す施策を盛り込んだもので，地方の担い手不足などに対処するため「若者を中心としたUJIターン対策の強化」「女性・高齢者等の活躍による新規就業者の掘り起こし」「地方における外国人材の活用」を3本柱にとしている。若者の地方での就業・起業や，新規に就業する女性・高齢者等に必要な支援等を実施することにしている。
UJIターン：大都市から出身地の地方に戻るUターン，地方から大規模な都市に移住した後，出身地近くの中規模都市に移るJターン，出身地とは別の地方に移るIターンの総称。

1．わが国の人口の推移

(1) 昭和 25 年の人口は 8,320 万人であったが，平成 30 年の人口は，126,443 千人で約 1.5 倍に増加している。しかし平成 22 年以降，減少傾向にある。平成 17 年は，統計のとられた明治 32 年以降，はじめて出生数が死亡数を下回った。

(2) わが国は高齢化がますます進み，2035 年には 65 歳以上の高齢者が 32.8％，2065 年には 38.4％に増加すると推計されている（表 4 − 2）。

表4−1　日本の人口の推移

	人口[1)] （千人）	人口増減 率[2)]（％）	人口密度 （1km²当り）	人口性比 （女100対男）
昭和25年（1950）	83,200	1.75	226	96.3
30　（1955）	89,276	1.17	242	96.6
35　（1960）	93,419	0.84	253	96.5
40　（1965）	98,275	1.13	266	96.4
45　（1970）	103,720	1.15	280	96.4
50　（1975）	111,940	1.24	301	96.9
55　（1980）	117,060	0.78	314	96.9
60　（1985）	121,049	0.62	325	96.7
平成2　（1990）	123,611	0.33	332	96.5
7　（1995）	125,570	0.24	337	96.2
12　（2000）	126,926	0.20	340	95.8
17　（2005）	127,768	0.70	343	95.3
22　（2010）	128,057	0.20	343	94.8
27　（2015）	127,095	△0.11	341	94.8
30　（2018）	126,443	△0.21	338	94.8

(3) 平成 30 年人口推計における年齢 3 区分別の人口割合は，15 歳未満が 12.2％，15 〜 64 歳は 59.7％，65 歳以上は 28.1％となっている。少子高齢化が進んでいることがわかる。また 70 歳以上人口は 20.7％と初めて 2 割を超える。

(4) 2018 年の出生数は 91 万 8,400 人で，100 万人を割り込んだ前年をさらに 2 万人以上下回わり，出生率は 7.4（人口千対）と低下している。これは統計を取り始めた 1899 年以降最小の出産数となり，少子化が進んでいることがわかる。

注：1）各年 10 月 1 日現在人口（昭和45年までは沖縄県を含まない）。
　　2）人口増減率は，前年10月から当年9月までの増減数を前年人口で除したもの
資料：総務省統計局「各年国勢調査報告」

図4−1　年齢3区分別人口割合の推移
−出生中位（死亡中位）推移−

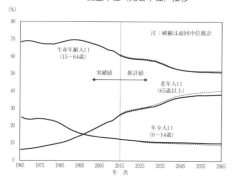

資料：国立社会保障・人口問題研究所「日本の将来推計人口（平成30年推計）」

図4−2　わが国の人口ピラミッド
（2018年10月1日現在）

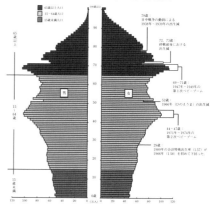

資料：総務省統計局「平成30年人口推計」

２．将来の推計人口

(1)　出生数は減少を続け，2065 年には 56 万人になると推計されている。この減少により，年少人口（0 ～ 14 歳）は 2056 年に 1,000 万人を割り，2065 年には 898 万人と，現在の半分程度になると推計されている。

　　出生数の減少は，生産年齢人口にまで影響を及ぼし，2029 年に 6,951 万人と 7,000 万人を割り，2065 年には 4,529 万人になると推計されている。一方，65 歳以上人口の拡大により死亡数は増加，死亡率（人口千人当たりの死亡数）も上昇を続け，2065 年には 17.7 になると推計されている。

図４－３　わが国の人口構造の推移と見通し

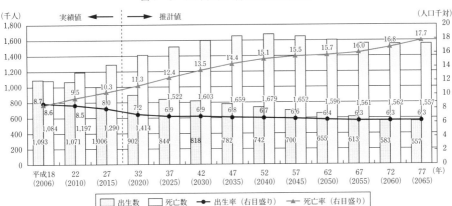

注：2006年，2010年，2015年は厚生労働省「人口動態統計」による出生数及び死亡数（いずれも日本人）。2020年以降は国立社会保障・人口問題研究所「日本の将来推計人口（平成29年推計）」の出生中位・死亡中位仮定による推計結果
資料：平成29年版高齢社会白書（内閣府）

表４－２　将来推計人口＜出生中位（死亡中位）推計＞　平成27～75（2015～2065）年　（中位推計）

	人口（千人）		年齢3区分割合（%）			従属人口指数（%）			
	総数	うち65歳以上	0～14歳	15～64歳	65歳以上	年少人口	老年人口	従属人口	老年化
2015	127,095	33,868	12.5	60.8	26.6	20.6	43.8	64.5	212.4
2025	122,544	36,771	11.5	58.5	30.0	19.6	51.3	70.9	261.3
2035	115,216	37,817	10.8	56.4	32.8	19.2	58.2	77.4	303.6
2045	106,421	39,192	10.7	52.5	36.8	20.4	70.2	90.6	344.3
2055	97,441	37,042	10.4	51.6	38.0	20.1	73.7	93.8	365.9
2065	88,077	33,810	10.2	51.4	38.4	19.8	74.6	94.5	376.7

資料：国立社会保障・人口問題研究所「日本の将来推計人口」（平成29年推計）」（出生中位・死亡中位推計）

(2)　将来人口推計
　　国立社会保障・人口問題研究所の平成 29 年推計によると，人口の年齢構成は次第に高齢化し，65 歳以上人口は，2015（平成 27）年の 26.6％が 2065 年には 38.4％に達する。2020 年以降は，生産年齢人口が扶養する年少人口，老年人口を合わせた従属人口指数が急速に高まる（表４－２）。

３．わが国の人口構造の変化

(1) 年齢3区分別に人口の推移をみると，1950年に65歳以上の高齢者人口は全人口の4.9％を占めるにすぎなかったが，1990年には12.0％，そして2018年には28.1％（表4－3），2065年には38.4％すなわち約4割近くが65歳以上の高齢者という欧米諸社会を上回る超高齢社会に達するとみられている（表4－2，前頁）。

(2) 欧米諸国と対比してみると，わが国の場合，①人口に占める65歳以上層の比率は，平成12（2000年）頃には西欧諸国のレベルと肩を並べ，その後さらに上昇する。②高齢化の速度が極めて速く，西欧諸国で65歳以上層の比率が7％から14％に上昇するのに45～115年間もかかっているのに対し，わが国は24年間であるなど高齢化社会の到来がいかに急速であるかを示している（図4－4）。

表4－3　わが国の人口の年齢3区分別人口・構成割合および諸指標の年次比較　各年10月1日現在

	年齢3区分別人口（千人）				年齢3区分別構成割合（％）				指標[3]			
	総数（千人）	年少人口(0～14歳)	生産年齢人口(15～64歳)	老年人口(65歳以上)	総数	年少人口(0～14歳)	生産年齢人口(15～64歳)	老年人口(65歳以上)	年少人口指数	老年人口指数	従属人口指数	老年化指数
昭25年[1][2] ('50)	83,200	28,428	49,658	7,109	100.0	35.4	59.7	4.9	59.3	8.3	67.5	14.0
35[2] ('60)	93,419	28,067	60,002	5,350	100.0	30.0	64.2	5.7	46.8	8.9	55.7	19.1
45[2] ('70)	103,720	24,823	71,566	7,331	100.0	23.9	69.0	7.1	34.7	10.2	44.9	29.5
55[1] ('80)	117,060	27,507	78,835	10,647	100.0	23.5	67.3	9.1	24.9	13.5	48.4	38.7
平2[1] ('90)	123,611	22,486	85,904	14,895	100.0	18.2	69.5	12.0	26.2	17.3	43.5	66.2
7[1] ('95)	125,570	20,014	87,165	18,261	100.0	15.9	69.4	14.5	23.0	20.9	43.9	91.2
17[1] ('05)	127,768	17,521	84,092	25,672	100.0	13.7	65.8	20.1	20.8	30.5	51.4	146.5
25 ('13)	127,298	16,390	79,010	31,898	100.0	12.9	62.1	25.1	20.7	40.4	61.1	194.6
27 ('15)	127,095	15,945	77,282	33,868	100.0	12.5	60.8	26.6	20.6	43.8	64.5	212.4
30 ('18)	126,443	15,415	75,451	35,578	100.0	12.2	59.7	28.1	20.4	47.2	67.6	230.8

注：1）総数には年齢不詳を含む。　　2）昭和45年までは沖縄県を含まない。

3） $年少人口指数 = \dfrac{年少人口}{生産年齢人口} \times 100$ 　　　　$老年人口指数 = \dfrac{老年人口}{生産年齢人口} \times 100$

　　$従属人口指数 = \dfrac{年少人口＋老年人口}{生産年齢人口} \times 100$ 　　　$老年化指数 = \dfrac{老年人口}{年少人口} \times 100$

資料：総務省統計局「国勢調査報告」（各年）

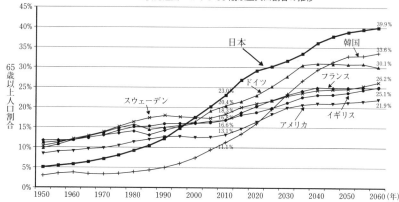

図4－4　主要先進国における65歳以上人口割合の推移

資料：日本は，総務省「国勢調査」国立社会保障・人口問題研究所「日本の将来推計人口（平成24年1月推計）：出生中位・死亡中位推計（各年10月1日現在人口）。諸外国は，United Nations「World Population Prospects 2010」。

4．世界人口の推移と予測

(1) 2019 年国連推計による世界総人口は 2050 年に 97 億人に達する。
(2) 地域別にみると発展途上地域の人口増加が著しいが，高齢が進むこともわかる。
(3) 世界人口は 2030 年で 85 億，2100 年には 109 億と予測されている（表 4 − 5）。

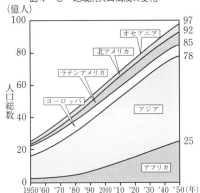

図 4 − 5　地域別人口構成の変化

資料：UN「World Population Prospects 2019」

図 4 − 6　世界人口総数の比較
［中位・高位・低位推計］

資料：UN「World Population Prospects 2019」

表 4 − 6　高齢化する世界　65 歳以上人口の推移（％）

	2019	2030	2050	2100
世界	9.1	11.7	15.9	22.6
サブサハラアフリカ	3.0	3.3	4.8	13.0
北アフリカ・西アジア	5.7	7.6	12.7	22.4
中央・南アジア	6.0	8.0	13.1	25.7
東・東南アジア	11.2	15.8	23.7	30.4
ラテンアメリカ	8.7	12.0	19.0	31.3
北米・欧州	18.0	22.1	26.1	29.3

資料 UN「World Population Prospects 2019」

表 4 − 4　世界人口の推移と将来予測

	世界全域		先進地域 [1]		発展途上地域 [2]	
	年央推計人口 (100 万人)	年平均増加率 (%)	年央推計人口 (100 万人)	年平均増加率 (%)	年央推計人口 (100 万人)	年平均増加率 (%)
1950 年	2,536	…	815	…	1,721	…
'55	2,772	1.78	865	1.20	1,907	2.06
'60	3,033	1.80	917	1.17	2,116	2.09
'70	3,701	2.05	1,009	0.85	2,691	2.52
'80	4,458	1.78	1,084	0.65	3,374	2.15
'90	5,331	1.79	1,146	0.54	4,184	2.15
2000	6,145	1.34	1,190	0.32	4,955	1.60
'10	6,958	1.23	1,235	0.42	5,723	1.41
'20	7,795	1.09	1,273	0.26	6,521	1.26
'30	8,548	0.87	1,286	0.07	7,262	1.02
'50	9,735	0.53	1,279	△ 0.07	8,455	0.62
'100	10,874	0.04	1,244	0.01	9,630	0.05

注：1）ヨーロッパ，北部アメリカ（合衆国とカナダ），日本，オーストラリア，ニュージーランドからなる地域である。
　　2）先進地域以外の地域である。

資料：UN「World Population Prospects 2019」

表 4 − 5　世界人口の動向等

	2015年	2050年
総人口	7,379,797千人	9,735,034千人
65歳以上人口	607,548千人	1,548,852千人
先進地域	220,834千人	344,867千人
開発途上地域	386,714千人	1,203,986千人
65歳以上人口比率	8.2%	15.9%
先進地域	17.6%	26.9%
開発途上地域	6.3%	14.2%
平均寿命（男性）	68.53年	74.52年
同　　（女性）	73.31年	79.12年
合計特殊出生率	2.52	2.21

注：1）合計特殊出生率は2010-2015年，2045-2050年。平均寿命は2010-2015年，2045-2050年。
注：2）先進地域とは，ヨーロッパ，北部アメリカ，日本，オーストラリア及びニュージーランドからなる地域をいう。開発途上地域とは，アフリカ，アジア（日本を除く），中南米，メラネシア，ミクロネシア及びポリネシアからなる地域をいう。

資料：UN, World Population Prospects 2019

5．世界の人口増加と食料・栄養問題

1．世界の人口増加と食料需給
　世界では，2005 年から 2015 年までの 10 年間で人口が 8 億 4,085 万人（12.9％）増加し，それに伴い食料の世界需要は大幅に増加している。

図4-7　世界の人口

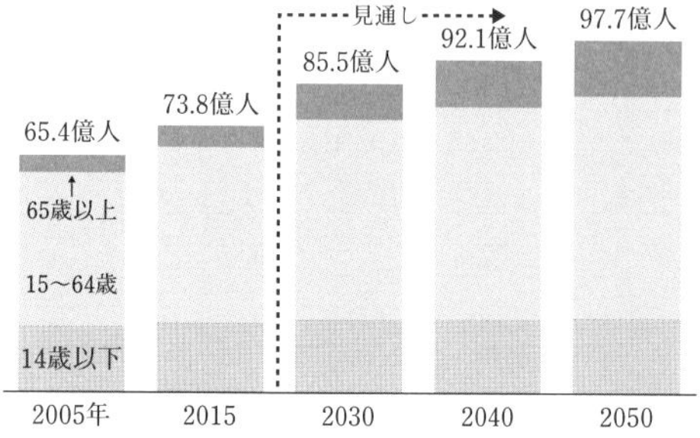

資料：国連「World Population Prospects : The 2017 revision」
　　　を基に農林水産省で作成

図4-8　主要品目の世界需要（2003年＝100の指数）
（左から，2003年，2008年，2013年）

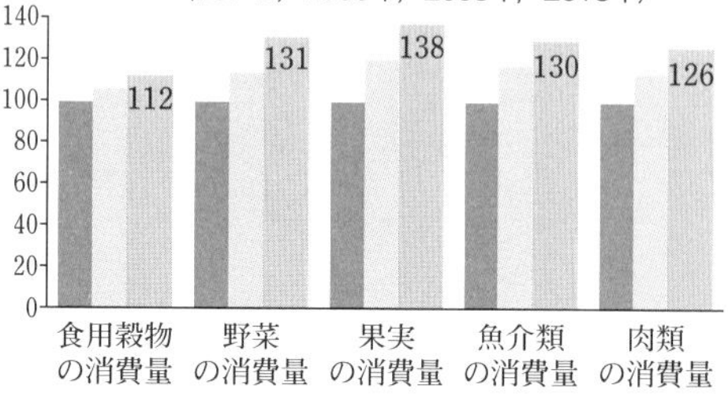

資料：FAOSTAT「Food Balance Sheets」を基に農林水産省
　　　で作成
出典：平成30年版食料・農業・農林白書

2．2050 年農産物需要は 2005 年比 64％増
　FAO（国際連合食糧機関）では，新たな世界人口の見通しを受けて 2050 年における食料需給の見通しを発表した。これによると 2050 年に全世界で必要とされる農産物生産量は 2005/07 年比で 63.4％増，また 2012 年に消費された農産物（食料，飼料，バイオ燃料用を含む）の 48.6％増となるとされている。なかでも人口増加が続くサブ・サハラ（サハラ砂漠以南）アフリカおよび南アジア地域で 2050 年に必要とされる農産物量は，2005/07 年比で 132.4％増，2012 年比で 112.4％増と予想している。

3．1 日 1.90 ドル未満で生活する極度の貧困人口 7 億 2,000 万人
　世界銀行は，1 日の収入が 1.90 ドル未満で生活する最貧困層が，2015 年で 7 億 2,00 万人，世界人口の 9.6％となるとして，はじめて 10％を下回ると発表した。その一方で，2018 年の報告書では貧困の定義を 1 日 5.5 ドル以下に拡大した場合，世界人口の半分近くが 1 日 5.5 ドル以下の収入で暮らしている現状が明らかにされた。また世界の栄養不足人口は 90 年代から減少傾向にあったが，2014 年以降増加し，2018 年には 8 億 2000 万人と 10 年前の水準に悪化している。富の公平な配分，紛争の早期解決が望まれる。

4．食料・栄養問題を地球的規模で考える必要性
　食料・栄養問題は，今や地球の規模で考えなければならない時代を迎えている。供給エネルギー自給率が 2017 年度で 38％の日本にとって，世界の食料問題は決して他人ごとではない。地球は有限であり，世界が飢えれば日本もまた飢えることになる。人口増加，地球温暖化，異常気象，地球の砂漠化，戦争などの食料供給を脅かす要因は山積し，深刻化している。食料・栄養問題をもっと地球的規模，世界的視野にたって検討する必要性が高まっている。

〈参考〉ますます高齢化する世界

　世界の高齢化が進んでいる。2019年国連人口推計によれば，2018年の世界人口のうち 65歳以上人口が，5歳以下の子どもの数を上回った。これは人類史上初のことで，世界的な出生率，死亡率の低下が影響している。65歳以上人口が世界の総人口に占める割合は 2019年 9.1％（総人口77億1300万人），2050年 15.9％（同97億3500万人），2100年 22.6％（同108億7500万人）と今後さらに増加し，2050年までには高齢者人口が 5歳以下の子どもの倍以上，また 15 ～ 24歳の若者層の人口を上回るとみられている。

６．人口動態の概況

(1) 人口動態統計（Vital statistics）は出生，死亡，死産，婚姻，離婚という人口の動態を計量的に把握し，保健衛生や文化水準の指標として重要な役割を果たしている。

(2) 「戸籍法」および「死産の届出に関する規定」により市区町村が届書を受理したつど人口動態調査票を作成し保健所・都道府県を経由して厚生労働省に報告されるシステムがとられている。

(3) WHO が比較的人口規模の大きい地域の健康指標として表４−８のような事項を示している。
WHO は 2000 年６月に新たな健康指標として世界各国の健康寿命（Disability Adjusted Life Expectancy）を発表。

表４−７　人口動態の指標

(1) 出 生 率 $=\dfrac{\text{年間出生数}}{\text{10月1日現在日本人人口}}\times 1,000$

(2) 死 亡 率 $=\dfrac{\text{年間死亡数}}{\text{10月1日現在日本人人口}}\times 1,000$

(3) 自然増加率 $=\dfrac{\text{自然増加数}}{\text{10月1日現在日本人人口}}\times 1,000$

(4) 乳児死亡率 $=\dfrac{\text{年間乳児死亡数}}{\text{年間出生数}}\times 1,000$

(5) 新生児死亡率 $=\dfrac{\text{年間新生児死亡数}}{\text{年間出生数}}\times 1,000$

(6) 死 産 率 $=\dfrac{\text{年間死産数}}{\text{年間出産数}}\times 1,000$

(7) 自然死産率 $=\dfrac{\text{年間自然死産数}}{\text{年間出産数}}\times 1,000$

(8) 人工死産率 $=\dfrac{\text{年間人工死産数}}{\text{年間出産数}}\times 1,000$

(9) 周産期死亡率 $=\dfrac{\text{年間周産期死亡数}}{\text{年間出生数}}\times 1,000$

(10) 妊娠満22週以後の死産率（総数，自然・人工）$=\dfrac{\text{年間妊娠満22週以後の死産数（総数，自然・人工）}}{\text{年 間 出 産 数}}\times 1,000$

(11) 早期新生児死亡率 $=\dfrac{\text{年間早期新生児死亡数}}{\text{年間出生数}}\times 1,000$

(12) 婚 姻 率 $=\dfrac{\text{年間婚姻届出件数}}{\text{10月1日現在日本人人口}}\times 1,000$

(13) 離 婚 率 $=\dfrac{\text{年間離婚届出件数}}{\text{10月1日現在日本人人口}}\times 1,000$

注：1）自然増加とは出生数から死亡数を減じたものをいう。
　　2）乳児死亡とは，生後１年未満の死亡を，新生児死亡とは生後４週未満の死亡を，早期新生児死亡とは生後１週未満の死亡をいう。
　　3）死産とは，妊娠満12週（妊娠第４月）以後の死児の出産をいう。
　　4）出産数とは，出生数と死産数の合計をいう。
　　5）周産期死亡とは，妊娠満22週以後の死産と早期新生児死亡をあわせたものをいう。

表４−８　地域の健康指標（WHO）

1）総合的な健康指標	PMR（50歳以上死亡割合，PMIともいう），平均余命，粗死亡率
2）特殊な健康指標	乳児死亡率，伝染病死亡率，医療保健活動の密度
3）新しい健康指標	水道普及人口，下水道施設利用人口，精神衛生・栄養・住民衛生に関する諸指標

注：PMRとはProportional Mortality Ratioの略（PMR $=\dfrac{\text{50歳以上の死亡数}}{\text{全死亡数}}\times 100$）
　　PMIとはProportional Mortality Indicatorの略

7．わが国の人口動態

表4－9　わが国の人口動態

	出　生	死　亡	自然増減	乳児死亡	新生児死亡	死　総　数
						実
大正 9年	2,025,564	1,422,096	603,468	335,613	139,681	144,038
14	2,086,091	1,210,706	875,385	297,008	121,238	124,403
昭和 5	2,085,101	1,170,867	914,234	258,703	104,101	117,730
10	2,190,704	1,161,936	1,028,768	233,706	97,994	115,593
15	2,115,867	1,186,595	929,272	190,509	81,869	102,034
22	2,678,792	1,138,238	1,540,554	205,360	84,204	123,837
30	1,730,692	693,523	1,037,169	68,801	38,646	183,265
40	1,823,697	700,438	1,123,259	33,742	21,260	161,617
45	1,934,239	712,962	1,221,277	25,412	16,742	135,095
50	1,901,440	702,275	1,199,165	19,103	12,912	101,862
55	1,576,889	722,801	854,088	11,841	7,796	77,446
60	1,431,577	752,283	679,294	7,899	4,910	69,009
平成 2	1,221,585	820,305	401,280	5,616	3,179	53,892
7	1,187,064	922,139	264,925	5,054	2,615	39,403
12	1,190,547	961,653	228,894	3,830	2,106	38,393
17	1,062,530	1,083,796	△21,266	2,958	1,510	31,818
22	1,071,305	1,197,014	△125,709	2,450	1,167	26,560
27	1,005,721	1,290,510	△284,789	1,916	902	22,621
30	918,400	1,362,470	△444,070	1,748	801	19,614
（人口千対）	（人口千対）	（人口千対）	（人口千対）	（出生千対）	（出生千対）	（出産千対）
大正 9年	36.2	25.4	10.8	165.7	69.0	66.4
14	34.9	20.3	14.7	142.4	58.1	56.3
昭和 5	32.4	18.2	14.2	124.1	49.9	53.4
10	31.6	16.8	14.9	106.7	44.7	50.1
15	29.4	16.5	12.9	90.0	38.7	46.0
22	34.3	14.6	19.7	76.7	31.4	44.2
30	19.4	7.8	11.6	39.8	22.3	95.8
40	18.6	7.1	11.4	18.5	11.7	81.4
45	18.8	6.9	11.8	13.1	8.7	65.3
50	17.1	6.3	10.8	10.0	6.8	50.8
55	13.6	6.2	7.3	7.5	4.9	46.8
60	11.9	6.3	5.6	5.5	3.4	46.0
平成 2	10.0	6.7	3.3	4.6	2.6	42.3
7	9.6	7.4	2.1	4.3	2.2	32.1
12	9.5	7.7	1.8	3.2	1.8	31.2
17	8.4	8.6	△0.2	2.8	1.4	29.1
22	8.5	9.5	△1.0	2.3	1.1	24.2
27	8.0	10.3	△2.3	1.9	0.9	22.0
30	7.4	11.0	△3.6	1.9	0.9	20.9

注：昭和15年以前および昭和50年以降は沖縄県を含む。昭和54年よりICD第９回改正により「後期死産」→「妊娠満22週以後の
資料：厚生労働省「人口動態統計」

（単位：人，％）

産		周　産　期　死　亡			婚　姻	離　婚
自然死産	人工死産	総　数	*22週以後の死産	早期新生児死亡		
数						
…	…	…	…	…	546,207	55,511
…	…	…	…	…	521,438	51,687
…	…	…	…	…	506,674	51,259
…	…	…	…	…	556,730	48,528
…	…	…	…	…	666,575	48,556
…	…	…	…	…	934,170	79,551
85,159	98,106	75,918	53,297	22,621	714,861	75,267
94,476	67,141	54,904	39,955	14,949	954,852	77,195
84,073	51,022	41,917	29,107	12,810	1,029,405	95,937
67,643	34,219	30,513	20,268	10,245	941,628	119,135
47,651	29,795	18,385	12,231	6,154	774,702	141,689
33,114	35,895	11,470	7,733	3,737	735,850	166,640
23,383	30,509	7,001	4,664	2,337	722,138	157,608
18,262	21,141	8,412	6,580	1,832	791,888	199,016
16,200	22,193	6,881	5,362	1,519	798,138	264,246
13,502	18,316	5,149	4,658	1,091	714,265	261,917
12,245	14,315	4,515	3,637	878	700,222	251,379
10,864	11,757	3,729	3,064	665	635,225	226,238
9,252	10,362	2,999	2,385	614	586,481	208,333
（出産千対）	（出産千対）	（出生千対）	（出生千対）	（出生千対）	（人口千対）	（人口千対）
…	…	…	…	…	9.8	0.99
…	…	…	…	…	8.7	0.87
…	…	…	…	…	7.9	0.80
…	…	…	…	…	8.0	0.70
…	…	…	…	…	9.3	0.68
…	…	…	…	…	12.0	1.02
44.5	51.3	43.9	30.8	13.1	8.0	0.84
47.6	33.8	30.1	21.9	8.2	9.7	0.79
40.6	24.7	21.7	15.0	6.6	10.0	0.93
33.8	17.1	16.0	10.7	5.4	8.5	1.07
28.8	18.0	11.7	7.8	3.9	6.7	1.22
22.1	23.9	8.0	5.4	2.6	6.1	1.39
18.3	23.9	5.7	3.8	1.9	5.9	1.28
14.9	17.2	7.0	5.5	1.5	6.4	1.60
13.2	18.1	5.8	4.5	1.3	6.4	2.30
12.3	16.7	4.8	3.8	1.0	5.7	2.08
11.2	13.0	4.2	3.4	0.8	5.5	1.99
10.6	11.4	3.7	3.0	0.7	5.1	1.81
9.9	11.0	3.3	2.6	0.7	4.7	1.68

死産」に変更。＊平成 6 年以前は28週以後の死産。

8．出生率の変化

(1) 出生率（birth rate）はその国の文化度を示すといわれ，一般に文化水準の高い国にあっては出生率が少ない傾向にある。

(2) 日本は戦前まで人口1,000対30以上の高い出生率を示していたが，昭和25年以降急激に低下し，35年で20をきり，ほぼ先進国並となった。その後横這い状態を続けていたが昭和48年頃から漸減の傾向を示している。平成30年の合計特殊出生率は1.42人となっている。

表4－10　出生数・出生率・再生産率の動向

年次	出生数	出生率[1] （人口千対）	合計特殊 出生率[2]	総再生 産　率	純再生 産　率
昭25	2,337,507	28.1	3.65	1.77	1.50
35	1,606,041	17.2	2.00	0.97	0.92
40	1,823,697	18.6	2.14	1.04	1.01
45	1,934,239	18.8	2.13	1.03	1.00
50	1,901,440	17.1	1.91	0.93	0.91
55	1,576,889	13.6	1.75	0.85	0.83
60	1,431,500	11.9	1.76	0.86	0.85
平2	1,221,585	10.0	1.54	0.75	0.74
7	1,187,064	9.6	1.42	0.69	0.69
12	1,190,547	9.5	1.36	0.66	0.65
17	1,062,530	8.4	1.26	0.61	0.61
22	1,071,304	8.5	1.39	0.67	0.67
27	1,005,677	8.0	1.45	0.71	0.70
30	918,400	7.4	1.42	…	…

注：合計特殊出生率（粗再生産率）＝$\left(\dfrac{母の年齢別出生数}{年齢別女子人口}\right)$15～49歳までの合計。

　　　ある年次について再生産年齢（この場合は15～49歳）にある女子の年齢別特殊出生率の合計で，1人の女子が，その年次の年齢別出生率で，一生の間に生む平均子ども数をあらわす。

　　　総再生産率＝$\left(\dfrac{母の年齢別女児出生数}{年齢別女子人口}\right)$15～49歳までの合計。

　　　合計特殊出生率の場合は生まれる子は男女両方含んでいたが，総再生産率は女児だけについて求めた指標で1人の女子がその年次の年齢別出生率で一生の間に生む平均女児数をあらわす。
　　　1）昭和25～41年は総人口を，昭和42年以降は日本人人口を分母に用いている。
　　　2）15～49歳の各歳別日本人女性人口を分母に用いている。
　　　資料：厚生労働省「人口動態統計」，国立社会保障・人口問題研究所「人口統計資料集」

図4－9　出生数と合計特殊出生率の推移

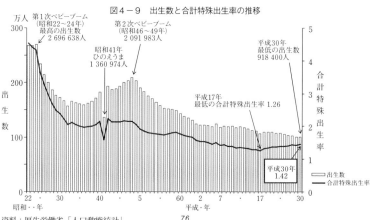

資料：厚生労働省「人口動態統計」

9．死亡率の変化

(1) 死亡率（mortality rate）とくに年齢調整死亡率*（corrected death rate）はその国の衛生状態を表す指標として用いられる。

(2) 粗死亡率（crude death rate）の動向をみると日本は戦前から着実に死亡率が減少し，終戦直前には人口1,000対16となった。この時点ではまだ先進諸国より高かったが，戦後急速に低下したが，高齢社会となり平成30年では11.0となっている。

(3) 日本人の死亡率減少の背景には，戦後におけるめざましいほどの化学療法剤，抗生物質製剤の開発，治療技術の進歩，医療制度の充実，公衆衛生施策の充実などによるところが大きい。

表4-11　わが国の死亡数，死亡率および乳児死亡率

年次	死亡数（単位千人）	死亡率（人口千人当り）	乳児死亡率（出生千人当り）	年次	死亡数（単位千人）	死亡率（人口千人当り）	乳児死亡率（出生千人当り）
昭和22年	1,138	14.6	76.7	昭和55年	723	6.2	7.5
30	694	7.8	39.8	60	752	6.3	5.5
35	707	7.6	30.7	平成2	820	6.7	4.6
40	700	7.1	18.5	7	922	7.4	4.2
45	713	6.9	13.1	17	1,083	8.6	2.8
50	702	6.3	10.0	27	1,290	10.3	1.9
				30	1,362	11.0	1.9

資料：厚生労働省「人口動態統計」

図4-10　人口動態総覧（率）の年次推移
（明治32～平成30年）

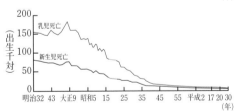

資料：厚生労働省

表4-12　人口動態率の推移

	出生率	死亡率	自然増減率	合計特殊出生率
大正9年	36.2‰	25.4‰	10.8‰	5.24
14	34.9	20.3	14.7	5.11
昭和5	32.4	18.2	14.2	4.71
10	31.6	16.8	14.9	4.36
15	29.4	16.5	12.9	4.11
22	34.3	14.6	19.7	4.54
25	28.1	10.9	17.2	3.65
30	19.4	7.8	11.6	2.37
35	17.2	7.6	9.6	2.00
40	18.6	7.1	11.4	2.14
45	18.8	6.9	11.8	2.13
50	17.1	6.3	10.8	1.91
55	13.6	6.2	7.3	1.74
60	11.9	6.3	5.6	1.76
平成2	10.0	6.7	3.3	1.54
7	9.6	7.4	2.1	1.43
17	8.4	8.6	△0.2	1.26
22	8.5	9.5	△1.0	1.39
27	8.0	10.3	△2.3	1.45
30	7.4	11.0	△3.6	1.42

合計特殊出生率：1人の女子が生涯に生む子どもの数
資料：厚生労働省「人口動態統計」国立社会保障・人口問題研究所資料による。

*年齢構成が著しく異なる人口集団の間での死亡率や，特定の年齢層に偏在する死因別死亡率などについて，その年齢構成の差を取り除いて比較する場合に用いる。これを平成2年まで訂正死亡率と呼んでいた。

10. 主な死因別死亡数の年次推移

人口動態統計により，主な死因別死亡数をあげると結核，胃腸炎等が著しく減って悪性新生物，心疾患，老衰等の増加の著しいことがわかる。

表4－13　死因別死亡数　　　　　　　　　　（単位　千人）

	結核	悪性新生物	糖尿病	心疾患	高血圧性疾患	脳血管疾患	肺炎・気管支炎
1900 (明33)	71.8	20.3	…	21.1	…	69.8	99.1
1915 (〃 4)	115.9	37.8	1.6	33.6	…	67.9	137.7
1925 (〃 14)	116.0	42.2	2.0	39.9	…	96.3	164.6
1930 (昭 5)	119.6	45.5	2.2	41.1	…	104.9	129.0
1935 (〃 10)	132.2	50.1	2.5	39.9	…	114.6	129.3
1940 (〃 15)	153.2	51.9	2.8	45.5	…	127.8	133.6
1950 (〃 25)	121.8	64.4	2.0	53.4	9.9	105.7	77.6
1955 (〃 30)	46.7	77.7	2.2	54.4	9.1	121.5	43.2
1960 (〃 35)	32.0	93.8	3.2	68.4	15.1	150.1	46.0
1965 (〃 40)	22.4	106.5	5.1	75.7	19.0	172.8	36.7
1970 (〃 45)	15.9	120.0	7.6	89.4	18.3	181.3	35.1
1975 (〃 50)	10.6	136.4	9.0	99.2	19.8	174.4	37.5
1980 (〃 55)	6.4	161.8	8.5	123.5	15.9	162.3	39.2
1985 (〃 60)	4.7	187.7	9.2	141.1	12.7	135.0	51.4
1990 (平 2)	3.7	217.4	9.5	165.5	9.2	121.9	74.5
1994 (〃 7)	2.6	211.6	11.4	112.0	6.6	117.9	64.1
2000 (〃 12)	2.7	295.5	12.3	146.7	6.1	132.5	86.9
2005 (〃 17)	2.3	325.9	13.6	173.1	5.8	132.8	108.2
2010 (〃 22)	2.1	353.4	14.4	189.4	6.8	123.5	118.9
2015 (〃 27)	1.9	370.3	13.3	196.1	6.7	112.0	121.3
2018 (〃 30)	2.2	373.6	14.2	208.2	9.6	108.2	95.0

	慢性肝疾患・肝硬変	老衰	胃腸炎	不慮の事故	自殺	計
1900 (明33)	1.7	57.4	58.7	19.9	5.9	910.7
1915 (〃 4)	3.4	59.3	118.0	24.3	10.2	1,093.8
1925 (〃 14)	3.9	70.1	142.3	25.0	12.2	1,210.7
1930 (昭 5)	4.7	76.6	142.7	26.3	13.9	1,170.9
1935 (〃 10)	4.5	79.0	119.9	29.0	14.2	1,161.9
1940 (〃 15)	4.9	89.5	114.5	28.4	9.9	1,186.6
1950 (〃 25)	5.7	58.4	68.5	32.9	16.3	904.9
1955 (〃 30)	7.6	59.9	28.3	33.3	22.5	693.5
1960 (〃 35)	9.1	54.1	19.8	39.0	20.1	706.6
1965 (〃 40)	9.8	49.1	12.7	40.2	14.4	700.4
1970 (〃 45)	12.9	39.3	8.6	43.8	15.7	713.0
1975 (〃 50)	15.1	29.9	6.2	33.7	20.0	702.3
1980 (〃 55)	16.5	32.2	3.8	29.2	20.5	722.8
1985 (〃 60)	17.2	27.8	2.3	29.6	23.4	752.3
1990 (平 2)	16.8	24.2	1.5	32.1	20.1	820.3
1994 (〃 7)	13.7	17.3	－	36.5	17.2	741.9
2000 (〃 12)	16.1	21.2	－	39.5	30.3	961.7
2005 (〃 17)	16.4	26.4	－	39.9	30.6	1,083.8
2010 (〃 22)	16.2	45.3	－	40.7	29.6	1,197.0
2015 (〃 27)	15.7	84.8	－	38.3	23.2	1,290.5
2018 (〃 30)	17.3	109.6	－	41.2	20.0	1,362.5

資料：厚生労働省「人口動態統計」。1978年までは第8回修正国際疾病分類により，1979年以降は第9回修正国際疾病分類による。1950～70年は沖縄を含まず。

11.　死因構成割合の変化

(1)　人口動態統計によって死因構成の変化をみると，三大生活習慣病といわれる悪性新生物，心臓病，脳
　　血管疾患で平成 30 年で全死亡数の 51.1 ％（昭和 10 年は 18 ％）を占め，生活習慣病を中心とした食生
　　活指導の重要性を示している。

表4－14　死因構成割合　　　　　　　　　　　　（単位　％）

	昭和50	60	平成2	7	12	17	22	27	30
総　　　　数	100.0	100.0	100.0	100.0	100.0	100.0	100.0	100.0	100.0
全　結　核	1.5	0.6	0.4	0.3	0.3	0.2	0.2	0.2	0.2
悪 性 新 生 物	19.4	25.0	26.5	28.5	30.7	30.1	29.5	28.7	27.4
脳 血 管 疾 患	24.8	17.9	14.9	15.9	13.8	12.3	12.3	8.7	7.9
心　疾　患	14.1	18.8	20.2	15.1	15.3	16.0	15.8	15.2	15.3
高 血 圧 性 疾 患	2.8	1.7	1.1	0.7	0.6	0.5	0.6	0.5	0.7
肺炎および気管支炎	5.3	6.8	9.1	8.6	9.0	9.9	9.9	9.4	7.0
腎　不　全	1.0	1.8	2.1	1.8	1.8	1.9	2.0	1.9	1.9
肝　疾　患	2.2	2.3	2.0	1.8	1.7	1.5	1.4	1.2	1.3
精神病の記載のない老衰	4.3	3.7	2.9	2.3	2.2	2.4	3.8	6.6	8.0
不 慮 の 事 故	4.8	3.9	3.9	4.9	4.1	3.7	3.4	3.0	3.0
自　　　殺	2.8	3.1	2.4	2.3	3.1	2.0	2.2	1.8	1.5
そ　の　他	17.0	14.4	14.4	17.8	17.3	18.7	18.6	22.8	25.8

資料：厚生労働省「人口動態統計」

(2)　表4－15 は平成 30 年のわが国の死亡順位と死亡数，死亡率等を示したものである。

表4－15　死因順位（第10位まで）（平成 30 年）

死　　因		死亡数	死亡率	死亡総数に占める割合(%)
全　死　因		1,362,470	1096.8	100.0
悪 性 新 生 物	(1)	373,584	300.7	27.4
心　疾　患	(2)	208,221	167.6	15.3
老　　衰	(3)	109,605	88.2	8.0
脳 血 管 疾 患	(4)	108,186	87.1	7.9
肺　　炎	(5)	94,661	76.2	6.9
不 慮 の 事 故	(6)	41,238	33.2	3.0
誤 嚥 性 肺 炎	(7)	38,460	31.0	2.8
腎　不　全	(8)	26,081	21.0	1.9
血管性等の認知症	(9)	20,521	16.5	1.5
自　　殺	(10)	20,031	16.1	1.5

注：1）（　）内の数字は，死亡順位を示す。
　　2）「心疾患（高血圧性を除く）」，「血管性等の認知症」は「血管性及び詳細不明の認知症」である。
資料：厚生労働省「平成 30 年人口動態統計」

12.　乳児死亡率

(1) 生後 1 年未満の死亡を乳児死亡という。乳児死亡は妊娠中の母体の保護と出生後の乳児の適切な保育によって改善が比較的容易であることから衛生状態の指標として用いられる。

(2) わが国の乳児死亡率（infant mortality rate）は明治から大正にかけて出生千対 150 以上であったが、大正末期頃から減少傾向を示し、平成 27 年には 1.9 と世界の低乳児死亡率国群のトップとなっている。

表 4 - 16　乳幼児死亡率・新生児死亡率の国際比較　　　　　　　　（出生千対）

	乳児死亡率				新生児死亡率			
	1990	2000	2010	2016	1990 年	2000	2010	2016
日　　　　　本	4.6	3.2	2.3	2.0	2.6	1.8	1.1	0.9
カ　ナ　　ダ	6.8	5.3	'08) 5.1	4.5	4.6	3.6	'06) 3.7	'15) 3.5
ア　メ　リ　カ	9.1	6.9	6.1	'15) 5.9	5.8	4.6	'09) 4.2	'15) 3.9
オ　ー　ス　ト　リ　ア	7.9	4.8	3.9	3.1	4.4	3.3	2.7	2.3
デ　ン　マ　ー　ク	7.5	5.3	3.4	3.1	4.5	'01) 3.5	2.6	2.4
フ　ラ　ン　ス	'91) 7.3	4.4	3.5	3.5	3.6	'03) 2.9	'09) 2.4	2.4
ド　イ　ツ [2]	7.0	4.4	3.4	3.4	3.5	2.3	'07) 2.7	2.4
ハ　ン　ガ　リ　ー	14.8	9.2	5.3	3.9	10.8	6.2	3.5	2.5
イ　タ　リ　ア	8.5	4.5	3.2	3.0	6.2	'03) 3.4	'08) 2.4	2.0
オ　ラ　ン　ダ	7.1	5.1	3.8	3.5	5.7	3.9	'09) 2.9	2.6
ポ　ー　ラ　ン　ド	16.0	8.1	5.0	4.0	11.6	5.6	3.5	2.9
ス　ウ　ェ　ー　デ　ン	5.6	3.4	2.5	2.5	4.9	'01) 2.5	1.6	1.4
ス　イ　ス	7.1	4.9	3.8	3.6	3.8	3.6	3.1	3.0
イ　ギ　リ　ス	'91) 7.4	5.6	4.3	3.8	4.5	3.9	'09) 3.2	2.7
オ　ー　ス　ト　ラ　リ　ア	8.2	5.2	4.1	3.1	4.9	3.5	2.8	2.3
ニュージーランド	'91) 8.3	6.1	5.1	3.6	4.1	3.6	'09) 2.8	2.2

資料　厚生労働省「人口動態統計」
　　　UN「Demographic Yearbook」
注　　ドイツの 1990 年までは旧西ドイツの数値である。

(3) 主な死因別乳児死亡数をみると表 4 - 17 のとおりである。疾病分類を平成 16 年から示す。

表 4 - 17　主な死因別，乳児死亡数（平成 16 ～ 30 年）

死因 ＼ 年次	平成16年	平成17年	平成19年	平成20年	平成21年	平成22年	平成25年	平成27年	平成29年	平成30年
全　　死　　因	3,122	2,958	2,826	2,798	2,556	2,450	2,185	1,916	1,762	1,748
先天奇形，変形及び染色体異常	1,185	1,025	1,046	999	897	916	811	715	635	623
周産期に特異的な呼吸障害及び心血管障害	421	414	376	379	361	341	308	248	236	262
乳幼児突然死症候群	214	174	147	153	145	140	124	96	69	57
胎児及び新生児の出血性障害及び血液障害	174	159	121	128	99	85	76	83	64	50
不慮の事故	149	174	127	144	124	113	89	81	77	64

資料：厚生労働省「人口動態統計」

表 4 - 18　市部，郡部別乳児死亡率，新生児死亡率
（出生千対）

	乳児死亡率		新生児死亡率	
	市部	郡部	市部	郡部
昭和30年	34.5	45.2	19.6	25.2
40	16.4	24.0	10.5	14.7
45	12.2	15.9	8.1	10.4
50	9.7	11.4	6.5	7.7
55	7.3	8.3	4.8	5.4
60	5.4	5.9	3.4	3.7
平成 2	4.5	4.8	2.6	2.7
7	4.2	4.5	2.1	2.4
12	3.2	3.3	1.8	1.8
17	2.8	2.8	1.3	1.3
20	2.5	2.7	1.2	1.3
22	2.3	2.2	1.1	1.0
27	1.9	2.1	0.9	1.0
30	1.9	1.7	0.9	0.7

資料：厚生労働省「人口動態統計」

図 4 - 11　生存期間別乳児死亡率の推移（出生千対）

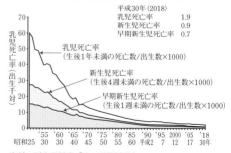

平成30年 (2018)
乳児死亡率　　　　1.9
新生児死亡率　　　0.9
早期新生児死亡率　0.7

乳児死亡率（生後1年未満の死亡数/出生数×1000）
新生児死亡率（生後4週未満の死亡数/出生数×1000）
早期新生児死亡率（生後1週未満の死亡数/出生数×1000）

資料：厚生労働省「人口動態統計」

13.　妊産婦死亡率

(1) 妊産婦死亡とは，妊娠，分娩，産褥の異常による死亡をいう。昭和22～30年頃は出生10万対
　　167.5～178.8であったが，平成3年には3.3（出生10万対）となっている（表4－19）。
(2) 妊産婦死亡は平成30年で31名おり，直接産科の死亡が多い（表4－20）。
(3) 国際比較をしてみると，わが国はむしろ比較的高率であったが，最近は改善している（表4－21）。

表4－19　妊産婦死亡率（出産10万対）

	妊産婦死亡率		妊産婦死亡率
明治32年	449.9	昭和45年	52.1
43	363.6	50	27.3
大正 9	353.4	55	19.5
昭和 5	272.5	60	15.1
15	239.6	平成 2年	8.2
22	167.5	10	6.9
25	176.1	14	7.1
30	178.8	18	4.8
35	130.6	22	4.1
40	87.6	27	3.8
		30	3.3

資料：厚生労働省「人口動態統計」
　　昭和22年以前の数値は出生10万対の
　　数値

表4－20　死因別，妊産婦死亡数（平成7～30年）　　（人）

死因＼年次	平成7年	12年	17年	22年	24年	27年	30年
総　　　　　　　　　数	85	78	62	45	42	39	31
直 接 産 科 的 死 亡	67	62	45	34	35	30	21
子 宮 外 妊 娠	2	5	1	3	—	—	1
妊娠，分娩及び産じょくにおける浮腫，たんぱく尿及び高血圧性障害	19	8	5	2	8	3	4
前置胎盤及び(常位)胎盤早期剥離	3	12	8	4	4	3	1
分娩前出血，他に分類されないもの	—	—	—	—	—	—	—
分 娩 後 出 血	4	11	6	3	3	11	2
産 科 的 塞 栓 症	20	14	12	11	11	6	5
その他の直接産科的死亡	19	12	13	11	9	7	8
間 接 産 科 的 死 亡	18	15	17	11	7	8	9
原 因 不 明 の 産 科 的 死 亡	—	1	—	—	—	1	—
産 科 的 破 傷 風							
ヒト免疫不全ウイルス病（妊娠，分娩及び産じょくによる死亡）							1

資料：厚生労働省「人口動態統計」

表4－21　年次別妊産婦死亡率の国際比較（出生10万対）

	昭和50年(1975)	60(1985)	平成7年(1995)	17年(2005)	27(2015)
日　　　　　本	28.7	15.8	7.2	5.8	3.9
カ ナ ダ	7.5	4.0	4.5	5.9 (04)	'13) 6.0
アメリカ合衆国3)	12.8	7.8	7.1	18.4	28.7
フ ラ ン ス	19.9	12.0	9.6	5.3	'14) 4.7
ド イ ツ1)	39.6	10.7	5.4	4.1	3.3
イ タ リ ア	25.9	8.2	3.2	5.1 (03)	3.3
オ ラ ン ダ	10.7	4.5	7.3	8.5	3.5
スウェーデン	1.9	5.1	3.9	5.9	0.9
ス イ ス	12.7	5.4	8.5	5.5	6.9
イ ギ リ ス2)	12.8	7.0	7.0	7.1	4.5
オーストラリア	5.6	3.2	8.2	4.7 (04)	2.6
ニュージーランド	23.0	13.5	3.5	10.4	'13) 17.0

注：1) 1985年までは旧西ドイツの数値である。
　　2) 1985年まではイングランド・ウェールズの数値である。
　　3) 各国データは，30以下の死亡数に基づき死亡率が算出されているものを含む。
資料：厚生労働省「人口動態統計」
　　WHO「World Health Statistics Annual」
　　UN「Demographic Yearbook」

14. 周産期死亡率

(1) 周産期死亡率（perinatal death rate）は妊娠満 22 週以後の死産と，生後 1 週未満の早期新生児死亡を合わせたものをいい，通常出産千対の死亡率で観察する。1950 年以来 WHO によって提唱されたものであり，出生をめぐる死亡として母子保健の 1 つの指標として用いられる。国際比較では出生千対が用いられている。

(2) わが国の周産期死亡率は，昭和 55 年が妊娠満 28 週以後の死産数に早期新生児死亡を加えた出生千対で 11.7 であったが，平成 29（2017）年には 3.5（早期新生児死亡 0.7，妊娠満 28 週以後の死産 1.7）と減少し，世界の低率国群となっている。

図4－12　周産期死亡数と率の推移

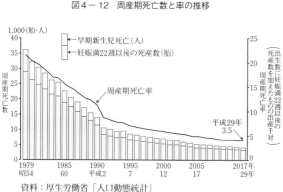

資料：厚生労働省「人口動態統計」

図4－13　周産期死亡率の欧米諸国との比較

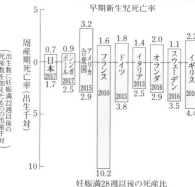

注：なお，外国との比較のために妊娠 28 週以後の死産と出生千対を用いた。
資料：厚生労働省「人口動態統計」
　　　UN「Demographic Yearbook」

表4－22　周産期死亡率の国際比較　　　　　　（変更前の定義：出生千対）

	1980	1990	2000	2010	2015	2017 周産期死亡率	2017 妊娠満28週以後死産比[4]	2017 早期新生児死亡率
日　　　　　本[1]	11.7	5.7	3.8	2.9	2.5	2.4	1.7	0.7
カ　　ナ　　ダ	10.9	7.7	6.2	'06) 6.1	5.8	'15) 5.8	2.8	3.0
アメリカ合衆国	14.2	9.3	7.1	'09) 6.3	6.0	'15) 6.0	2.9	3.2
デ ン マ ー ク	9.0	8.3	'01) 6.8	'09) 6.8	'14) 6.8	'16) 6.1	3.8	2.3
フ ラ ン ス	13.0	8.3	'99) 6.6	11.8	'10) 11.8	'10) 11.8	10.2	1.6
ド イ ツ[2]	11.6	6.0	'99) 6.2	'07) 5.5	5.6	'15) 5.6	3.8	1.8
ハ ン ガ リ ー	23.1	14.3	10.1	6.9	6.1	'16) 5.8	4.3	1.5
イ タ リ ア	17.4	10.4	'97) 6.8	'09) 4.3	4.8	'13) 3.8	2.5	1.4
オ ラ ン ダ	11.1	9.7	'98) 7.9	'09) 5.7	4.7	'16) 4.8	2.9	2.0
ス ペ イ ン	14.6	7.6	'99) 5.2	3.5	4.3	'15) 4.3	3.1	1.2
ス ウ ェ ー デ ン	8.7	6.5	'02) 5.3	4.8	5.0	'16) 4.7	3.5	1.1
イ ギ リ ス[3]	13.4	8.2	8.2	'09) 7.6	6.5	'16) 6.5	4.4	2.2
オーストラリア	13.5	8.5	6.0	'08) 6.7	5.7	'16) 2.9	1.1	1.9
ニュージーランド	11.8	7.2	5.8	'09) 4.9	4.1	4.3	2.4	1.9

資料　厚生労働省「人口動態統計」，WHO「World Health Statistics Annual」，UN「Demographic Yearbook」
注　 1）国際比較のため周産期死亡は変更前の定義（妊娠満 28 週以後の死産数に早期新生児死亡数を加えたもの出生千対）を用いている。
　　 2）1990 年までは，旧西ドイツの数値である。
　　 3）1980 年までは，イングランド・ウェールズの数値である。
　　 4）妊娠満 28 週以後の死産比＝年間妊娠満 28 週以後の死産数÷年間出生数× 1,000

第5章
生活習慣病予防と栄養

1．生活習慣病（1）

(1) 平成 8 年 12 月厚生省公衆衛生審議会から，従来加齢要因をもとに昭和 30 年以来使われてきた成人病に代わって生活習慣病の概念が提案され，疾病の 2 次予防（早期発見・早期治療）から 1 次予防（健康増進・栄養改善）が重要視される時代となった。

(2) 図 5 − 1 は疾病の発症要因を，図 5 − 2 は生活習慣病が重症化するまでの流れを，図 5 − 3 は生活習慣病のリスクファクターと疾病の関係を明らかにしたものである。

(3) 図 5 − 4 は，平成 26 年までの患者調査からみた入院・外来別年齢階級別の受療率の年次推移である。

図 5 − 1　疾病の発症要因

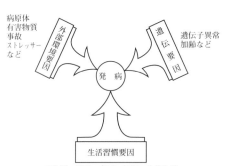

病原体
有害物質
事故
ストレッサー
など

外部環境要因

発病

遺伝要因

遺伝子異常
加齢など

生活習慣要因

食生活・運動・喫煙・飲酒・休養など

資料：厚生省（現厚生労働省）

図 5 − 2　生活習慣病が重症化するまでの流れ

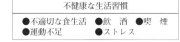

不健康な生活習慣
●不適切な食生活　●飲　酒　●喫　煙
●運動不足　　　　●ストレス

予　備　軍

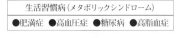

生活習慣病（メタボリックシンドローム）
●肥満症　●高血圧症　●糖尿病　●高脂血症

重　症　化
●心筋梗塞　●脳卒中　●糖尿病の合併症

資料：厚生労働省生活習慣病対策室

図 5 − 3　リスクファクターと疾病

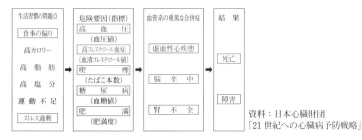

資料：日本心臓財団
「21 世紀への心臓病予防戦略」

図 5 − 4　年齢階級別にみた受療率の年次推移（人口 10 万対）

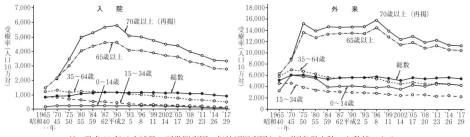

注：平成 23 年は宮城県の石巻医療圏，気仙沼医療圏および福島県を除いた数値である。
資料：厚生労働省「患者調査の概況」

84

2．生活習慣病（2）

(1) 表5－1は主な疾患と生活習慣要因を，あげたものである。
(2) 図5－5は，平成26年患者調査からみた主な疾患の総患者数で，高血圧症，糖尿病患者の数が多い。
(3) 平成29年度国民医療費推計から人口1人当たりの国民医療費をみると，65歳未満は男186,400円，女185,400円，65歳以上は男794,700円，女694,900円となっている（表5－2）。

表5－1　主な疾患と生活習慣要因

1．肺がんと喫煙
2．大腸がんと動物性脂肪の過剰摂取，食物繊維の不足
3．脳卒中と栄養過多，喫煙，食塩の過剰，ストレスの過剰
4．虚血性心疾患と動物性脂肪，コレステロールの過剰
5．糖尿病とエネルギーの過剰摂取，運動不足
6．肝硬変とアルコールの過剰摂取

表5－2　年齢階級，性別国民医療費

年齢階級	男			女		
	国民医療費（億円）	構成割合（％）	人口一人当たり国民医療費（千円）	国民医療費（億円）	構成割合（％）	人口一人当たり国民医療費（千円）
	総　　数					
総　　数	208,771	100.0	338.6	221,939	100.0	341.2
65歳未満	87,485	41.9	188.6	83,710	37.7	185.4
0～14歳	13,989	6.7	175.2	11,403	5.1	149.9
15～44歳	23,798	11.4	108.7	28,892	13.0	137.3
45～64歳	49,698	23.8	301.1	43,415	19.6	263.1
65歳以上	121,286	58.1	794.7	138,229	62.3	694.9
70歳以上（再掲）	94,324	45.2	901.5	116,121	52.3	786.3
75歳以上（再掲）	68,364	32.7	1,000.2	92,731	41.8	871.0

資料：厚生労働省「平成29年度 国民医療費の概況」2019

図5－5　主要疾患の総患者数

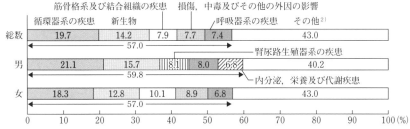

女 / 男 ｝総数

注：「統合失調症」は，「統合失調症，統合失調型障害及び妄想性障害」
資料：厚生労働省「患者調査」平成29年

（9,937 / 5,643 / 4,313 疾患高血圧性，3,289 / 1,442 / 1,848 糖尿病，1,115 / 558 / 556 脳卒中，1,782 / 812 / 970 がん，2,205 / 1,565 / 639 脂質異常症，220 / 66 / 154 肺疾患閉塞性，1,732 / 775 / 963 心疾患，792 / 414 / 379 虚血性，249 統合失調症，123 / 127 肝疾患）

(4) 平成29年度の国民医療費を疾病大分類（主疾病）別にみると，「循環器系疾患」がもっとも多く，次いで「新生物」「筋骨格系および結合組織の疾患」「損傷，中毒及びその他の外因の影響」の順となっている。性別にみると男性は女性に比べ循環器系の疾患，新生物の割合が多い。

図5－6　性別にみた傷病分類別医科診療医療費構成割合（上位5位）（平成29年度）

筋骨格系及び結合組織の疾患　　損傷，中毒及びその他の外因の影響

循環器系の疾患　新生物　　呼吸器系の疾患　その他2)

	循環器系の疾患	新生物	筋骨格系	損傷	呼吸器系	その他
総数	19.7	14.2	7.9	7.7	7.4	43.0

57.0

腎尿路生殖器系の疾患

| 男 | 21.1 | 15.7 | 8.1 | 8.0 | 6.8 | 40.2 |

59.8

内分泌，栄養及び代謝疾患

| 女 | 18.3 | 12.8 | 10.1 | 8.9 | 6.8 | 43.0 |

57.0

0　10　20　30　40　50　60　70　80　90　100（％）

注：1）傷病分類は，ICD－10（2013年度版）に準拠した分類による。
　　2）その他とは上位5傷病以外の傷病である。
資料：厚生労働省「平成29年度　国民医療費の概況」

※※※

３．生活習慣病予防のための栄養教育・栄養指導の重要性
―２次予防から１次予防へ―

※※※

(1) 疾病予防の概念は，表５－３のとおり１次予防，２次予防，３次予防に区分される。生活習慣病予防
は１次予防が重要である。生活習慣病に相当する欧米の言葉は，表５－４のとおりである。

表５－３　疾病予防の概念

○１次予防
　疾病の発生そのものを予防することを指す。適正な食事や運動不
足の解消，禁煙や節酒，そしてストレスコントロールといった健康
的な生活習慣づくりの取り組み（健康教室，保健指導等）や，予防
接種や環境改善，外傷の予防などの特殊予防のことを言う。
○２次予防
　疾病の早期発見と早期治療によって疾病が進行しないうちに治し
てしまうこと。老人保健事業による基本健康診査，各種がん検診及
び人間ドック等の検診事業による疾病の２次予防対策が行われてい
る。乳がんの自己検診，早期の医療機関受診も２次予防に該当する。
○３次予防
　適切な治療による疾病や障害の進行防止を指す。リハビリテーシ
ョンも３次予防に含まれる。

資料：「地域における健康日本21　実践の手引」厚生省・
　　　（財）健康・体力づくり事業財団

表５－４　「生活習慣病」に相当する欧米の言葉

アメリカ	chronic disease （慢性疾患）
イギリス	life-style related disease （生活習慣病） chronic degenerative disease （慢性退行性疾患）
フランス	maladie de comportement （生活習慣病）
ドイツ	Zivilisationskrankheit （文明病）
スウェーデン	välfärds sjukdomar （裕福病）

(2) 食事は毎日摂取するものであり，生活習慣の中でも特に，健康的意義，疾病予防的意義が大きい。"食
は命なり"と言われるゆえんである。

表５－５　生活習慣病の１次予防と２次予防の比較

		１次予防	２次予防
(1)	定義	原因究明，原因の除去，是正による生活習慣病罹患の予防 "火の用心"による"出火予防"	早期発見・早期治療による生活習慣病の進展・死亡の予防 "初期消火"による"全焼・延焼阻止"
(2)	具体的な方法	・環境からの病気の元になる原物質・促進因子の除去 ・禁煙・食生活改善など生活習慣の改善	・定期的に健康診査を受診
(3)	長所	・生活習慣病にかからなくてすむ ・検診，治療の費用が不要	・原因が不明または除去・是正困難であっても救命は可能 ・確かな手ごたえがある
(4)	短所・問題点	・原因が不明または除去・是正困難なときは実施不可能または，困難 ・人生の楽しみを奪う恐れがある ・確かな手ごたえがない	・早期発見の方法と効果的な治療法が確立していなければならない ・救命患者発見の１人当たりのコストが大きい ・健康診査の効果が明確でない
(5)	効果が期待し得る生活習慣病	・循環器疾患，肝疾患，糖尿病 ・肺がん（特に肺門型扁平上皮がん），口腔・咽頭がん，食道がん ・肝細胞がん ・胃がん　・大腸がん ・乳がん　・前立腺がん	・循環器疾患，肝疾患，糖尿病 ・子宮頸がん　・乳がん ・胃がん　・大腸がん ・肺がん　・前立腺がん
(6)	１次予防と２次予防の相互乗り入れ	・生活習慣病の危険因子の究明，高危険群の選定による各検査の効率化	・健康診査の場を利用して１次予防のための衛生教育を行う

資料：厚生省生活習慣病対策室監修「生活習慣病のしおり」（富永による資料を改編），
　　　社会保険出版社，1997年

4．死因順位の年次変化

　わが国の死因順位の推移をみると，昭和26年に脳卒中が結核にかわって1位に，昭和28年にがんが2位，昭和57年にはがんが1位，脳卒中は2位となる。平成30年には1位がん，2位心臓病，3位老衰，4位脳卒中，5位肺炎となっている。

表5－6　死因順位の年次変動（変動のあった年次のみを示す）（死亡率・人口10万対）

	第 1 位		第 2 位		第 3 位		第 4 位		第 5 位	
	死　因	死亡率	死　因	死亡率	死　因	死亡率	死　因	死亡率	死　因	死亡率
昭和10年	結　核	190.8	肺　炎	186.7	胃腸炎	173.2	脳卒中	165.4	老　衰	114.0
15	結　核	212.9	肺　炎	185.8	脳卒中	177.7	胃腸炎	159.2	老　衰	124.5
22	結　核	187.2	肺　炎	174.8	胃腸炎	136.8	脳卒中	129.4	老　衰	100.3
25	結　核	146.4	脳卒中	127.1	肺　炎	93.2	胃腸炎	82.4	が　ん	77.4
26	脳卒中	125.2	結　核	110.3	肺　炎	82.2	が　ん	78.5	老　衰	70.7
28	脳卒中	133.7	が　ん	82.2	老　衰	77.6	肺　炎	71.3	結　核	66.5
30	脳卒中	136.1	が　ん	87.1	老　衰	67.1	心臓病	60.9	結　核	52.3
33	脳卒中	148.6	が　ん	95.5	心臓病	64.8	老　衰	55.5	肺　炎	47.6
40	脳卒中	175.8	が　ん	108.4	心臓病	77.0	老　衰	50.0	事　故	40.9
45	脳卒中	175.8	が　ん	116.3	心臓病	86.7	事　故	42.5	老　衰	38.1
50	脳卒中	156.7	が　ん	122.6	心臓病	89.2	肺　炎	33.7	事　故	30.3
54	脳卒中	137.7	が　ん	135.7	心臓病	96.9	肺　炎	28.5	老　衰	25.5
57	が　ん	142.0	脳卒中	134.3	心臓病	107.5	肺　炎	33.7	老　衰	25.5
58	が　ん	148.3	脳卒中	122.8	心臓病	111.3	肺　炎	39.3	事　故	25.0
60	が　ん	156.1	心臓病	117.3	脳卒中	112.2	肺　炎	42.7	事　故	24.6
平成 7	が　ん	211.6	脳卒中	117.9	心臓病	112.0	肺　炎	64.1	事　故	36.5
9	が　ん	220.4	心臓病	112.2	脳卒中	111.0	肺　炎	63.1	事　故	31.1
23	が　ん	283.2	心臓病	154.5	肺　炎	98.9	脳卒中	98.2	事　故	47.1
25	が　ん	290.3	心臓病	156.5	肺　炎	97.8	脳卒中	94.1	老　衰	55.5
30	が　ん	300.7	心臓病	167.6	老　衰	88.2	脳卒中	87.1	肺　炎	76.2

注：変動のあった年次について記載。平成6年までの死亡率は旧分類によるものである。
資料：厚生労働省「人口動態統計」

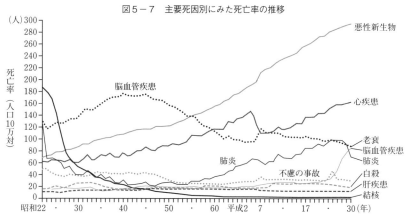

図5－7　主要死因別にみた死亡率の推移

注：1）平成6・7年の心疾患の低下は，死亡診断書（死体検案書）（平成7年1月施行）において「死亡の原因欄には，疾患の終末期の状態としての心不全，呼吸不全等は書かないでください」という注意書きの施行前からの周知の影響によるものと考えられる。
　　2）平成29年の肺炎の低下の主な要因は，ICD-10（2013年版の適用）による原死因選択ルールの明確化によるものと考えられる。
資料：厚生労働省「人口動態統計」

５．非感染性疾患（NCDs）の国際状況—WHO ファクトシートより—

　WHO は 2018 年 6 月に非感染性疾患（NCDs：Noncommunicable Diseases）に関するファクトシートを発表した。NCDs による全世界の死亡者は 4,100 万人に上り，これは全死亡者の 71% を占めている。一方，日本の NCDs による死亡率は世界でも低い水準となっており，今後さらなる改善が望まれる。以下にその概要を紹介する。

1．全世界の死亡者の 71% が NCDs

　非感染性疾患（NCDs）により毎年，世界では 4,100 万人が亡くなっており，これは全世界の年間の死亡者の 71% にあたる。NCDs による死者の多くが心疾患によるもので，その数は毎年 1,700 万人に上っている。以下，悪性新生物（がん）900 万人，呼吸系疾患 390 万人，糖尿病 160 万人の順になっている。NCDs 発症の危険因子は，喫煙，運動不足，過度のアルコール摂取，不健康な食事で，毎年，喫煙が原因とみられる死者（受動喫煙を含む）は 720 万人以上，過度の食塩摂取 410 万人，過度のアルコール摂取 330 万人，運動不足 160 万人と，この 4 つの不健康な生活習慣が NCDs のリスクを高めている。また NCDs の罹患者は低・中所得国に偏っており，これらの地域での NCDs による死者は世界の NCDs 死亡者の 3/4 以上となる 3,200 万人に上っている。

2．70 歳未満の早期死亡者は 1,500 万人

　NCDs は，年齢，地域，人種に関わりなく誰もが不健康な生活習慣によって罹患するリスクのある疾患であるが，NCDs が原因とみられる死者のうち 1,500 万人は 30 歳から 69 歳までの早期の死者とされる。さらに，こうした早期死亡者の 85% 以上が低・中所得国に集中している。NCDs は慢性疾患として長期化する傾向にあるため，こうした生産年齢層の罹患は社会経済へのダメージともなる。

　NCDs を予防する上で重要なことは，各国の行政が各疾患の危険因子削減に向けた施策を実施するとともに，各疾患の早期発見，健診，治療，緩和ケアを提供するプライマリーヘルスケアの充実である。

　世界の NCDs による死亡率の推移をみると日本はシンガポールと並んで低い水準にある。また早期死亡者の割合も男性 22%，女性 12% と他国に比べ低くなっている。今後もさらなる改善が期待される。

〈参考〉NCDs 死亡率の各国の推移（対 10 万人）

	2000 年	2010 年	2015 年	2016 年
日本	306.3	264.0	244.8	242.5
米国	483.1	412.8	414.3	417.9
英国	450.0	367.6	351.1	342.4
ドイツ	468.9	393.1	375.8	365.8
中国	659.5	573.0	549.8	542.4
インド	678.8	622.7	600.8	597.5
シンガポール	408.5	290.8	257.6	246.8
サウジアラビア	619.5	599.6	567.4	561.8
エジプト	774.8	835.1	860.8	826.7
ナイジェリア	889.9	826.9	813.5	813.3

（資料：WHO2018年統計）

６．生活習慣病死亡割合

(1) 生活習慣病は，食習慣，運動習慣，休養，睡眠，飲酒等の個々人の生活習慣がその発症，進行に関与する疾患群を指す。
(2) 生活習慣病といわれている悪性新生物，心疾患，脳血管疾患，高血圧症，糖尿病は，表５−８にみるように平成30年では死因の52.3%を占め，医療，公衆衛生活動が重要課題となっている。

表５−７　生活習慣病による死亡数および死亡率の年次推移　（死亡率は人口10万対）

	総　死　亡		が　ん		脳血管疾患		心疾患		高血圧症		糖尿病	
	死亡数	死亡率	死亡数	死亡率	死亡数	死亡率	死亡数	死亡率	死亡数	死亡率	死亡数	死亡率
昭和10年	1,161,936	1,677.8	50,080	72.3	114,554	165.4	39,902	57.6	−	−	2,527	3.6
25	904,876	1,087.6	64,428	77.4	105,728	127.1	53,377	64.2	9,935	11.9	2,034	2.4
30	693,523	776.8	77,721	87.1	121,504	136.1	54,351	60.9	9,073	10.2	2,191	2.5
35	706,599	756.4	93,773	100.4	150,109	160.7	68,400	73.2	15,115	16.2	3,195	3.4
40	700,438	712.7	106,536	108.4	172,773	175.8	75,672	77.0	18,987	19.3	5,115	5.2
45	712,962	691.4	119,977	116.3	181,315	175.8	89,411	86.7	18,303	17.7	7,642	7.4
50	702,275	631.2	136,383	122.6	174,367	156.7	99,226	89.2	19,831	17.8	9,032	8.1
55	722,801	622.0	161,764	139.2	162,317	139.7	123,505	106.3	15,911	13.7	8,504	7.3
60	752,259	625.5	187,642	156.1	134,969	112.2	141,017	117.3	12,699	10.6	9,240	7.7
平成2	820,305	668.4	217,413	177.2	121,944	99.4	165,478	134.8	9,246	7.5	9,470	7.7
7	922,139	741.9	270,293	217.5	146,552	117.9	139,206	112.0	8,222	6.6	14,225	11.4
12	961,653	765.6	295,484	235.2	132,529	105.5	146,741	116.8	6,063	4.8	12,303	9.8
17	1,043,796	858.8	325,941	258.3	132,847	137.2	173,125	105.3	5,835	4.6	13,621	10.8
22	1,197,014	947.1	353,499	279.7	123,461	97.7	189,361	149.8	6,760	5.3	14,422	11.4
27	1,290,510	1029.8	370,362	295.5	111,974	89.4	196,127	156.5	6,726	5.4	13,328	10.6
30	1,362,470	1096.8	373,584	300.7	108,186	87.1	208,221	167.6	9,581	7.7	14,181	11.4

資料：厚生労働省「人口動態統計」

表５−８　生活習慣病が総死亡に占める割合（%）

	が　ん	脳血管疾患	心疾患	高血圧症	糖尿病	計
昭和10年	4.3	9.9	3.4	−	0.2	17.8
25	7.1	11.7	5.9	1.1	0.2	26.0
30	11.2	17.5	7.8	1.3	0.3	38.1
35	13.3	21.2	9.7	2.1	0.5	46.8
40	15.2	24.7	10.8	2.7	0.7	54.1
45	16.8	25.4	12.5	2.6	1.1	58.4
50	19.4	24.8	14.1	2.8	1.3	62.4
55	22.4	22.5	17.1	2.2	1.2	65.3
60	25.0	17.9	18.8	1.7	1.2	64.6
平成2	26.5	14.9	20.2	1.1	1.2	63.9
7	28.5	15.9	15.1	0.9	1.5	61.9
12	30.7	13.8	15.3	0.6	1.3	61.7
17	30.1	12.3	16.0	0.5	1.3	60.2
22	29.5	10.3	15.8	0.6	1.2	57.4
27	28.7	8.7	15.2	0.5	1.0	54.1
30	27.4	7.9	15.3	0.7	1.0	52.3

資料：厚生労働省「人口動態統計」より作成

7．生活習慣病死亡率の国際比較

　欧米諸国と比べ，わが国は脳血管疾患（脳卒中）による死亡率は高いが，心臓病による死亡率の低いのが特徴となっている。しかし，わが国も漸次心臓病による死亡が増加している。

表5－9　主要国の主な疾病の死亡率の年次別変化（人口 10 万対）

		1980	1985	1990	1995	2000	2005
日本	総　数	405.8	403.9	426.6	460.4	472.2	517.7
	がん	139.1	156.1	177.2	211.6	235.2	258.3
	脳卒中	139.5	112.2	99.4	117.9	105.5	105.3
	心臓病	106.2	117.3	134.8	112.0	116.8	138.7
	高血圧	13.7	10.6	7.5	6.6	4.8	4.6
	糖尿病	7.3	7.7	7.7	11.4	9.8	10.8
アメリカ	総　数	612.0	599.2	576.5	569.7 [2]	539.7	490.9
	がん	183.3	193.3	199.9 [1]	205.6 [2]	196.5	188.7
	脳卒中	74.9	64.1	58.6 [1]	58.6 [2]	59.6	48.4
	心臓病	324.0	313.1	286.2 [1]	269.2 [2]	243.1	209.0
	高血圧	14.4	13.2	12.9 [1]	14.6 [2]	15.9	19.3
	糖尿病	15.3	15.5	18.9 [1]	21.7 [2]	24.6	25.3
ドイツ	総　数	819.0	829.1	774.3	716.9	729.5	662.6
	がん	262.4	280.1	280.8	269.7	256.4	255.8
	脳卒中	145.1	146.7	133.1	117.8	98.3	81.2
	心臓病	390.4	378.2	339.2	312.3	326.1	298.9
	高血圧	11.3	9.2	6.3	5.6	22.8	33.3
	糖尿病	9.7	14.9	14.8	11.5	25.8	29.5
オーストラリア	総　数	593.0	587.2	534.4	516.6 [2]	447.9	436.0
	がん	231.5	239.2	243.1	244.6 [2]	187.0	188.4
	脳卒中	125.8	113.9	85.5	74.7 [2]	64.5	61.4
	心臓病	212.0	210.8	183.3	176.2 [2]	174.3	165.1
	高血圧	10.5	10.4	10.9	10.2 [2]	6.3	6.8
	糖尿病	13.1	12.9	11.4	10.9 [2]	15.7	17.2
スウェーデン	総　数	815.9	786.2	756.0	726.7	700.7	663.1
	がん	241.9	235.6	235.1 [1]	234.7	238.4	242.2
	脳卒中	110.4	115.9	114.1 [1]	112.5	114.9	92.9
	心臓病	440.0	430.5	384.7 [1]	353.9	319.3	294.8
	高血圧	4.2	4.3	5.2 [1]	7.6	8.2	11.3
	糖尿病	19.4	15.1	16.8 [1]	18.0	19.9	21.9

注：1）は 1989 年の数値。
　　2）は 1994 年の数値。
　　2005 年の心臓病の死亡率は，全て ICD10 の死
　　因基本分類コード I00- I02, I05- I09, I21,
　　I22, I20, I24, I25- I51 の合計による数値。
　　総数は，5 つの疾患を合計した数値とした。

資料：厚生労働省「人口動態統計」
World Health Statistics Annual, 1960 ～ 2000
WHO "Statistical Information System
Mortality Database"（2005）

〈参考〉生活習慣病予防の国際的動向

　生活習慣病は，先進国のみならず，多くの発展途上国においても人々の健康を損なう大きな問題であり，栄養・食生活及び身体活動等の対策を，ヘルスプロモーションの考え方に基づいて推進することが全世界的な課題となっている。WHOは地球規模で，栄養・食生活や身体活動を通じて生活習慣病の予防を強力に推進することを目的として，「食生活，身体活動と健康に関する全世界戦略」（Global strategy on diet, physical activity and health）を提案している。その案の中で，食環境面からの働きかけとして，次のような取組を紹介している。
　食物へのアクセスという観点からは，健康的な食品の開発・生産・販売を推進するために，市場への優遇措置を含めた政策，例えば，税制，補助金及び直接的な価格設定あるいは農業政策等を講じている国もある。
　一方，情報へのアクセスに関しては，一般消費者が健康的な食物を選択する拠り所となる情報提供という意味合いから，「インフォームド・チョイス」の重要性が唱えられている。

資料：健康づくりのための食環境整備に関する検討会報告書（平成 16 年），一部要約

8．悪性新生物（がん）死亡率の変化

(1) わが国の死因の第 1 位を占めるがんは中年期とくに 40 歳以降に多く発生している。がんの死亡割合は年々増加し，平成 30 年では男 218,625 人，女 154,959 人，死亡率は人口 10 万対で 300.7（前表 5 － 7）となっている。

(2) 部位別では男は肺がん，女は大腸がんが首位，次いで男では胃がん，女では肺がんとなっている。

表 5 － 10　性・部位別にみる悪性新生物死亡数の推移

	昭和 55 ('80)	平成 2 ('90)	12 ('00)	22 ('10)	27 ('15)	30 ('18)
男						
悪性新生物	93,501	130,395	179,140	211,435	219,515	218,625
胃	30,845	29,909	32,789	32,943	30,810	28,843
肝[1]	9,741	17,786	23,602	21,510	19,008	17,032
膵	4,483	7,317	10,380	14,569	16,186	17,938
肺[2]	15,438	26,872	39,053	50,395	53,211	52,401
大　腸[3]	7,724	13,286	19,868	23,921	26,819	27,098
その他	25,270	35,225	53,439	68,097	73,481	75,313
女						
悪性新生物	68,263	87,018	116,344	142,064	150,847	154,959
胃	19,598	17,562	17,852	17,193	15,871	15,349
肝[1]	4,227	6,447	10,379	11,255	9,882	8,893
膵	3,352	6,001	8,714	13,448	15,682	17,452
肺[2]	5,856	9,614	14,671	19,418	21,171	21,927
大　腸[3]	7,015	11,346	16,080	20,317	22,883	23,560
乳　房	4,141	5,848	9,171	12,455	13,585	14,653
子　宮	5,465	4,600	5,202	5,930	6,429	6,800
その他	18,609	25,600	34,275	42,048	45,344	46,325

注：1）肝および肝内胆管を示す。　　2）気管，気管支および灰を示す。　　3）結腸と直腸，S 状結腸移行部および直腸を示す。

資料：厚生労働省「人口動態統計」

図 5 － 8　部位別にみた悪性新生物の年齢調整死亡率の推移（人口 10 万対）

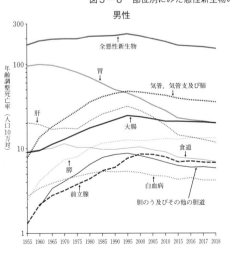
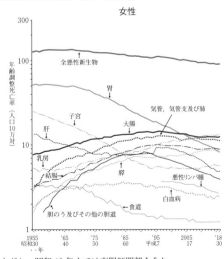

注：1）大腸は，結腸と直腸 S 状結腸移行部及び直腸を示す。ただし，昭和 40 年までは直腸肛門部を含む。
　　2）肝は肝と肝内胆管を示す。

資料：厚生労働省「人口動態統計」

9．がん予防のための食生活

(1) がんを予防するためにはがんの発生を防ぐ1次予防が重要である。がんの発生原因が十分に解明されていない現在，集団検診等による早期発見，早期治療と食生活上の注意などが最も有力な手段となっている。

(2) 表5－11は摂取食品の発がん性をあげたものであり，表5－12は疾病予防と栄養に関する検討委員会が1983年に発表したがん予防の食生活提言である。表5－13は2012年改訂「がん予防新12カ条」である。

表5－11　摂取食品における発がん性の出現　　　　　　(1981年)

1．発がん物質の含有（ワラビ，ソテツ，フキなど）
2．カビの寄生による毒素の出現（アフラトキシンなど）
3．保存，着色，着香などを目的とする食品添加物（AF2など）
4．調理法による出現（熱処理，こげなど）
5．物理的刺激による出現（高濃度塩分，濃アルコール，熱いものなど）
6．体内代謝による出現（ニトロソアミン，二次胆汁酸など）
7．加工によるがん抑制物質の消失（ミネラル，ビタミン，せんいなど）

表5－12　がん予防の観点からの提言
（厚生省疾病予防と栄養に関する検討委員会）

1．高塩食品を避ける。
2．脂肪およびエネルギーをとりすぎないようにする。
3．野菜類，特に緑黄色野菜や生野菜，柑橘類など，カロチンやビタミンCを多くとるようにする。
4．精製しない穀類，野菜類，豆類，きのこ類，海藻類など食物繊維に富む食品を多くとる。
5．アルコール飲料は飲みすぎないようにする。
6．熱すぎる飲物・食物を避ける。
7．肉や魚のこげはなるべく避けた方が安全である。
8．偏食，同じものをくりかえして食べることを避け，いろいろな食物をバランスよく食べるようにする。
9．規則正しく食事をとり，よくかんで食べる。

表5－13　がんを防ぐための新12カ条

1．たばこは吸わない
2．他人のたばこの煙をできるだけ避ける
3．お酒はほどほどに
4．バランスのとれた食生活を
5．塩辛い食品は控えめに
6．野菜や果物は豊富に
7．適度に運動
8．適切な体重維持
9．ウイルスや細菌の感染予防と治療
10．定期的ながん検診
11．身体の異常に気がついたら，すぐに受診を
12．正しいがん情報でがんを知ることから

資料：公益財団法人がん研究振興財団（2012）

図5－9　がんの予防戦略

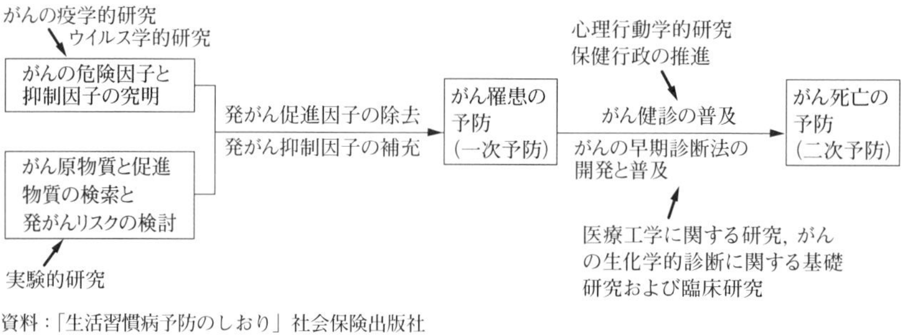

資料：「生活習慣病予防のしおり」社会保険出版社

10. 脳血管疾患（脳卒中）死亡率の変化

(1) 脳血管疾患（脳卒中）は脳の血液循環障害によっておこり，障害される血管の部位や出血や血栓などの原因によって症状は異なる。

(2) 脳血管疾患による死亡率は，表5−14のとおり年々減少している。昭和26年を100とすると平成30年には男12.7，女8.2といかに改善しているかがわかる。また脳血管疾患死亡率は平成30年で男86.7，女87.5となっている。なかでも脳内出血によるものは著しく減少している。

(3) 脳血管疾患は，一般に東日本に多く，塩分の過剰摂取やたんぱく質，脂肪などの栄養のバランスが関係していると考えられていたが，最近は改善傾向を示している。

(4) 脳血管疾患は，そのリスクファクターである高血圧の予防やその適切な管理によって予防が可能な面が多く，食生活指導が重要である。

(5) 脳血管疾患は循環器疾患のなかでも入院が多いことがわかる（表5−16）。

表5−14　脳血管疾患の年齢調整死亡率指数（昭和26＝100）の年次推移（人口10万対）

	男				女			
	脳血管疾患				脳血管疾患			
		脳内出血	脳梗塞	くも膜下出血		脳内出血	脳梗塞	くも膜下出血
昭和26年 ('51)	100.0	100.0	100.0	100.0	100.0	100.0	100.0	100.0
35 ('60)	119.6	96.9	561.8	210.3	105.8	86.7	471.8	189.7
45 ('70)	117.0	57.0	1297.8	244.8	97.0	46.8	1085.9	210.3
55 ('80)	70.8	23.5	1088.8	255.2	61.4	19.3	939.4	265.5
平成2 ('90)	34.3	10.2	592.1	269.0	29.9	7.6	487.3	324.1
12 ('00)	26.0	7.6	502.2	244.8	19.9	5.0	352.1	289.7
17 ('05)	21.7	7.1	387.6	231.0	15.7	4.3	262.0	248.3
22 ('10)	17.4	6.4	285.4	196.6	11.7	3.6	180.3	196.6
30 ('18)	12.0	5.1	173.0	148.3	8.2	2.8	108.5	155.2

注：1）脳血管疾患は，脳内出血と脳梗塞とその他の脳血管疾患の合計である。
　　2）くも膜下出血は，その他の脳血管疾患の再掲である。
　　3）年齢調整死亡率の基準人口は，「昭和60年モデル人口」である。
資料：厚生労働省「人口動態統計」

図5−10　脳血管疾患の死亡率の年次推移（人口10万対）

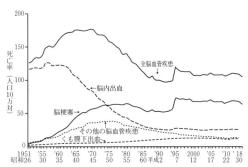

注：1）脳血管疾患は，脳内出血と脳梗塞とその他の脳管疾患の合計である。
　　2）くも膜下出血は，その他の脳血管疾患の再掲である。
　　3）脳血管疾患の病類別死亡率は，昭和26年から人口動態統計に掲載されている。
資料：厚生労働省「人口動態統計」

表5−15　脳血管疾患の粗死亡率・年齢調整死亡率の国際比較（人口10万対）

		粗死亡率	年齢調整死亡率
日 本	('16)	87.4	22.9
カ ナ ダ	('13)	37.7	16.2
ア メ リ カ 合 衆 国	('15)	43.7	21.3
フ ラ ン ス	('14)	47.9	16.0
ド イ ツ	('15)	69.8	22.2
イ タ リ ア	('15)	101.7	27.3
オ ラ ン ダ	('16)	56.4	22.5
ス ウ ェ ー デ ン	('16)	62.0	20.9
イ ギ リ ス	('15)	61.7	23.5
オ ー ス ト ラ リ ア	('15)	45.7	19.5
ニ ュ ー ジ ー ラ ン ド	('13)	52.1	25.5

注：1）年齢調整死亡率と併記したので粗死亡率と表したが，単に死亡率といっているものである。
　　2）年齢調整死亡率の基準人口は世界標準人口である。日本も同様である。

表5−16　循環器系の疾患推計患者数　平成29年10月

単位：千人

	入院	外来
循環器系の疾患	228.6	888.9
高血圧性疾患	5.6	646.9
心疾患（高血圧性のものを除く）	64.0	134.2
脳血管疾患	146.0	85.9

資料：厚生労働省「患者調査」平成29年

資料：厚生労働省「人口動態統計」
WHO "Health statistics and health information systems 'Mortality Database'"

11.　年齢階級別脳血管疾患死亡率

(1) 生活習慣病の年齢別死亡率をみると，40歳代から急速に増え始める。人口の高齢化にともなって，これらの疾患の予防はますます重要になっている。

(2) 脳血管疾患の粗死亡率，年齢調整死亡率の国際比較をみると粗死亡率においては世界の中位を占めるが，年齢調整死亡率でみると男女とも死亡率がかなり高い。

(3) 脳血管疾患死亡率の内訳は，平成30年で脳梗塞55.8%，脳内出血30.5%となっている（図5－11）。

(4) 脳血管疾患の死亡者数・死亡率は近年減少に転じているが平成30年では死因の第4位である。

表5－17　年齢階級別脳血管疾患死亡率の年次推移　　　　　　　　（人口10万対）

	総数	30〜34	35〜39	40〜44	45〜49	50〜54	55〜59	60〜64	65〜69	70〜74	75〜79	80歳以上
昭和35年	160.7	6.6	14.8	38.3	92.0	195.7	369.0	638.7	1,104.6	1,815.8	2,706.1	3,454.2
40	175.8	7.5	16.7	36.4	81.5	162.3	304.9	594.4	1,059.0	1,860.8	2,929.3	4,200.4
45	175.8	7.2	18.2	37.8	64.6	125.8	237.2	458.8	892.7	1,639.4	2,792.2	4,407.3
50	156.7	6.1	14.6	34.1	59.0	92.2	162.8	312.8	606.4	1,213.6	2,230.0	4,181.3
55	139.5	4.5	12.3	25.2	51.0	76.3	114.4	211.0	420.1	841.7	1,695.6	3,481.5
60	112.2	3.5	8.2	19.3	33.6	59.6	83.8	132.3	247.8	512.1	1,065.7	2,564.4
平成2年	99.4	3.0	6.9	15.2	27.5	44.1	66.6	102.2	162.9	334.0	707.2	1,988.6
7	117.9	3.4	6.3	13.2	23.5	39.5	60.0	100.0	166.9	313.8	655.6	2,049.6
12	105.5	2.7	5.7	11.1	21.6	33.3	49.7	75.6	128.7	237.7	455.2	1,512.9
17	105.3	2.3	5.9	10.6	19.2	30.3	43.4	64.0	102.0	190.4	366.0	1,224.3
22	97.7	2.3	4.8	9.7	16.2	25.6	36.8	51.5	80.4	139.4	275.0	946.1
30	87.1	1.9	4.1	8.2	13.6	20.1	26.6	39.3	61.3	99.8	175.7	662.4

資料：厚生労働省「人口動態統計」

図5－11　脳血管疾患死亡率の内訳

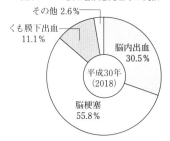

資料：厚生労働省「人口動態統計」（平成30年）

〈参考〉動脈硬化を促進する代謝症候群（Metabolic Syndrome）

1．肥満：体格指数（BMI）＝体重（kg）÷身長（m）^{2}が25以上
　　　　　　　　　　　　　　　　　（標準値は22）
2．血糖：空腹時血糖が110〜125mg/dl（空腹時血糖障害）
　　　　　75g糖負荷2時間血糖が140〜199 mg/dl
　　　　　　　　　　　　　　　　　（耐糖能障害）
3．血圧：140/90mmHg以上
4．血液脂質：中性脂肪が150mg/dl以上，HDLコレステ
　　　　　　　ロールが40mg/dl未満
5．アルブミン尿の検出

（WHO, 1997 による）
資料：池田義雄「健康パスポート」協和ブックス，2000

図5－12　脳血管疾患の分類

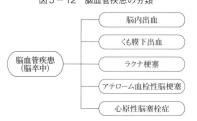

図5－13　脳血管疾患の死亡者数・死亡率の年次推移

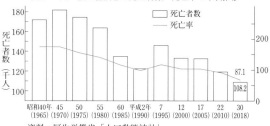

資料：厚生労働省「人口動態統計」

12. 脳血管疾患（脳卒中）のリスクファクター

　脳血管疾患（脳卒中）には，脳の血管が詰まる脳梗塞と脳の血管が破れる脳出血・くも膜下出血があり，いずれも高血圧が最大の要因である。一度かかると半身不随，認知症や寝たきりなど後遺症が残る可能性が高い病気である。普段から塩分，脂肪，糖分を控え目にし，野菜・果物・大豆製品を摂るなど規則正しい食生活と禁煙，節酒，運動を心がけることが重要となる。以下にその前兆と予防についてまとめる。

表５－18　脳血管疾患の前兆と予防

> 脳血管疾患の前兆：
> ① 片方の手足・顔半分のマヒ・しびれが起きる。
> ② ろれつが回らない，言葉が出ない，他人の言うことが理解できない。
> ③ 力があるのに立てない，歩けない，ふらふらする。
> ④ 片方の目が見ない，物が二つに見える，視野の半分が欠ける
> ⑤ 経験したことのない激しい頭痛がある
> 脳血管疾患の予防：
> ① 高血圧，糖尿病，心房細動（不整脈），メタボリックシンドロームのある人は保健指導や治療を受ける
> ② 禁煙，節酒
> ③ 塩分，糖分，脂肪分を控えめにする
> ④ 野菜，果物，大豆製品を摂る
> ⑤ ウォーキングなど軽い有酸素運動を行う

資料：厚生労働省「スマートライフプロジェクト」，国立循環器病研究センター病院ホームページ

図５－14　脳梗塞の成因

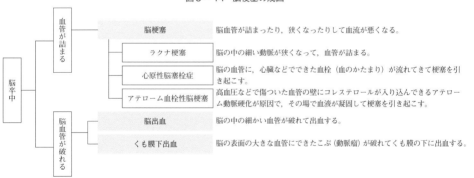

このほかに脳梗塞の前兆の発作で症状が24時以内に消失する一過性脳虚血発作がある

資料：厚生労働省「スマートライフプロジェクト」ホームページより

〈参考〉健康寿命の延伸等を図るための脳卒中・心臓病その他の循環器病に係る対策に関する基本法（議員立法）

> 　「健康寿命の延伸等を図るための脳卒中・心臓病その他の循環器病に係る対策に関する基本法」（脳卒中・循環器病対策基本法）（議員立法）が平成30年12月14日に公布された。基本法では脳卒中や心臓病，その他の循環器病対策を総合的・計画的に推進するために，国は「循環器病対策推進基本計画」を，都道府県は「都道府県循環器病対策基本計画」を策定しなければならないと規定している。
> 　基本法では，脳卒中や心臓病，その他循環器病が，がんに続いて死亡者数が多く，また発症後，後遺症が残り介護が必要となるなど，主要疾患となっていることから，その予防などの対策を総合的・計画的に進める必要性を指摘し，基本理念として，循環器病対策への国民の理解の深化や適切な提供，研究の促進などをあげている。

13.　動脈硬化性疾患予防のための生活習慣・食事

(1) 表 5 － 19 は，動脈硬化性疾患予防ガイドライン 2017 による動脈硬化性疾患予防のための生活習慣の改善，表 5 － 20 は，動脈硬化性疾患予防のための食事指導のあり方を示したものである。

表 5 － 19　動脈硬化性疾患予防のための生活習慣の改善

動脈硬化性疾患予防のための生活習慣の改善
・禁煙し，受動喫煙を回避する
・過食と身体活動不足に注意し，適正な体重を維持する
・肉の脂身，動物脂，果糖を含む加工食品の大量摂取を控える
・魚，緑黄色野菜を含めた野菜，海藻，大豆食品，未精製穀類の摂取量を増やす
・糖質含有量の少ない果物を適度に摂取する
・アルコールの過剰摂取を控える
・中等度以上の有酸素運動を，毎日合計 30 分以上を目標に実施する

資料：日本動脈硬化学会（編）「動脈硬化性疾患予防ガイドライン 2017 年版」

表 5 － 20　動脈硬化性疾患予防のための食事指導

動脈硬化性疾患予防のための食事指導
・総エネルギー摂取量（kcal/ 日）は，一般に標準体重（kg，（身長）² × 22）x 身体活動量（軽い労作で 25 ～ 30，普通の労作で 30 ～ 35，重い労作で 35 ～）とする
・脂質エネルギー比率を 20 ～ 25％，飽和脂肪酸エネルギー比率を 4.5％以上 7％未満，コレステロール摂取量を 200mg/ 日未満に抑える
・n-3 系多価不飽和脂肪酸の摂取を増やす
・工業由来のトランス脂肪酸の摂取を控える
・炭水化物エネルギー比を 50 ～ 60％とし，食物繊維の摂取を増やす
・食塩の摂取は 6g/ 日未満を目標にする
・アルコールの摂取を 2.5g/ 日以下に抑える

資料：日本動脈硬化学会（編）「動脈硬化性疾患予防ガイドライン 2017 年版」

(2) 健康日本 21 第二次計画では，脳血管疾患・心疾患を含む循環器疾患については，危険因子である高血圧，脂質異常症，喫煙，糖尿病の 4 つの因子の管理が重要であるとして，循環器疾患の予防の目標設定の考え方を図 5 － 15 のとおり示している。

図 5 － 15　循環器の目標設定の考え方

〈循環器疾患の予防〉

脳血管疾患の減少
（年齢調整死亡率の減少）
男性15.7％の減少，女性8.3％の減少

虚血性心疾患の減少
（年齢調整死亡率の減少）
男性13.7％の減少，女性10.4％の減少

〈危険因子の低減〉

高血圧	脂質異常症	喫煙	糖尿病
収縮期血圧4mmHg低下	高コレステロール血症者の割合を25％減少	40歳以上の禁煙希望者がすべて禁煙	有病率の増加抑制

4つの生活習慣等の改善を達成した場合

収縮期血圧2.3mmHgの低下	1.5mmHgの低下	0.12mmHgの低下（男性のみ）	0.17mmHgの低下

栄養・食生活	身体活動・運動	飲酒	降圧剤服用率
・食塩摂取量の減少 ・野菜・果物摂取量の増加 ・肥満者の減少	・歩数の増加 ・運動習慣者の割合の増加	・生活習慣病のリスクを高める量を飲酒している者の割合の減少	10％の増加

〈生活習慣等の改善〉

資料：厚生労働省「健康日本 21（第二次）の推進に関する参考資料」2012

14. 心臓病死亡率等の変化

(1) 心臓病の原因の中で生活習慣病として特に問題になるのは，虚血性心疾患である。虚血性心疾患は，冠状動脈が動脈硬化などによって血液や酸素が届きにくくなって起こる狭心症や心筋梗塞をいう。

(2) 心臓病で死亡する人は平成30年で人口10万対男162.2，女172.8で虚血性心疾患によるものは近年やや増加の傾向にあるが欧米諸国と比べ少ない。食生活が欧米化しそのリスクファクターであるコレステロール値等が高くなるに従って増加する可能性もあり，注意する必要がある。

表5－21　心臓病の病類別死亡率の年次推移　　（人口10万対）

	粗　死　亡　率				年齢調整死亡率			
	心　臓　病		虚血性心疾患		心　臓　病		虚血性心疾患	
	男	女	男	女	男	女	男	女
昭和35年	75.8	70.8	26.0	16.7	153.3	111.9	48.7	26.4
40	80.5	73.6	34.1	23.1	156.0	111.1	61.7	35.0
45	90.9	82.7	44.3	31.7	161.7	114.5	75.7	43.7
50	92.1	86.4	44.0	34.9	150.0	106.3	70.4	42.8
55	112.1	100.5	47.0	36.3	158.0	103.9	65.5	37.4
60	121.5	113.2	45.5	36.9	146.9	94.6	54.7	30.9
平成2	135.7	134.0	45.4	38.6	139.1	88.5	46.3	25.6
7	114.4	107.6	65.8	56.0	99.7	58.4	57.1	29.9
12	117.3	116.3	61.6	50.4	85.8	48.5	45.0	21.7
17	136.2	138.0	68.1	53.5	83.7	45.3	42.2	18.5
22	144.2	155.2	69.5	53.2	74.2	39.7	37.0	15.3
30	162.2	172.8	67.6	45.8	63.0	32.3	29.0	10.5

注：年齢調整死亡率は「昭和60年モデル人口」を基準人口に使用した。　資料：厚生労働省「人口動態統計」

図5－16　心疾患の死亡率の推移　（人口10万対）

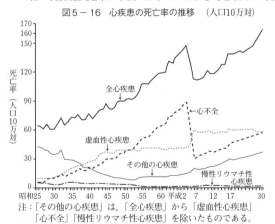

注：「その他の心疾患」は，「全心疾患」から「虚血性心疾患」「心不全」「慢性リウマチ性心疾患」を除いたものである。
資料：厚生労働省「人口動態統計」

図5－17　米食圏・非米食圏の心筋梗塞の10万
人当たりの死亡者数（年齢調整死亡率）

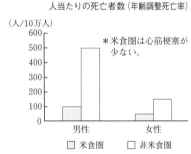

資料：循環器疾患の一次予防に関するWHO国際共同研究センター「高血圧，主要循環器疾患の栄養因子—食事による予防のための国際比較研究」1994

表5－22　心疾患死亡率の国際比較（人口10万対）

	日　本（'16）		アメリカ合衆国（'15）		フランス（'14）		イギリス（'15）	
	男	女	男	女	男	女	男	女
心　　疾　　患	153.5	163.0	194.6	174.2	136.5	135.5	168.5	133.5
慢 性 リ ウ マ チ 性 心 疾 患	1.2	2.4	0.7	1.4	1.6	3.0	1.0	1.9
虚 血 性 心 疾 患	66.6	46.2	132.3	102.0	61.3	41.4	130.8	84.2
肺性心疾患及び肺循環疾患その他の型の心疾患[1]	80.5	109.8	61.6	70.8	73.6	91.2	36.7	47.4

注：日本は，「心臓併発症の記載のないリウマチ熱」「心臓併発症を伴わないリウマチ性舞踏病」「肺塞栓症」「その他の肺血管の疾患」を含まない。アメリカ合衆国の人口は直近のデータ2007年を使用。
資料：厚生労働省「人口動態統計」，WHO "Health statistics and health information systems「Mortality Database」"

15.　年齢階級別虚血性心疾患死亡率

(1)　高齢になるに従って虚血性心疾患死亡率は増加している。
(2)　日本動脈硬化学会は平成 29 (2017) 年に脂質異常症のスクリーニングのための新しい診断基準を発表している（表 5 − 24）。

表 5 − 23　年齢階級別虚血性心疾患死亡率の年次推移　　　　　（人口 10 万対）

	総　数	40〜44	45〜49	50〜54	55〜59	60〜64	65〜69	70〜74	75〜79	80歳以上
昭和35年	21.3	9.2	16.5	31.9	57.3	89.5	138.5	210.6	289.9	373.8
40	28.5	8.7	17.1	30.2	57.8	104.7	171.1	274.1	423.2	610.4
45	37.9	9.8	16.1	31.6	61.2	113.1	201.5	335.5	530.5	880.8
50	39.4	7.9	13.8	23.9	45.8	86.8	166.3	302.5	523.0	1,024.2
55	41.6	6.9	13.8	24.1	42.4	78.7	142.9	270.9	480.9	925.9
60	41.1	5.2	10.0	19.9	34.2	60.3	113.1	214.1	393.4	843.1
平成 2 年	41.9	4.0	9.0	15.2	28.5	52.9	86.5	169.1	318.4	758.7
7	60.8	7.4	12.9	21.6	36.8	65.3	107.4	187.3	359.0	927.3
12	55.9	6.6	12.3	20.9	33.2	54.3	89.2	149.2	254.8	681.9
17	60.6	7.6	12.7	21.2	33.6	52.0	78.9	133.3	226.6	597.6
22	61.1	6.5	12.2	19.5	30.9	46.2	69.6	108.6	190.3	508.5
27	57.2	6.2	10.9	18.3	25.6	41.9	59.1	91.1	150.3	407.4
29	56.0	5.1	10.3	16.7	25.2	38.9	59.8	86.7	140.2	372.1
30	56.4	4.7	9.5	16.7	24.5	39.1	61.5	87.0	136.6	363.4

資料：厚生労働省「人口動態統計」

表 5 − 24　脂質異常症診断基準（空腹時採血*）

LDL コレステロール	140 mg /dL 以上	高 LDL コレステロール血症
	120 〜 139 mg /dL	境界域高 LDL コレステロール血症**
HDL コレステロール	40 mg /dL 未満	低 HDL コレステロール血症
トリグリセライド	150 mg /dL 以上	高トリグリセライド血症
Non-HDL コレステロール	170 mg /dL 以上	高 nom-HDL コレステロール血症
	150 〜 169 mg /dL	境界域高 nom-HDL コレステロール血症

＊10 時間以上の絶食を「空腹時」とする。ただし水やお茶などカロリーのない水分の摂取は可とする。
＊＊スクリーニングで境界域高 LDL-C 血症，境界域高 non-HDL-C 血症を示した場合は，高リスク病態がないか検討し，治療の必要性を考慮する。
・LDL-C は Friedewald 式（TC − HDL-C − TG/5）または直接法で求める。
・TG が 400mg/dL 以上や食後採血の場合は，non-HDL-C（TC − HDL-C）か LDL-C 直接法を使用する。ただしスクリーニング時に高 TG 血症を伴わない場合は LDL-C との差が＋ 30mg/dL より小さくなる可能性を念頭においてリスクを評価する。
資料：日本動脈硬化学会「動脈硬化性疾患予防ガイドライン（2017 年版）」

16.　虚血性心疾患のリスクファクター

(1) 表5－26は欧米諸国の文献による虚血性心疾患のリスクファクターをあげたもので，高コレステロール，高血圧，喫煙，肥満等が主要なリスクファクターである。またHDLコレステロールの低いのも問題であることを示している。このように虚血性心疾患の予防には，日常の健康管理と食事管理が重要となっている。

(2) 表5－26は，循環器病の診断と治療に関するガイドラインによる虚血性心疾患の危険因子をあげたものである。

表5－25　虚血性心疾患のリスクファクター
（文献的検討）

欧米9か国18集団についての検討
　　1）高コレステロール
　　2）高血圧
　　3）喫　煙
　　4）肥　満
　　5）高血糖
　　6）低HDLコレステロール

資料：厚生労働省疾病予防と栄養に関する
　　　検討委員会

表5－26　虚血性心疾患の危険因子

1. 加齢（男性45歳以上，女性55歳以上）
2. 冠動脈疾患の家族歴
3. 喫煙習慣
4. 高血圧（収縮期血圧140mmHg以上，あるいは拡張期血圧90mmHg以上）
5. 肥満（BMI 25以上かつウエスト周囲径が男性で85cm，女性で90cm以上）
6. 耐糖能異常（境界型および糖尿病型）
7. 高コレステロール血症（総コレステロール220mg/dL以上，あるいはLDLコレステロール140mg/dL以上）
8. 高トリグリセライド血症（150mg/dL以上）
9. 低HDLコレステロール血症（40mg/dL未満）
10. メタボリックシンドローム
11. 精神的，肉体的ストレス

資料：循環器病の診断と治療に関するガイドライン（2005年度合同研究班報告）
　　　虚血性心疾患の一次予防ガイドライン（2006年改訂版）

(3) 表5－27は，日本動脈硬化学会が，平成29（2017）年に示した動脈硬化性疾患予防ガイドラインによる「リスク区分別脂質管理目標値」である。

表5－27　リスク区分別脂質管理目標値

治療方針の原則	管理区分	脂質管理目標値（mg/dL）			
		LDL-C	Non-HDL-C	TG	HDL-C
一次予防 まず生活習慣の改善を行った後，薬物療法の適用を考慮する	低リスク	< 160	< 190	< 150	≧ 40
	中リスク	< 140	< 170		
	高リスク	< 120	< 150		
二次予防 生活習慣の是正とともに薬物療法を考慮する	冠動脈疾患の既往	< 100 (< 70)＊	< 130 (< 100)＊		

＊：家族性高コレステロール血症，急性冠症候群の時に考慮する。糖尿病でも他のリスク病態（非心原性脳梗塞，末梢動脈疾患，慢性腎臓病，メタボリックシンドローム，主要危険因子の重複，喫煙）を合併するときはこれに準ずる。
・一次予防における管理目標達成の手段は非薬物療法が基本であるが，低リスクにおいてもLDL-Cが180mg/dL以上の場合は薬物療法を考慮するとともに，家族性高コレステロール血症の可能性を念頭においておくこと。
・まずLDL-Cの管理目標値を達成し，その後non-HDLの達成を目指す。
・これらの値はあくまでも到達努力目標値であり，一次予防（低・中リスク）においてはLDL-C低下率20～30％，二次予防においてはLDL-C低下率50％以上も目標値となり得る。
資料：日本動脈硬化学会「動脈硬化性疾患予防ガイドライン（2017年版）」

17.　脂質異常症とその食事療法

(1) 日本動脈硬化学会が 2017 年版として作成した脂質異常症・動脈硬化性疾患予防のための生活習慣改善のポイントは表5－28 のとおりである。
(2) 日本動脈硬化学会は「脂質異常症：スクリーニングのための診断基準」を表5－24（p.98）のように 2017 年版で定めている。
(3) 表5－29 は動脈硬化予防ガイドライン 2017 による脂質異常症の食事療法のありかたを示したものである。

表5－28　動脈硬化性疾患予防のための生活習慣の改善のポイント

・禁煙し，受動喫煙を回避する ・過食と身体活動不足に注意し，適正な体重を維持する ・肉の脂身，動物脂，鶏卵，果糖を含む加工食品の大量摂取を控える ・魚，緑黄色野菜を含めた野菜，海藻，大豆製品，未精製穀類の摂取量を増やす ・糖質含有量の少ない果物を適度に摂取する ・アルコールの過剰摂取を控える ・中等度以上の有酸素運動を，毎日合計 30 分以上を目標に実施する

資料：日本動脈硬化学会「動脈硬化性疾患予防ガイドライン 2017 年版」，公益財団法人「日本心臓財団」HP

表5－29　動脈硬化性疾患・脂質異常症予防のための食事指導

・総エネルギー摂取量（kcal/ 日）は， 　一般に標準体重（(身長 m)^2 × 22）kg × 　身体活動量（軽い労作で 25 ～ 30，普通の労作で 30 ～ 35，重い労作で 35 ～）とする ・脂質エネルギー比率を 20 ～ 25％，飽和脂肪酸エネルギー比率を 4.5％以上 7％未満，コレステロール摂取量を 200mg/ 日未満に抑える ・n-3 系多価不飽和脂肪酸の摂取を増やす ・工業由来のトランス脂肪酸の摂取を控える ・炭水化物エネルギー比を 50 ～ 60％とし，食物繊維の摂取を増やす ・食塩の摂取は 6g/ 日未満を目標にする ・アルコールの摂取を 25g/ 日以下に抑える

注：単糖類：最も簡単な基本構成単位でできている糖類。果糖，ブドウ糖，ガラクトースなど。
資料：日本動脈硬化学会『動脈硬化性疾患予防ガイドライン 2017 年版』

18.　血清HDL-コレステロール値

(1)　表5－30は，平成28年国民栄養・健康調査による性・年齢階級別の血清HDL-コレステロール値の分布を示したものである。

表5－30　血清HDL-コレステロール値の分布（性・年齢階級別）　(%)

		総　数	20～29歳	30～39歳	40～49歳	50～59歳	60～69歳	70歳以上
男性	30mg/dL未満	0.9	0.5	0.6	0.9	0.3	0.6	1.5
	30～39	9.8	9.4	8.9	7.1	10.4	9.1	11.3
	40～49	26.5	31.9	27.6	25.1	24.4	27.4	26.2
	50～59	25.7	27.2	26.7	25.6	25.6	25.5	25.4
	60～69	18.8	17.5	20.8	19.6	18.8	17.7	19.2
	70～79	10.1	6.6	11.1	13.0	11.1	9.4	9.4
	80～89	4.5	5.2	2.2	4.1	4.7	5.6	4.1
	90～99	2.2	1.8	1.2	2.4	2.2	2.7	2.1
	100mg/dL以上	1.5	0.0	0.9	2.4	2.5	2.1	0.7
	総　数	100.0	100.0	100.0	100.0	100.0	100.0	100.0
女性	30mg/dL未満	0.1	0.0	0.0	0.0	0.0	0.0	0.3
	30～39	2.1	2.5	2.1	1.0	1.2	1.9	3.2
	40～49	9.7	8.1	5.1	5.9	7.5	10.3	14.3
	50～59	21.6	16.9	23.0	16.5	17.5	22.0	25.3
	60～69	24.9	33.4	28.0	24.2	18.7	24.1	26.5
	70～79	20.6	19.7	20.8	27.1	23.7	20.5	15.8
	80～89	12.0	12.3	15.3	14.0	16.0	11.6	8.1
	90～99	5.6	3.3	3.0	9.2	8.8	4.6	4.3
	100mg/dL以上	3.4	3.8	2.7	2.2	6.6	4.0	2.3
	総　数	100.0	100.0	100.0	100.0	100.0	100.0	100.0

注：20歳以上（コレステロールを下げる薬または中性脂肪（トリグリセライド）を下げる薬服用者含む）。
資料：厚生労働省「平成28年国民健康・栄養調査」

(2)　平成28年国民健康・栄養調査によると，HDLコレステロールの性・年齢階級別平均値・標準偏差値は，表5－31のとおりである。

表5－31　血清HDL-コレステロール値の平均値および標準偏差（性・年齢階級別）(mg/dL)

		総　数	20～29歳	30～39歳	40～49歳	50～59歳	60～69歳	70歳以上
男性	平均値(mg/dL)	56.5	54.7	55.3	58.4	58.0	57.1	55.5
	標準偏差	13.8	12.3	11.6	14.3	14.1	14.3	13.5
女性	平均値(mg/dL)	67.3	67.6	67.6	70.5	72.1	67.1	63.5
	標準偏差	14.2	13.5	12.9	14.0	15.3	14.0	13.5

注：20歳以上（コレステロールを下げる薬または中性脂肪（トリグリセライド）を下げる薬服用者含む）。
資料：厚生労働省「平成28年国民健康・栄養調査」

(3)　平成29年患者調査より脂質異常症の推計患者数をみると，60～69歳，70～79歳が最も多いことがわかる（図5－18）。

図5－18　脂質異常症の年齢階級別推計患者数　（平成29年）

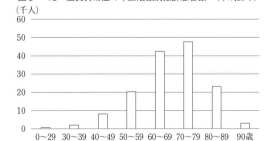

（千人）

資料：厚生労働省「平成29年患者調査」

19．糖尿病死亡率の変化

(1) 糖尿病の死亡率は平成30年では人口10万対11.4，患者調査による推計外来患者数は平成29年で22万4000人である。

(2) 平成24年国民健康・栄養調査によると糖尿病と強く疑われる人950万人，可能性を否定できない人を含めると2,050万人となる。国民医療費にしめる糖尿病医療費は平成29年で3.9%（12,239億円）となっている。

(3) 平成28年国民健康・栄養調査では，糖尿病が強く疑われる人は1,000万人，可能性が否定できない人は1,000万人で糖尿病予備軍は減少している。

(4) 図5－20は，平成30年国民健康・栄養調査による。糖尿病が強く疑われる者の割合は男性18.7%，女性9.3%で横ばい傾向にある。

(5) 健康日本21（第二次）では具体的な糖尿病の目標値をあげて取り組んでいる。

表5－32　糖尿病患者の死亡数および死亡率の年次推移

（人口10万対）

年		次	昭和40年	50年	60年	平成7年	12年	17年	22年	30年
総　数	死亡数		700,438	702,275	752,283	922,139	961,653	1,083,796	1,197,012	1,362,470
	死亡率		712.7	631.1	625.5	741.9	765.6	858.8	947.1	1,096.8
糖尿病	死亡数		5,115	9,032	9,244	14,225	12,303	12,879	14,422	14,181
	死亡率		5.2	8.1	7.7	11.4	9.8	12.6	11.4	11.4

資料：厚生労働省「人口動態統計」

表5－33　糖尿病患者の推計外来患者数および割合（単位：千人，%）

	59年	平成2年	11年	14年	17年	20年	23年	26年	29年
外来患者総　数	(100.0)6,403	(100.0)6,768	(100.0)6,836	(100.0)6,478	(100.0)7,092	(100.0)6,865	(100.0)7,261	(100.0)7,238	(100.0)7,191
糖尿病	(1.9)119	(2.4)161	(2.7)185	(2.9)186	(2.8)202	(2.7)188	(2.9)209	(3.1)222	(3.1)224

資料：厚生労働省「患者調査」

図5－19　糖尿病の有病者数（万人）

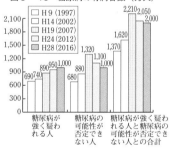

資料：平成28年国民健康・栄養調査

図5－20　「糖尿病が強く疑われる者」の割合の年次推移（20歳以上）（平成18～30年）

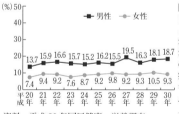

資料：平成30年国民健康・栄養調査

国民健康・栄養調査による「糖尿病が強く疑われる者」とは，ヘモグロビンA1cの測定値があり，「インスリン注射または血糖を下げる薬の使用の有無」及び「糖尿病治療の有無」に回答した者のうち，ヘモグロビンA1c（NGSP）値が6.5%以上，又は，「糖尿病治療の有無」に「有」と回答した者。

表5－34　健康日本21（第二次）糖尿病の目標

目標項目	現状	目標
①合併症（糖尿病腎症による年間新規透析導入患者数）の減少	16,247人（平成22年）	15,000人（平成34年度）
②治療継続者の割合の増加	63.7%（平成22年）	75%（平成34年度）
③血糖コントロール指標におけるコントロール不良者の割合の減少（HbA1cがJDS値8.0%（NGSP値8.4%）以上の人の割合の減少）	1.2%（平成21年度）	1.0%（平成34年度）
④糖尿病有病者の増加の抑制	890万人（平成19年）	1,000万人（平成34年度）
⑤特定健康診査・特定保健指導の実施率の向上（再掲）	特定健康診査の実施率41.3%特定保健指導の実施率12.3%（平成21年度）	特定健康診査の実施率70%以上特定保健指導の実施率45%以上（平成29年度）

20.　糖尿病の予防は生活習慣の改善がポイント

(1) 日本の糖尿病は，大人になってから徐々に進行する2型糖尿病（インスリン非依存性）が約97%以上を占めている。糖尿病の人は，糖尿病になりやすい体質をもっている。この体質の人が「食べ過ぎ」「飲み過ぎ」「運動不足」などの生活習慣を続けるとインスリンの働きが悪くなり，次第に血糖が増加し尿にも糖が出て，糖尿病と診断される。

(2) 糖尿病の予防は不健全な生活習慣の改善が決め手。エネルギーを過剰に摂り過ぎない，脂肪を摂り過ぎない，食物繊維の不足を解消する，運動不足にならない，肥満にならない，が原則となる。

(3) 糖尿病対策は1次予防・2次予防・3次予防が重要になる。図5−21は目標設定の考え方として，健康日本21の第二次計画で検討されたものである。糖尿病対策は1次予防（糖尿病の発症予防）・2次予防（糖尿病の合併症による重症化予防）・3次予防（合併症による臓器障害の予防・生命予後の改善）からなる。特に食事や生活管理による1次予防を重視したい。

図5−21　糖尿病の目標設定の考え方

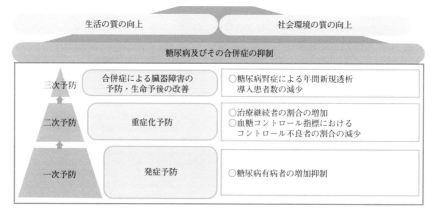

健康寿命の延伸・健康格差の縮小

資料：厚生労働省「健康日本21（第二次）の推進に関する参考資料」2012

表5−35　糖尿病の分類と特徴

分　類	原　因	好発年代	特　徴	治療法
1型 （インスリン依存性）	自己免疫異常 ウイルス感染	15歳未満	やせ型が多い 発病が急激 インスリン依存症	インスリン
2型 （インスリン非依存性）	遺伝 環境	中高年者	肥満型が多い インスリン非依存症	食事，運動， 血糖降下薬
その他のタイプ	特定の遺伝子異常， 膵臓や内分泌の病 気に関連して	中高年者	原因によって病状 もさまざま	1型や2型に 準じる
妊娠糖尿病	妊娠に関連して	妊娠可能 世代	2型が多い	食事，運動， インスリン

資料：池田義雄『健康運動指導士養成講習会テキスト』（財）健康・体力づくり事業財団

〈参考〉世界糖尿病デー（World Diabetes Day）

「世界糖尿病デー」は，世界に広がる糖尿病の脅威に対応するために1991年にIDF（国際糖尿病連合）とWHO（世界保健機関）が制定し，2006年12月20日に国連総会において公式に認定された。11月14日はインスリンを発見したカナダのバンティング教授の誕生日で，糖尿病デーとして顕彰している。

21．糖尿病予防のための食生活

(1) 糖尿病は早期に発見し，正しい治療（食事，運動，薬物）を行えば，合併症（眼底出血，腎不全，心筋梗塞など全身におこる）を予防でき，健康人と同じような生活が可能である。図5－22 はイギリスにおける糖尿病死亡率の年次推移で食糧事情の悪い時代ほど糖尿病死亡率は低いことを示している。

(2) 日本糖尿病学会は平成11年に糖尿病の診断基準を定めていたが，平成22年5月の第53回学会学術集会で，早期診断・早期介入をねらいに，HbA1c 値をとり入れた新しい臨床診断フローチャートを策定した。HbA1c6.5％以上が糖尿病を強く疑われるレベルで，7.0％未満に保てれば合併症が起こりにくくなる。

図5－22　イギリスにおける糖尿病死亡率の年次推移

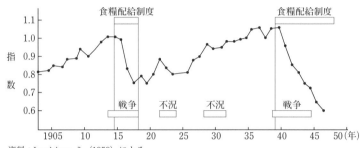

資料：Landabure ら（1959）による

図5－23　空腹時血糖値および75gOGTTによる判定区分と判定基準

血糖測定時間		判定区分
空腹時	負荷後2時間	
126mg/dL以上　　または　　200mg/dL以上		糖尿病型
糖尿病型にも正常型にも属さないもの		境界型
110mg/dL未満　　または▷　140mg/dL未満		正常型

グルコース濃度（静脈血漿）

注：1）別の日の検査で2回以上糖尿病型を確認できれば，糖尿病と診断できる。
2）1回だけのときは「糖尿病型」と呼ぶことにした。ただし下記に示した条件が1つでも満たされれば，1回でも糖尿病と診断できる。
①口渇・多飲・多尿の糖尿病特有の症状がある。
②HbA1c6.5％以上である。
③糖尿病網膜症がある。

資料：日本糖尿病学会，第53回年次学術集会（2010年5月）

表 5－36　2型糖尿病のリスク・要因

①スクリーニングの対象となる人—2型糖尿病のハイリスク者
糖尿病の家族歴
妊娠糖尿病や巨大児出産の既往
境界型
過体重・肥満
脂質代謝異常（低HDLコレステロール，高中性脂肪血症）
高血圧

②生活・環境要因と2型糖尿病の関連

	予防的	促進的
確実	過体重者・肥満者の自発的体重減少，運動	過体重，肥満，腹部肥満，運動不足，妊娠糖尿病
高い可能性	非でんぷん性多糖類	飽和脂肪酸，子宮内発育遅延
可能性あり	低グリセミック・インデックス食品，完全な母乳栄養	総脂質，トランス型脂肪酸
不十分	ビタミンE，クロム，マグネシウム，軽度な飲酒	過度な飲酒

資料：日本糖尿病学会『科学的根拠に基づく糖尿病診療ガイドライン』2008

表5－37　糖尿病にならない7か条

1．バランスのとれた食生活（総エネルギーと脂肪の摂取量に注意）
2．夜食をしない，間食をしない
3．アルコールはほどほどに
4．適正な体重の維持
5．毎日の食後の歩行（30分位）
6．ストレスの解消
7．禁煙

注：こうすれば絶対に糖尿病を防げるという必勝法則はありません。

資料：日本糖尿病協会ホームページより抜粋

22.　人工透析患者は33万人，1人当たり医療費は約550万円

(1) 人工透析は，腎不全が進行し，腎臓が機能しなくなった場合に，血液を浄化する治療法である。人工
　透析に要する医療費は，1人当たり年間約550万円，透析患者合計で1.4兆円にも及んでいる。症状に
　応じてたんぱく質，リン，カリウムの制限が必要。
(2) 人工透析療法を受けている患者は，平成29年に新しく40,959人が導入され，334,505人となった。
　新規透析患者導入の主な原因は糖尿病性腎症で，その割合が42.5%（患者調査）とほぼ横ばい。
(3) 人工透析導入患者の年齢分布は，図5−25のとおりである。
(4) 図5−26は透析装置数の推移を示したものである。
(5) 図5−27は，導入患者の疾患別推移で，糖尿病性腎症は増加の一途だったが，ここ数年は横ばい。

図5−24　人工透析患者数の推移

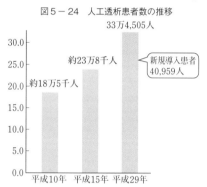

資料：日本透析医学会「わが国の透析療法の現状」

図5−25　性・年齢階級別人工透析患者数

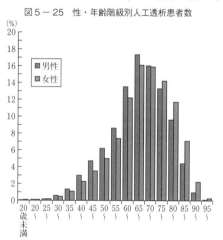

資料：日本透析医学会「わが国の透析療法の現状」平成28年

表5−38　人工透析を開始した者のうち
　　　　　糖尿病性腎症の占める割合

	平成10年	平成20年	平成28年
糖尿病性腎症	35.7%	43.2%	42.5%

資料：日本透析医学会「わが国の透析療法の現状」

図5−26　人工透析患者数と透析装置数の推移

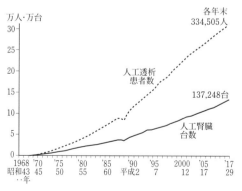

注：平成元年は，調査の回収率が悪かったために前年の数を
　　下回ったものと思われる。
資料：日本透析医学会調べ

図5−27　疾患別導入患者の推移

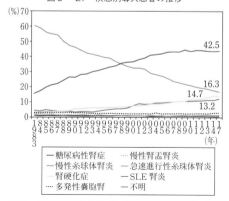

資料：日本透析医学会誌「わが国の慢性透析療法の現況」
　　　平成28年

23.　肥満の成因

(1) 肥満とは，体脂肪が過剰に蓄積された状態をいう。これらは，脂肪細胞数が多くなってその容積を増す増殖型とそれぞれの細胞が肥大する増大型（肥大型）およびこれらの混合型にわけることができる。また，内分泌疾患など原因となる病気があり，その一部の症状として肥満がある場合は，症候性肥満とよばれるが，ほとんどの場合，単純性肥満である。

(2) 肥満（obesity）の成因としては，社会経済的要因，先天的要因，自然的要因等多岐にわたっている。しかし直接的には肥満は摂取熱量が，消費熱量よりも多い場合に起こる。

(3) 肥満は豊かさと密接に関係し，両者の間には直接的関係があると思われがちであるが，真の豊かさが浸透した社会においては肥満が次第に減少していくといわれている。

(4) 表5－39，表5－40は内臓脂肪蓄積に関連する因子，ホルモン異常をあげたものである。

図5－28　肥満の成因

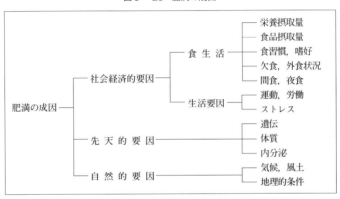

図5－29　単純性肥満とその成因

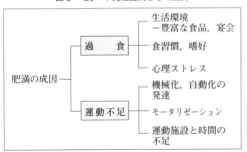

図5－30　豊かさと肥満の現れ方

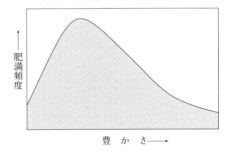

表5－39　内臓脂肪蓄積に関連する因子

1．運動
2．食事性因子：高ショ糖食
3．加齢，性差
4．内分泌性因子
5．ストレス
6．遺伝因子

資料：WHO Report, Obesity, 1998

表5－40　内臓脂肪蓄積と関連するホルモン異常

1．インスリン抵抗性とインスリン分泌亢進
2．減少したSHBGと関連した遊離テストステロン高値と遊離アンドロステンジオン高値（女性）
3．プロゲステロンの低値（女性）
4．テストステロンの低値（男性）
5．コルチゾール産生の増加
6．成長ホルモンの低値

24.　体格指数による肥満の評価

　肥満判定のためにはカウプ指数，ローレル指数，ブローカ指数などが一般によく用いられる。しかし体格指数は，本来が外面的体型を示し，体組成としての体脂肪や活性組織の構成比を表わすものでないので，体脂肪の過剰蓄積である肥満の評価の上では問題も多い。

(1)　カウプ指数
（Kaup index）

$$カウプ指数 = \frac{体重kg}{(身長cm)^2} \times 10^4$$

　通常 2 歳以下の乳幼児の栄養状態判定に用いる。男子は女子よりも高い数値を示す。18以上肥満，15以下やせと評価。

(2)　BMI
（body mass index）

$$BMI = \frac{体重kg}{(身長m)^2}$$

　最近は，国際的にも成人の肥満評価に用いる。20～23が標準。日本肥満学会は，合併症の発症率が最も低いBMI値として22を採用し，（身長m）^{2}×22という算定法を提唱している。

(3)　ローレル指数
（Rohrer index）

$$ローレル指数 = \frac{体重kg}{(身長cm)^3} \times 10^7$$

　身体充実指数ともいわれる。幼児期から学童期前半にかけて急減するが，学童期後半からは年齢による変化が少なく安定していることもあって，学童期の栄養状態評価に用いられる。100～140が標準，160以上を肥満と評価。

(4)　ブローカ指数
（Broca index）

$$標準体重（kg）＝身長cm － 100$$

　中等身長者のみ適当といわれている。
　変法として身長150cm未満は100を，身長150～165cmでは105を，身長165cm以上では110を引くような方法もある。
　またブローカ指数の桂氏変法として，

$$（身長cm － 100）\times 0.9 ＝ 標準体重$$

があるが身長が155～165cmの範囲の人に適当といわれている。

(5)　比胸囲（ブルゲッシュ指数）
（chest circumference ratio）

$$比胸囲 = \frac{胸囲}{身長} \times 100$$

　比胸囲は上半身の筋肉の発達程度を表わす。一般に都会人よりも農村の人の方が比胸囲は大きい値を示す。

(6)　比体重

$$比体重 = \frac{体重}{身長} \times 100$$

　身体全体の横への発育を示す指数であって身長と比例し，年齢とともに増加する。

(7)　比座高
（sitting height ratio）

$$比座高 = \frac{座高}{身長} \times 100$$

　幼児期は比座高は大であるが，年齢の進むにつれて下肢が長くなり，比座高は小さくなる。

(8)　肥満度
（obesity rate）

$$肥満度 = \frac{実測体重－標準体重}{標準体重} \times 100$$

　肥満度は，設定した標準体重と実測体重の差の割合で，次のように判定する。
　　　－20以下：やせ　　－20～－10：やややせ　　－10～10：正常
　　　10～20：やや過体重　　20以上：過体重

25. 国民健康・栄養調査の BMI による肥満・やせの判定

（やせ, 肥満の判定は「日本肥満学会肥満症診断基準検討委員会2000年」, やせは BMI18.5kg/㎡未満, 肥満は 25kg/㎡以上）

1．BMI による肥満・やせの状況

　平成 30 年の男性の肥満者は 32.2％。平成 16 年から 22 年まで増加傾向, 平成 23 年からは変化は少なかったが, 平成 30 年には増加している。女性の肥満者は 21.9％である（図 5－31）。男性のやせは 3.7％で, 10 年間で大きな変化はみられない。女性のやせは 11.2％で, 10 年間で大きな変化はみられない（図 5－33）。

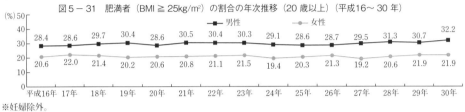

図 5－31　肥満者（BMI ≧ 25kg/m²）の割合の年次推移（20 歳以上）（平成 16～30 年）

※妊婦除外。
資料：厚生労働省「平成 30 年国民健康・栄養調査」

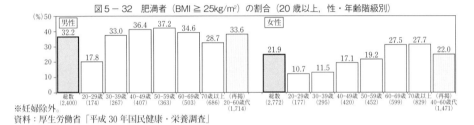

図 5－32　肥満者（BMI ≧ 25kg/m²）の割合（20 歳以上, 性・年齢階級別）

※妊婦除外。
資料：厚生労働省「平成 30 年国民健康・栄養調査」

図 5－33　やせの者及び低栄養傾向の者の割合の年次推移（20 歳以上）（平成 20～30 年）

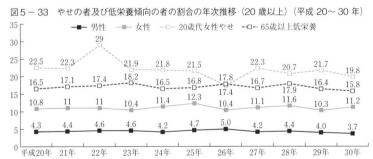

資料：厚生労働省「平成 30 年国民健康・栄養調査」

図 5－34　低栄養傾向の者（BMI ≦ 20kg/m²）の割合（65 歳以上, 性・年齢階級別）

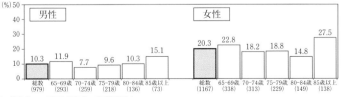

※妊婦除外。
資料：厚生労働省「平成 30 年国民健康・栄養調査」

26. 肥満と健康

(1) 図 5 − 35 は, 1990 年時点で BMI を算出し, BMI 23.0 〜 24.9 の人を基準として死亡率をみたもので, 太ってもやせても死亡率が高いことを示している。

(2) 肥満は糖尿病, 高血圧, 心疾患等各種生活習慣病の発生要因の１つとなる。

図 5 − 35　BMI 値と死亡率との関係 (1990 〜 99 年)

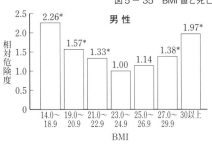
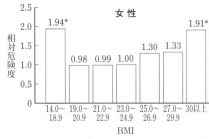

注：1）がん, 脳卒中, 心筋梗塞, 慢性肝疾患の自己申告者を除外し, 年齢, 地域, 喫煙, 飲酒, 学歴, 運動を補正。
　　2）＊は統計学的に明らかに高い値。
資料：International Journal of Obesity (2002)

図 5 − 36　BMI 24〜27.9 が最も長生き
　　　　　（BMI 別の死亡危険度）

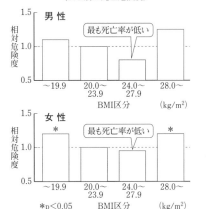

＊p＜0.05

表 5 − 41　わが国と WHO 基準による肥満の分類比較

BMI 値	日本肥満学会基準＊	WHO 基準
BMI＜18.5	低体重	Underweight
18.5≦BMI＜25.0	普通体重	Normal range
25.0≦BMI＜30.0	肥満（1度）	Preobese
30.0≦BMI＜35.0	肥満（2度）	Obese I
35.0≦BMI＜40.0	肥満（3度）	Obese II
40.0≦BMI	肥満（4度）	Obese III

注：＊日本肥満学会 2000 年
資料：板倉弘重『肥満を科学する』(財) 日本食肉消費総合センター

注：累積年齢調整総死亡数の相対危険度を示している。
　　1980 年の循環器疾患基礎調査対象者を 14 年間追跡（30 歳以上男女１万 513 名）。
　　P 値は一般に 0.05 以下の場合に統計的に有意であると考える。
資料：上島弘嗣『日循協』31, 1997

表 5 − 42　減量のための行動修正

1. 食品の購入：衝動買いを防ぐために食後に買物に行く。
2. 食品の調理：残飯整理をしないために, 必要量だけ料理する。
3. 食品の保存：目に見えない場所に保存する。
4. 食事の時刻：夜食を禁止する。
5. 食事の時間：速食を禁止する。
6. 食事の回数：欠食を禁止する。
7. 食事の分配：まとめ食を禁止する。
8. 食事の感覚：おいしく食べる。

資料：中村丁次他編纂「栄養指導マニュアル」第一出版

(3) 肥満の予防, 治療には行動修正療法が有効である。これは, 体質変化, 食生活状況を記録し, 意識変革により, 欠食・夜食・早食い・過食などを改めさせるものである（表 5 − 44）。

27．肥満に対する意識と実践のギャップ（国民健康・栄養調査成績）

（1）体重を減らすための食事・運動を実践している者の割合は以下の通りである。

体重を減らそうとする者の割合は，男性で40.5％，女性で51.6％である。

また，体型別に見ると，肥満者の男性では29.8％が体重を減らそうとしていない。一方で，やせの女性では12.6％が体重を減らそうとしている。

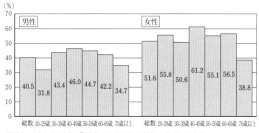

図5－37　体重を減らそうとする者の割合

資料：厚生労働省「平成20年国民健康・栄養調査」

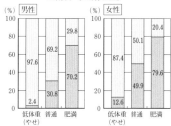

図5－38　体型別・体重を減らそうとする者の割合（20歳以上）

□ 体重を減らそうと思っていない　■ 体重を減らそうと思っている

資料：厚生労働省「平成20年国民健康・栄養調査」

（2）体重を減らすために食事面で行っていること（表5－45），運動面で行っていること（表5－46）は，以下のとおりである。

表5－43　体重を減らすために食事面で行っていること（20歳以上）

	男性（％）	女性（％）
食事の量を調整している	49.3	46.2
お菓子や甘い飲み物の量を調整している	33.9	47.5
バランスのとれた食生活を心がける	30.3	40.6
夜遅い時間の食事を控えている	31.5	49.6
飲酒量を調整している	22.1	6.7
健康に関する効果や食品の機能等を表示して販売されている食品を使っている	7.1	11.2
食事面では何もしていない	13.5	7.7

資料：厚生労働省「平成20年国民健康・栄養調査」

表5－44　体重を減らすために運動面で行っていること（20歳以上）

	男性（％）	女性（％）
日常生活で体を動かすようにしている	47.5	55.6
運動を行っている	38.7	28.7
運動面では何もしていない	28.3	27.7

資料：厚生労働省「平成20年国民健康・栄養調査」

（3）食べる速さと肥満の関連は以下の通りである。

平成21年国民健康・栄養調査で，食べる速さについて体型別にみると，肥満者（BMI≧25）では，速いと回答した者の割合は，男性63.9％，女性46.5％であり，やせ（BMI＜18.5）及びふつう（18.5≦BMI＜25）の者に比べ多い。早食いは肥満の要因である。

図5－39　体型別食べる速さの状況（20歳以上）

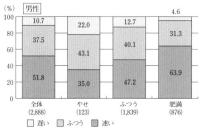

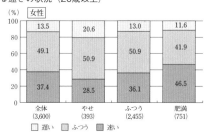

□ 遅い　□ ふつう　■ 速い

資料：厚生労働省「平成21年国民健康・栄養調査」　＊遅い：「かなり遅い」「やや遅い」　速い：「かなり速い」「やや速い」

28．高血圧の発生要因

(1) 高血圧は1つの症状であって，その原因はさまざまであるが，約9割は本態性高血圧とよばれるものである。高血圧が臨床的に問題になるのは，脳，心臓，腎臓などに合併症をおこすためである。

(2) 本態性高血圧については，長期にわたる疫学研究や高血圧自然発生ラットの実験等によって，遺伝と環境が関係していることがわかり，なかでも食塩の過剰摂取は高血圧と密接に関係している。

(3) 表5-45は，食塩摂取量の評価法として，日本高血圧学会減塩委員会が提案したもので，食事記録法や24時間思い出し法の評価が高いが，調査法の標準化と精度管理が重要となる。

(4) 表5-46は薄味の食べ物をおいしく食べるための調理・食べ方の工夫である。

(5) 表5-47は日本高血圧学会が2019年に発表した「高血圧に対する生活習慣の修正項目」である。食事に関する項目としては，減塩1日6g未満，野菜・果実の積極的摂取，コレステロールや飽和脂肪酸の摂取制限，魚（魚油）の積極的摂取があげられている。

表5-45　塩分摂取量の評価法

	評価法	信頼性	簡便性
食事内容の評価	陰膳法	◎	×
	食事記録法（秤量法，非秤量法）	◎*	×
	24時間思い出し法	◎*	△
	食物摂取頻度調査，食事歴法	○	○
	塩分計による評価	×	◎
尿Na排泄量の測定による評価	24時間蓄尿	◎	×
	夜間尿	○	△
	起床後第2尿	○	△
	随時尿	△（○**）	○
	試験紙や塩分計による評価	×（△***）	◎

◎：優れる　○：やや優れる　△：やや劣る　×：劣る
*　　：調査手法の標準化と適切な精度管理が確保できた場合
**　：1日Cr排泄量を推定する計算式を用いる場合
***：計算式を内蔵した塩分計を用いる場合
資料：日本高血圧学会減塩委員会

表5-46　減塩のための調理・食べ方の工夫
―薄味の食べ方を美味しく食べるための工夫―

①味噌汁や煮物は，昆布，煮干しなど天然だしを利かせる
②煮物は最後に味付けする。食べ物の表面の味付けを重点に
③軽く油で炒める，焼き目をつけ香ばしくする
④炒め物，和え物などは香辛料・スパイスなど効果的に使う
⑤レモンやすだちなどかんきつ類，ハーブなどを使う
⑥食品の素材の味，風味を引き立てる
⑦かけ醤油より，つけ醤油

表5-47　高血圧に対する生活習慣の修正項目

1．減塩	6g/日未満
2a．野菜・果物	野菜・果物の積極的摂取*
2b．脂質	コレステロールや飽和脂肪酸の摂取を控える 魚（魚油）などの多価不飽和脂肪酸の積極的摂取
3．減量	BMI（体重(kg)÷身長(m)²）が25未満
4．運動	心血管病のない高血圧患者が対象で，有酸素運動を中心に定期的に （毎日30分以上を目標に）運動を行う
5．節酒	エタノールで男性20～30mL/日以下，女性10～20mL/日以下
6．禁煙	（受動喫煙の防止も含む）

注：生活習慣の複合的な修正はより効果的である。
　　*重篤な腎障害を伴う患者では高カリウム血症を来すリスクがあるので，野菜果物の積極的な摂取は推奨しない。糖分の多い果物の過剰な摂取は，特に肥満者や糖尿病などのカロリー制限が必要な患者ではすすめられない。
資料：日本高血圧学会「高血圧治療ガイドライン2019年版」

表5−48　成人における診療室血圧　　（mmHg）

分　類	収縮期血圧		拡張期血圧
正常血圧	＜120	かつ	＜80
正常高値血圧	120〜129	かつ	＜80
高値血圧	130〜139	かつ/または	80〜89
Ⅰ度高血圧	140〜159	かつ/または	90〜99
Ⅱ度高血圧	160〜179	かつ/または	100〜109
Ⅲ度高血圧	≧180	かつ/または	≧110
（孤立性）収縮期高血圧	≧140	かつ	＜90

注：家庭で測定するときの高血圧基準では，収縮期血圧
　125mmHg 以上，拡張期血圧 75mmHg 以上が，高血圧で
　ある。日本高血圧学会では，病院や検診で測定した血
　圧で「収縮期血圧 130mmHg 以上，拡張期血圧 80mmHg 以
　上」を高血圧としているが，リラックスした状態で測
　定する家庭血圧では，それぞれ 5 mmHg 低くなっている。
資料：日本高血圧学会「高血圧治療ガイドライン 2019」

図5−40　年齢階級別にみた高血圧症の推計外来患者数
（平成29年）

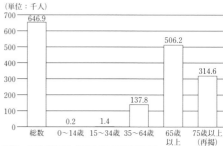

資料：厚生労働省「平成 29 年患者調査」

〈参考〉　高血圧症疾患の受療率の推移

資料：厚生労働省「患者調査」

(6)　日本高血圧学会が 2009 年に発表した高血圧治療ガイドラインでは，降圧薬による治療開始を
　140/90mmHg 以上，降圧目標を 130/85mmHg 以上としていた。2019 年版では多くの症例で
　130/80mmHg 未満を降圧目標としている。また，高血圧の診断では家庭血圧を優先するとしている。

表5−49　日本高血圧学会高血圧治療ガイドライン降圧目標

	診察室血圧	家庭血圧
75 歳未満の成人	130/80mmHg 未満	125/75mmHg 未満
75 歳以上の高齢患者	140/90mmHg 未満 （忍容性があれば 130/80mmHg 未満）	135/85mmHg 未満（目安）
糖尿病患者	130/80mmHg 未満	125/75mmHg 未満
CKD 患者（蛋白尿陽性）	130/80mmHg 未満	125/75mmHg 未満
脳血管障害患者 冠動脈疾患患者	130/80mmHg 未満	125/75mmHg 未満

注：脳血管障害患者で両側頸動脈狭窄や脳主幹動脈閉塞あり，または未評価の場合，また CKD 患者で蛋白尿
　陰性の場合は，75 歳以上の高齢者の目標値とする。
資料：日本高血圧学会「高血圧治療ガイドライン 2019」

〈減塩の日〉

　日本高血圧学会は，平成 29 年 6 月 7 日に日本高血圧協会等の賛同を得て毎月 17 日を「減塩の日」とするこ
とを決定した。これまで同学会は 5 月 17 日を「高血圧の日」として活動してきたが，今後は「減塩の日」とあ
わせて啓発活動を展開することにしている。

29.　循環器疾患に関する状況（20歳以上）—平成29・30年国民健康・栄養調査—

1．血圧に関する状況

　平成 30 年の収縮期（最高）血圧の平均値は，男性 134.7mmHg，女性 127.9mmHg であり，収縮期（最高）血圧が 140mmHg 以上の者の割合は，男性 36.2％，女性 26.0％である。年次推移でみると，この 10 年間，男女とも平均値および 140mmHg 以上の者の割合は，有意に低下している。

図5－41　収縮期（最高）血圧の平均値の年次推移（20歳以上）　　図5－42　収縮期（最高）血圧が140mmHg以上の者の
　　　　　（平成17～30年）　　　　　　　　　　　　　　　　　　　　　　割合の年次推移（20歳以上）（平成17～30年）

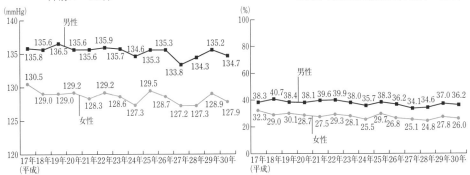

注：1）服薬者含む。
　　2）2 回の測定値の平均値。1 回しか測定できなかった者については，その値を採用。
資料：平成 30 年国民健康・栄養調査

2．血圧を下げる薬の服用者の割合

　平成 29 年国民健康・栄養調査から，血圧を下げる薬の服用者の割合をみると 20 歳以上の成人で男性 32.7％，女性 26.4％となっている。60 歳代から薬の服用者が増え，70 歳以上の成人では男性 54.1％，女性 49.7％となっている。

表5－50　血圧を下げる薬の服用者の割合　　　　　　　　（単位：％）

	総　数	20～29 歳	30～39 歳	40～49 歳	50～59 歳	60～69 歳	70 歳以上
総　数	28.5	0.0	1.8	3.6	14.7	35.7	51.7
男　性	31.8	0.0	2.8	7.5	15.9	40.2	54.1
女　性	25.9	0.0	1.0	1.2	13.9	32.0	49.7

資料：平成 29 年国民健康・栄養調査

〈参考〉　循環器疾患は在院日数が長い

厚生労働省の「患者調査」によると，精神疾患系を除くと循環器系疾患の在院日数が長いことがわかる。	参考表	
	傷病分類	在院日数（日）
	総数	29.3
	精神および行動の障害	277.1
	精神系の疾患	81.2
	循環系の疾患	38.1
	・高血圧疾患	33.7
	・心疾患	19.3
	・脳血管疾患	78.2
	資料：厚生労働省「平成 29 年患者調査」	

30.　生活習慣（運動・喫煙・飲酒状況）――平成30年国民健康・栄養調査――

1．運動・歩数の状況（20歳以上）

　20歳以上で運動習慣のある者（1回30分以上の運動を週2回以上実施し，1年以上継続している者）の割合は，平成30年で男性31.8％，女性25.5％で，ほぼ横ばいである。歩数の平均値は男性6,794歩，女性5,942歩である（図5－43）。

図5－43　歩数の平均値の年次推移（20歳以上）（平成16～30年）

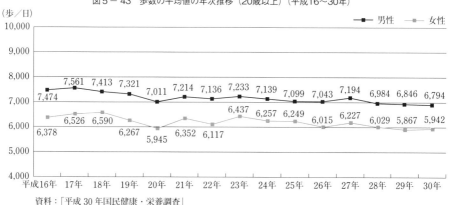

資料：「平成30年国民健康・栄養調査」

2．喫煙の状況（20歳以上）

　現在習慣的に喫煙している者の割合は，平成30年で男性29.0％，女性8.1％であり，全体で喫煙者は17.8％と2割弱である（図5－44）。なお現在習慣的に喫煙している者の年齢別では男性で30歳代（37.4％），40歳代（37.0％），女性では40歳代（13.6％）が最も多い。また習慣的に喫煙している者のうち禁煙希望者は全体で32.4％（男性30.6％，女性38.0％）と禁煙意識は増加している。

図5－44　現在習慣的に喫煙している者の割合の年次推移（20歳以上）（平成16～30年）

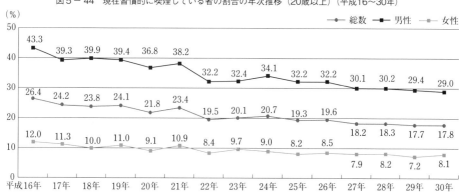

　注：1）「現在習慣的に喫煙している者」とは，これまでにたばこを習慣的に吸っていたことがある者*のうち，「この1か月間に毎日またはときどきたばこを吸っている」と回答した者。
　　＊平成15～22年は，合計100本以上または6か月以上たばこを吸っている（吸っていた）者。
　資料：「平成30年国民健康・栄養調査」

3．飲酒の状況（20 歳以上）

　平成 30 年国民健康・栄養調査によると，生活習慣病のリスクを高める量を飲酒している者の割合は，男性で 15.0％，女性で 8.7％であった（図 5 − 45）。平成 22 年からの推移でみると，男性では有意な増減はみられず，女性では有意に増加している（図 5 − 46）。年齢階級別にみると，その割合は男性では 50 歳代，女性では 40 歳代，50 歳代が最も高い。

図5− 45　生活習慣病のリスクを高める量を飲酒している者の割合（20 歳以上，性・年齢階級別）

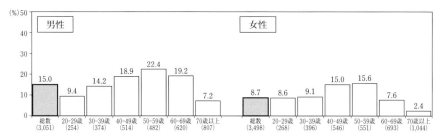

※「生活習慣病のリスクを高める量を飲酒している者」とは，1 日当たりの純アルコール摂取量が男性で 40g，女性で 20g 以上の者とし，以下の方法で算出。
①男性：「毎日×2合以上」+「週5〜6日×2合以上」+「週3〜4日×3合以上」+「週1〜2日×5合以上」+「月1〜3日×5合以上」
②女性：「毎日×1合以上」+「週5〜6日×1合以上」+「週3〜4日×1合以上」+「週1〜2日×3合以上」+「月1〜3日×5合以上」

> 清酒1合（180ml）は，次の量にほぼ相当する。
> ビール・発泡酒中瓶 1 本（同 5 度・500ml），焼酎 20 度（135ml），焼酎 25 度（110ml），焼酎 30 度（30ml），チューハイ 7 度（350ml），ウイスキーダブル 1 杯（60ml），ワイン 2 杯（240ml）

資料：「平成 30 年国民健康・栄養調査結果の概要」より

図5− 46　生活習慣病のリスクを高める量を飲酒している者の割合の年次推移（20 歳以上，男女別）
　　　　　（平成 22 年〜30 年，平成 25 年は未調査）

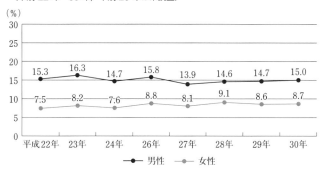

31. 健康寿命・平均寿命の上位 20 位までの国際比較 (WHO 世界保健統計 2016 年版)

1. 健康寿命ランキング・国別順位

　2016 年 5 月 19 日，世界保健機関 (WHO) が発表した「世界保健統計 2016」によると，健康寿命世界 1 位 (男女平均) は日本で 74.9 歳だった。2 位はシンガポール 73.9 歳，3 位は韓国 73.2 歳で，トップ 3 をアジアが占めている。健康寿命とは自立した生活ができる期間のことで，WHO が提唱している。データがない国を除くと，最も健康寿命が短い国はシエラレオネで 44.4 歳，世界平均は 63.1 歳となっている。

2. 平均寿命ランキング・男女国別ランキング

　同じく「世界保健統計 2016」によると，世界一の長寿国 (男女平均) は前年同様，日本が 83.7 歳で 1 位，2 位はスイス 83.4 歳，3 位はシンガポール 83.1 歳となっている。男性で長寿国は，1 位がスイスで 81.3 歳，2 位がアイスランド 81.2 歳，3 位がオーストラリア 80.9 歳，日本はイタリアと同じ 6 位で 80.5 歳。また女性の 1 位は日本で 86.8 歳，2 位がシンガポール 86.1 歳，3 位が韓国とスペインで 85.5 歳となり，トップ 3 にアジア 3 か国が入っている。データがない国を除くと，最も寿命が短い国はシエラレオネで男女平均 50.1 歳となっている。世界平均は男女平均で 71.4 歳，男性 69.1 歳，女性 73.8 歳となっている。

表 5 - 51　健康寿命・平均寿命の上位 20 ヵ国 (2016)

健康寿命 (男女平均)			平均寿命 (男女)			平均寿命 (男性)			平均寿命 (女性)		
順位	国名	歳 (2015)	順位	国名	歳 (2015)	順位	国名	歳 (2015)	順位	国名	歳 (2015)
1	日本	74.9	1	日本	83.7	1	スイス	81.3	1	日本	86.8
2	シンガポール	73.9	2	スイス	83.4	2	アイスランド	81.2	2	シンガポール	86.1
3	韓国	73.2	3	シンガポール	83.1	3	オーストラリア	80.9	3	韓国	85.5
4	スイス	73.1	4	オーストラリア	82.8	4	スウェーデン	80.7	4	スペイン	85.5
5	イスラエル	72.8	4	スペイン	82.8	5	イスラエル	80.6	5	フランス	85.4
5	イタリア	72.8	6	アイスランド	82.7	6	イタリア	80.5	6	スイス	85.3
7	アイスランド	72.7	6	イタリア	82.7	6	日本	80.5	7	オーストラリア	84.8
8	フランス	72.6	8	イスラエル	82.5	8	カナダ	80.2	7	イタリア	84.8
9	スペイン	72.4	9	フランス	82.4	9	スペイン	80.1	9	イスラエル	84.3
10	カナダ	72.3	9	スウェーデン	82.4	10	オランダ	80	10	カナダ	84.1
11	オランダ	72.2	11	韓国	82.3	10	ニュージーランド	80	10	アイスランド	84.1
12	オーストリア	72	12	カナダ	82.2	10	シンガポール	80	12	ルクセンブルク	84
12	ノルウェー	72	13	ルクセンブルク	82	13	ルクセンブルク	79.8	12	スウェーデン	84
12	スウェーデン	72	14	オランダ	81.9	14	ノルウェー	79.8	14	オーストリア	83.9
15	オーストラリア	71.9	15	ノルウェー	81.8	15	マルタ	79.7	14	ポルトガル	83.9
15	ギリシャ	71.9	16	マルタ	81.7	16	フランス	79.4	16	フィンランド	83.8
17	ルクセンブルク	71.8	17	ニュージーランド	81.6	16	アイルランド	79.4	17	マルタ	83.7
18	マルタ	71.7	18	オーストリア	81.5	16	イギリス	79.4	17	ノルウェー	83.7
19	ニュージーランド	71.6	19	アイルランド	81.4	19	オーストリア	79	17	スロベニア	83.7
20	アイルランド	71.5	20	イギリス	81.2	20	韓国	78.8	20	ギリシャ	83.6

(3) WHO は 2000 年 6 月に障害調整平均余命（Disabilities Adjusted Life Expectancy；DALE）という指標に基づいて，1999 年に生まれた乳児の DALE を WHO 加盟国 191 カ国について公表した。

(4) これによると，わが国の DALE は 74.5 歳で 191 カ国中第 1 位，平均寿命に占める障害を有する期間（平均寿命から DALE を引いた期間）の割合でも 7.9％で，191 カ国中第 8 位となっており，わが国の健康度合が世界的に上位にあることが証明されている。

表 5 − 52　「障害調整平均余命」と「平均寿命に占める障害を有する期間」の国際比較

	障害調整平均余命（DALE）	歳		平均寿命に占める障害を有する期間	％
1	日本	74.5	1	ギリシア	7.0
2	オーストラリア	73.2	2	イギリス	7.1
3	フランス	73.1	3	オーストリア	7.4
4	スウェーデン	73.0	4	スペイン	7.5
5	スペイン	72.8	5	イタリア	7.7
6	イタリア	72.7	6	オランダ	7.7
7	ギリシア	72.5	7	フランス	7.8
8	スイス	72.5	8	日本	7.9
9	モナコ	72.4	9	オーストラリア	8.0
10	アンドラ	72.3	10	ベルギー	8.0

資料：World Health Organization "The World Health Report 2000"，2000 年

(5) 厚生労働省算出の平成 27 年の都道府県別生命表

　　都道府県別生命表は昭和 40 年から国勢調査年に当たる 5 年ごとに算出されている。平成 27 年の平均寿命は全国の男性 80.77 年，女性 87.01 年であった。都道府県別の平均寿命の長い地域は，男性で滋賀県 81.78 年，長野県 81.75 年，京都府 81.40 年，女性では長野県 87.67（87.675）年，岡山 87.67（87.6753）年，島根県 87.64 年であった。一方，短い地域は，男性では青森県 78.673 年，秋田県 79.51 年，岩手県 79.86 年，女性では青森県 85.93 年，栃木県 86.24 年，茨城県 86.33 年であった。全体的にみて，北海道，宮城を除く東北，北関東，西日本の太平洋側などで平均寿命が短いことがわかる。

(6) 「健康寿命延伸プラン」2040 年までに健康寿命を 3 年以上延伸

　　厚生労働省は，2019（令和元）年 5 月に 2040 年までに日本人の健康寿命を男女ともに 3 年以上延伸し（2016 年比），75 歳以上とする「健康寿命延伸プラン」を発表した。同プランは，高齢者をはじめとする多様な就労・社会参加を目的とした「2040 年を展望した社会保障・働き方改革本部」の主要プランの 1 つとなるもので，2040 年までに健康寿命を男性 75.14 歳以上，女性 77.49 歳以上とする目標を設定している。具体的には，健康無関心層へのアプローチの強化，地域・保険者間の格差の解消による「次世代を含めてすべての人の健やかな生活習慣形成」「疾病予防・重症化予防」「介護予防・フレイル対策，認知症予防」を揚げている。

32.　生活習慣病の発症予防・重症化予防対策の分析・評価指標

　国では平成 27 年度には平成 20 年と比べて糖尿病等の生活習慣病有病者・予備軍を 25 % 減少目標の達成に向けて，生活習慣病の発症予防，重症化予防推進のため，図 5 － 47 のような分析・評価指標をあげている。

図 5 － 47　生活習慣病の発症予防・重症化予防対策の分析・評価指標 ～メタボリックシンドロームに着目した生活習慣病予防～

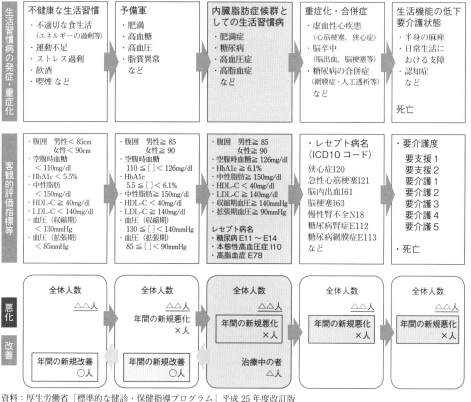

資料：厚生労働省「標準的な健診・保健指導プログラム」平成 25 年度改訂版

〈参考〉低体温の子どもが増えている

　平熱が 35℃台の低体温の子どもが増え，体力や集中力の低下など悪影響が指摘されている。
　低体温とは 1 日を通して体温が概ね 35℃台の低めにとどまっている状態のことを指す。これは代謝が低下している状態で，疲労や体力の低下をきたしやすいといわれる。遅寝遅起き，運動不足の子どもは自律神経の働きが乱れ，体温調節がうまくいかなくなり，低体温になるといわれている。低体温の予防策としては，早寝早起き，朝ごはんをしっかり食べる，運動などでしっかり体を動かすこと，などが大切である。

33.　生活習慣病予防とエネルギー，栄養素の関連

　厚労省では，2019（令和元）年に「日本人の食事摂取基準」(2020 年版) を策定し，その普及啓発のためのポイントをスライドでまとめている。ここでは，そのスライドのなかから，生活習慣病の予防のための，①エネルギー収支バランス，②体重管理の基本的考え方，③栄養素摂取と高血圧との関連，④栄養素摂取と脂質異常症との関連，⑤栄養素摂取と高血糖との関連，⑥栄養素摂取と慢性腎臓病（CKD）との関連，について検討委員会がレビューした結果をスライドとして作成しているものを以下に示す。

1．エネルギー収支バランス

・エネルギー収支バランスは，エネルギー摂取量－エネルギー消費量として定義される。
・成人においては，その結果が体重の変化と体格（body mass index：BMI）であり，エネルギー摂取量がエネルギー消費量を上回る状態（正のエネルギー収支バランス）が続けば体重は増加し，逆に，エネルギー消費量がエネルギー摂取量を上回る状態（負のエネルギー収支バランス）では体重は減少する。したがって，短期的なエネルギー収支のアンバランスは体重の変化で評価可能。
・一方，エネルギー収支のアンバランスは，長期的にはエネルギー摂取量，エネルギー消費量，体重が互いに連動して変化することで調整される。多くの成人では，長期間にわたって体重・体組成は比較的一定でエネルギー収支バランスがほぼゼロに保たれた状態にある。肥満者や低栄養の者でも，体重，体組成に変化がなければエネルギー摂取量とエネルギー消費量は等しい。
・したがって，健康の保持・増進，生活習慣病予防の観点からは，エネルギー摂取量が必要量を過不足なく充足するだけでは不十分であり，望ましい BMI を維持するエネルギー摂取量（＝エネルギー消費量）であることが重要。

2．体重管理の基本的考え方

・身体活動量が不変であれば，エネルギー摂取量の管理は体格の管理とほぼ同等である。
・体格を測り，その結果に基づいて変化させるべきエネルギー摂取量や供給量を算出し，エネルギー摂取量や供給量を変化させることが望ましい。そのためには望ましい体格をあらかじめ定めなくてはならない。
・成人期以後には大きな身長の変化はないため，体格の管理は主として体重の管理となる。身長の違いも考慮して体重の管理を行えるように，成人では体格指数，主として BMI を用いる。
・乳児・小児では該当する性・年齢階級の日本人の身長・体重の分布曲線（成長曲線）を用いる。
・体重増加に伴う生活習慣病の発症予防，重症化予防の観点からは，身体活動レベル（低い）は望ましい状態とは言えず，身体活動量を増加させることでエネルギー収支のバランスを図る必要がある。

3．栄養素摂取と高血圧との関連（特に重要なもの）

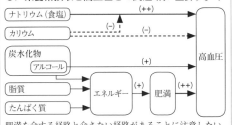

肥満を介する経路と介さない経路があることに注意したい。この図はあくまでも概要を理解するための概念図として用いるに留めるべきである。

4．栄養素摂取と脂質異常症との関連（特に重要なもの）

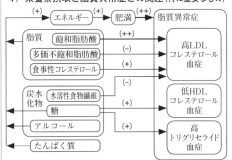

肥満を介する経路と介さない経路があることに注意したい。この図はあくまでも概要を理解するための概念図として用いるに留めるべきである。

5．栄養素摂取と高血糖との関連（特に重要なもの）

脂質 / たんばく質 → エネルギー →(+) 内臓脂肪型肥満（インスリン抵抗性）→(++) インスリン作用不足 → 高血圧

炭水化物 / 糖 →(++) / 食物繊維 →(-) / アルコール

高血糖

肥満を介する経路と介さない経路があることに注意したい。この図はあくまでも栄養素摂取と高血糖との関連の概要を理解するための概念図として用いるに留めるべきである。

6．栄養素摂取と慢性腎臓病（CKD）の重症化との関連（重要なもの）

※矢印は，すべて正の関連

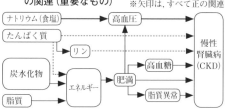

ナトリウム（食塩）→ 高血圧
たんばく質 → リン
炭水化物 → エネルギー → 肥満 → 高血糖 / 脂質異常
脂質

慢性腎臓病（CKD）

高血圧・脂質異常症・糖尿病に比べると栄養素摂取量との関連を検討した研究は少なく，結果も一致していないものが多い。また，重症度によって栄養素摂取量との関連が異なる場合もある。この図はあくまでも栄養素摂取と慢性腎臓病（CKD）の重症化との関連の概要を理解するための概念図として用いるに留めるべきである。

〈参考〉非感染性疾患（NCDs）の予防に占める栄養改善・生活改善の重要性

　健康日本 21（第二次）計画では，がん，循環器疾患，糖尿病，慢性閉塞性肺疾患（COPD）に対応するため，栄養改善，運動習慣，生活改善の定着化など疾病の第一次予防が極めて重要視されている。
　WHO などは「非感染性疾病への予防と管理に関するグローバル戦略」を策定するなど，国際的にも非感染性疾患（NCDs：Non Communicable Diseases）の予防に占める栄養改善，運動習慣，生活改善対策の重要性が認識され，対応も進んでいる。
　がん，循環器疾患，糖尿病の予防・改善のためには，とくに健康な食事，身体活動の活性化，リスクを伴う飲酒の抑制が重要であり，慢性閉塞性肺疾患の予防のためには禁煙が重要である。

〈参考〉生活習慣病の死亡，医療費に占める割合

生活習慣病は死亡者数の 5 割以上，国民医療費（医科診療医療費）の 3 割以上を占めている。

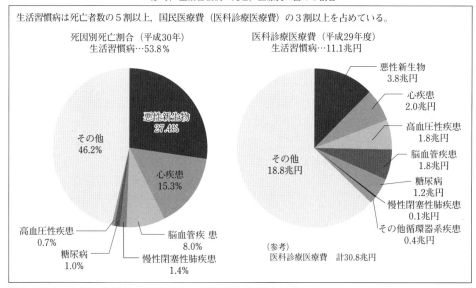

死因別死亡割合（平成 30 年）
生活習慣病…53.8%

悪性新生物 27.4%
心疾患 15.3%
脳血管疾患 8.0%
慢性閉塞性肺疾患 1.4%
糖尿病 1.0%
高血圧性疾患 0.7%
その他 46.2%

医科診療医療費（平成 29 年度）
生活習慣病…11.1兆円

悪性新生物 3.8兆円
心疾患 2.0兆円
高血圧性疾患 1.8兆円
脳血管疾患 1.8兆円
糖尿病 1.2兆円
慢性閉塞性肺疾患 0.1兆円
その他循環器系疾患 0.4兆円
その他 18.8兆円

（参考）
医科診療医療費　計30.8兆円

資料：厚生労働省「人口動態統計」（平成 30 年），「国民医療費」（平成 29 年）

34. 生活習慣病予防に占める栄養素の機能・役割

1. 生活習慣病予防のためには，たんぱく質，脂質，炭水化物をバランスよく

　たんぱく質，脂質，炭水化物は，エネルギーを産出する栄養素である。肥満ややせを防ぐには，適切なエネルギーの摂取とともに，生活習慣病予防の観点からバランスの良いたんぱく質，脂質。炭水化物の摂取が重要となる。

　脂質を構成する脂肪酸には飽和脂肪酸と不飽和脂肪酸があり，また不飽和脂肪酸も一価，多価（n-3系，n-6系）に分類される。ラード，バターなどの飽和脂肪酸の過剰摂取は動脈硬化を引き起こし，心筋梗塞のリスクを高めるため注意が必要である。一方，炭水化物は，体内で消化吸収される糖質と，ほとんど消化吸収されない食物繊維に分けられ，心筋梗塞，糖尿病など生活習慣病予防には十分な食物繊維の摂取がすすめられている（図5 − 48）。

図5− 48　栄養素摂取と主な生活習慣病の関連

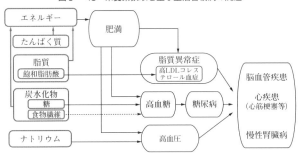

■□▷ 過剰摂取が影響　■□▶ 十分な摂取がリスク低減

資料：厚生労働省「日本人の食事摂取基準（2015年版）」策定検討会報告書を参考に消費者庁が作成

2. 生活習慣病，虚弱（フレイル）予防には適正体重の維持を

　エネルギーの過剰摂取は肥満を引き起こし，高血圧，糖尿病，脂質異常症，また脳血管疾患，心疾患などの生活習慣病の原因となる。一方，エネルギーの摂取が十分でないとやせにつながり，特に高齢期での低栄養は虚弱（フレイル）の原因となり，要介護状態や死亡のリスクが高くなる。

　適切なエネルギー摂取による適正体重の維持は，肥満ややせを予防し，生活習慣病やフレイルを防ぐ結果につながる（図5 − 49）。

図5− 49　肥満と主な生活習慣病の関連

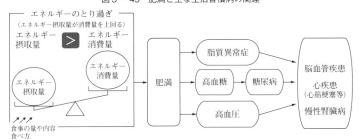

資料：厚生労働省「日本人の食事摂取基準（2015年版）」策定検討会報告書を参考に消費者庁が作成

〈参考〉栄養バランスのとれた食事に関する状況

　平成 30 年国民健康・栄養調査によると，主食・主菜・副菜を組み合わせた食事を 1 日 2 回以上食べることが「ほとんど毎日」と回答した者の割合は，男性 45.4%，女性 49.0% であった。年代別にみると男女ともに若い世代ほどその割合が低い傾向にある。

　また主食・主菜・副菜を組み合わせた食事の頻度が週 5 日以下と回答した者のうち，主食・主菜・副菜を組み合わせるとバランスの良い食事となることを知っている者は，男性 88.7%，女性 95.5% だった。知っている者のうちで主食・主菜・副菜を組み合わせた食事を食べられない理由は，男女とも「手間がかかる」と答えた割合が最も多かった。

（主食：ごはん，パン，麺類などの料理，主菜：魚介類，肉類，卵類，大豆・大豆製品を主材料にした料理，副菜：野菜類，海藻類，きのこ類を主材料にした料理）

主食・主菜・副菜を組み合わせた食事の頻度

（単位：%）　■ ほとんど毎日　■ 週に 4-5 日　□ 週に 2-3 日　■ ほとんどない

男性

	総数 (3,023)	20-29歳 (249)	30-39歳 (372)	40-49歳 (513)	50-59歳 (477)	60-69歳 (616)	70歳以上 (796)
ほとんどない	12.6	17.7	14.8	15.4	15.3	11.5	7.3
週に2-3日	23.0	24.9	30.1	25.5	21.4	19.8	20.7
週に4-5日	19.1	18.9	20.4	19.7	21.0	19.5	16.7
ほとんど毎日	45.4	45.4	34.7	39.4	42.3	49.2	55.3

女性

	総数 (3,473)	20-29歳 (265)	30-39歳 (394)	40-49歳 (543)	50-59歳 (550)	60-69歳 (689)	70歳以上 (1,032)
ほとんどない	9.4	18.5	11.2	10.5	11.3	7.0	6.5
週に2-3日	21.2	24.9	22.6	20.3	20.4	22.1	20.3
週に4-5日	20.3	17.7	25.4	23.3	18.9	19.7	18.7
ほとんど毎日	49.0	38.9	40.9	46.0	49.5	51.2	54.6

資料：厚生労働省「平成30年国民健康・栄養調査」

〈参考〉睡眠で十分に休養がとれていない者の割合

　平成 30 年国民健康・栄養調査によると，ここ 1 か月間に，睡眠で十分に休養がとれていない者の割合は 21.7% で，平成 21 年からの推移でみると有意に増加した。年齢別では，職場で中堅となる 30 歳代，40 歳代が最も多く，この年代の 30% 以上が睡眠で十分に休養がとれていないと回答した。

　また 1 日の平均睡眠時間では，6 時間以上 7 時間未満が最も多く，男性 34.5%，女性 34.7% であった。一方，睡眠時間が 6 時間未満の者は，男性 36.1%，女性 39.6% で，男性の 30 ～ 50 歳代，女性の 40 ～ 60 歳代では 4 割を超えた。

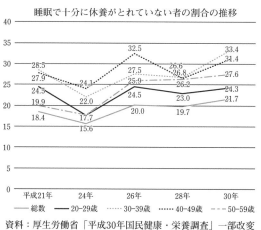

睡眠で十分に休養がとれていない者の割合の推移

資料：厚生労働省「平成30年国民健康・栄養調査」一部改変

第6章
メタボリックシンドロームと特定健診・特定保健指導

1．メタボリックシンドローム（内臓脂肪症候群）

(1) 糖尿病，高血圧症，脂質異常症などの生活習慣病は，そのまま放置すると脳卒中や心筋梗塞，その他重症な合併症に進む危険性が高い。

(2) 国内外でこれら重複状態の重要性が注目され，シンドロームX，死の四重奏という概念が発表されていた。平成17年4月に日本内科学会，日本動脈硬化学会，日本肥満学会，日本糖尿病学会など8学会の合同委員会で，メタボリックシンドロームという疾病概念を提案した。

(3) この考えは，内臓脂肪型肥満，高血糖，高血圧，脂質異常症を個々の病態としてとらえるのでなく，相互に深く関連していることに注目したものである。そして，「1つの氷山から水面上に出たいくつかの山」のような状態として例えることができるとしている。投薬は水面上に出た「氷山の1つの山を削る」1つの方法であるが，抜本的な改善には運動習慣の徹底と食生活改善など生活改善により「氷山全体を縮小」させることが必要であるとしている（図6-1）。

(4) 平成20年4月からメタボリックシンドローム等の該当者・予備軍に対する健診・保健指導が制度化された。医療保険者は，40歳以上の被保険者，被扶養者を対象に内臓脂肪型肥満に着目した健診・保健指導が義務づけられた。

(5) 平成30年度から第3期（平成30年～35年度）特定健診・保健指導が始まり，新たに非肥満で脳・心血管疾患危険因子保有者に対する生活習慣改善のあり方が示された（p.139参照）。

(6) 健診・保健指導の担い手である医師・保健師・管理栄養士等が効果的・効率的な健診・保健指導を行うための「標準的な健診・保健指導プログラム」が作成されている。

図6-1　メタボリックシンドローム

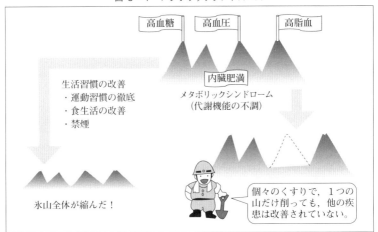

資料：平成17年版厚生労働白書

(7) 農林水産省の「食育に関する意識調査報告」（平成31年3月）によると，生活習慣病の予防や改善のために，普段から適正体重の維持や減塩などに気をつけた食生活を実践している人の割合は，『実践している』67.7％（「いつも気をつけて実践している」23.4％，「気をつけて実践している」44.4％），『実践していない』32.0％（「あまり気をつけて実践していない」27.6％，「全く気をつけて実践していない」4.4％）となっている。世代別では男女とも若い世代（20～39歳）で「実践していない」が50％を超えているが，40歳以上になると年齢が上がるにつれて「実践している」の割合が高くなっている。

2．メタボリックシンドロームの判定基準

(1) メタボリックシンドロームとは，内臓脂肪の過剰な蓄積と脂質異常，高血圧，高血糖などが複合した新しい概念である。日本内科学会など8学会が平成17年4月に，腹囲が男性で85cm以上，女性90cm以上であって，血圧，血糖，血中脂質の重複する場合の基準を設けたものである。メタボリックシンドロームは健康に黄信号が灯った状態で，放置し続けると脳卒中や心筋梗塞などの心疾患，糖尿病などの危険性が高まることになる。

(2) 平成30年度からの第3期特定保健指導における特定保健指導の基準およびメタボリックシンドロームの判定基準は以下のとおりである。

図6−2　第3期特定保健指導とメタボリックシンドロームの基準

〈特定保健指導の基準〉

腹囲	追加リスク ①血糖 ②脂質 ③血圧	④喫煙歴	対象 40〜64歳	対象 65〜74歳
≧ 85 cm（男性） ≧ 90 cm（女性）	2つ以上該当		積極的支援	動機付け支援
	1つ該当	あり		動機付け支援
		なし		支援
上記以外でBMI≧25	3つ該当		積極的支援	動機付け支援
	2つ該当	あり		動機付け支援
		なし		支援
	1つ該当			

＊①血糖：空腹時血糖100 mg／dl以上，またはHbA1c（JDS値・平成24年度まで）5.2％以上（NGSP値・平成25年度から）5.6％以上
②脂質：中性脂肪150 mg／dl以上，またはHDLコレステロール40 mg／dl未満，③血圧：収縮期130mmHg以上，または拡張期85mmHg以上

〈メタボリックシンドロームの判定基準〉

腹囲	追加リスク ①血糖 ②脂質 ③血圧	
≧ 85 cm（男性） ≧ 90 cm（女性）	2つ以上該当	メタボリックシンドローム基準該当者
	1つ該当	メタボリックシンドローム予備軍該当者

＊①血糖：空腹時血糖110 mg／dl以上，②脂質：中性脂肪150 mg／dl以上，またはHDLコレステロール40 mg／dl未満，
③血圧：収縮期130mmHg以上，または拡張期85mmHg以上
＊高TG血症，低HDL-C血症，高血圧，糖尿病に対する薬剤治療を受けている場合は，それぞれの項目に含める。

(3) 図6−3は厚生労働省の示す，メタボリックシンドローム対策を推進するための啓発資料の中から抜粋したもので，不健康な生活習慣が積もり積もって，内臓脂肪症候群としての生活習慣病（肥満症，糖尿病，高血圧症，高脂血症等）を引き起こし，更に重症化し合併症を引き起こし，ついには，生活機能の低下・要介護状態に陥ることを示している。

図6−3　不健康な生活習慣のもたらすもの

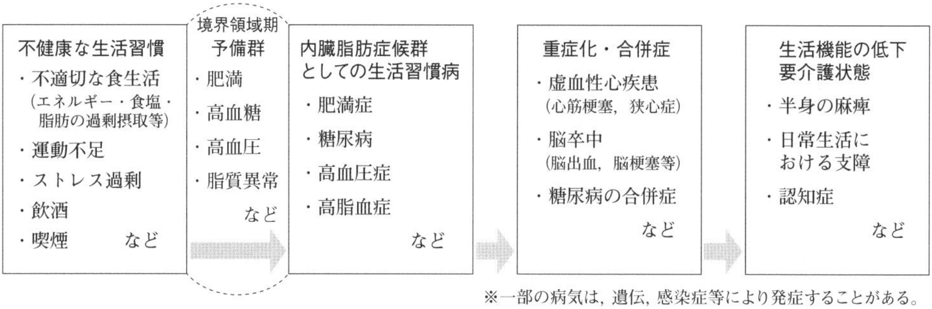

不健康な生活習慣	境界領域期 予備群	内臓脂肪症候群 としての生活習慣病	重症化・合併症	生活機能の低下 要介護状態
・不適切な食生活（エネルギー・食塩・脂肪の過剰摂取等） ・運動不足 ・ストレス過剰 ・飲酒 ・喫煙　など	・肥満 ・高血糖 ・高血圧 ・脂質異常 など	・肥満症 ・糖尿病 ・高血圧症 ・高脂血症 など	・虚血性心疾患（心筋梗塞，狭心症） ・脳卒中（脳出血，脳梗塞等） ・糖尿病の合併症 など	・半身の麻痺 ・日常生活における支障 ・認知症 など

※一部の病気は，遺伝，感染症等により発症することがある。

・「不健康な生活習慣」の継続により，「予備群（境界領域期）」→「内臓脂肪症候群としての生活習慣病」→「重症化・合併症」→「生活機能の低下・要介護状態」へと段階的に進行していく。
・どの段階でも，生活習慣を改善することで進行を抑えることができる。
・とりわけ，境界領域期での生活習慣の改善が，生涯にわたって生活の質（QOL）を維持する上で重要である。
資料：平成19年版厚生労働白書　一部改変

3. メタボリックシンドロームの有病者と予備軍

(1) 平成27年国民健康・栄養調査の結果，20歳以上でメタボリックシンドロームが強く疑われる者の割合は，男性29.0%，女性10.6%，予備軍は男性22.1%，女性7.8%といずれも男性で高い。強く疑われる者の割合は，男性が60歳代で35.4%，70歳以上で38.0%，予備軍を合わせると男性で40歳代が38.9%，50歳代で51.8%，女性では，予備軍合わせて50歳代で18.8%と男女とも40歳以上で特に高くなっている（表6-1）。

表6-1　メタボリックシンドローム（内臓脂肪症候群）の状況—メタボリックシンドローム（内臓脂肪症候群）の疑い，年齢階級別，人数，割合—，20歳以上〔妊婦除外〕（%）

第六章　メタボリックシンドロームと特定健診・特定保健指導

		総　数	20-29歳	30-39歳	40-49歳	50-59歳	60-69歳	70歳以上
総数	総　数	100.0	100.0	100.0	100.0	100.0	100.0	100.0
	メタボリックシンドローム（内臓脂肪症候群）が強く疑われる者	18.0	2.2	2.9	5.9	16.0	21.9	28.1
	メタボリックシンドローム（内臓脂肪症候群）の予備群と考えられる者	13.6	8.1	8.4	13.7	13.8	15.6	13.9
	上記以外	68.5	89.7	88.6	80.4	70.2	62.6	58.0
男性	総　数	100.0	100.0	100.0	100.0	100.0	100.0	100.0
	メタボリックシンドローム（内臓脂肪症候群）が強く疑われる者	29.0	5.4	8.1	10.7	27.4	35.4	38.0
	メタボリックシンドローム（内臓脂肪症候群）の予備群と考えられる者	22.1	14.3	21.6	28.2	24.4	24.8	18.0
	上記以外	49.0	80.4	70.3	61.1	48.2	39.8	43.9
女性	総　数	100.0	100.0	100.0	100.0	100.0	100.0	100.0
	メタボリックシンドローム（内臓脂肪症候群）が強く疑われる者	10.6	0.0	0.0	3.7	9.8	11.8	19.5
	メタボリックシンドローム（内臓脂肪症候群）の予備群と考えられる者	7.8	3.8	1.0	7.1	8.2	8.7	10.3
	上記以外	81.6	96.3	99.0	89.3	82.0	79.5	70.1

注）妊婦除外，ヘモグロビンA1c ≧ 6.0%（NGSP値）の場合。
資料：厚生労働省「平成27年国民健康・栄養調査報告」

(2) 厚生労働省では高齢者の医療の確保に関する法律等に基づき医療保険者に生活習慣病に着目した健診・保健指導の実施を平成20年度から義務づけ，治療より予防を重点的に行い国民医療費の適正化をはかることとしている。保健指導は医師，保健師と管理栄養士が連携して当たることとされ，保健指導のあり方も対象者の意識改革，行動変容をうながす効果的な保健指導が課題となっている。また，健康日本21の報告においても指摘されている通り，糖尿病有病者・予備軍の増加，肥満者の増加，野菜摂取量の不足，日常生活における歩数の減少のように健康状態，生活習慣は改善どころか，悪化している現状を直視したい。

(3) 平成21年国民健康・栄養調査でBMI25以上の肥満者のうち，メタボリックシンドロームの予防・改善のため，適切な食事・定期的な運動について，男性では「するつもりがあり，頑張ればできる」42.6%，女性では「するつもりはあるが，自信がない」44.1%と回答した者が最も多い。

(4) 平成27年10月，内閣府の「食育に関する意識調査」によると，メタボリックシンドロームの予防や改善のため適切な食事・運動等を継続的に実践している人の割合は42.9%であった。平成26年12月の調査に比べ0.8%増加している。今後は，50%の目標達成が望まれる。

4. メタボリックシンドロームに着目した健康診断・保健指導

(1) 平成18年の通常国会で成立した医療制度改革関連法では，医療費適正化の中長期対策として，内臓脂肪症候群（メタボリックシンドローム）に着目した特定健診・保健指導を医療保険者に義務付けて生活習慣病の予防の徹底を図っている。標準的なプログラムに基づく保健指導を健診受診者全員に実施し，平成20年度から27年度までに糖尿病の有病者・予備軍減少を目指している。しかし平成28年国民健康・栄養調査の推計によると，糖尿病が強く疑われる者および糖尿病の可能性が否定できない者の数はそれぞれ1,000万人に及び，増加傾向にある。

(2) 健診・保健指導は『保健指導』を重点とし，基本健診では腹囲や血液検査などの測定値と喫煙歴などの質問事項から，内臓脂肪蓄積の程度と，心疾患等のリスク要因の数を見て保健指導の対象者を
・健診結果の配布と同時に情報提供
・情報提供に加え，原則１回の動機づけ支援
・情報提供にあわせ，専門職等による継続的・定期的な積極的支援
を実施する３つのレベルに階層化する（図６−４）。

(3) 保健師・管理栄養士等は，対象者個人の行動目標を設定し，保健指導の方法を学びながら生活習慣改善に向けた行動変容を支援していく。

図６−４　保健指導階層化のフロー

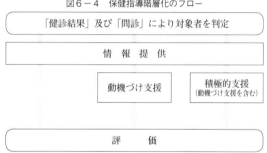

(4) 生活習慣改善の必要性等を判断する問診・情報提供の内容を判断する問診項目（例）
・動機づけ支援，積極的支援のための詳細な問診
　動機づけ支援，積極的支援のためには，保健指導対象者の生活習慣および行動変容のステージを把握し，どのような生活習慣の改善が必要なのかをアセスメントするために更に詳細な問診を初回面接時に実施することになっている（詳細は略）。

表６−２　生活習慣病改善の必要性等「情報提供」の内容を判断する問診

問　診　項　目	はい（1点）	いいえ（0点）	判定
1.　20歳の時の体重から10kg以上増加している	はい	いいえ	1点
2.　1回30分以上の軽く汗をかく運動を週２日以上，１年以上実施	はい	いいえ	0点
3.　日常生活において歩行又は同等の身体活動を１日１時間以上実施	はい	いいえ	0点
4.　同世代の同性と比較して歩く速度が速い	はい	いいえ	0点
5.　タバコを吸っている	はい	いいえ	1点
6.　この１年間で体重の増減が±３kg以上あった	はい	いいえ	1点
7.　早食い・ドカ食い・ながら食いが多い	はい	いいえ	1点
8.　夜間や間食が多い	はい	いいえ	1点
9.　朝食を抜くことが多い	はい	いいえ	1点
10.　ほぼ毎日アルコール飲料を飲む	はい	いいえ	1点
11.　睡眠で休養が得られている	はい	いいえ	0点

注：情報提供の判断は，判定項目の点数により判断する。
資料：厚生労働省

第六章　メタボリックシンドロームと特定健診・特定保健指導

(5) 発症予防・重症化予防の概念図

図6−5　生活習慣病の発症・重症化予防の流れに対応した指標

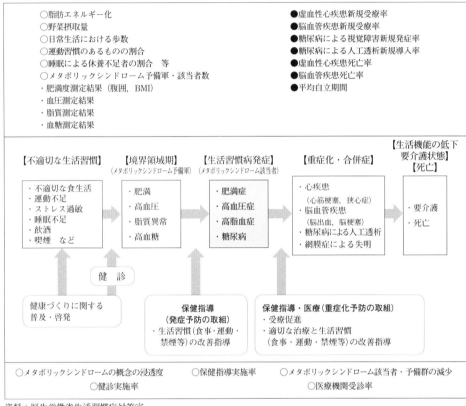

資料：厚生労働省生活習慣病対策室

(6) 図6−6は，健診から保健指導への流れのイメージ図である。

図6−6　健診から保健指導への流れ（イメージ図）

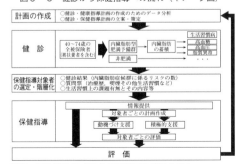

資料：厚生労働省「平成18年版厚生労働白書」

(7) 表6−3は，6〜15歳を対象とした小児のメタボリックシンドロームの診断基準である。

表6−3　小児メタボ診断基準（6〜15歳）

項　目	診断基準	その他の注意事項
①復囲	80cm以上	1）復囲/身長比が0.5以上 2）小学生では復囲75cm以上の場合
②血清脂質	中性脂肪：120mg/dl以上またはHDLコレステロール40mg/dl以上	採血が食後2時間以上である場合，中性脂肪：160mg/dl以上
③血圧	収縮期血圧：125mmHg以上または拡張期血圧：70mmHg	
④空腹時血糖	100mg/dl以上	採血が食後2時間以上である場合，血糖：110mg/dl以上

注：中性脂肪，血糖値が食後基準を超えている場合には空腹時採血により確定する。
資料：「小児メタボ診断基準（6〜15歳）改訂版」厚生労働省小児肥満研究班，2010.3

5. 第3期（平成30〜35年度）特定健診・特定保健指導

(1) 平成30年度から第3期特定健診・特定保健指導が実施された。特定健康診査の検査項目では，質問票の項目に歯科口腔の保健指導や受診勧奨の端緒となるよう「食事をかんで食べるときの状態」を追加した（p.136参照）。また，糖尿病腎症の重症化予防を促進するため，医師が必要と認める場合に実施する詳細健診に血清クレアチン検査を追加した。

(2) 特定保健指導では，運用の弾力化を目的に以下の見直しを行った。

①行動計画の実績評価時期を「6か月以降」から「3か月以降」でも可とする。

②初回面接と実績評価の「同一機関要件」を廃止。

③健診当日に結果が揃わなくても，初回面接の分割実施を可能とする。

④2年連続して積極的支援に該当した場合，1年目に比べて2年目の状態が改善していれば，2年目の特定保健指導は，動機付け支援相当で可とする。

⑤積極的支援の対象者への柔軟な運用でのモデル実施の導入。

⑥情報通信技術を活用した初回面接（遠隔面接）の推進。

(3) 第3期特定健診・特定保健指導の基本的な流れを以下に示す（図6−7）。

図6−7　特定健診・特定保健指導の基本

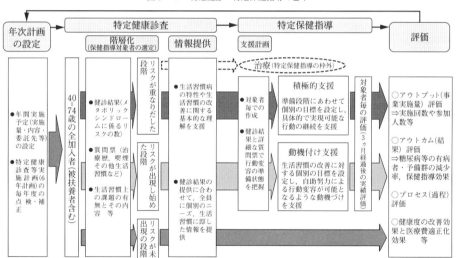

資料：厚生労働省「保険者による健診・保健指導等に関する検討会資料」

〈参考〉特定健康診査・特定保健指導について

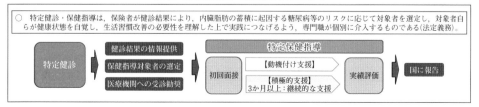

6. 第3期特定健診検査項目と特定保健指導の流れ

(1) 第3期における特定健康診査の検査項目を表6－4に示す。

表6－4

対象者	実施年度中に40－75歳に達する加入者（被保険者・被扶養者） 実施年度を通じて加入している（年度途中に加入・脱退がない）者 除外規定（妊産婦・刑務所服役中・長期入院・海外在住等）に該当しない者 ※年度途中に75歳に達する加入者は，75歳に到達するまでの間が対象
基本的な健診の項目	○ 質問票（服薬歴，喫煙歴等） ○ 身体計測（身長，体重，BMI，腹囲） ○ 理学的検査（身体診察） ○ 血圧測定 ○ 血液検査 　・脂質検査（中性脂肪，HDL コレステロール，LDL コレステロール*1） 　・血糖検査（空腹時血糖又は HbA1c，やむを得ない場合は随時血糖*2） 　・肝機能検査（GOT，GPT，γ－GTP） ○ 検尿（尿糖，尿蛋白）
詳細な健診の項目	○ 心電図検査 ○ 眼底検査 ○ 貧血検査（赤血球数，血色素量，ヘマトクリット値） ○ 血清クレアチニン検査 ※一定の基準の下，医師が必要と認めた場合に実施

＊1：中性脂肪が400mg/dl 以上である場合又は食後採血の場合には，LDL コレステロールに代えて non-HDL コレステロール（総コレステロールから HDL コレステロールを除いたもの）で評価してもよい。

＊2：やむを得ず空腹時以外に採血を行い，HbA1c を測定しない場合は，食直後を除き随時血糖により血糖検査を行うことを可とする。なお，空腹時とは絶食10時間以上，食直後とは食事開始時から3.5時間未満とする。

資料：厚生労働省「標準的な健診・保健指導プログラム」平成30年度（案）

(2) 第3期における特定保健指導の流れを図6－8に示す。第3期の特定保健指導では，運用を弾力化することで，現場の創意工夫を重視している。具体的には，行動計画の実績評価を現行の「6か月以降」を「3か月以降」に行うことができる。また積極的支援対象者については3か月後に腹囲と体重で一定程度の改善しているかどうかで評価・報告ができるなど，となっている。

図6－8　第3期（H30年度以降）の特定保健指導

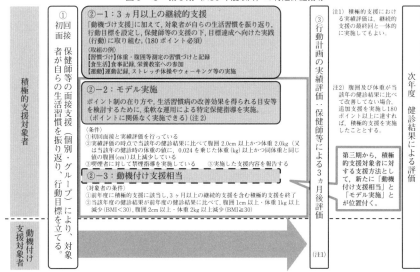

第六章　メタボリックシンドロームと特定健診・特定保健指導

7.　特定保健指導の流れと担当者に求められる資質・能力

(1) 図6－9に特定保健指導の流れを示す。

図6－9　特定保健指導の流れ

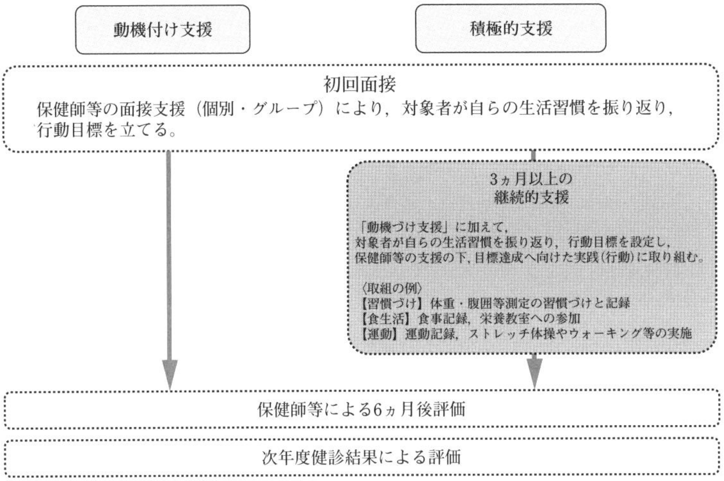

```
┌──────────────┐    ┌──────────────┐
│  動機付け支援  │    │   積極的支援   │
└──────────────┘    └──────────────┘
```

初回面接
保健師等の面接支援（個別・グループ）により，対象者が自らの生活習慣を振り返り，
行動目標を立てる。

3ヵ月以上の
継続的支援

「動機づけ支援」に加えて，
対象者が自らの生活習慣を振り返り，行動目標を設定し，
保健師等の支援の下，目標達成へ向けた実践（行動）に取り組む。

〈取組の例〉
【習慣づけ】体重・腹囲等測定の習慣づけと記録
【食生活】食事記録，栄養教室への参加
【運動】運動記録，ストレッチ体操やウォーキング等の実施

保健師等による6ヵ月後評価

次年度健診結果による評価

(注) 積極的支援における6ヶ月後評価は，他の継続支援と一体的に行ってもよいこととなっている。
資料：厚生労働省「第3期特定健康診査等実施計画期間における特定健診・特定保健指導の運用の見直しについて」

(2) 表6－5は，保健指導者に求められる資質として，①健診，保健指導事業の企画・立案・評価能力，
②行動変容につながる保健指導能力を示したものである。

表6－5　保健指導担当者が有すべき資質

①健診・保健指導事業の企画・立案・評価能力
　医療保険者は，国が策定する特定健康診査等基本指針に即し，特定健康診査等実施計画を策定する。その際，保健師，
管理栄養士等は，その企画・立案に積極的に参画する。
　○医療関連データ等を分析し（医療費データ（レセプト等）と健診データの突合分析等），対象集団の健康課題を見出
　　した上で，優先課題を選定できる。
　○選定された優先課題から目標設定ができ，事業計画が立てられる。またハイリスクアプローチとポピュレーション
　　アプローチの相乗効果をねらった事業計画を考えることができる。
　○健診・保健指導に関する社会資源を活用した実施体制が構築できる。また地域に必要な社会資源の開発ができる。
　○評価指導となるデータの分析から，事業等の効果を評価結果を次年度の企画・立案につなげることができる。
　○健診・保健指導を委託する場合には，費用対効果が高く，結果の出せる事業者を選択し，医療保険者として健診・
　　保健指導の継続的な質の管理ができる，適切なモニタリングや評価ができる。
　○保健指導の質を確保するための研修企画，人材育成ができる。
②行動変容につながる保健指導能力
　医療保険者自らまたはアウトソーシング先において実際の保健指導に携わる保健師，管理栄養士等は，対象者に健診
結果と生活習慣の関連をわかりやすく説明し，確実に行動変容につながる保健指導を行う。
　○内臓脂肪症候群・検査データ・生活習慣との関連及び糖尿病等の予防に関連する最新の知見を十分に理解した上で，
　　対象者に健診結果を読み解き，それが意味する身体変化，またその生活習慣との関連をわかりやすく説明できる。
　○健診結果や質問項目等で得た情報（ライフスタイル，健康観など）から対象者のアセスメントができる。
　○対象者の健康観を尊重しつつ，前向きな自己決定を促すため，健診結果と自分の生活習慣を結びつけて考えること
　　ができるような説明を行った上で，どこをどのように改善すればよいのか具体的な方策を対象者と共に考え，行動
　　変容につながる支援ができる。
　○対象者への保健指導レベルごとに生活習慣の改善状況の分析・評価を行い，その結果に基づき効果的な保健指導方
　　法を創意工夫をもって考案できる。
　○科学的根拠に基づいた適切な学習教材の開発ができ，対象者の理解度に合わせて適切に使い分けることができる。

資料：厚生労働省がん対策・健康増進課

8.　特定保健指導における指導区分

(1) 表6－6は，特定保健指導における情報提供，動機づけ支援，積極的支援の指導区分と支援内容を示したものである。

表6－6　階層化した保健指導（情報提供，動機づけ支援，積極的支援）の実施条件

	情報提供	動機づけ支援	積極的支援
目的 （目指すところ）	対象者が健診結果から，自らの身体状況を認識するとともに，生活習慣を見直すきっかけとなる支援	対象者が自らの生活習慣を振り返り，行動目標を立てることができるとともに，保健指導終了後，対象者がすぐに実践（行動）に移り，継続できるような支援	「動機づけ支援」に加えて，定期的・継続的な支援により，対象者が自らの生活習慣を振り返り，行動目標を設定し，実践に取り組みながら，プログラム終了後には継続ができるような支援
対象者	健診受診者全員（現在，生活習慣病のリスクのない者も含む）	健診結果・質問票から，生活習慣の改善が必要な者で生活習慣を変えるにあたって意思決定の支援が必要な者（リスクの少ない者）	健診結果・質問票から，生活習慣の改善が必要で，専門職等による継続的なきめ細やかな支援が必要な者（リスクの重複がある者）
支援頻度・期間	年1回，健診結果と同時	原則1回	3カ月以上継続的支援
プログラムの内容	健診結果と質問票に基づいた，対象者個人に合わせた情報の提供	詳細な質問票による対象者の生活習慣，行動変容のステージの把握 a.　面接による支援 ↓ b.　6カ月後の評価：保健指導の効果について，対象者自身，保健指導実施者が評価を行う。	詳細な質問票による対象者の生活習慣，行動変容のステージの把握 ↓ （初回時の面接による支援） 動機づけ支援と同様 ↓ （3カ月以上の継続的な支援） ↓ （6カ月後の評価） ・保健指導の効果について，対象者自身，保健指導実施者が評価を行う
支援形態	紙媒体，IT，結果説明会等	a.　面接：個別支援またはグループ支援 b.　評価：通信等	（初回時の支援） 動機づけ支援と同様 （3カ月以上の支援） A：個別支援，グループ支援，電話，e-mailから選択 B：個別支援，電話，e-mailから選択 （評価）通信等

資料：厚生労働省「標準的な健診・保健指導プログラム（確定版）」2007より

〈参考〉やせメタボ（隠れ肥満）

> 　メタボリックシンドロームの診断基準は，ウエスト周りが男性85cm以上，女性90cm以上で高血糖，高血圧，脂質異常のうち2項目が該当する者をいう。しかし最近はウエストが基準値以内でも代謝異常を有するいわゆる「隠れメタボ」が多く，心臓病などのリスクが高い人が増加している。健診で高血糖，高血圧，脂質異常などがあれば，肥満ではなくても検査値の改善が必要である。隠れメタボの予防・治療のためには，体重の増加の予防，適度な運動により筋量・筋力を保つことが有効である。

〈参考〉薬に依拠しない健康づくりの重要性

> 　平成26年度の特定健診は約2,600万人が受診し，400万人余りが特定保健指導の対象となっている。特定保健指導の対象になった特定健診受診率は48.6％であった。特定保健指導の終了率は当初は7％台であったが，17.8％に上昇している。保健指導の終了者は非終了者に較べて検査値や医療費に有意な差があることが明らかにされている。
> 　わが国は，昭和61（1986）年に男女とも平均寿命世界1位を達成したが，平均寿命が延びれば延びるほど，医療費が高騰しているという問題がみられる。
> 　疾病の早期発見・早期対応は，患者を早期に発見し，医療につなげ死亡を防ぐことになった。しかしその裏には「薬漬け医療」という弊害もあり，早期発見，早期治療に対応して元気なうちから薬を飲みはじめ，薬を一生飲むといった「薬漬け」医療となり，医療費の高騰を招いている。
> 　生活習慣病予防対策の推進により，「薬に依拠しない健康づくり」の推進が大切である。

参考資料：日本公衆衛生協会多田羅会長「特定健診・保健指導は上流への挑戦，薬に依拠しない健康づくりが不可欠」（平成28年8月22日，保健衛生ニュース第1872号）

9. PDCAサイクルを通じた健診・保健指導の推進

図6－10は，PDCA（Plan → Do → Check → Action）サイクルの手法を用いて，保健事業を推進し糖尿病など生活習慣病の有病者・予備軍の減少を図るものである。

図6－10　保健事業（健診・保健指導）のPDCAサイクル

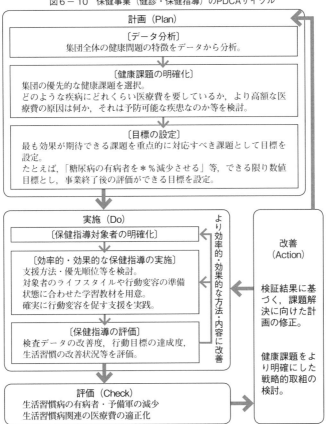

資料：厚生労働省「標準的な健診・保健指導プログラム」平成30年度（案）

〈参考〉行動変容のステージ

保健指導は，知識の普及ではなく，行動変容にいかに結びつけるかが重要である。
行動変容ステージとは，行動変容に対する準備段階のことで，次の5つのステージに分けられる。面接等においてステージを把握し，ステージごとに支援方法を変え，ステージが改善していけるように支援する。

1．無関心期：6か月以内に行動変容に向けた行動を起こす意思がない時期
2．関心期：6か月以内に行動変容に向けた行動を起こす意思がある時期
3．準備期：1か月以内に行動変容に向けた行動を起こす意思がある時期
4．実行期：明確な行動変容が観察されるが，その持続がまだ6か月未満である時期
5．維持期：明確な行動変容が観察され，その期間が6ヶ月以上続いている時期

10.　特定健診に当たっての標準的な質問表

表6－7は，平成30年度改訂の特定健診に当たっての標準的な質問項目である。

表6－7　標準的な質問票

※医師の診断・治療のもとで服薬中の者を指す。

		質問項目	回答
1-3		現在，aからcの薬の使用の有無※	
	1	a．血圧を下げる薬	①はい　②いいえ
	2	b．血糖を下げる薬又はインスリン注射	①はい　②いいえ
	3	c．コレステロールや中性脂肪を下げる薬	①はい　②いいえ
4		医師から，脳卒中（脳出血，脳梗塞等）にかかっているといわれたり，治療を受けたことがありますか。	①はい　②いいえ
5		医師から，心臓病（狭心症，心筋梗塞等）にかかっているといわれたり，治療を受けたことがありますか。	①はい　②いいえ
6		医師から，慢性腎臓病や腎不全にかかっているといわれたり，治療（人工透析など）を受けていますか。	①はい　②いいえ
7		医師から，貧血といわれたことがある。	①はい　②いいえ
8		現在，たばこを習慣的に吸っている。（※「現在，習慣的に喫煙している者」とは，「合計100本以上，又は6ヶ月以上吸っている者」であり，最近1ヶ月間も吸っている者）	①はい　②いいえ
9		20歳の時の体重から10kg以上増加している。	①はい　②いいえ
10		1回30分以上の軽く汗をかく運動を週2日以上，1年以上実施	①はい　②いいえ
11		日常生活において歩行又は同等の身体活動を1日1時間以上実施	①はい　②いいえ
12		ほぼ同じ年齢の同性と比較して歩く速度が速い。	①はい　②いいえ
13		食事をかんで食べる時の状態はどれにあてはまりますか。	①何でもかんで食べることができる ②歯や歯ぐき，かみあわせなど気になる部分があり，かみにくいことがある ③ほとんどかめない
14		人と比較して食べる速度が速い。	①速い　②ふつう　③遅い
15		就寝前の2時間以内に夕食をとることが週に3回以上ある。	①はい　②いいえ
16		朝昼夕の3食以外に間食や甘い飲み物を摂取していますか。	①毎日　②時々 ③ほとんど摂取しない
17		朝食を抜くことが週に3回以上ある。	①はい　②いいえ
18		お酒（日本酒，焼酎，ビール，洋酒など）を飲む頻度	①毎日　②時々 ③ほとんど飲まない（飲めない）
19		飲酒日の1日当たりの飲酒量 日本酒1合（180ml）の目安：ビール500ml，焼酎25度（110ml），ウイスキーダブル一杯（60ml），ワイン2杯（240ml）	①1合未満　②1～2合未満 ③2～3合未満　④3合以上
20		睡眠で休養が十分とれている。	①はい　②いいえ
21		運動や食生活等の生活習慣を改善してみようと思いますか。	①改善するつもりはない ②改善するつもりである（概ね6か月以内） ③近いうちに（概ね1か月以内）改善するつもりであり，少しずつ始めている ④既に改善に取り組んでいる（6か月未満） ⑤既に改善に取り組んでいる（6か月以上）
22		生活習慣の改善について保健指導を受ける機会があれば，利用しますか。	①はい　②いいえ

資料：厚生労働省「標準的な健診・保健指導プログラム」平成30年

11. 健診結果を踏まえたフィードバック文例

(1) 平成25年の標準的な健診・保健指導改訂に伴い，健診受診結果などを踏まえた，必要な情報のフィードバックが重要視された「文例集」が作成されている。図6−11は脂質異常に関係するフィードバック文例である。

図6−11　脂質異常に関するフィードバック文例集

【健診判定と対応の分類】

健診判定			対　応	
			肥満者の場合	非肥満者の場合
異常 ↑ ↓ 正常	受診勧奨 判定値を 超えるレベル	LDL ≧ 180mg/dL 又は TG ≧ 1,000mg/dL	①すぐに医療機関の受診を	
		140mg/dL ≦ LDL < 180mg/dL 又は 300mg/dL ≦ TG < 1,000mg/dL	②生活習慣を改善する努力をした上で，数値が改善しないなら医療機関の受診を	
	保健指導 判定値を 超えるレベル	120mg/dL ≦ LDL < 140mg/dL 又は 150mg/dL ≦ TG < 300mg/dL 又は HDL < 40mg/dL	③特定保健指導の積極的な活用と生活習慣の改善を	④生活習慣の 改善を
	基準範囲内	LDL < 120mg/dL かつ TG < 150mg/dL かつ HDL ≧ 40mg/dL	⑤今後も継続して健診受診を	

④の場合（非肥満者）
●120mg/dL ≦ LDL < 140mg/dL
　脂質検査の結果，悪玉コレステロールが境界域（高い人と正常の人の間）でした。これ以上高くならないよう飽和脂肪酸が多い動物性の脂肪を控え，多価不飽和脂肪酸が多い植物油や魚をとるようにしましょう。また，卵などコレステロールの多い食品も控え目にし，禁煙しましょう。ただし，もしあなたが糖尿病，慢性腎臓病，心血管病（心臓や血管の病気）などをもっている場合は，動脈硬化が進行している可能性が高く，心筋梗塞などになりやすい状態と考えられますので，医療機関でこれらの病気についての検査をお勧めします。引き続きご自身の身体の状態を確認するために，これからも健診を受診しましょう。
●150mg/dL ≦ TG < 300mg/dL
　脂質検査の結果，中性脂肪が高いことがわかりました。糖分やアルコールを控え，若い時に比べて体重が増えた人は減量しましょう。引き続きご自身の身体の状態を確認するために，これからも健診を受診しましょう。
●HDL < 40mg/dL
　善玉コレステロールが低くなっています。禁煙し，運動不足にならないように体を動かしましょう。引き続きご自身の身体の状態を確認するために，これからも健診を受診しましょう。

(2) 表6−8は，就寝前2時間以内に夕食，夜食を3日以上とる者を対象とした質問表への回答例である。

表6−8　回答例

質問項目	就寝前の2時間以内に夕食をとることが週に3日以上ある。
回答例	①1年後の健診で，「就寝前の2時間以内に夕食をとることが週に3回以上ある。」ことがなくなった（改善した）者は，腹囲が減少し，HDLコレステロールが増加したという報告がある。
	②この質問に「はい」と答えた者で，肥満傾向がある場合は，仕事や家庭のやむを得ない事情などを確認し共感した上で，少しでも改善できるようにするための工夫をともに考える等の支援を行う。
	③対処法として，就寝時間を遅らせるのではなく，たとえば早めの時間に食事をとる工夫をしたり，間食などを工夫して，就寝前のエネルギー，糖質等の摂取を控えるなどの方法がある。

12.　平成 29 年度の特定健診・特定保健指導の実施状況

(1)　厚生労働省は，平成 31 年に，平成 29 年度の特定健診・保健指導の実施状況を発表した。

(2)　全制度を合計した特定健診の実施率は 53.1％で前年度に比べ 1.7 ポイント向上，特定保健指導の実施率は 19.5％で，対前年度比で 0.7 ポイント増となった。

(3)　制度別の特定健診実施率は，表６−９のとおりで，組合健保，共済組合で高く，市町村国保，全国健康保険協会などで低い，二極化の構造である。

表６−９　特定健診・保健指導実施状況

		全　体	市町村国保	国保組合	全国健康保険協会	健保組合	船員保険	共済組合
特定健診	平成 29 年度	53.1%	37.2%	48.7%	49.3%	77.3%	（注）	77.9%
	平成 28 年度	51.4%	36.6%	47.5%	47.4%	75.2%	48.5%	76.7%
	平成 27 年度	50.1%	36.3%	46.7%	45.6%	73.9%	46.8%	75.8%
特定保健指導	平成 29 年度	19.5%	25.6%	9.3%	13.2%	21.4%	6.8%	25.5%
	平成 28 年度	18.8%	24.7%	9.1%	14.2%	19.2%	7.2%	23.2%
	平成 27 年度	17.5%	23.6%	8.9%	12.6%	18.2%	6.9%	19.6%

（注）船員保険の独自システム変更の際に，特定健診情報ファイルの検査結果の一部が出力されなかった事象が生じていたことが明らかになったため，集計値への影響について精査中。

資料：厚生労働省

(4)　厚生労働省では，平成 30 〜 35 年度の第３期計画の実施目標を特定健康診査で 70％以上（市町村国保は 60％以上），特定保健指導では 45％以上（市町村国保では 60％以上）と定め，平成 30 年４月１日から施行している。

〈参考〉高齢者の医療の確保に関する法律（抄）

【目的】
第１条　この法律は，国民の高齢期における適切な医療の確保を図るため，医療費の適正化を推進するための計画の作成及び保険者による健康診査等の実施に関する措置を講ずるとともに，高齢者の医療について，国民の共同連帯の理念等に基づき，前期高齢者に係る保険者間の費用負担の調整，後期高齢者に対する適切な医療の給付等を行うために必要な制度を設け，もって国民保健の向上及び高齢者の福祉の増進を図ることを目的とする。

【基本的理念】
第２条　国民は，自助と連帯の精神に基づき，自ら加齢に伴って生ずる心身の変化を自覚して常に健康の保持増進に努めるとともに，高齢者の医療に要する費用を公平に負担するものとする。

2　国民は，年齢，心身の状況等に応じ，職域若しくは地域又は家庭において，高齢期における健康の保持を図るための適切な保健サービスを受ける機会を与えられるものとする。

【地方公共団体の責務】
第４条　地方公共団体は，この法律の趣旨を尊重し，住民の高齢期における医療に要する費用の適正化を図るための取組及び高齢者医療制度の運営が適切かつ円滑に行われるよう所要の施策を実施しなければならない。

【保険者の責務】
第５条　保険者は，加入者の高齢期における健康の保持のために必要な事業を積極的に推進するよう努めるとともに，高齢者医療制度の運営が健全かつ円滑に実施されるよう協力しなければならない。

【特定健康診査】
第20条　保険者は，特定健康診査等実施計画に基づき，厚生労働省令で定めるところにより，40歳

以上の加入者に対し，特定健康診査を行うものとする。ただし，加入者が特定健康診査に相当する健康診査を受け，その結果を証明する書面の提出を受けたとき，又は第26条第2項の規定により特定健康診査に関する記録の送付を受けたときは，この限りでない。

【特定保健指導】

第24条　保険者は，特定健康診査等実施計画に基づき，厚生労働省令で定めるところにより，特定保健指導を行うものとする。

【他の保険者の加入者への特定健康診査等】

第26条　保険者は，その加入者の特定健康診査等の実施に支障がない場合には，他の保険者の加入者に係る特定健康診査又は特定保健指導を行うことができる。この場合において，保険者は，当該特定健康診査又は特定保健指導を受けた者に対し，厚生労働省令で定めるところにより，当該特定健康診査又は特定保健指導に要する費用を請求することができる。

2　保険者は，前述の規定により，他の保険者の加入者に対し特定保健診査又は特定保健指導を行ったときは，厚生労働省令で定めるところにより，当該特定健康診査又は特定保健指導に関する記録を，速やかに，その者が現に加入する当該他の保険者に送付しなければならない。

3　保険者は，その加入者が，第一項の規定により，他の保険者が実施する特定健康診査又は特定保健指導を受け，その費用を当該他の保険者に支払った場合には，当該加入者に対して，厚生労働省令で定めるところにより，当該特定健康診査又は特定保健指導に要する費用として相当な額を支給する。

4　第一項及び前項の規定にかかわらず，保険者は他の保険者と協議して，当該他の保険者の加入者に係る特定健康診査又は特定保健指導の費用の請求及び支給の取扱いに関し，別段の定めとすることができる。

(5) 図6－12は健康日本21（第二次）計画において，厚生科学審議会地域保健健康増進栄養部会等が，作成した資料である。リスク要因別に関連死亡者数を見たもので，たばこは，日本人の疾病と死亡の原因として，最大かつ回避可能な単一の原因であるとされている。次いで，高血圧，運動不足，高血糖，塩分の高摂取，アルコール摂取等であることが明らかにされている。

図6－12　わが国におけるリスク要因別の関連死亡者数－男女計（平成19年）

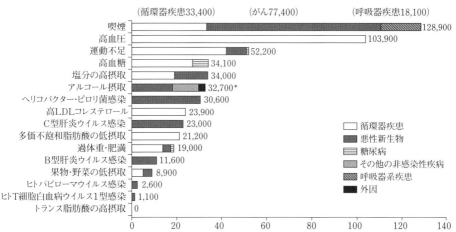

＊アルコール摂取は，循環器疾患死亡2,000人，糖尿病死亡100人の予防効果が
　推計値として報告されているが，図には含めていない。

資料：「健康日本21（第二次）の推進に関する参考資料」2012

13.　特定保健指導の実施率向上策

　厚生労働省と日本公衆衛生協会は，平成27年3月に「特定保健指導の実施率向上に役立つ好事例集」を取りまとめた。

　特定健診・保健指導は平成20年度に開始され，その後数年が経過しているが，特定保健指導の実施率は平成27年度で17.5％と低迷している。厚生労働省では平成26年度に「特定保健指導の実施率向上のための保険者等が展開している効果的な取り組みに関する有識者会議」で経年的に実施率向上の好事例をもとに，特定保健指導の実施率向上のポイントを表6－10のとおりまとめた。特定保健指導の効果的な運営方策として活用したい。

表6－10　特定保健指導の流れと特定保健指導実施率向上のポイント

①特定保健指導対象者の特性を知る工夫 　特定保健指導の効果を高める第一歩は，特定保健指導対象者の個人及び集団の特性を把握することである。特定保健指導対象者の特性を把握できていないと，通り一遍の指導になりがちなので，特定保健指導対象者の特性を十分把握して，指導の幅を広げることが重要と考えられる。
②特定健診・特定保健指導の実施体制の工夫 　特定健診・特定保健指導を行う際のチーム構成も重要な鍵である。特定保健指導実施者同士の役割分担にとどまらず，他の人材や社会の仕組みを生かして特定健診・特定保健指導の実施体制を整備することが大切である。
③特定健診を受ける機会を増やす工夫 　特定保健指導の実行性を高めるには特定健診の受診者を増やすことが重要である。
④特定健診の結果への関心を喚起する工夫 　被保険者・被扶養者に特定健診を受診してもらうだけではなく，その結果への関心を喚起することも特定保健指導への参加に関わる要因である。
⑤特定保健指導の利用を促す工夫 　特定健診の結果により特定保健指導対象者となった人に，特定保健指導を利用しやすい環境をつくることは，特定保健指導実施率向上のための最重要ポイントである。
⑥特定保健指導の実施上の工夫 　特定保健指導の継続性を高め，特定保健指導対象者が支援期間の途中で支援を中断しないようにするための工夫も重要である。
⑦特定保健指導を複数回受ける人等への工夫 　特定保健指導を途中終了した特定保健指導対象者や，数年にわたり複数回受ける特定保健指導対象者等へは，支援の効果を高めるために独自の工夫が必要である。
⑧研修を通じた特定保健指導の質の向上 　実施率向上のもう一つの重要ポイントは，特定保健指導の質の向上である。そのためには特定保健指導実施者が個人で技術向上に取組むだけでなく，個々の技術向上のために組織として研修体制を強化することが肝要である。
⑨他部門・外部組織との連携 　特定保健指導の実施体制には医療保険者の直営による実施と，外部組織への委託による実施及びその併用がある。直営の場合は担当部署以外の他部門との，委託の場合は委託機関など外部組織との連携が質の高い特定保健指導の提供にとって必須と考えられる。
⑩新たな取組 　本事例集に取組を掲載した各医療保険者ではさらなる充実に向けた取組を行っているため，上記の項目に含まれない取組を10番目のポイントに加えた。

資料：一般財団法人日本公衆衛生協会「特定保健指導率向上に役立つ好事例集」平成27年3月

14．非肥満者を対象とした脳・心血管疾患の危険因子
保有者に対する生活習慣改善指導

　平成 27 年度厚生労働科学研究報告（「非肥満者に対する保健指導方法の開発に関する研究（研究代表者　宮本恵宏）」により，これまで特定保健指導の対象とはならなかった非肥満者でも脳・心血管疾患の危険因子を有するものを対象とした生活習慣改善指導のあり方が示された。これは非肥満者であっても高血圧，脂質異常症，糖尿病，喫煙習慣が脳・心血管疾患の発症の危険因子であることが，国内外の疫学研究から明らかになっていることによる。この非肥満者に対する生活習慣改善指導は第 3 期特定健診・保健指導（平成 30 年〜 35 年度）から採用されている。以下に生活習慣ごとの改善の要点をしめす。

1．減塩
・高血圧のある者では食塩相当量で 1 日 6 g 未満，すべての成人において男性で 1 日 8 g 未満，女性で 1 日 7 g 未満を目標として減塩の指導を行う。
・目標設定あるいは食生活改善の動機付けのために食塩摂取量の評価を行う。食塩摂取量の評価は食事調査や，可能な場合は尿中ナトリウム測定によって行う。
・主な食塩摂取源や問題のある食塩摂取行動を見いだした上で，行動面での目標を対象者と共に設定する。
・ナトリウム（食塩相当量）を多く含む食品やメニューに関する基礎知識を持ってもらう。またナトリウムの多い食品や外食メニューを見分けるために，食品表示（栄養表示）における食塩相当量や外食メニューの食塩量をチェックし，ナトリウムの多い食品を避けるよう指導する。低ナトリウムの食品を選んだ場合でも，過量摂取にならないよう指導する。
・食塩摂取の行動面での目標達成状況を対象者に継続的に記録してもらい，保健指導実施者はこれを観察して行動変容を促す。また，適宜，食塩摂取量の評価を行い，行動変容の動機付けに活用する。

2．野菜・果物（カリウム・食物繊維），カルシウムの摂取
・高血圧（正常高値を含む）の保健指導の第一選択は減塩であるが，並行してカリウム（野菜・果物・大豆製品）の摂取を勧める。減塩が困難な対象者にはカリウム摂取が特に勧められる。
・カルシウムにも血圧を下げる効果があり推奨される。特にカルシウムの吸収率の良い牛乳，乳製品からの摂取が勧められる。
・脂質異常者や高血糖者への保健指導としては，食物繊維（野菜・果物・キノコ類・海藻・根菜類）の摂取が勧められる。
・これらの栄養指導は非肥満者だけでなく，肥満者にも減量と並行して勧める。
・ただし，腎機能異常ではカリウム摂取の制限が必要な場合があるため，かかりつけ医への相談（かかりつけ医がいない場合は受診勧奨）を勧める。

3．総エネルギー減・糖質減・適正体重の維持（減量）
・非肥満者でも肥満者と同様に，内臓脂肪蓄積に起因する生活習慣病を合併した集団が存在し，それらの患者は脳・心血管疾患の発症リスクが高い。
・非肥満者でも体重増加が明らかな集団では，エネルギー制限，減量が生活習慣病の改善に有効である。
・内臓脂肪蓄積の少ない非肥満者においては，高血圧，脂質異常症等個別の脳・心血管疾患危険因子の管理を行う。
・生活習慣病の発症と低栄養の予防（特に高齢者）を主目的として，BMI の目標下限は 18 歳から 49 歳までは 18.5kg/m²，50 歳から 69 歳までは 20.0kg/m²，70 歳以上は 21.5kg/m² に設定し，減量目標は減量前後の脳・心血管疾患危険因子の変化（改善）を確認した上で個別に設定する。
・非肥満者の炭水化物の摂取量は総エネルギー摂取量の 50 － 65 ％を推奨する。ただし，糖尿病や耐糖能異常を認める場合は 60 ％を上限とする。
・ショ糖を添加したジュース類の摂取は糖尿病や高血圧，メタボリックシンドロームの発症リスクを高めるため，非肥満者においても摂取を控える。

4．脂質
・わが国では全穀類の消費量が減少し，牛乳や乳製品，肉類の消費量の増加が認められる。伝統的な日本食は脂肪酸のバランスがよく，脳・心血管疾患の予防のためには，塩分を減らした日本食が望ましい。

・具体的には，飽和脂肪と多価不飽和脂肪の比が高い肉の脂身や高脂肪乳製品を避け，n－3系多価不飽和脂肪酸を含む魚類の摂取を増やす。

・血中 LDL コレステロール値は，摂取する食品中コレステロール量と関連するが，飽和脂肪酸や多価不飽和脂肪酸の摂取量ほど寄与は大きくない。

5．過量飲酒の改善（略）

6．禁煙（略）

7．身体活動の増加・適正体重の維持（減量）

・身体活動量の増加は非肥満者においても生活習慣病の予防・改善に役立つ。

・わが国では「健康づくりのための身体活動基準 2013」が策定されており，非肥満者においてもこれに則って，身体活動量の増加を働きかけることが望ましい。

・日常生活においては「歩行又はそれと同等以上の強度の身体活動を毎日 60 分行う」ことを勧める。

・運動としては，「息が弾み汗をかく程度の運動を毎週 60 分行う」ことを勧める。

・現在の身体活動量が少ない者には，まず日頃の身体活動量を少しでも増やす（例として，今より毎日 10 分ずつ長く歩く）という現実的かつ実行可能な指導から開始する。

8．食行動の改善

・肥満や糖尿病，循環器疾患リスクの予防と関係のある食行動は，①よく噛んで食事を楽しむこと，②野菜・海藻類を先に食べること，③朝食を食べること，④ストレスを解消するためのやけ食いやムチャ食いを避けること，⑤間食を控え夜食を摂らないこと，の5つである。

・食行動を評価する尺度には，坂田式食行動尺度や日本語版 Dutch Eating Behavior Questionnaire 等さまざまなものがあり，目的に応じ使用する。

・保健指導に当たっては，対象者本人が自身の食行動を振り返り，生活習慣・食行動・ストレス対処等と検査結果の関係性を理解したうえで，実施可能かつリスク低減につながる食行動を目標に設定する。

・食行動の改善は行動療法や認知行動療法等を活用し，実践可能で具体的な目標を設定し，成果が目に見えるような工夫を行いながら進めていく。

〈参考〉日本栄養士会が展開する「栄養ケア・ステーション」

> 　日本栄養士会では，2002（平成 14）年度からモデル事業として，管理栄養士・栄養士の活動を地域に周知し，街の栄養ケアの拠点となる地域密着型の「栄養ケア・ステーション」を展開してきた。さらに 2018（平成 30）年度からは栄養ケア・ステーション認定制度をスタートさせた。これは，それまでの栄養士会による栄養ケア・ステーションとは別に，事業者が栄養士会に申請し，事業所が所在する都道府県栄養士会のネットワークの1つとして，地域住民が栄養ケアの支援・指導を受けることのできる拠点とするものである。
>
> 　認定事業所で行うことが指定されている栄養ケア業務は，栄養相談，特定保健指導，セミナー・研修会への講師派遣，健康・栄養関連の情報，専門的知見に基づく成果物（献立等）の提供，スポーツ栄養に関する指導・相談，料理教室・栄養教室の企画運営，診療報酬・介護報酬にかかる栄養食事指導とこれに関連する業務，上記以外の病院・診療所などの医療機関と連携した栄養食事指導，訪問栄養食事指導，食品・栄養成分表示に関する指導・相談，地域包括ケアシステムにかかる事業関連業務，である。
>
> 　事業所には業務に従事する管理栄養士を1名以上，専任で配置するほか，専任で業務に従事する管理栄養士を責任者とすることが義務付けられている。
>
> 　「栄養ケア・ステーション」は日本栄養士会の登録商標である。

15.　行動変容を促すためのコミュニケーションスキル
—厚生労働省の生活習慣改善のための取り組みの推進の報告書等から—

　厚生労働省では，健康日本 21 の重点施策である「すこやか生活習慣国民運動」で対象者の行動変容を促すためのコミュニケーションの手引きを作成している。そこでは，生活習慣改善の準備・行動期にある者をターゲットにして適度な運動，適切な食生活，禁煙の 3 分野について，効果的な指導を行うためのアプローチの方法を手引きとして示している。

(1)　手引きでは，生活習慣改善の効果的な啓発に向けて，①野菜の不足の改善，②朝食習慣，③運動習慣，④歩く，⑤禁煙の 5 つのテーマを取り上げ，分析してターゲットを明確にし，「だれ」に「なに」を「どう」伝えるかという具体的なメッセージとして発信することとしている。

(2)　生活習慣改善のための行動変容のステージは，無関心期（A）→関心期（B）→準備・行動期（C）→維持期（D）に分類される。効果的に行動変容を起こさせるためには，準備・行動期（C）をターゲットにすることが最も効果的であるとしている（図6-13）。

図6-13　生活習慣改善のための行動変容のためのステージ

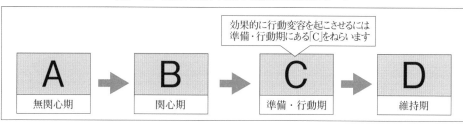

(3)　行動変容ステージと接し方を以下に示す。

　　図6-14 は，食行動変容への栄養教育のアプローチのあり方を示したものである。

　　やる気もなければ，関心も無い人に対しての保健栄養指導は，情報提供の繰り返しが必要である。実行しなかった場合のリスク等について，成功例など参考にして成長意欲を刺激する。

図6-14　栄養教育における食行動の変容の仕組み

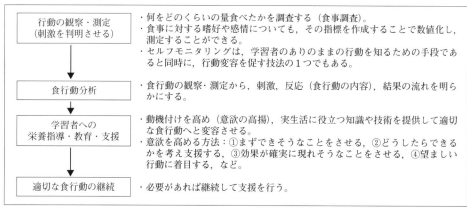

資料：全国栄養士養成施設協会，日本栄養士会監修/管理栄養士国家試験教科研究会編『管理栄養士受験講座栄養教育論』
　　　第一出版，2009

第六章　メタボリックシンドロームと特定健診・特定保健指導

(4) なぜ準備・行動期にあるグループをターゲットとするのか，その理由を以下に示す。

準備・行動期にあるＣグループの者は普段からよい生活を意識しているが続かない層で，何度も挫折した経験がある層である。

調査結果によると，準備・行動期（C）の割合は，野菜不足の改善で55％，歩くで38％，運動の習慣付けで36％と，他のステージに比べ高かった。

準備・行動期の年齢階級別重点ターゲットを見ると，野菜不足は20～30歳代に集中，運動不足の対象は全世代にわたり均等に存在する。男女差，地域差等を考慮して取り組む必要性が強調されている。

図６－15　準備・行動期の年齢階級別重点ターゲット

	Cグループ 20～30	40～50	60～		
野菜不足	◎	○	△	特に20～30代に集中している	
朝食習慣	○	○	△	20～50代にやや多く分布。	◎ 啓発メッセージ対象者がもっとも多い ○ 啓発メッセージ対象者が一定数存在 △ 啓発メッセージ対象者が少ない
運動習慣	○	○	○	全世帯にわたり均等に存在している。	
歩く	○	○	○	特に20～30代に集中している	重要　今回はCに限らず喫煙者の低下がなかなか見られない 20～30代の女性全体をターゲットとします

資料：「コミュニケーションの手引き」を簡略化

(5) 手引きでは，準備・行動期にある者は，目標設定が高すぎるのではと分析，コミュニケーションの基本として「低い目標でも十分効果がある」ことを，具体的に示すこととしている。たとえば，「早歩きは十分に運動に値する」「日常の食生活で足りない野菜はわずか100g」「30分早く寝ることで生活リズムが改善できる」といったようにハードルを下げたメッセージを心がける。

(6) コミュニケーションで留意すべき事として，３項目が次のように示されている（簡略化）。

①上からの目線にならない。

> 生活習慣を改善して国民１人ひとりがより豊かな生活をおくる。正しいことだけに「正論を打ってしまう」とかえって反発を買いかねない。受け手と同目線で，なるべくわかりやすく語りかける。考え方を変えてもらうには，まず「アプローチする態度」が重要である。

②なるべく具体的なイメージを伝える。

> 理屈で説得しようとするコミュニケーションは有効でない。それではむしろ受け手に「変えない言い訳」を想起させてしまうことになる。なるべく具体的な表現を心がける。たとえば，野菜350gはどのくらいの量なのか，実際に写真で見せる。百聞は一見にしかずである。

③できれば「気づき」を与えられるように。

> われわれは，自ら気づいたことはやってみようとするものである。誰かに命令されてやるよりも，ハードルの高低が気にならなくなるからである。国民の行動変容を促すコミュニケーションの要諦は気づきをあたえられるような「ヒント」をいかに伝えるかである。

(7) 説得力を強化するためには，わかりやすい数値を使うと効果的であるとし，20～30歳代女性の野菜不足では「野菜不足は，あとトマト半分」などと啓発することを提案している。「１日に350gの野菜を」と啓発するのでなく，「トマト半分の量だ」と具体的に説明するのである。

第7章
公衆衛生関係統計

〈参考〉　人生100年時代に向けた決議

　　日本医師会などの医療関係41団体で組織する国民医療推進協議会は，2019（令和元）年12月に「国民医療を守るための総決起大会」を開き，人生100年時代に向けた以下の決議を採択している。

決　議

　　人生100年時代を迎えるなか，幸福な国民生活を将来にわたり送るためには，必要な医療・介護を安心して受けられるようにしなければならない。

　　よって，持続可能な社会保障制度の確立に向けて，適切な財源を確保するよう，本協議会の総意として，強く要望する。

　　　　　　　　　　　　　　　　　　　　以上，決議する。

1．わが国の公衆衛生の歴史

　明治時代の初めに近代国家の基礎がつくられ，この中に衛生行政がとり入れられ公衆衛生活動も進展した。特に第 2 次世界大戦後は著しい進展をみせている。

表 7 － 1　日本の公衆衛生の歴史

1798年　医学館に痘科設置	1948年　予防接種法，性病予防法，優生保護法，医療法，保助看法，薬事法，歯科衛生士法
伝染病予防時代	
1873年　文部省に医務局設置	1950年　精神衛生法，生活保護法
1874年　「医制」施行	1951年　検疫法，結核予防法
1875年　医事行政が内務省衛生局に移管　コレラ流行（明治10，12，17，18，19，23年）	1952年　らい病予防法，栄養改善法
	昭和30年代：生活水準がようやく戦前の水準に回復
1877年　中央衛生会発足	1957年　成人病予防対策協議連絡会設置，水道法
1878年　コレラ予防心得公布	1958年　学校保健法制定，国民健康保険法，下水道法
1888年　牛痘種継所廃止，大日本私立衛生会設立	
1891年　後藤新平衛生局長就任	1960年　保健所の型別再編成，薬剤師法，薬事法
1892年　伝染病研究所発足	1961年　成人病実態調査
1893年　地方衛生組織が内務部から警察部に移管	1963年　老人福祉法
1894年　北里柴三郎ペスト菌発見	1964年　厚生省に公害課設置，母子福祉法
1897年　志賀潔赤痢菌発見，伝染病予防法成立	**昭和40年代から現在まで：高度経済成長政策のひずみによる諸問題続出**
1899年　海港検疫法，花柳病予防法制定	
1909年　種痘法制定	1965年　母子保健法
環境衛生時代	1967年　公害対策基本法
1890年　水道条例制定	1968年　大気汚染防止法，騒音規制法
1899年　学校設備規制制定	1970年　水質汚濁防止法
1909年　下水道法，汚物掃除法，飲食物その他の物品の取り締まりに関する法律制定	1971年　環境庁設置法，悪臭防止法，労働安全衛生法
	1973年　公害健康被害補償法
社会衛生時代	1978年　国民健康づくり事業スタート
1907年　癩予防法制定	市町村健康づくり推進協議会設置，市町村保健センター整備
1911年　工場法公布	
1916年　保健衛生調査会設置	1980年　アメリカ政府2000年の地球未来予測発表
結核予防法，トラホーム予防	1981年　がん死因のトップになる
1919年　精神病院法制定	1982年　老人保健法の制定
1920年　内務省に社会局	1985年　心疾患 死因の第 2 位となる
1922年　健康保険法	1988年　第 2 次健康づくり運動
1923年　工場法改正，妊産婦乳幼児保健相談所	（アクティブ80ヘルスプラン）策定
1931年　結核予防相談所，寄生虫予防法	1994年　保健所法は地域保健法に改編
1934年　健康保険相談所	1996年　成人病に代わり生活習慣病の概念を提案
1937年　保健所開設	2000年　健康日本21政策の立案，実行
1938年　厚生省創設，国立公衆衛生院発足	栄養士法の一部改正，管理栄養士の免許制実現
民族衛生時代	
1940年　国民体力法，国民優生法	2002年　栄養改善法は廃止され，健康日本21施策をとり込んだ形で健康増進法が制定
1941年　保健婦規則制定	
戦後の公衆衛生の展開	2005年　食育基本法制定，学校教育法の一部改正により栄養教諭制度制定
昭和20年代：混乱時代	
1945年　太平洋戦争終結，国民栄養調査	2008年　特定健診・特定保健指導の制度化
1946年　日本国憲法制定	2011年　東日本大震災　危機管理対応
1947年　大幅な行政改革	2012年　健康日本21「第 2 次計画」を公表
保健所法，栄養士法，労働基準法，労働省設置法，児童福祉法，食品衛生法	2016年　第 3 次食育推進基本計画策定
	2019年　日本栄養士会 8 月 4 日を「栄養の日」制度化

資料：柳橋次雄「公衆衛生学指導書」改変，日本栄養士会

┌───┐
│　２．年齢階級別傷病者（有訴者）率（国民生活基礎調査）　│
└───┘

(1) 本調査は昭和 61 年から開始された。３年ごとに大規模調査，中間年は小規模調査を実施することになっている。

(2) 平成 28 年国民生活基礎調査による有訴者（自覚症状のある者）率をみると，人口千対 305.9（男 271.9，女 337.3）で約 3.2 人に１人の割合となっている。

(3) 年齢階級別にみると，有訴者率は高齢とともに高くなり，75 歳以上では人口千対男 480.5，女 522.5 となっている（図７－１）。

図７－１　性・年齢階級別にみた有訴者率（人口千対）

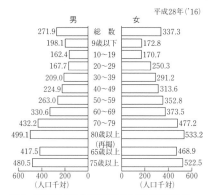

図７－２　性・年齢階級別にみた通院者率（人口千対）

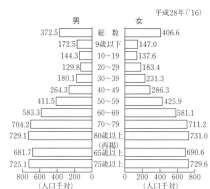

資料：厚生労働省「平成28年国民生活基礎調査」
注：1）有訴者には入院は含まないが，分母となる世帯人員には入院者を含む。
　　2）総数には年齢不詳を含む。
　　3）熊本県を除いたものである

資料：厚生労働省「平成28年国民生活基礎調査」
注：1）通院者には入院者を含まないが，分母となる世帯人員には入院者を含む。
　　2），3）は図７－１と同じ。

(4) 健診（健康診断や健康診査）や人間ドックの受診状況

　　20 歳以上の者（入院患者は除く。）について，過去１年間の健診（健康診断や健康診査）や人間ドックの受診状況をみると，平成 28 年で受けた者は 67.3％，受けなかった者は 31.3％となっている（図７－3）。

　　健診や人間ドックを受けなかった者について，理由をみると，「心配な時はいつでも医療機関を受診できるから」が最も多くなっている。

図７－3　健診や人間ドックの受診状況の年次推移（20歳以上）

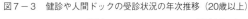
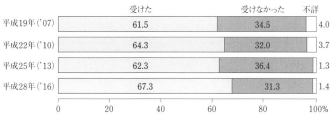

注：入院者は含まない。
資料：厚生労働省「国民生活基礎調査」

3．患者調査による患者数の推移

(1) 患者調査が 3 年ごとに全国の医療機関（病院，一般診療所，歯科診療所）を利用した患者の実態把握を目的に 1 日調査として行われている。主として病院，一般診療所，歯科診療所等の医療機関を利用した患者の傷病名，治療機関，治療費支払方法，退院理由等を調査している。
(2) 患者調査からは受療率（人口 10 万人に対する推計患者数）が明らかになる。
(3) 受療率を平成 29 年でみると，入院受療率は 1,036，外来受療率は 5,675 である。これは調査当日，全国で人口の約 1.0％が医療施設に入院しており，また約 5.7％が外来を受診したことを示している。

表7－2　性・年齢階級別にみた受療率（人口10万対　平成29年10月）

	入院			外来		
	総数	男	女	総数	男	女
総数	**1,036**	**972**	**1,096**	**5,675**	**4,953**	**6,360**
0 歳	1,167	1,208	1,124	7,276	7,439	7,105
1 ～ 4	169	191	146	6,517	6,670	6,354
5 ～ 9	86	94	77	4,377	4,495	4,253
10 ～ 14	94	100	86	2,764	2,899	2,623
15 ～ 19	113	116	110	1,923	1,734	2,123
20 ～ 24	158	134	182	2,108	1,599	2,648
25 ～ 29	235	159	314	2,751	1,882	3,663
30 ～ 34	291	199	385	3,104	2,104	4,138
35 ～ 39	296	248	346	3,203	2,260	4,178
40 ～ 44	311	327	296	3,362	2,668	4,075
45 ～ 49	398	442	354	3,782	3,072	4,507
50 ～ 54	552	628	475	4,481	3,802	5,167
55 ～ 59	758	888	628	5,233	4,464	5,998
60 ～ 64	997	1,188	811	6,279	5,710	6,832
65 ～ 69	1,305	1,560	1,067	7,824	7,297	8,317
70 ～ 74	1,712	2,002	1,457	10,174	9,661	10,626
75 ～ 79	2,448	2,715	2,233	12,123	11,764	12,410
80 ～ 84	3,633	3,818	3,505	12,551	12,745	12,414
85 ～ 89	5,326	5,409	5,285	11,608	12,075	11,368
90歳以上	7,815	7,433	7,936	9,968	10,339	9,850
（再掲）						
65歳以上	2,734	2,699	2,760	10,369	9,977	10,670
75歳以上	3,997	3,868	4,080	11,899	12,023	11,820

注：総数には，年齢不詳を含む。
資料：厚生労働省「患者調査」（平成29年）

表7－3　主な疾病の年次別推計患者数（単位1,000人）および推計患者総数に占める割合〔入院〕　（％）

	平成2年	5	8	11	14	17	20	23	26	29
総　　数	(100.0)	(100.0)	(100.0)	(100.0)	(100.0)	(100.0)	(100.0)	(100.0)	(100.0)	(100.0)
	1,500.9	1,429.5	1,480.5	1,482.6	1,451.0	1,462.8	1,392.4	1,341.0	1,318.8	1,312.6
高　血　圧	(2.6)	(2.4)	(2.0)	(1.5)	(0.9)	(0.8)	(0.6)	(0.5)	(0.5)	(0.4)
	38.9	34.6	29.1	21.6	13.7	11.6	8.7	7.1	6.4	5.6
心　疾　患	(4.5)	(4.5)	(4.5)	(4.3)	(4.1)	(4.1)	(4.2)	(4.3)	(4.5)	(4.9)
	67.7	64.8	66.4	63.5	59.4	60.2	58.2	58.1	59.9	64.0
（再）虚血性心疾患	(2.3)	(2.3)	(2.2)	(1.9)	(1.7)	(1.4)	(1.4)	(1.2)	(1.2)	(1.2)
	34.4	32.3	32.3	28.6	24.3	20.9	18.9	16.1	15.3	15.3
脳血管疾患	(14.4)	(14.8)	(14.6)	(14.7)	(15.6)	(16.0)	(14.3)	(12.8)	(12.1)	(11.1)
	216.6	211.6	215.9	217.6	226.7	233.6	199.4	172.2	159.4	146.0
が　　ん	(7.5)	(8.2)	(9.1)	(9.2)	(9.6)	(9.9)	(10.2)	(11.2)	(9.8)	(9.6)
	112.2	117.0	134.4	136.8	139.4	144.9	141.4	150.6	129.9	126.1
糖　尿　病	(3.0)	(3.0)	(2.9)	(2.7)	(2.4)	(2.1)	(1.9)	(1.8)	(1.6)	(1.4)
	44.7	42.8	42.6	40.7	34.1	30.3	26.2	23.9	20.9	18.9

注：昭和59年より3年ごとに実施されている。
資料：厚生労働省「患者調査」（平成29年）

4．患者調査にみる受療率

(1) 年齢階級別に受療率をみると，入院，外来ともに「65歳以上」が最も高くなっているが，年次推移では低下傾向となっている（図7－4）。

図7－4　年齢階級別にみた受療率（人口10万対）の年次推

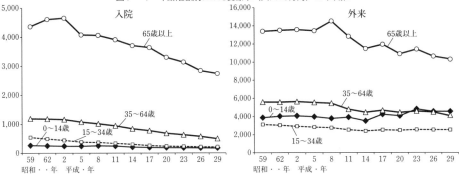

注：平成23年は，宮城県の石巻医療圏，気仙沼医療圏及び福島県を除いた数値である。
資料：厚生労働省「患者調査」（平成29年）

(2) 性・年齢階級別，入院・外来別の受療率をみると高齢者がいかに多いかがわかる（図7－5）。

図7－5　性・年齢階級別にみた受療率（人口10万対）

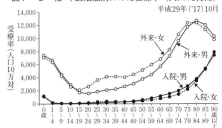

資料：厚生労働省「患者調査」（平成29年）

表7－4　主な傷病別にみた受療率　（人口10万対）

傷病名	入院	外来
総数	1,036	5,675
精神及び行動の障害	199	206
循環系の疾患	180	702
（再）高血圧疾患	4	511
新生物	112	197
消化系の疾患	52	1,021
呼吸系の疾患	76	497
内分泌，栄養及び代謝疾患	26	350
（再）糖尿病	15	177

資料：厚生労働省「患者調査」（平成29年）

(3) 循環器疾患の入院・外来別推計患者数をみると，特に外来患者数が多いことがわかる（表7－5）。

表7－5　循環器系疾患の入院・外来別推計患者数　（単位：千人）

傷病分類		入院			外来		
		総数	病院	一般診療所	総数	病院	一般診療所
循環器系の疾患		228.6	222.4	6.3	888.9	221.3	667.6
高血圧系疾患	（再掲）	5.6	4.5	1.1	646.9	99.2	547.7
心疾患（高血圧性のものを除く）	（再掲）	64.0	62.4	1.5	134.2	67.5	66.7
脳血管疾患	（再掲）	146.0	142.5	3.5	85.9	41.2	44.7

資料：厚生労働省「患者調査」（平成29年）

(4) 都道府県別受療率をみるとかなりの格差があり，入院についてみると，受療率の最も低い神奈川県と最も高い高知県では約3.2倍の格差がみられる。

表7－6　受療率の高い県・低い県　（人口10万対）

	入院		外来	
受療率の高い県	高知県	2,101	佐賀県	7,115
	鹿児島県	1,880	香川県	6,952
	長崎県	1,803	長崎県	6,812
受療率の低い県	神奈川県	706	沖縄県	4,586
	東京都	745	京都府	5,014
	埼玉県	753	長野県	5,033

資料：厚生労働省「患者調査」（平成29年）

５．生活習慣病関係受療率の変化

(1) 患者調査による受療率は，表７－７のとおり平成29年で人口10万対入院1,036人で，脳血管疾患によるものは人口10万対115で11.1％，がんによるものは100で9.6％を占める。外来は同じく29年で人口10万対5,675人，高血圧が最も多く511人となっている。

(2) このように生活習慣病疾患による受療率は増加傾向が著しく，その予防は国民的課題となっている。

表７－７　生活習慣病の年次別受療率（人口10万人に対する推計患者数）および受療割合〔入院〕　　（％）

	平成8年	11	14	17	20	23	26	29
総　　数	(100.0) **1,176**	(100.0) **1,170**	(100.0) **1,139**	(100.0) **1,145**	(100.0) **1,090**	(100.0) **1,068**	(100.0) **1,038**	(100.0) **1,036**
高　血　圧	(2.0) 23	(1.5) 17	(1.0) 11	(0.8) 9	(0.6) 7	(0.6) 6	(0.5) 5	(0.4) 4
心　疾　患	(4.5) 53	(4.3) 50	(4.1) 47	(4.1) 47	(4.2) 46	(4.3) 46	(4.5) 47	(4.8) 50
（再）虚血性心疾患	(2.2) 26	(2.0) 23	(1.7) 19	(1.4) 16	(1.4) 15	(1.2) 13	(1.2) 12	(1.1) 12
脳血管疾患	(14.6) 172	(14.7) 172	(15.6) 178	(16.0) 183	(14.3) 156	(12.8) 137	(12.0) 125	(11.1) 115
が　　ん	(9.1) 107	(9.2) 108	(9.6) 109	(9.9) 113	(10.2) 111	(11.2) 120	(9.8) 102	(9.6) 100
糖　尿　病	(2.9) 34	(2.7) 32	(2.4) 27	(2.1) 24	(1.8) 20	(1.8) 19	(1.5) 16	(1.4) 15

資料：厚生労働省「患者調査」（平成29年）

表７－８　生活習慣病の年次別受療率（人口10万人に対する推計患者数）および受療割合〔外来〕　　（％）

	平成8年	11	14	17	20	23	26	29
総　　数	(100.0) **5,824**	(100.0) **5,396**	(100.0) **5,083**	(100.0) **5,551**	(100.0) **5,376**	(100.0) **5,784**	(100.0) **5,696**	(100.0) **5,675**
高　血　圧	(9.7) 564	(9.5) 514	(9.2) 466	(9.1) 504	(8.8) 471	(9.1) 529	(9.3) 528	(9.0) 511
心　疾　患	(2.5) 146	(2.4) 130	(2.2) 110	(2.0) 112	(1.9) 102	(1.8) 107	(1.8) 105	(1.9) 106
（再）虚血性心疾患	(1.5) 85	(1.4) 75	(1.2) 60	(1.0) 58	(1.0) 53	(0.8) 49	(0.8) 47	(0.8) 44
脳血管疾患	(2.4) 138	(2.1) 116	(1.9) 97	(1.7) 96	(1.7) 94	(1.5) 89	(1.3) 74	(1.2) 68
が　　ん	(1.7) 101	(1.8) 95	(1.8) 94	(2.0) 110	(2.3) 123	(3.0) 175	(2.4) 135	(2.6) 145
糖　尿　病	(2.7) 155	(2.7) 146	(2.9) 146	(2.8) 158	(2.7) 147	(2.9) 166	(3.1) 175	(3.1) 177

資料：厚生労働省「患者調査」（平成29年）

６．学校保健統計による歯科保健の実態

(1) 学校保健によるむし歯（う歯）の調査が，毎年度公表されている。

(2) 学校保健統計調査によるう歯の処置完了者等の割合をみると，幼稚園，小・中・高校を通じて未処理歯のある者は減少し，処置完了者の割合は 8 歳以降未処置歯のある者の割合を上回っている（表 7 － 9）。

(3) 12 歳児（中学 1 年生）の永久歯について，むし歯・喪失歯の 1 人当たり平均本数（DMF 指数）をみると喪失歯は 0.01 本で減少，むし歯も減少傾向が続いている（表 7 － 10）。

表7－9　むし歯（う歯）の処置完了者等の割合　　　　　　　（%）

	平成12年度 ('00)	17 ('05)	22 ('10)	27 ('15)	30 ('18)	令和元年度 ('19)
幼 稚 園 総 数	64.4	54.4	46.1	36.2	35.1	31.2
処 置 完 了 者	25.1	21.3	18.4	15.1	13.6	12.0
未処置歯のある者	39.4	33.1	27.7	21.1	21.5	19.2
小 学 校 総 数	77.9	68.2	59.6	50.8	45.3	44.8
処 置 完 了 者	37.8	32.8	29.2	25.8	23.1	23.1
未処置歯のある者	40.0	35.4	30.4	25.0	22.2	21.7
中 学 校 総 数	76.9	62.7	50.6	40.5	35.4	34.0
処 置 完 了 者	43.5	34.7	28.0	22.3	20.4	19.8
未処置歯のある者	33.3	28.0	22.6	18.1	15.0	14.2
高 等 学 校 総 数	85.0	72.8	60.0	52.5	45.4	43.7
処 置 完 了 者	49.7	42.5	34.2	29.9	27.1	26.4
未処置歯のある者	35.3	30.2	25.7	22.6	18.3	17.3

資料：文部科学省「学校保健統計調査」令和元年度は速報値

表7－10　12歳の永久歯の1人当たり平均むし歯（う歯）数等（DMF歯数）　　（本）

	平成15年度 ('03)	17 ('05)	18 ('06)	22 ('10)	27 ('15)	30 ('18)	令和元年度 ('19)
総 数	2.09	1.82	1.71	1.29	0.90	0.74	0.70
喪 失 歯 数 (M)	0.03	0.03	0.03	0.03	0.01	0.01	0.01
む し 歯 （う歯）	2.06	1.79	1.68	1.27	0.89	0.73	0.69
処 置 歯 数 (F)	1.40	1.19	1.08	0.81	0.55	0.47	0.45
未処置歯数 (D)	0.65	0.60	0.60	0.46	0.34	0.27	0.24

資料：文部科学省「学校保健統計調査」

(4) 虐待を受けた児はむし歯が多い

　　東京都が平成 14 年 7 月～ 15 年 2 月に都内児童相談所に保護された 0 ～ 12 歳児 20 人のむし歯保有率を調査した。その結果 6 歳未満の虐待児ではむし歯（治療済を含む）のある割合は 47％にのぼり，都内の幼稚園，保育所の健診結果の 21％の 2 倍以上であった。アメリカなどでは，養育の放棄・怠慢（ネグレクト）とむし歯の因果関係の研究が進んでいる（資料：文部科学省「学校保健統計調査」）。

> **ネグレクト**
> 「児童虐待の防止等に関する法律」は虐待行為を①身体的虐待，②性的虐待，③養育の放棄・怠慢（ネグレクト）④心理的虐待――の 4 つに分類。ネグレクトの具体例としては，子どもの健康・安全への配慮を怠ること，継続的に無視し続けること，衣食住への無関心・怠慢などがあげられる。

第七章　公衆衛生関係統計

７．歯科保健の状況

(1) 歯科疾患実態調査（平成28年実施）による１人平均現在歯数は，増加傾向にある。40歳以上で自分の歯を有する者の割合をみると，各年齢階級で増加，80〜84歳で15.1歯，85歳以上で12.0歯となっている。

図７−６　１人平均現在歯数

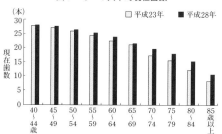

注：現在歯数とは，残っている歯の総数で，健全歯，処置歯，未処置歯のすべてを含む。
資料：厚生労働省「歯科疾患実態調査」

(2) 歯みがき状況をみると，１日１回が18.3％，１日２回49.8％，１日３回以上が27.3％と改善している。

図７−７　歯みがきの状況（平成28年）

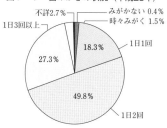

不詳2.7%
みがかない 0.4%
時々みがく 1.5%
１日３回以上 27.3%
１日１回 18.3%
１日２回 49.8%

資料：厚生労働省「歯科疾患実態調査」

(3) フッ素化物塗布の状況をみると，受けたことのある１−14歳児は，平成28年で前回とほぼ同じ62.5％となっている。

表７−13　フッ化物塗布の経験者推移（1〜14歳）

（単位：％）

	人数（人）				割合（%）
	総数	受けたことがある者	受けたことがない者	わからない	受けたことがある者
昭和62年（'87）	3,081	972	1,731	378	31.5
平成５年（'93）	2,073	791	965	317	38.2
11年（'99）	1,104	464	488	152	42.0
17年（'05）	620	367	194	59	59.2
23年（'11）	535	340	150	45	63.6
28年（'16）	466	288	132	46	62.5

資料：厚生労働省「歯科疾患実態調査」

表７−11　１人平均現在歯数

平成28年（'16）　　　　　　　　　　　　　（単位：本）

	総数	男	女
40〜44歳	28.0	28.0	28.0
45〜49	27.6	27.6	27.6
50〜54	25.8	26.8	26.4
55〜59	24.5	25.9	25.3
60〜64	23.7	24.0	23.9
65〜69	21.5	21.7	21.6
70〜74	18.6	20.7	19.7
75〜79	18.5	17.6	18.0
80〜84	15.1	15.5	15.3
85歳以上	12.0	9.5	10.7

資料：厚生労働省「歯科疾患実態調査」

表７−12　20本以上の歯を有する者の割合の推移

（単位：％）

	平成５年（'93）	17（'05）	23（'11）	28（'16）
40〜44歳	92.9	98.0	98.7	98.8
45〜49	88.1	95.0	97.1	99.0
50〜54	77.9	88.9	93.0	95.9
55〜59	67.5	82.3	85.7	91.3
60〜64	40.9	70.3	78.4	85.2
65〜69	31.4	57.1	69.6	73.0
70〜74	25.5	42.4	52.3	63.4
75〜79	10.0	27.1	47.6	56.1
80〜84	11.7	21.1	28.9	44.2
85歳以上	2.8	8.3	17.0	25.7

資料：厚生労働省「歯科疾患実態調査」

(4) ５歳以上44歳未満の各年齢階級で，う蝕を持つ者の割合は改善している。

表７−14　う蝕を持つ者の割合の推移（5歳以上，永久歯）

（単位：％）

	平成５年（'93）	17（'05）	23（'11）	28（'16）
5〜9歳	36.3	14.6	10.0	8.2
10〜14	86.4	57.7	34.7	19.7
15〜19	94.9	73.9	63.7	47.1
20〜24	97.7	90.5	89.9	78.6
25〜34	98.7	98.5	96.2	90.2
35〜44	99.5	100.0	98.8	99.3
45〜54	97.1	98.7	99.1	99.5
55〜64	91.9	97.4	97.5	98.2
65〜74	76.9	88.5	91.9	95.0
75〜84	54.5	68.7	84.1	87.8
85歳以上	39.4	58.3	65.1	72.1

注：平成５年以前，平成11年以降では，それぞれ未処置歯の診断基準が異なる。
資料：厚生労働省「歯科疾患実態調査」

8．国民医療費の年次推移

(1) 国民医療費は，全国民がその年度内に医療機関において傷病の治療に要した費用を中心に支払サイドから推計したものである。この額には診療費，薬局調剤医療費のほかに，入院食事・生活医療費，訪問看護医療費のほか，健康保険などで支給される移送費等を含んでいるが，買薬，あんまなどの費用は45年度までで，それ以後は除外されている。

(2) 国民医療費は平成16年度で32兆1,111億円であったものが，平成29年度には43兆710億円と1.34倍にも達している。これは高齢化の進展，医療技術の高度化とコスト増が原因となっている。前年度に比べ9,329億円，2.2％の増加となっている。

表7－15　国民医療費と国民所得の年次推移

年次	国民医療費		国民1人当たり		国民所得		国民医療費の国民所得に対する割合(%)
	(億円)	対前年度増減率(%)	医療費(千円)	対前年度増減率(%)	(億円)	対前年度増減率(%)	
平成16年度	321,111	1.8	251.5	1.8	3,826,715	1.3	8.39
20	348,084	2.0	272.6	2.0	3,640,510	△7.2	9.56
24	392,117	1.6	307.5	1.9	3,597,799	0.4	10.90
27	423,644	3.8	333.3	3.8	3,900,253	2.8	10.86
28	421,381	△0.5	332.0	△0.4	3,911,856	0.3	10.77
29	430,710	2.2	339.9	2.4	4,041,977	3.3	10.66

注：1）平成12年4月から介護保険制度が施行されたことに伴い，従来国民医療費の対象となっていた費用のうち介護保険の費用に移行したものがあるが，これらは平成12年度以降，国民医療費に含まれていない。
　　2）国内総生産（GDP）及び国民所得（NI）は，内閣府「国民経済計算」による。
資料：厚生労働省「平成29年度国民医療費」

(3) 年齢3区分別に国民医療費割合をみると，65歳以上の老人人口は27.3％なのに医療費は59.7％を占めている。

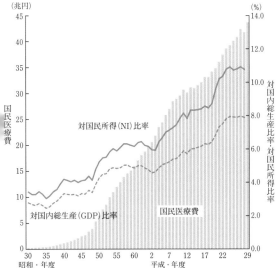

図7－8　国民医療費・対国内総生産および
　　　　対国民所得比率の年次推移

参考図　年齢3区分と国民医療費

	年少人口(0～14歳)	生産年齢人口(15～64歳)	老年人口(65歳以上)(%)
人口構成割合	12.3	60.0	27.7
国民医療費	5.9	33.8	60.3

資料：総務省統計局「平成29年10月1日現在推計人口」，厚生労働省「平成29年度国民医療費」

〈参考〉年齢階級別国民医療費（平成29年度）

年齢階級	平成29年度		
	国民医療費(億円)	構成割合(%)	人口一人当たり国民医療費(千円)
総数	430,710	100.0	339.9
65歳未満	171,195	39.7	187.0
0～14歳	25,392	5.9	162.9
15～44歳	52,690	12.2	122.7
45～64歳	93,112	21.6	282.1
65歳以上	259,515	60.3	738.3
70歳以上(再掲)	210,445	48.9	834.1
75歳以上(再掲)	161,095	37.4	921.5

資料：厚生労働省「平成29年度国民医療費」

資料：厚生労働省「平成29年度国民医療費」

(4) 平成 29 年度の都道府県（患者住所地）別の国民医療費総額では, 東京都が 4 兆 2,931 億円と最も高く, 次いで大阪府が 3 兆 2,757 億円, 神奈川県が 2 兆 7,584 億円となっている。一方, 最も低いのが鳥取県の 2,002 億円で, 次いで島根県が 2,617 億円, 福井県が 2,658 億円となっている。

また人口一人当たり国民医療費では, 高知県が 44 万 9,200 円と最も高く, 次いで長崎県 41 万 9,900 円, 鹿児島県が 41 万 3,900 円となっている。最も低い千葉県で 29 万 8,200 円, 次いで埼玉県 29 万 9,600 円, 神奈川県 30 万 1,200 円となっている。上位 3 県, 下位 3 県は前年度調査と変わっていない。

(5) 国と都道府県では, 高齢者医療確保法に基づき医療費適正化計画を策定している。計画期間は第 1 期 (2008 ～ 2012 年度), 第 2 期 (2013 ～ 2017 年度), 第 3 期 (2018 ～ 2023 年度) とし, 第 3 期からは 6 年を 1 期としている。

2023 年（令和 5）度までの第 3 期の基本理念として「1 国民の生活の質の維持及び向上」「2 超高齢化社会の到来への対応」を挙げ, 医療費適正化に向けた目標として「1 国民の健康の保持の促進に関する達成目標」「2 医療の効率的な提供の推進に関する達成目標」「3 計画期間における医療に要する費用の見込み」を定めている。その結果, 2023 年度の国民医療費は 49 兆 8,000 億円を算出しており, 0.6 兆円程度の適正化効果を見込んでいる。第 3 期の主な目標値は以下のとおりである。

　　①特定健診実施率：70%, ②特定保健指導実施率：45%, ③特定保健指導対象者の減少率：25%, 　　④後発医薬品（ジェネリック医薬品）使用率：80%

なお第 2 期計画の実績値は参考表に示す通りで, 各目標値とも達成できていない。なかでも「メタボリックシンドロームの該当者及び予備軍の減少」の項目は平成 29 年度では減少ではなく増加する結果となっている。

〈参考〉第二期医療費適正化計画の実績（平成 29 年度）

○高齢者の医療の確保に関する法律（昭和 57 年法律第 80 号）第 11 条の規定（平成 27 年 5 月 29 日施行の改正規定）により, 厚生労働省は平成 27 年度より毎年度, 全国医療費適正化計画の進捗状況の公表を行うこととされている。
○第二期医療費適正化計画では, 特定健康診査の実施率, 特定保健指導の実施率, メタボリックシンドロームの該当者及び予備群の減少率, 平均在院日数に関する数値目標と, 医療費の見通しについて定めている。

	平成 21 年度	平成 23 年度	平成 24 年度	平成 25 年度	平成 26 年度	平成 27 年度	平成 29 年度 (実績)	平成 29 年度 (目標値)
特定健康診査の実施率	41.3%	44.7%	46.2%	47.6%	48.6%	50.1%	53.1%	70%
特定保健指導の実施率	12.3%	15.0%	16.4%	17.7%	17.8%	17.5%	19.5%	45%
メタボリックシンドロームの該当者及び予備群の減少率	―	2.12%	3.09%	3.47%	3.18%	2.74%	▲0.9%	25%
医療機能の強化・連携等を通じた平均在院日数の短縮（※ 1）	31.3 日	30.4 日	29.7 日	29.2 日	28.6 日	27.9 日	27.2 日	28.6 日
実績医療費（※ 2）	36 兆 67 億円	38 兆 5,850 億円	39 兆 2,117 億円	40 兆 610 億円	40 兆 8,071 億円	42 兆 3,644 億円	43 兆 710 億円	―

資料：厚生労働省

9．老人医療費の増加と老人の健康

(1) 高医療費時代を迎えた背景は，高齢化社会に伴って医療へのニーズが高まったことや，医療技術の高度化，高額医療費の増加などが原因となっており，このまま推移すると国民生活上大きな影響を与えることになり，健康増進対策，介護予防，保健対策の重要性がうかがえる。

(2) 表 7 － 16 は後期高齢者（老人）医療費受給状況と国民医療費の推移を示したものである。表 7 － 18 は，寝たきり老人ゼロへの 10 か条をあげたものである。

(3) 要介護認定者数は，平成 12 年 4 月 218 万人が，平成 31 年 4 月は 659 万人で，要支援，要介護 1 が大幅に増加（表 7 － 19）。

表 7 － 16　後期高齢者医療費（老人医療費）と国民医療費の推移

年度	後期高齢者医療費		国民医療費		後期高齢者医療費の国民医療費に対する割合(%)	国民所得に対する割合	
	実数（億円）	伸率（%）	実数（億円）	伸率（%）		後期高齢者医療費（%）	国民医療費（%）
平成2年度	59,269	6.6	206,074	4.5	28.8	1.70	5.94
4	69,372	8.2	234,784	7.6	29.5	1.89	6.41
6	81,596	9.5	257,908	5.9	31.6	2.21	7.00
8	97,232	9.1	284,542	5.6	34.2	2.48	7.27
10	108,932	6.0	295,823	2.3	36.8	2.87	7.82
12	111,997	−5.1	301,418	−1.8	37.2	2.90	7.81
14	117,300	0.6	309,507	−0.5	37.9	3.14	8.31
16	115,764	−0.7	321,111	1.8	36.1	3.02	8.39
18	112,594	−3.3	331,276	−0.0	34.0	2.86	8.44
20	114,146	1.2	348,084	2.0	32.8	3.13	9.56
22	127,213	5.9	374,202	3.9	34.0	3.51	10.34
24	137,044	3.0	392,117	1.6	34.9	3.80	10.90
26	144,927	2.1	408,071	1.9	35.5	3.82	10.76
28	153,806	1.6	421,381	−0.5	36.5	3.93	10.77
29	160,229	4.2	430,710	2.2	37.2	3.96	10.66

資料：国民医療費は厚生労働省「国民医療費」，後期高齢者医療費（老人医療費），国民所得に対する割合は厚生労働省「後期高齢者医療事業年報」

表 7 － 17　健康に関する不安要因の回答

体力が衰えてきた	36.4%	肥満が気になる	22.5%
ストレスがたまる・精神的に疲れる	25.4%	歯が気になる	21.7%
癌にかかるのが怖い	22.5%	心筋梗塞・糖尿病などが怖い	16.0%

注：複数回答
資料：健康・体力づくり事業財団「平成 8 年度健康づくりに関する意識調査」

表 7 － 18　寝たきりゼロへの 10 カ条

第1条	脳卒中と骨折予防　寝たきりゼロへの第一歩
第2条	寝たきりは　寝かせきりから作られる　過度の安静　逆効果
第3条	リハビリは　早期開始が効果的　始めよう　ベッドの上から訓練を
第4条	くらしの中でのリハビリは　食事と排泄　着替えから
第5条	朝起きて　先ずは着替えて身だしなみ　寝・食わけて生活にメリハリ
第6条	「手は出しすぎず　目は離さず」が介護の基本　自立の気持ちを大切に
第7条	ベッドから　移ろう移そう車椅子　行動広げる機器の活用
第8条	手すりつけ　段差をなくし住みやすく　アイデア生かした　住いの改善
夢9条	家庭でも社会でも　よろこびみつけ　みんなで防ごう閉じ込もり
第10条	進んで利用　機能訓練　デイ・サービス　寝たきりなくす人の和　地域の輪

資料：厚生労働省

表 7 － 19　要介護度別認定者数の推移

（単位　千人）　　　各年4月末

	H12年（'00）	22（'10）	30（'18）	31（'19）
総　数	2,182	4,870	6,437	6,593
要支援	291	・	—	—
要支援1	・	604	880	927
要支援2	・	654	883	926
要介護1	551	852	1,296	1,326
要介護2	394	854	1,127	1,139
要介護3	317	713	855	869
要介護4	339	630	790	804
要介護5	290	564	602	602

資料：厚生労働省「介護保険事業状況報告月報」

10.　医療費の国際比較

(1) 医療費の国際比較は各国間の医療制度の違いや医療費のとり方の差もあり，厳密には困難である。
(2) OECD諸国の医療費の対GDP比率を2018年での状況をみると，アメリカが1位，日本は6位，医療費の対GDP比は10.9％である（図7－9）。
(3) 医療提供体制の国際比較をみると，日本は人口千対の病床数は多いが，人口千人当たりの医師数が少ないこと，また65歳以上の人口千人当たりの長期居住型病床数が少ないことがわかる（表7－20）。
(4) 一般診療費の中では循環器疾患，新生物による医療費が高額を占めている。
(5) 65歳以上の高齢者の一般診療医療費の上位5傷病別の状況は，表7－22のとおりである。

図7－9　OECD諸国の医療費対GDP比率（2018年）11位まで

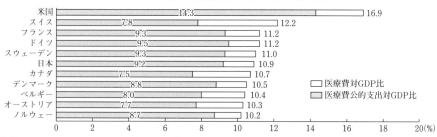

資料：OECD　Health Data 2019（June 2019）

表7－20　医療提供体制の各国比較（2014）

国　名	人口千人当たり病床数	人口千人当たり長期居住型病床数	65歳以上の人口千人当たり長期居住型病床数	人口千人当たり医師数	人口千人当たり看護職員数
日　本	13.2	6.2	24	2.4	11.0
ド イ ツ	8.2	11.2	54	4.1	13.2
フランス	6.2	9.7	54.1	3.3	9.7
英　国	2.7	8.5	48.7	2.8	8.2
アメリカ	2.8	5.1	35.5	2.6	11.2

資料：厚生労働省，「OECD Health Data 2017」

表7－21　上位5傷病別一般診療医療費（全年齢）
（平成29年度）

傷病分類[1]	順位	推計額（億円）	構成割合（％）
総　　数		308,335	100.0
循環器系の疾患	1	60,782	19.7
新生物	2	43,766	14.2
筋骨格系及び結合組織の疾患	3	24,456	7.9
損傷・中毒及びその他の外因の影響	4	23,884	7.7
呼吸器系の疾患	5	22,895	7.4
その他[2]		132,551	43.0

注：1）「傷病分類」は「ICD-10（2013年版）」に準拠
　　2）「その他」とは上位5傷病以外の傷病である
資料：厚生労働省「平成29年度国民医療費の概況」

表7－22　上位5傷病別一般診療医療費（65歳以上）
（平成29年度）

傷病分類[1]	順位	推計額（億円）	構成割合（％）
総　　数		192,452	100.0
循環器系の疾患	1	48,100	25.0
新生物	2	28,365	14.7
筋骨格系及び結合組織の疾患	3	16,800	8.7
損傷・中毒及びその他の外因の影響	4	15,749	8.2
腎尿路生殖器系の疾患	5	13,859	7.2
その他[2]		69,579	36.2

注：1）「傷病分類」は「ICD-10（2013年版）」に準拠
　　2）「その他」とは上位5傷病以外の傷病である
資料：厚生労働省「平成29年度国民医療費の概況」

11．平均寿命，平均余命

(1)　0 歳の平均余命（expectation of life）を平均寿命という。

(2)　平均寿命（average life span）は，現在生まれた子どもがさまざまの危険因子（素因，疾病，事故など）がある中で，どのくらい生きのびられるかが比較でき，特に保健衛生環境の影響が大きく，その水準の評価に役立つ。
平均余命ではそれらの危険因子がどのくらいの年代に多く作用しているかの分析検討ができる。

表 7 － 23　平均余命（性・特定年齢・年次別）

	第1回	6	8	9	10	12	14	16	17	18	19	20	21	簡易生命表
	明治24〜31年	昭和10〜11年	22年	25〜27年	30年	40年	50年	60年	平成2年	7年	12年	17年	22年	30年
男（歳）														
0	42.3	46.92	50.06	59.57	63.60	67.74	71.73	74.78	75.92	76.38	77.72	78.56	79.55	81.25
5	50.7	52.22	53.61	60.10	62.45	64.57	67.80	70.39	71.45	71.87	73.10	73.88	74.82	76.47
10	47.5	48.25	49.49	55.68	57.89	59.80	62.94	65.47	66.53	66.94	68.15	68.93	69.86	71.49
20	39.8	40.41	40.89	46.43	48.47	50.18	53.27	55.74	56.77	57.16	58.33	59.08	59.99	61.61
30	33.0	33.89	34.23	38.10	38.70	40.90	43.78	46.16	47.16	47.55	48.69	49.43	50.33	51.88
40	25.7	26.22	26.88	24.65	30.85	31.73	34.41	36.63	37.58	37.96	39.13	39.86	40.73	42.20
50	18.8	18.85	19.44	21.54	22.41	23.00	25.56	27.56	28.40	28.75	29.91	30.63	31.42	32.74
60	12.8	12.55	12.83	14.36	14.97	15.20	17.38	19.34	20.01	20.28	21.44	22.09	22.75	23.84
70	8.0	7.62	7.93	8.82	9.13	8.99	10.53	12.00	12.66	12.97	13.97	14.39	14.96	15.84
80	4.8	4.20	4.62	5.04	5.25	4.81	5.70	6.51	6.88	7.13	7.96	8.22	8.42	9.06
85	3.7	3.03	3.46	3.72	3.90	3.51	4.14	4.64	4.93	5.05	5.76	5.89	6.00	6.35
90	…	…	…	…	…	…	…	3.28	3.51	3.58	4.10	4.15	4.19	4.33
女（歳）														
0	44.3	49.63	53.96	62.97	67.75	72.92	76.89	80.48	81.90	82.85	84.60	85.52	86.30	87.32
5	51.5	54.40	57.45	63.28	66.41	69.47	72.78	76.03	77.37	78.29	79.95	80.81	81.55	82.53
10	48.1	50.47	53.31	58.82	61.78	64.62	67.87	71.08	72.42	73.34	74.98	75.84	76.58	77.56
20	40.8	43.22	44.87	49.58	52.25	54.85	58.04	61.20	62.54	63.46	65.08	65.93	66.67	67.63
30	34.4	36.88	37.95	41.20	43.25	45.31	48.35	51.41	52.73	53.65	55.26	56.12	56.83	57.77
40	27.8	29.65	30.39	32.77	34.34	35.91	38.76	41.72	43.00	43.91	45.52	46.38	47.08	47.97
50	20.8	22.15	22.64	24.47	25.70	26.85	29.46	32.28	38.51	34.43	36.01	36.84	37.52	38.36
60	14.2	15.07	15.39	16.81	17.72	18.42	20.68	23.24	24.39	25.30	26.85	27.66	28.28	29.04
70	8.8	9.04	9.41	10.34	10.95	11.09	12.78	14.89	15.87	16.76	18.19	18.88	19.43	20.10
80	5.1	4.67	5.09	5.64	6.12	5.80	6.76	8.07	8.72	9.47	10.60	11.13	11.40	11.91
85	3.9	3.17	3.58	3.97	4.42	4.19	4.79	5.60	6.10	6.67	7.61	7.99	8.15	8.44
90	…	…	…	…	…	…	…	3.82	4.18	4.64	5.29	5.53	5.53	5.66

資料：厚生労働省「各回完全生命表」，平成30年は「簡易生命表」

表 7 － 24　平均寿命の国際比較（単位　年）

	男	女	作製期間
日　本	81.25	87.32	2018
アイスランド	80.6	83.9	2017
スウェーデン	80.78	84.25	2018
スイス	81.4	85.4	2017
イギリス	79.18	82.86	2015-2017
フランス	79.4	85.3	2018
ドイツ	78.36	83.18	2015-2017
アメリカ合衆国	76.1	81.1	2016

資料：当該政府からの資料によるもの

2018 年で日本は男性 81.25 歳，女性 87.32 歳となって，世界の長寿国となっている。

12.　死因別死亡確率

(1)　死因別死亡確率

　　人はいずれ何らかの死因で死亡するが，生命表の上で，ある年齢の者が将来どの死因で死亡するかを計算し，確率の形で表したものが死因別死亡確率である。

(2)　平成30年の死因別死亡確率をみると，0歳では男女ともに悪性新生物がもっとも多く，次いで男では心疾患，肺炎，脳血管疾患，女では心疾患，脳血管疾患，肺炎の順になっている。65歳では0歳に比べ悪性新生物の死亡確率が低く，ほかの3死因の死亡確率が高くなっており，75歳はさらにこの傾向が強くなっている。一方，90歳では男女とも脳血管疾患の死亡率が75歳より低くなっている。

表7－25　死因別死亡確率（主要死因）の推移　　　　　　　　　（単位：％）

主要死因	年齢	男					女				
		平成26年	27年	28年	29年	30年	平成26年	27年	28年	29年	30年
悪性新生物	0歳	29.42	29.34	29.14	28.72	28.23	20.27	20.21	20.35	20.03	20.01
	65	28.97	28.89	28.72	28.35	27.93	18.42	18.41	18.59	18.32	18.31
	75	25.63	25.58	25.49	25.18	24.90	16.18	16.18	16.39	16.12	16.13
	90	15.27	15.39	15.53	15.28	15.30	9.56	9.64	9.80	9.72	9.67
心疾患（高血圧性を除く）	0歳	14.42	14.20	14.21	14.33	14.32	17.78	17.28	17.12	17.22	17.15
	65	14.54	14.32	14.29	14.44	14.55	18.46	17.91	17.74	17.82	17.75
	75	14.90	14.69	14.58	14.79	14.86	18.98	18.39	18.23	18.32	18.24
	90	16.69	16.14	16.25	16.49	16.67	19.78	19.19	19.03	19.18	19.24
脳血管疾患	0歳	8.37	8.06	7.79	7.66	7.41	9.75	9.43	8.98	8.71	8.36
	65	8.54	8.17	7.87	7.70	7.44	9.98	9.63	9.14	8.86	8.48
	75	8.76	8.35	8.05	7.86	7.54	10.18	9.81	9.31	9.00	8.59
	90	8.19	7.96	7.52	7.33	6.91	10.05	9.66	9.17	8.74	8.29
肺炎	0歳	11.37	11.36	11.08	8.81	8.44	9.75	9.57	9.07	7.27	6.88
	65	12.52	12.48	12.13	9.66	9.22	10.25	10.04	9.51	7.62	7.21
	75	13.88	13.82	13.37	10.72	10.16	10.73	10.51	9.93	7.99	7.56
	90	17.16	17.15	16.34	13.73	12.83	11.90	11.60	10.86	8.99	8.51

注：平成27年は完全生命表による。
資料：厚生労働省人口動態統計「平成30年簡易生命表」

〈参考〉100歳以上の高齢者数の推移

　　厚生労働省の調査では，令和元年9月の敬老の日の100歳以上の高齢者は71,238人（男性8,463人で11.9％，女性62,775人で88.1％）で，過去最多を記録した。

表7－26　100歳以上の高齢者数の推移

		総数	男	女			総数	男	女
昭和38年	（'63）	153	20	133	平成12年	（'00）	13,036	2,158	10,878
50	（'75）	548	102	446	17	（'05）	25,554	3,779	21,775
60	（'85）	1,740	359	1,381	22	（'10）	44,449	5,869	38,580
平成2	（'90）	3,298	680	2,618	27	（'15）	61,568	7,840	53,728
7	（'95）	6,378	1,255	5,123	令和元	（'19）	71,238	8,463	62,775

注：各年9月現在の人数である（海外在留邦人を除く）。住民基本台帳による都道府県などからの報告数である。
資料：厚生労働省

13.　平均寿命の国際比較

　わが国の平均寿命の伸びは著しく，1950年頃までは諸外国に比べはるかに低かったが，現時点では世界の最長寿国になっている。

表7－27　平均寿命の国際比較

地　　　　　域	地　　　　　域	作成基礎期間	男　性	女　性
ア　ジ　ア	日　　　　　本*	2018年	81.25	87.32
	韓　　　　　国*	2017年	79.7	85.7
	シ　ン　ガ　ポ　ー　ル*	2017年	80.7	85.2
	中　　　　　国*	2015年	73.64	79.43
ヨ　ー　ロ　ッ　パ	イ　タ　リ　ア*	2017年	80.584	84.923
	イ　ギ　リ　ス*	2015～2017年	79.18	82.86
	ス　ウ　ェ　ー　デ　ン*	2018年	80.78	84.25
	ド　イ　ツ*	2015～2017年	78.36	83.18
	フ　ラ　ン　ス*	2018年	79.4	85.3
	ロ　シ　ア*	2016年	66.50	77.04
南　北　ア　メ　リ　カ	ア　メ　リ　カ*	2016年	76.1	81.1
	カ　ナ　ダ*	2014～2016年	79.9	84.0
	メ　キ　シ　コ*	2015年	72.3	77.7
ア　フ　リ　カ	エ　ジ　プ　ト*	2018年	71.2	74.0
	チ　ュ　ニ　ジ　ア*	2016年	74.5	78.1
オ　セ　ア　ニ　ア	オ　ー　ス　ト　ラ　リ　ア*	2015～2017年	80.48	84.63
	ニ　ュ　ー　ジ　ー　ラ　ン　ド*	2014～2016年	79.91	83.40

＊印は当該政府からの資料提供によるものである。
資料：Demographic Yearbook 2017，厚生労働省「平成30年簡易生命表」

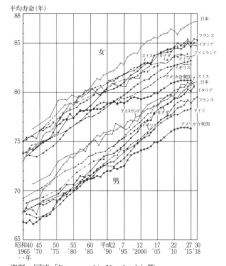

図7－10　諸外国の平均寿命の比較

資料：国連「Demographic Yearbook」等
注：1）1971年以前の日本は，沖縄県を除く数値である。
　　2）1990年以前のドイツは，旧西ドイツの数値である。
　　厚生労働省「平成30年簡易生命表」

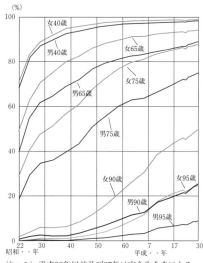

図7－11　生命表上の特定年齢まで生存する者の割合

注：1）平成22年以前及び27年は完全生命表による。
　　2）昭和45年以前は，沖縄県を除く値である。
資料：厚生労働省「平成30年簡易生命表」，「第21回完全生命表」

14. 平均寿命の地域差

(1) 平均寿命は生活環境による影響が大きい。都道府県別生命表は人口動態調査及び国勢調査データを用いて5年ごとに作成されている。平成27年都道府県別生命表で平均寿命（0歳の平均年齢）をみると、男性では滋賀県81.78年、女性では長野県の87.67年となっている。平均寿命の最も高い県と低い県との差は男3.11年、女1.74年である。

　　居住地別の平均寿命をみると、大都市を抱える地域ほど平均寿命が長く、医療サービス（medical service）に恵まれない農山村を抱える地域ほど平均寿命が短いことがわかる。

表7－28　都道府県別平均寿命の推移（男）上位5位　　　　（単位：年）

順位	平成17年		平成22年		平成27年	
	都道府県	平均寿命	都道府県	平均寿命	都道府県	平均寿命
	全　国	78.79	全　国	79.59	全　国	80.77
1	長　野	79.84	長　野	80.88	滋　賀	81.78
2	滋　賀	79.60	滋　賀	80.58	長　野	81.75
3	神奈川	79.52	福　井	80.47	京　都	81.40
4	福　井	79.47	熊　本	80.29	奈　良	81.36
5	東　京	79.36	神奈川	80.25	神奈川	81.32

表7－29　都道府県別平均寿命の推移（女）上位5位　　　　（単位：年）

順位	平成17年		平成22年		平成27年	
	都道府県	平均寿命	都道府県	平均寿命	都道府県	平均寿命
	全　国	85.75	全　国	86.35	全　国	87.01
1	沖　縄	86.88	長　野	87.18	長　野	87.67
2	島　根	86.57	島　根	87.07	岡　山	87.67
3	熊　本	86.54	沖　縄	87.02	島　根	87.64
4	岡　山	86.49	熊　本	86.98	滋　賀	87.57
5	長　野	86.48	新　潟	86.96	福　井	87.54

資料：厚生労働省「2015年都道府県別生命表」

(2) 食習慣と寿命

① 近年、栄養疫学研究が進み、食習慣と寿命等に関する多くの研究報告、知見がみられる。特に疫学研究により、生活習慣病発生の危険度を低下させるライフスタイルの構築が極めて重要視されている。

② 最近は、悪性新生物、心疾患、脳卒中、肝臓病などの生活習慣病疾患の都道府県別のアトラスも作成されているが、これら疾病の地域差の裏では食生活や生活条件、環境条件などが密接な関係を持つことが明らかにされている。

③ 地域を対象とした栄養疫学調査・研究は、公衆衛生的な立場からも、臨床疫学面からも極めて重要であり、特に長期にわたるコーホート研究として、栄養素摂取や食生活に関係深い脳卒中、心疾患、糖尿病、痛風などの発症とリスクファクターについての研究の推進と、研究結果をいかに指導に活かすかが重要である。

④ 食生活・栄養改善は、健全な食習慣の育成と、疾病予防、QOLの向上を通じて健康寿命の延伸等に大きな成果が期待できるところである。

15.　体格・体力の年次変化

1．学齢児の発育状況

(1)　わが国における児童生徒の体格（physical constitution）の測定は明治 33 年「学生生徒身体検査規程」により始められて以来，現在は「学校保健統計調査」として長い歴史をもっている。

(2)　第 2 次大戦直後の体格の低下は著しかったが，その後の回復，向上は著しい。最近は停滞している。

(3)　昭和 35 年以降，令和元年までの児童・生徒の身長の推移は表 7 - 30，体重の推移は表 7 - 31 のとおりである。戦後の伸びは著しいものがあったが，最近はほぼ横ばい傾向となっている。

(4)　16 ～ 17 歳までの年間発育量（身長）をみると，男子では発育量が最大となる時期は親の世代より 1 歳早い 11 ～ 12 歳時となっており，女子についても 9 ～ 10 歳時に発育量が激しく，最大の発育量を示し，発育の早期化がみられる（図 7 - 12 - ①，12 - ②）。

表 7 - 30　児童生徒の身長の推移(単位　cm)

	男				女			
	6歳	11	14	17	6歳	11	14	17
昭和35 ('60)	111.7	136.2	155.1	165.0	110.6	138.1	150.7	153.7
45 ('70)	114.5	140.5	160.5	167.8	113.6	142.9	154.2	155.6
55 ('80)	115.8	142.9	163.6	169.7	114.9	144.9	156.0	157.0
平成 2 ('90)	116.8	144.4	164.5	170.4	116.0	146.3	156.4	157.9
12 ('04)	116.7	145.3	165.5	170.8	115.8	147.1	156.8	158.1
17 ('05)	116.6	145.1	165.4	170.8	115.8	146.9	156.8	158.0
22 ('10)	116.7	145.0	165.1	170.7	115.8	146.8	156.5	158.0
27 ('15)	116.5	145.2	165.1	170.7	115.5	146.7	156.5	157.9
29 ('17)	116.5	145.0	165.3	170.6	115.7	146.7	156.5	157.8
30 ('18)	116.5	145.2	165.3	170.6	115.6	146.8	156.6	157.8
令和元 ('19)	116.5	145.2	165.4	170.6	115.6	146.6	156.5	157.9

資料：文部科学省「学校保健統計調査」

表 7 - 31　児童生徒の体重の推移(単位　kg)

	男				女			
	6歳	11	14	17	6歳	11	14	17
昭和35 ('60)	19.1	30.7	45.3	56.1	18.5	32.3	45.3	50.4
45 ('70)	20.1	33.8	49.6	58.7	19.5	35.7	48.3	52.1
55 ('80)	20.8	36.2	52.4	60.6	20.3	37.3	49.6	52.1
平成 2 ('90)	21.5	38.0	54.2	62.0	21.1	38.9	50.2	52.8
12 ('04)	21.8	39.4	55.4	62.6	21.3	40.1	50.7	53.1
17 ('05)	21.6	39.1	55.3	63.8	21.1	39.5	50.8	53.7
22 ('10)	21.4	38.4	54.4	63.1	21.0	39.0	50.0	52.9
27 ('15)	21.3	38.4	53.9	62.6	20.8	39.0	50.0	52.7
29 ('17)	21.4	38.2	53.9	62.6	21.0	39.0	50.0	53.0
30 ('18)	21.4	38.4	54.0	62.4	20.9	39.1	49.9	52.9
令和元 ('19)	21.4	38.7	54.1	62.5	20.9	39.0	50.1	53.0

資料：文部科学省「学校保健統計調査」

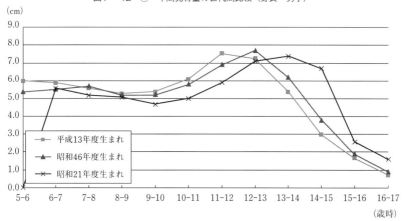

図 7 - 12 - ①　年間発育量の世代間比較（身長・男子）

（凡例）
- 平成13年度生まれ
- 昭和46年度生まれ
- 昭和21年度生まれ

図 7 − 12 −②　年間発育量の世代間比較（身長・女子）

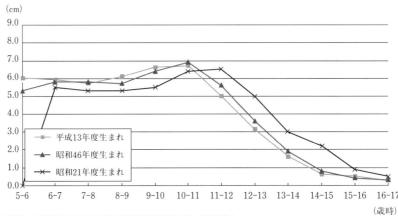

資料：文部科学省「令和元年度学校保健統計調査（速報値）」

２．子どもの体力の現状と課題

　人間が発育・成長し，創造的な活動をしていくためには，体力が重要となる。文部科学省では昭和39年から「体力・運動能力調査」を実施している。平成10年度に新体力テストが採用され，それ以降の合計点の推移をみると，ほとんどの年代で緩やかな向上傾向となっている（図7−13）。

　一方，平成10年度以前からの継続実施項目をみると，体力水準が高かった昭和60年頃との比較では，握力および走能力（50m走・持久走），跳能力（立ち幅跳び），投能（ソフトボール投げ・ハンドボール投げ）に関する項目で，中学生ならびに高校生男子の50m走を除いて，依然低い水準となっている。

　また1週間の総運動時間（体育・保健体育の授業を除く）に関し，中学生においては運動する生徒とそうでない生徒に二極化している。とくに女子においては1週間の総運動時間が60分未満の生徒が全体の約2割存在している。

図 7 − 13　新体力テスト合計点の年次推移

※図は，3点移動平均法を用いて平滑化してある

出典：スポーツ庁「体力・運動能力調査」（平成30年度）

16. 乳幼児の体重・身長の平均値

(1) 平成22年の調査結果と10年前の平成12年を比較すると，各年齢区分とも若干減少傾向を示している。その要因は高齢出産の増加，BMIの低下，低体重児の増加などが影響としてあげられている。

表7－32　平成12年および平成22年の調査結果（平均値）比較

■体重（kg）　年・月齢別，性別，年次別　　■身長（cm）　年・月齢別，性別，年次別

年・月齢	男子 平成12年	男子 平成22年	女子 平成12年	女子 平成22年	年・月齢	男子 平成12年	男子 平成22年	女子 平成12年	女子 平成22年
出　生　時	3.04	2.98	2.96	2.91	出　生　時	49.0	48.7	48.4	48.3
0年 1～2月未満	4.87	4.78	4.60	4.46	0年 1～2月未満	56.2	55.5	54.9	54.5
2～3	5.88	5.83	5.53	5.42	2～3	60.0	59.0	58.7	57.8
3～4	6.72	6.63	6.22	6.16	3～4	62.9	61.9	61.6	60.6
4～5	7.32	7.22	6.75	6.73	4～5	65.2	64.3	63.7	62.9
5～6	7.79	7.67	7.18	7.17	5～6	66.8	66.2	65.4	64.8
6～7	8.17	8.01	7.54	7.52	6～7	68.3	67.9	66.9	66.4
7～8	8.48	8.30	7.82	7.79	7～8	69.6	69.3	68.1	67.9
8～9	8.74	8.53	8.05	8.01	8～9	70.9	70.6	69.3	69.1
9～10	8.94	8.73	8.26	8.20	9～10	72.0	71.8	70.5	70.3
10～11	9.13	8.91	8.46	8.37	10～11	73.2	72.9	71.6	71.3
11～12	9.33	9.09	8.67	8.54	11～12	74.4	73.9	72.7	72.3
1年 0～1月未満	9.51	9.28	8.88	8.71	1年 0～1月未満	75.5	74.9	73.8	73.3
1～2	9.68	9.46	9.08	8.89	1～2	76.5	75.8	74.9	74.3
2～3	9.85	9.65	9.26	9.06	2～3	77.5	76.8	76.0	75.3
3～4	10.02	9.84	9.46	9.24	3～4	78.4	77.8	77.0	76.3
4～5	10.19	10.03	9.67	9.42	4～5	79.4	78.8	78.0	77.2
5～6	10.37	10.22	9.86	9.61	5～6	80.2	79.7	79.1	78.2
6～7	10.55	10.41	10.04	9.79	6～7	81.1	80.6	80.0	79.2
7～8	10.75	10.61	10.23	9.98	7～8	82.1	81.6	81.0	80.1
8～9	10.92	10.80	10.42	10.16	8～9	83.0	82.5	81.9	81.1
9～10	11.10	10.99	10.59	10.35	9～10	83.9	83.4	82.7	82.0
10～11	11.28	11.18	10.78	10.54	10～11	84.8	84.3	83.6	82.9
11～12	11.43	11.37	10.97	10.73	11～12	85.5	85.1	84.4	83.8
2年 0～6月未満	12.07	12.03	11.55	11.39	2年 0～6月未満	87.1	86.7	86.0	85.4
6～12	13.12	13.10	12.58	12.50	6～12	91.0	91.2	89.9	89.9
3年 0～6月未満	14.13	14.10	13.62	13.59	3年 0～6月未満	94.7	95.1	93.7	93.3
6～12	15.15	15.06	14.63	14.64	6～12	98.3	98.7	97.4	97.5
4年 0～6月未満	16.15	15.99	15.73	15.65	4年 0～6月未満	101.6	102.0	101.0	100.9
6～12	17.27	16.92	16.79	16.65	6～12	104.9	105.1	104.3	104.1
5年 0～6月未満	18.36	17.88	17.92	17.64	5年 0～6月未満	108.1	108.2	107.6	107.3
6～12	19.48	18.92	18.94	18.64	6～12	111.4	111.4	110.8	110.5
6年 0～6月未満	20.56	20.05	20.04	19.66	6年 0～6月未満	114.9	114.9	113.8	113.7

資料：厚生労働省「平成22年乳幼児身体発育調査の概況について」より

表7－33　出生時の平均体重

年	男	女
1951年	3.14kg	3.06kg
1970	3.22	3.13
1980	3.23	3.14
1990	3.16	3.08
2000	3.07	2.99
2005	3.05	2.96
2010	3.04	2.96
2015	3.04	2.96
2018	3.05	2.96

資料：厚生労働省「人口動態統計」

表7－34　出生時の身長・体重

	男 身長	男 体重	女 身長	女 体重
昭和15年[1]	50.2cm	3.0kg	49.3cm	3.9kg
25年[2]	49.8	3.1	49.2	3.0
35年	49.8	3.14	49.6	3.06
45年	50.2	3.22	49.7	3.13
55年	49.7	3.23	49.3	3.14
平成2年	49.6	3.16	48.9	3.08
12年	49.0	3.07	48.4	2.99
17年	49.1	3.05	48.6	2.96
22年	49.1	3.04	48.6	2.96
令和元年	49.2	3.05	48.7	2.96

注：1）斉藤，清水による全国調査
　　2）厚生省調査（栗山，斉藤，船川値）
資料：昭和35年以降「人口動態統計」

17. 乳幼児の身体発育曲線（体重・身長）
—平成22年乳幼児身体発育調査成績—

(1) 平成 22 年乳幼児身体発育調査結果からみた体重の身体発育曲線（パーセンタイル値）である。

図 7 − 14　乳幼児（男子）身体発育曲線（体重）

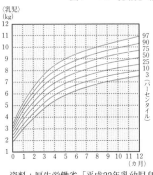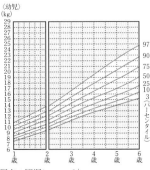

資料：厚生労働省「平成22年乳幼児身体発育調査の概況について」

図 7 − 15　乳幼児（女子）身体発育曲線（体重）

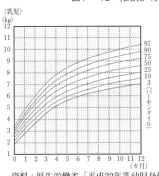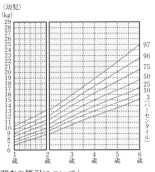

資料：厚生労働省「平成22年乳幼児身体発育調査の概況について」

(2) 平成 22 年乳幼児身体発育調査結果からみた身長体重曲線は，ふとりすぎからやせすぎまで 6 段階に区分されている。子どもの体つきは成長とともに変化し，個人差も大きいので，1 つの目安として利用する。

図 7 − 16　幼児（男子）の身長体重曲線　　図 7 − 17　幼児（女子）の身長体重曲線

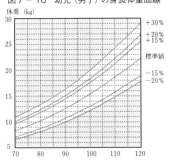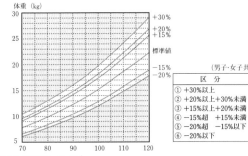

区　分	呼　称
① ＋30％以上	ふとりすぎ
② ＋20％以上＋30％未満	ややふとりすぎ
③ ＋15％以上＋20％未満	ふとりぎみ
④ −15％超　＋15％未満	ふつう
⑤ −20％超　−15％以下	やせ
⑥ −20％以下	やせすぎ

（男子・女子共通）

資料：厚生労働省「平成22年乳幼児身体発育調査の概況について」

18.　児童・生徒の発育傾向

　児童・生徒の昭和 23 年以降の身長の推移をみると，年齢により多少の差はあるが，平成 9 年頃までは著しく上昇したが，最近は停滞している。

図 7 － 18　児童・生徒の身長の平均値の推移

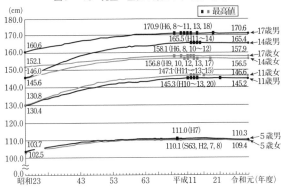

資料：文部科学省「令和元年度学校保健統計調査（速報値）」

図 7 － 19　児童・生徒の体重の平均値の推移

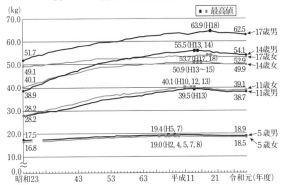

資料：文部科学省「令和元年度学校保健統計調査（速報値）」

表 7 － 35　学童の身長の推移（cm）

		男子		女子	
		6 歳	11 歳	6 歳	11 歳
明治33年		107.0	127.9	104.8	127.7
昭和14年		109.1	132.9	108.1	132.7
23		108.1	130.4	107.3	130.8
45		114.5	140.5	113.6	142.9
60		116.4	143.2	115.7	145.5
令和元年		116.5	145.2	115.6	146.6

資料：文部科学省「学校保健統計調査」

第七章　公衆衛生関係統計

図 7 － 20　身長発育

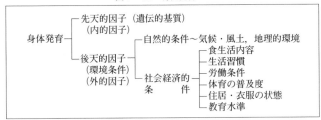

19. 健康づくりと体力づくりの意義・相互関連・進め方

(1) 図7－21は行動体力に影響する要因を，図7－22は運動能力と健康に関連した体力構成要素を示している。

(2) 図7－23は健康づくりにおける体力づくりのあり方とその過程を示したものである。

(3) 表7－36は健康づくりにおいて有酸素運動が勧められているが，その効果を示している。

図7－21　体力の決定要因

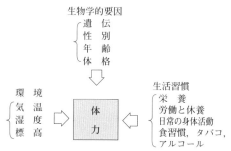

資料：小林修平ほか「新エスカ21　健康管理概論」
　　　同文書院，1987年

図7－22　運動能力と健康に関連した体力構成要素

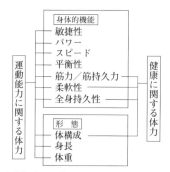

資料：小林修平ほか「新エスカ21　健康管理概論」
　　　同文書院，1987年

図7－23　健康づくりの基本的な考え方

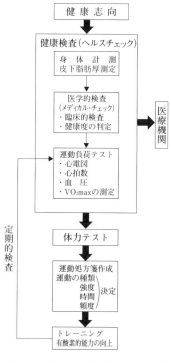

資料：小林修平ほか「新エスカ21　健康管理概論」
　　　同文書院，1987年

表7－36　有酸素能力の健康における意義

組織	おもな機能改善項目
心臓	安静時心拍数低下，１回拍出量増加，運動時心拍出量増加
肺	ガス交換機能改善，肺活量と最大換気量増加，死腔の減少
筋	毛細血管形成，呼吸酵素の活性増加，ミオグロビン増加
血液	血管運動調節機能改善，総血液量増加（総Hb量増加），線維素溶解能の増加
代謝	耐糖能の改善，運動時の血液中乳酸値の減少，HDLコレステロール増加

資料：木村和治「食の科学」

20.　学齢児の主な疾病・異常

　学校保健統計によると，むし歯（う歯）は著しく減少しているが，裸眼視力，ぜん息，心電図異常については増加傾向にあるなど，その動向に注意したい。

表7－37　主な疾病・異常被患率の推移　　　　　　　　　　　　　　　　(%)

区　分		むし歯（う歯）	アトピー性皮膚炎	ぜん息	裸眼視力1.0未満の者	心電図異常	蛋白検出の者	せき柱・胸郭・四肢の状態（※注2）	耳疾患	鼻・副鼻腔疾患	眼の疾患・異常
幼稚園	平成21年度	46.50	3.11	2.15	24.87	…	0.62	(0.47)	2.91	3.98	2.10
	26	38.46	2.37	1.85	26.53	…	0.74	(0.16)	2.27	3.13	1.76
	27	36.23	2.52	2.14	26.82	…	0.76	(0.11)	2.23	3.57	2.03
	28	35.64	2.39	2.30	27.94	…	0.65	0.28	2.83	3.58	1.87
	29	35.45	2.09	1.80	24.48	…	0.97	0.16	2.25	2.86	1.60
	30	35.10	2.04	1.56	26.68	…	1.03	0.23	2.31	2.90	1.55
	令和元年度	31.16	2.31	1.83	26.06	…	1.02	0.16	2.57	3.21	1.92
小学校	平成21年度	61.79	3.31	3.99	29.71	2.51	0.81	(0.33)	5.27	12.57	5.27
	26	52.54	3.22	3.88	30.16	2.34	0.84	(0.46)	5.70	12.31	5.24
	27	50.76	3.52	3.95	30.97	2.35	0.80	(0.54)	5.47	11.91	5.55
	28	48.89	3.18	3.69	31.46	2.44	0.76	1.83	6.09	12.91	5.38
	29	47.06	3.26	3.87	32.46	2.39	0.87	1.16	6.24	12.84	5.68
	30	45.30	3.40	3.51	34.10	2.40	0.80	1.14	6.47	13.04	5.70
	令和元年度	44.82	3.33	3.37	34.57	2.42	1.03	1.13	6.32	11.81	5.60
中学校	平成21年度	52.88	2.58	2.96	52.54	3.28	2.46	(0.73)	3.35	10.83	4.90
	26	42.37	2.52	3.03	53.04	3.33	3.00	(1.04)	4.00	11.21	5.32
	27	40.49	2.72	3.00	54.05	3.17	2.91	(1.02)	3.63	10.61	4.87
	28	37.49	2.65	2.90	54.63	3.30	2.57	3.43	4.47	11.52	5.12
	29	37.32	2.66	2.71	56.33	3.40	3.18	2.41	4.48	11.27	5.66
	30	35.41	2.85	2.71	56.04	3.27	2.91	2.40	4.72	10.99	4.87
	令和元年度	34.00	2.87	2.60	57.47	3.27	3.35	2.12	4.71	12.10	5.38
高等学校	平成21年度	62.18	2.43	1.88	59.37	3.33	2.88	(0.61)	2.01	9.61	3.70
	26	53.08	2.14	1.93	62.89	3.25	3.14	(0.70)	2.05	8.72	3.76
	27	52.49	2.05	1.93	63.79	3.33	2.95	(0.74)	2.04	7.34	3.84
	28	49.19	2.32	1.91	65.99	3.39	3.29	2.46	2.30	9.41	3.43
	29	47.30	2.27	1.91	62.30	3.28	3.52	1.49	2.59	8.61	3.54
	30	45.36	2.58	1.78	67.23	3.34	2.94	1.40	2.45	9.85	3.94
	令和元年度	43.68	2.44	1.79	67.64	3.27	3.40	1.69	2.87	9.92	3.69

注1：「心電図異常」については，6歳，12歳及び15歳のみ調査を実施している。
注2：「せき柱・胸郭・四肢の状態」については平成27年度までは「せき柱・胸郭」のみを調査。
　　　：過去最高　　　：過去最低

資料：文部科学省「令和元年度学校保健統計調査（速報値）」

21.　学校保健統計からみた肥満・痩身傾向児の推移

(1)　肥満傾向児と痩身傾向児の出現率

　　肥満傾向児および痩身傾向児の出現率は，男子，女子ともに，昭和52年度以降増加傾向であったが，平成15年度あたりからおおむね減少傾向となっていた。しかしこの10年間では，おおむね横ばいもしくは増加傾向となっている（図7－24，図7－25）。

図7－24　肥満傾向児の出現率の推移

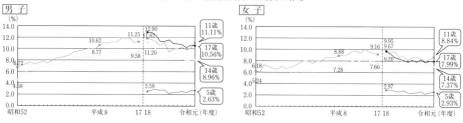

(注) 1.　平成18年度から肥満・痩身傾向児の算出方法を変更しているため，平成17年度までの数値と単純な比較はできない。
　　　 2.　5歳及び17歳は，平成18年度から調査を実施している。次の図においても同じ。

図7－25　痩身傾向児の出現率の推移

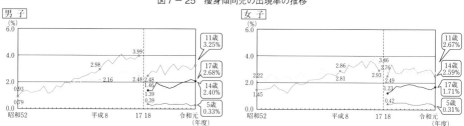

［肥満・痩身傾向児の算出方法について］

　　平成17年度までは性別・年齢別に身長別平均体重を求め，その平均体重の120%以上の体重の者を肥満傾向児，80%以下の者を痩身傾向児としていた。18年度からは性別，年齢別，身長別標準体重から肥満度（過体重度）を算出し，肥満度が20%以上の者を肥満傾向児，－20%以下の者を痩身傾向児としている。

　　肥満度の求め方は次のとおりである。

肥満度（過体重度）＝〔実測体重(kg)－身長別標準体重(kg)〕／身長別標準体重(kg)×100(%)

資料：文部科学省「令和元年度学校保健統計調査（速報値）」

22. 食中毒の発生状況

(1) 昭和27年から食中毒統計がとられている。年による変化も著しいが，平成30年で事件数1,330件，患者数は17,282人である。
(2) 平成28年8月に東京と千葉の老人保健施設で，腸管出血性大腸菌O157による集団食中毒が発生し，84名が罹患，10名が亡くなった。原因は給食のキュウリのゆかり和えで，食材の洗浄が不十分だったことが，集団食中毒の発生要因と考えられている。
(3) 食品別にみると野菜類のほか魚介類，肉類およびその加工品，複合調理食品が主な原因をなしている。
(4) 平成8年には学校給食を中心に病原性大腸菌O157食中毒が多発した。平成12年には，黄色ブドウ球菌による牛乳・乳製品の食中毒が多発した。患者数は13,000人に達した。最近はノロウイルスによる件数，患者数が増加している。

表7−38　年次別食中毒事件数・患者数・罹患率・死者数・死亡率（昭和27〜）

	事件数	患者数	罹患率 (人口10万対)	1事件当たり 患者数	死者数	死亡率 (人口10万対)
昭和27年	1,488	23,860	27.8	16.0	212	0.2
30	3,277	63,745	71.4	19.5	554	0.6
35	1,877	37,253	39.9	19.8	218	0.2
40	1,208	29,018	29.5	24.0	139	0.1
45	1,133	32,516	31.3	28.7	63	0.1
50	1,783	45,277	40.4	25.4	52	0.0
55	1,001	32,737	28.0	32.7	23	0.0
60	1,177	44,102	36.4	37.5	12	0.0
平成 2	926	37,561	30.4	40.6	5	0.0
7	699	26,325	21.0	37.7	5	0.0
12	2,247	43,307	34.1	19.3	4	0.0
17	1,545	27,019	21.1	17.5	7	0.0
22 ('10)	1,254	25,972	20.3	20.7	—	0.0
27 ('15)	1,202	22,718	17.9	18.9	6	0.0
30 ('18)	1,330	17,282	13.7	13.0	3	0.0

資料：厚生労働省「伝染病及び食中毒精密統計」ただし昭和49〜55年は「伝染病及び食中毒統計」，56年以後は「食中毒統計」

表7−39　原因食品別の食中毒事件・患者・死者数　平成30年('18)

		事件数	(%)	患者数	(%)	死者数	(%)
総　数		1,330	100.0	17,282	100.0	3	100.0
原因食品・食事判明		1,119	84.1	1,586	91.8	3	100.0
原因食品・食事不明		211	15.9	1,415	8.2	—	—
総　数		1,330	100.0	17,282	100.0	3	100.0
魚介類	総　数	414	31.1	1,209	7.0	—	—
	貝　類	28	2.1	301	1.7	—	—
	ふ　ぐ	14	1.1	19	0.1	—	—
	その他	372	28.0	889	5.1	—	—
魚介類加工品	総　数	26	2.0	420	2.4	—	—
	魚肉練り製品	—	—	—	—	—	—
	その他	26	2.0	420	2.4	—	—
肉類及びその加工品		65	4.9	451	2.6	—	—
卵類及びその加工品		1	0.1	39	0.2	—	—
乳類及びその加工品		3	0.2	38	0.2	—	—
穀類及びその加工品		7	0.5	214	1.2	—	—
野菜及びその加工品	総　数	34	2.6	216	1.2	1	33.3
	豆　類	—	—	—	—	—	—
	きのこ類	21	1.6	43	0.2	1	33.3
	その他	13	1.0	173	1.0	—	—
菓子類		4	0.3	72	0.4	—	—
複合調理食品		77	5.8	2,124	12.3	—	—
その他	総　数	488	36.7	11,084	64.1	2	66.7
	食品特定	23	1.7	443	2.6	2	66.7
	食事特定	465	35.0	10,641	61.6	—	—
不　明		211	15.9	1,415	8.2	—	—

資料：厚生労働省「平成30年食中毒発生状況」

23.　食品安全基本法・食品安全委員会
—食の安全と安心をいかに守るか—

1.　絶対に安全な食品はない

(1)　食生活様式がますます多様化し，また，食品の流通が広域化した現在，食の安全を確保していくためには，食品の持つリスク（危険・危害）に着目して，科学的知見に基づいて健康への悪影響を防止，抑制していく必要がある。

(2)　従来はとかく，食品による健康リスクへの認識が甘く，時には100％安全が確保できると考えられていたが，絶対に安全な食品はないのである。そもそも，食品には常に潜在的に危害因子が含まれており，常にリスクが内在するので，それを社会的に許容できる水準にまで，いかに抑えるかが，リスク管理の目標である。

(3)　16世紀にスイスのパラケルススは「すべてのものは毒である。なぜなら，毒性のないものはないからである。それが有害か，無害であるかは量で決まる」と述べている。

　　この考え方は，リスク評価による食品の安全性の判断の基本的な考え方になってきたように思われる。

2.　食品安全基本法

(1)　平成15年5月16日に，食品安全基本法が可決成立した。同法の目的は食品の安全性を確保し，国民の健康の保護を図るため，その基本理念を定め，国・地方公共団体・食品関連事業者の責務，加えて消費者の役割を明確にするとともに，「食品安全委員会」の設置，同委員会による「食品健康影響評価（リスク評価）」，消費者等への情報の提供・意見交換（リスクコミュニケーション）の促進，緊急事態への対処・発生防止の体制整備など，総合的な施策の実施を図るものである。

(2)　第3条には，「食品の安全性確保は，国民の健康保護が最も重要であるという，基本的認識にたって行われなければならない」と規定し，今までとかく生産者本位といわれていた施策を消費者保護を前面に打ち出した点が特色である。

(3)　食品安全基本法では，内閣府に食品安全委員会を設置し，食品の安全性，危険性について評価するとともに，厚生労働省や農林水産省に対して必要な勧告を行ったり，対応が十分かどうかチェックする役割も担っている。

3.　食品安全委員会

　食品安全基本法では，内閣府に食品安全委員会を設置し，食品の安全性，危険性について評価するとともに，厚生労働省や農林水産省に対して必要な勧告を行ったり，対応が十分かどうかチェックする役割も担っている。

　各省庁に設置されている審議会とは異なり，独自の監視・評価機能を発揮して，食の安全・安心を科学的に立証することにある。

食品安全基本法（抄）（平成15年5月23日　法律第48号）

【第1章　総則】

（目　的）

第1条　この法律は，科学技術の発展，国際化の進展その他の国民の食生活を取り巻く環境の変化に適確に対応することの緊要性にかんがみ，食品の安全性の確保に関し，基本理念を定め，並びに国，地方公共団体及び食品関連事業者の責務並びに消費者の役割を明らかにするとともに，施策の策定に係る基本的な方針を定めることにより，食品の安全性の確保に関する施策を総合的に推進することを目的とする。

（定　義）

第2条　この法律において「食品」とは，全ての飲食物（医薬品，医療機器等の品質，有効性及び安全性の確保等に関する法律（昭和35年法律第145号）に規定する医薬品，医薬部外品及

び再生医療等製品を除く。）をいう。

（食品の安全性の確保のための措置を講ずるに当たっての基本的認識）

第 3 条　食品の安全性の確保は，このために必要な措置が国民の健康の保護が最も重要であるという基本的認識の下に講じられることにより，行われなければならない。

【第 3 章　食品安全委員会】

（設　置）

第 22 条　内閣府に，食品安全委員会（以下「委員会」という。）を置く。

（所掌事務）

第 23 条　委員会は，次に掲げる事務をつかさどる。

　　1　第 21 条第 2 項の規定により，内閣総理大臣に意見を述べること。

　　2　次条の規定により，又は自ら食品健康影響評価を行うこと。

　　3　前号の規定により行った食品健康影響評価の結果に基づき，食品の安全性の確保のため講ずべき施策について内閣総理大臣を通じて関係各大臣に勧告すること。

　　4　第 2 号の規定により行った食品健康影響評価の結果に基づき講じられる施策の実施状況を監視し，必要があると認めるときは，内閣総理大臣を通じて関係各大臣に勧告すること。

　　5　食品の安全性の確保のため講ずべき施策に関する重要事項を調査審議し，必要があると認めるときは，関係行政機関の長に意見を述べること。

　　6　第 2 号から前号までに掲げる事務を行うために必要な科学的調査及び研究を行うこと。

　　7　第 2 号から前号までに掲げる事務に係る関係者相互間の情報及び意見の交換を企画し，及び実施すること。

　　2　委員会は，前項第 2 号の規定に基づき食品健康影響評価を行ったときは，遅滞なく，関係各大臣に対して，その食品健康影響評価の結果を通知しなければならない。

　　3　委員会は，前項の規定による通知を行ったとき，又は第 1 項第 3 号若しくは第 4 号の規定による勧告をしたときは，遅滞なく，その通知に係る事項又はその勧告の内容を公表しなければならない。

　　4　関係各大臣は，第 1 項第 3 号又は第 4 号の規定による勧告に基づき講じた施策について委員会に報告しなければならない。

4．食品の安全性とリスク分析

(1) 食品のリスクとは，食品中に危害が存在する結果として生じる健康への悪影響の起こる確率と程度の大きさのことである。

　食品には絶対安心はあり得ないことを前提に，食品のリスクに着目し，科学的知見に基づき健康への悪影響を防止し，抑制することが必要でこの方法はリスク分析といわれる。

(2) リスク分析は，リスク（危険・危害）と，ベネフィット（利益）を比較し，食品の品質保護や食生活の向上に役立つベネフィットがある場合は，副在するリスクが許容可能か否かを判断し（リスク評価），管理し（リスク管理），さらにリスクに関する情報を一般に提供する（リスクコミュニケーション）というもので，米国で始められたものである。

(3) 要するに，リスク評価に当たってはまず健康障害，危害についての関連性を推定し，どのくらいの量の曝露で，どのくらいの健康的被害が生ずるかを推定し，また，日常人の危害にどれくらい曝露され，どの程度のリスクを及ぼすかを予測することになる。

(4) リスク管理では，人の健康保護を最優先しながら，リスク評価の結果を踏まえて，対応策を協議し改善策を講ずるものである。

(5) リスクコミュニケーションでは，リスク評価やリスク管理の過程で，積極的に情報を公開，提供して，消費者や生産者等との意見交換を図り，対応策を検討するものである。

　また，実施した施策・対応等の有効性を評価したり，危害に対する新たな科学的知見等に対しても再度リスク評価を行い，改善に努めることとされている。

24．リスク分析とトレーサビリティ・システム

(1) リスク分析には，3つの柱（リスク評価，リスク管理，リスクコミュニケーション）がある。

図7－26　食の安全を守る仕組み（リスクアナリシス）

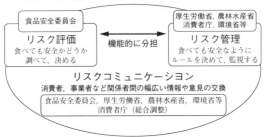

資料：消費者庁「平成 30 年度版消費者白書」

(2) リスク評価

　　食品安全委員会は食物に含まれる物質や生物などについても，科学的視点からリスク評価を行っている。

表7－40　リスク評価における科学的視点

- ● 食品添加物
- ● 農　薬
- ● 動物用医薬品
- ● 器具や容器包装
- ● 化学物質や汚染物質
- ● 微生物ウイルス
- ● プリオン
- ● かび毒　自然毒
- ● 遺伝子組換え食品
- ● 新開発食品
- ● 肥料・飼料

(3) 食品のトレーサビリティの概念

　　食品のトレーサビリティは，コーデック委員会において「生産，加工及び商品の流通の特定の1つまたは複数の段階を通じて食品の移動を把握できること」と定義されている。トレーサビリティは，食品事故等の問題があったときに，食品の移動ルートを書類等で特定し，遡及（そきゅう）・追跡して，原因究明や食品回収等を円滑に行えるようにする仕組みである。

図7－27　食品のトレーサビリティの概念

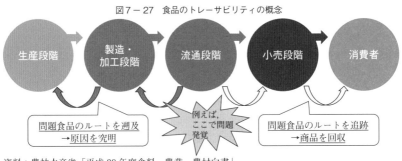

資料：農林水産省「平成 29 年度食料・農業・農村白書」

25. 消費者の食に関する安全志向

(1) 日本政策金融公庫の調査から，消費者の食に関する志向をみると，第1位は健康志向，第2位は経済性志向となっている。また，原発事故等を受けて安全志向も高まっている。

図7－28　現在の食の志向（上位）の推移

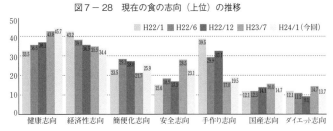

注：全国の20歳代～70歳代の男女2,000人（男女各1,000人）を調査対象としたインターネットによるアンケート調査
資料：株式会社日本政策金融公庫「日本公庫・平成23年度第2回消費者動向調査結果の概要について」より作成

(2) 消費者が健康リスクが一番高いと感じることは，生活習慣病を引き起こす生活習慣となっている。

図7－29　健康リスクが一番高いと感じるもの

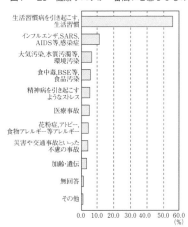

資料：UFJ総合研究所「生活と健康リスクに関する意識調査」（厚生労働省委託2004年）

(3) 図7－30はリスク分析の枠組みを示したものである。

図7－30　リスク分析の枠組み

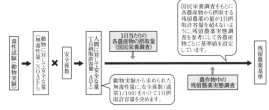

資料：農林水産省作成

(4) 近年残留農薬が問題となっている。図7－31は残留農薬基準作成の手順である。

図7－31　残留農薬基準作成の手順

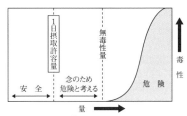

資料：食品化学広報センター「食べ物の農薬は大丈夫？」

(5) 図7－32は，残留農薬や添加物のような化学物質の毒性は量との関係の多いことを示している。

図7－32　毒物の量と作用の関係

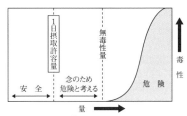

資料：唐木英明「（社）日本フードスペシャリスト協会会報」27　一部改変

26. 地球温暖化とパリ協定

1. 地球温暖化

(1) 現在, 地球環境は地球温暖化, 生物多様性の減少, 資源の枯渇, 酸性雨, 水資源の不足や砂漠化など大きな問題を抱えている。「気象変動に関する政府間パネル (IPCC：Intergovernmental Panel on Climate Change)」の第 1 作業部会は, 2013 年 9 月の IPCC 総会で第 5 次評価報告書を採択している。その内容は, 以下の 4 点からなる。

① 世界の平均地上気温は, 西暦 1880 (明治 13) 年から 2012 (平成 24) 年までの期間に 0.85℃上昇した (図 7 - 33)。

② 過去 20 年間にわたって, グリーンランドおよび南極の氷床の質量が減少し, 氷河はほぼ世界中で縮小し続けている。

③ 海面水位は上昇し続け, 明治 34 年から平成 22 年までに 19cm 上昇している。

④ 昭和 46 年～平成 22 年までの間に海洋の表層 (0～700m) の水温が上昇している。また, 平成 4 年から平成 17 年の間に, 3,000m 以深の海洋深層の水温が上昇している可能性がある。

図 7 - 33　観測された世界の平均地上気温 (陸域＋海上) の偏差 (1850～2012 年)

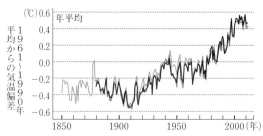

英国気象庁による解析データ (HadCRUT4)

米国海洋大気庁国立気候データセンターによる解析データ (MLOST)

米国航空宇宙局ゴダード宇宙科学研究所による解析データ (GISS)

注：偏差の基準は1961～1990年平均
資料：IPCC第5次評価報告書第1作業部会
　　　報告書より環境省作成

(2) 地球温暖化の原因としては, 温室効果ガスの 1 つである二酸化炭素 (CO_2) の累積排出量の増加がある。地球温暖化の将来予測については, 代表的濃度経路 (RCP) において, RCP2.6 では, 2081 年から 2100 年において, 20 世紀末頃と比べて世界の平均海面水位が 26～55cm 上昇する可能性があると予測している。

　　一方, かなり高い排出量が続くシナリオである RCP8.65 では, 21 世紀末までに平均気温が高い場合で 2.6～4.8℃, 平均海面水位が 45～82cm 上昇する可能性が高いと予測している。気温の上昇に伴って, ほとんどの陸上で, 今後極端な高温の頻度が増加する可能性が高く, 中緯度の大陸などにおいて, 今世紀末までに極端な降雨がより強く, 頻繁となる可能性が非常に高いと指摘されている。

2. 地球温暖化による世界的規模の災害

　IPCC によると, 気温が 3℃程度上昇すると, 世界のサンゴ礁はほぼ全滅する。さらに気温上昇に伴って海水が増加したり, 陸上の氷が解けて海に流れ込んだりする影響で, 世界の平均海面水位は最大 63cm 上昇する。60cm の上昇幅は, 日本の砂浜の 8 割相当が消滅するレベルといわれている。自然災害が激化し, 食料生産に影響がでる。また大規模な洪水が増え, 現在の年 2,000 万人の被害人口は 3℃上昇で 7,000 万人, 4℃上昇で 1 億人以上といわれている。

　健康・衛生面では, アフリカは 2℃上昇で 4,000 万人がマラリアの危険にさらされ, 日本ではデング熱を媒介する蚊の生息域が北に拡大し, 感染リスクが高まるとしている。日本でも世界平均より 1℃以上高い気温上昇が予測されており, 熱中症などの死者が現在の 4 倍近くまで増えると予測されている。世界銀行は 4℃上昇でアマゾンの熱帯雨林がほとんど消滅し, 大部分がサバンナになると予測している。

　さらに 2019 年 8 月に IPCC が発表したレポートでは, 2050 年には干ばつなどが増加し穀物価格が最大で 23％上がるおそれがあり, 食料不足, 飢餓のリスクが高まるとしている。また産業革命前に比べ今世紀末までに気温が 1.5℃上昇すると 2050 年までに水不足, 干ばつにさらされる人口は 1 億 7800 万人に上

がると見積もっている。

3．気候変動パリ会議（COP21）

こうした状況を受けて 1992 年の地球サミットで，大気中の温室効果ガスの濃度を安定化させることを究極の目標とする「国連気候変動枠組条約」が採択され，1995 年から毎年同条約に基づく国連気候変動枠組条約締約国会議（COP）が開催されている。

2015 年 12 月には，フランス・パリで開催された COP21 において，京都議定書以来 18 年ぶりの新たな法的拘束力のある国際条約であるパリ協定が採択され，2016 年に発効した。パリ協定は，科学的知見を踏まえ，国際条約として初めて「世界的な平均気温上昇を産業革命以前に比べて 2℃ より十分下方に抑えるとともに，1.5℃ に抑える努力を追求すること」や「今世紀後半の温室効果ガスの人為的な排出と吸収の均衡」をかかげている。パリ協定の概要を以下に示す。

表 7 - 41　パリ協定の概要

目的	世界共通の長期目標として，産業革命前からの平均気温の上昇を 2℃ より十分下方に保持。1.5℃ に抑える努力を追求。
目標	上記の目的を達するため，今世紀後半に温室効果ガスの人為的な排出と吸収のバランスを達成できるよう，排出ピークをできるだけ早期に抑え，最新の科学に従って急激に削減。
各国の目標	各国は，貢献（削減目標）を作成・提出・維持する。各国の貢献（削減目標）の目的を達成するための国内対策をとる。各国の貢献（削減目標）は，5 年ごとに提出・更新し，従来より前進を示す。
長期低排出 発展戦略	全ての国が長期低排出発展戦略を策定・提出するよう努めるべき。(COP 決定で，2020 年までの提出を招請)
グローバル・ストックテイク（世界全体での棚卸ろし）	5 年ごとに全体進捗を評価するため，協定の実施状況を定期的に検討する。世界全体としての実施状況の検討結果は，各国が行動及び支援を更新する際の情報となる。

資料：環境省

IPCC では 2018 年に特別報告書を発表している。それによると現状のままでは早ければ 2030 年に地球の平均気温が産業革命前より 1.5℃ 高くなるとしている。パリ協定では，今世紀末までの気温上昇を 2℃ より低くする目標を掲げ，1.5℃ は努力目標である。しかし，1.5℃ 上昇でも洪水や干ばつなどによる自然災害が発生しやすく，また海面上昇，高波の被害が頻発すると警鐘を鳴らしている。現状でも日本における巨大な台風をはじめ，ハリケーン，熱波，大規模な森林火災などが世界各地で頻発している。速やかな CO_2 排出削減の強化が求められている。

世界の温室効果ガスの約 4 割を占める中国（20.1％），アメリカ（17.9％）の 2 大排出国がこのパリ協定を批准，このほかにも欧州連合（EU），インド，ブラジル，メキシコなどが批准しており，2016 年 11 月に発効された。日本の温室効果ガス排出量は世界第 5 位で世界の 3.8％ を占めており，日本政府は 2030 年度に 2013 年度比で 26％ 削減するとの目標を掲げている。（なお米国のトランプ政権はパリ協定からの離脱を表明しており，今後の動向が注目されている。）

4．温暖化対策適応計画

わが国では，地球温暖化対策の柱となる国家戦略「適応計画」が国により作成されている。豪雨災害の深刻化を受けて，施設整備計画や暑さに強い米，農産物の新品種の開発など，自然災害や農林水産業，国民生活など 7 分野の対策が示されている。

米やりんご，ミカンなどは，気温上昇で品質低下や減収などの影響が予想される。そのため新品種の開発の促進，水不足の頻発と長期化に備え，雨水を利用する施設の設置を促進し，また既存のダムの容量を拡大する。熱中症になりやすい農作業の負担をロボット導入で軽減するなど，最新技術の使用を検討し対策を立てるとしている。

環境省の専門家委員会は，温室効果ガスの排出削減が進まない場合は，日本の年平均気温は今世紀末に 20 世紀末と比べて最大 4.4℃ 上昇すると予測している。ちなみに日本は過去 100 年で平均気温が 1.19℃ 上昇しており，これは世界の平均気温の上昇（132 年で 0.85℃）を上回っている。また，洪水をおこす可能性のある大雨は 10 ～ 30％ も増え，海面水位の上昇による高潮被害が増大するとしている。

5．国連気候変動枠組条約 COP24 協定

2018 年 12 月にポーランドで開催された国連気候変動枠組条約 COP24 協定では，すべての国に温室効果ガスの削減目標に基準年を盛り込み，温室効果ガスの削減目標を国連に提出することが義務付けられた。

27. 地球温暖化と廃棄物・食品ロス

1. 世界人口の増加と廃棄物の増大，地球温暖化

(1) 20世紀の大量生産・大量消費・大量廃棄の社会経済システムにより，廃棄物量が増大し，地球温暖化，環境の悪化を招いている。

図7-34　世界人口と廃棄物量（都市ごみ＋産業廃棄物）の推移

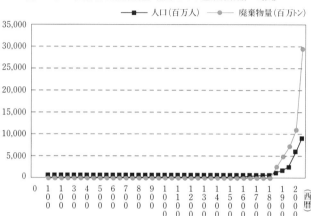

出典：人口は「The World Economy：Historical Statistics（OECD）」等，廃棄物量は「世界の廃棄物発生量14の推定と将来予測に関する研究」（田中勝（（株）廃棄物工学研究所），2011）に基づき環境省推計
資料：環境省「平成23年度版　環境白書」

(2) 温室効果ガスの排出量削減で最も効果の大きいのは廃棄物の3R（Reduce：排出制御，Reuse：再利用，Recycle：再生利用）である。

図7-35　廃棄物の排出量削減と温室効果ガス排出量の関係

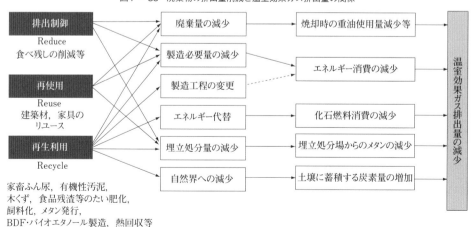

資料：環境省

2．日本の廃棄物の現状

(1)　わが国のごみの排出量は，平成 29 年度は 1 人 1 日当たり 920 g で，平成 13 年度に比べかなり減少している。資源ごみなどを除いた家庭から排出されるごみの量や事業系ごみともに減少傾向にある。
　　リサイクル率はほぼ横ばいである。

図 7 − 36　ごみ排出量と 1 人 1 日当たりごみ排出量の推移

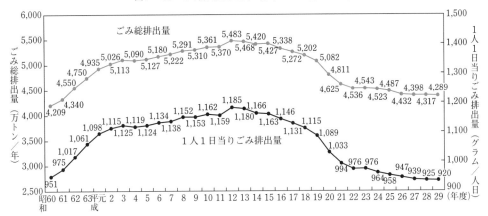

注 1：2005（平成 17）年度実績の取りまとめより「ごみ総排出量」は，廃棄物処理法に基づく「廃棄物の減量その他その適正な処理に関する施策の総合的かつ計画的な推進を図るための基本的な方針」における，「一般廃棄物の排出量（計画収集量＋直接搬入量＋資源ごみの集団回収量）」と同様とした。
　　 2：1 人 1 日当たりごみ排出量は総排出量を総人口×365 日又は 366 日でそれぞれ除した値である。
　　 3：2012（平成 24）年度以降の総人口には，外国人人口を含んでいる。
資料：環境省「令和元年版環境白書・循環型社会白書・生物多様性白書」

(2)　ゴミの総資源化量とリサイクル
　　市区町村等によるゴミの資源化と住民団体等による集団回収と合わせた総資源化量は平成 29 年で約 870 万トン，リサイクル率は 20.2 ％とほぼ横ばいである。

図 7 − 37　総資源化量とリサイクル率の推移

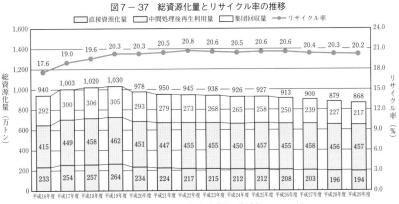

資料：環境省「一般廃棄物処理事業実態調査の結果（平成 29 年度）について」

(3) 循環型社会の形成に向けた 3R 運動の現状

　経済成長と人口増加に伴い，世界の廃棄物の発生量は増大している。平成23年に発行された「世界の廃棄物発生量の推計と将来予測2011改訂版」((株) 廃棄物工学研究会発行) によると，2050 (平成62) 年には世界の廃棄物発生量が2010年 (104.7億トン) の2倍の233.1億トンになると予測されている。

　環境省の平成29年度3R運動に関する意識の変化に関する調査では，国民の3R (Reduce, Reuse Recycle) に対する意識は総じて低下傾向にあり，また，3R行動の実施率は従来から大きな変化はみられない (表7－42)。

表7－42　3R全般に関する意識の変化

	2010年度	2011年度	2013年度	2014年度	2015年度	2016年度	2017年度	2018年度
ごみ問題への関心								
ごみ問題に (非常に・ある程度) 関心がある	83.8%	81.2%	72.2%	71.7%	70.3%	66.3%	67.2%	63.3%
3R の認知度								
3R という言葉を (優先順位まで・言葉の意味まで) 知っている	38.4%	41.7%	39.9%	37.2%	35.8%	36.7%	36.7%	34.4%
廃棄物の減量化や循環利用に対する意識								
ごみを少なくする配慮やリサイクルを (いつも・多少) 心掛けている	71.7%	67.0%	59.7%	59.6%	57.8%	56.9%	57.6%	56.6%
ごみの問題は深刻だと思いながらも，多くのものを買い，多くのものを捨てている	10.8%	11.3%	12.4%	13.6%	12.7%	14.4%	12.8%	13.0%
グリーン購入に対する意識								
環境に優しい製品の購入を (いつも・できるだけ・たまに) 心掛けている	84.3%	82.1%	79.3%	78.7%	78.3%	76.8%	76.6%	75.0%
環境に優しい製品の購入を全く心掛けていない	12.5%	14.8%	15.0%	15.4%	15.6%	16.4%	17.2%	18.8%

注：2012 年度はアンケートを実施せず
資料：環境省「令和元年版環境白書・循環型社会白書・生物多様性白書」一部改変

　これらの結果を踏まえ，問題意識が実際の3R運動に結びつくような社会システムのあり方，循環資源を原材料として用いた製品の需要拡大を目指した消費者への普及啓発や事業者に対するインセンティブを喚起するための取り組みの推進が重要であるとしている。

(4) プラスチック資源循環戦略

　近年，マイクロプラスチック (5ミリ以下の微細なプラスチック) による海洋生態系への影響が懸念されている。試算によれば毎年約 800 万トンのプラスチックがごみとして海洋に流出し，2050 年には海洋中のプラスチックごみの重量が魚の重量を超えるとされている。

　日本は世界でも 2 番目にプラスチックの容器包装廃棄量の多い国であることから，政府は 2019 年に「3 R＋Renewable」を基本原則とした，レジ袋有料化義務化などの「プラスチック資源循環戦略」を策定した。表7－43 にそのマイルストーン (中間目標) を示す。

表7－43　プラスチック資源循環戦略の中間目標

リデュース
・2030 年までに，ワンウェイのプラスチック累積 25％排出抑制
リユース・リサイクル
・2025 年までに，リユース・リサイクル可能なデザインに
・2030 年までに，容器包装の 6 割をリユース・リサイクル
・2035 年までに，使用済みのプラスチックを 100％リユース・リサイクル等により，有効活用
再利用・バイオマスプラスチック
・2030 年までに，プラスチックの再生利用を倍増
・2030 年までに，バイオマスプラスチックを約 200 万トン導入

3．食品ロス

食品の廃棄や食品ロスの削減は気候変動とも大きくかかわっている。

(1) 食品廃棄物とは，食品の製造，流通，消費の各段階で生ずる動植物性残渣等であり，具体的には加工食品の製造過程での廃棄や流通過程で生ずる売れ残り食品，消費段階での食べ残し・調理屑等を指す。これら食品廃棄物は，食品製造業から発生するものなどは産業廃棄物に区分され，一般家庭，食品流通業及び飲食店等から発生する物は主に一般廃棄物に区分される。2016 年度の食品廃棄物の発生および処理状況は表 7 － 44 の通りである。食用仕向量 8,088 万トンのうち 2,759 万トンが食品廃棄物さらにそのうち 643 万トンが食品ロスとなっている。

表7－44　食品廃棄物の発生と処理状況（2016年度）

（万トン）

食用仕向量：8,088 （粗食料＋加工用）	発生量 （うち食品ロス）	処分量						
		焼却・埋立処分量	食品リサイクル法における減量	食品リサイクル法における熱回収	再生利用量			
					肥料化	飼料化	エネルギー化等	計
事業系廃棄物及び有価物	1,970 （352）	343 –	175 –	54 –	251 –	1,027 –	120 –	1,398 –
うち事業系廃棄物 うち有価物	772 1,023							
家庭系廃棄物	789 （291）	733				56		56
合計	2,759 （643）	1,076	175	54				1,454

・「平成 28 年度食料需給表」（農林水産省大臣官房）
・事業系食品ロスについては，食品リサイクル法第 9 条第 1 項に基づく定期報告結果 と農林水産省大臣官房統計部「食品循環資源の再生利用等実態調査結果（平成 25 年度）」等を基に，農林水産省食料産業局において推計。
・家庭系食品ロスについては，「平成 29 年度食品循環資源の再生利用等の促進に関する実施状況調査等業務報告書」を基に推計（環境省環境再生・資源循環局）。
・事業系廃棄物及び家庭系廃棄物の量は，「一般廃棄物の排出及び処理状況，産業廃棄物の排出及び処理状況」（環境省）等を基に環境省環境再生・資源循環局において推計。
・「エネルギー化等」とは，食品リサイクル法で定めるメタン，エタノール，炭化の過程を経て製造される燃料及び還元剤，油脂及び油脂製品の製造である。
・ラウンドの関係により合計と内訳の計が一致しないことがある。
資料：農林水産省，環境省

(2) 世界では食料生産量の 3 分の 1 を廃棄

国連食糧農業機関（FAO）の報告書によると，世界で生産される食料の 3 分の 1 （約 13 億トン）が食べられることなく廃棄されている。食品のロスと廃棄は，生産から貯蔵，流通，加工，販売，消費の一連のフードサプライチェーン全体で発生する。地域別に消費者 1 人当たりの食品ロスと廃棄量をみると，欧州，北米，オセアニア，アジア先進工業地域では，消費段階での廃棄が 3 割以上を占め，その他の地域でのそれは 2 割以下となっている。これは低所得国では，その時々で必要な食料品を少量買うのが一般的であるためとされている。

しかし低所得国でも収穫技術，貯蔵施設，コールドチェーン等が確立されていないための廃棄が多いとされており，こうした面での改善が望まれている。一方，工業先進国では流通段階におけるサイズ，形等の基準を満たさないための廃棄が多いとされており，消費行動の改善をはじめサプライチェーン各段階における改善が重要としている。

(3) フードバンク

まだ食べられるのに捨てられる食品を企業，農家等から引き取り，困窮者や福祉施設に届ける活動のこと。1967 年に米国ではじまり，36 か国以上に広がっている。日本では 2000 年にフードバンク団体（セカンドハーベスト・ジャパン）が発足，現在数百社と契約して活動している。

(4) 食品ロス削減への取り組みと意識

　　日本の食品ロスは 2016 年度で年間 643 万トンである（国民 1 人 1 日当たり約茶碗 1 杯分に相当）。これは世界の年間食糧支援量の約 320 万トンを大きく上回る数字である。図 7 − 38 は食品ロス削減（NO − FOODLOSS プロジェクト）に向けた関係省庁（消費者庁，文部科学省，農林水産省，環境省，経済産業省）作成のロゴマークである。

図 7 − 38　「ろすのん」食品ロス削減に向けた国民運動のロゴマーク

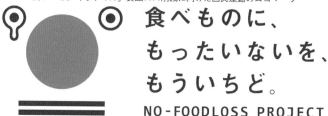

資料：農林水産省食料産業局

(5) 食品ロス削減推進法の制定

　　食品ロス削減を目的とした「食品ロスの削減の推進に関する法律」（令和元年法律第 19 号）が 2019（令和元）年 5 月 31 日に公布された。同法は，食品ロスの削減に関し，国，地方公共団体，事業者，消費者の責務等を明らかにするとともに，基本方針の策定その他食品ロスの削減に関する施策の基本となる事項を定めることにより，食品ロス削減を総合的に推進することを目的としている。

　　具体的には，食品ロス削減月間を策定し，国民間での理解，関心を深めるほか，各都道府県，市町村における食品ロス削減推進計画の策定，消費者，事業者の理解，関心を深めるための教育，学習の振興，未利用食品等を提供するための活動支援等を定めている。また内閣府に食品ロス削減推進会議を設置し，基本方針案の作成，重要事項についての審議，施策の実施を推進することにしている。

4．食品ロス削減に求められること

　　食品ロスを削減するには，消費者の食品廃棄に対する意識を変えていくことが重要である。以下に「食育に関する意識調査報告書」（農林水産省平成 31 年 3 月）から食品ロスに関する消費者の意識に関するデータを示す。

(1) 食品の食べ残しや食品の廃棄に対する意識

　　食べ残しや廃棄に関して「もったいない」と感じている割合は，「いつも感じている」53.0％，「しばしば感じている」25.7％，「時々感じている」16.4％となっており，95.1％の人が「もったいない」と感じていることがわかる（図 7 − 39）。

図 7 − 39　食べ残しや食品の廃棄に対する意識

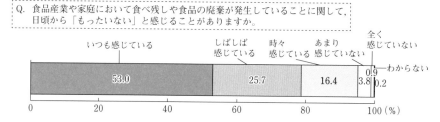

(2) 購入した食品を食べないでそのまま捨ててしまう割合

　　実際に購入した食品を食べないまま捨ててしまうことがあるかとの質問に，「よくある」1.6％，「ときどきある」35.1％との回答があった（図 7 − 40）。

図 7 − 40　食品ロスの実態

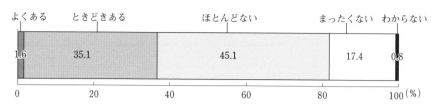

Q. 購入した食品を食べないまま，捨ててしまうことがありますか。

よくある　　ときどきある　　　　　　　　　ほとんどない　　　　　まったくない　わからない

| 1.6 | 35.1 | 45.1 | 17.4 | 0.8 |

(3)　食品ロスの原因

　　購入した食品を食べないまま捨ててしまった原因を「よくある」「ときどきある」と回答した人に聞くと，「消費・賞味期限内に食べられなかった」が70.7％，「購入後，冷蔵庫や保管場所に入れたまま存在を忘れてしまった」が61.2％だった。

　　各家庭内においては，食品の消費・賞味期限の確認や，冷蔵庫や保管場所の点検等の地道な取り組みを続けることが重要である（図 7 − 41）。

図 7 − 41　食品ロスの原因

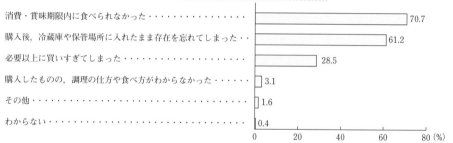

Q. 購入した食品を食べないまま，捨ててしまった原因は何だと思いますか。

消費・賞味期限内に食べられなかった・・・・・・・・・・・・・・ 70.7
購入後，冷蔵庫や保管場所に入れたまま存在を忘れてしまった・・ 61.2
必要以上に買いすぎてしまった・・・・・・・・・・・・・・・・ 28.5
購入したものの，調理の仕方や食べ方がわからなかった・・・・・ 3.1
その他・・・・・・・・・・・・・・・・・・・・・・・・・・・ 1.6
わからない・・・・・・・・・・・・・・・・・・・・・・・・・ 0.4

注：購入した食品を食べないまま，捨ててしまうことが「よくある」又は「ときどきある」と答えた人が対象
資料：農林水産省「食育に関する意識調査」（平成31（2019）年 3 月）

5．家庭ごみの 3 割は食品ロス

　　大阪市の平成 29 年度の「家庭ごみ組成調査」でみると，食品ロスが 3 割以上もあり，さらにその40％以上は未使用のまま捨てられている。

図 7 − 42　平成 29 年度大阪市家庭ごみ送料 39.3 万トン

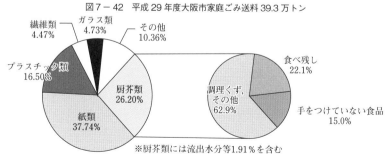

繊維類
4.47%
ガラス類
4.73%
その他
10.36%
プラスチック類
16.50%
厨芥類
26.20%
紙類
37.74%

食べ残し
22.1%
調理くず，その他
62.9%
手をつけていない食品
15.0%

※厨芥類には流出水分等1.91％を含む

資料：大阪市「平成29年度の家庭系ごみ組成分析調査結果」一部改変

30.　健康意識に関する調査（平成 26 年厚生労働省調査）

　厚生労働省では平成 26 年に健康に関する意識の傾向を分析するため，みずほ情報総研株式会社に委託し，成人全世代を対象にした健康状態や健康に対する意識，生活習慣，死生観等に関する意識調査を実施している。以下にその主なものをあげる。

1．普段の健康状態

　普段の健康状態については「健康な方だと思う」66.4％が多く，次いで「あまり健康ではない」21.7％となっている。健康状態を判断する際に重視したことは図 7 − 43 に示すように「病気がないこと」63.8％が最も多く，次いで「美味しく飲食できること」40.6％，「身体が丈夫なこと」40.3％などとなっている。

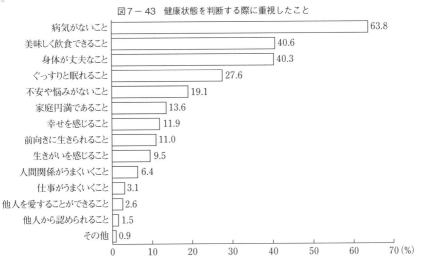

図 7 − 43　健康状態を判断する際に重視したこと

2．健康に対する不安

　自身の健康について「不安がある」が 61.1％となり，不安の内容は，図 7 − 44 のように「体力が衰えてきた」49.6％，次いで「持病がある」39.6％，「ストレスがたまる・精神的につかれる」36.3％となっている。

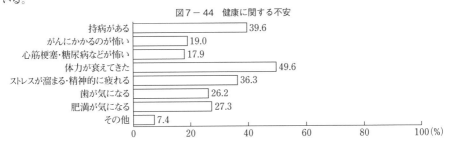

図 7 − 44　健康に関する不安

3．健康のため食生活に気を付けていること

　自分の健康のため食生活に「気を付けていると思う」は 68.8％，具体的に気を付けていることは「朝昼晩と 1 日 3 回規則的に食べている」66.7％，「栄養のバランスを考えて，色々な食品をとる」51.6％，「ホウレン草，ニンジンなど緑や黄色の濃い野菜を食べている」47.5％となっている。

図 7 − 45　健康のために食生活に気を付けていること

項目	％
朝昼晩と1日3回規則正しく食べている	66.7
間食や夜食はとらない	25.1
腹8分目を心がけている	30.9
じっくり時間をかけて食べている	16.8
家族そろって食べている	24.3
外食をしすぎないようにしている	30.0
栄養のバランスを考えて，色々な食品をとる	51.6
塩分を控えている	38.1
油分を摂りすぎないようにしている	37.9
海藻類を食べている	31.8
ホウレン草，ニンジンなど緑や黄色の濃い野菜を食べている	47.5
生野菜を食べている	44.3
果物を食べている	37.2
魚・肉・卵などを食べている	47.2
牛乳・乳製品を食べている	44.3
大豆・豆製品を食べている	45.5
その他	1.1

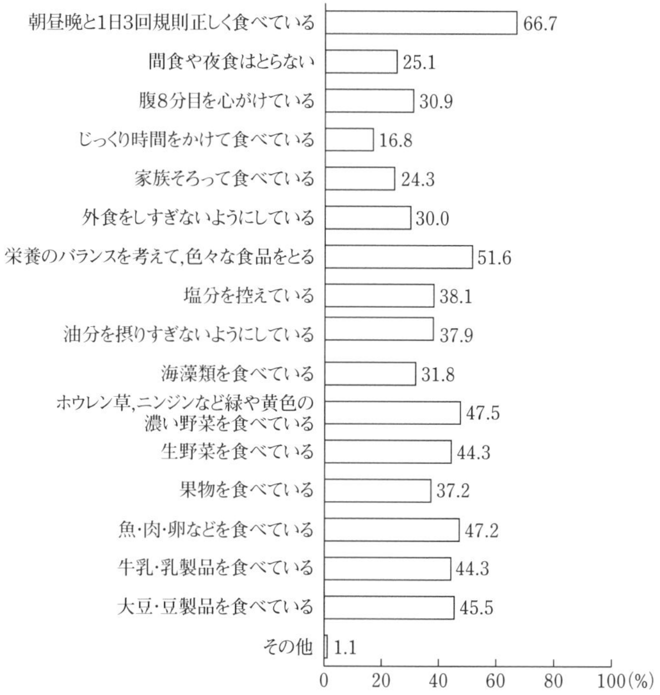

4．死生観

　何歳まで生きたいかについては 79.6 歳（最小値 22.0 歳，最大値 120 歳），実際に生きられる年齢については 77.6 歳（最小値 25.0 歳，最大値 120 歳）となっている。

〈参考〉健康立国宣言（全国知事会）

　全国知事会は平成 30 年 7 月に「健康立国宣言」を発表した。日本は現在，人口減少・超高齢化社会に突入し，2040 年には総人口に占める生産年齢人口（15 〜 64 歳）の割合は主要国でも最低になると予想されている。しかし健康寿命の延伸を図ることで 74 歳まで実質的な生産年齢として活動できる社会が実現できれば，その割合は最高水準に匹敵することになる。また医療費・介護費用の増加も見込まれているが，医療費の 3 分の 1 は生活習慣病が占めており，その発症・重症化を防止すれば生活の質（QOL）が向上し，医療費の削減につながる。その結果，持続可能な社会保障制度の構築が可能となり，人口減少時代にあっても日本の活力の維持を図ることができる。
　そのため「健康立国宣言」では，インセンティブを活用した健康づくりや，運動習慣・食生活の改善，特定健診の受診率の向上のための取組，禁煙・受動喫煙防止対策など各地方で行われている取り組みをお互いに共有し幅広く展開することで，社会保障制度の持続可能性を高めるとともに，社会に活力をもたらす「健康立国」を目指すものとしている。

31.　遺伝子組換え作物（GMO：Genetically Modified Organism）の現状

(1) 遺伝子組換え作物（GMO）は，遺伝子工学技術により，植物に他の生物の遺伝子（DNA）を組み込むことで，害虫に強い，収量の増加などの新たな特性を付与した作物のことである。遺伝子組換え食品・添加物については，1999（平成13）年から，安全性審査を受けることが食品衛生法に基づく義務となっている。具体的には，組換えDNA技術応用食品および添加物の安全審査手続きに従い，遺伝子組換え食品等について品目ごとに食品安全委員会の意見を聞き，アレルギー誘発性，有害物質の産生など組換えDNA技術の応用による影響について，安全性の審査が実施されている。

(2) 2018年現在，遺伝子組換え作物は米国，ブラジル，アルゼンチン，カナダ，インドを中心に世界26か国，1億9,000万ヘクタール以上の農地で栽培されている（図7－46）。栽培されている作物は大豆，トウモロコシ，綿花などが中心で，世界の栽培面積は大豆の78％，トウモロコシの30％，綿花の76％，なたねの29％が遺伝子組換え作物となっている。特に米国の場合，栽培比率で大豆の94％，トウモロコシの92％，綿花の94％が遺伝子組換え作物である（表7－45）。

図7－46　世界のGM作物の栽培面積

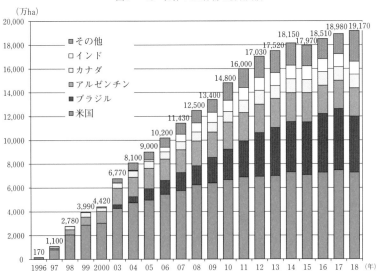

資料：国際アグリバイオ事業団（ISAAA）

表7－45　世界および米国の主要GM作物別栽培状況

	2018年			
	世界			米国
	GM作物栽培面積（百万ha）	栽培面積（百万ha）	GM栽培比率（％）	GM栽培比率（％）
大豆	95.9	123.5	78	94
トウモロコシ	58.9	197.2	30	92
綿花	24.9	32.9	76	94
なたね	10.1	34.7	29	

資料：国際アグリバイオ事業団，United States Department of Agriculture

(3) 日本では現在，遺伝子組換え作物の商業栽培は行われていない。しかし食料の輸入大国である日本は，大豆，トウモロコシを年間約 1,800 万 t 以上輸入しており，遺伝子組換え作物の使用は避けられないのが現状である。ちなみに大豆の国内流通量の 93％以上（うち米国産は 71.7％），またトウモロコシでは国内流通量の 98％以上（うち米国産 91.8％）が輸入品となっている（2018 年農林水産省統計）。

(4) 日本の食品表示基準では，安全性が確認されている遺伝子組み換えをした大豆，トウモロコシ，ばれいしょ，なたね，綿実，アルファルファ，てん菜およびパパイアの 8 種類の農産物と，これを原材料として加工工程後も組換えられた DNA，またはこれによって生じたたんぱく質が検出できる加工食品 33 食品群，および高オレイン酸遺伝子組換え大豆およびこれを原材料として使用した加工食品（大豆油）などでは，遺伝子組換え作物を使用していることを表示することが義務付けられている（表 7 − 46）。

表7 − 46　遺伝子組換え表示の対象となる農作物およびその加工食品

農産物 8 作物	大豆（枝豆，大豆もやし含む），トウモロコシ，ばれいしょ，なたね，綿実，アルファルファ，パパイヤ

原料となる農産物	加工食品（33 食品群）
大豆	(1) 豆腐類及び油揚げ類，(2) 凍豆腐・おから及びゆば，(3) 納豆，(4) 豆乳類，(5) みそ，(6) 大豆煮豆，(7) 大豆缶詰及び大豆瓶詰，(8) きな粉，(9) 大豆いり豆，(10) (1) から (9) までに掲げるものを主な原材料とするもの，(11) 大豆（調理用）を主な原材料とするもの，(12) 大豆粉を主な原材料とするもの，(13) 大豆たんぱくを主な原材料とするもの
枝豆	(14) 枝豆を主な原材料とするもの
大豆もやし	(15) 大豆もやしを主な原材料とするもの
トウモロコシ	(16) コーンスナック菓子，(17) コーンスターチ，(18) ポップコーン，(19) 冷凍とうもろこし，(20) とうもろこし缶詰及びとうもろこし瓶詰，(21) コーンフラワーを主な原材料とするもの，(22) コーングリッツを主な原材料とするもの（コーンフレークを除く），(23) とうもろこし（調理用）を主な原材料とするもの，(24) (16) から (20) までに掲げるものを主な原材料とするもの
ばれいしょ	(25) ポテトスナック菓子，(26) 乾燥ばれいしょ，(27) 冷凍ばれいしょ，(28) ばれいしょでん粉，(29) (25) から (28) までに掲げるものを主な原材料とするもの，(30) ばれいしょ（調理用）を主な原材料とするもの
アルファルファ	(31) アルファルファを主な原材料とするもの
てん菜	(32) てん菜（調理用）を主な原材料とするもの
パパイヤ	(33) パパイヤを主な原材料とするもの

資料：消費者庁「遺伝子組換え食品に関する表示について」

(5) 一方，しょうゆ，油，異化性糖など組換えられた DNA およびこれによって生じたたんぱく質が加工工程で除去・分解され，ひろく認められた最新の検出技術によってもその検出が不可能とされている加工食品については，遺伝子組換えに関する表示義務はない。また，大豆，トウモロコシを主原料とする加工品については，分別生産流通管理がなされていても「意図せざる混入」が発生した場合，混入量が全体の 5％以下であれば，遺伝子組換えの表示義務はない。そのほか遺伝子組換え作物が主原料の 3 位以内でなく，かつ全体の 5％以下である場合も表示義務はないとされている。

　　しかし海外における GMO 表示の厳格化に伴い，日本でも表示基準の改正が検討されている。

(6) 現在，国内で流通している遺伝子組換え作物は「食品安全基本法」「食品衛生法」に基づき科学的に評価され，安全性が認められたものだけであるが，どのような食品（加工食品）に遺伝子組換え作物が使われているのかを理解しておくことは，今後の食料問題に対応していく上で重要なことである。

参考資料：1．農林水産省「国際的な食料需要の動向と我が国の食料供給への影響」2016 年 9 月 30 日
　　　　　2．消費者庁「遺伝子組換え食品に関する表示について」

〈参考〉20 歯以上有する者の推移

　2018（平成 30）年国民健康・栄養調査によると，自分の歯を 20 歯以上有すると回答した者の割合は，76.9％であった。平成 16 年からの推移をみると，有意にその割合は増加している。

　年齢別にみると，50 歳代までは 20 歯以上有すると回答した者は 90％を超えているが，60 歳代になると 72.7％，70 歳以上になると 45.2％に落ち込んでいる。1989（平成元）年に厚生省（当時）と日本医師会は，「80 歳になっても自分の歯を 20 本以上保とう」という「8020（ハチ・マル・ニイ・マル）運動」を提唱している。また健康日本 21（第二次）では，2022（令和 4）年度の目標値として「80 歳で 20 歯以上の自分の歯を有する者の割合」を「50％」と設定している。

　一方，歯肉の炎症については，「歯ぐきが腫れている」「歯を磨いたときに血が出る」と回答した者の割合は 21.3％となった。平成 16 年の調査で歯肉の炎症があると回答した者が 30.0％であったことから，こちらも有意に減少していることがわかる。

　歯の喪失による咀嚼力の衰えが，さまざまな生活習慣病を引き起こす要因となっている。今後の口腔衛生のさらなる予防意識の拡大に期待したい。

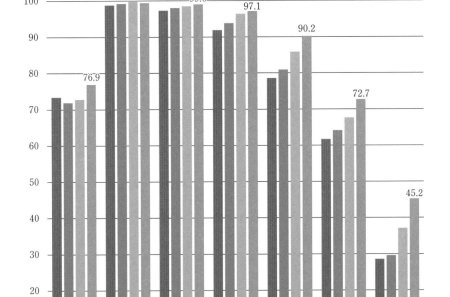

20歯以上有すると回答した者の割合の推移（単位：％）

第⑧章
国民栄養・食生活

1．国民の栄養素摂取量の年次推移

(1) わが国の栄養素摂取状態は昭和25，26年にほぼ戦前状態に回復した後，昭和33年頃までは比較的停滞，33年以降食生活の多様化が進み，動物性たんぱく質，脂肪，ビタミンAなど増加したが，ビタミンB₁は減少した。

(2) 昭和41年頃から昭和48年頃にかけて栄養素摂取水準は著しく上昇し，エネルギー，たんぱく質，ビタミン，ミネラルの各栄養素ともに順調に増加している。とくに経済成長の著しかった47，48年には栄養素摂取水準は著しく上昇した。

(3) 昭和56年頃から動物性脂肪，動物性たんぱく質が漸増し，エネルギー，炭水化物が漸減している。

(4) 平成30年には1人当たりエネルギーは1,900kcalと飽食時代も落ちつきの傾向をみせているが，生活活動量の減少傾向が著しいので相対的評価が重要である。

表8−1　栄養素等摂取量の推移（全国，1人1日当たり）

栄　　養　　素		昭和35年	40年	45年	50年	55年	60年	平成2年	7年	12年	17年	22年	30年
成人換算率	エネルギー	0.886	0.885	0.864	0.796	0.782	0.790	0.795	0.801	—	—	—	—
	たんぱく質	0.922	0.934	0.916	0.930	0.919	0.936	1.124	1.164	—	—	—	—
エネルギー	(kcal)	2,096	2,184	2,210	2,188	2,034	2,088	2,026	2,042	1,948	1,904	1,849	1,900
たんぱく質	総量 (g)	69.7	71.3	77.6	80.0	77.9	79.0	78.7	81.5	77.7	71.1	67.3	70.4
	うち動物性	24.7	28.5	34.2	38.9	39.2	40.1	41.4	44.4	41.7	38.3	36.0	38.9
脂　質	総量 (g)	24.7	36.0	46.5	52.0	52.4	56.9	56.9	59.9	57.4	53.9	53.7	60.4
	うち動物性	8.6	14.3	20.9	27.4	27.2	27.6	27.5	29.8	28.8	27.3	27.1	31.8
炭水化物	(g)	399	384	368	337	313	298	287	280	266	267	258	251.2
無機質	カルシウム (mg)	389	465	536	550	535	553	531	585	547	546(539)	510(503)	505
	リン (mg)	1.331	—	—	—	—	—	—	—	—	1.018	960	992
	鉄 (mg)	13	—	—	13.4	13.1	10.8	11.1	11.8	11.3	8.1(8.0)	7.6(7.4)	7.5
	食塩 (g) (Na×2.54/1,000)				14.0	13.0	12.1	12.5	13.2	11.3	11.0	10.2	9.7
ビタミン	A (IU)	1,180	1,324	1,536	1,602	1,576	2,188	2,567	2,840	2,654	604(μgRE*)	529(μgRE*)	518(μgRE*)
	B₁ (mg)	1.05	0.97	1.13	1.11	1.16	1.34	1.23	1.22	1.17	1.44(0.87)	1.50(0.83)	0.90
	B₂ (mg)	0.72	0.83	1.00	0.96	1.01	1.25	1.33	1.47	1.40	1.42(1.18)	1.48(1.13)	1.16
	C (mg)	75	78	96	117	107	128	120	135	128	124(106)	109(90)	95

注：1）平成12年度までの栄養量は調理による損耗を考慮していない。平成13年からは，調味を加味した数値となっている。

2）栄養量個々の数値は，昭和29年3月食品成分表の改訂が行われたので，昭和30年度の成績からその影響が現れ，とりわけ鉄の数値が急減しているのはそのためである。

3）昭和38年度までは年4回の調査が行われ，昭和39年度以降年1回調査となる。5月と11月では季節的に摂取傾向が異なるので，注意が必要である。（5月実施は昭和40，42，43，44，45，46年度，その他は11月実施）

4）成人換算率とは性，年齢，労作強度等，栄養所要量の異なる調査対象条件を標準化するために成人男性（20〜29歳）の栄養所要量を基準（1.000）として示したもの。

5）昭和21，22年は「食品栄養価要覧」，23〜29年は「日本食品成分表」，30〜38年は「改訂日本食品標準成分表」，39〜49年は「三訂日本食品標準成分表」による。なお，50年〜平成12年は「四訂日本食品標準成分表」により算定し直した値である。平成17年以降は「五訂増補日本食品標準成分表」による。

6）平成17年から平成22年のミネラル，ビタミンの（ ）内は平成14年以前と同じように通常の食品による摂取量の再掲である。

7）*RE：レチノール当量。

資料：厚生労働省「平成30年国民健康・栄養調査」

２．年齢階級別栄養素等摂取量（平成30年，総数）

(1)　平成30年の栄養素等摂取量の総数について年齢階級別にみると表8－2のとおりである。

表8－2　年齢階級別栄養素等摂取量（1人1日当たり平均値）

		総　数	1－6歳	7－14歳	15－19歳	20－29歳	30－39歳	40－49歳	50－59歳	60－69歳	70－79歳	80歳以上	（再掲）20歳以上
解析対象者	人	6,926	389	517	277	428	668	915	908	1,174	1,071	579	5,743
エネルギー	kcal	1,900	1,223	1,921	2,185	1,933	1,966	1,922	1,973	1,994	1,910	1,739	1,930
たんぱく質	g	70.4	43.6	69.7	79.8	69.7	70.4	69.6	73.0	75.9	73.3	65.2	71.8
うち動物性	g	38.9	24.7	40.7	47.6	40.2	39.1	38.4	41.0	41.4	38.9	33.9	39.3
脂質	g	60.4	38.8	63.7	72.9	65.7	64.6	63.4	64.3	62.2	57.3	48.7	61.0
うち動物性	g	31.8	21.5	36.5	41.3	37.0	33.4	33.2	33.2	31.7	29.3	24.6	31.6
飽和脂肪酸	g	17.83	13.01	21.85	22.14	19.89	19.19	18.55	18.44	17.66	16.17	13.66	17.59
一価不飽和脂肪酸	g	22.28	13.67	22.42	27.64	25.33	24.36	23.92	24.08	22.79	20.67	17.28	22.60
n-6系脂肪酸	g	10.50	6.15	9.98	12.27	10.88	11.08	11.13	11.41	11.18	10.20	8.84	10.75
n-3系脂肪酸	g	2.39	1.28	1.89	2.28	2.04	2.30	2.31	2.54	2.75	2.74	2.45	2.51
コレステロール	mg	333	194	310	415	339	333	334	354	362	331	309	340
炭水化物	g	251.2	171.0	259.4	290.8	252.0	256.8	246.7	249.5	259.9	259.8	248.1	254.0
食物繊維	g	14.4	8.5	12.6	13.3	12.4	13.2	13.2	14.1	16.6	17.6	15.5	15.0
うち水溶性	g	3.4	2.2	3.2	3.2	3.1	3.2	3.1	3.4	3.9	4.0	3.5	3.5
うち不溶性	g	10.4	5.9	9.0	9.6	8.8	9.5	9.4	10.2	12.0	12.7	11.3	10.8
ビタミンA	μgRE*1	518	376	501	482	448	492	423	510	569	643	558	531
ビタミンD	μg	6.6	4.1	5.3	5.6	5.3	5.7	5.5	6.8	8.1	8.4	7.4	7.0
ビタミンE	mg*2	6.7	4.0	5.7	6.7	6.0	6.7	6.4	7.0	7.6	7.5	6.5	7.0
ビタミンK	μg	246	134	181	221	212	237	235	238	289	307	252	260
ビタミンB1	mg	0.90	0.58	0.93	1.09	0.95	0.92	0.89	0.93	0.95	0.93	0.80	0.92
ビタミンB2	mg	1.16	0.77	1.19	1.19	1.07	1.09	1.07	1.17	1.28	1.30	1.17	1.18
ナイアシン当量	mg	29.7	17.0	27.2	32.5	29.0	30.0	29.7	31.9	32.7	31.2	27.2	30.7
ビタミンB6	mg	1.15	0.71	1.01	1.19	1.09	1.08	1.06	1.19	1.30	1.31	1.16	1.19
ビタミンB12	μg	5.9	3.0	5.0	4.8	4.6	5.4	5.0	5.9	7.4	7.7	6.5	6.3
葉酸	μg	287	153	228	257	246	257	255	294	335	360	321	303
パントテン酸	mg	5.57	3.92	5.93	6.09	5.29	5.41	5.23	5.60	6.01	6.02	5.31	5.63
ビタミンC	mg	95	54	66	74	73	73	72	89	119	137	122	102
ナトリウム	mg	3,825	2,060	3,379	3,891	3,852	3,897	3,803	3,992	4,200	4,063	3,849	3,982
食塩相当量	g*3	9.7	5.2	8.6	9.9	9.8	9.9	9.7	10.1	10.7	10.3	9.8	10.1
カリウム	mg	2,290	1,463	2,163	2,194	1,993	2,105	2,077	2,312	2,599	2,688	2,378	2,362
カルシウム	mg	505	396	638	475	417	439	437	479	555	583	518	502
マグネシウム	mg	263	154	237	251	229	243	246	271	302	304	271	273
リン	mg	992	663	1,050	1,058	927	955	942	1,008	1,088	1,063	950	1,006
鉄	mg	7.5	4.2	6.3	7.5	7.1	7.2	7.2	7.7	8.6	8.6	7.8	7.9
亜鉛	mg	8.3	5.3	8.6	10.0	8.7	8.5	8.2	8.5	8.7	8.4	7.5	8.4
銅	mg	1.12	0.68	1.04	1.19	1.06	1.10	1.08	1.14	1.24	1.24	1.14	1.16
脂肪エネルギー比率	%*4	28.3	27.9	29.6	30.0	30.4	29.3	29.4	29.1	27.8	26.6	24.8	28.1
炭水化物エネルギー比率	%*4,*5	56.8	57.9	55.8	55.4	54.9	56.2	56.0	55.9	56.8	58.0	60.2	56.9
動物性たんぱく質比率	%*4	53.5	54.8	57.3	57.5	55.7	53.3	53.2	54.2	52.9	51.6	50.5	52.9
穀類エネルギー比率	%*4	40.0	39.5	41.1	43.7	42.7	43.1	42.1	38.8	37.3	38.2	40.0	39.8

*1　RE：レチノール当量
*2　α-トコフェロール量（α-トコフェロール以外のビタミンEは含んでいない）
*3　食塩相当量＝ナトリウム量（mg）×2.54/1,000で算出。
*4　これらの比率は個々人の計算値を平均した別の値である。
*5　炭水化物エネルギー比率＝100－たんぱく質エネルギー比率－脂肪エネルギー比率で算出。

資料：厚生労働省「平成30年国民健康・栄養調査」一部改変

3．脂質の摂取動向

(1) 栄養素摂取量のうち脂質は昭和38年頃から年々増加傾向を示していたが，平成15年以降は停滞もしくは減少傾向を示していた。しかし平成27年から増加傾向にある。

(2) 脂質の食品別の摂取構成比をみると昭和27～34年までは穀類，油脂類，豆類，魚介類からの摂取がほぼ同率であったが，39～40年から肉類，油脂類からの供給比が増加している。

(3) 植物性脂肪と動物性脂肪の摂取比をみると，昭和40年は100：66であったが，昭和50年には100：90，平成14年には100：100，平成29年には100：103となっている。

(4) 20歳以上の脂肪エネルギー比の年次推移をみると，平成29年で脂肪エネルギー比30％以上が男性30.8％，女性39.8％と増加している。

表8-3　脂質摂取量および脂質の食品別摂取構成

		昭和40年	50年	60年	平成7年	14年	17年	29年
脂 肪　　　g		36.0	55.2	56.9	59.9	54.4	53.9	59.0
うち動物性脂質（再掲）　g		14.3	26.2	27.6	29.8	27.2	27.3	30.0
うち植物性脂質（再掲）　g		21.7	29.0	29.3	30.1	27.2	26.6	29.0
動物性脂肪／植物性脂肪		66	90	94	99	100	103	103
脂質の食品別摂取構成	穀　　　類　%	12.8	10.7	9.5	8.7	8.0	8.3	7.9
	油　脂　類　%	25.7	25.2	27.4	25.2	19.2	18.4	18.3
	豆　　　類　%	12.7	9.1	8.1	8.1	9.7	7.8	7.5
	動 物 性 食 品　%	39.7	45.5	48.5	49.7	50.0	50.3	48.3
	うち肉類（再掲）　%	14.2	19.3	20.4	21.9	21.3	23.4	25.3

資料：厚生労働省「国民健康・栄養調査」成績より算出

図8-1　脂肪エネルギー比率の分布割合の年次推移（20歳以上）

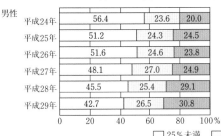

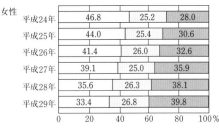

□ 25％未満　□ 25％以上30％未満　□ 30％以上

(5) 平成30（2018）年国民健康・栄養調査によれば脂肪エネルギー比率は28.3％となった。1980年代後半に25％となり，その後ほぼ横ばいだったが，近年少しずつではあるが増加傾向にある（図8-2，図8-3）。

図8-2　脂肪エネルギー比率の推移

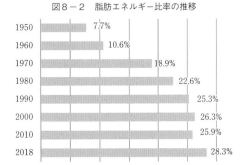

資料：厚生労働省「国民健康・栄養調査」

4．食品群別摂取エネルギー比率の年次推移（1人1日当たり）

　エネルギー摂取量の食品群別摂取構成比をみると，かつて摂取熱量の75％以上を占めていた穀類エネルギー比は平成29年度では39.9％になり，逆に動物性食品は昭和30年代前半までは10％以下であったが，近年は25％程度と増加している。

表8－4　食品群別摂取エネルギー比率の年次推移（1人1日当たり）　　　　　　(%)

		昭和50年 1975	60年 1985	7年 1995	12年 2000	17年 2005	22年 2010	27年 2015	29年 2017
総　量		100.0	100.0	100.0	100.0	100.0	100.0	100.0	100.0
穀　類	総　量	49.8	47.2	40.7	41.4	42.2	42.5	40.8	39.9
	米・加工品	39.8	36.6	28.9	29.0	30.4	30.2	28.3	27.3
	小麦・加工品	9.8	10.4	11.5	12.1	11.1	11.7	11.6	11.8
	その他の穀類・加工品	0.2	0.3	0.3	0.2	0.7	0.6	0.9	0.9
いも類	総　量	2.2	2.4	2.7	2.6	2.2	2.1	2.0	2.0
	さつまいも・加工品	0.6	0.6	0.7	0.6	0.5	0.5	0.5	0.6
	じゃがいも・加工品	0.8	0.9	1.1	1.2	1.1	1.0	1.0	1.0
	その他のいも・加工品	0.9	0.9	0.9	0.8	0.6	0.5	0.5	0.5
砂糖・甘味料類		2.5	2.0	1.8	1.7	1.4	1.4	1.3	1.3
豆　類	総　量	4.5	4.5	4.6	4.8	3.7	3.5	3.8	3.9
	大豆・加工品	4.2	4.2	4.4	4.6	3.5	3.3	3.6	3.8
	その他の豆・加工品	0.4	0.3	0.2	0.2	0.2	0.2	0.2	0.1
種実類		0.3	0.3	0.5	0.5	0.5	0.5	0.6	0.7
野菜類	緑黄色野菜	0.7	0.9	1.3	1.4	1.4	1.4	1.5	1.4
	その他の野菜	2.4	2.0	2.2	2.4	2.3	2.2	1.9	2.4
果実類		3.7	3.4	3.5	3.3	3.8	3.4	3.5	3.4
きのこ類		─	─	─	0.0	0.2	0.2	0.2	0.2
藻　類		─	─	─	─	0.2	0.2	0.1	0.1
動物性食品	総　量	19.5	22.3	25.0	25.0	23.7	23.5	24.5	24.8
	魚介類	5.5	6.8	7.0	7.1	6.8	6.0	5.7	5.3
	肉　類	7.8	8.0	9.2	9.4	8.8	9.4	10.0	10.8
	卵　類	3.0	3.1	3.3	3.3	2.7	2.9	2.8	3.0
	乳　類	3.2	3.9	5.0	4.7	4.9	4.8	5.4	5.6
油脂類		5.8	6.9	6.8	6.8	4.8	4.8	5.0	5.2
菓子類		4.4	4.4	3.7	3.7	4.3	4.5	4.8	4.7
調味嗜好飲料	嗜好飲料類	3.2	3.4	5.9	5.9	4.0	4.1	4.3	4.1
	調味料・香辛料類					5.4	5.8	5.9	5.8
補助栄養素・特定保健用食品		─	─	─	─	0.5	0.4	─	─
その他		0.8	1.2	1.0	1.0	─	─	─	─

注：1）平成13年より分類が変更された。特に「ジャム」は「砂糖類」から「果実類」に，「味噌」は「豆類」から「調味料・香辛料類」に「マヨネーズ」は「油脂類」から「調味料・香辛料類」に分類された。「動物性食品」の「総量」には「バター」「動物性油脂」が含まれるため，内訳合計としては一致しない。また，平成13年より調理を加味した数量となり，「米・加工品」の米は「めし」「かゆ」など，「その他の穀類・加工品」の「干しそば」は「ゆでそば」など，「藻類」の「乾燥わかめ」は「水戻しわかめ」など，「嗜好飲料類」の「茶葉」は「茶浸出液」などで算出している。「その他のいも・加工品」には，「でんぷん・加工品」が含まれ，「その他の野菜」には，「野菜ジュース」「漬けもの」が含まれる。

　　：2）平成15年から23年までは補助栄養素（顆粒，錠剤，カプセル，ドリンク状の製品〔薬剤も含む〕）及び特定保健用食品からの摂取量の調査を行った。

資料：「平成29年国民健康・栄養調査」

5．食品群別たんぱく質比率の年次推移（1人1日当たり）

　たんぱく質の食品群別構成比は，穀類が昭和50年には27％を占めていたが，平成29年は21.6％である。動物性食品からのたんぱく質摂取は，昭和50年の48.7％から平成29年には54.2％である。

表8－5　食品群別摂取たんぱく質比率の年次推移（1人1日当たり）　　　　　　（％）

		昭和50年 1975	60年 1985	7年 1995	12年 2000	17年 2005	22年 2010	27年 2015	29年 2017
総　　量		100.0	100.0	100.0	100.0	100.0	100.0	100.0	100.0
穀　類	総　　量	27.0	26.5	22.1	22.7	21.8	22.7	22.0	21.6
	米・加工品	19.2	18.4	13.8	13.9	12.2	12.3	11.6	11.1
	小麦・加工品	7.6	7.9	8.0	8.6	9.1	9.8	9.7	9.8
	その他の穀類・加工品	0.2	0.2	0.2	0.2	0.6	0.6	0.7	0.7
いも類	総　　量	1.3	1.4	1.4	1.4	1.0	0.9	0.9	0.9
	さつまいも・加工品	0.2	0.2	0.2	0.1	0.1	0.1	0.1	0.1
	じゃがいも・加工品	0.5	0.6	0.7	0.8	0.6	0.6	0.5	0.5
	その他のいも・加工品	0.5	0.6	0.5	0.5	0.3	0.3	0.2	0.2
砂糖・甘味料類		0.0	0.0	0.0	0.0	0.0	0.0	0.0	0.0
豆　類	総　　量	10.0	8.3	8.2	8.7	7.3	7.0	7.6	7.9
	大豆・加工品	9.4	8.0	8.0	8.5	7.0	6.8	7.4	7.8
	その他の豆・加工品	0.6	0.3	0.2	0.2	0.1	0.1	0.1	0.1
種実類		0.4	0.3	0.4	0.4	0.4	0.4	0.6	0.6
野菜類	緑黄色野菜	1.1	2.0	2.4	2.4	1.8	1.8	1.9	1.6
	その他の野菜	4.2	2.7	3.0	3.0	2.4	2.5	2.1	0.4
果実類		1.7	0.9	0.8	0.8	1.0	0.9	0.9	0.8
きのこ類		0.2	0.3	0.4	0.4	0.6	0.6	0.6	0.6
藻　類		0.5	0.7	0.5	0.5	0.4	0.4	0.4	0.4
動物性食品	総　　量	48.7	50.8	53.9	53.1	53.6	53.0	53.8	54.2
	魚介類	24.1	23.6	23.2	23.0	22.9	20.7	19.1	17.6
	肉　類	13.8	16.1	18.3	18.0	18.0	19.3	20.8	22.3
	卵　類	6.6	6.3	6.3	6.3	6.2	6.7	6.6	6.9
	乳　類	4.2	4.8	6.1	5.7	6.5	6.5	7.2	7.4
油脂類		0.2	0.1	0.1	0.1	0.0	0.0	0.0	0.0
菓子類		2.0	1.7	1.8	1.6	2.1	2.2	2.3	2.3
調味嗜好飲料	嗜好飲料類	2.3	3.2	3.9	3.8	1.4	1.3	1.3	1.3
	調味料・香辛料類					5.8	5.8	5.3	5.2
補助栄養素・特定保健用食品		－	－	－	－	0.3	0.3	－	－
その他		0.5	1.1	1.4	1.4	－	－	－	－

注：1）　平成13年より分類が変更された。特に「ジャム」は「砂糖類」から「果実類」に，「味噌」は「豆類」から「調味料・香辛料類」に「マヨネーズ」は「油脂類」から「調味料・香辛料類」に分類された。「動物性食品」の「総量」には「バター」「動物性油脂」が含まれるため，内訳合計としては一致しない。また，平成13年より調理を加味した数量となり，「米・加工品」の米は「めし」・「かゆ」など，「その他の穀類・加工品」の「干しそば」は「ゆでそば」など，「藻類」の「乾燥わかめ」は「水戻しわかめ」など，「嗜好飲料類」の「茶葉」は「茶浸出液」などで算出している。「その他のいも・加工品」には，「でんぷん・加工品」が含まれ，「その他の野菜」には，「野菜ジュース」「漬けもの」が含まれる。

　　：2）　平成15年から23年までは補助栄養素（顆粒，錠剤，カプセル，ドリンク状の製品〔薬剤も含む〕）及び特定保健用食品からの摂取量の調査を行った。

資料：「平成29年国民健康・栄養調査」

６．各栄養素の食品群別摂取構成比

(1) エネルギー摂取量の食品群別構成比をみると，昭和35年までは穀類エネルギー比が70％以上，36〜41年は60％台，42年以降50％台となり，50年以降は50％を割り，平成29年で39.9％となるなど穀類依存率の低下がみられる。

(2) 一方動物性食品からのエネルギー摂取は昭和40年12.7％が平成29年には24.8％に，油脂類からの摂取比は40年の3.8％が平成29年には5.2％，動物性食品，油脂類で全体の30.0％を占めるにいたっている。

表8－6　エネルギー，たんぱく質，脂肪の食品群別摂取構成

(%)

	食 品 群 別	昭和40年	50年	60年	平成7年	12年	17年	22年	27年	29年
エネルギー	総　　数　　量	100.0	100.0	100.0	100.0	100.0	100.0	100.0	100.0	100.0
	穀類〔総　　量	64.7	49.2	47.2	40.7	41.4	42.2	42.5	40.8	39.9
	米	55.8	39.2	36.6	28.9	29.0	30.4	30.2	28.3	27.3
	小　　麦	7.6	9.7	10.4	11.5	12.1	11.1	11.7	11.6	11.8
	大麦・雑穀〕	1.3	0.3	0.2	0.3	0.2	0.7	0.6	0.9	0.9
	い　も　類	1.6	2.2	2.4	2.7	2.6	2.2	2.1	2.0	2.0
	砂　糖　類	3.1	2.5	2.0	1.8	1.7	1.4	1.4	1.3	1.3
	油　脂　類	3.8	5.8	6.9	6.8	6.8	4.8	4.8	5.0	5.2
	豆　　類	4.7	4.7	4.5	4.6	4.3	3.7	3.5	3.8	3.9
	動 物 性 食 品	12.7	19.3	21.8	25.0	25.0	23.7	23.5	24.5	24.8
	そ　の　他	9.4	16.3	15.2	18.4	17.7	22.0	22.2	22.6	22.9
たんぱく質	総　　数　　類	100.0	100.0	100.0	100.0	100.0	100.0	100.0	100.0	100.0
	穀　　類	38.3	28.4	26.5	22.1	22.7	21.8	22.7	22.0	21.6
	米　（再掲）	30.4	20.6	18.4	13.8	13.9	12.2	12.3	11.6	11.1
	豆　　類	11.1	8.8	8.3	8.2	8.7	7.3	7.0	7.6	7.9
	動 物 性 食 品	40.0	48.2	50.8	53.9	53.1	53.6	53.0	53.8	54.2
	そ　の　他	10.8	14.6	14.4	15.8	15.5	17.3	17.3	16.6	16.3
脂肪	総　　数　　類	100.0	100.0	100.0	100.0	100.0	100.0	100.0	100.0	100.0
	穀　　類	12.8	10.7	9.6	8.7	8.9	8.3	8.6	8.2	7.9
	米　（再掲）	7.8	5.8	4.9	3.6	3.6	2.0	1.9	1.8	1.6
	油　脂　類	25.7	25.2	27.4	25.2	24.9	18.4	17.7	18.0	18.3
	豆　　類	12.7	9.1	8.1	8.1	8.6	7.8	7.3	7.4	7.5
	動 物 性 食 品	39.7	45.5	46.4	48.0	48.5	50.3	49.5	49.6	48.3
	そ　の　他	9.1	9.5	8.5	10.0	9.1	15.2	16.9	16.8	18.0

資料：厚生労働省「国民健康・栄養調査」

図8－3　エネルギーの栄養素別摂取構成比の推移

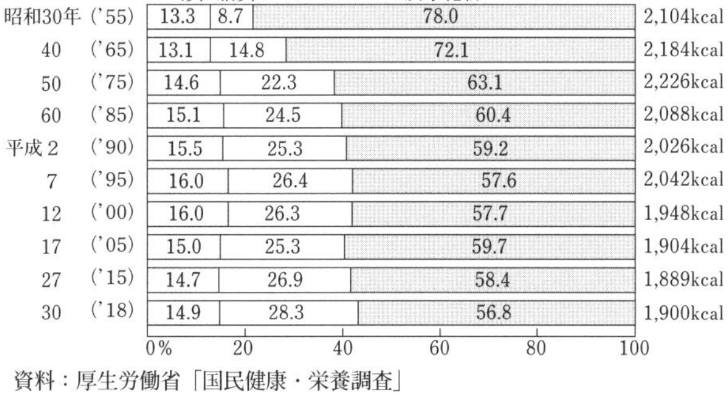

		たんぱく質	脂質	炭水化物	
昭和30年	('55)	13.3	8.7	78.0	2,104kcal
40	('65)	13.1	14.8	72.1	2,184kcal
50	('75)	14.6	22.3	63.1	2,226kcal
60	('85)	15.1	24.5	60.4	2,088kcal
平成2	('90)	15.5	25.3	59.2	2,026kcal
7	('95)	16.0	26.4	57.6	2,042kcal
12	('00)	16.0	26.3	57.7	1,948kcal
17	('05)	15.0	25.3	59.7	1,904kcal
27	('15)	14.7	26.9	58.4	1,889kcal
30	('18)	14.9	28.3	56.8	1,900kcal

資料：厚生労働省「国民健康・栄養調査」

７．国民の食品摂取量の経年変化・年齢階級別摂取量

(1) わが国の食生活は，米を中心に野菜，魚介類などが組み合わさった伝統的な食生活を続けてきたが，近年，米の消費が減少し，畜産物，果実類，油脂類，調味し好飲料が増加するなど，欧米型の食生活への移行と多様化が進んでいる。

(2) 平成 14 年以降は，五訂日本食品標準成分表に調理後（炊飯，ゆで，油いため等）の成分値が記載されているものはこれを用い，また調理後の重量変化率を加味して数値を算出する等，調査法の変更で変動が著しいので年次推移を見る場合は注意が必要である。

表８−７　食品群別摂取量の年次推移（全国１人１日当たり：g）

		昭和50	55年	60年	平成2年	7年	12年	17年	22年	30年
穀　　　類	米・加工品	248.3	225.8	216.1	197.9	167.9	160.4	}452.0	}439.7	}415.1
	小麦・加工品	90.2	91.8	91.3	84.8	93.7	94.3			
い　も　類		60.9	63.4	63.2	63.5	68.9	64.7	59.1	53.3	51.0
砂糖・甘味類		14.6	12.0	11.2	10.6	9.9	9.3	7.0	6.7	6.4
豆　　　類		70.0	65.4	66.6	68.5	70.0	70.2	59.3	55.3	62.9
種　実　類		1.5	1.3	1.4	1.4	2.1	1.9	1.9	2.1	2.4
野　菜　類	緑黄色野菜	48.2	51.0	73.9	77.2	94.0	95.9	94.4	87.9	82.9
	その他の野菜	189.9	192.3	178.1	162.8	184.4	180.1	185.3	180.2	186.3
果　実　類		193.5	155.2	140.6	124.8	133.0	117.4	125.1	101.7	96.7
藻　　　類		4.9	5.1	5.6	6.1	5.3	5.5	16.2	11.0	8.5
動物性食品	魚　介　類	94.0	92.5	90.0	95.3	96.9	92.0	84.0	72.5	65.1
	肉　　　類	64.2	67.9	71.7	71.2	82.3	78.2	80.2	82.5	104.5
	卵　　　類	41.5	37.7	40.3	42.3	42.1	39.7	34.2	34.8	41.1
	乳　　　類	103.6	115.2	116.7	130.1	144.5	127.6	125.1	117.3	128.8
油　脂　類		15.8	16.9	17.7	17.6	17.3	16.4	10.4	10.1	11.0
菓　子　類		29.0	25.0	22.8	20.3	26.8	22.2	25.3	25.1	26.1
調味し好飲料	し好飲料類							601.6	598.5	628.6
	調味料・香辛料類	119.7	109.4	113.4	137.4	190.2	182.3	92.8	87.0	60.7
補助食品・特定保健用食品									11.8	12.3

注：平成13年より分類が変更された。特に「ジャム」は「砂糖類」から「果実類」に，「味噌」は「豆類」から「調味料・香辛料類」に，「マヨネーズ」は「油脂類」から「調味料・香辛料類」に分類された。また，平成13年より調理を加味した数量となり，「米・加工品」の米は「めし」・「かゆ」など，「藻類」の「乾燥わかめ」は「水戻しわかめ」など，「し好飲料類」の「茶葉」は「茶浸出液」などで算出している。したがって，平成12年以前と平成13年以降の値は接続しない。

資料：厚生労働省「国民健康・栄養調査」（平成６年までは３日間調査，平成７年から１日調査）

(3) 平成 30 年の年齢階級別食品分別摂取量を総数でみると表８−８のとおりである。

表８−８　年齢階級別食品群別摂取量（１人１日当たり平均：g）

		総　数	1−6歳	7−14歳	15−19歳	20−29歳	30−39歳	40−49歳	50−59歳	60−69歳	70歳以上	(再掲)70−79歳	(再掲)80歳以上
	解析対象者（人）	6,926	389	517	277	428	668	915	908	1,174	1,650	1,071	579
総　数	穀　類	415.1	257.1	427.0	535.0	457.2	458.7	443.4	418.6	403.8	390.2	394.8	381.7
	いも類	51.0	39.8	58.4	55.0	51.8	48.0	41.3	50.5	54.8	54.5	53.3	56.6
	砂糖・甘味料類	6.4	3.8	5.8	6.3	5.4	5.9	6.2	6.2	7.4	7.3	7.2	7.5
	豆類	62.9	35.6	51.8	48.8	51.9	57.0	57.9	66.0	74.7	73.0	77.1	65.3
	種実類	2.4	0.6	1.4	1.2	1.3	1.7	2.5	2.9	3.3	3.0	3.0	3.2
	野菜類	269.2	144.2	234.1	256.7	250.5	250.4	251.7	276.5	304.9	304.5	320.6	274.8
	緑黄色野菜	82.9	48.7	65.9	73.7	68.8	77.0	76.3	77.4	95.2	101.9	108.5	89.7
	果実類	96.7	90.5	72.8	62.1	49.9	54.9	54.8	73.3	126.0	155.7	158.8	150.1
	きのこ類	16.0	7.3	12.3	13.8	14.3	14.9	14.3	16.6	20.4	18.1	19.9	14.8
	藻類	8.5	4.9	6.7	7.4	6.8	7.2	8.2	7.6	10.1	10.8	11.8	9.0
	魚介類	65.1	29.9	43.8	49.3	46.2	55.7	53.0	67.6	85.4	82.3	84.7	77.8
	肉　類	104.5	60.4	109.0	165.1	146.2	126.1	122.3	116.7	95.1	73.8	80.2	62.1
	卵　類	41.1	22.2	34.3	35.3	39.9	38.3	40.9	44.2	46.8	41.4	41.7	40.7
	乳　類	128.8	189.2	303.1	124.2	89.9	89.4	85.3	104.4	123.7	127.8	132.7	118.7
	油脂類	11.0	6.1	9.7	13.4	11.8	12.5	12.3	12.4	11.5	9.6	10.3	8.5
	菓子類	26.1	25.0	34.4	29.0	25.4	26.4	23.3	22.3	27.5	25.5	24.8	26.8
	嗜好飲料類	628.6	240.1	324.6	471.5	576.8	666.0	660.8	792.0	750.2	645.7	679.1	584.0
	調味料・香辛料類	60.7	30.5	53.7	60.6	62.8	63.3	60.7	63.4	67.2	62.2	65.0	57.2

資料：厚生労働省「平成30年国民健康・栄養調査」

8．食塩摂取量（国民健康・栄養調査）

(1) 食塩摂取量はナトリウム（mg）× 2.54/1,000 で算出されている。平成 15 〜 30 年の成人の食塩摂取
量の年次推移は図のとおりである。平成 30 年の成人の摂取量は男性 11.0g，女性 9.3g で減塩傾向は足
踏みしている。図 8 − 5 は平成 30 年の成人の性別・年代別摂取量を示したものである。

(2) 成人の 1 人 1 日当たり食塩相当目標量は，2020 年版食事摂取基準によると，男性 7.5g 未満，女性
6.5g 未満とされるが，この目標量を達成するためのさらなる減塩の努力が必要である。

図 8 − 4　食塩摂取量の平均値（年次推移）（g/日）

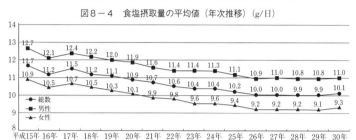

図 8 − 5　食塩摂取量の平均値（性・年齢階級別）（20 歳以上）

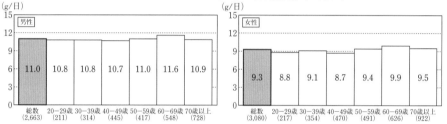

図 8 − 6　食塩の食品群別摂取量の年次推移

	しょうゆ	味噌	食塩	漬け物	魚介加工品	小麦加工品	その他の食品	
昭和55年	3.3	2.0	1.7	0.3	1.1	1.2	0.8	2.5	12.9g
60年	3.1	1.8	1.4	0.4	0.9	1.2	0.8	2.5	12.1g
平成2年	3.2	1.6	1.5	1.2	1.2	0.8	0.8	2.2	12.5g
7年	3.2	1.6	1.2	1.3	0.9	1.5	0.9	2.6	13.2g
12年	2.9	1.5	1.2	0.9	0.9		0.9	2.7	12.3g
17年	2.5	1.5	1.9	0.7	0.6	0.9		1.4	11.0g
22年	2.1	1.3	1.3	2.1	0.5	0.6	0.9	1.4	10.2g
27年	1.7	1.2	1.3	2.1	0.4	0.5	0.9		9.7g
28年	1.8	1.2	1.2	2.1		0.5	0.6	0.9	1.6	9.9g
29年	1.7	1.2	1.2	2.1	0.4	0.6	0.9	1.8	9.9g

資料：厚生労働省「平成 29 年国民健康・栄養調査」（平成 27 年までは 1 歳以上，28 年からは 20 歳以上）

9．野菜・果物摂取の奨め

野菜・果物は健康食事の基本にほかならない。国民健康・栄養調査からその実態を探ってみたい。

(1) 平成30年国民健康・栄養調査による成人の野菜摂取量の平均値は281.4gで，男性290.9g，女性273.3gで，年齢階級別にみると，どの年代でも目標値の350gには達していない。

(2) 果実類摂取量の平均値は，平成27年で111.0gであり，年齢階級別にみると，20～40歳代では70g以下にとどまっている（図8－9）。

図8－7　野菜摂取量の平均値の年次推移（20歳以上）（平成16～30年）

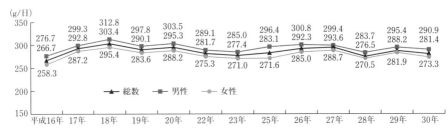

図8－8　野菜摂取量の平均値（20歳以上，性・年齢階級別）

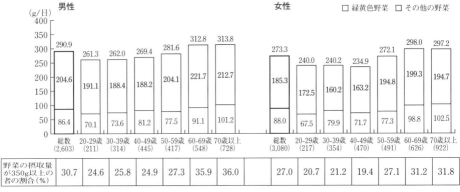

図8－9　果実類摂取量の平均値（平成27年）
（20歳以上，男女計・年齢階級別，全国補正値）

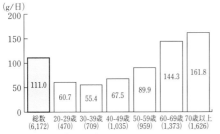

注：果実類に「ジャム」は含まない

図8－10　果実類摂取量の状況（平成27年）
（20歳以上，男女計・年齢階級別，全国補正値）

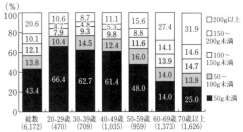

注：果実類に「ジャム」は含まない

~~~~~~

10. 体格および生活習慣に関する都道府県の格差の状況

~~~~~~

(1) 平成28年国民健康・栄養調査では，平成24年に続き体格（BMI）および生活習慣（野菜，食塩，歩数，喫煙）の地域差についての調査が行われている。

　　体格（BMI）および主な生活習慣の状況について，都道府県別に年齢調整を行い，高い方から低い方に4区分に分け，上位（上位25％）群と下位（下位25％）群の状況を比較した結果，BMI，野菜摂取量，食塩摂取量，歩数，現在習慣的に喫煙している者の割合（男性）で，それぞれ上位群と下位群の間に有意な差がみられた。このため健康・栄養指導を行うに当たっては，各地域の健康・栄養摂取の実態を把握したうえで，それぞれの実態に応じた指導を行うことが重要であることがわかる。

表8－9　体格（BMI）および生活習慣に関する都道府県の状況

	全国平均	都道府県の状況		上位群と下位群の差
		上位群	下位群	
1．BMIの平均値（kg/m²）				
男性（20～69歳）	23.8	24.4	23.4	0.9
女性（40～69歳）	22.6	23.3	22.1	1.2
2．野菜摂取量の平均値（g/日）				
男性（20歳以上）	284	318	258	59
女性（20歳以上）	270	302	242	60
3．食塩摂取量の平均値（g/日）				
男性（20歳以上）	10.8	11.5	10.0	1.5
女性（20歳以上）	9.2	9.7	8.5	1.1
4．歩数の平均値（歩/日）				
男性（20～64歳）	7,779	8,264	6,774	1,490
女性（20～64歳）	6,776	7,200	5,930	1,270
5．現在習慣的に喫煙している者の割合（％）				
男性（20歳以上）	29.7	35.2	25.4	9.9

※都道府県別データを高い方から低い方に4区分に分け，上位25％の群を上位群，下位25％の群を下位群とした。なお，熊本県は除く。
※比較に用いた値は，各指標の年齢区分における平均年齢で年齢調整を行った値である。
※第2部の全国平均は，上記の方法で年齢調整を行った値であるため，第1部と第3部の全国補正値及び年次推移で表す年齢調整値とは異なる。
※上位群と下位群の差は，四捨五入のため上位群の平均値から下位群の平均値を引いた値とは一致しない。
注）女性における現在習慣的に喫煙している者の割合は，誤差率が著しく高かったため，平成24年調査と同様，地域格差の把握には適さないと判断した。
資料：厚生労働省「平成28年国民健康・栄養調査」

(2) 成人の1日の野菜摂取量の都道府県別の平均値をみると，男性では最高352g（長野県），最低229g（愛知県）で123gの差，また女性では最高335g（長野県），最低227g（大阪府）で108gの差がみられる。

(3) 成人の1日の食塩摂取量の都道府県別の平均値をみると，男性では最高11.9g（宮城県，福島県），最低9.1g（沖縄県）で2.8gの差，また女性では最高10.1g（長野県），最低8.0g（沖縄県）で2.1gの差がみられる。

(4) 成人の1日の都道府県別の平均値歩数をみると，男性で最高8,762歩（大阪府），最低5,647歩（高知県）で3,115歩の差，また女性では最高7,795歩（神奈川県），最低5,840歩（高知県）で1,995歩の差がみられる。

11．高齢者の健康・生活習慣の状況
—平成29年国民健康・栄養調査から—

　高齢者の栄養状態は，食事，身体活動，外出等と深く関連している。

1．高齢者の低栄養

　平成 29 年国民健康・栄養調査によると，65 歳以上の高齢者の低栄養傾向の者（BMI20 以下）の割合は男性 12.5％，女性 19.6％に及んでいる（図 8 − 11）。

図 8 − 11　低栄養の者（BMI ≦ 20kg/m²）の割合（65 歳以上、性・年齢階級別）

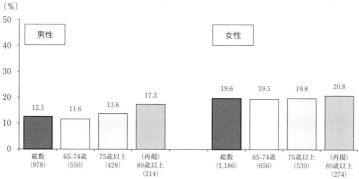

　この 10 年間でみると，いずれも有意な増減はみられないが，80 歳以上では男女とも約 2 割が低栄養である。

2．外出の頻度が少ない高齢者は低栄養

　高齢者で外出頻度が少ない男性は，外出することが多い男性に比べて低栄養の割合が約 20 ポイント高い。高齢者は散歩をはじめ地域との交流，関わりをもって日常生活を送ることの大切さがわかる（図 8 − 12）。

図 8 − 12　週に 1 回以上の外出の有無別，低栄養傾向の者（BMI ≦ 20kg/m²）の割合（65 歳以上，性・年齢階級別）

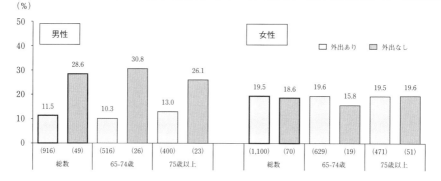

3．よくかんで食べることの効用

　「何でもよくかんで食べることのできる」者の割合や，20 歯以上を有する割合は，60 歳代から大きく減少している。また，65 歳以上の高齢者のうち「何でもよくかんで食べることのできる」者の低栄養（BMI20以下）の割合は，男性 10.2％，女性 18.0％，一方「何でもよくかんで食べることのできない」者の低栄養の割合は男性 17.3％，女性 22.9％と，何でもよくかんで食べることが低栄養の防止につながっていることがわかる。

4．四肢の筋肉量

　高齢者の四肢の筋肉量は，四肢徐脂肪量（kg）を体重の 2 乗で割って身長の影響を排除して算出する「骨格筋指数」を用いる。骨格筋指数の平均値は，男女ともにたんぱく質摂取量が多い者ほど有意に高い（図 8 － 13 －①）。また，男女とも肉体労働をしている時間が長い者ほど有意に高い（図 8 － 13 －②）。たんぱく質の摂取量が多く，肉体労働をしている時間が長い者ほど四肢の筋肉量が有意に高く，このことから高齢者の健康づくりには，運動指導，栄養・食生活指導が重要であることがわかる。

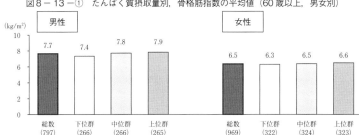

図 8 － 13 －①　たんぱく質摂取量別，骨格筋指数の平均値（60 歳以上，男女別）

※男女それぞれのたんぱく質摂取量の分布から 3 分位で 3 群に分け，摂取量が少ない群から下位群，中位群，上位群とした。
　（男性：下位群67.7g未満，中位群67.7g以上87.3g未満，上位群87.3g以上，女性：下位群59.9g未満，中位群59.9g以上76.2g未満，上位群76.2g以上）
※年齢調整した，たんぱく質摂取量別，骨格筋指数の平均値は，男性：下位群7.6kg/㎡，中位群7.9kg/㎡，上位群8.0kg/㎡，女性：下位群6.4kg/㎡，中位群6.5kg/㎡，上位群6.6kg/㎡であり，男女とも摂取量が多い者ほど有意に高い。

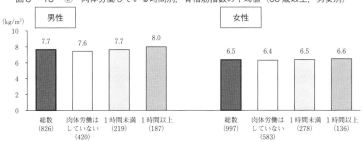

図 8 － 13 －②　肉体労働している時間別，骨格筋指数の平均値（60 歳以上，男女別）

※年齢調整した，肉体労働をしている時間別，骨格筋指数の平均値は，男性：肉体労働はしていない7.7kg/㎡，1 時間未満7.9kg/㎡，1 時間以上8.0kg/㎡，女性：肉体労働はしていない6.5kg/㎡，1 時間未満6.5kg/㎡，1 時間以上6.6kg/㎡であり，男女とも肉体労働をしている時間が多い者ほど有意に高い。

第八章　国民栄養・食生活

12.　食の外部化・簡便化・中食の増加

(1) 飲食店等を中心とする平成 30 年外食産業の市場規模は，ほぼ前年並みの 25.8 兆円（前年比 0.3％増）と推計される（図 8 − 14）。これは訪日外国人の増加，法人交際費の増加などが原因としている。

(2) 外食と家庭内の内食の中間にあって，市販の弁当や惣菜，家庭外で調理・加工された食品を家庭や職場などでそのまま食べる中食産業は，食の簡便化志向や世帯構造の変化を反映して増加傾向で，平成 30 年は 7.3 兆円（前年比 2.2％増）と推計されている。

(3) 農林水産省の調査によると，月に 1 日以上の頻度で中食を利用するのは，単身世帯，2 人以上の世帯ともに弁当類（主食的な調理食品）7 割，惣菜（副食的な調理食品）8 割となっている。中食を利用する理由は，単身世帯，2 人以上の世帯とも「時間がない」「普段自分が作らないものが食べられる」などの割合が高くなっている。

(4) 平成 27 年国民健康・栄養調査によると，週 1 回以上外食を利用する割合は 20 歳代で 54.6％，また 30 歳代では 49.8％と，20 代から 30 代のほぼ半数が毎週外食を利用している（図 8 − 16）。また持ち帰り弁当，総菜（中食）を週 1 回以上利用している割合は 30 歳代から 50 歳代の中年層の利用頻度が高い（図 8 − 17）。

図 8 − 14　中食・外食産業の市場規模の推移

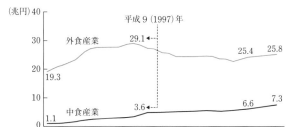

注：1）中食産業の市場規模は，料理品小売業（弁当給食を除く）の値
　　2）外食産業の市場規模には中食産業の市場規模は含まない。
資料：一般社団法人日本フードサービス協会

図 8 − 15　中食を利用する理由（世帯別）（複数回答）

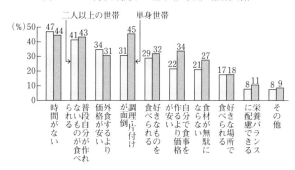

注：消費者モニター 987 人を対象に行ったアンケート調査（回収率91.9％）
資料：農林水産省「食料・農業及び水産業に関する意識・意向調査」（平成27（2015）年 3 月公表）（組替集計）

第八章　国民栄養・食生活

(5) 外食・中食のほかに,冷凍食品の家庭での利用頻度が高まっている。日本冷凍食品協会の調査では「冷凍食品をほとんど又はまったく使わない」は年々減少し,使わない割合は 2019 年 3 月では女性 17.3 %(前年比 1.8 %減),男性 20.2 %(同 3.4 %減)と約 8 割がなんらかの形で冷凍食品を使用。また「ほぼ毎日」「週 2 ～ 3 回」のヘビーユーザは 35.7 %と 3 分の 1 を占めている。国民 1 人当たりの年間消費量は 1970 年では 1.4 kg だったが,1989 年には 10.2 kg と 10 kg を超え,2018 年には 22.9 kg となった。国内消費量も 1970 年の 14 万 9,779t が,2018 年には 289 万 3,299t と 20 倍近くになっている(参考図)。

(6) 日本政策金融公庫が平成 29 年に発表した「平成 28 年度下半期消費者動向調査」の結果,食の志向は「健康志向」が 44.1 %とトップとなった。ただし年代別にみると 20 歳代,30 歳代では「簡便化」が食の志向のトップとなっており(20 代 41.3 %,30 代 43.8 %),年代による食の志向の違いが浮き彫りになっている。

図 8 - 16　外食を利用している頻度(平成27年)(20歳以上)

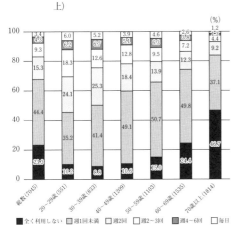

図 8 - 17　持ち帰り弁当や総菜を利用している頻度(平成27年)(20歳以上)

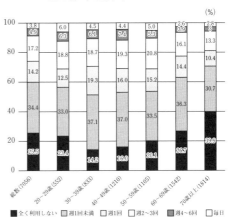

資料:厚生労働省「平成27年国民健康・栄養調査」

〈参考図〉冷凍食品の国内消費量と国民 1 人当たりの消費量の推移

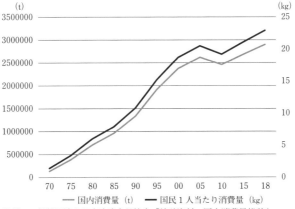

資料:一般社団法人日本冷凍食品協会「統計資料　国内消費量推移」

13. 朝食の欠食状況

(1) 20歳以上の朝食の欠食率の年次推移は図8−18のとおりである。平成29年の朝食の欠食率は，男15.0％，女10.2％である。なお，定義は以下のうちのいずれかに当てはまるものをいう。①食事をしなかった場合，②錠剤などによる栄養素の補給，栄養ドリンクのみの場合，③菓子，果物，乳製品，し好飲料などの食品のみを食べた場合。

(2) 平成29年の年齢別成人の朝食の欠食率は，男性は20歳代が30.6％，女性は20歳代が23.6％と最も高い。20歳代の欠食率の年次推移は，表8−10のとおりである。

(3) 1人世帯に限った朝食の欠食率を平成18年調査でみると，男性の20歳代で65.5％，30歳代で41.4％であり，女性の20歳代の欠食率は29.0％，30歳代では24.0％にも及んでいる。

図8−18　朝食の欠食率の年次推移（20歳以上総数）

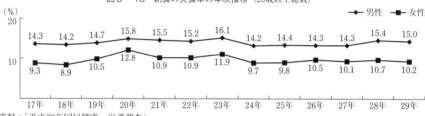

資料：「平成29年国民健康・栄養調査」

図8−19　朝食の欠食率の内訳（20歳以上，性・年齢階級別）

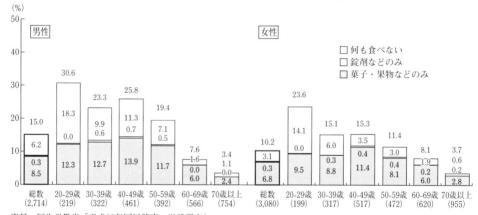

資料：厚生労働省「平成29年国民健康・栄養調査」

表8−10　20〜29歳の朝食欠食率の年次推移　　　　　　　　　　　　　　　　　　　　　（％）

		19年	20年	21年	22年	23年	24年	25年	26年	27年	28年	29年
男性	20−29歳	28.6	30.0	33.0	29.7	34.1	29.5	30.0	37.0	24.0	37.4	30.6
女性	20−29歳	24.9	26.2	23.2	28.6	28.8	22.1	25.4	23.5	25.3	23.1	23.6

※年次推移は，移動平均により平滑化した結果から作成。
　移動平均：各年の結果のばらつきを少なくするため，各年次結果と前後の年次結果を足し合わせ，計3年分を平均化したもの。ただし，平成25年については単年の結果である。なお平成27年は男性の朝食欠食率で30〜39歳が20〜29歳を抜き最も高くなった。

資料：厚生労働省「平成29年国民健康・栄養調査」

14.　世帯別所得と生活習慣

1.　所得と生活習慣

(1)　平成 30（2018）年国民健康・栄養調査では、平成 26 年に続き世帯所得別の生活習慣等に関する調査を行った。世帯所得は、200 万円未満、200 万円以上 400 万円未満、400 万円以上 600 万円未満、600 万円以上に分類し、食生活、運動・喫煙・飲酒、食品選択などの調査を行った。

(2)　表 8 − 11 は食生活に関する調査の結果である。野菜摂取量では男性の場合、世帯所得が 200 万円未満の世帯で有意に摂取量が少なくなっている。

(3)　表 8 − 12 は、運動・喫煙・飲酒・健診・歯の本数などの生活習慣等の調査結果である。ここでは、習慣的な喫煙、健診の未受診率、歯の本数が 20 本未満で、世帯所得が 600 万円以上に比較すると、200 万円未満の世帯の世帯員で有意に割合が多くなっている。また女性の歩数では所得が 600 万円以上の世帯に比較し、200 万円未満の世帯の世帯員で有意に少ない。

(4)　表 8 − 13 は、所得と食品選択についての調査結果である。「おいしさ」「栄養価」「季節感・旬」を重視すると回答した者の割合は、世帯所得が 600 万円以上に比較して、男女ともに 200 万未満の世帯が有意に低くなっている。また表 8 − 14 は、世帯所得と主食・主菜・副菜を組み合わせた食事の頻度の状況を示したもので、「ほとんど毎日」と回答した者の割合は、世帯所得が 600 万円以上と比較し、男女とも 200 万円未満の世帯で有意に低くなっている。なお主食・主菜・

表 8 − 11　世帯所得別の食生活

		200万円未満	200万円以上400万円未満	400万円以上600万円未満	600万円以上
食塩摂取量	（男性）	10.5g	10.9g	11.1g	11.2g
	（女性）	9.2g	9.3g	9.2g	9.3g
野菜摂取量	（男性）	253.9g	271.2g	301.2g	296.6g
	（女性）	266.6g	264.4g	283.7g	278.5g
果実摂取量100g未満の割合	（男性）	64.4%	65.3%	62.7%	67.9%
	（女性）	64.5%	56.3%	53.3%	55.7%

表 8 − 12　世帯所得別の生活習慣状況（単位：%、歩数平均値のみ歩）

		200万円未満	200万円以上400万円未満	400万円以上600万円未満	600万円以上
運動習慣のない者	（男性）	66.4	70.6	66.3	61.7
	（女性）	70.9	76.5	78.6	63.1
歩数平均値	（男性）	5,327歩	6,751歩	7,243歩	7,015歩
	（女性）	5,685歩	5,897歩	5,779歩	6,373歩
習慣的喫煙者	（男性）	34.3	32.9	29.4	27.3
	（女性）	13.7	9.6	6.6	6.5
リスクを高める量の飲酒	（男性）	12.1	15.3	13.8	19.2
	（女性）	6.6	8.7	15.6	8.7
睡眠による休養が十分でない	（男性）	16.4	22.5	20.0	22.0
	（女性）	28.1	20.9	22.4	20.2
健診未受診	（男性）	40.7	29.8	19.2	16.7
	（女性）	41.1	34.2	36.8	26.1
肥満（やせ）	（男性）	30.0 (4.8)	30.8 (5.1)	31.9 (2.7)	32.0 (2.2)
	（女性）	18.5 (9.0)	23.8 (10.7)	28.1 (11.4)	27.0 (9.9)
20歯未満	（男性）	30.2	24.0	21.3	18.9
	（女性）	29.8	22.2	16.6	21.6

肥満の（　）内はやせの割合

副菜を組み合わせた食事が難しい理由として、所得別に関わらず男女ともに「手間がかかる」「時間がない」が最も多かった。また、「食費の余裕がない」と答えた者は男女とも世帯所得 200 万円未満が、また「外食が多く難しい」と答えた者は男女とも 600 万円以上が有意に高かった。

表 8 − 13　世帯所得別の食品を選択する際に重視する点（単位：%）

		200万円未満	200万円以上400万円未満	400万円以上600万円未満	600万円以上
おいしさ	（男性）	65.5	73.3	76.9	78.5
	（女性）	66.6	76.8	81.6	85.3
栄養価	（男性）	25.3	29.5	31.6	34.3
	（女性）	45.1	55.9	60.7	62.1
季節感・旬	（男性）	26.2	28.0	29.9	35.7
	（女性）	39.8	54.0	59.2	60.0

表 8 − 14　所得と主食・主菜・副菜を組み合わせた食事の頻度（単位：%）

		200万円未満	200万円以上400万円未満	400万円以上600万円未満	600万円以上
ほとんど毎日	（男性）	37.3	43.9	47.6	52.5
	（女性）	39.6	48.5	53.7	57.5
週4〜5日	（男性）	17.4	20.0	17.1	16.4
	（女性）	20.4	22.0	17.7	16.4
ほとんどない	（男性）	20.8	13.5	12.6	8.9
	（女性）	13.4	8.8	9.0	7.7

資料：厚生労働省「平成30年国民健康・栄養調査結果の概要」一部改変

第八章　国民栄養・食生活

15.　食料需給表

(1)　FAO の作成手引に準拠して農林水産省から毎年度公表されている。
(2)　算出方法：生産量に輸出入分の増減や在庫変動を含めた供給可能量から動物飼料や種子・加工用など
　　に使われる量を差し引き，歩留りを乗じて純食料の供給量が算出される。

$$〔個々の食料の総生産量＋輸入量－（輸出＋動物飼料＋種子＋減耗）〕×歩留り＝純食料$$
$$純食料÷総人口＝1 人当たり純食料$$

表 8 － 15　平成30年度食料需給表 (概算値)

人口126,443千人（平成30年10月1日現在）　　　　　　　　　　　　　　　　　　　　　　　　（単位：断りなき限り1,000t）

類別・品目別	国内生産量	外国貿易		在庫の増減量	国内消費仕向量	1人当たり供給				
		輸入量	輸出量			1年当たり数量	1日当たり			
							数量	熱量	たんぱく質	脂質
						kg	g	kcal	g	g
1.　穀　　　　類	9,177	24,704	115	△ 15	33,303 478	87.9	240.7	867.9	18.7	3.0
a.　　米	8,208 (a)（427） (b)（28）	787	115	△ 44	8,446 478	53.8 （52.0）	147.4 （142.5）	527.6 （510.3）	9.0 （8.7）	1.3 （1.3）
b.　小　　麦	765	5,638	0	△ 107	6,510	32.4	88.8	326.0	9.3	1.6
c.　大　　麦	161	1,790	0	14	1,937	0.2	0.5	1.7	0.0	0.0
d.　は だ か 麦	14	33	0	5	42	0.2	0.4	1.5	0.0	0.0
e.　とうもろこし	0	15,762	0	122	15,640	0.6	1.6	5.8	0.1	0.0
f.　こうりゃん	0	510	0	△ 5	515	0.0	0.0	0.0	0.0	0.0
g.　その他の雑穀	29	184	0	0	213	0.7	2.0	7.3	0.2	0.1
2.　い　　も　　類	3,057	1,159	18	0	4,198	20.5	56.1	48.7	0.9	0.1
3.　で　ん　ぷ　ん	2,530	139	0	0	2,669	16.1	44.0	154.6	0.0	0.3
4.　豆　　　　類	280	3,530	0	△ 136	3,946	8.8	24.2	102.6	7.5	4.8
a.　大　　豆	211	3,236	0	△ 114	3,561	6.7	18.4	78.3	6.2	3.8
b.　その他の豆類	69	294	0	△ 22	385	2.1	5.8	24.3	1.3	1.1
5.　野　　　　菜	11,306	3,310	11	0	14,605	89.9	246.3	72.6	3.0	0.5
a.　緑黄色野菜	2,433	1,664	2	0	4,095	26.8	73.3	21.8	0.9	0.1
b.　その他の野菜	8,873	1,646	9	0	10,510	63.1	173.0	50.7	2.2	0.4
6.　果　　　　実	2,833	4,661	64	0	7,430	35.6	97.6	64.0	0.9	1.2
7.　肉　　　　類	3,366	3,196	18	△ 1	6,545	33.5	91.8	193.9	17.0	12.9
8.　鶏　　　　卵	2,628	114	7	0	2,735	17.5	47.9	72.3	5.9	4.9
9.　牛乳及び乳製品	7,282	5,164 468	32	△ 11	12,425 468	95.7	262.3	167.8	8.4	9.2
10.　魚　　介　　類	3,923	4,049	808	7	7,157	23.9	65.5	98.0	12.8	4.6
11.　海　　藻　　類	93	46	2	0	137	0.9	2.5	3.7	0.7	0.1
12.　砂　　糖　　類	－	－	－	－	－	18.2	49.9	191.5	0.0	0.0
13.　油　　脂　　類	2,026	1091	14	△ 16	3,119	14.2	38.9	358.5	0.0	38.9
動　物　油　脂	329	43	1	23	348	0.6	1.6	15.5	0.0	1.6
14.　み　　　　そ	480	1	17	△ 1	465	3.7	10.1	19.3	1.3	0.6
15.　し　ょ　う　ゆ	756	2	41	△ 1	718	5.7	15.6	11.0	1.2	0.0
16.　その他食料計	2,284	1,809	0	14	4,079	4.7	12.8	14.8	0.9	0.7
うち　きのこ類	466	64	0	0	530	3.5	9.6	1.9	0.2	0.1
17.　合　　　　計	－	－	－	－	－	－	2,443.2	79.1	81.8	

注：米について，国内生産量の（　）内の数値は，新規需要米の数量「(a) 飼料用米　(b) 米粉用米」であり，内数である。
資料：農林水産省「平成30年度食料需給表」

16.　国民食料供給量の年次推移

(1)　食料需給表によるわが国の国民 1 人 1 日当たりの供給純食料は次のとおりで，穀類の減少，畜産食品の増加傾向がみられる。

(2)　図 8 − 20 は供給エネルギーに占める食品群別供給割合を示したもので，米離れの傾向や畜産物，油脂類の伸びが最近の食生活の洋風化をよく表わしている。

(3)　米・畜産物・油脂類の合計の水準にはほとんど変化はない。主食のごはん (米) が減少 (昭和 35 年度から 4 割強減) する一方で，動物性食品 (同約 2.7 倍)，油脂類 (同約 3.3 倍) が増加してきたことが分かる。

表 8 − 16　1 人 1 日当たり供給純食料の食品群別構成

(g)

	穀類・いも類・でんぷん	豆類・野菜・果実	動物性食品	砂糖類	油脂類	みそ・しょうゆ
明治44〜大正 4 年平均	620.8	305.1	18.5	14.8	1.3	−
大正10〜　　14年平均	646.5	290.4	37.7	29.8	2.0	−
昭和 6 〜　　10年平均	608.1	297.9	48.5	32.6	2.2	−
昭和21年	489.0	173.4	35.0	1.6	0.3	39.1
30	553.4	285.3	125.0	33.7	7.5	66.4
35	511.3	361.0	170.1	41.2	11.9	61.5
40	478.5	404.2	242.0	51.4	18.3	53.4
45	418.3	448.6	304.0	73.7	25.8	52.5
50	398.0	447.1	331.2	68.5	31.2	47.6
55	391.5	473.8	366.7	63.9	37.9	46.6
60	385.1	422.2	391.6	58.7	38.7	42.2
平成 2 年	383.7	421.8	452.9	57.5	38.9	39.7
7	378.2	422.8	487.4	52.3	39.8	36.2
12	375.4	416.8	485.3	55.4	41.5	34.5
17	361.8	406.9	469.3	54.6	39.9	30.5
25	348.1	374.3	447.1	52.1	37.3	26.2
27	338.4	368.5	449.1	50.5	38.9	25.9
30	340.8	368.1	467.5	49.9	38.9	25.6

注：昭和21〜45年度は沖縄県を除く。

資料：農林水産省「食料需給表」，農林水産省「食料需要に関する基礎統計」

図 8 − 20　1 人 1 日当たり供給熱量の構成の推移

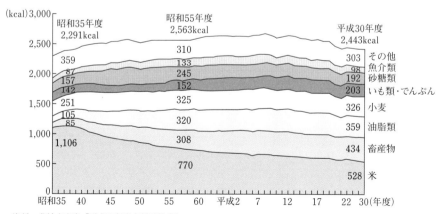

資料：農林水産省「平成30年度食料需給表」

17. エネルギー供給量の年次推移

　食料需給表から算出された国民1人1日当たりのエネルギー供給量の構成をみると穀類・いも類・でんぷんが減少し，動物性食品，油脂類からの摂取比の増加がみられる。図8−21は主要国の供給エネルギーベースの食料自給率と生産額ベースの自給率を示したもので，わが国がいかに自給率が低いかを示している。

表8−17　会計年度別食品群別エネルギー構成　　　　　　　　　　　　（％）

	穀類・いも類・でん粉	豆類・野菜・果実	動物性食品	砂糖類	油脂類	1人1日当たり（kcal）
明治44〜大正4年平均	85.2	10.6	1.0	2.6	0.6	2,124
大正10〜　　14年平均	81.7	11.4	1.9	4.7	0.7	2,366
昭和6〜　　10年平均	81.1	10.1	2.5	5.4	0.9	2,256
昭和21年	89.4	7.0	3.0	0.4	0.2	1,448
30	74.1	11.0	6.1	5.8	3.0	2,217
40	63.1	8.9	10.6	8.0	6.5	2,537
50	51.6	9.6	14.9	10.4	10.9	2,624
60	47.9	9.5	17.5	8.9	13.6	2,727
平成2年	46.3	9.5	19.2	8.7	13.6	2,787
7	45.3	9.5	20.7	8.3	13.9	2,803
12	45.0	9.6	20.6	8.0	14.5	2,800
17	44.7	9.9	20.7	8.1	14.3	2,573
22	45.8	9.4	20.8	8.1	13.9	2,458
27	44.5	9.7	20.9	8.0	14.8	2,418
30	43.9	9.8	21.8	7.8	14.7	2,443

注：酒類・飲料を除き，みそ・しょうゆは豆類に含めた。昭和21〜45年度は沖縄を除く。昭和40〜59年度は，科学技術庁四訂日本食品標準成分表。昭和60年以降は五訂日本食品標準成分表が適用されている。
　　エネルギー構成比には，みそ・しょうゆ・その他を含まないので100％にはならない。
資料：農林水産省「食料需給表」，農林水産省「食料需給に関する基礎統計」（平成30年度は概算値）

図8−21　各国の食料自給率

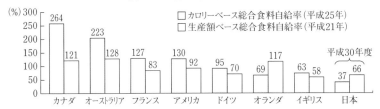

資料：農林水産省「食料需給表」，FAO「Food Balance Sheets」等を基に農林水産省で試算

表8−18　供給熱量と主な食品構成比

年度	熱量 kcal	構成比 （％）	穀類	うち米	でんぷん質　計	油脂類
昭和50	2,620	100.0	47.3	34.0	51.7	10.9
60	2,727	100.0	40.9	28.0	47.9	13.6
平成2	2,787	100.0	38.6	25.9	46.4	13.9
7	2,803	100.0	37.8	24.9	45.4	14.0
12	2,800	100.0	36.8	23.8	45.0	14.5
17	2,573	100.0	36.3	23.3	44.7	14.3
22	2,458	100.0	37.5	23.6	45.8	13.9
27	2,418	100.0	36.3	22.1	44.6	14.8
30	2,443	100.0	35.6	21.6	43.9	14.7

資料：農林水産省「食料需給表」（平成30年度は概算値）

18. 供給純食料およびエネルギーの食品群構成

(1) わが国の食料消費は，所得の伸びなどを背景に消費品目が多様化するなど質的にも大きな変化をみせている。平成30年度の品目別供給純食料は表8－19のとおりである。特に果実，肉類，牛乳・乳製品の増加が著しい。穀類，特に米の減少が目立っている。

(2) 供給エネルギーの栄養素別構成比をみると，平成30年度でたんぱく質エネルギー比13.0%，脂肪エネルギー比30.1%，炭水化物エネルギー比56.9%となっている。

表8－19　供給純食料（総量）と主要品目の推移（国民1人1年当たり）　　　（実数・kg）

年　度	穀　類	うち米	うち小麦	いも類	でんぷん	豆類	野菜	果実	肉類	鶏卵	牛乳・乳製品	魚介類	砂糖類	油脂類
昭和40	145.0	111.7	29.0	21.3	8.3	9.5	108.2	28.5	9.2	11.3	37.5	28.1	18.7	6.3
50	121.5	88.0	31.5	16.0	7.5	9.4	110.7	42.5	17.9	13.7	53.6	34.9	25.1	10.9
60	107.9	74.6	31.7	18.6	14.1	9.0	111.7	38.2	22.9	14.5	70.6	35.3	22.0	14.0
平成7	102.0	67.8	32.8	20.7	15.6	8.8	106.2	42.2	28.5	17.2	91.2	39.3	21.2	14.6
17	94.6	61.4	31.7	19.7	17.5	9.3	96.3	43.1	28.5	16.6	91.8	34.4	19.9	14.6
22	93.4	59.5	32.7	18.6	16.7	8.4	88.1	36.6	29.1	16.5	86.4	29.4	18.9	13.5
25	91.1	56.9	32.7	19.6	16.4	8.2	91.7	36.8	30.1	16.8	89.0	27.4	19.0	13.6
26	89.9	55.6	32.9	18.9	16.1	8.2	92.2	36.0	30.2	16.7	89.6	26.6	18.5	14.1
27	88.8	54.6	32.8	19.5	16.1	8.5	90.7	34.9	30.7	16.9	91.1	25.7	18.5	14.2
28	88.9	54.4	32.9	19.0	16.4	8.5	89.0	34.4	31.6	16.9	91.3	24.6	18.6	14.2
29	88.8	54.1	33.1	21.1	15.9	8.7	90.0	34.2	32.7	17.4	93.4	24.4	18.3	14.1
30	87.9	53.8	32.4	20.5	16.1	8.8	89.9	35.6	33.5	17.5	95.7	23.9	18.2	14.2

資料：農林水産省「食料需給表」（平成30年度は概算値）

表8－20　たんぱく質，脂質，炭水化物による供給熱量割合（PFC熱量比率）

年　度	熱量（kcal）	たんぱく質			脂　質		糖質（炭水化物）
		(g)	うち動物性	比率（%）	(g)	比率（%）	比率（%）
昭和40	2,458.7	75.0	25.9	12.2	44.3	16.2	71.6
50	2,518.3	80.2	35.0	12.7	63.9	22.8	64.5
60	2,596.5	82.1	41.2	12.7	75.4	26.1	61.2
平成2	2,639.4	85.5	45.2	13.0	79.7	27.2	59.8
7	2,653.8	87.9	48.3	13.3	82.7	28.0	58.7
12	2,642.1	86.8	47.8	13.1	84.2	28.7	58.2
17	2,572.8	84.0	46.2	13.0	82.7	28.9	58.0
22	2,446.6	79.7	43.6	13.0	77.0	28.3	58.6
25	2,422.7	78.8	43.4	13.0	77.0	28.6	58.4
26	2,422.6	77.7	43.0	12.8	78.6	29.2	58.0
27	2,416.1	77.8	43.1	12.9	79.2	29.5	57.6
28	2,429.3	77.9	43.2	12.8	80.0	29.6	57.6
29	2439.0	78.9	43.8	12.9	80.7	29.8	57.3
30	2443.2	79.1	44.1	13.0	81.8	30.1	56.9

資料：農林水産省「食料需給表」（平成30年度は概算値）

19.　たんぱく質，脂質供給量の推移

(1)　食料需給表から算出されたたんぱく質供給量は，昭和 50 年頃までは増加傾向を示し，その後一時停滞していたが，平成 30 年度で 79.1g となっている。
(2)　供給脂質量は逐年増加傾向を示していたが，このところ停滞傾向である。

表 8 − 21　国民 1 人 1 日当たり供給たんぱく質　　　　　　(g)

	昭和50年度	平成7	12	22	27	29	30
動物性たんぱく質	35.0	48.3	47.8	43.3	43.1	43.8	44.1
うち肉　　類	8.4	14.2	14.4	14.6	15.6	16.6	17.0
うち鶏　　卵	4.6	5.8	5.7	5.6	5.7	5.9	5.9
うち牛乳・乳製品	4.2	8.0	8.3	7.6	8.0	8.2	8.4
うち水　産　物	17.7	20.4	19.4	15.9	13.9	13.2	12.8
植物性たんぱく質	45.2	39.6	39.0	36.2	34.6	35.0	35.0
うち穀　　類	26.4	21.5	20.9	20.1	18.9	19.0	18.7
うち豆　　類	7.5	7.3	7.5	7.1	7.1	7.3	7.5
そ　の　他	11.3	10.8	10.6	9.0	8.6	8.7	8.8
合　　　　計	80.2	87.9	86.8	79.7	77.9	78.9	79.1

資料：「食料需給表」（平成30年度は概算値）

表 8 − 22　国民 1 人 1 日当たり供給脂質　　　　　　(g)

	平成2	7	12	22	27	29	30
油　脂　類	38.9	39.8	41.5	36.9	38.9	38.7	38.9
植物性油脂	33.0	34.2	37.5	34.7	36.7	37.0	37.2
動物性油脂	5.9	5.6	4.0	2.2	2.2	1.7	1.6
油脂類以外	40.8	42.9	42.7	41.4	40.7	42.0	42.9
肉　　類	10.5	11.6	11.7	11.5	11.8	12.6	12.9
鶏　　卵	4.5	4.8	4.8	4.7	4.8	4.9	4.9
牛乳・乳製品	8.0	8.7	9.0	8.3	8.7	9.0	9.2
穀　　類	3.7	3.7	3.5	3.5	3.1	3.1	3.0
そ　の　他	14.1	14.1	13.6	13.4	12.3	12.4	12.9
合　　計	79.7	82.7	84.2	77.0	79.6	80.7	81.8

資料：「食料需給表」（平成30年度は概算値）

表 8 − 23　たんぱく質，脂質，炭水化物の供給熱量割合（PFC熱量比率）　　(%)

	たんぱく質 (P)	脂　　質 (F)	炭水化物 (C)
昭和40年度	12.2	16.2	71.6
50	12.7	22.8	64.5
60	12.7	26.1	61.2
平成7年度	13.3	28.0	58.7
17	13.1	28.9	58.0
25	13.0	28.6	58.4
26	12.8	29.2	58.0
27	12.9	29.6	57.5
29	12.9	30.1	57.0
30	13.0	30.1	56.9

注：昭和40年度〜59年度は，科学技術庁「四訂日本食品標準成分表」，昭和60年度〜平成20年度は，「五訂日本食品標準成分表」，平成21年度〜25年度は「日本食品標準成分表2010」を適用した。
資料：「食料需給表」（平成30年度は概算値）

20.　食料自給率

(1) 食料自給率とは食料の国内消費量のうち，国内生産量で供給される割合をいう。

(2) わが国の供給熱量自給率は，昭和 60 年度は 53％であったが，年々減少傾向をたどり，平成 30 年度は 37％となっている。

(3) 穀物（食用＋飼料用）自給率は昭和 60 年度は 31％であったが，平成 30 年度は 28％となっている。

(4) 農林水産省では 2025 年度の食料自給率の目標を 45％としている（生産額ベースで 73％）。このためには国産農産物の消費拡大が必要となる。

計算方法

総合食料自給率

$$\text{供給熱量ベースの食料自給率} = \frac{\text{国民1人1日当たり国産供給熱量 (kcal)}}{\text{国民1人1日当たり供給熱量 (kcal)}} \times 100$$

$$\text{生産額ベースの食料自給率} = \frac{\text{食料の国内生産額 (円)}}{\text{食料の国内消費仕向額 (円)}} \times 100$$

品目別自給率

$$\text{品目別自給率} = \frac{\text{国内生産量 (t)}}{\text{国内消費仕向量 (t)}} \times 100$$

資料：農林水産省作成

表 8 - 24　食料自給率の推移

		昭和40年度	50	60	平成7年度	17	22	25	27	29	30(概算)
品目別自給率	米	95	110	107	104	95	97	96	98	96	97
	うち主食用					100	100	100	100	100	100
	小麦	28	4	14	7	14	9	12	15	14	12
	大麦・はだか麦	73	10	15	8	8	8	9	9	9	9
	いも類	100	99	96	87	81	76	76	76	74	73
	甘しょ	100	100	100	100	93	93	93	94	94	95
	馬鈴しょ	100	99	95	83	77	71	71	71	69	67
	豆類	25	9	8	5	7	9	9	9	7	7
	大豆	11	4	5	2	5	6	7	7	7	6
	野菜	100	99	95	85	79	81	79	80	79	77
	果実	90	84	77	49	41	38	40	41	40	38
	みかん	109	102	106	102	103	95	103	100	100	100
	りんご	102	100	97	62	52	58	55	59	57	60
	肉類（鯨肉を除く）	90	77	81	57	54	56	55	54	52	51
	牛肉	95	81	72	39	43	42	41	40	36	36
	豚肉	100	86	86	62	50	53	54	51	49	48
	鶏肉	97	97	92	69	67	68	66	66	64	64
	鶏卵	100	97	98	96	94	96	95	96	96	96
	牛乳・乳製品	86	81	85	72	68	67	64	62	60	59
	魚介類	100	99	93	57	51	55	55	55	52	55
	うち食用	110	100	86	59	57	62	60	59	56	59
	海草類	88	86	74	68	65	70	69	70	69	68
	砂糖類	31	15	33	31	34	26	29	33	32	34
	油脂類	31	23	32	15	13	13	13	12	13	13
	きのこ類	115	110	102	78	79	86	87	88	88	88
穀物（食用＋飼料用）自給率		62	40	31	30	28	27	28	29	28	28
主食用穀物自給率		80	69	69	65	61	59	59	61	59	59
供給熱量総合食料自給率		73	54	53	43	40	39	39	39	38	37
飼料自給率		55	34	27	26	25	25	26	28	26	25

注：1）米については，国内生産と国産米在庫の取崩しで国内需要に対応している実態を踏まえ，平成10年度から国内生産量に国産米在庫取崩し量を加えた数量を用いて，次式により品目別自給率，穀物自給率及び主食用穀物自給率を算出している。

自給率＝国産供給量（国内生産量＋国産米在庫取崩し量）／国内消費仕向量×100（重量ベース）

飼料用の政府売却がある場合は，国産供給量及び国内消費仕向量から飼料用政府売却数量を除いて算出している。

2）品目別自給率，穀物自給率及び主食用穀物自給率の算出は次式による。

自給率＝国内生産量／国内消費仕向量×100（重量ベース）

3）供給熱量総合食料自給率の算出は次式による。ただし，畜産物については，飼料自給率を考慮して算出している。

自給率＝国産供給熱量／国内総供給熱量×100（熱量ベース）

4）飼料自給率については，TDN（可消化養分総量）に換算した数量を用いて算出している。

資料：農林水産省「食料需給表」

第八章　国民栄養・食生活

21. 食生活の変化と食料自給率の変化

1. 食料自給率は供給熱量ベースで 38%

　国内の食料消費が国内の農業生産でどの程度賄えているのかを示す食料自給率は，平成 12 年度以降 39 ～ 40% 前後の水準で推移していたが，平成 30 年は 37% となった。生産額ベースでは近年は 65% 前後で推移している（図 8 － 22）。平成 30 年度の飼料用を含む穀物自給率（重量ベース）は 28%，米や麦等の主食用穀物自給率（重量ベース）では 59% となっている（前頁，表 8 － 23）。このようにわが国の食料自給率は先進国で最低となっている。

図 8 － 22　わが国の総合食料自給率の推移

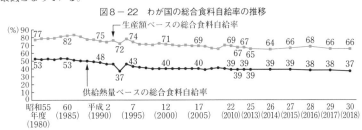

資料：農林水産省「食料需給表」

2. 食料自給率の 50 年間の変化

　わが国の食料自給率（カロリーベース）の 50 年間の変化をみると，1965（昭和 40）年には総合食料自給率が 73% であったものが，50 年後の 2015（平成 27）年には 39% に減少している。こうした食料自給率低下の要因としては，食生活の洋風化で国産品で需要が満たすことのできる米の消費量が減少する一方，飼料や原料を輸入に依存せざるを得ない畜産品や油脂類の消費の増加が大きいとされている。また，近年横ばいが続いている要因として，人口の減少や高齢化により需要が減少しているなか，国内の農業生産力が低下し，嗜好の変化や需要サイドのニーズに対応しきれていないことが挙げられている。

　今後，輸出を含めた国内外での国産農産物の需要拡大や，農地の確保や集積・集約化，担い手の育成・確保などの取り組みを通じて，食料自給率の向上を図っていくことが求められている。

図 8 － 23　総合食料自給率（カロリーベース）の 50 年間の変化

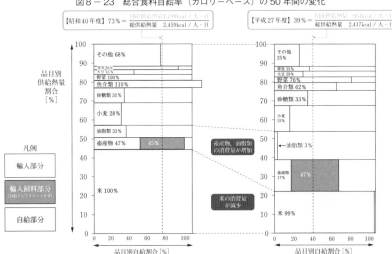

資料：農林水産省「平成28年度 食料・農業・農村白書」

22. 増加する食料品の輸入

(1) わが国における農産物輸入額の上位を占める品目の推移は，昭和35 (1960) 年には食用として消費する小麦や油脂原料としての大豆，砂糖の原料となる粗糖が上位を占めていたが，昭和45 (1970) 年には，飼料用とうもろこしがもっとも上位を占めた (表8−25)。平成2 (1990) 年以降は，豚肉やとうもろこし，牛肉などの輸入が増えてきている。

表8−25 我が国の輸入農産物の推移 (上位5品目，金額ベース)

	昭和35年 (1960)	45 (1970)	55 (1980)	平成2 (1990)	12 (2000)	30 (2018)
1位	小麦	とうもろこし	とうもろこし	とうもろこし	豚肉	たばこ
2位	大豆	大豆	大豆	牛肉	たばこ	豚肉
3位	粗糖	小麦	小麦	アルコール飲料	牛肉	牛肉
4位	とうもろこし	粗糖	粗糖	豚肉	生鮮・乾燥果実	とうもろこし
5位	牛脂	グレーンソルガム	コーヒー豆	たばこ	とうもろこし	生鮮・乾燥果実

注：1）工業用原料（羊毛，綿，天然ゴム，その他（牛革等））を除く。
　　2）たばこは，製品たばこを含む。
　　3）平成2 (1990) 年以前は，生鮮・乾燥果実の分類を採用していない。
資料：財務省「貿易統計」を基に農林水産省で作成

(2) 主な輸入農産物の生産に必要な農地面積は1,088万haと試算され，日本の耕地面積の2.4倍に相当する農地を海外に依存している形となっている。

図8−24 海外に依存している農地面積 (試算)

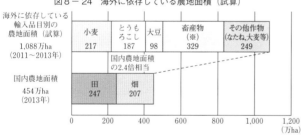

資料：農林水産省「食料需給表」，「耕地及び作付面積統計」等を基に農林水産省で試算。
「平成28年度 食料・農業・農村白書」
(※) 輸入している畜産物の生産に必要な牧草・とうもろこし等の量を面積に換算したもの。
注：1年1作を前提。

(3) 農産物の輸入は海外で生産される際，使用される水資源も一緒に輸入していることになる。これを仮想水 (バーチャルウォーター) という，2000年で627億m³／年に及んでいる。米国・中国等での水不足が懸念されている。

図8−25 日本への品目別仮想水の量 (2000年)

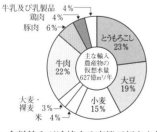

〈参考〉食事メニューごとに必要な仮想水の量

メニュー	仮想水 (l)	輸入仮想水 (%)
牛丼 (並)	1,887 (10.5)	68
カレーライス	1,095 (6.1)	69
オレンジジュース (200ml)	168 (0.9)	89
アイスクリーム	396 (2.2)	79

注：1）仮想水の欄 ( ) 内は，風呂 (180L) に換算した場合の杯数。
　　2）輸入が総水の割合は，食材に占める輸入割合 (自給率は2006年度) から算出。
資料：東京大学生産技術研究所の沖大幹教授等のグループによる試算

(4) 食料輸入が途絶する事態が起きた場合，農水省では肉類，野菜の生産からいも類等熱量効率の高い作物に転換して2,020kcalを確保できるとしているが，食事内容は貧しいものとなる。

23.　農産物貿易・主な輸入品の国別割合

1. 日本は世界最大の農産物純輸入国

　日本の農産物輸入額は，世界的な貿易自由化の流れのなか，食生活の多様化等を背景に増加し，2018（平成30）年における農産物輸入額は6兆6,220億円と，米国，中国，豪州，タイ，カナダ，イタリアと良好な関係にある国からの輸入となっている。

2. わが国の農産物輸入は特定国に依存

　わが国の農産物輸入総額を輸入相手国別にみると，米国，中国，豪州，タイ，カナダの上位5つの国からの輸入が50％以上を占めている（図8－26）。品目別にみると，米国からの輸入がとうもろこしでは飼料用を含め91.9％，小麦48.3％，大豆69.1％を占めるなど，特定国に大きく依存した構造となっている。

図8－26　わが国の主要農産物の国別輸入額割合（金額ベース，平成30年）

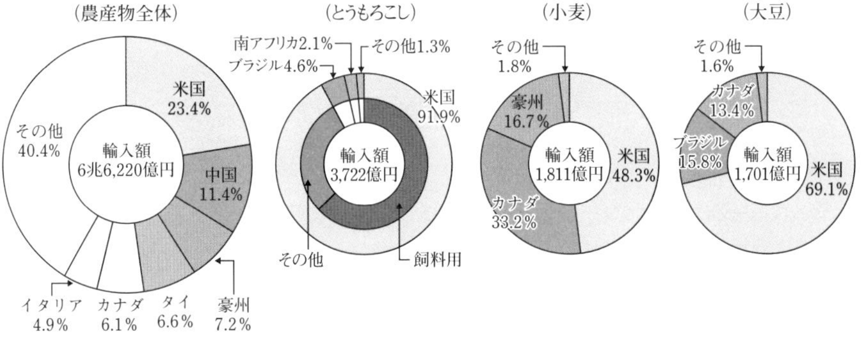

資料：財務省「貿易統計」を基に農林水産省で作成

3. 不測の事態に備えたリスクの分析・評価

　農林水産省では，不測の事態に備え，食料の安定的な供給に関するリスクの影響等を定期的に分析・評価しており，必要に応じ，その影響を軽減するための対応策の検討等を行うことにしている。

図8－27　影響の分析・評価の対象としているリスク一覧

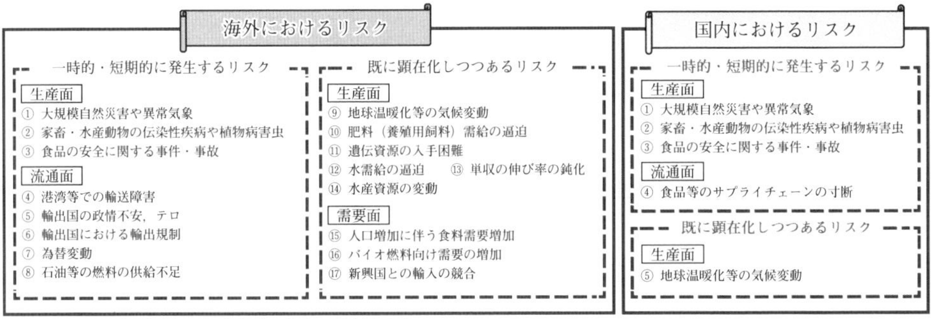

資料：農林水産省「平成29年度食料・農業・農村白書」

24. 地球に優しいライフスタイルを
—エコロジカル・フットプリント，フードマイレージ等—

1. エコロジカル・フットプリント

エコロジカル・フットプリントは，人間生活がいかに自然環境に依存しているかを示すために，ブリティッシュ・コロンビア大学で開発された指標である。人類の地球に対する需要を，資源の供給と廃棄物の吸収に必要な生物学的生産性のある陸地・海洋の面積で表したものである。

WWF Living Plant Report 2006 によれば，2003年の時点で世界のエコロジカル・フットプリントは地球の生物生産力（供給）を25%超過しているとされている。特にアメリカ，EU諸国，日本など先進国のエコロジカル・フットプリントは，その生物生産力を超過している。

日本の1人当たりのエコロジカル・フットプリントは，2003年で世界平均の生物生産力の2.5倍，アメリカは5.4倍に達している。これは，世界中の人が日本人と同じ生活をすると地球が2.5個，アメリカ人の生活では地球が5.4個必要になることを示している（図8－30）。また平成16年版環境白書によると，日本の地域別エコロジカル・フットプリントを調べると，東京都は全国平均を9%上回っていることがわかった。

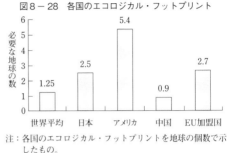

図8－28　各国のエコロジカル・フットプリント

注：各国のエコロジカル・フットプリントを地球の個数で示したもの。

資料：WWF "Living Planet Report 2006" を基に環境省作成

2. フードマイレージ

日本は世界最大の農産物輸入国であり，食料輸送量に輸送距離を乗じた「フードマイレージ」の概念に基づく試算では，約9,000億t・kmと試算され，他国に比べて格段に多い。その結果，国内輸送による二酸化炭素排出量900万 CO_2t の約1.9倍に相当する1,700万 CO_2t が食料輸入により排出されると試算されている（図8－29）。

3. ライフサイクルアセスメント

食料の生産から消費・廃棄物処理にいたる過程で必要なエネルギーの総量をライフサイクルアセスメント（LCA）手法により分析すると，米は6,330kcal/kg，パン類は9,510kcal/kg，めん類15,040kcal/kgとなる。フードマイレージや燃料エネルギーを減らすことで，二酸化炭素排出量の削減が可能である。環境負荷のライフスタイルを実践するには，一人ひとりの食生活の見直しが必要になる。

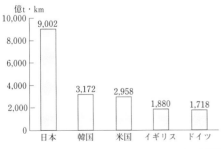

図8－29　各国のフードマイレージ

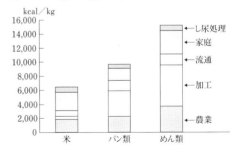

図8－30　米，パン類，めん類にかかる燃料エネルギー量

注：1）フードマイレージについては，たとえば温室栽培で国内生産を行ったほうが，海外から輸入するよりも二酸化炭素排出量が多くなる場合があるなど，輸送以外の要因も含めて環境負荷の判断を行うべきとの指摘（イギリス環境・食料・農村地域省）があることに留意する必要がある。
2）LCAとは，製品の材料調達段階から廃棄に至る各段階におけるエネルギー（燃料）・資源の投入と排出を把握し，製品・サービスの環境への負荷を分析・評価して，負荷の少ない生産への移行を検討する手法。

資料：中田哲也「フード・マイレージ」（日本評論社，2007），久守藤男「飽食経済のエネルギー分析」（農山漁村文化協会，2000）を基に農林水産省で作成

第八章　国民栄養・食生活

25. 栄養供給量の国際比較（1）

(1) 食料供給量の国際比較をみると，わが国は穀類，野菜，魚介類が多く，いも類，砂糖，肉類，牛乳・乳製品，油脂類の低いことがわかる。

(2) 食料供給量からみた供給熱量総合食料自給率をみると，先進国の中で最低にあることがわかる。

表8－26　各国の国民1人1年当たり供給食料（2013・2018）（試算）　　　　　　　(kg)

	年	穀　類	いも類	豆　類	野菜類	果実類	肉　類	卵　類	牛乳・乳製品	魚介類	砂糖類	油脂類
アメリカ	2013	107.0	56.1	7.3	114.0	110.7	115.1	14.6	281.3	21.5	31.7	33.3
カナダ	2013	121.9	73.5	15.9	108.5	142.9	90.8	13.0	276.1	22.5	32.3	30.9
ドイツ	2013	111.8	61.5	2.9	92.9	96.5	85.9	12.2	358.0	12.6	35.6	25.4
スペイン	2013	107.6	60.1	6.3	119.2	82.1	94.0	13.3	184.1	42.4	29.9	29.7
フランス	2013	128.2	54.0	3.0	97.3	120.4	86.8	13.1	362.3	33.5	36.7	22.5
イタリア	2013	159.3	38.4	6.0	128.9	151.0	84.0	13.3	298.5	25.1	30.6	33.4
オランダ	2013	89.4	91.9	3.0	86.3	184.7	89.5	14.0	357.5	22.1	42.4	18.4
スウェーデン	2013	102.6	60.0	3.3	94.4	131.6	81.6	13.4	459.9	32.0	38.4	19.0
イギリス	2013	117.1	104.1	5.2	97.0	131.6	81.5	11.1	274.2	20.8	38.7	20.0
スイス	2013	99.2	41.0	2.7	108.7	113.9	72.3	10.5	415.6	17.8	55.4	23.1
オーストラリア	2013	89.9	56.4	2.8	102.8	100.8	116.2	8.5	281.4	26.1	36.5	26.5
日　本	2014	105.9	21.0	8.5	106.1	48.6	45.7	19.7	89.6	49.4	18.5	19.4
	2015	104.6	21.6	8.8	104.2	47.4	46.5	19.9	91.1	47.9	18.5	19.5
	2018	103.8	22.7	9.1	103.4	48.7	50.7	20.6	95.7	45.0	18.2	20.0

注：1）供給粗食料ベースの数値である。
　　2）穀類のうち，米については玄米に換算している。
　　3）砂糖類は，日本は精糖換算数量，日本以外は粗糖換算数量である。
　　4）牛乳・乳製品については，生乳換算によるものであり，バターを含んでいる。
資料：農林水産省「食料需給表」，FAO "Food Balance Sheets" を基に農林水産省で試算した。

表8－27　諸外国・地域の食料自給率（カロリーベース）の推移（2006～2018）（試算）　　　(%)

	2006 平成18	2007 19	2008 20	2009 21	2010 22	2011 23	2012 24	2013 25	2014 26	2015 27	2018 30
アメリカ	120	124	134	130	135	127	126	130	—	—	—
カナダ	185	168	211	223	225	258	244	246	—	—	—
ドイツ	77	80	86	93	93	92	96	95	—	—	—
スペイン	81	82	83	80	92	96	73	93	—	—	—
フランス	121	111	114	121	130	129	134	127	—	—	—
イタリア	61	63	67	59	62	61	61	60	—	—	—
オランダ	78	75	77	65	68	66	68	69	—	—	—
スウェーデン	79	78	74	79	72	71	70	69	—	—	—
イギリス	69	65	69	65	69	72	67	63	—	—	—
スイス	53	53	55	56	52	56	55	50	55	—	—
オーストラリア	172	173	162	187	182	205	229	223	—	—	—
韓　国	45	44	46	47	47	39	39	42	42	43	—
日　本	39	40	41	40	39	39	39	39	39	39	37

注：1）日本は年度。それ以外は暦年。
　　2）食料自給率（カロリーベース）は，総供給熱量に占める国産供給熱量の割合である。畜産物，加工食品については，輸入飼料，輸入原料を考慮している。
　　3）ドイツについては，統合前の東西ドイツを合わせた形で遡及している。
　　4）日本及び上記諸外国以外は，データが不足しているため試算していない。
　　5）FAO "Food Balance Sheets" 及び上記諸外国のデータは，過去に遡って修正されることがある。
資料：農林水産省「食料需給表」，FAO "Food Balance Sheets" 等を基に農林水産省で試算した（酒類等は含まない）。

26. 栄養供給量の国際比較（2）

(1) 主要先進国の国民 1 人当たり栄養供給量（2013）は，農水省の試算では表 8 − 28 の通りである。

(2) 主要先進国の穀物自給率をみると，わが国は平成 10 年度以降 30％を割り，世界最低となっている。

表 8 − 28　各国の国民 1 人 1 日当たり栄養供給量（2013・2018）（試算）

	年	熱　量			たんぱく質			脂質			PFC供給熱量比率(%)		
		合　計 (kcal)	比率(%) 動物性	比率(%) 植物性	合計 (g)	うち動物性 (g)	比率(%)	合計 (g)	うち油脂類 (g)	比率(%)	たんぱく質 (P)	脂　質 (F)	糖　質 (炭水化物) (C)
アメリカ	2013	3509.0	28	72	107.6	69.6	65	161.2	84.4	52	12.3	41.4	46.4
カナダ	2013	3365.0	26	74	102.7	54.3	53	146.7	77.6	53	12.2	39.2	48.6
ドイツ	2013	3224.0	32	68	98.5	61.1	62	141.6	65.5	46	12.2	39.5	48.3
スペイン	2013	2995.0	27	73	100.6	62.7	62	143.1	78.7	55	13.4	43.0	43.6
フランス	2013	3325.0	35	65	106.3	66.4	62	158.6	60.0	38	12.8	42.9	44.3
イタリア	2013	3458.0	26	74	105.9	57.1	54	154.5	83.9	54	12.3	40.2	47.5
オランダ	2013	3074.0	35	65	109.5	75.4	69	125.1	48.2	39	14.2	36.6	49.1
スウェーデン	2013	3014.0	35	65	104.6	70.6	67	129.6	49.6	38	13.9	38.8	47.4
イギリス	2013	3251.0	30	70	100.2	57.4	57	137.9	55.5	40	12.3	38.2	49.5
スイス	2013	3192.0	35	65	89.8	57.9	64	153.1	59.3	39	11.2	43.2	45.6
オーストラリア	2013	3105.0	33	67	100.8	67.8	67	150.0	69.2	46	13.0	43.5	43.6
日　本	2015	2420.9	22	78	77.9	43.1	55	79.6	38.9	49	12.9	29.6	57.5
	2016	2429.3	22	78	77.8	43.0	55	79.9	38.8	49	12.8	29.6	57.6
	2018	2443.2	23	77	79.1	44.1	56	81.8	38.9	48	13.0	30.1	56.9

注：酒類等は含まない。

資料：農林水産省「食料需給表」，FAO "Food Balance Sheets" を基に農林水産省で試算

表 8 − 29　諸外国の穀物自給率の推移（2002〜2013）（試算）　　　　　　　　　　　（%）

	2002 平成14	2003 15	2004 16	2005 17	2006 18	2007 19	2008 20	2009 21	2010 22	2011 23	2012 24	2013 25
アメリカ	119	132	140	130	128	150	155	125	120	118	112	127
カナダ	120	146	165	164	168	143	177	180	168	202	182	202
ドイツ	111	101	128	110	102	102	117	124	112	103	115	113
スペイン	78	68	81	49	61	69	70	57	68	73	61	75
フランス	186	173	197	177	177	164	168	174	185	176	198	189
イタリア	84	73	83	81	76	74	78	68	75	76	71	69
オランダ	25	24	23	22	17	16	19	20	16	14	16	16
スウェーデン	120	122	127	126	125	128	127	120	113	110	114	110
イギリス	109	99	103	98	99	92	116	101	95	101	90	86
スイス	59	49	57	61	56	49	49	51	47	45	47	42
オーストラリア	198	333	260	279	136	175	207	241	230	291	344	279
日　本	28	28	28	27	28	28	28	26	27	28	27	28

注：1）穀類のうち，米については玄米に換算している。

　　2）ドイツについては，統合前の東西ドイツを合わせた形で遡及している。

　　3）FAO "Food Balance Sheets" のデータは，過去に遡って修正されることがある。

資料：農林水産省「食料需給表」，FAO "Food Balance Sheets" を基に農林水産省で試算

〈参考〉

　穀物自給率：FAO "Food Balance Sheets" 2013 でみると，わが国は 28％と非常に低く，178 の国・地域のうち 125 位，OECD 加盟国 34 か国中 29 位となっている。

第八章　国民栄養・食生活

27. 持続可能な開発目標 (SDGs) と世界の栄養不足人口

1. 持続可能な開発目標としての「飢餓」と「貧困」の撲滅

　2015 年 9 月に国連で採択された「持続可能な開発のための 2030 アジェンダ」は，人類，地球そして繁栄のために，国際社会が共同して解決へと取り組むべき行動を示した画期的な合意である。持続可能な開発目標 (SDGs：Sustainable Development Goals) として 17 のゴール (目標) が示され，そのうちのゴール 1 は貧困 (あらゆる場所のあらゆる形態の貧困を終わらせる)，ゴール 2 は飢餓 (飢餓を終わらせ，食料安全保障および栄養改善を実現し，持続可能な農業を促進する) である。

　ゴール 1 貧困：世界人口のうち，1 日当たり 1.9 ドル未満で生活する極度の貧困状態にある人の割合は，2012 年では 12.7 ％で，これは 1990 年の 37.1 ％から 3 分の 1 まで減少した。しかし 2012 年に極度の貧困状態にある人は約 9 億人であり，世界で 8 人に 1 人が極度の貧困状態で生活していることになる。さらに，貧困の割合は各国で一律ではなく，アフリカのサハラ砂漠より南に位置するサブサハラ地域では，40 ％以上の人が極度の貧困状態にある。

　ゴール 2 飢餓：世界人口に占める栄養不足人口の割合 (栄養不足蔓延率) は 1990 〜 1992 年の 18.6 ％から 2010 〜 2012 年には 11.8 ％に低下した。しかし 2015 年以降，飢餓人口は増加に転じ，2018 年には 8 億 2,100 万人，9 人に 1 人が飢えに苦しむという 10 年前の状況に後退している。この原因は長引く紛争に加え，気候変動による干ばつ，洪水などの異常気象の影響により農業生産に支障をきたし，食料入手を困難にしているためである。

　こうした状況を解決すべく，ゴール 2 に掲げられている「持続可能な農業」は，飢餓と貧困の撲滅のみならず，環境への負荷の低減に寄与すると考えられている。なかでも農地への過剰な施肥は水質汚染を引き起こし，また窒素肥料に含まれる一酸化二窒素 (亜酸化窒素) はオゾン層をもっとも破壊する物質とされており，地球環境への悪影響が強く懸念されている。今後，化学肥料に依存しない環境保全型農業の促進によるグローバルな環境の改善が期待されている。

2. 「2018 年世界栄養報告」から

(1) 2018 年 11 月に発表された「2018 年世界栄養報告 (Global Nutrition Report)」では，あらゆる形態の栄養不良が世界中に蔓延している現状に警告を鳴らす一方，今こそが栄養不良による負荷を解決するための行動に移す絶好の機会としている。

(2) 報告書によると，栄養不足によって世界の 5 歳未満の子どものうち 1 億 5,080 万人 (22.2 ％) が成長不良，5,000 万人 (7.5 ％) が衰弱状態にある一方，過体重の子どもは 3,800 万人 (5.6 ％) に上るとしている。さらに成人の 39 ％が過体重あるいは肥満，生殖可能年齢の女性の 3 分の 1 が貧血症状，また毎年産まれてくる新生児のうち 2,000 万人が低出産体重となっており，あらゆる国がさまざまな形態での栄養不良の影響を受けている。

　こうした状況の一方で，成長不良の子どもの割合は 2000 年の 32.6 ％から改善しており，低体重の女性の割合もわずかながらではあるが減少している。また WHO が掲げた国際栄養目標 2025 の 9 目標のうちすべての国が 1 つ以上の目標達成に取り組んでいる。しかしこれらの進展は非常に遅い。そのため，横断的なプログラムの策定，必要かつ有効なデータの優先的選択と投資，栄養プログラムへの投資の拡大と多様化，世界的規模での栄養改善の取り組み，あらゆる栄養不良に終止符を打つための最善の取り組みの実行など，現時点での早急な施策の実施が SDGs のゴール 2 達成に不可欠としている。

〈参考〉エコフィード (ecofeed)

　食品残さ等を有効活用した飼料のこと。環境に優しい (ecological) や節約する (economical) 等を意味するエコ (eco) と飼料を意味する feed を合わせた造語。

28．PFCエネルギー比の国際比較

(1) 供給エネルギー量のたんぱく質，脂質，炭水化物の栄養素別構成比（PFC エネルギー比）をみると，昭和 55 年頃の PFC バランスは最もよく，最近は脂質エネルギー比の増加が指摘されている。欧米諸国では脂質エネルギー比の多すぎることがわかる。

図8−31　PFCエネルギー比の国際比較

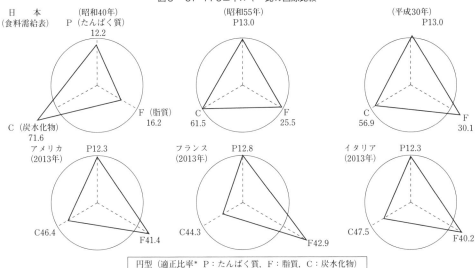

円型（適正比率＊ P：たんぱく質，F：脂質，C：炭水化物）
適正値 P：13，F：25，C：62

注：＊適正比率は，日本は厚生労働省「日本人の食事摂取基準」により試算したものである。
資料：厚生労働省「国民健康・栄養調査」，農林水産省「食料需給表」，OECD「Food Consumption Statistics」

(2) 食料需給表により PFC 熱量比率の変化をみると，昭和年代は，たんぱく質，脂肪エネルギー比の増加，炭水化物エネルギー比の減少傾向が進んでいたが，最近は大きな変化はみられない。

表8−30　エネルギーの栄養素別摂取構成比（1歳以上）

年　度	たんぱく質 (P)	脂　質 (F)	炭水化物 (C)	年　度	たんぱく質 (P)	脂　質 (F)	炭水化物 (C)
昭和40年度	12.2	16.2	71.6	21	13.0	28.5	58.5
45	12.4	20.0	67.6	22	13.0	28.3	58.6
50	12.7	22.8	64.5	23	13.0	28.6	58.4
55	13.0	25.5	61.5	24	13.1	28.7	58.2
60	12.7	26.1	61.2	25	13.0	28.6	58.4
平成2年度	13.0	27.2	59.9	26	13.0	29.4	57.6
7	13.3	28.1	58.6	27	12.9	29.5	57.6
12	13.1	28.7	58.2	28	12.8	29.6	57.6
17	13.1	29.0	58.0	29	12.9	29.8	57.3
20	13.0	28.9	58.1	30	13.0	30.1	56.9

注：昭和40〜59年度は「四訂日本食品標準成分表」，昭和60年度〜平成20年度は「五訂日本食品標準成分表」，平成21〜25年度は「日本食品標準成分表2010年版」，平成26年度以降は2015年版を適用した。

資料：農林水産省「食料需給表」

29.　食料自給力指標・日米の野菜消費量

1.　食料自給力指標

　世界の食料需給が中長期的にひっ迫するなか，食料の多くを海外依存する日本にとって食料の安全保障の観点から，国内の農地等を活用することで，食料の潜在生産能力（食料自給力）をいかに高めるかが重要となっている。そこで食料の潜在生産能力の大きさを数値でしめすために，食料の供給熱量の最大値を1人1日当たりの値として試算したものが食料自給力指標である。食料自給力指標は，図8－32に示すように農地面積の減少や単収の伸び悩み等により低下傾向で推移しており，多くの問題を抱えている。

図8－32　食料自給力指標等の推移

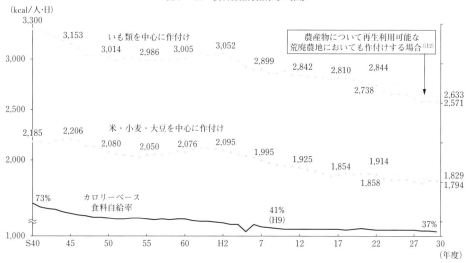

注1：食料自給力指標は，平成29年度までは確定値，平成30年度は概算値。
注2：「農産物について再生利用可能な荒廃農地においても作付けする場合」は，再生利用可能な荒廃農地面積9万ha（平成29年）を計算に使用した。
資料：農林水産省

2.　日米の野菜消費量

日本と米国の野菜消費量を比較すると，日本人の1人1年当たりの消費量は，1968年の137 kgをピークに減少傾向で推移し2013年には102 kgとなった。一方，米国では近年減少傾向にあるが，2013年の消費量は1968年と比べ10 kg多い114 kgとなっている。米国の野菜消費量の増加理由として，カット野菜などの利便性の高い製品の普及，カリフォルニア州などでの野菜生産の拡大，コールドチェーン導入による遠距離輸送の実現，「合衆国上院栄養問題特別委員会報告書」（1977年）を踏まえた栄養政策の推進，などがあげられている。

図8－33　日米における1人1年当たりの野菜消費量の推移

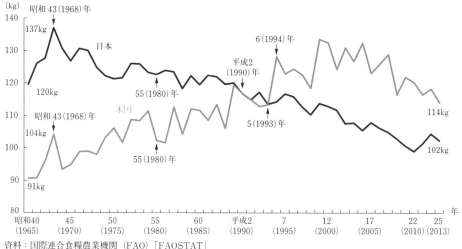

資料：国際連合食糧農業機関（FAO）「FAOSTAT」

〈参考〉あなたは，食品購入の際，何を重視しますか？

　平成30年国民健康・栄養調査では，食品選択の際に何を重視するかについての回答で，男女とも「おいしさ」を選んだ割合が最も高かった（男性74.4％，女性77.4％）。その一方で，男女の違いが大きかった項目は「栄養価」「季節感・旬」「安全性」，次いで「鮮度」「価格」であった。こうした女性の回答の割合が高い項目については，食生活指導に当たって参考にしたい。

参考図　食品を選択する際に重視する点（20歳以上）

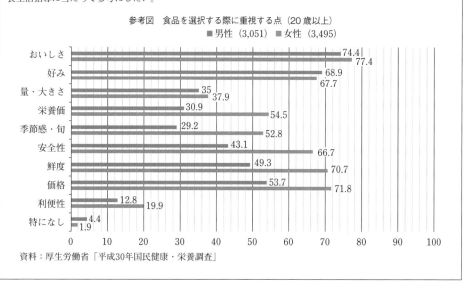

資料：厚生労働省「平成30年国民健康・栄養調査」

30．日本食品標準成分表 2015 年度版（七訂）の改訂の概要

　文部科学省（科学技術・学術審査会議資源調整分科会の食品成分委員会）は，平成 27 年度に日本食品成分表について 15 年ぶりの改訂を行った。また平成 28 年 12 月に追補（追補 2016 年）を公表，以後引き続き年度ごとにデータを公表していく予定である。

1．収載食品の充実
　収載食品数を 313 食品増加（1,878 食品→ 2,191 食品）。主な追加食品は次のとおりである。
(1) 日本人の伝統的な食文化を代表する食品（刺身，てんぷらなど）
　　例：（刺身）まだい，ひらめなど，（天ぷら）さつまいも，きすなど。
(2) 健康志向を反映した食品
　　例：五穀米，発芽玄米，亜麻仁油など。
(3) 子どものアレルギー増加に配慮した食品
　　例：玄米粉，米粉パン，米粉めんなど。
(4) 栄養成分表示の義務化にも対応した調理後食品
　　例：鶏のから揚げ，とんかつ，魚のフライ，肉・野菜などの焼き・ゆでなど。

2．収載成分の充実
　炭水化物を構成するでん粉，糖類などを直接分析し，854 食品の炭水化物成分表を新たに作成した。既存のアミノ酸成分表と脂肪酸成分表についても収載食品数が大幅に増加している（アミノ酸成分表 337食品→ 1,558 食品，脂肪酸成分表 1,262 食品→ 1,782 食品）。
　また家庭や給食で常用されることが多い「惣菜」（青菜の白和え，ぎょうざ，チキンカレーなど 41 食品の惣菜）について，成分値の算出方法が示されている。

3．七訂追補 2016 年の概要
(1) 収載食品の充実：31 食品増加（2,191 食品→ 2,222 食品）
　　和食文化を代表する食品：しょうがおよび大根のおろし，油揚・かんぴょう・椎茸の甘煮，黒はんぺん，魚醤油など。
　　健康志向を反映した食品：キヌア，えごま。
　　食べる機会の増えた食品：インディカ米，ドライトマト，パインアップル焼き，ブドウ皮付き生，りんご皮付き焼き，ドライマンゴなど。
　　し好食品など：こんにゃくゼリー，缶チュウハイ
(2) 収載成分の充実：アミノ酸成分表 1,558 → 1,586 食品，脂肪酸成分表 1,782 食品→ 1,801 食品，炭水化物成分表 854 食品→ 880 食品。成分項目にナイアシン当量を追加。

4．2015 年度版（七訂）の各成分表の収載食品数
　日本食品標準成分表 2015 年度版（七訂）では，本編のほかアミノ酸成分表編，脂肪酸成分表編，新たに作成された炭水化物成分表編が作成されている。追補 2016 年を含む各成分表の収載食品数は次頁の表8 − 31 のとおりである。食品群の配列は配膳（主食・主菜・副菜）に用いる食品が栄養成分の視点で理解できる順番となっている。

〈参考表〉食品成分表の沿革

名　称	公表年	食品数	成分項目数
日本食品標準成分表	昭和 25 年（1950）	538	14
改訂日本食品標準成分表	昭和 29 年（1954）	695	15
三訂日本食品標準成分表	昭和 38 年（1963）	878	19
四訂日本食品標準成分表	昭和 57 年（1983）	1,621	19
五訂日本食品標準成分表	平成 12 年（2000）	1,882	36
五訂増補日本食品標準成分表	平成 17 年（2005）	1,878	43
日本食品標準成分表 2010 年	平成 22 年（2010）	1,878	50
日本食品標準成分表 2015 年版（七訂）	平成 27 年（2015）	2,191	52

表 8 - 31　日本食品標準成分表 2015 年版の各成分表（可食部 100 ｇ当たりの成分表）の収載食品数

食品群	2015 年版本編	アミノ酸編	脂肪酸編	炭水化物編	
				炭水化物表	有機酸表
1 穀類	162	144	156	137	—
2 いも及びでん粉類	62	32	33	53	22
3 砂糖及び甘味類	27	1	0	24	—
4 豆類	94	82	90	68	5
5 種実類	43	39	42	34	—
6 野菜類	371	268	246	169	30
7 果実類	178	105	109	79	18
8 きのこ類	50	45	43	46	4
9 藻類	53	36	36	16	3
10 魚介類	422	323	421	9	—
11 肉類	291	233	290	6	1
12 卵類	20	16	20	18	—
13 乳類	58	51	56	44	18
14 油脂類	31	5	31	3	—
15 菓子類	142	122	126	122	2
16 し好飲料類	59	8	18	17	3
17 調味料及び香辛料類	136	71	79	34	6
18 調理加工食品類	23	5	5	1	—
合計	2,222	1,586	1,801	880	112

〈参考〉食糧危機の解決策の 1 つは昆虫食？

　平成 29 年版「環境白書」で，ちょっと異色な昆虫食が取り上げられている。2013 年に FAO は気候変動への解決策の 1 つとして昆虫食を提案する報告書をまとめている。昆虫は，鶏・豚・牛肉，海洋魚と比較しても栄養価が高く，たんぱく質が豊富で良質の脂肪が含まれ，カルシウム，鉄，亜鉛も多く含み，健康的な食物といえる，としている。
　昆虫食は，人間の健康に良いだけでなく，食料生産のための環境負荷も低減できるとしている。大正時代のアンケートによる食用・薬用昆虫の全国調査によるとハチ 14 種をはじめ，ガ類 11 種，バッタ類 10 種等，合計 55 種の昆虫が食されていた，とのことだ。長野県では今も昆虫の缶詰が販売されており，特に「蜂の子」は高級食材として，またイナゴは甘露煮や佃煮として日本各地で販売されている。

〈参考〉減塩に対する学会等の提言

　日本高血圧学会による「高血圧治療ガイドライン 2014 年度版」では，高血圧患者における減塩目標を 6 ｇ/ 日未満としている。2019 年度版でもこの目標は踏襲されている。また，2017 年に発表された米国心臓病学会／米国心臓協会によるガイドラインでは，目標値を食塩相当量 3.8g/ 日，2018 年 8 月に発表された欧州高血圧学会／心臓病学会のガイドラインでも食塩 5g/ 日未満を提唱している。また WHO の一般向けガイドラインでも，食塩 5g/ 日未満が強く推奨されている。

31．日本食品標準成分表2015年版（七訂）の取り扱いについて（健健発0330第2号，平成28年3月）厚労省健康課長通知の概要

1．「成分表2015年版」の活用に当たっての基本的留意点

(1) 収載食品数は「成分表2010」から313食品増加し，2,191食品に拡充された（追補2016年で2,222食品に拡充）。また，別冊として，日本食品標準成分表2015年版（七訂）アミノ酸成分表編，同脂肪酸成分表編および同炭水化物成分表編が作成されているので，利用目的に応じた活用を図ること。

(2) 収載されている成分値は，年間を通じて普通に摂取する場合の全国的な平均値であり，1食品1標準成分値が原則として収載されており，動植物や菌類の品種，成育（生育）環境，加工，調理方法等によりその値に幅や差異が生じることに十分留意するとともに，ほうれんそう，かつお等旬のある食品については季節による差異が明記されているので，季節変動に留意して活用すること。

(3) (4) (5) (6) については略。

2．栄養指導における留意点

　緑黄色野菜について，別表「緑黄色野菜」では，従来「緑黄色野菜」としてきたものに「日本食品標準成分表2015年版」において可食部100g当たりβカロテン当量が600μg以上のものを追加して取り扱うこととする。以下略。

別表　緑黄色野菜

あさつき	（たいさい類）	パセリ
あしたば	つまみな	（ピーマン類）
アスパラガス	たいさい	青ピーマン
いんげんまめ（さやいんげん）	たかな	赤ピーマン
エンダイブ	たらのめ	トマピー
（えんどう類）	チンゲンサイ	ひのな
トウミョウ（茎葉，芽ばえ）	つくし	ひろしまな
さやえんどう	つるな	ふだんそう
おおさかしろな	つるむらさき	ブロッコリー（花序，芽ばえ）
おかひじき	とうがらし（葉・果実）	ほうれんそう
オクラ	（トマト類）	みずかけな
かぶ（葉）	トマト	（みつば類）
（かぼちゃ類）	ミニトマト	切りみつば
日本かぼちゃ	とんぶり	根みつば
西洋かぼちゃ	ながさきはくさい	糸みつば
からしな	なずな	めキャベツ
ぎょうじゃにんにく	（なばな類）	めたで
みずな	和種なばな	モロヘイヤ
キンサイ	洋種なばな	ようさい
クレソン	（にら類）	よめな
ケール	にら	よもぎ
こごみ	花にら	（レタス類）
こまつな	（にんじん類）	サラダな
さんとうさい	葉にんじん	リーフレタス
ししとう	にんじん	サニーレタス
しそ（葉，実）	きんとき	レタス（水耕栽培）
じゅうろくささげ	ミニキャロット	サンチュ
しゅんぎく	茎にんにく	ルッコラ
すぐきな（葉）	（ねぎ類）	わけぎ
せり	葉ねぎ	（たまねぎ類）
タアサイ	こねぎ	葉たまねぎ
（だいこん類）	のざわな	みぶな
かいわれだいこん	のびる	
葉だいこん	パクチョイ	
だいこん（葉）	バジル	

32.　野菜・果物の効用と機能性に注目

1．食生活の問題点と野菜

　私たちの食事の問題点として，エネルギー，脂肪，食塩のとり過ぎ，カルシウム，カリウムの不足などが指摘されている。野菜は日本人が不足しているビタミン，ミネラル，食物繊維などを豊富に含み，しかも低カロリーである。加齢とともに増加する生活習慣病予防の，まさに立役者である。

2．野菜・果物に含まれる栄養素とその機能

　野菜・果物には，ビタミン，ミネラル，食物繊維など体調を整え，身体機能を正常に維持するための大切な栄養素が含まれている。主な機能性をあげると，①活性酸素を不活性にする抗酸化物質，②ビタミンCなど，発がん性物質の生成を抑制する微量栄養素，③ナトリウムの排泄を促進するカリウム，④コレステロールや脂質，さらには老廃物（宿便）の排泄を促進する食物繊維などである（表8－32 参照）。

表8－32　野菜の主な栄養素と機能性成分

成分	主な働き	と　機能性	主な野菜
ビタミンC	血管，菌，結合組織を丈夫に保つ	冠動脈疾患の予防，抗酸化作用	キャベツ，大根，ブロッコリー，じゃがいも，ピーマン
ビタミンE	細胞の老化を防止	抗癌化作用，動脈硬化予防	かぼちゃ，ほうれん草
食物繊維	腸内環境を整える	糖尿病の予防，コレステロール値の正常化	ごぼう，モロヘイヤ，ニンジン
カリウム	ナトリウムの排泄を促進	高血圧を予防	じゃがいも，さといも，さつまいも
カルシウム	丈夫な骨や歯をつくる	骨粗しょう症予防	小松菜，かぶ，水菜
β-カロテン	皮膚や粘膜の細胞を正常にする	抗酸化作用，がん予防	ニンジン，モロヘイヤ，かぼちゃ，ほうれん草
リコピン		抗酸化作用，がん予防，動脈硬化予防	トマト，金時にんじん
グルコシノレート		がん予防，解毒作用の促進	ブロッコリー，キャベツ，芽キャベツ，カリフラワー
ケルチセン		動脈硬化，糖尿病予防，抗酸化作用	たまねぎ，サニーレタス，ブロッコリー
カプサイシン		体脂肪の分解促進，食欲増進	とうがらし，赤ピーマンなど

資料：公益社団法人日本栄養士会「健康増進のしおり『野菜を食べよう。野菜をもっと食べて，健康生活へ』」2009一部改変

3．野菜から摂取している栄養素量

　平成18年国民健康・栄養調査より，野菜から摂取している栄養素量の比率を見ると，ビタミンA，ビタミンKは約半分以上，ビタミンCやビタミンB₂は約3分の1以上を占めるなどビタミン，ミネラルの良い給源である。

　資料：公益社団法人日本栄養士会「健康増進のしおり『野菜を食べよう。野菜をもっと食べて，健康生活へ』」2009一部改変

図8－34　野菜から摂取している栄養素割合

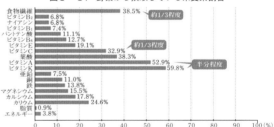

4．「5　A DAY」運動

　アメリカでは1991年にPBH（農産物健康増進基金）とNCI（米国立がん研究所）が共同してがん予防を目指した「5　A DAY」運動を推進している。アメリカでは「5　A DAY for Better Health Program」が，栄養改善とがん予防の最も一般的な考えとされている。

　「5　A DAY」プログラムは，健康のために野菜や果物を毎日5〜9サービング食べましょうというスローガンを掲げ，バランスのよい食生活を実現する運動である。

　カナダでは「5〜10　A DAY」運動，フランスでは「ディス・パール・ジュール（1日10種類）」運動が展開されている。

　日本では，「一般社団法人ファイブ・ア・デイ協会」が1日5皿分（350g）以上の野菜と200gの果物の摂取を勧めている。協会の主な活動は食育体験ツアー，産地ツアー，教育機関への食育ツールの提供，社員食堂における5　A DAYメニューの提供等である。

　WHOでは，野菜と果物の合計で1人1日に400g以上とることを勧めており，野菜と果物は同じ食品グループとして扱われている。

参考資料：1）公益社団法人日本栄養士会「健康増進のしおり『野菜を食べよう。野菜をもっと食べて，健康生活へ』」2009
　　　　　2）一般社団法人ファイブ・ア・デイ協会「健康増進のしおり『ファイブ・ア・デイ　5 A DAY運動のご案内』」

5．抗酸化物質とそれらを多く含む食品

(1) 人は酸素を体内に取り入れ栄養素と結びつけエネルギーを発生する。酸素は体内に入ったとき，活性酸素（フリーラジカル）という物質に変化する。活性酸素は体内の異物，毒物，ウイルスを分解する機能を持ち，人体にとって必要な物質であるが，過剰な活性酸素は正常な細胞を傷つけ，しわやシミなどの老化やがん化，動脈硬化など多くの疾患をもたらすことになる。

(2) 活性酸素を増やし過ぎないためには，抗酸化物質の摂取が大切である。抗酸化物質は野菜や果物などの植物性食品に多い。主な抗酸化物質とそれを含む食品を表 8 - 33 にしめす。

表 8 - 33　主な抗酸化物質とそれらを含む食品

ビタミン系	ビタミン E	カボチャ，ほうれん草，アーモンド
	ビタミン C	ブロッコリー，小松菜，かんきつ類
	βカロテン	緑黄色野菜
ポリフェノール系 フラボノイド	アントシアニン	赤ワイン，ブルーベリー，黒豆
	イソフラボン	大豆（納豆，豆腐）
	カテキン	りんご，緑茶
	ケルセチン	たまねぎ，レタス，ブロッコリー
	ルチン	ソバ
ポリフェノール系 非フラボノイド	クロロゲン酸	コーヒー，なす
	エラグ酸	イチゴ，ラズベリー，ザクロ
	セサミン	ゴマ
	クルクミン	ウコン，カレー粉，しょうが
カロテノイド系	リコピン	トマト，スイカ
	ルテイン	ほうれん草，とうもろこし，ブロッコリー
	カプサイシン	赤ピーマン，赤トウガラシ
	フコキサンチン	海藻類

(3) 活性酸素を抑える生活習慣としては以下のことがあげられる。
・エネルギーの摂り過ぎを避ける。
・野菜，果物の十分な摂取を心がける。
・不規則な生活，ストレスの多い生活を避ける。
・放射線，紫外線，薬物などへの暴露を避ける。

参考資料：私学共済広報誌第49号「活性酸素の話」冨塚和美，健康医学センター，平成26年6月

6．野菜の健康増進成分と作用

　野菜の摂取量の多い人ほど虚血性心疾患，糖尿病，高血圧などの生活習慣病の発症が少ないことが免疫調査で明らかにされている。

〈参考表〉野菜類の主な健康増進成分と作用

成分	健康増進機能
ポリフェノール ビタミン C，E カロテノイド	発がん抑制作用 突然変異抑制作用 活性酸素消去作用　など
イソチオシアネート ポリスルフィド	発がん抑制作用
ペプチド アミノ酸	血圧降下作用
食物繊維 オリゴ糖	便秘改善，大腸がん予防 糖尿病予防　など

資料：的場輝佳「野菜は和食のホープ」キューピーニュース
　　　No.496号，2015年7月8日

第9章
栄養改善の諸制度

※各省庁の名称は，諸制度策定時のものとする

1．食品表示法（平成25年6月28日法律第70号）

1．食品表示法の成立

① 食品の原材料や添加物，栄養成分等の表示方法を統一する「食品表示法」が平成25年6月28日法律70号として成立・公布され，平成27年度から施行された。

② 食品の表示はこれまで，食品衛生法，日本農林規格（JAS法），健康増進法の3つの法律に分かれていた表示ルールを平成27年度からの食品表示法の施行に合わせて一元化し，消費者にわかりやすくするものである。

2．食品表示法（平成25年6月28日法律第70号）（抄）

（目的）

第1条　この法律は，食品に関する表示が食品を摂取する際の安全性の確保及び自主的かつ合理的な食品の選択の機会の確保に関し重要な役割を果たしていることに鑑み，販売（不特定又は多数の者に対する販売以外の譲渡を含む。以下同じ。）の用に供する食品に関する表示について，基準の策定その他の必要な事項を定めることにより，その適正を確保し，もって一般消費者の利益の増進を図るとともに，食品衛生法（昭和二十二年法律第二百三十三号），健康増進法（平成十四年法律第百三号）及び農林物資の規格化等に関する法律（昭和二十五年法律第百七十五号）による措置と相まって，国民の健康の保護及び増進並びに食品の生産及び流通の円滑化並びに消費者の需要に即した食品の生産の振興に寄与することを目的とする。

（基本理念）

第3条　販売の用に供する食品に関する表示の適正を確保するための施策は，消費者基本法（昭和四十三年法律第七十八号）第二条第一項に規定する消費者政策の一環として，消費者の安全及び自主的かつ合理的な選択の機会が確保され，並びに消費者に対し必要な情報が提供されることが消費者の権利であることを尊重するとともに，消費者が自らの利益の擁護及び増進のため自主的かつ合理的に行動することができるよう消費者の自立を支援することを基本として講ぜられなければならない。

2　販売の用に供する食品に関する表示の適正を確保するための施策は，食品の生産，取引又は消費の現況及び将来の見通しを踏まえ，かつ，小規模の食品関連事業者の事業活動に及ぼす影響及び食品関連事業者間の公正な競争の確保に配慮して講ぜられなければならない。

（食品表示基準の策定等）

第4条　内閣総理大臣は，内閣府令で，食品及び食品関連事業者等の区分ごとに，次に掲げる事項のうち当該区分に属する食品を消費者が安全に摂取し，及び自主的かつ合理的に選択するために必要と認められる事項を内容とする販売の用に供する食品に関する表示の基準を定めなければならない。

一　名称，アレルゲン（食物アレルギーの原因となる物質をいう。第六条第八項及び第十一条において同じ。），保存の方法，消費期限（食品を摂取する際の安全性の判断に資する期限をいう。第六条第八項及び第十一条において同じ。），原材料，添加物，栄養成分の量及び熱量，原産地その他食品関連事業者等が食品の販売をする際に表示されるべき事項

二　表示の方法その他前号に掲げる事項を表示する際に食品関連事業者等が遵守すべき事項

2　内閣総理大臣は，前項の規定により販売の用に供する食品に関する表示の基準を定めようとするときは，あらかじめ，厚生労働大臣，農林水産大臣及び財務大臣に協議するとともに，消費者委員会の意見を聴かなければならない。

3　厚生労働大臣は，第一項の規定により販売の用に供する食品に関する表示の基準が定められることにより，国民の健康の保護又は増進が図られると認めるときは，内閣総理大臣に対し，当該基準の案を添えて，その策定を要請することができる。

4　農林水産大臣は，第一項の規定により販売の用に供する食品に関する表示の基準が定められることにより，当該基準に係る食品（酒類を除く。）の生産若しくは流通の円滑化又は消費者の需要に即した当該食品の生産の振興が図られると認めるときは，内閣総理大臣に対し，当該基準の案を添えて，その策定を要請することができる。

5　財務大臣は，第一項の規定により販売の用に供する食品に関する表示の基準が定められることにより，当該基準に係る酒類の生産若しくは流通の円滑化又は消費者の需要に即した当該酒類の生産の振興が図られると認めるときは，内閣総理大臣に対し，当該基準の案を添えて，その策定を要請することができる。

6　第二項から前項までの規定は，第一項の規定により定められた販売の用に供する食品に関する表示の基準（以下「食品表示基準」という。）の変更について準用する。

（食品表示基準の遵守）

第五条　食品関連事業者等は，食品表示基準に従った表示がされていない食品の販売をしてはならない。

資料：消費者庁「食品表示法の概要」

図9−1　食品表示法の概要

食品を摂取する際の安全性及び一般消費者の自主的かつ合理的な食品選択の機会を確保するため，食品衛生法，JAS法及び健康増進法の食品の表示に関する規定を統合して食品の表示に関する包括的かつ一元的な制度を創設。（現行，任意制度となっている栄養表示についても，義務化が可能な枠組みとする）

→

整合性の取れた表示基準の制定

消費者，事業者双方にとって分かりやすい表示

消費者の日々の栄養・食生活管理による健康増進に寄与

効果的・効率的な法執行

目的　消費者基本法の基本理念を踏まえて，表示義務付けの目的を統一・拡大

【新制度】
・食品を摂取する際の安全性
・一般消費者の自主的かつ合理的な食品選択の機会の確保

【現行】
─食品衛生法…衛生上の危害発生防止
─JAS法…品質に関する適正な表示
─健康増進法…国民の健康の増進

○基本理念（3条）
・食品表示の適正確保のための施策は，消費者基本法に基づく消費者政策の一環として，消費者の権利（安全確保，選択の機会確保，必要な情報の提供）の尊重と消費者の自立の支援を基本
・食品表示の現況等を踏まえ，小規模の食品関連事業者の事業活動に及ぼす影響等に配慮

食品表示基準（4条）
○内閣総理大臣は，食品を安全に摂取し，自主的かつ合理的に選択するため，食品表示基準を策定
①名称，アレルゲン，保存の方法，消費期限，原材料，添加物，栄養成分の量及び熱量，原産地その他食品関連事業者が表示すべき事項
②前号に掲げる事項を表示する際に食品関連事業者等が遵守すべき事項
○食品表示基準の策定・変更
　〜厚生労働大臣・農林水産大臣・財務大臣に協議／消費者委員会の意見聴取

食品表示基準の遵守（5条）
○食品関連事業者等は，食品表示基準に従い，食品の表示をする義務

指示等（6条・7条）
○内閣総理大臣（食品全般），農林水産大臣（酒類以外の食品），財務大臣（酒類）
　〜食品表示基準に違反した食品関連事業者に対し，表示事項を表示し，遵守事項を遵守すべき旨を指示
○内閣総理大臣〜指示を受けた者が，正当な理由がなく指示に従わなかったときは，命令
○内閣総理大臣〜緊急の必要があるとき，食品の回収等や業務停止を命令
○指示・命令時には，その旨を公表

立入検査等（8条・10条）
○違反調査のため必要がある場合
　〜立入検査，報告徴収，書類等の提出命令，質問，収去

内閣総理大臣等に対する申出等（11条・12条）
○何人も，食品の表示が適正でないため一般消費者の利益が害されていると認めるとき
　〜内閣総理大臣等に申出可
⇒内閣総理大臣等は，必要な調査を行い，申出の内容が事実であれば，適切な措置
○著しく事実に相違する表示行為・おそれへの差止請求権（適格消費者団体〜特定商取引法，景品表示法と同様の規定）

権限の委任（15条）
○内閣総理大臣の権限の一部を消費者庁長官に委任
○内閣総理大臣・消費者庁長官の権限の一部を都道府県知事・保健所設置市等に委任（政令）

罰則（17条〜23条）
○食品表示基準違反（安全性に関する表示，原産地・原料原産地表示の違反），命令違反等について罰則を規定

附則
○施行期日〜公布の日から2年を超えない範囲内で政令で定める日から施行
○施行から3年後に見直す旨規定を設けるほか，所要の規定を整備

（参考）表示基準（府令レベル）の取扱い
○表示基準の整理・統合は，府令レベルで別途実施（法律の一元化による表示義務の範囲の変更はない。）

【今後の検討課題】
○中食・外食（アレルギー表示）※，インターネット販売の取扱い〜当面，実態調査等を実施
○遺伝子組換え表示，添加物表示の取扱い〜当面，国内外の表示ルールの調査等を実施
○加工食品の原料原産地表示の取扱い
　〜当面，現行制度の下での拡充を図りつつ，表示ルールの調査を実施
→上記課題のうち，準備が整ったものから，順次，新たな検討の場で検討を開始
※平成26年4月より「外食等におけるアレルゲン情報の提供の在り方検討会」を開催し，同年12月に中間報告を取りまとめ
○食品表示の文字のポイント数の拡大の検討　等

資料：農林水産省「平成28年版食育白書」平成28年8月1日発行

2．平成27年度から施行の食品表示法の概要
—食品表示の一元化に向けて—

　これまでの食品衛生法，JAS法（旧農林物資の規格化及び品質表示の適正化に関する法律）および健康増進法の3法の食品に関わる規定を一元化し，消費者にも事業者にもわかりやすい制度を目指した「食品表示法」が，平成27年4月から施行された。

　3法律の目的，表示関係，表示関係以外の概要は表9－1のとおりである。表示関係のみ，「食品表示法」として統合された。

表9－1　食品表示の食品表示法への統合・一元化

法令	食品衛生法	JAS法	健康増進法	
目的	○飲食に起因する衛生上の危害発生を防止	○農林物資の品質の改善 ○品質に関する適正な表示により消費者の選択に資する	○栄養の改善その他の国民の健康の増進を図る	
表示関係	○販売の用に供する食品等に関する表示についての基準の策定及び当該基準の遵守　等	○製造業者が守るべき表示基準の策定 ○品質に関する表示の基準の遵守　等	○栄養表示基準の策定及び当該基準の遵守　等	→ 食品表示法に統合
表示関係以外	○食品，添加物，容器包装等の規格基準の策定 ○都道府県知事による営業の許可　等	○日本農林規格（JAS規格）の制定 ○日本農林規格（JAS規格）による格付　等	○基本方針の策定 ○国民健康・栄養調査の実施 ○特別用途食品に係る許可　等	→ 食品表示法施行後も各法律に残る

資料：食品衛生実務講習会（表示講習）教材，東京都

1．法律の目的
(1) 食品を摂取する際の安全性の確保および自主的かつ合理的な食品の選択の機会を確保すること。
(2) 消費者の利益の増進を図り，国民の健康の保護・増進，食品の生産・流通の円滑化，消費者の需要に即した食品の生産振興に寄与すること。

2．主な変更点
(1) 栄養成分表示の義務化：これまでは表示義務がなく，事業者が任意で行っていた栄養成分表示が義務化された（一部除外あり）。
(2) 「機能性表示食品」制度の新設：これまでは健康の維持・増進をうたえる食品は「栄養機能食品」と「特定保健用食品」のみであったが，企業の責任で科学的根拠に基づきこれらを表示できる新しい制度として「機能性表示食品」制度ができた。

　　野菜や果物などの生鮮食品や加工食品，サプリメントなどについて，健康の維持・増進効果等を具体的に示すこと（機能性表示）が可能となった。機能性を表示するためには，食品に表示する内容（①機能性表示食品である旨，②科学的根拠を有する機能性関与成分および当該成分を有する食品が有する機能性，③栄養成分表示，④1日の摂取目安量当たりの機能性関与成分の含有量等16項目），食品関連事業者に関する基本情報（事業者名，連絡先など），安全性・機能性の根拠に関する情報，生産・製造・品質の管理に関する情報，健康被害の情報収集体制その他必要な事項を，販売日の60日前までに消費者庁長官に届ける必要がある。

3．そのほかの主な変更点
(1) アレルギー表示に係るルールの改善
　　消費者の商品選択の幅を広げるため，個別表示を原則とし，例外的に一括表示が可能とする。一括表示する場合，一括表示欄を見ることでその食品に含まれるすべてのアレルゲンを把握できるよう，一括表示

欄にすべて表示する。たとえば「マヨネーズ（卵を含む）」「焼きうどん（小麦を含む）」などと表示する。

(2) 栄養成分表示の義務化・ナトリウムの表示方法

　原則として，すべての消費者向けのあらかじめ包装された加工食品および添加物に栄養成分表示を義務づける。小規模事業者などでは栄養成分表示の省略が認められている。ナトリウムの量は食塩相当量で表示する。任意でナトリウム表示をする場合は，ナトリウムの量の次に「食塩相当量」をかっこ書きで表示する。ただし，ナトリウムの表示ができるのは，ナトリウム塩を添加していない食品に限る（図9-2）

図9-2　食塩相当量（ナトリウム）の表示方法

①基本ルール

栄養成分表示 1個（○○g）当たり	
熱量	● kcal
たんぱく質	▲ g
脂質	△ g
炭水化物	■ g
食塩相当量	○ g

②任意ルール（ナトリウム塩を添加していない食品に限る）

栄養成分表示 1個（○○g）当たり	
熱量	● kcal
たんぱく質	▲ g
脂質	△ g
炭水化物	■ g
ナトリウム	■ mg
（食塩相当量	○ g）

(3) 栄養強調表示の方法

①低減された旨の表示（熱量，脂質，飽和脂肪酸，コレステロール，糖類およびナトリウム）および強化された旨の表示（たんぱく質および食物繊維）には，基準値以上の絶対差に加え，新たに25％以上の相対差が必要になる。

②強化された旨の表示をする場合（ナトリウムを除くミネラル類，ビタミン類）には，強化された旨の基準値以上の絶対差が必要となる。

③糖類無添加，ナトリウム塩無添加に関する強調表示は，一定の要件を満たす必要がある。栄養強調表示の規定について表9-2に示す。

表9-2　補給ができる旨の表示（多いことを強調）・適切な摂取ができる旨の表示（少ないことを強調）の規定

強調表示の種類	補給ができる旨の表示（多いことを強調）			適切な摂取ができる旨の表示（少ないことを強調）		
	高い旨	含む旨	強化された旨	含まない旨	低い旨	低減された旨
	絶対表示		相対表示	絶対表示		相対表示
強調表示に必要な基準	・基準値以上であること		・基準値以上の絶対差 ・相対差（25％以上）※ ・強化された量（割合）及び比較対象品名を明記	・基準値未満であること		・基準値以上の絶対差 ・相対差（25％以上） ・低減された量（割合）及び比較対象品名を明記
強調表示の表現例	・高○○ ・△△豊富 ・××多く含む	・○○含有 ・△△入り ・××源	・○○30％アップ ・△△2倍	・無○○ ・△△ゼロ ・ノン×× ・☆☆フリー	・低○○ ・△△控えめ ・××ライト	・○○30％カット ・△△～gオフ ・××ハーフ
該当する栄養成分	たんぱく質，食物繊維，ミネラル類（ナトリウムを除く。），ビタミン類			熱量，脂質，飽和脂肪酸，コレステロール，糖類，ナトリウム		

※強化された旨の相対差（＞25％）は，たんぱく質及び食物繊維のみに適用
資料：食品衛生実務講習会（表示講習）教材，東京都

3．加工食品の栄養表示制度（平成27年度から）
―食品表示法の施行に伴う改編―

加工食品の栄養表示制度（栄養成分表示・栄養強調表示）の原則義務化が平成27年度から制度化された。

1．栄養成分表示の義務化

(1) 加工食品の表示対象の成分は，エネルギー，たんぱく質，脂質，炭水化物，食塩相当量（ナトリウム）については義務表示，飽和脂肪酸，食物繊維，トランス脂肪酸，コレステロール，ビタミン，ミネラル（ナトリウムを除く）類については任意とされている。任意成分のうち飽和脂肪酸，食物繊維は推奨成分とされた。

ナトリウムの表示については，国の健康栄養政策として食塩摂取量の減少がうたわれていること，消費者にとっての理解のしやすさから，原則として食塩相当量が採用されている。

(2) 食品表示制度における栄養表示対象食品，省略対象食品は表9－3のとおりである。

生鮮食品は，従前は栄養表示対象外とされていたが，今回の食品表示基準では，容器包装された生鮮食品に栄養表示をしようとする場合は，食品表示基準が適用されることとなった。

外食ついては，生食用牛肉の注意喚起を除き対象外となった。外食の栄養表示は，不当景品類及び不当表示防止法，健康増進法における虚偽誇大表示制度によって規制される。

(3) 義務表示事項のみ表示する場合，従前の基準では熱量，たんぱく質，脂質，炭水化物，ナトリウム，表示しようとするその他の栄養成分の順に記載することとされていた。

今回の食品表示基準では，ナトリウムが食塩相当量に変わっているが，基本的な内容はほぼ同じである。表9－4に義務表示事項のみを表示する栄養表示の方法を示す。

(4) 義務表示事項に加え，任意の表示事項を記載する場合の栄養表示の方法は表9－5のとおり。

(5) 食品表示法に基づく食品の栄養表示をわかりやすく示すと次のとおりである。

① 必ず表示しなければならない栄養素：エネルギー，たんぱく質，脂質，炭水化物，食塩相当量

② 任意で表示できる栄養素：ビタミン（13種類），ミネラル（12種類），飽和脂肪酸，食物繊維，n－3系脂肪酸，n－6系脂肪酸，コレステロール，糖類（単糖類または二糖類であって糖アルコールでないもの），糖質

③ 科学的根拠に基づき任意に表示できるもの：コラーゲン，ガラクトオリゴ糖，ポリフェノールなど

④ 表示単位：100g，100ml，1食分，1包装，その他の1単位での量が示される。

表9－3　食品表示基準における食品表示の対象食品と省略対象食品

		加工食品（あらかじめ包装された食品）	生鮮食品	添加物
新基準（食品表示基準）	義務	○※1	×	○※1
	任意	○	○	○
旧基準（栄養表示基準）	任意	○	△（鶏卵）	×

○対象，△一部対象，×対象外
※1 以下に該当する食品は表示義務を省略できる。
・栄養の供給源としての寄与の程度が小さい食品
・加工食品の原材料として使用される食品（業務用加工食品）
・酒類
・容器包装の表示可能面積がおおむね30㎠以下である食品
・極短期間で原材料（その配合割合も含む）が変更される食品
・製造または加工場所で直接販売される食品

表9－4　義務表示事項のみ表示する場合

栄養成分表示	
食品単位当たり	
熱量	kcal
たんぱく質	g
脂質	g
炭水化物	g
食塩相当量	g

1) 食品単位は，100g，100ml，1食分，1包装その他の1単位のいずれかを表示する。この場合において，1食分である場合は，1食分の量を併記して表示する。

2) この様式中の栄養成分及び熱量の順を変更してはならない。

3) 栄養成分の量及び熱量であって一定の値を0とするものについては，当該栄養成分又は熱量である旨の文字を冠して一括して表示することができる。

4) この様式の枠を表示することが困難な場合には，枠を省略することができる。

表9－5　義務表示事項に加え，任意の表示事項を記載する場合

栄養成分表示

食品単位当たり

熱量	kcal
たんぱく質	g
脂質	g
―飽和脂肪酸	g
―n－3系脂肪酸	g
―n－6系脂肪酸	g
コレステロール	mg
炭水化物	g
―糖質	g
―糖類	g
―食物繊維	g
食塩相当量	g
その他の栄養成分（ミネラル，ビタミン）	mg, μg

1）食品単位は，100g，100ml，1食分，1包装その他の1単位のいずれかを表示する。この場合において，1食分である場合は，1食分の量を併記して表示する。
2）この様式中の栄養成分及び熱量の順を変更してはならない。
3）栄養成分の量及び熱量であって一定の値を0とするものについては，当該栄養成分または熱量である旨の文字を冠して一括して表示することができる。
4）糖質または食物繊維の量のいずれかを表示しようとする場合にあっては，糖質および食物繊維の量の両方を表示する。
5）ナトリウム塩を添加していない食品について，食塩相当量に加えてナトリウムを表示しようとする際は，「食塩相当量」を「ナトリウム（食塩相当量）」等に代えて表示する。
6）義務表示となっている栄養成分以外で表示しないものについては，この様式中当該成分を省略する。
7）表示の単位は，この様式中の単位にかかわらず，別表第九の第一欄の区分に応じ，同表の第二欄によって表示する。
8）この様式の枠を表示することが困難な場合には，枠を省略することができる。

2．加工食品の原産地表示
　平成29年9月の食品表示基準の改正に伴い，加工食品の原産地表示が義務化された（猶予期間：平成34（2022）年3月末）。

3．消費期限と賞味期限
　今まで，消費期限と賞味期限は「期限表示」としてセットで扱われてきた。しかし，食品表示法第4条第1項第1号ではアレルゲン，保存方法，消費期限は規定されているが，「賞味期限」はうたわれていない。消費期限表示に重点が置かれている。
　「消費期限」（use-by date）は，定められた方法で保存した場合，腐敗，変敗，品質の劣化に伴い安全性を欠くおそれがないと認められる期限を示す年月日とされていた。「賞味期限」（best-before）は，定められた方法で保存した場合において，期待されるすべての品質の保持が十分に可能であると認められる期限を示す年月日をいうとされ，比較的品質が劣化しにくい食品について，おいしく食べることのできる期間を示す指標であって，これを過ぎた食品であっても，すぐに食べられなくなるわけではなく，摂取時期の目安として用いられてきた。
　このように，「消費期限」は主として食品の安全性，「賞味期限」は主として表示食品の選択に関する事項として扱われてきた。食品表示法では，特に食品の安全性の確保の観点から，「消費期限」は義務付け，「賞味期限」は食品資源の有効活用の観点から消費者への啓発の意味も含めて記載されるものである。

4．経過措置期間
　栄養成分表示の原則義務化が平成27年度からスタートしたが，一般加工食品および添加物すべての表示は5年間，一般用生鮮食品の表示は1年6ヵ月間の経過措置期間とされている。

参考資料：
1）塩澤信良（厚生労働省健康局栄養指導室，前消費者庁調査官）「栄養表示制度はどのように変わるか」日本栄養士会雑誌2015 Vol.58 平成27年5月1日発行
2）消費者庁ホームページ「食品表示基準について」

４．栄養強調表示（補給ができる旨の表示・適切な摂取ができる旨の表示）

１．栄養強調表示

　内閣府令（健康増進法に規定する特別用途表示の許可等に関する内閣府令，平成21年8月31日付内閣府令第57号）で定める栄養成分または熱量について，その補給ができる旨の表示やその適切な摂取ができる旨を表示することを強調表示という。

　強調表示は図9−3のように分類される。

図9−3　強調表示の分類

強調表示

補給ができる旨の表示：国民の栄養摂取状況からみて，欠乏が国民の健康の保持増進に影響を与えているもの

（内閣府令第19条第1項に定める栄養成分）

「高い旨の表示」
「含む旨の表示」
「強化された旨の表示」

適切な摂取ができる旨の表示：国民の栄養摂取状況からみて，過剰な摂取が国民の健康の保持増進に影響を与えているもの

（内閣府令第19条第2項に定める栄養成分及び熱量）

「含まない旨の表示」
「低い旨の表示」
「低減された旨の表示」

資料：東京都福祉局

２．補給ができる旨の表示

(1) 高い旨の表示（絶対表示）は，補給ができる旨の表示のうち，含む旨の表示および強化された旨の表示に当たらないものであり，「高」「多」「豊富」その他これに類する表示をいう。

(2) 含む旨の表示（絶対表示）は，「源」「供給」「含有」「入り」「使用」「添加」その他これに類する表示をいう。

(3) 強化された旨の表示（相対表示）は，他の食品と比べて栄養成分の量や割合が「多い」ことを強調する表示のことである。強化された旨の表示のある栄養成分の「増加量」が表9−6第2欄の基準値以上であること，また強化された旨の表示とは「○○g（%）強化」「増」「アップ」「プラス」など，その他これに類する表示をいう。

表9−6　補給ができる旨の表示について遵守すべき基準一覧表

栄養成分	高い旨の表示の基準値		含む旨の表示の基準値		強化された旨の表示の基準値
	食品100g当たり（括弧内は，一般に飲用に供する液状の食品100mℓ当たりの場合）	100kcal当たり	食品100g当たり（括弧内は，一般に飲用に供する液状の食品100mℓ当たりの場合）	100kcal当たり	食品100g当たり（括弧内は，一般に飲用に供する液状の食品100mℓ当たりの場合）
たんぱく質	16.2g（8.1g）	8.1g	8.1g（4.1g）	4.1g	8.1g（4.1g）
食物繊維	6g（3g）	3g	3g（1.5g）	1.5g	3g（1.5g）
亜鉛	2.64mg（1.32mg）	0.88mg	1.32mg（0.66mg）	0.44mg	0.88mg（0.88mg）
カリウム	840mg（420mg）	280mg	420mg（210mg）	140mg	280mg（280mg）
カルシウム	204mg（102mg）	68mg	102mg（51mg）	34mg	68mg（68mg）
鉄	2.04mg（1.02mg）	0.68mg	1.02mg（0.51mg）	0.34mg	0.68mg（0.68mg）
銅	0.27mg（0.14mg）	0.09mg	0.14mg（0.07mg）	0.05mg	0.09mg（0.09mg）
マグネシウム	96mg（48mg）	32mg	48mg（24mg）	16mg	32mg（32mg）
ナイアシン	3.9mg（1.95mg）	1.3mg	1.95mg（0.98mg）	0.65mg	1.3mg（1.3mg）
パントテン酸	1.44mg（0.72mg）	0.48mg	0.72mg（0.36mg）	0.24mg	0.48mg（0.48mg）
ビオチン	15μg（7.5μg）	5μg	7.5μg（3.8μg）	2.5μg	5μg（5μg）
ビタミンA	231μg（116μg）	77μg	116μg（58μg）	39μg	77μg（77μg）

ビタミン B1	0.36mg (0.18mg)	0.12mg	0.18mg (0.09mg)	0.06mg	0.12mg (0.12mg)
ビタミン B2	0.42mg (0.21mg)	0.14mg	0.21mg (0.11mg)	0.07mg	0.14mg (0.14mg)
ビタミン B6	0.39mg (0.20mg)	0.13mg	0.20mg (0.10mg)	0.07mg	0.13mg (0.13mg)
ビタミン B12	0.72mg (0.36mg)	0.24mg	0.36mg (0.18mg)	0.12mg	0.24mg (0.24mg)
ビタミン C	30mg (15mg)	10mg	15mg (7.5mg)	5mg	10mg (10mg)
ビタミン D	1.65μg (0.83μg)	0.55μg	0.83μg (0.41μg)	0.28μg	0.55μg (0.55μg)
ビタミン E	1.89mg (0.95mg)	0.63mg	0.95mg (0.47mg)	0.32mg	0.63mg (0.63mg)
ビタミン K	45μg (22.5μg)	30μg	22.5μg (11.3μg)	7.5μg	15μg (15μg)
葉酸	72μg (36μg)	24μg	36μg (18μg)	12μg	24μg (24μg)

資料：食品表示基準（内閣府令第10号）

3. 適切な摂取ができる旨の表示

(1) 含まない旨の表示（絶対表示）は，「無」「ゼロ」「ノン」その他これに類する表示をいう。

(2) 低い旨の表示（絶対表示）は，「低」「ひかえめ」「少」「ライト」「ダイエット」その他これに類する表示をいう。

(3) 低減された旨の表示（相対表示）は，他の食品と比べて栄養成分の量や割合が「少ない」ことを強調する表示のことで，低減された旨の表示のある栄養成分等の「低減量」が表9－7の第2欄の基準値以上であること，また低減された旨の表示とは「○○g（％）減」「オフ」「カット」など，その他これに類する表示をいう。

表9－7　適切な摂取ができる旨の表示について遵守すべき基準値一覧表

栄養成分及び熱量	含まない旨の表示の基準値	低い旨の表示の基準値	低減された旨の表示の基準値
	食品100g当たり（括弧内は，一般に飲用に供する液状の食品100mℓ当たりの場合）	食品100g当たり（括弧内は，一般に飲用に供する液状の食品100mℓ当たりの場合）	食品100g当たり（括弧内は，一般に飲用に供する液状の食品100mℓ当たりの場合）
熱量	5kcal (5kcal)	40kcal (20kcal)	40kcal (20kcal)
脂質	0.5g (0.5g)	3g (1.5g)	3g (1.5g)
飽和脂肪酸	0.1g (0.1g)	1.5g (0.75g)　ただし，当該食品の熱量のうち飽和脂肪酸に由来するものが当該食品の熱量の10％以下であるものに限る。	1.5g (0.75g)
コレステロール	5mg (5mg)　ただし，飽和脂肪酸の量が1.5g (0.75g) 未満であって当該食品の熱量のうち飽和脂肪酸に由来するものが当該食品の熱量の10％未満のものに限る。	20mg (10mg)　ただし，飽和脂肪酸の量が1.5g (0.75g) 以下であって当該食品の熱量のうち飽和脂肪酸に由来するものが当該食品の熱量の10％以下のものに限る。	20mg (10mg)　ただし，飽和脂肪酸の量が当該他の食品に比べて低減された量が1.5g (0.75g) 以上のものに限る。
糖類	0.5g (0.5g)	5g (2.5g)	5g (2.5g)
ナトリウム	5mg (5mg)	120mg (120mg)	120mg (120mg)

1) ドレッシングタイプ調味料（いわゆるノンオイルドレッシング）について，脂質の「含まない旨の表示」については「0.5g」を，「3g」とする。

2) 1食分の量を15g以下である旨を表示し，かつ，当該食品中の脂肪酸の量のうち飽和脂肪酸の量の占める割合が15％以下である場合，コレステロールに係る含まない旨の表示及び低い旨の表示のただし書きの規定は，適用しない。

資料：食品表示基準（内閣府令第10号）

5．特別用途食品制度

　健康増進法第26条の規定により病者用，乳児用，幼児用，特定保健用食品などの特別の用途に適する旨の表示をする場合は，内閣総理大臣の許可が必要とされている。

　平成8年5月までは強化食品も許可対象となっていたが，平成7年の栄養改善法の一部改正で許可対象から除外された。平成15年5月，栄養改善法は廃止され，健康増進法に改編されている。

　平成21年9月より食品表示行政は，消費者庁が所管。

表9−8　特別用途食品制度の沿革

年　月　日	事　　　　項
昭和22. 12. 24	食品衛生法規定，病者用，乳児用，妊産婦用等の特別用途食品に関する規定があった。
27. 5. 27	経済安定本部資源調査会より「食品の強化に関する勧告」。
27. 7. 31	栄養改善法制定，特殊栄養食品制度の規定（食品衛生法から移された特別用途食品および上記勧告に基づく強化食品が規定された）。
28. 8. 19	人造米，マーガリンの標示許可基準。
31. 1. 15	パン，小麦粉，乾めん，みそ，納豆，佃煮，ジャム，スープ，果実缶詰，ビスケット，キャラメル，ドロップ，ジュース，濃厚ジュース，マーガリンの標示許可基準。
31. 5. 18	行政管理庁より，本制度の改善につき勧告。
32. 5. 9	ピーナッツバター，カレールー，ゆでめん，魚肉ソーセージ，凍豆腐の標示許可基準。
33. 3. 25	「特殊栄養食品の指導及び取扱要領」（厚生省公衆衛生局長通知）。
36. 10. 27	行政管理庁より許可制度の改善につき勧告。
37. 2. 14	小麦粉，小麦製品のアミノ酸強化に関する標示許可基準。
38. 12. 12	妊産婦・授乳婦用強化脱脂粉乳の標示許可基準。
39. 9. 15	臨時行政調査会より許可制の改善に関する答申。
43. 5. 30	消費者保護基本法制定。本制度を食品衛生法に規定することの検討をするよう附帯決議。
46. 4. 8	強化食品の許可対象品目を国民が日常摂取する10品目（米，押麦，食パン，ゆでめん，乾めん，即席めん，みそ，マーガリン，魚肉ハム，ソーセージ）に限定。
47. 9. 14	低ナトリウムしょうゆ，低ナトリウムみその標示許可基準。
48. 3. 9	低たんぱく質パン類，低たんぱく質マカロニ・スパゲティ・乾めんの標示許可基準。
48. 12. 26	病者用特別用途食品の標示許可基準とその取扱いについて通知。
49. 3. 26	病者用特別用途食品の取扱いについて通知。
51. 10. 23	病者用特別用途食品に成人肥満症食調製用組合せ食品を加えることについて通知。
56. 3. 2	乳児用調製粉乳が特殊栄養食品の標示許可の対象に加えられる。
58. 5.	栄養改善法の一部改正により，外国において特殊栄養食品の標示をしようとする者は，厚生大臣の承認を受けることができることとされた。
平成 3. 9.	特殊保健用食品の標示基準が作成され，許可が始まる。
5. 4.	高齢者用食品の標示基準が作成される。
7. 5. 24	栄養改善法の一部改正で特殊栄養食品制度は特別用途食品制度になる。
15. 5.	栄養改善法は廃止され，特別用途食品制度は健康増進法で規定。
21. 9.	消費者庁の発足に伴い，食品表示制度は消費者庁が所管。
24.	消費者庁，食品表示一元化検討会報告書・加工食品の栄養表示義務化を報告。
25. 6.	食品表示法が成立・公布。食品衛生法，JAS法，健康増進法の食品表示部分の一元化。
27. 4.	食品表示法施行。
30. 8.	乳児用調製液体乳の安全基準を定めた「乳及び乳製品の成分規格等に関する省令」の一部を改正。

6．健康増進法に基づく食品の表示制度

健康増進法第26条には，特別用途食品の表示，第31条には誇大表示の禁止が規定されている。

1．特別用途表示の承認

第26条　販売に供する食品につき，乳児用，幼児用，妊産婦用，病者用その他内閣府令で定める特別の用途に適する旨の表示をしようとする者は，内閣総理大臣の許可を受けなければならない。

2前項の許可を受けようとする者は，製品見本を添え，商品名，原材料の配合割合及び当該製品の製造方法，成分分析表，許可を受けようとする特別用途表示の内容その他内閣府令で定める事項を記載した申請書を，その営業所の所在地の都道府県知事を経由して内閣総理大臣に提出しなければならない。

2．誇大表示の禁止，ほか

（誇大表示の禁止）

第31条　何人も，食品として販売に供する物に関して広告その他の表示をするときは，健康の保持増進の効果その他内閣府令で定める事項（次条第3項において「健康保持増進効果等」という。）について，著しく事実に相違する表示をし，又は著しく人を誤認させるような表示をしてはならない。

（勧告等）

第32条　内閣総理大臣又は都道府県知事は，前条第一項の規定に違反して表示をした者がある場合において，国民の健康の保持増進及び国民に対する正確な情報の伝達に重大な影響を与えるおそれがあると認めるときは，その者に対し，当該表示に関し必要な措置をとるべき旨の勧告をすることができる。（略）

3　第27条の規定は，食品として販売に供する物であって健康保持増進効果等についての表示がされたもの（特別用途食品及び第29条第1項の承認を受けた食品を除く。）について準用する。

参考：健康増進法で，禁止されている虚偽・誇大な表示（広告）については次のようなものである。
・食品として販売に供する物について，医師等の診療によらなければ保健衛生上重大な結果を招く恐れのある重篤疾病の治療（予防）を目的とする，根拠が適切でない広告その他の表示（薬事法にも抵触）
・「厚生労働省許可（輸入販売も含む）」等，その健康保持増進効果について，厚生労働省等がお墨付きを与えていると誤認させる誇大表示

〈参考〉賞味期限と消費期限

現在の食品表示制度では，食品の期限表示には賞味期限と消費期限がある。両者の関係は図のとおりである。食品表示法第4条では，賞味期限は表示の選択項目とされた。

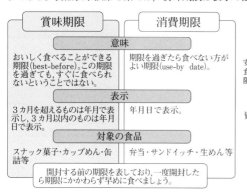

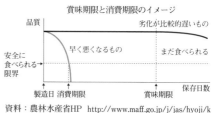

資料：農林水産省HP　http://www.maff.go.jp/j/jas/hyoji/k

7．特別用途食品の表示制度

(1) 健康増進法第26条の規定により病者用，乳児用，幼児用，妊産婦用，その他内閣府令で定める特別の用途に適する旨の表示をする場合は，内閣総理大臣の許可（厚生労働大臣の意見を聴く）が必要とされている。

図9−4　特別用途食品制度の概要

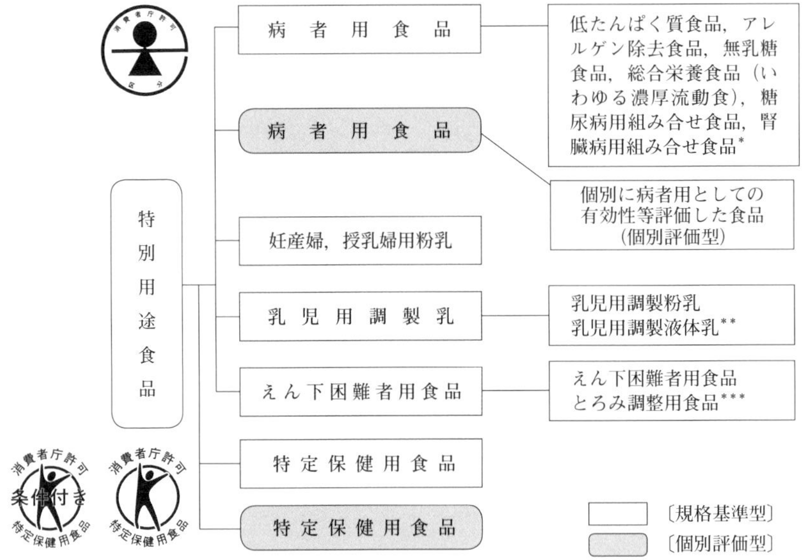

＊令和元年9月9日より追加。
＊＊平成30年8月8日より追加された。
＊＊＊平成30年4月1日より制度が開始された。

(2) 販売に供する食品で特別の用途に適する旨の表示をしようとする者は，製品見本を添え，商品名，原材料の配合割合やその製品の製造方法，成分分析表，許可を受けようとする特別用途表示の内容その他内閣府令で定める事項を記載した申請書を，その営業所所在地の都道府県知事を経由して内閣総理大臣に提出し，許可を受けなければならないとされている。

(3) 許可期限は，平成9年10月20日以降許可された食品については，規制緩和計画に基づき撤廃された。

(4) 病者用等特別用途食品制度の沿革について以下に示す。

　病者用などの特別用途食品は，欧米諸国では1970年ごろにはすでに規格基準を設け，食品開発が進み，商品が市場に出回っていた。

　また，国連機関のFAO，WHOでも合同食品規格委員会（Joint FAO／WHO Codex Alimentarius Commission）を設けて特別用途食品の規格作成を行っている。わが国では，病者用特別用途食品に対する社会的要請が高まってきたことから，厚生大臣の諮問機関である栄養審議会が昭和48年12月20日，特別用途食品の範囲，表示の許可基準，表示の解釈の3点からなる答申を厚生大臣あてに提出した。厚生省（現厚生労働省）ではこの答申をうけて，昭和48年12月病者用食品の表示許可基準を定め，許可を行ってきた。

　平成21年の消費者庁の発足に伴い，食品等の表示制度が消費者庁に移管された。

　平成27年度から食品表示法が施行され，各省にまたがる食品表示は一元化された。

8．（平成21年改定の）特別用途食品の表示制度

(1) 健康増進法に基づく特別用途食品制度は，時代のニーズに沿って平成21年度から図9−5のとおり改正された。

(2) 平成21年度に新しく創設された総合栄養食品：治療中や要介護状態の患者が通常の食事摂取に困難を伴うことから，経口での摂取が不十分な場合に食事代替や補助として，必要なエネルギーを含め，栄養素のバランスや性状（流動性）を考慮した加工食品（濃厚流動食）を指す。

　　総合栄養食品の利用により，通常の食事が摂取できない場合でも，効率よくたんぱく質等の栄養成分と熱量を摂取して腸管を利用するため，生理的な栄養補給が可能になる。また，長期の使用でも栄養成分の欠乏が起こりにくい等，在宅療養を含め，病者の栄養管理に適している。

　　総合栄養食品の規格基準は表9−9のとおりである。

図9−5　特別用途食品の対象範囲の見直しの概要（平成21年4月から）

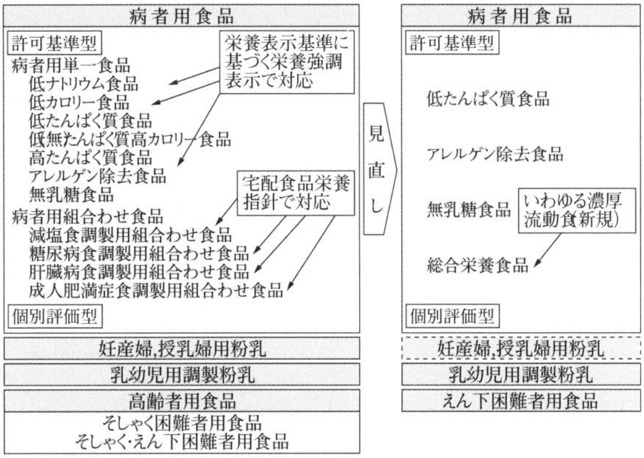

表9−9　総合栄養食品の規格基準

規　格	許容される特別用途表示の範囲	必要的表示事項
1　疾患等により経口摂取が不十分な者の食事代替品として，液状又は半固形状で適度な流動性を有していること。 2　別表1の栄養成分等の基準に適合したものであること。※ （粉末状等の製品にあっては，その指示通りに調製した後の状態で上記1及び2の規格基準を満たすものであれば足りる。）	食事として摂取すべき栄養素をバランスよく配合した総合栄養食品で，疾患等により通常の食事で十分な栄養を摂ることが困難な者に適している旨	1　「総合栄養食品（病者用）」の文字 2　医師，管理栄養士等の相談，指導を得て使用することが適当である旨 3　栄養療法の素材として適するものであって，多く摂取することによって疾病が治癒するというものではない旨 4　摂取時の使用上の注意等に関する情報 5　基準量（別表1）及び標準範囲（別表2）を外れて調製した成分等がある場合はその旨（「○○調製」） 6　1包装当たりの熱量 7　1包装当たり及び100kcal当たりのたんぱく質，脂質，糖質，食物繊維，水分，ナトリウム，食塩相当量及び基準量（別表1）又は標準範囲（別表2）を外れて調製された成分の含量 8　欠乏又は過剰摂取に注意すべき成分がある場合はその旨

※ただし，個別に調製した成分等については，この限りではない。

別表1（栄養成分等の基準）

100ml（又は100g）当たりの熱量			
熱　量	80〜130kcal		
成　分	100kcal当たりの組成	成　分	100kcal当たりの組成
たんぱく質*1	3.0〜5.0g	ビタミンC	5mg以上
脂　質*2	1.6〜3.4g	ビタミンD	0.3〜2.5μg
糖　質		ビタミンE	0.4〜30mg
食物繊維	50〜74％（熱量比として）	ビタミンK	3〜13μg
ナトリウム	60〜200mg	葉　酸	12〜50μg
ナイアシン	0.45mgNE〜15*3 (5*4) mg	塩　素	50〜300mg
パントテン酸	0.25mg以上	カリウム	80〜330mg
ビタミンA	28μgRE〜150μgレチノール*5	カルシウム	33〜115mg
ビタミンB1	0.04mg以上	鉄	0.3〜1.8mg
ビタミンB2	0.05mg以上	マグネシウム	14〜62mg
ビタミンB6	0.06〜3.0mg	リン	45〜175mg
ビタミンB12	0.12μg以上		

別表2（標準範囲）

成　分	100kcal当たりの組成
ビオチン	2.3μg以上
亜　鉛	0.35〜1.5mg
クロム	1〜7μg
セレン	1〜18μg
銅	0.04〜0.5mg
マンガン	0.18〜0.55mg
モリブデン	1〜12μg
ヨウ素	8〜120μg

*1 アミノ酸スコアを配慮すること。
*2 必須脂肪酸を配合すること。
*3 ニコチンアミドとして
*4 ニコチン酸として
*5 プロビタミン・カロテノイドを含まない。

第九章　栄養改善の諸制度

9．病者用食品・えん下困難者用食品の表示許可基準

(1) 平成 21 年度に改正された病者用食品の表示許可基準は表 9 − 10 のとおりである。

表 9 − 10　病者用食品の表示許可基準

食品群名	許可される表示の範囲	規　　格
低たんぱく質食品	たんぱく質摂取制限を必要とする疾患（腎臓疾患など）に適する旨	●たんぱく質含量は，通常の同種の食品の含量の30％以下であること。 ●エネルギー量は，通常の同種の食品の含量と同程度またはそれ以上であること。 ●ナトリウムおよびカリウム含量は，通常の同種の食品の含量より多くないこと。 ●食事療法として日常の食事の中で継続的に食するものであり，これまで食していたものの代替となるものであること。
アレルゲン除去食品	特定の食品アレルギー（牛乳など）の場合に適する旨	●特定の食品アレルギーの原因物質である特定のアレルゲンを不使用または除去（検出限界以下に低減した場合を含む）したものであること。 ●除去したアレルゲン以外の栄養成分の含量は，通常の同種の食品の含量とほぼ同程度であること。 ●アレルギー物質を含む食品の検査方法により，特定のアレルゲンが検出限界以下であること。 ●同種の食品の喫食形態と著しく異なったものでないこと。
無乳糖食品	乳糖不耐症またはガラクトース血症に適する旨	●食品中の乳糖またはガラクトースを除去したものであること。 ●乳糖またはガラクトース以外の栄養成分の含量は，通常の同種の食品の含量とほぼ同程度であること。

注：総合栄養食品については，表 9 − 9 参照。

(2) 平成 21 年度から制度化されたえん下困難者用食品の表示許可基準は表 9 − 11 のとおりである。

表 9 − 11　えん下困難者用食品の規格基準

規　格[1]	許可基準 I [2]	許可基準 II [3]	許可基準Ⅲ [4]
硬さ（一定速度で圧縮したときの抵抗）(N／㎡)	$2.5×10^3$〜$1×10^4$	$1×10^3$〜$1.5×10^4$	$3×10^2$〜$2×10^4$
付着性（J／㎡）	$4×10^2$以下	$1×10^3$以下	$1.5×10^3$以下
擬集性	0.2〜0.6	0.2〜0.9	−

注：1）常温および喫食の目安となる温度のいずれの条件であっても規格基準の範囲内であること。
　　2）均質なもの（たとえば，ゼリー状の食品）。
　　3）均質なもの（たとえば，ゼリー状またはムース状等の食品）。ただし，許可基準 I を満たすものを除く。
　　4）不均質なものも含む（たとえば，まとまりのよいおかゆ，やわらかいペースト状またはゼリー寄せ等の食品）。ただし，許可基準 I または許可基準 II を満たすものを除く。

〈参考〉えん下困難者用食品

　えん下困難者用食品は，えん下を容易にし，誤えんおよび窒息を防ぐことを目的としたもので，その表示は，えん下困難者の食事に適した旨を医学的，栄養的表現で記載したものである。えん下困難者用食品の区分は，「えん下困難者用食品」と「とろみ調整用食品」の 2 つがある。なお新しい介護食品として「スマイルケア食」が登場している（スマイルケア食については p.466 を参照）。

10.　妊産婦・授乳婦用粉乳，乳児用調製粉乳表示許可基準

(1) 妊産婦・授乳婦用粉乳の表示許可基準は，平成 23 年に表 9 - 12 のとおり改正されている。

(2) 乳児用調製乳の表示許可基準は，平成 30 年に新たに「乳児用調製乳」の区分を追加し，その下に「乳児用調製粉乳」および「乳児用調製液状乳」の区分を設け，表 9 - 13 のとおり一部改正されている。

表 9 - 12　妊産婦・授乳婦用粉乳の表示許可基準

成　分	製品 1 日摂取量中の含有量	成　分	製品 1 日摂取量中の含有量
エネルギー	314kcal　以下	ビタミンA[2)]	456μg　以上
たんぱく質	10.44g　以上	ビタミンB[L]	0.86mg　以上
脂質	2.30g　以上	ビタミンB[2]	0.76mg　以上
糖質	23.66g　以上	ビタミンD	7.5μg　以上
ナイアシン[1)]	0.29mg　以上	カルシウム	650mg　以上

注：1）ニコチン酸及びニコチンアミドの合計量に1/60トリプトファン量を加えた量
　　2）ビタミンA効力を示すレチノール，α-カロテン及びβ-カロテン等の合計量
資料：平成23年6月23日消食表第277号消費者庁食品表示課長通知

表 9 - 13　乳児用調製乳の表示許可基準

標準濃度のエネルギー（100mℓ当たり）		60〜70kcal	
成　分	100kcal当たりの組成	成　分	100kcal当たりの組成
たんぱく質	1.8〜3.0g	イノシトール	4〜40mg
（窒素換算係数		亜鉛	0.5〜1.5mg
6.25として）		塩素	50〜160mg
脂質	4.4〜6.0g	カリウム	60〜180mg
炭水化物	9.0〜14.0g	カルシウム	50〜140mg
ナイアシン[1)]	300〜1,500μg	鉄	0.45mg以上
パントテン酸	400〜2,000μg	銅	35〜120μg
ビタミンA[2)]	60〜180μg	ナトリウム	20〜60mg
ビタミンB[1]	60〜300μg	マグネシウム	5〜15mg
ビタミンB[2]	80〜500μg	リン	25〜100mg
ビタミンB[6]	35〜175μg	α-リノレン酸	0.05g以上
ビタミンB[12]	0.1〜1.5μg	リノール酸	0.3〜1.4g
ビタミンC	10〜70mg	Ca/P	1〜2
ビタミンD	1.0〜2.5μg	リノール酸/	5〜15
ビタミンE	0.5〜5.0mg	α-リノレン酸	
葉酸	10〜50μg	ビオチン	1.5〜1.0μg
		セレン[3)]	1.0〜5.5μg

注：1）ニコチン酸及びニコチンアミドの合計量。2）レチノールの量。3）平成34（2022）年4月1日から適用。
資料：平成30年8月8日　消食表第403号消費者庁次長通知による改正

〈参考〉乳児用調製液体乳の基準

　母乳の代替食品の新たな選択肢として期待されている乳児用液体ミルクの安全基準を定めた「乳及び乳製品の成分規格等に関する省令の一部を改正する省令」（厚生労働省，生発 0808 第 1 号）が平成 30 年 8 月 8 日に公布，施行された。また特定用途食品における乳児用液体ミルクの許可基準を定める消費者庁告示が同日改正・適用され，液体ミルクを「乳児用」として表示・販売できることになった。
　乳児用調製液体乳として許可された場合の必要表示事項として，①乳児用調製液状乳の文字，②当該食品が母乳の代替食品として使用できるものである旨（ただし乳児にとって母乳が最良である旨の記載を行うこと），③医師，管理栄養士等の相談指導を得て使用することが適当である旨，④標準的な使用方法，⑤乳児の個人差を考慮して使用する旨，の記載が必要とされる。なお日本栄養士会の防災プロジェクトでは，災害時に備えた母乳代替食品の備蓄を推進している。

11．保健機能食品制度

(1) 厚生労働省では，平成 13 年度から従来からある個別許可型の特定保健用食品に加え，新たに高齢化や食生活の乱れ等により，通常の食生活を行うことが困難な場合等に不足がちな栄養成分の補給・補充に資する食品として，規格基準型の「栄養機能食品」制度を新設し，両者を合わせて「保健機能食品」とすることで，平成 13 年度から施行した。

(2) この背景には，食品に期待される機能の多様化，規制緩和，国際化時代への対応等を踏まえて，厚生労働省が薬事・食品衛生審議会に諮って制度化したものである。

(3) 保健機能食品制度では，図 9 － 6 のとおり「特定保健用食品」と「栄養機能食品」，平成 27 年度からの「機能性表示食品」の 3 つのカテゴリーに分類されている。

① 特定保健用食品（トクホ：国による個別許可）

　健康増進法に基づき，身体の生理学的機能や生物学的活動に影響を与える保健機能成分を含み，食生活において，特定の保健の目的が期待できる旨の表示をする食品をいう。特定保健用食品として販売するには，個別に生理的機能，特定の保健機能を示す有効性や安全性などに関する国の審査を受け，許可（承認）を得なければならない。

　栄養機能食品は，健康増進法第 31 条に基づく栄養表示基準制度が適用されることから，規格基準に定められた栄養成分の機能表示のほか，一般食品と同様に栄養表示基準に定める規定に従った栄養成分の強調表示ができる。

② 栄養機能食品（自己認証・国への届出不要）

　身体の健全な成長，発達，健康の維持に必要な栄養成分（ミネラル，ビタミンなど）の補給・補完を目的とした食品で通常の食生活を行うことが難しい場合，栄養成分の補給・補完の目的で摂取する食品である。栄養機能食品として販売するには，国が定めた規格基準に適合していなければならないが，国などへの許可申請や届出の必要はない自己認証制度である。

③ 機能性表示食品（事前届出制）

　国の定めるルールに従って，事業者が食品の安全性と機能性に関する科学的根拠，健康被害の情報収集など，必要事項を販売前に消費者庁に届出し，受理された食品。

(4) 保健機能食品の表示については，食品衛生法に規定されているが，業務は消費者庁に移管されている。

図 9 － 6　保健機能食品の概要

医薬品（医薬部外品を含む）	保健機能食品			その他の食品（いわゆる健康食品を含む）
	特定保健用食品（個別許可型）	栄養機能食品（規格基準型）	機能性表示食品（事業者の責任で科学的根拠を明確にした食品）	
	個別許可型（疾病リスク低減表示・規格基準型を含む）　条件付き特定保健用食品			

資料：「国民衛生の動向2014/2015年」改変

12. 特定保健用食品制度

(1) 特定保健用食品とは, 健康増進法第 26 条第 1 項の許可または第 29 条第 1 項の承認 (外国からの申請) をうけて, 食生活において特定の保健の目的で摂取しその効果が期待できる旨の保健の効果を表示することの出来る食品をいう。たとえば, 体の生理的機能などに影響を与える成分を含み, 血圧, 血糖値, 血中のコレステロールなどを正常に保ったり, おなかの調子を整えるなどの保健の効果が科学的に証明されている食品である。通称トクホといわれている。錠剤, カプセル等の形状も認可。

(2) 保健の効果に関する成分としては, オリゴ糖, 乳酸菌, 食物繊維, ペプチド, たんぱく質, 脂質, ミネラル等がある。

(3) 特定保健用食品の種類としては, 次のとおりである。

① 規格基準型：特定保健用食品のうち, これまでの許可件数が多く科学的根拠が蓄積されている関与成分について規格基準を定め, その基準に適合するか否かの審査で許可される食品。

② 疾病リスク低減表示：疾病のリスクの低減効果が医学的・栄養学的に確認されている場合, 疾病リスク低減に役立つという表示をすることが認められている特定保健用食品。

③ 条件付き特定保健用食品：特定保健用食品の審査で要求している有効性の科学的根拠のレベルには届かないが, 一定の有効性が確認されている場合, 「○○を含んでおり, 根拠は必ずしも確立されていないが, △△に適している可能性がある食品です」のように, 科学的根拠が限定的であることがわかる表示をすることを条件に許可された食品。「条件付き特定保健用食品」許可証票が付けられる (許可証票のマークは 253 ページ参照)。

(4) 認められている主な保健の効果を表 9 - 14 に示す。

表 9 - 14　特定保健用食品に表示できる保健の用途

特定保健用食品では, 個別の食品ごとに, その保健の用途に係る科学的根拠が明らかであるかどうかなどを審査し, 表示できる内容を許可している。

保健の用途の表示内容	表示できる保健の用途 (例)	食品の種類 (例)	代表的な関与成分
おなかの調子を整える, 便通改善等	おなかの調子を整えます。 お通じの気になる方に適しています。	粉末清涼飲料 テーブルシュガー 乳酸菌飲料	各種オリゴ糖, ラクチュロース, ビフィズス菌, 各種乳酸菌, 食物繊維 (難消化性デキストリン, ポリデキストロース, グアーガム, サイリウム種皮等) 等
血糖値関係	糖の吸収をおだやかにします。 食後の血糖値が気になる方に適しています。	粉末清涼飲料 茶系飲料 乾燥スープ	難消化性デキストリン, 小麦アルブミン, グアバ葉ポリフェノール, L-アラビノース等
血圧関係	血圧が高めの方に適しています。	錠菓 粉末清涼飲料	ラクトトリペプチド, カゼインドデカペプチド, 杜仲葉配糖体 (ゲニポシド酸), サーデンペプチド等
コレステロール関係	コレステロールの吸収を抑える働きがあります。 コレステロールが高めの方に適しています。	粉末清涼飲料 調整豆乳	キトサン, 大豆たんぱく質, 低分子化アルギン酸ナトリウム等
歯, 歯茎関係	歯を丈夫で健康にします。	チューインガム	パラチノース, マルチトース, エリスリトール等
脂肪関係	体脂肪が気になる方に適しています。 食後の血中中性脂肪の上昇を抑えます。	食用調整油 コーヒー飲料	グロビン蛋白分解物, コーヒー豆マンノオリゴ糖等
コレステロール&おなかの調子, コレステロール&脂肪関係等	コレステロールが高めで気になる方, おなかの調子が気になる方の食生活の改善に役立ちます。	粉末ゼリー飲料 清涼飲料水	低分子化アルギン酸ナトリウム, サイリウム種皮の食物繊維等
骨関係	カルシウム吸収に優れ, 丈夫な骨をつくるのに適した食品です。	清涼飲料水 納豆	大豆イソフラボン, MBP (乳塩基性タンパク質) 等
ミネラルの吸収関係	貧血気味の人に適しています。	清涼飲料水	クエン酸リンゴ酸カルシウム, カゼインホスホペプチド, ヘム鉄等
疾病リスク低減	骨粗鬆症になるリスクを低減するかもしれません。	魚肉ソーセージ	カルシウム
ミネラル&おなか	おなかの調子を良好に保つとともに, カルシウムの吸収を促進します。	テーブルシュガー	フラクトオリゴ糖等

資料：消費者庁食品表示課HP

13.　栄養機能食品制度

(1) 栄養機能食品の栄養成分の表示基準は，内閣総理大臣が定め，その基準に従い当該栄養成分の機能を表示するものである。国への許可申請や届出は不要。

　　海外の動きやコーデックス（Codex；FAO/WHO 合同食品規格委員会）の動き等に対応したもの。

(2) 栄養機能食品として販売するためには，1 日当たりの摂取目安量に含まれる当該栄養成分量が定められた上・下限値の範囲内にある必要があるほか，栄養成分の機能だけでなく注意喚起表示等も表示する必要がある。

(3) 名称の制限：機能表示成分を含まない食品や，機能表示成分を含む食品であっても，規格基準に適合しないものは，栄養機能食品とまぎらわしい名称（例：○○機能食品，機能○○食品，栄養機能○○食品など）や栄養成分の機能表示をしてはならない。

(4) 商品への表示：消費者が一目でわかるような場所に"保健機能食品（栄養機能食品）"と表示する。表示事項は表 9－15 参照。また，栄養表示基準に沿って，エネルギー量，たんぱく質，脂質，炭水化物，食塩相当量および機能表示成分の順で表示する。

表 9－15　栄養機能食品の表示事項

1．栄養機能食品である旨・栄養成分の名称
2．栄養成分の機能*
3．栄養成分量・熱量（栄養表示基準に従う）
4．1 日当たりの摂取目安量
5．摂取の方法・摂取する上での注意事項*
6．機能の表示を行う栄養成分について，1 日当たりの摂取目安量に含まれる当該栄養成分量が栄養素等表示基準値に占める割合
7．調理または保存の方法に関し注意を必要とするものはその注意事項
8．バランスのとれた食生活の普及啓発を図る文言　「食生活は，主食，主菜，副菜を基本に，食事バランスを。」
9．本品は，特定保健用食品と異なり，消費者庁長官による個別審査を受けたものでない旨

注：複数の栄養成分の表示事項が同一の場合，栄養成分の機能表示・注意事項をまとめて記載してよい。また，1 つの栄養成分に 2 つの機能表示がある場合も，まとめて記載してよい。

(5) 注意喚起の記載：安全に摂取できるよう，禁忌事項を含めた注意喚起の表示をする。

(6) 認められない表示：栄養機能食品であっても，定められた栄養機能表示以外に，疾病名の表示，その他医薬品と誤認される表示をした場合には，薬事法違反となる。

(7) 過剰摂取障害の防止：消費者が摂取目安量を理解できるよう，わかりやすく表示（例：1 日当たり 1 本を目安にお飲みください，1 日当たり 2 個（2～4 粒）を目安に，お召し上がりくださいなど）。

(8) 栄養機能食品の規格基準（基準別表 11）は表 9－16 のとおりである。

〈参考〉栄養表示成分啓発資料

　　消費者庁では，消費者教育の一環として，消費者に栄養成分表示を活用して健康づくりに役立ててもらうことを目的とした啓発資料「栄養成分表示を活用しよう①～⑤」を作成した。資料は消費者庁の HP に掲載されており，以下の 5 テーマに焦点を当て，テーマごとに栄養成分と生活習慣病予防との関わり，健康づくりに役立つ食品選択のポイント等を解説している（http://www.caa.go.jp/publication/pamphlet/#m16）。
①　栄養成分表示ってなに：栄養成分表示は健康づくりに役立つ重要な情報源
②　適正体重の維持：栄養成分表示を使って「肥満」や「やせ」を防ぐ
③　食事の質を見直す：栄養成分表示を使って，たんぱく質，脂質，炭水化物をバランスよく
④　減塩社会への道：栄養成分表示を使って，おいしく減塩
⑤　高齢者の低栄養予防：栄養成分表示を使って，高齢者の低栄養防止

表9－16　栄養機能食品の規格基準について（基準別表第11）

栄養成分	1日当たりの摂取目安量に含まれる栄養成分量		栄養機能表示	注意喚起表示
	上限値	下限値		
n-3系脂肪酸	0.6g	2.0g	n-3系脂肪酸は，皮膚の健康維持を助ける栄養素です。	本品は，多量摂取により疾病が治癒したり，より健康が増進するものではありません。1日の摂取目安量を守ってください。
亜鉛	2.64mg	15mg	亜鉛は，味覚を正常に保つのに必要な栄養素です。 亜鉛は，皮膚や粘膜の健康維持を助ける栄養素です。 亜鉛は，たんぱく質・核酸の代謝に関与して，健康の維持に役立つ栄養素です。	本品は，多量摂取により疾病が治癒したり，より健康が増進するものではありません。亜鉛の摂り過ぎは，銅の吸収を阻害するおそれがありますので，過剰摂取にならないよう注意してください。1日の摂取目安量を守ってください。乳幼児・小児は本品の摂取を避けてください。
カリウム	840mg	2,800mg	カリウムは，正常な血圧を保つのに必要な栄養素です。	本品は，多量摂取により疾病が治癒したり，より健康が増進するものではありません。1日の摂取目安量を守ってください。腎機能が低下している方は本品の摂取を避けてください。
カルシウム	204mg	600mg	カルシウムは，骨や歯の形成に必要な栄養素です。	本品は，多量摂取により疾病が治癒したり，より健康が増進するものではありません。1日の摂取目安量を守ってください。
鉄	2.04mg	10mg	鉄は，赤血球を作るのに必要な栄養素です。	本品は，多量摂取により疾病が治癒したり，より健康が増進するものではありません。1日の摂取目安量を守ってください。
銅	0.27mg	6.0mg	銅は，赤血球の形成を助ける栄養素です。 銅は，多くの体内酵素の正常な働きと骨の形成を助ける栄養素です。	本品は，多量摂取により疾病が治癒したり，より健康が増進するものではありません。1日の摂取目安量を守ってください。乳幼児・小児は本品の摂取を避けてください。
マグネシウム	96mg	300mg	マグネシウムは，骨や歯の形成に必要な栄養素です。 マグネシウムは，多くの体内酵素の正常な働きとエネルギー産生を助けるとともに，血液循環を正常に保つのに必要な栄養素です。	本品は，多量摂取により疾病が治癒したり，より健康が増進するものではありません。多量に摂取すると軟便（下痢）になることがあります。1日の摂取目安量を守ってください。乳幼児・小児は本品の摂取を避けてください。
ナイアシン	3.9mg	60mg	ナイアシンは，皮膚や粘膜の健康維持を助ける栄養素です。	本品は，多量摂取により疾病が治癒したり，より健康が増進するものではありません。1日の摂取目安量を守ってください。
パントテン酸	1.44mg	30mg	パントテン酸は，皮膚や粘膜の健康維持を助ける栄養素です。	
ビオチン	15μg	500μg	ビオチンは，皮膚や粘膜の健康維持を助ける栄養素です。	
ビタミンA	231μg	600μg	ビタミンAは，夜間の視力の維持を助ける栄養素です。 ビタミンAは，皮膚や粘膜の健康維持を助ける栄養素です。	本品は，多量摂取により疾病が治癒したり，より健康が増進するものではありません。1日の摂取目安量を守ってください。妊娠3か月以内又は妊娠を希望する女性は過剰摂取にならないよう注意してください。
ビタミンB₁	0.36mg	25mg	ビタミンB₁は，炭水化物からのエネルギー産生と皮膚や粘膜の健康維持を助ける栄養素です。	本品は，多量摂取により疾病が治癒したり，より健康が増進するものではありません。1日の摂取目安量を守ってください。
ビタミンB₂	0.42mg	12mg	ビタミンB₂は，皮膚や粘膜の健康維持を助ける栄養素です。	
ビタミンB₆	0.39mg	10mg	ビタミンB₆は，たんぱく質からのエネルギーの産生と皮膚や粘膜の健康維持を助ける栄養素です。	
ビタミンB₁₂	0.72μg	60μg	ビタミンB₁₂は，赤血球の形成を助ける栄養素です。	
ビタミンC	30mg	1,000mg	ビタミンCは，皮膚や粘膜の健康維持を助けるとともに，抗酸化作用を持つ栄養素です。	
ビタミンD	1.65μg	5.0μg	ビタミンDは，腸管でのカルシウムの吸収を促進し，骨の形成を助ける栄養素です。	
ビタミンE	1.89mg	150mg	ビタミンEは，抗酸化作用により，体内の脂質を酸化から守り，細胞の健康維持を助ける栄養素です。	
ビタミンK	45μg	150μg	ビタミンKは，正常な血液凝固能を維持する栄養素です。	本品は，多量摂取により疾病が治癒したり，より健康が増進するものではありません。1日の摂取目安量を守ってください。血液凝固阻止薬を服用している方は本品の摂取を避けてください。
葉酸	72μg	200μg	葉酸は，赤血球の形成を助ける栄養素です。 葉酸は，胎児の正常な発育に寄与する栄養素です。	本品は，多量摂取により疾病が治癒したり，より健康が増進するものではありません。1日の摂取目安量を守ってください。葉酸は，胎児の正常な発育に寄与する栄養素ですが，多量摂取により胎児の発育がよくなるものではありません。

14. 新しい「機能性表示食品」制度
—事業者の責任で科学的根拠を明確にした食品—

　平成27年度から「特定保健用食品」（通称トクホ）「栄養機能食品」とは異なる新しい「機能性表示食品」制度が誕生した。

　機能性表示食品は，国の経済成長戦略の一環で平成27（2015）年4月に開始された。学術論文など一定の科学的根拠を国に届け出れば，国の審査を受けずに，食品に含まれる成分の健康への働き（機能性）を包装に表示したり，広告や店頭で宣伝できる。ヒトを対象にする製品試験は行わなくてもよく，現在は届け出から数カ月で受理され，販売できる。このように商品の有効性や安全性は企業の自己申告による。

　一方，同様の表示ができる特定保健用食品（トクホ）は，平成5（1991）年にはじまり，国の消費者委員会や食品安全委員会が商品の有効性や安全性を厳密に審査し，消費者庁が表示を許可する。国のお墨付きを得られるが，ヒト試験が必要で開発費が億単位になり，審査に数年かかることがある。

1. 機能性が表示できる食品
　機能性食品とは，特定の保健の目的（健康の維持および増進に役立つ）が期待できるという食品の機能性を表示することができる食品を指している。これまで機能性を表示することができる食品は，国が個別に審査し許可した「特定保健用食品」と「栄養機能食品」に限られていた。そこで消費者庁では平成27年4月に新しく「機能性表示食品」制度を制度化した。その全容を図9-7に示す。

図9-7　一般食品と保健機能食品，医薬品等との関係

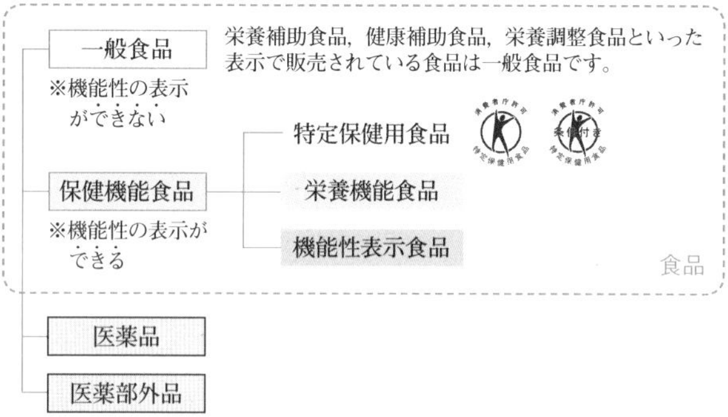

資料：消費者庁HP

2.「機能性表示食品」制度
　新たに制度化された「機能性表示食品」制度は，国の定めるルールに従って，事業者が食品の安全性と機能性に関する科学的根拠，健康被害の情報収集など必要な事項を販売前に消費者庁長官に届出し受理されれば，機能性を表示することのできる制度である。また疾病に罹患している者，未成年者，妊産婦（妊娠を計画している人を含む）および授乳婦を対象にしていない食品である。生鮮食品を含め，原則すべての食品が対象となる。制度の基本的な考え方は図9-8のとおりである。

3. 表示を行うにあたっての留意点
　事業者は表示にあたっては，次の諸点について留意する必要がある。
①診断，予防，治療，処置など医学的な表現はできない。
②治療効果，予防効果を暗示する表現はできない。「糖尿病の方へ」といった特定の疾患の者を対象にした表現はできない。
③未成年者，妊産婦，授乳婦に対し，機能性を訴求するような表現はできない。
④肉体改造，増毛，美白など意図的な健康の増強を標ぼうするような表現はできない。
⑤科学的な根拠に基づき十分に説明できない機能性に関する表現はできない。

図9−8　機能性表示食品制度の基本的な考え方

安全性の確保

消費者の誤認を招かない，
自主的かつ合理的な商品選択に資する表示制度

機能性表示を
行うに当たって
必要な科学的
根拠の設定

適正な
表示による
消費者への
情報提供

資料：消費者庁HP

図9−9　パッケージの表面

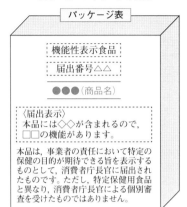

パッケージ表

機能性表示食品

届出番号△△

●●●（商品名）

〈届出表示〉
本品には◇◇が含まれるので，
□□の機能があります。

本品は，事業者の責任において特定の
保健の目的が期待できる旨を表示する
ものとして，消費者庁長官に届出され
たものです。ただし，特定保健用食品
と異なり，消費者庁長官による個別審
査を受けたものではありません。

一日当たりの摂取目安量当たりの機能性関与
成分の含有量，摂取の方法や摂取する上での
注意事項などの注意喚起事項，事業者の連絡
先など必要な表示事項が定められています。

資料：消費者庁HP

4.「機能性表示食品」の表示

　消費者庁長官に届出て受理された食品のパッケージの表面には図9−9のような届出番号と商品名，届出表示内容が記載される。

　パッケージの裏面には，名称，原材料名，内容量，賞味期限，保存方法，栄養成分表示，機能性関与成分，1日当たりの摂取目安量，摂取方法，摂取上の注意（例：本品は多量摂取により疾病が治癒し，より健康が増進するものではない等），また本品は医薬品ではないこと，疾病の診断，治療，予防を目的としたものでないこと，機能性関与成分としては1日当たりの摂取目安量を摂取した場合，どのくらいの機能性関与成分が摂取できるかがわかるよう表示される。

　また，「食生活は，主食，主菜，副菜を基本に食事のバランスを」の文言が記載されているので，健康な食生活に向けた啓発に役立つ表示となっている。

参考資料
1）消費者庁ホームページ「消費者の皆様に「機能性表示食品」って何？」
2）消費者庁ホームページ「食品関連事業者の方へ「機能性表示食品」制度が始まります。（商品の開発・販売を考える前に）」
3）塩澤信良「食品の新たな機能性表示制度−機能性食品制度の発足−」日本栄養士会雑誌2015 Vol.58平成27年6月1日発行

〈参考〉GAP（農業生産工程管理）

　GAP（Good Agriculture Practice）の略称で，農業における食材の安全，周辺環境や生態系と調和のとれた環境保全，作業者の労働安全などの持続可能性を確保するための取り組みで，この取り組みを実践している農業者には第三者機関の審査によるGAP認証が与えられる。生産者は安全に作業ができ，消費者は安全が客観的に証明されるというメリットがある。農林水産省では，東京オリンピック・パラリンピックでの選手村における食材の調達基準として，このGAP認証の取得あるいはGAPガイドラインに準拠して生産されていることの公的機関による確認を求めている。また日本初のASIAGAPがグローバル認証としてGFSI（世界食品安全イニシアティブ）の認証を取得したことで，今後の日本の農業の輸出力に期待がかかる。

15. 健康食品の正しい知識の普及に向けて

1. 健康食品とは

　健康食品については、その宣伝をテレビや新聞広告で目にしない日はない。内閣府の消費者委員会の調査によると、消費者の約75％が健康食品を利用したことがあると答えている。

　健康食品は、法令上で規定された用語ではなく、一般的に食品の種類やその形状に関わらず、「広く、健康の保持増進に資する食品として販売・利用されるもの」と考えられ、お茶、ヨーグルトといった食品から、カプセル、錠剤といった医薬品等に類似した形態の食品まで、多種多様な健康食品が流通している。

　要は健康食品の安全性の確保と健康食品に起因する健康被害の防止が重要である。健康食品に関する誤った情報や過大な期待がみられるなかで、誤った摂取による被害の発生予防等のためにも、健康食品の正しい知識や安全性についての健康食品の正しい知識の普及啓発が必要である。

2. 健康食品の表示の規制

　健康食品の健康の保持増進効果等について、虚偽・誇大広告等の表示を禁止するため、図９－10のように規定されている。

図９－10　健康食品の表示の取り締まり

・平成15年の健康増進法改正により、健康の保持増進の効果等について、虚偽・誇大な広告等の表示をすることを禁止。
・この他、健康食品の表示を取り締まる法令として、食品衛生法、景品表示法、薬事法等が挙げられる

≪健康の保持増進効果等についての虚偽・誇大広告等の表示の禁止≫
（健康増進法第32条の２、第32条第3関係）平成15年8月29日施行

何人も、食品として販売に供する物について、その健康の保持増進の効果等に関し、
①著しく事実に相違する
②著しく人を誤認させる
ような広告その他の表示をしてはならない。

違反

国民の健康の保持増進に重大な影響を与えるおそれがある場合、当該表示に関し必要な措置をとるべき旨の勧告
（消費者庁長官及び地方厚生局長）

正当な理由なく、勧告に係る措置をとらなかった場合、その者に対し当該勧告に係る措置をとるべきことを命令
（消費者庁長官及び地方厚生局長）

命令に従わなかった場合、罰則を適用
（6月以下の懲役又は100万円以下の罰金）

食品衛生法
特定保健用食品及び栄養機能食品以外の食品には、栄養成分の機能及び特定の保健の目的が期待できる旨の表示をしてはならない。

景品表示法
事業者は、商品等の内容や取引条件について、一般消費者に対し、実際のもの、又は競争事業者に係るものよりも著しく優良、又は有利であると誤認させる表示をしてはならない。

薬事法
何人も、医薬品であって、まだ厚生労働大臣の認証を受けていないものについて、その名称、製造方法、効能、効果又は性能に関する広告をしてはならない。

資料：消費者庁食品表示課HP（平成26年6月）

〈参考〉健康食品に関するメッセージ　（食品安全委員会発表）

　平成27年6月に食品安全委員会は、いわゆる「健康食品」について国民に向けた以下のメッセージを発表している。①食品であっても安全とは限らない。②多量に摂ると健康を害するリスクが高まる。③ビタミン・ミネラルをサプリメントで摂ると過剰摂取のリスクが高まる。④健康食品は医薬品ではない。品質の管理は製造者責任。⑤誰かにとって良い「健康食品」があなたにとっても良い食品とは限らない。

16.　加工食品の表示制度とマーク

　加工食品の規格とその表示制度は，法的なもの，行政指導により行われているもの，業界が自主的に実施しているものなどがあるが，主なものは次のとおりである。

図9−11　加工食品の表示制度とそのマーク

	《特別用途食品マーク》 　健康増進法及び内閣府令により許可された，妊産婦用粉乳，乳児用調製粉乳，病者用食品等であることを示す。 　区分欄には，乳児用食品にあっては「乳児用食品」と，幼児用食品にあっては「幼児用食品」と，妊産婦用食品にあっては「妊産婦用食品」と，病者用食品にあっては「病者用食品」と，その他の特別の用途に適する食品にあっては，当該特別の用途を記載すること。		
	《特定保健用食品マーク》 　健康増進法及び内閣府令により，表示許可のあった特定保健用食品であることを示す。		《冷凍食品の認定証》 　日本冷凍食品協会が定めた冷凍食品検査基準に合格したものにつけられる。
	《条件付き特定保健用食品マーク》 　特定保健用食品のうち有効性の科学的根拠が限定的であることを示す。		《飴菓子の保証マーク》 　全国飴菓子工業会が定める原料規格に合格したもので，キャンディー，ドロップ等につく。
	《JASマーク》 　日本農林規格に合格したもの。対象品目は，飲料，食品，農林・畜・水産物とその加工品等。任意の制度。		《アイスクリームのマーク》 　日本アイスクリーム協会が乳等省令，食品添加物等の規格基準をもとに定めた自主規格に合格したものでアイスクリーム，ラクトアイス，アイスミルクにつく。
	《特定JASマーク》 　特別な生産方法や特色のある原材料で作られたものにつけられる。作り方の保障。		《JHFAマーク》 　健康食品に表示される認定マーク。厚生労働省指導のもとに(財)日本健康・栄養食品協会の審査に合格した製品につけられる。JHFAはJapan Health Food Authorizationの略称。
	《有機JASマーク》 　化学的に合成された肥料，農薬を原則として使用しない農産物や農産物加工食品につけられる。牛肉・豚肉・農産物・加工食品等対象。		
	《生産情報公表JASマーク》 　消費者が製品を買い求める際にその製品の生産情報を確認できる食品につけられる。		《地域食品認証マーク》 　「○○県地域食品認証制度」により，品質，表示等の基準に合格したもの。対象品目は，油揚，豆腐，こんにゃく，かまぼこ，納豆などである。
	《飲用乳の公正マーク》 　全国飲用牛乳公正取引協議会が定めた適正表示基準に合った牛乳等につける。不当表示防止法等に準拠。		《エコマーク》 　環境保全に配慮された商品として(財)日本環境協会から認定されたものにつけられる。

17．食生活指針（対象特性別等）

(1) 平成12年に文部省・厚生省・農林水産省3省合同で策定された食生活指針は，平成28年に改定されている。なお，ここにあげた食生活指針は平成12年以前に厚生省・農林水産省が独自に作成したものである。

(2) 昭和60年に「健康づくりのための食生活指針」（現厚生労働省）が策定され，食生活のガイドラインとして活用されてきた。平成2年には，その各論ともいうべき，対象特性別食生活指針が策定された。

〈健康づくりのための食生活指針（昭和60年厚生省策定）〉

1．多様な食品で栄養バランスを　　　{ ○1日30品目を目標に
○主食，主菜，副菜をそろえて

2．日常の生活活動に見合ったエネルギーを　{ ○食べすぎに気をつけて，肥満を予防
○よく体を動かし，食事内容にゆとりを

3．脂肪は量と質を考えて　　　{ ○脂肪はとりすぎないように
○動物性の脂肪より植物性の油を多めに

4．食塩をとりすぎないように　　{ ○食塩は1日10グラム以下を目標に
○調理の工夫で，むりなく減塩

5．こころのふれあう楽しい食生活を　{ ○食卓を家族のふれあいの場に
○家庭の味，手づくりのこころを大切に

(3) 平成2年策定の対象特性別食生活指針は，次の4区分で構成されている。
　　① 成人病予防のための食生活指針　　　② 成長期のための食生活指針
　　③ 女性（母性を含む）のための食生活指針　　④ 高齢者のための食生活指針

〈対象特性別食生活指針（平成2年厚生省策定）〉

表9-17　成人病予防のための食生活指針

1．いろいろ食べて成人病予防
　　主食，主菜，副菜をそろえ，目標は1日30食品
　　いろいろ食べても，食べ過ぎないように
2．日常生活は食事と運動のバランスで
　　食事はいつも腹八分目
　　運動十分で食事を楽しもう
3．減塩で高血圧と胃がん予防
　　塩からい食品を避け，食塩摂取は1日10グラム以下
　　調理の工夫で，無理なく減塩
4．脂肪を減らして心臓病予防
　　脂肪とコレステロール摂取を控えめに
　　動物性脂肪，植物油，魚油をバランス良く
5．生野菜，緑黄色野菜でがん予防
　　生野菜，緑黄色野菜を毎食の食卓に
6．食物繊維で便秘，大腸がんを予防
　　野菜・海藻をたっぷりと
7．カルシウムを十分とって丈夫な骨づくり
　　骨粗しょう症の予防は青壮年期から
　　カルシウムに富む牛乳，小魚，海藻を
8．甘い物は程々に
　　糖分を控えて肥満を予防
9．禁煙，節酒で健康長寿
　　禁煙は百益あっても一害なし
　　百薬の長アルコールも飲み方次第

表9-18　高齢者のための食生活指針

1．低栄養に気を付けよう
　　体重低下は黄信号
2．調理の工夫で多様な食生活を
　　何でも食べよう，だが食べ過ぎに気を付けて
3．副食から食べよう
　　年をとったらおかずが大切
4．食生活をリズムに乗せよう
　　食事はゆっくり欠かさずに
5．よく体を動かそう
　　空腹感は最高の味付け
6．食生活の知恵を身につけよう
　　食生活の知恵は若さと健康づくりの羅針盤
7．おいしく，楽しく，食事をとろう
　　豊かな心が育む健やかな高齢期

表9-19　成長期のための食生活指針

1. 子どもと親を結ぶ絆としての食事－乳児期－
   ① 食事を通してのスキンシップを大切に
   ② 母乳で育つ赤ちゃん，元気
   ③ 離乳の完了，満1歳
   ④ いつでも活用，母子健康手帳
2. 食習慣の基礎づくりとしての食事－幼児期－
   ① 食事のリズム大切，規則的に
   ② 何でも食べられる元気な子
   ③ うす味と和風料理に慣れさせよう
   ④ 与えよう，牛乳・乳製品を十分に
   ⑤ 一家そろって食べる食事の楽しさを
   ⑥ 心掛けよう，手づくりおやつの素晴らしさ
   ⑦ 保育所や幼稚園での食事にも関心を
   ⑧ 外遊び，親子そろって習慣に
3. 食習慣の完成期としての食事－学童期－
   ① 1日3食規則的，バランスとれた良い食事
   ② 飲もう，食べよう，牛乳・乳製品
   ③ 十分に食べる習慣，野菜と果物
   ④ 食べ過ぎや偏食なしの習慣を
   ⑤ おやつには，いろんな食品や量に気配りを
   ⑥ 加工食品，インスタント食品の正しい利用
   ⑦ 楽しもう，一家団らんおいしい食事
   ⑧ 考えよう，学校給食のねらいと内容
   ⑨ つけさせよう，外に出て体を動かす習慣を
4. 食習慣の自立期としての食事－思春期－
   ① 朝，昼，晩，いつもバランス良い食事
   ② 進んでとろう，牛乳・乳製品を
   ③ 十分に食べて健康，野菜と果物
   ④ 食べ過ぎ，偏食，ダイエットにはご用心
   ⑤ 偏らない，加工食品，インスタント食品に
   ⑥ 気を付けて，夜食の内容，病気のもと
   ⑦ 楽しく食べよう，みんなで食事
   ⑧ 気を配ろう，適度な運動，健康づくり

表9-20　女性（母性を含む）のための食生活指針

1. 食生活は健康と美のみなもと
   ① 上手に食べて体の内から美しく
   ② 無茶な減量，貧血のもと
   ③ 豊富な野菜で便秘を予防
2. 新しい生命と母に良い栄養
   ① しっかり食べて，一人二役
   ② 日常の仕事，買い物，良い運動
   ③ 酒とたばこの害から胎児を守ろう
3. 次の世代に賢い食習慣を
   ① うす味のおいしさを，愛児の舌にすり込もう
   ② 自然な生活リズムを幼いときから
   ③ よく噛んで，よーく味わう習慣を
4. 食事に愛とふれ合いを
   ① 買ってきた加工食品にも手のぬくもりを
   ② 朝食はみんなの努力で勢ぞろい
   ③ 食卓は「いただきます」で始まる今日の出来ごと報告会
5. 家族の食事，主婦はドライバー
   ① 食卓で，家族の顔見て健康管理
   ② 栄養バランスは，主婦のメニューで安全運転
   ③ 調理自慢，味と見栄えに安全チェック
6. 働く女性は正しい食事で元気はつらつ
   ① 体が資本，食で健康投資
   ② 外食は新しい料理を知る良い機会
   ③ 食事づくりに趣味を見つけてストレス解消
7. 「伝統」と「創造」で新しい食文化を
   ① 「伝統」に「創造」を和えて，我が家の食文化
   ② 新しい生活の知恵で環境の変化に適応
   ③ 食文化，あなたとわたしの積み重ね

(4) 以下は農林水産省が昭和58年および平成2年に策定した指針である。

表9-21　私達の望ましい食生活，日本型食生活のあり方を求めて　（昭和58年：農林水産省）

1. 総熱量のとりすぎを避け，適正な体重の維持に努めること。
2. 多様な食物をバランスよく食べること。
3. コメの基本食料としての役割とその大切な意味を認識すること。
4. 牛乳の摂取を心がけること。
5. 脂肪，特に飽和脂肪酸が多く含まれている動物性脂肪のとりすぎに注意すること。
6. 塩や砂糖のとりすぎには注意すること。
7. 緑黄色野菜や海藻の摂取を心がけること。
8. 朝食をしっかりとること。

表9-22　健康的で楽しい食卓づくりへの提案　　　　（平成2年：農林水産省）

○健康的で楽しい食卓作りに心がけたいこと
1. 主食としてのごはんを中心に多様な副食（主菜，副菜など）を組み合わせよう。
2. ライフスタイルに対応した生活リズムや食生活スタイルを確立しよう。
3. 多様な形で食を楽しみ，生活の豊かさを広げよう。
○ライフステージ別に心がけたいこと
1. 幼年期には-多様な素材と多様な味に慣れさせ，豊かな食歴を作り上げよう。
2. 青少年期には-生活リズムにあった食生活を確立しよう。
3. 壮年期には-ゆとりとうるおいのある食卓づくりを心がけよう。
4. 高齢期には-食を通じて，世代を超えたコミュニケーションの輪を広げよう。

18.　改定された食生活指針（平成28年6月改定）
―「食生活指針の解説要領」も新たに作成―

　平成28年に文部科学省，厚生労働省，農林水産省は3省合同で「食生活指針」を改定し，あわせて「食生活指針の解説要領」を作成した。「食生活指針」は，平成12年3月に文部省（当時），厚生省（当時）および農林水産省が連携して策定したものだが，策定から16年経過し，その間に平成17年に食育基本法が制定，平成25年には「健康日本21（第二次）」が開始，また「和食：日本人の伝統的な食文化」がユネスコの無形文化遺産に登録され，平成28年には「第3次食育推進基本計画」が作成された。これらの変化を踏まえ，このたび「食生活指針」が改定されることとなった。

1．食生活指針の全体の構成

　この食生活指針は，食料生産・流通から食卓，健康へと幅広く食生活全体を視野に入れ，作成されている。内容は生活の質（QOL）の向上，バランスのとれた食事を中心に，食料の安定供給や食文化，環境にまで配慮している。

　項目の1番目と10番目については「…しましょう」と表現しているのは，まずは健全な食生活をいかに楽しむかを考え，2〜9番目の内容を実践するなかで，食生活を反省・改善するというPDCAサイクルの活用により実践を積み重ねていくことを狙いとしている。その大要を図9－12に示す。

図9－12　改定された食生活指針の基本的な考え方

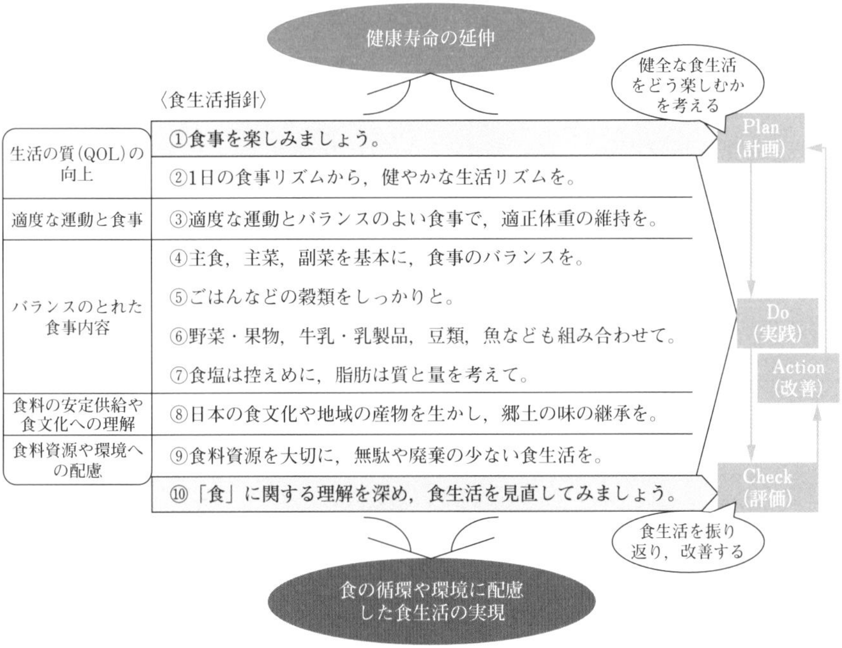

2．改定された食生活指針の内容項目（太字は今回改定された内容を示す。）

(1)　食事を楽しみましょう。
　・毎日の食事で，健康寿命をのばしましょう。
　・おいしい食事を，味わいながらゆっくりよく噛んで食べましょう。
　・家族の団らんや人との交流を大切に，また，食事づくりに参加しましょう。
(2)　1日の食事のリズムから，健やかな生活リズムを。

・朝食で，いきいきした 1 日を始めましょう。
・夜食や間食はとり過ぎないようにしましょう。
・飲酒はほどほどにしましょう。
(3) 適度な運動とバランスの良い食事で，適正体重の維持を。
・普段から体重を量り，食事量に気をつけましょう。
・普段から意識して身体を動かすようにしましょう。
・無理な減量はやめましょう。
・特に若年女性のやせ，高齢者の低体重にも気をつけましょう。
(4) 主食，主菜，副菜を基本に食事のバランスを。
・多様な食品を組み合わせましょう。
・調理方法が偏らないようにしましょう。
・手作りと外食や加工食品・調理食品を上手に組み合わせましょう。
(5) ごはんなどの穀類をしっかりと。
・穀類を毎食とって，糖質からのエネルギー摂取を適正に保ちましょう。
・日本の気候・風土に適している米などの穀類を利用しましょう。
(6) 野菜・果物，牛乳・乳製品，豆類，魚なども組み合わせて。
・たっぷり野菜と毎日の果物で，ビタミン，ミネラル，食物繊維をとりましょう。
・牛乳・乳製品，緑黄色野菜，豆類，小魚などで，カルシウムを十分とりましょう。
(7) 食塩は控えめに，脂肪は質と量を考えて。
・食塩の多い食品や料理を控えめにしましょう。食塩摂取量の目標値は，男性で 1 日 8g 未満，女性で 7g 未満とされています。
・脂肪のとりすぎをやめ，動物，植物，魚由来の脂肪をバランスよくとることが必要です。
・栄養成分表示を見て，食品や外食を選ぶ習慣を身につけましょう。
(8) 日本の食文化や地域の産物を活かし，郷土の味の継承を。
・「和食」をはじめとした日本の食文化を大切にして，日々の食生活に生かしましょう。
・地域の産物や旬の素材を使うとともに，行事食を取り入れながら，自然の恵みや四季の変化を楽しみましょう。
・食材に関する知識や調理技術を身につけましょう。
・地域や家庭で受け継がれてきた料理や作法を伝えていきましょう。
(9) 食料資源を大切に，無駄や廃棄の少ない食生活を。
・まだ食べられるのに廃棄されている食品ロスを減らしましょう。
・調理や保存を上手にして，食べ残しのない適量を心がけましょう。
・賞味期限や消費期限を考えて利用しましょう。
(10)「食」に関する理解を深め，食生活を見直してみましょう。
・子どものころから，食生活を大切にしましょう。
・家庭や学校，地域で，食品の安全性を含めた「食」に関する知識や理解を深め，望ましい習慣を身につけましょう。
・家族や仲間と，食生活を考えたり，話し合ったりしてみましょう。
・自分たちの健康目標を作り，よりよい食生活を目指しましょう。

3．改定食生活指針の主な内容 (改定された項目のみ)

(1) おいしい食事を，味わいながらゆっくりよく噛んで食べましょう

　国民が健やかに豊かな生活を送るには，口腔機能が十分に発達し，維持されることが重要である。最近では，健康寿命の延伸に向け，噛み方や食べる速さにも着目し，口腔の健康や口腔機能の獲得・維持・向上と関連させた食育が重要になっている。このため，ゆっくりよく噛んで食べる国民を増やすことを目標とする。

(2) 適度な運動とバランスの良い食事で，適正体重の維持を

　わが国は世界でも有数の長寿国となり，今後とも平均寿命の延びることが予測されているが，一方国民

の食生活はエネルギーや食塩等の過剰摂取，野菜の摂取不足等の栄養の偏り，朝食の欠食など食習慣の乱れがみられ，肥満や生活習慣病は重要課題である。また，若い女性のやせ，高齢者の低栄養傾向等の問題が指摘されている。日本人の最大死因である生活習慣病を予防し健康寿命を延ばすためには，健全な食生活が欠かせない。また，生活の質の低下を防ぐため，糖尿病の重症化予防も重要である。特に，メタボリックシンドロームの予防のためには，栄養・食生活や身体活動・運動等の生活習慣の改善が重要である。メタボリックシンドロームの該当者および予備軍には，減少傾向にあるが栄養・食生活や身体活動・運動の改善対策の推進が重要である。

　生活習慣病の予防，改善のためには，普段から適正体重の維持や減塩等に気をつけた食生活の実践が大切である。

　しかし，エネルギー，食塩の摂り過ぎ，朝食の欠食等の食習慣の乱れ，それに起因する肥満，やせ等，生活習慣病につながる課題は改善されていない。普段から体重を量り，食事量に気をつける，普段から意識して身体を動かす，特に若年女性のやせ，無理な減量，高齢者の低体重にも気をつける，などの対応が重要である。

(3) 食塩は控え目に，脂肪は質と量を考えて

　2015 年版日本人の食事摂取基準では，ナトリウム（食塩）は高血圧の予防の観点から 18 歳以上男子 8.0g 未満，女子 7.0g 未満とされているので，一層の減塩努力が必要である。脂肪の摂り過ぎは，動脈硬化性の心疾患の発症，乳がん，大腸がんの死亡率の上昇が認められる。適正比率は成人で 20 ～ 25％である。脂肪は種類によって健康への影響が異なり，動物，植物，魚類には異なった種類の脂肪酸が含まれているので，バランスよくとりたい。

(4) 和食をはじめとする食文化の継承，地域や家庭で受け継がれてきた料理や作法の継承

　近年核家族化の進展や地域のつながりの希薄化，食の多様化により，日本の食文化が徐々に失われつつある。「和食：日本人の伝統的な食文化」がユネスコの無形文化遺産に登録され，その継承が重要である。このため，伝統食材をはじめとした地域の郷土料理や伝統料理等，地域や家庭で受け継がれてきた料理や味，箸使い等の食べ方・作法を受け継ぎ，地域や次世代（子供や孫を含む）へと伝えている国民を増やすことが目標となっている。

　近年，グローバル化や流通技術の進歩，生活様式の多様化等により，地場産物を活かした郷土料理やその食べ方，食事の際の作法等，優れた伝統的な食文化が十分に継承されず，その特色が失われつつある。

　そのため「和食：日本人の伝統的な食文化」が，「自然の尊重」という日本人の精神を体現した食に関する社会的習慣としてユネスコの無形文化遺産に登録されたことを踏まえて，食育活動を通じて，郷土料理，伝統食材，食事の作法等，伝統的な食文化に関する国民の関心と理解を深め，伝統的な食文化の保護・継承を推進するとしている。

(5) 食料資源を大切に，無駄や廃棄の少ない食生活を

　わが国は，食料および肥料等の多くを海外からの輸入に頼っている一方で，食べられるのに廃棄されている食品ロスは，平成 24 年度で年間約 642 万 t（事業系 331 万 t，家庭系 312 万 t）の食品スが発生しており，環境への大きな負荷が生じ，食品廃棄物の発生抑制を推進し環境にも配慮することが重要である。

　世界には約 8 億人が飢餓や栄養不足に苦しんでいることを考え，食事ができることへの感謝の念を高め，食料資源の浪費や環境への負荷の増加にも目を向ける必要がある。「もったいない」という精神で，食べものを無駄にせず，食品ロスの削減に取り組むことは，食育の最大課題である。また，調理や保存を上手に工夫して食べ残しのないよう適量を考えたい。

(6) 食品の安全性の確保等における食育の役割

　食品の提供者が食品の安全性の確保に万全を期すだけでなく，食品を消費する立場の家庭や学校，地域で食品の安全性についての知識や理解を深めたい。また，自分達での健康目標をつくりよりよい食生活を目指したい。

資料：1．28文科初第454号文部科学省初等中等教育局長，健発0622第3号厚生労働省健康局長，28消安第1239号農林水産省消費・安全局長通知の連名通知
　　　2．健発0622第1号，平成28年6月22日厚生労働省健康課長通知「食生活指針」の 一部改定及び「食生活指針の解説要領」の作成について

19. 食事バランスガイド（平成17年7月厚生労働省・農林水産省策定）

1. 食事バランスガイドの内容

(1) 厚生労働省と農林水産省が，1日に必要な食事の摂取量とメニューが一目でわかる「食事バランスガイド」を作成して平成17年7月に公表された。

(2) 食事バランスガイドは，栄養の知識がなくても，「何を」「どれだけ」食べたらよいかの，大まかな食事の目安が料理の絵で把握できるといった視覚に訴えた教材である。図9−14（次頁）のようにコマの形をしている。食事のバランスが悪くなるとコマが倒れてしまうことを意味している。さらに，回転（運動）することで初めて安定するということを表している。

(3) 逆三角形のコマの形の図柄には，1日の摂取量として望ましいメニューの例が，「主食」「副菜」「主菜」「牛乳・乳製品」「果物」の5つのグループに分けて示されている。そして，料理区分ごとに1日にとる料理の組み合わせと，およその量が「1つ」とか，「SV（サービングの略。各料理の1回あたりの標準的な量）」を単位として表している。実際の食事の内容とコマの中の料理を比較することで，おおよその過不足がわかるようになっている。

(4) 水分は食事中で欠かせない存在であることから，コマの軸として表現され，菓子・し好飲料は食事全体の中で，量的なバランスを考えて適度に摂取する必要があることから「楽しく適度に」というメッセージとともにコマの紐として表現されている。

2. 栄養指導・栄養教育での活用

(1) 管理栄養士，栄養士等が栄養指導・栄養教育で用いる場合には，食事バランスガイドのねらいや特徴を十分理解し，対象者・対象集団の健康・栄養状態，食知識，食行動，ライフスタイルなどを適切に把握・評価し，対象の特性に対応した活用・展開を図る必要がある。

(2) 図9−13を参考に，性・年齢・体位と活動量を考慮して1日分の適量を把握する。成人が1日にとるおよその量は2200±200kcal程度である。食事の目的と好みを考えて，料理（主材料・調理法・味付けなど）をバランスよく組み合わせるようにする。

図9−13　食事摂取基準（2010年版）による対象者特性別，料理区分における摂取の目安　　変更点は下線
単位：つ（SV）

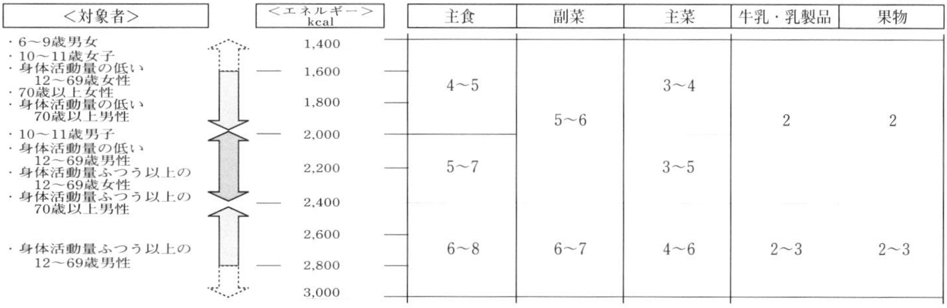

＜対象者＞	＜エネルギー＞ kcal	主食	副菜	主菜	牛乳・乳製品	果物
・6〜9歳男女 ・10〜11歳女子 ・身体活動量の低い 12〜69歳女性 ・70歳以上女性 ・身体活動量の低い 70歳以上男性	1,400 1,600 1,800	4〜5	5〜6	3〜4	2	2
・10〜11歳男子 ・身体活動量の低い 12〜69歳男性 ・身体活動量ふつう以上の 12〜69歳女性 ・身体活動量ふつう以上の 70歳以上男性	2,000 2,200 2,400	5〜7		3〜5		
・身体活動量ふつう以上の 12〜69歳男性	2,600 2,800 3,000	6〜8	6〜7	4〜6	2〜3	2〜3

・1日分の食事量は，活動（エネルギー）量に応じて，各料理区分における摂取の目安（つ（SV））を参考にする。
・2,200±200kcalの場合，副菜（5〜6つ（SV）），主菜（3〜5つ（SV）），牛乳・乳製品（2つ（SV）），果物（2つ（SV））は同じだが，主食の量と，主菜の内容（食材や調理法）や量を加減して，バランス良い食事にする。
・成長期で，身体活動レベルが特に高い場合は，主食，副菜，主菜について，必要に応じてSV数を増加させることで適宜対応する

3. 30〜60歳代の男性肥満者，単身者，子育てを担う世代へのメッセージ

食事バランスガイドでは，30〜60歳代の男性の肥満者，単身者，子育てを担う世代について活用方法が示されている。

表9－23　30～60歳代の男性の肥満が気になる方々へのメッセージ

① 食事はバランスよく，夕食は軽めに
　・主食，主菜，副菜を上手に組み合わせて
　・どれが欠けても多すぎてもバランスが悪くなり，コマが倒れます
② 油を使った料理は控えめに
　・料理の選び方で，エネルギーはこれだけ違います
③ 野菜はもっと食べましょう。副菜は5つ
　・野菜は不足しがちです。野菜の多い料理を積極的にとりましょう
　・外食では野菜が不足しがちになります。意識して野菜料理を1品加えましょう
　・生野菜だけでなく，加熱した野菜も取り入れて。副菜は1日5つ程度

表9－24　単身者の方々へのメッセージ

① 食事が基本，健康は食事から
　・主食，主菜，副菜を組み合わせましょう
② 朝食は欠かさずに
　・「お手軽バランス朝食のすすめ」主食，主菜，副菜を食卓に
　・朝食で副菜を食べない時は，昼食か夕食で補おう
③ 外食・中食でも，もっと野菜料理を
　・野菜は不足しがちです。野菜の多い料理を積極的にとりましょう
　・外食では野菜が不足しがちになります。意識して野菜料理を1品加えましょう
　・生野菜だけでなく，加熱した野菜も取り入れて。副菜は1日5つ程度

表9－25　子育てを担う世代の方々へのメッセージ

① 食事はバランス良く，親子で楽しく
　・主食，主菜，副菜を彩りよく組み合わせて。楽しい食卓を演出
② 朝食は欠かさず
　・「お手軽バランス朝食のすすめ」主食，主菜，副菜を食卓に
　・朝食で副菜を食べない時は，昼食と夕食，又は，間食で補おう
③ 目指せ，野菜大好き
　・野菜を積極的にとり，いろいろな野菜の味覚を知りましょう
　・外食では野菜が不足がちになります。意識して野菜料理を1品加えましょう
　・生野菜だけでなく，加熱した野菜も取り入れて。副菜は1日5つ程度

資料：フードガイド（仮称）
　　　検討会報告書（平成
　　　17年7月，厚生労働
　　　省・農林水産省合同
　　　作成）

図9－14　食事バランスガイド

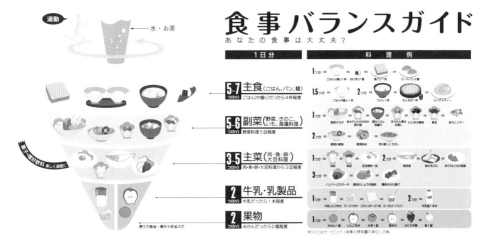

20.「健康な食事」の基準

　厚生労働省は，平成 26 年 10 月に「日本人の健康を支える『健康な食事』のあり方に関する検討会」の報告を公表した。さらに平成 27 年 9 月に「『健康な食事』の普及について」（健発 0909 第 3 号）および「生活習慣病予防その他の健康増進を目的として提供する食事の目安の普及について」（健発 0909 第 6 号）が発出され，実施に移された。

健発 0909 第 3 号
平成 27 年 9 月 9 日

各〔都道府県知事／保健所設置市長／特別区長〕殿

厚生労働省健康局長
（公印省略）

「健康な食事」の普及について

　日本人の平均寿命が延伸し，世界でも高い水準を示していることには，日本人の食事が一助になっていると考えられる。また，日本の食事の特徴は，気候と地形の多様性に恵まれ，旬の食べ物や地域産物といった多様な食べ物を組み合わせて，調理して，おいしく食べることで，バランスのとれた食事をとってきたことにある。

　こうした特徴を生かし，日本人の長寿を支える「健康な食事」について，国民や社会の理解を深め，取り組みやすい環境の整備が重要であることから，平成 25 年 6 月から「健康な食事」のあり方に関する検討を重ね，平成 26 年 10 月に検討会報告書としてとりまとめられたところである。「健康な食事」は，健康や栄養バランス，おいしさや楽しみから，食料生産・流通，食文化まで，様々な要因から構成されている。こうしたことを踏まえ，今般，「健康な食事」に関する考え方を整理したリーフレット（別添 1）を作成したので，今後，食生活改善に関する施策の推進の参考にされたい。

　また，「健康な食事」とは，健康な心身の維持・増進に必要とされる栄養バランスを基本とする食生活が，無理なく持続している状態を意味しており，その実現においては，主食・主菜・副菜を組み合わせて食べることが重要である。しかしながら，若い世代を中心にこれらのそろう食事がとられていない状況が見受けられる。

　このため，厚生労働省では，「健康な食事」のとらえ方を踏まえ，健康な心身の維持・増進に必要とされる栄養バランスを確保する観点から，主食・主菜・副菜を組み合わせた食事の更なる推奨を図るよう，シンボルマーク（以下「マーク」という。）を作成し，マークの使用規約（別添 2）を定めたので，通知する。マークを活用し，ポスター，リーフレット，ホームページ等各種媒体を通して，主食・主菜・副菜を組み合わせた食事の実践が促進されるよう，効果的な啓発普及をお願いしたい。なお，本マークは，個別の商品に貼付すること等は認められていないので，ご留意願いたい。

　また，生活習慣病予防その他の健康増進を目的として提供する食事の目安について，別途通知する旨，申し添える。

健発 0909 第 6 号
平成 27 年 9 月 9 日

各〔都道府県知事／保健所設置市長／特別区長〕殿

厚生労働省健康局長
（公印省略）

第九章　栄養改善の諸制度

生活習慣病予防その他の健康増進を目的として提供する食事の目安の普及について

　平成25年度から開始している「健康日本21（第二次）」では，健康寿命の延伸に向けて，適正な量と質の食事をとる者の増加を目標に掲げ，個々人の食生活の改善と社会環境の改善を図ることとしている。

　また，本年4月に施行された「日本人の食事摂取基準（2015年版）」では，生活習慣病予防や健康の保持・増進を図るために必要なエネルギー及び34項目の栄養素の基準値を定めているが，これらの栄養素をバランス良く摂取するためには，日々の食事を適切な内容に整える必要がある。

　これまで，「食生活指針の推進について（平成12年3月24日閣議決定）」や『『食事バランスガイド』の普及活用について（平成17年8月1日付け健発0801004号・17消安4642号厚生労働省健康局長，農林水産省消費・安全局長連名通知）」を通して，食生活改善に取り組んできたが，依然として，肥満ややせ，栄養バランスの偏りなどの課題がみられる。また，自分で調理し食事を作る機会が減り，中食や外食の利用が進む中で，食事の選択は多様となり，バランスのとれた食事をとることが難しくなりつつある。

　このため，生活習慣病予防や健康増進の観点から，栄養バランスのとれた食事の普及が様々な食事の提供場面で一層の工夫や広がりをもって展開されるよう，今般，生活習慣病予防その他の健康増進を目的として提供する食事の目安を，別紙のとおり策定した。本目安は，以下のような場面で活用されることを想定している。なお，目安の活用にあたって，個別の商品に「厚生労働省ガイドライン適合メニュー」等の表示をすることは認められていないので，ご留意願いたい。

＜目安の活用例＞
・事業者が提供する食事のレシピ考案
・市町村や民間主催の生活習慣病予防等を目的とした料理教室
・各種食事セミナーや栄養指導でのレシピ紹介
・雑誌や料理本での生活習慣病予防等を目的としたレシピ掲載，レシピ集の作成
・インターネットによる生活習慣病予防等を目的とした料理レシピの提供など

　については，本目安の普及を図るため，それぞれの地域や対象者の特性，さらに食品や料理の多様性を踏まえ，都道府県等において「生活習慣病予防その他の健康増進を目的として提供する食事の普及に係る実施の手引」（別添）に基づき効果的な取組が実施されるようご配慮をお願いするとともに，地域において食を通じた社会環境の整備に取り組むこととなる関係団体並びに民間企業等への周知をお願いしたい。あわせて，都道府県におかれては管内市町村（保健所設置市を除く）への周知をお願いしたい。

1．日本人の長寿を支える「健康な食事」のあり方検討会報告
(1) 厚生労働省では，平成25年10月に同委員会を立ち上げ，審議を重ね，平成26年10月に報告書を作成，その後パブリックコメント等での各方面の意見要望等に沿って，平成27年9月に健康局長通知が出された。
(2) 生活習慣病予防や健康増進の観点から，栄養バランスのとれた食事を普及するため，事業者等が提供する食事の目安を策定している。主食・主菜・副菜を組み合わせた食事を基本とし，1食あたりのエネルギー量や栄養素の目安を示している。
(3) 健康日本21（第二次）では，健康寿命の延伸等を目指し，生活習慣病の発症予防と重症化予防の徹底を図るとともに，健康づくりを支援する社会環境の整備がうたわれている。また，平成25年6月に閣議決定された「日本再興戦略」では，健康寿命延伸産業を育成する施策として「疾病予防効果のエビデンスに基づく適正な運動量や健康な食事の基準を策定する」としており，施策の一環である。

2．主食・主菜・副菜の組合せ
　健康な食事の食事パターンは，「日本人の食事摂取基準（2015年版）」をもとに1食を主食（料理Ⅰ），主菜（料理Ⅱ），副菜（料理Ⅲ）が揃う食事を基本としている。健康な食事の普及に関する通知では，健

康な食事のあり方を整理したリーフレットと「主食・主菜・副菜の組合せた食事推奨のシンボルマークの使用規約」「主食・主菜・副菜の組合せた食事推奨のシンボルマーク使用マニュアル」が添付されている。

３．生活習慣病予防等健康づくりを目指した食事の目安（２つのパターン）

(1) 健康寿命の延伸は，特定の食品や栄養素摂取だけでなく，栄養素バランスのとれた食事を習慣的にとることが大切である。

(2) 農林水産省の平成 28 年の「食育に関する意識調査」では，主食・主菜・副菜を揃えて食べることが１日２回以上の日がほぼ毎日ある者の割合は男性 53.0％，女性 64.9％，また，20 歳代では男女平均で30.3％にとどまっている。また食の外部化率（食料支出に占める外食・中食支出額の割合）は，食の安全・安心財団の調査では平成 27 年は 43.9％となっている。

(3) 厚生労働省では，栄養バランスに配慮された食事環境を整備し，個人の食習慣の改善を図るため，生活習慣病その他の健康増進を目的とした食事の目安として「実施の手引」を作成している。

「日本人の食事摂取基準（2015 年版）」や国民健康・栄養調査結果等をもとに，食品群のエネルギー・栄養素の特性を勘案し，主食・主菜・副菜を組み合わせた１食のエネルギー・栄養素量を示している。そこでは，「一般女性や中高年男性で，生活習慣病の予防に取り組みたい人向け 650kcal 未満」と「一般男性や身体活動量の多い女性で，生活習慣病の予防に取り組みたい人向け 650 〜 850kcal」の目安の２つのパターンを策定している（表９− 26）。

表９− 26　生活習慣病予防その他の健康増進を目的として提供する食事について（目安）

	一般女性や中高年男性で，生活習慣病の予防に取り組みたい人向け 650kcal 未満	一般男性や身体活動量の高い女性で，生活習慣病の予防に取り組みたい人向け 650 〜 850kcal
主食（料理Ⅰ）の目安	穀類由来の炭水化物は 40 〜 70g	穀類由来の炭水化物は 70 〜 95g
主菜（料理Ⅱ）の目安	魚介類，肉類，卵類，大豆・大豆製品由来のたんぱく質は 10 〜 17g	魚介類，肉類，卵類，大豆・大豆製品由来のたんぱく質は 17 〜 28g
副菜（料理Ⅲ）の目安	緑黄色野菜を含む２種類以上の野菜（いも類，きのこ類・海藻類も含む）は 120 〜 200g	緑黄色野菜を含む２種類以上の野菜（いも類，きのこ類・海藻類も含む）は 120 〜 200g
牛乳・乳製品，果物の目安	牛乳・乳製品及び果物は，容器入りあるいは丸ごとで提供される場合の１回提供量を目安とする。 牛乳・乳製品：100 〜 200g 又は ml （エネルギー 150kcal 未満*） 果物：100 〜 200g （エネルギー 100kcal 未満*） *これらのエネルギー量は，650kcal 未満，または 650 〜 850kcal に含めない。	
料理全体の目安	〔エネルギー〕 ○料理Ⅰ，Ⅱ，Ⅲを組み合わせる場合のエネルギー量は 650kcal 未満 ○単品の場合は，料理Ⅰ：300kcal 未満，料理Ⅱ：250kcal 未満，料理Ⅲ：150kcal 未満 〔食塩〕 ○料理Ⅰ，Ⅱ，Ⅲを組み合わせる場合の食塩含有量（食塩相当量）は 3g 未満（当面 3g を超える場合は，従来品と比べ 10％以上の低減） ○単品の場合は，食塩の使用を控えめにすること（当面 1g を超える場合は，従来品と比べ 10％以上の低減） ※１　エネルギー，食塩相当量について，見えやすいところにわかりやすく情報提供すること ※２　不足しがちな食物繊維など栄養バランスを確保する観点から，精製度の低い穀物や野菜類，いも類，きのこ類，海藻類など多様な食材を利用することが望ましい	〔エネルギー〕 ○料理Ⅰ，Ⅱ，Ⅲを組み合わせる場合のエネルギー量は 650 〜 850kcal 未満 ○単品の場合は，料理Ⅰ：400kcal 未満，料理Ⅱ：300kcal 未満，料理Ⅲ：150kcal 未満 〔食塩〕 ○料理Ⅰ，Ⅱ，Ⅲを組み合わせる場合の食塩含有量（食塩相当量）は 3.5g 未満（当面 3.5g を超える場合は，従来品と比べ 10％以上の低減） ○単品の場合は，食塩の使用を控えめにすること（当面 1g を超える場合は，従来品と比べ 10％以上の低減） ※１　エネルギー，食塩相当量について，見えやすいところにわかりやすく情報提供すること ※２　当該商品を提供する際には，「しっかりと身体を動かし，しっかり食べる」ことについて情報提供すること

資料：厚生労働省

(4) 実施の手引では目安の活用例として，①事業者が提供する食事のレシピ考案，②市町村や民間主催の生活習慣病予防等を目的とした料理教室，③各種食事セミナーや栄養指導でのレシピの紹介，④生活

習慣病等を目的としたレシピの掲載，レシピ集の作成等をあげている。

(5) 生活習慣病予防に取り組む一般女性と中高年男性に提供する食事の目安として，主食が穀類由来の炭水化物40 ～ 70g，主菜が魚介類，肉類，卵類，大豆・大豆製品由来のたんぱく質10 ～ 17g，副菜が緑黄色野菜を含む２種類以上の野菜（いも類，きのこ類，海藻類も含む）120 ～ 200gとなっている。

　　１食のエネルギー量は650kcal 未満で，料理ごとで主食300kcal 未満，主菜250kcal 未満，副菜150kcal 未満とした。また１食の食塩含有量（食塩相当量）は3g 未満と設定している。しかし，日本の代表的な食材の梅干しや漬物類などで3g を超える場合は，これまでの製品と較べ10％以上低減することとしている。

　　牛乳・乳製品や果物は，容器入りや丸ごと提供されることが多いため，１食あたりではなく，提供される場合の１回の提供量の目安を設定，牛乳・乳製品は100 ～ 200g（あるいはml）（エネルギー150kcal 未満），果物は，100 ～ 200g（同100kcal 未満）としている。牛乳・乳製品，果物のエネルギー量は１食全体のエネルギー量には含まれない。

(6) 一般男性や身体活動量が高い女性向けに提供する食事の目安

　　１食650 ～ 850kcal とし，栄養素の目安は，主食で炭水化物70 ～ 95g，主菜でたんぱく質17 ～ 28g とした。食塩含有量は１食3.5g 未満としている。副菜や牛乳・乳製品，果物は一般女性等の目安と変わらないが，提供の際は「しっかりと身体を動かし，しっかり食べること」について情報提供することとされている。

資料：週刊保健衛生ニュース，平成27年９月21日，第1826号，社会保険実務研究所

４．若い世代ほど栄養バランスに偏り

　平成28年の農林水産省の「食育に関する意識調査」で，主食・主菜・副菜を揃えて食べることが毎日２回以上の日がほぼ毎日ある者の割合は，全世代では59.7％だが，30代では45.9％，20代では30.3％と世代が若くなるに従い減っていることがわかる。

図９−15　主食・主菜・副菜を組合せた食事を１日２回以上ほぼ毎日食べている人の割合

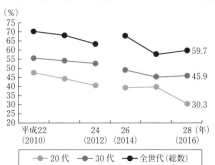

（出典）農林水産省「食育に関する意識調査」，内閣府「子供・若者白書」

（注）平成25年度は，本問についての調査は行っていない。

21．栄養バランス（主食・主菜・副菜の組み合せ状況）

平成 27 年国民健康・栄養調査の結果から，主食・主菜・副菜の組み合せ状況および食品購入時の栄養成分チェックの状況を見てみたい。

1．主食＋主菜＋副菜の組み合せ状況

健康な食事の基本は，主食＋主菜＋副菜の組み合せである。主食＋主菜＋副菜を組み合せた食事を 1 日 2 回以上食べることが「ほとんど毎日」は男性 47.6％，女性 52.7％であった（表 9－27）。若い世代ほどその割合は低く，20 歳代では男性 39.1％，女性 38.4％と栄養バランスは悪く，70 歳以上の高齢者では男性 59.1％，女性 61.7％と栄養バランスを心掛けていることがわかる。

表9－27　主食・主菜・副菜を組み合せ食事の頻度（％）

	男性	女性
ほとんどない	13.1	8.5
週に 2～3 日	22.0	20.9
週に 4～5 日	17.3	17.9
ほとんど毎日	47.6	52.7

資料：厚生労働省「平成 27 年国民健康・栄養調査」の結果

2．副菜の摂取度が低い

主食・主菜・副菜のうち，組み合せて食べられていないのは，男女とも「副菜」の割合が最も高く，男性 76.7％，女性 74.0％であった（図 9－16）。また主食・主菜・副菜を組み合わせた食事の頻度が高いほど，炭水化物，たんぱく質および野菜の摂取状況が食事摂取基準等の目標とされる量に合致していると評価される者の割合が，有意に高かった。

図9－16　主食・主菜・副菜を組み合せ食事の頻度（％）

問：主食，主菜，副菜のうち，組み合わせて食べられないのはどれですか。　　　　　　　　　　　※複数回答

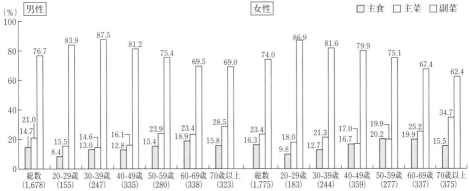

※主食・主菜・副菜を組み合わせた食事の頻度が「週に 4～5 日」「週に 2～3 日」「ほとんどない」と回答した者が回答。
資料：厚生労働省「平成27年国民健康・栄養調査」の結果

3．食品購入時の栄養成分表示のチェック

普段食品を購入する際，「栄養成分表示を参考にしている者」の割合は，男性 26.1％，女性 53.0％と女性が高く，一方「食品購入時に参考にする栄養成分表示」では男性では「特にない」39.3％，女性では「エネルギー」の割合が 50.4％と最も高かった。また女性では 3 割以上の人が「食品を購入する際に必要と思われる栄養成分表示」として，脂質，ナトリウム（食塩），コレステロール，糖質，食物繊維，ビタミン・ミネラルをあげており，女性の食事改善に対する関心が高いことがわかる。

22．2020年オリンピック・パラリンピックに向けた栄養サミットの開催

1．東京栄養サミット2020

　2020年の東京オリンピック・パラリンピックにおいては，日本が開催国として東京栄養サミット2020を開催することになっており，どのように国際社会における栄養改善に取り組んでいくのか注目されている。過去2回の栄養サミットでの議論は飢餓と低栄養が中心であったが，2020年の東京開催では「栄養不良の二重負荷」なども対象とし，これらの解決に向けて，持続可能な開発目標（SDGs）の推進にも資する議論が予定されている。

　その概要は以下の通りである。

栄養サミット（N4G：Nutrition for Growth）2020の東京開催について

背景・経緯	1．栄養改善に向けた近時の国際的取組（※2020年は下記国際目標の中間評価を行う重要な年） 2012年5月WHO総会：「Global nutrition targets 2025」：母子栄養改善を掲げた2025年を達成年とする国際目標。 2015年9月国連総会：「持続可能な開発目標（SDGs）」：目標2で「栄養の改善」を掲げた2030年を達成年とする国際目標。 2016年4月国連総会「栄養に関する行動の10年」：2016年～2025年を「栄養に関する行動の10年」として定めた。 2．オリンピック・パラリンピックの機会を利用した栄養サミットの開催 オリンピック・パラリンピックの機会を使用し，栄養改善に向けた国際的取組を喚起するための栄養サミットが過去にも開催され，成果文書（Global Nutrition for Growth Compact）が発出されている。 ● 2013年（ロンドン）：2012年のロンドン・オリンピックの機会に栄養サミットの準備会合を開催。2013年シャルルボア（英）G7サミットの機会に栄養サミットを開催。英首相，ブラジル大統領，アイルランド首相（EU議長国），マラウイ大統領他が出席。 ● 2016年（リオ）：リオ・オリンピックの機会に開催。ブラジル保健大臣，DFID栄養特別大使，WHO事務局長，FAO事務局長他が出席。 3．ユニバーサル・ヘルス・カバレッジ（UHC）フォーラム（2017年12月） 2017年12月に東京で開催されたUHCフォーラムの機会に安倍首相から，栄養分野を，UHCを支える重要な基礎分野と位置づけるとともに，2020年に栄養サミットを東京で開催することを発表。
概要	・日時：2020年11月末～12月中旬（オリンピック・パラリンピック後）の2日程度を予定 ・主催：日本政府 ・共催（予定）：英国，仏国（2024年オリンピック開催国），国連機関（WHO，FAO，WFP，世銀等），ビル＆メリンダ・ゲイツ財団，NGO等 ・想定される出席者：首脳級，閣僚級，国際機関の長，市民社会，民間企業等。 ・目的：世界的な栄養改善の現状と課題を確認し，栄養課題に向けた各国の今後の国際的取組の促進を主導する。
主なテーマ	① 健康：栄養のユニバーサル・ヘルス・カバレッジ（UHC）への統合 ② 食：健康的で持続可能なフードシステムの構築 ③ 強靭性：脆弱な状況下における栄養不良対策 ④ 説明責任：データに基づくモニタリング ⑤ 財政：栄養改善のための財源確保

※令和2年1月時点資料　　　　　　　　　　　　　　　　　　　　　　資料：外務省，厚生労働省

第10章
食事摂取基準・食品分類法

> 「日本人の食事摂取基準（2020年版）策定検討会」
> 報告書が，平成31年3月に厚生労働省より発表された。
> 本章は，その内容を要約し，掲載するものである。

1. 日本人の食事摂取基準（2020年版）についての法律の規定

1. 健康増進法における食事摂取基準の規定

　厚生労働省では令和元年12月末に「日本人の食事摂取基準」（2020年版）を公表した。食事摂取基準は健康増進法（平成14年8月2日，法律第103号）第16条の2の規定に基づき，厚生労働大臣が，生涯にわたる国民の栄養摂取の自主的な改善に向けた努力を推進するため，国民健康・栄養調査その他の健康の保持増進に関する調査および研究の成果を分析し，その分析の結果を踏まえ，食事による栄養摂取量の基準として定めている。

【食事摂取基準】
第16条の2　厚生労働大臣は，生涯にわたる国民の栄養摂取の改善に向けた自主的な努力を促進するため，国民健康・栄養調査その他の健康の保持増進に関する調査及び研究の成果を分析し，その分析の結果を踏まえ，食事による栄養摂取量の基準（以下この条において「食事摂取基準」という。）を定めるものとする。
2　食事摂取基準においては，次に掲げる事項を定めるものとする。
　1　国民がその健康の保持増進を図る上で摂取することが望ましい熱量に関する事項
　2　国民がその健康の保持増進を図る上で摂取することが望ましい次に掲げる栄養素の量に関する事項
　　イ　国民の栄養摂取の状況からみてその欠乏が国民の健康の保持増進を妨げているものとして厚生労働省令で定める栄養素
　　ロ　国民の栄養摂取の状況からみてその過剰な摂取が国民の健康の保持増進を妨げているものとして厚生労働省令で定める栄養素
3　厚生労働大臣は，食事摂取基準を定め，又は変更したときは，遅滞なく，これを公表するものとする。

　基準を定める栄養素は，健康増進法施行規則第11条に定められている。

健康増進法施行規則（平成15年4月30日，厚生労働省令第86号）
　（法第十六条の二第二項第二号 の厚生労働省令で定める栄養素）
第十一条　法第十六条の二第二項第二号 イの厚生労働省令で定める栄養素は，次のとおりとする。
　一　たんぱく質
　二　n－6系脂肪酸及びn－3系脂肪酸
　三　炭水化物及び食物繊維
　四　ビタミンA，ビタミンD，ビタミンE，ビタミンK，ビタミンB$_1$，ビタミンB$_2$，ナイアシン，ビタミンB$_6$，ビタミンB$_{12}$，葉酸，パントテン酸，ビオチン及びビタミンC
　五　カリウム，カルシウム，マグネシウム，リン，鉄，亜鉛，銅，マンガン，ヨウ素，セレン，クロム及びモリブデン
2　法第十六条の二第二項第二号 ロの厚生労働省令で定める栄養素は，次のとおりとする。
　一　脂質，飽和脂肪酸及びコレステロール
　二　糖類（単糖類又は二糖類であって，糖アルコールでないものに限る。）
　三　ナトリウム

　また，食事による栄養摂取量の基準は，厚生労働大臣告示されている。

２．食事摂取基準策定の意義・策定方針・設定指標・使い方

1．「食事摂取基準の意義」

「日本人の食事摂取基準」は，健康増進法の規定に基づき，国民の健康の保持増進を図る上で摂取することが望ましいエネルギーおよび栄養素の基準を厚生労働大臣が定めるもので，5年ごとに改定されている。内外の文献をもとに検討されたもので，厚生労働大臣により告示され，令和2年度から令和6年度までの5年間使用する。厚生労働省は第2次国民健康づくり運動として，健康寿命の延伸，生活習慣病の発症防止と重症化予防の徹底を図ることとしているが，その推進のツールとなるものである。

2．2020年版の主な改定のポイント

(1) 活力ある健康長寿社会の実現

①きめ細かな栄養施策を推進する観点から，50歳以上について，より細かな年齢区分による摂取基準を設定。

②高齢者のフレイル予防の観点から，総エネルギー量に占めるべきたんぱく質由来エネルギー量の割合（％エネルギー）について，65歳以上の目標量の下限を13％エネルギーから15％エネルギーに引き上げた。

③若いうちからの生活習慣病予防を推進するため，以下の対応を実施。

　・飽和脂肪酸，カリウムについて，小児の目標量を新たに設定。

　・ナトリウム（食塩相当量）について，成人の目標量を2015年版から0.5g/日引き下げるとともに，高血圧および慢性腎臓病（CKD）の重症化予防を目的とした量として，新たに6g/日未満と設定。

④コレステロールについて，脂質異常症の重症化予防を目的とした量として，新たに200mg/日未満に留めることが望ましいことを記載。

(2) EBPM（Evidence Based Policy Making：根拠に基づく政策立案）の更なる推進

①食事摂取基準を利用する専門職等の理解の一助となるよう，目標量のエビデンスレベルを対象栄養素ごとに新たに設定。

3．2020年版の策定方針

「日本人の食事摂取基準」（2020年版）の策定の方向性は図10-1のとおりである。栄養に関連した身体・代謝機能の低下の回避の観点から，健康の保持・増進，生活習慣病の発症予防および重症化予防に加え，高齢者の低栄養予防やフレイル予防も視野に入れて策定を行うこととし，このため，関連する各種疾患ガイドラインとも調和を図っていくこととしている。

また，科学的根拠に基づく策定を行うことを基本とし，現時点で根拠は十分ではないが重要な課題については，今後，実践や研究を推進していくことで根拠の集積を図る必要があることから，研究課題の整理

図10-1　日本人の食事摂取基準（2020年版）策定の方向性

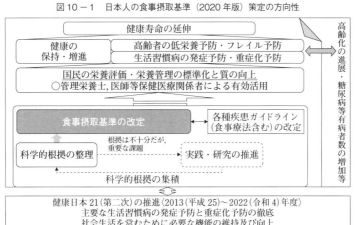

も行うとしている。

4．算定の基本的事項（設定指標）

(1) エネルギーの指標：エネルギーの摂取量および消費量のバランスを維持する指標として体格（BMI）を採用している。

(2) 栄養素の指標：栄養素の指標は 3 つの目的からなる 5 つの指標で構成している。具体的には，摂取不足からの回避を目的とする 3 種類の指標，過剰摂取による健康障害からの回避を目的とする指標および生活習慣病の予防からなる指標から構成している（図 10－2）。

図 10－2　栄養素の指標の目的と種類

〈目　的〉　　　　　　　　　〈指　標〉

摂取不足の回避	推定平均必要量，推奨量 ＊これらを推定できない場合の代替指標：目安量
過剰摂取による健康障害の回避	耐容上限量
生活習慣病の予防	目標量

(3) 推定平均必要量（estimated average requirement：EAR）：摂取不足の回避を目的として，半数の者が必要量を満たす量（同時に 50％の者が必要量を満たさない）と推定される摂取量と定義される。

(4) 推奨量（recommended dietary allowance：RDA）：推定平均必要量を用いて算出され，ほとんどの人が充足（97 ～ 98％）している量。

(6) 目安量（adequate intake：AI）：十分な科学的根拠が得られず，推定平均必要量を算定できない場合に算定する。一定の栄養状態を維持するのに十分な量であり，目安量以上を摂取している場合は 不足のリスクはほとんど見られない。

(7) 耐容上限量（tolerable upper intake level：UL）：健康障害をもたらすリスクがないとみなされる摂取量の上限。理論的には耐容上限量は，健康被害が発現しないことが知られている習慣的な摂取量の最大値と，健康障害が発現したことが知られている習慣的な摂取量の最小値との間に存在する。

(8) 目標量（tentative dietary goal for preventing life-style related diseases：DG）：生活習慣病の発症予防のために現在の日本人が当面の目標とすべき摂取量。

5．食事摂取基準の各指標を理解するための概念図

図 10－3 は，推定平均必要量や耐容上限量などの指標を理解するための概念図である。この図は習慣的な摂取量と摂取不足，または過剰摂取に由来する健康障害のリスク，健康障害が生ずる確率との関係を概念的に示したものである。この概念を集団に当てはめると，摂取不足を生ずる人の割合，または過剰摂取による健康障害を生ずる人の割合を示す図として理解することもできる。

図 10－3　食事摂取基準の各指標を理解するための概念図

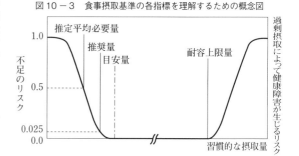

食事摂取基準概念図の説明

　図10－3の縦軸は，個人の場合は不足または過剰によって健康障害が生じる確率を，集団の場合は不足状態にある者または過剰によって健康障害を生じる者の割合を示す。

　不足の確率が推定平均必要量では0.5（50％）であり，推奨量では0.02～ 0.03（中間値として0.025）（2～ 3 ％または2.5％）であることを示す。耐用上限量以上を摂取した場合には，過剰摂取による健康障害が生じる潜在的なリスクが存在することを示す。そして，推奨量と耐用上限量との間の摂取量では，不足のリスク，過剰摂取による健康障害が生じるリスクともにゼロ（0）に近いことを示す。

　目安量については，推定平均必要量ならびに推奨量と一定の関係を持たない。しかし，推奨量と目安量を同時に算定することが可能であれば，目安量は推奨量よりも大きい。（図では右方）と考えられるため，参考として付記されている。目標量は，他の概念と方法によって決められるため，ここには図示できない。

6．策定した食事摂取基準（表10−1）

　1歳以上について基準を策定した栄養素と指標を表10−1に示す。なお，健康増進法に基づき厚生労働大臣が定めるものとされている栄養素の摂取量の基準について参考情報がある場合は，原則として，該当栄養素の摂取量の基準に係る表の脚注を参照。

表 10−1　基準を策定した栄養素と設定した指標（1歳以上）[1]

栄養素		推定平均必要量（EAR）	推奨量（RDA）	目安量（AI）	耐容上限量（UL）	目標量（DG）
たんぱく質[2]		○[b]	─[b]	─	─	○[3]
脂質	脂　質	─	─	─	─	○[3]
	飽和脂肪酸[4]	─	─	─	─	○[3]
	n−6系脂肪酸	─	─	○	─	─
	n−3系脂肪酸	─	─	○	─	─
コレステロール[5]		─	─	─	─	─
炭水化物	炭水化物	─	─	─	─	○[3]
	食物繊維	─	─	─	─	○
	糖　類	─	─	─	─	─
主要栄養素バランス[2]		─	─	─	─	○[3]
ビタミン	脂溶性 ビタミン A	○[a]	○[a]	─	○	─
	ビタミン D[2]	─	─	○	○	─
	ビタミン E	─	─	○	○	─
	ビタミン K	─	─	○	─	─
	水溶性 ビタミン B₁	○[c]	○[c]	─	─	─
	ビタミン B₂	○[c]	○[c]	─	─	─
	ナイアシン	○[a]	○[a]	─	○	─
	ビタミン B₆	○[b]	○[b]	─	○	─
	ビタミン B₁₂	○[a]	○[a]	─	─	─
	葉　酸	○[a]	○[a]	─	○[7]	─
	パントテン酸	─	─	○	─	─
	ビオチン	─	─	○	─	─
	ビタミン C	○[x]	○[x]	─	─	─
ミネラル	多量 ナトリウム[6]	○[a]	─	─	─	○
	カリウム	─	─	○	─	○
	カルシウム	○[b]	○[b]	─	○	─
	マグネシウム	○[b]	○[b]	─	○[7]	─
	リン	─	─	○	○	─
	微量 鉄	○[x]	○[x]	─	○	─
	亜　鉛	○[b]	○[b]	─	○	─
	銅	○[b]	○[b]	─	○	─
	マンガン	─	─	○	○	─
	ヨウ素	○[a]	○[a]	─	○	─
	セレン	○[a]	○[a]	─	○	─
	クロム	─	─	○	○	─
	モリブデン	○[b]	○[b]	─	○	─

1　一部の年齢区分についてだけ設定した場合も含む。
2　フレイル予防を図る上での留意事項を表の脚注として記載。
3　総エネルギー摂取量に占めるべき割合（％エネルギー）。
4　脂質異常症の重症化予防を目的としたコレステロールの量と，トランス脂肪酸の摂取に関する参考情報を表の脚注として記載。
5　脂質異常症の重症化予防を目的とした量を飽和脂肪酸の表の脚注に記載。
6　高血圧及び慢性腎臓病（CKD）の重症化予防を目的とした量を表の脚注として記載。
7　通常の食品以外の食品からの摂取について定めた。
a　集団内の半数の人に不足又は欠乏の症状が現れ得る摂取量をもって推定平均必要量とした栄養素。
b　集団内の半数の人で体内量が維持される摂取量をもって推定平均必要量とした栄養素。
c　集団内の半数の人で体内量が飽和している摂取量をもって推定平均必要量とした栄養素。
x　上記以外の方法で推定平均必要量が定められた栄養素。

７．年齢区分

　乳児については，前回と同様に「出生後6か月未満（0～5か月）」と「6か月以上1歳未満（6～11か月）」の2つに区分することとしたが，特に成長に合わせてより詳細な年齢区分設定が必要と考えられたエネルギー及びたんぱく質については，「出生後6か月未満（0～5か月）」および「6か月以上9か月未満（6～8か月）」「9か月以上1歳未満（9～11か月）」の3つの区分で表した。1～17歳を小児，18歳以上を成人とした。なお，高齢者については，65歳以上とし，年齢区分については，65～74歳，75歳以上の2つの区分を設けた（表10-2）。

８．参照体位

(1) 食事摂取基準の策定において参照する体位（身長・体重）は，性および年齢に応じ，日本人として平均的な体位を持った人を想定し，健全な発育ならびに健康の保持・増進，生活習慣病の予防を考える上での参照値として提示し，これを参照体位（参照身長・参照体重）と呼ぶこととした。

(2) 従来は基準体位と表現していたが，望ましい体位ということではなく，日本人の平均的な体位であることから，その表現を参照体位と改めた。

(3) 乳児・小児については，日本小児内分泌学会・日本成長学会合同標準値委員会による小児の体格評価に用いる身長，体重の標準値を参照体位とした。

(4) 成人については，現時点では，性別および年齢階級ごとの標準値となり得る理想の体位が不明なことから，これまでの日本人の食事摂取基準での方針を踏襲し，原則として利用可能な直近のデータを現況値として用い，性別および年齢階級ごとに1つの代表値を算定している。

(5) 現況において，男性では肥満の人の割合が約3割，女性では20～30歳代でやせの人の割合が2割程度みられる。また，高齢者においては，身長，体重の測定上の課題を有している。今後，こうした点を踏まえ，望ましい体位についての検証が必要である。

表 10 - 2　年齢区分

年齢区分
0 ～ 5 （月）*
6 ～ 11 （月）*
1 ～ 2 （歳）
3 ～ 5 （歳）
6 ～ 7 （歳）
8 ～ 9 （歳）
10 ～ 11 （歳）
12 ～ 14 （歳）
15 ～ 17 （歳）
18 ～ 29 （歳）
30 ～ 49 （歳）
50 ～ 64 （歳）
65 ～ 74 （歳）
75 以上 （歳）

※エネルギーおよびたんぱく質については「0～5か月」「6～8か月」「9～11か月」の3つの区分で表した。

表 10 - 3　参照体位（参照身長，参照体重）[1]

性　別	男　性		女　性 [2]	
年齢等	参照身長（cm）	参照体重（kg）	参照身長（cm）	参照体重（kg）
0 ～ 5 （月）	61.5	6.3	60.1	5.9
6 ～ 11 （月）	71.6	8.8	70.2	8.1
6 ～ 8 （月）	69.8	8.4	68.3	7.8
9 ～ 11 （月）	73.2	9.1	71.9	8.4
1 ～ 2 （歳）	85.8	11.5	84.6	11.0
3 ～ 5 （歳）	103.6	16.5	103.2	16.1
6 ～ 7 （歳）	119.5	22.2	118.3	21.9
8 ～ 9 （歳）	130.4	28.0	130.4	27.4
10 ～ 11 （歳）	142.0	35.6	144.0	36.3
12 ～ 14 （歳）	160.5	49.0	155.1	47.5
15 ～ 17 （歳）	170.1	59.7	157.7	51.9
18 ～ 29 （歳）	171.0	64.5	158.0	50.3
30 ～ 49 （歳）	171.0	68.1	158.0	53.0
50 ～ 64 （歳）	169.0	68.0	155.8	53.8
65 ～ 74 （歳）	165.2	65.0	152.0	52.1
75 以上 （歳）	160.8	59.6	148.0	48.8

1）0～17歳は，日本小児内分泌学会・日本成長学会合同標準値委員会による小児の体格評価に用いる身長，体重の標準値をもとに，年齢区分に応じて，当該月齢及び年齢区分の中央時点における中央値を引用した。ただし，公表数値が年齢区分と合致しない場合は，同様の方法で算出した値を用いた。18歳以上は，平成28年国民健康・栄養調査における当該の性及び年齢区分における身長・体重の中央値を用いた。

2）妊婦，授乳婦を除く。

3．食事摂取基準使用上の留意点と活用策

1．エネルギー産生栄養素バランス

エネルギー産生栄養素バランスは，エネルギーを産生する栄養素である，たんぱく質，脂質，炭水化物（アルコールを含む）の総エネルギー摂取量に占める割合（％エネルギー）の構成比率を示したものである。これらの栄養素バランスは，エネルギー源である栄養素の適切な摂取割合を示し，生活習慣病の発症予防，重症化予防を目的としたものである（表10－4）。

表10－4　エネルギー産生栄養素バランス

性　別	男　性				女　性			
年齢等	目標量[1,2]				目標量[1,2]			
	たんぱく質[3]	脂　質[4]		炭水化物[5,6]	たんぱく質[3]	脂　質[4]		炭水化物[5,6]
		脂　質	飽和脂肪酸			脂　質	飽和脂肪酸	
0 〜 11（月）	—	—	—	—	—	—	—	—
1 〜 2 （歳）	13 〜 20	20 〜 30	—	50 〜 65	13 〜 20	20 〜 30	—	50 〜 65
3 〜 5 （歳）	13 〜 20	20 〜 30	10 以下	50 〜 65	13 〜 20	20 〜 30	10 以下	50 〜 65
6 〜 7 （歳）	13 〜 20	20 〜 30	10 以下	50 〜 65	13 〜 20	20 〜 30	10 以下	50 〜 65
8 〜 9 （歳）	13 〜 20	20 〜 30	10 以下	50 〜 65	13 〜 20	20 〜 30	10 以下	50 〜 65
10 〜 11（歳）	13 〜 20	20 〜 30	10 以下	50 〜 65	13 〜 20	20 〜 30	10 以下	50 〜 65
12 〜 14（歳）	13 〜 20	20 〜 30	10 以下	50 〜 65	13 〜 20	20 〜 30	10 以下	50 〜 65
15 〜 17（歳）	13 〜 20	20 〜 30	8 以下	50 〜 65	13 〜 20	20 〜 30	8 以下	50 〜 65
18 〜 29（歳）	13 〜 20	20 〜 30	7 以下	50 〜 65	13 〜 20	20 〜 30	7 以下	50 〜 65
30 〜 49（歳）	13 〜 20	20 〜 30	7 以下	50 〜 65	13 〜 20	20 〜 30	7 以下	50 〜 65
50 〜 64（歳）	14 〜 20	20 〜 30	7 以下	50 〜 65	14 〜 20	20 〜 30	7 以下	50 〜 65
65 〜 74（歳）	15 〜 20	20 〜 30	7 以下	50 〜 65	15 〜 20	20 〜 30	7 以下	50 〜 65
75 以上（歳）	15 〜 20	20 〜 30	7 以下	50 〜 65	15 〜 20	20 〜 30	7 以下	50 〜 65
妊婦　初期					13 〜 20	20 〜 30	7 以下	50 〜 65
中期					13 〜 20			
後期					15 〜 20			
授乳婦					15 〜 20	20 〜 30	7 以下	50 〜 65

1　必要なエネルギー量を確保した上でのバランスとすること。
2　範囲に関してはおおむねの値を示したものであり，弾力的に運用すること。
3　65歳以上の高齢者について，フレイル予防を目的とした量を定めることは難しいが，身長・体重が参照体位に比べて小さい者や，特に75歳以上であって加齢に伴い身体活動量が大きく低下した者など，必要エネルギー摂取量が低い者では，下限が推奨量を下回る場合があり得る。この場合でも，下限は推奨量以上とすることが望ましい。
4　脂質については，その構成成分である飽和脂肪酸など，質への配慮を十分に行う必要がある。
5　アルコールを含む。ただし，アルコールの摂取を勧めるものではない。
6　食物繊維の目標量を十分に注意すること。

2．個人の食事改善を目的として食事摂取基準を活用する場合の基本的事項

表10－5は，個人の食事改善を目的として食事摂取基準を活用する場合の基本的事項を示したものである。

表 10 − 5　個人の食事改善を目的として食事摂取基準を活用する場合の基本的事項

目的	用いる指標	食事摂取状況のアセスメント	食事改善の計画と実施
エネルギー摂取の過不足の評価	体重変化量 BMI	○体重変化量を測定 ○測定された BMI が，目標とする BMI の範囲を下回っていれば「不足」，上回っていれば「過剰」の恐れがないか，他の要因も含め，総合的に判断	○BMI が目標とする範囲内に留まること，又はその方向に体重が改善することを目的として立案 〈留意点〉おおむね 4 週間ごとに体重を計測記録し，16 週間以上フォローを行う
栄養素の摂取不足の評価	推定平均必要量，推奨量，目安量	○測定された摂取量と推定平均必要量並びに推奨量から不足の可能性とその確率を推定 ○目安量を用いる場合は，測定された摂取量と目安量を比較し，不足していないことを確認	○推奨量よりも摂取量が少ない場合は，推奨量を目指す計画を立案 ○摂取量が目安量付近かそれ以上であれば，その量を維持する計画を立案 〈留意点〉測定された摂取量が目安量を下回っている場合は，不足の有無やその程度を判断できない
栄養素の過剰摂取の評価	耐容上限量	○測定された摂取量と耐容上限量から過剰摂取の可能性の有無を推定	○耐容上限量を超えて摂取している場合は耐容上限量未満になるための計画を立案 〈留意点〉耐容上限量を超えた摂取は避けるべきであり，それを超えて摂取していることが明らかになった場合は，問題を解決するために速やかに計画を修正，実施
生活習慣病の発症予防を目的とした評価	目標量	○測定された摂取量と目標量を比較。ただし，発症予防を目的としている生活習慣病が関連する他の栄養関連因子及び非栄養性の関連因子の存在とその程度も測定し，これらを総合的に考慮した上で評価	○摂取量が目標量の範囲内に入ることを目的とした計画を立案 〈留意点〉発症予防を目的としている生活習慣病が関連する他の栄養関連因子及び非栄養性の関連因子の存在と程度を明らかにし，これらを総合的に考慮した上で，対象とする栄養素の摂取量の改善の程度を判断。また，生活習慣病の特徴から考えて，長い年月にわたって実施可能な改善計画の立案と実施が望ましい

3. 集団の食事改善を目的として食事摂取基準を活用する場合の基本的事項

表10−6は，集団の食事改善を目的として食事摂取基準を活用する場合の在り方を示したものである。

表 10 − 6　集団の食事改善を目的として食事摂取基準を活用する場合の基本的事項

目的	用いる指標	食事摂取状況のアセスメント	食事改善の計画と実施
エネルギー摂取の過不足の評価	体重変化量 BMI	○体重変化量を測定 ○測定された BMI の分布から，BMI が目標とする BMI の範囲を下回っている，あるいは上回っている者の割合を算出	○BMI が目標とする範囲内に留まっている者の割合を増やすことを目的として計画を立案 〈留意点〉一定期間をおいて 2 回以上の評価を行い，その結果に基づいて計画を変更し，実施
栄養素の摂取不足の評価	推定平均必要量，目安量	○測定された摂取量の分布と推定平均必要量から，推定平均必要量を下回る者の割合を算出 ○目安量を用いる場合は，摂取量の中央値と目安量を比較し，不足していないことを確認	○推定平均必要量では，推定平均必要量を下回って摂取している者の集団内における割合をできるだけ少なくするための計画を立案 ○目安量では，摂取量の中央値が目安量付近かそれ以上であれば，その量を維持するための計画を立案 〈留意点〉摂取量の中央値が目安量を下回っている場合，不足状態にあるかどうかは判断できない
栄養素の過剰摂取の評価	耐容上限量	○測定された摂取量の分布と耐容上限量から，過剰摂取の可能性を有する者の割合を算出	○集団全員の摂取量が耐容上限量未満になるための計画を立案 〈留意点〉耐容上限量を超えた摂取は避けるべきであり，超えて摂取している者がいることが明らかになった場合は，問題を解決するために速やかに計画を修正，実施
生活習慣病の発症予防を目的とした評価	目標量	○測定された摂取量の分布と目標量から，目標量の範囲を逸脱する者の割合を算出する。ただし，発症予防を目的としている生活習慣病が関連する他の栄養関連因子及び非栄養性の関連因子の存在と程度も測定し，これらを総合的に考慮した上で評価	○摂取量が目標量の範囲内に入る者または近づく者の割合を増やすことを目的とした計画を立案 〈留意点〉発症予防を目的としている生活習慣病が関連する他の栄養関連因子及び非栄養性の関連因子の存在とその程度を明らかにし，これらを総合的に考慮した上で，対象とする栄養素の摂取量の改善の程度を判断。また，生活習慣病の特徴から考え，長い年月にわたって実施可能な改善計画の立案と実施が望ましい

4．PDCAサイクルによる食事摂取基準の活用

　健康な個人，集団を対象として健康の保持・増進，生活習慣病の発症予防及び重症化予防の食事改善に活用する場合は，PDCAサイクルに基づく活用を図ることとされている。

　まず食事摂取状況のアセスメントにより，エネルギー・栄養素の摂取量が適切であるかどうかを評価する。次いで食事評価に基づき，食事改善計画の立案，改善を実施し，それらの検証を行う。検証を行う際には食事評価を行う。検証の結果を踏まえて計画や実施内容の改善を図る。なお，食事調査は調査方法によって誤差を生ずることが多いので，調査の限界を理解してアセスメントを行い，評価することが大切である（図10-4）。

図10-4　食事摂取基準の活用と PDCA サイクル

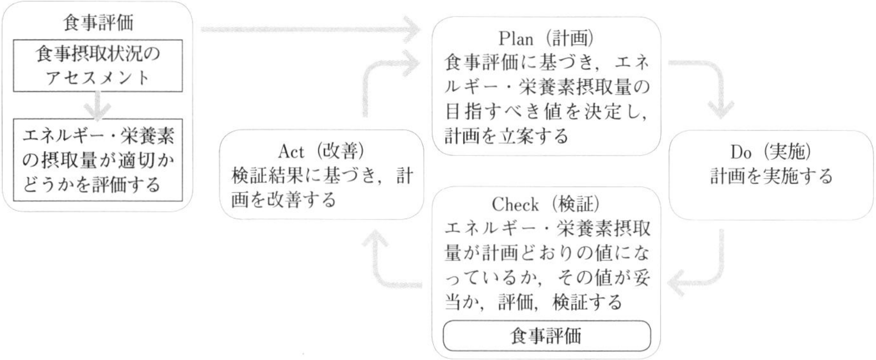

5．食事摂取状況のアセスメント

(1) 図10 -5 は食事摂取状況のアセスメントの方法と留意点をあげたものである。

図10-5　食事摂取基準を用いた食事摂取状況のアセスメントの概要

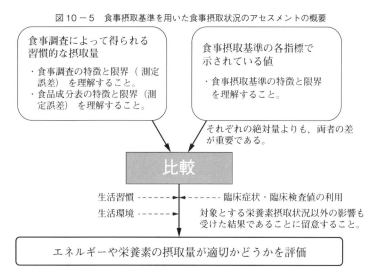

(2) 図 10 −6 は、個人の食事改善を目的に食事摂取基準を活用した、個人の食事状況のアセスメントから、個人の食事改善計画の策定・提案，そして栄養教育の過程を示したものである。

図 10 − 6　食事改善（個人）を目的とした食事摂取基準の活用の基本的概念

〔食事摂取状況のアセスメント〕　　　　　　　　〔食事改善の計画と実施〕

個人の摂取量と食事摂取基準の指標から，摂取不足や過剰摂取の可能性等を推定

⟷

摂取不足や過剰摂取を防ぎ，生活習慣病の発症予防につながる適切なエネルギーや栄養素の摂取量について目標とする値を提案

↕

栄養教育の企画と実施，検証
（目標とする値に近づけるための，料理・食物の量やバランス，身体活動量の増加に関する具体的な情報の提供や効果的ツールの開発等）

(3) 図 10 −7 は、集団の食事改善を目的に食事摂取基準を活用した、集団の食事状況のアセスメントから、集団の食事改善計画の策定・提案，そして栄養教育の過程を示したものである。

図 10 − 7　集団の食事改善を目的とした食事摂取基準の活用の基本的概念

〔食事摂取状況のアセスメント〕　　　　　　　　〔食事改善の計画と実施〕

集団の摂取量や BMI の分布と食事摂取基準の指標から，摂取不足や過剰摂取の可能性がある人の割合等を推定

⟷

摂取不足の人の割合をできるだけ少なくし，過剰摂取の人の割合をなくし，生活習慣病の発症予防につながる適切なエネルギーや栄養素の摂取量の目標とする値を提案

↕

公衆栄養計画の企画と実施，検証
（目標とする値に近づけるための食行動・食生活に関する改善目標の設定やそのモニタリング，改善のための効果的な各種事業の企画・実施等）

6．食事改善計画と実践

(1) 個人を対象とした食事計画の実践に当たっては，食事摂取状況のアセスメントの結果に基づいて改善計画を立案することになる。あわせて，対象となる個人の特性と，食事摂取状況における問題点，臨床症状や臨床検査の結果を踏まえて，何を重点に食事改善するか検討し，実践する。

〈参考図〉食事改善（個人）を目的とした食事摂取基準の活用による食事改善の計画と実施

〔食事摂取状況のアセスメント〕　　　　　　　　〔食事改善の計画と実施〕

〈エネルギー摂取の過不足の評価〉

BMI ＊又は体重変化量を用いて評価
＊成人の場合

→

BMI が目標とする範囲内に留まること，又はその方向に体重が改善することを目的に立案

〈栄養素の摂取不足の評価〉

推定平均必要量，推奨量を用いて，栄養素の摂取不足の可能性とその確率を推定。目安量と同等か，それ以上かで，不足していないことを確認。

→

不足しない十分な量を維持すること，又はその量に近づくことを目的に立案

〈栄養素の過剰摂取の評価〉

耐容上限量を用いて，栄養素の過剰摂取の可能性の有無を推定

→

耐容上限量未満にすることを目的に立案

〈生活習慣病の発症予防を目的とした評価〉

目標量を用いて，生活習慣病の発症予防の観点から評価

→

目標量（又は範囲内）に達することを目的に立案

(2) 集団の食事改善を目的にした食事摂取状況のアセスメントの結果に基づいて，食事摂取基準をどう活用して立案するか，検討し実践する。

〈参考図〉食事改善（集団）を目的とした食事摂取基準の活用による食事改善の計画と実施

［食事摂取状況のアセスメント］　　　　　　　　　　　　［食事改善の計画と実施］

〈エネルギー摂取の過不足の評価〉

| BMI*の分布から，目標とする範囲外にある人の割合を算出 | → | BMIが目標とする範囲内に留まる人の割合を増やすことを目的に立案 |

＊成人の場合

〈栄養素の摂取不足の評価〉

| 摂取量の分布から，推定平均必要量を下回る人の割合を算出。摂取量の中央値と目安量を比較することで不足していないことを確認 | → | 推定平均必要量を下回って摂取している人の割合をできるだけ少なくすること，目安量付近かそれ以上であれば，その摂取量を維持することを目的に立案 |

〈栄養素の過剰摂取の評価〉

| 摂取量の分布から，耐容上限量を上回る人の割合を算出 | → | 集団内のすべての人の摂取量が耐容上限量を超えないことを目的に立案 |

〈生活習慣病の発症予防を目的とした評価〉

| 摂取量の分布から，目標量を用いて，目標量の範囲を逸脱する人の割合を算出 | → | 目標量（又は範囲）を逸脱して摂取している人の割合を少なくすることを目的に立案 |

7. 食事摂取状況調査の種類と特色

食事摂取状況調査の種類と特色は，表10－7のとおりである。

表10－7　食事摂取状況調査の種類と特色

食事記録法	摂取した食物を調査対象者が自分で調査票に記入する。重量を測定する場合（秤量法）と，目安量を記入する場合がある（目安量法）。食品成分表を用いて栄養素摂取量を計算する	食物摂取頻度	数十～百数十項目の食品の摂取頻度を，調査票を用いて尋ねる。その回答をもとに，食品成分表を用いて栄養素摂取量を計算する
24時間食事思い出し法	前日の食事，または調査時点から遡って24時間分の食物摂取を，調査員が対象者に問診する。フードモデルや写真を使って，目安量を尋ねる。食品成分表を用いて，栄養素摂取量を計算する	食事歴法	数十～百数十項目の食品の摂取頻度を，調査票を用いて尋ねることに加え，食行動，調理や調味などに関する質問も行い，栄養素摂取量を計算に用いる
陰膳法	摂取した食物の実物と同じものを，同量集める。食物試料を化学分析して，栄養素摂取量を計算する	生体指標	血液，尿，毛髪，皮下脂肪などの生体試料を採取して，化学分析する

資料：「日本人の食事摂取基準」（2020年版）一部改変

4. エネルギーの食事摂取基準

1. エネルギーの評価指標としてのBMI

観察疫学研究の結果から得られた総死亡率，疾患別の発症率とBMIとの関連，死因とBMIとの関連，さらに日本人のBMIの実態に配慮し，総合的に判断した結果，当面目標とするBMIの範囲を表10－8に示すとおりとした。特に65歳以上では，総死亡率が最も低かったBMIと実態との乖離が見られるため，フレイルの予防および生活習慣病の発症予防の両者に配慮する必要があることも踏まえ，当面目標とするBMIの範囲を21.5～24.9kg/m²とした。ただしBMIはあくまでも健康を維持し，生活習慣病の発症予防を行うた

めの1要素として扱うに留めるべきとしている。

2．エネルギーの出納バランスの基本概念

エネルギー摂取量とエネルギー消費量が等しいとき，体重の変化はなく，体格（BMI）は一定に保たれる。健康の保持・増進，生活習慣病予防の観点から，望ましいBMIを維持するエネルギー摂取量（＝エネルギー消費量）であることが重要である（図10−8）。

図10−8　エネルギー出納バランスの基本概念

エネルギー摂取量
体重変化
身体活動レベル
体重・体組成
エネルギー消費量

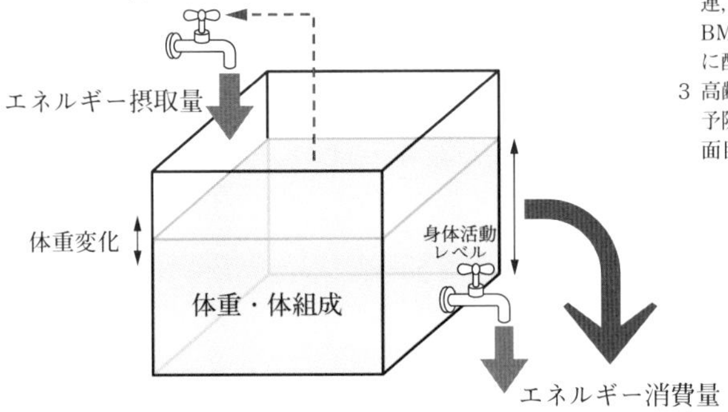

表10−8　目標とするBMIの範囲（18歳以上）[1,2]

年齢（歳）	目標とするBMI（kg/m²）
18〜49	18.5〜24.9
50〜64	20.0〜24.9
65〜74[3]	21.5〜24.9
75以上[3]	21.5〜24.9

1 男女共通。あくまでも参考として使用すべきである。
2 観察疫学研究において報告された総死亡率が最も低かったBMIを基に，疾患別の発症率とBMIの関連，死因とBMIとの関連，喫煙や疾患の合併によるBMIや死亡リスクへの影響，日本人のBMIの実態に配慮し，総合的に判断し目標とする範囲を設定。
3 高齢者では，フレイルの予防及び生活習慣病の発症予防の両者に配慮する必要があることも踏まえ，当面目標とするBMIの範囲を21.5〜24.9kg/m²とした。

3．基礎代謝基準値

基礎代謝基準値は，参照体重において推定値と実測値が一致するように決定されている（表10−9）。

表10−9　参照体重における基礎代謝量

性別	男性			女性		
年齢（歳）	基礎代謝基準値（kcal/kg 体重/日）	参照体重（kg）	基礎代謝量（kcal/日）	基礎代謝基準値（kcal/kg 体重/日）	参照体重（kg）	基礎代謝量（kcal/日）
1〜2	61.0	11.5	700	59.7	11.0	660
3〜5	54.8	16.5	900	52.2	16.1	840
6〜7	44.3	22.2	980	41.9	21.9	920
8〜9	40.8	28.0	1,140	38.3	27.4	1,050
10〜11	37.4	35.6	1,330	34.8	36.3	1,260
12〜14	31.0	49.0	1,520	29.6	47.5	1,410
15〜17	27.0	59.7	1,610	25.3	51.9	1,310
18〜29	23.7	64.5	1,530	22.1	50.3	1,110
30〜49	22.5	68.1	1,530	21.9	53.0	1,160
50〜64	21.8	68.0	1,480	20.7	53.8	1,110
65〜74	21.6	65.0	1,400	20.7	52.1	1,080
75以上	21.5	59.6	1,280	20.7	48.8	1,010

4．身体活動レベル

成人の身体活動レベルは，健康な日本人の成人（20〜59歳，150人）で測定したエネルギー消費量と推定基礎代謝量から求めた身体活動レベルを用いた（表10−10）。

表 10 - 10　身体活動レベル別にみた活動内容と活動時間の代表例

身体活動レベル[1]	低い（Ⅰ）	ふつう（Ⅱ）	高い（Ⅲ）
	1.50（1.40～1.60）	1.75（1.60～1.90）	2.00（1.90～2.20）
日常生活の内容[2]	生活の大部分が座位で，静的な活動が中心の場合	座位中心の仕事だが，職場内での移動や立位での作業・接客等，あるいは通勤・買い物・家事，軽いスポーツ等のいずれかを含む場合	移動や立位の多い仕事への従事者，あるいは，スポーツ等余暇における活発な運動習慣を持っている場合
中程度の強度（3.0～5.9メッツ）の身体活動の1日当たりの合計時間（時間/日）[3]	1.65	2.06	2.53
仕事での1日当たりの合計歩行時間（時間/日）[3]	0.25	0.54	1.00

1）代表値。（ ）内はおよその範囲。
2）Black, et al.[164], Ishikawa-Takata, et al.[82]を参考に，身体活動レベル（PAL）に及ぼす職業の影響が大きいことを考慮して作成。
3）Ishikawa-Takata, et al.[184]による。

5．エネルギー必要量（kcal/日）

エネルギー必要量は，WHOの定義である「ある身長・体重と体組成の個人が，長期間に良好な健康状態を維持する身体活動レベルの時，エネルギー消費量との均衡が取れるエネルギー摂取量」と定義される。さらに，比較的短期間の場合には「その時の体重を保つ（増加も減少もしない）ための適当なエネルギー」と定義される。成人の推定エネルギー必要量は次の方法で求められている。

推定エネルギー必要量＝基礎代謝基準値（kcal/kg体重/日）×参照体重（kg）×身体活動レベル

また，小児，乳児，及び妊婦，授乳婦では，これに成長や妊娠継続，授乳に必要なエネルギー量を付加量として加える。

〈参考表〉推定エネルギー必要量（kcal/日）

性　別	男　性			女　性		
身体活動レベル[1]	Ⅰ	Ⅱ	Ⅲ	Ⅰ	Ⅱ	Ⅲ
0～5　（月）	—	550	—	—	500	—
6～8　（月）	—	650	—	—	600	—
9～11（月）	—	700	—	—	650	—
1～2　（歳）	—	950	—	—	900	—
3～5　（歳）	—	1,300	—	—	1,250	—
6～7　（歳）	1,350	1,550	1,750	1,250	1,450	1,650
8～9　（歳）	1,600	1,850	2,100	1,500	1,700	1,900
10～11（歳）	1,950	2,250	2,500	1,850	2,100	2,350
12～14（歳）	2,300	2,600	2,900	2,150	2,400	2,700
15～17（歳）	2,500	2,800	3,150	2,050	2,300	2,550
18～29（歳）	2,300	2,650	3,050	1,700	2,000	2,300
30～49（歳）	2,300	2,700	3,050	1,750	2,050	2,350
50～64（歳）	2,200	2,600	2,950	1,650	1,950	2,250
65～74（歳）	2,050	2,400	2,750	1,550	1,850	2,100
75以上（歳）[2]	1,800	2,100	—	1,400	1,650	—
妊婦（付加量）[3] 初期				＋50	＋50	＋50
中期				＋250	＋250	＋250
末期				＋450	＋450	＋450
授乳婦（付加量）				＋350	＋350	＋350

1）身体活動レベルは，低い，ふつう，高いの3つのレベルとして，それぞれⅠ，Ⅱ，Ⅲで示した。
2）レベルⅡは自立している者，レベルⅠは自宅にいてほとんど外出しない者に相当する。レベルⅠは高齢者施設で自立に近い状態で過ごしている者にも適用できる値である。
3）妊婦個々の体格や妊娠中の体重増加量，胎児の発育状況の評価を行うことが必要である。
注1：活用に当たっては，食事摂取状況のアセスメント，体重及びBMIの把握を行い，エネルギーの過不足は，体重の変化又はBMIを用いて評価すること。
注2：身体活動レベルⅠの場合，少ないエネルギー消費量に見合った少ないエネルギー摂取量を維持することになるため，健康の保持・増進の観点からは，身体活動量を増加させる必要があること。

5．たんぱく質の食事摂取基準

　たんぱく質は20種類のL－アミノ酸がペプチド結合してできた化合物である。たんぱく質は生物の重要な構成成分の1つであり，構成するアミノ酸の種類やペプチド結合の順序によって種類が異なる。

　たんぱく質を構成するアミノ酸は20種であり，うち9種は食事で摂取しなければならない必須アミノ酸（不可欠アミノ酸）で，ヒスチジン，イソロイシン，ロイシン，リジン，メチオニン，フェニルアラニン，トレオニン，トリプトファン，バリンである。またたんぱく質は，酵素やホルモンとして代謝を調節し，γ－グロブリンは，抗体として生体防御の働きをしている。さらに酸化されるとエネルギー源としても利用されている。

　推定平均必要量は，全年齢区分で男女とも同一のたんぱく質維持必要量（0.66g/kg体重/日）を用いて算出している。また目標量の下限は推奨量以上で設定。高齢者については，摂取実態とたんぱく質の栄養素としての重要性を鑑みて引き上げた（表10－11）。

表10－11　たんぱく質の食事摂取基準（推定平均必要量，推奨量，目安量：g/日，目標量：%エネルギー）

性別	男性				女性			
年齢等	推定平均必要量	推奨量	目安量	目標量 [1]	推定平均必要量	推奨量	目安量	目標量 [1]
0〜5（月）	—	—	10	—	—	—	10	—
6〜8（月）	—	—	15	—	—	—	15	—
9〜11（月）	—	—	25	—	—	—	25	—
1〜2（歳）	15	20	—	13〜20	15	20	—	13〜20
3〜5（歳）	20	25	—	13〜20	20	25	—	13〜20
6〜7（歳）	25	30	—	13〜20	25	30	—	13〜20
8〜9（歳）	30	40	—	13〜20	30	40	—	13〜20
10〜11（歳）	40	45	—	13〜20	40	50	—	13〜20
12〜14（歳）	50	60	—	13〜20	45	55	—	13〜20
15〜17（歳）	50	65	—	13〜20	45	55	—	13〜20
18〜29（歳）	50	65	—	13〜20	40	50	—	13〜20
30〜49（歳）	50	65	—	13〜20	40	50	—	13〜20
50〜64（歳）	50	65	—	14〜20	40	50	—	14〜20
65〜74（歳）[2]	50	60	—	15〜20	40	50	—	15〜20
75以上（歳）[2]	50	60	—	15〜20	40	50	—	15〜20
妊婦（付加量）初期					+0	+0	—	—[3]
中期					+5	+5	—	—[3]
末期					+20	+25	—	—[4]
授乳婦（付加量）					+15	+20	—	—[4]

1）範囲については，おおむねの値を示したものであり，弾力的に運用すること。
2）65歳以上の高齢者について，フレイル予防を目的とした量を定めることは難しいが，身長・体重が参照体位に比べて小さい者や，特に75歳以上であって加齢に伴い身体活動量が大きく低下した者など，必要エネルギー摂取量が低い者では，下限が推奨量を下回る場合があり得る。この場合でも，下限は推奨量以上とすることが望ましい。
3）妊婦（初期・中期）の目標量は13〜20%エネルギーとした。
4）妊婦（後期）及び授乳婦の目標量は15〜20%エネルギーとした。

第十章　食事摂取基準・食品分類法

6．脂質の食事摂取基準

1．脂質の食事摂取基準策定の基礎

脂質は細胞膜の主要な構成成分であり，エネルギー産生の主要な基質である。脂質は脂溶性ビタミンやカロテノイドの吸収を助ける。脂肪酸は，1 g当たり炭水化物およびたんぱく質の2倍以上のエネルギー価を持つ。コレステロールは細胞膜の構成成分，n－6系脂肪酸・n－3系脂肪酸は体内で合成できず欠乏すると皮膚炎などが発症する。また総エネルギー摂取量の影響を受けないので，絶対量（g/日）で示している。

脂質の食事摂取基準は，1歳以上の全年齢を通じて，脂肪エネルギー比率として目標量が20～30％として示されている。0～5か月児は，ほ乳量と母乳の脂質濃度から目安量を脂肪エネルギー比率で設定している。6～11か月児は，0～5か月児の目安量と1～2歳児の目安量の平均値を目安量としている（表10－12）。

表 10 － 12　脂質の食事摂取基準（脂質の総エネルギーに占める割合（脂肪エネルギー比率）：％ エネルギー）

性　別	男　性		女　性	
年齢等	目安量	目標量[1]	目安量	目標量[1]
0 ～ 5 （月）	50	－	50	－
6 ～ 11 （月）	40	－	40	－
1 ～ 2 （歳）	－	20～30	－	20～30
3 ～ 5 （歳）	－	20～30	－	20～30
6 ～ 7 （歳）	－	20～30	－	20～30
8 ～ 9 （歳）	－	20～30	－	20～30
10 ～ 11 （歳）	－	20～30	－	20～30
12 ～ 14 （歳）	－	20～30	－	20～30
15 ～ 17 （歳）	－	20～30	－	20～30
18 ～ 29 （歳）	－	20～30	－	20～30
30 ～ 49 （歳）	－	20～30	－	20～30
50 ～ 64 （歳）	－	20～30	－	20～30
65 ～ 74 （歳）	－	20～30	－	20～30
75 以上 （歳）	－	20～30	－	20～30
妊　婦			－	20～30
授乳婦			－	20～30

1）範囲に関しては，おおむねの値を示したものである。

2．脂肪酸の種類

乳製品や肉などの動物性脂肪に多く含まれる飽和脂肪酸と，植物油や魚にふくまれるn－6系脂肪酸，n－3系脂肪酸などの不飽和脂肪酸について以下に示す（表10－12）。

(1) 飽和脂肪酸

飽和脂肪酸は，高LDLコレステロール血症の主な要因の1つであり，循環器疾患や肥満のリスク要因でもあるため，生活習慣病の発症予防の観点から目標量を設定した。成人・高齢者は，既存の研究成果を基に目標量を定めることは困難であるため，日本人の摂取量の中央値を基にした。また小児では，3歳以上は成人と同様の方法で設定し，1～2歳は循環器疾患の危険因子との関連を検討した研究が少なく，日本人の摂取実態がまだ十分明らかにされていないことなどを考慮し，設定を見送った。

(2) n－6系脂肪酸

n－6系脂肪酸には，リノール酸，γ－リノレン酸，アラキドン酸などがあり，γ－リノレン酸やアラキドン酸はリノール酸の代謝産物である。生体内ではリノール酸をアセチルCoAから合成することはできないので経口摂取が必要になる。n－6系脂肪酸（日本人で摂取される98％はリノール酸）の必要量を算定するために有用な研究は十分存在しないため，成人・高齢者・小児については現在の日本人の摂取量の中央値に基づいて目安量を設定した。

　　0〜5か月児は，母乳中のn−6系脂肪酸濃度と基準哺乳量から目安量を，6〜11か月児は，0〜5か月児の目安量と1〜2歳児の摂取量の中央値の平均値を目安量にしている。妊婦および授乳婦については，それぞれの日本人の摂取量の中央値を基に目安量を設定した。

(3) n−3系脂肪酸

　　n−3系脂肪酸には，食用油由来のα−リノレン酸と魚由来のエコサペンタエン酸（EPA），ドコサヘキサエン酸（DHA）などがある。体内に入ったα−リノレン酸は一部EPAやDHAに変換される。これらの脂肪酸は生体内では合成できない。

　　n−3系脂肪酸の必要量を算定するために有用な研究は存在しないため，成人・高齢者・小児については日本人の摂取量の中央値を基に目安量を設定。0〜5か月児は母乳中のn−3系脂肪酸濃度と基準哺乳量から算定，6〜11か月児は0〜5か月児の目安量と1〜2歳児の目安量の平均値から算出した。妊婦および授乳婦においては，それぞれの日本人の摂取量が多かった30〜49歳の摂取量の中央値を基に設定した。

表10−13　飽和脂肪酸・n−6系脂肪酸・n−3系脂肪酸の食事摂取基準

性　別	飽和脂肪酸[1],[2] （％エネルギー）		n−6系脂肪酸 （g/日）		n−3系脂肪酸 （g/日）	
	男　性	女　性	男　性	女　性	男　性	女　性
年齢等	目標量	目標量	目安量	目安量	目安量	目安量
0〜5（月）	—	—	4	4	0.9	0.9
6〜11（月）	—	—	4	4	0.8	0.8
1〜2（歳）	—	—	4	4	0.7	0.8
3〜5（歳）	10以下	10以下	6	6	1.1	1.0
6〜7（歳）	10以下	10以下	8	7	1.5	1.3
8〜9（歳）	10以下	10以下	8	7	1.5	1.3
10〜11（歳）	10以下	10以下	10	8	1.6	1.6
12〜14（歳）	10以下	10以下	11	9	1.9	1.6
15〜17（歳）	8以下	8以下	13	9	2.1	1.6
18〜29（歳）	7以下	7以下	11	8	2.0	1.6
30〜49（歳）	7以下	7以下	10	8	2.0	1.6
50〜64（歳）	7以下	7以下	10	8	2.2	1.9
65〜74（歳）	7以下	7以下	9	8	2.2	2.0
75以上（歳）	7以下	7以下	8	7	2.1	1.8
妊　婦		7以下		9		1.6
授乳婦		7以下		10		1.8

1）飽和脂肪酸と同じく，脂質異常症及び循環器疾患に関与する栄養素としてコレステロールがある。コレステロールに目標量は設定しないが，これは許容される摂取量に上限が存在しないことを保証するものではない。また，脂質異常症の重症化予防の目的からは，200mg/日未満に留めることが望ましい。

2）飽和脂肪酸と同じく，冠動脈疾患に関与する栄養素としてトランス脂肪酸がある。日本人の大多数は，トランス脂肪酸に関するWHOの目標（1％エネルギー未満）を下回っており，トランス脂肪酸の摂取による健康への影響は，飽和脂肪酸の摂取によるものと比べて小さいと考えられる。ただし，脂質に偏った食事をしている者では，留意する必要がある。トランス脂肪酸は人体にとって不可欠な栄養素ではなく，健康の保持・増進を図る上で積極的な摂取は勧められないことから，その摂取量は1％エネルギー未満に留めることが望ましく，1％エネルギー未満でもできるだけ低く留めることが望ましい。

7．炭水化物・食物繊維の食事摂取基準

1．炭水化物の食事摂取基準

　炭水化物は単糖，あるいはそれを最小構成単位とする重合体である。化学的重合度によって分類すると糖類，少糖類あるいはそれを最小単位とする重合体である。化学的特徴である重合度によって分類すると糖類，少糖類，多糖類に分類される。生理学的には易消化性炭水化物（糖質）と難消化性炭水化物（食物繊維）に分類される。糖質は糖類とオリゴ糖に分類され，糖類はさらに単糖類，二糖類，糖アルコールに分かれ，単糖類にはブドウ糖，果糖，ガラクトースがあり，二糖類にはショ糖，乳糖，麦芽糖がある。オリゴ糖類はマルトオリゴ糖と他のオリゴ糖に，食物繊維の多糖類はデンプンと非デンプン性多糖類に分かれる。

　糖質の最も重要な役割は，エネルギー源としての機能である。約4kcal/gのエネルギーを産生し，主な栄養的な役割は脳，神経組織，赤血球，腎尿細管，精巣，酸素不足の骨格筋等，通常はブドウ糖しかエネルギー源として利用できない組織にブドウ糖を供給することである。脳は体重の2％程度の重量であるが，総基礎代謝量の約20％（約300kcal）を消費すると考えられている。炭水化物はエネルギー源として重要であるため，アルコールを含む合計量として，たんぱく質および脂質の残余として目標量（範囲）を設定した（表10－14）。

2．食物繊維の食事摂取基準

　食物繊維は，腸内細菌による発酵分解によってエネルギーを産生するがその値は一定でなく，有効エネルギーは0～2kcal/gと考えられている。食物繊維の摂取不足が生活習慣病の発症に関連するという報告が多いことから，目標量を設定した。成人については理想的な摂取量と日本人の摂取量の中央値との中間値を参照値とした上で算定。また小児期の食習慣が，成人後の循環器疾患の発症やその危険因子に影響を与えている可能性が示唆されていることなどを考慮し，3歳以上について成人と同じ方法で算定した。

表10－14　炭水化物の食事摂取基準（％エネルギー）

性　別	男　性	女　性
年齢等	目標量 [1), 2)]	目標量 [1), 2)]
0～5　（月）	—	—
6～11（月）	—	—
1～2　（歳）	50～65	50～65
3～5　（歳）	50～65	50～65
6～7　（歳）	50～65	50～65
8～9　（歳）	50～65	50～65
10～11（歳）	50～65	50～65
12～14（歳）	50～65	50～65
15～17（歳）	50～65	50～65
18～29（歳）	50～65	50～65
30～49（歳）	50～65	50～65
50～64（歳）	50～65	50～65
65～74（歳）	50～65	50～65
75以上（歳）	50～65	50～65
妊婦		50～65
授乳婦		50～65

1）範囲に関しては，おおむねの値を示したものである。
2）アルコールを含む。ただし，アルコールの摂取を勧めるものではない。

表10－15　食物繊維の食事摂取基準（g/日）

性　別	男　性	女　性
年齢等	目標量	目標量
0～5　（月）	—	—
6～11（月）	—	—
1～2　（歳）	—	—
3～5　（歳）	8以上	8以上
6～7　（歳）	10以上	10以上
8～9　（歳）	11以上	11以上
10～11（歳）	13以上	13以上
12～14（歳）	17以上	17以上
15～17（歳）	19以上	18以上
18～29（歳）	21以上	18以上
30～49（歳）	21以上	18以上
50～64（歳）	21以上	18以上
65～74（歳）	20以上	17以上
75以上（歳）	20以上	17以上
妊婦		18以上
授乳婦		18以上

8．ビタミンの食事摂取基準（脂溶性ビタミン・水溶性ビタミン）

1．脂溶性ビタミンの食事摂取基準

(1) ビタミンA

　　ビタミンAは、レチノイドといい、レチノール、レチナール、レチノイン酸に分類される。ビタミンA活性を有する化合物はレチノール、レチナール、レチニルエステル、ならびにβ－カロテン、α－カロテン、β－クリプトキサンチンなど多くのプロビタミンAカロテノイドがある。ビタミンAの食事摂取基準の数値はレチノール相当量として示し、レチノール活性当量（RAE）という単位で算定。レチノール、レチナールは、網膜細胞の保護作用や視細胞における光刺激反応に重要な物質である。

　　成人の推定平均必要量の参考値である9.3μgRAE/kg体重/日と、参照体重から概算すると、18歳以上の成人男性のビタミンAの推定平均必要量は600〜650μgRAE/日、成人女性450〜500μgRAE/日とした。推奨量は、個人間の変動係数を20%と見積り、推定平均必要量に推奨量換算係数1.4を乗じて、成人男性は850〜900μgRAE/日、成人女性は650〜700μgRAE/日とした（表10-16）。

表10-16　ビタミンAの食事摂取基準（μgRAE/日）[1]

性　別	男　性				女　性			
年齢等	推定平均必要量[2]	推奨量[2]	目安量[3]	耐容上限量[3]	推定平均必要量[2]	推奨量[2]	目安量[3]	耐容上限量[3]
0〜5　（月）	—	—	300	600	—	—	300	600
6〜11（月）	—	—	400	600	—	—	400	600
1〜2　（歳）	300	400	—	600	250	350	—	600
3〜5　（歳）	350	450	—	700	350	500	—	850
6〜7　（歳）	300	400	—	950	300	400	—	1,200
8〜9　（歳）	350	500	—	1,200	350	500	—	1,500
10〜11（歳）	450	600	—	1,500	400	600	—	1,900
12〜14（歳）	550	800	—	2,100	500	700	—	2,500
15〜17（歳）	650	900	—	2,500	500	650	—	2,800
18〜29（歳）	600	850	—	2,700	450	650	—	2,700
30〜49（歳）	650	900	—	2,700	500	700	—	2,700
50〜64（歳）	650	900	—	2,700	500	700	—	2,700
65〜74（歳）	600	850	—	2,700	500	700	—	2,700
75以上（歳）	550	800	—	2,700	450	650	—	2,700
妊婦(付加量)初期					+0	+0	—	—
中期					+0	+0	—	—
末期					+60	+80	—	—
授乳婦（付加量）					+300	+450	—	—

1）レチノール活性当量（μgRAE）
＝レチノール（μg）＋β－カロテン（μg）×1/12＋α－カロテン（μg）×1/24＋β－クリプトキサンチン（μg）×1/24＋その他のプロビタミンAカロテノイド（μg）×1/24
2）プロビタミンAカロテノイドを含む。
3）プロビタミンAカロテノイドを含まない。

(2) ビタミンD

　　天然にビタミンD活性を有する化合物として、キノコに含まれるビタミンD_2と魚肉および魚類肝臓に含まれるビタミンD_3に分類される。ビタミンDの供給源としては、人を含む哺乳動物の皮膚には、プレビタミンD_3が存在し日光の紫外線によりビタミンD_3が生成される。もう１つの供給源は食品から摂取するビタミンD_2とD_3がある。体内では同様に代謝されるので食事摂取基準では両者を区別しないでビタミンDとして合計量で算定している。また骨折リスクを上昇させないビタミンDの必要量に基づき、目安量を設定した。

　ビタミンDの主な作用は，ビタミンD依存性たんぱく質の働きを介して，腸管からのカルシウム吸収を促進し，骨の形成と成長を促している。ビタミンDの欠乏は腸管からのカルシウム吸収の低下と腎臓でのカルシウム再吸収が低下し，低カルシウム血症となる。小児ではくる病，成人では骨軟化症，ビタミンDの過剰摂取は高カルシウム血症，腎障害，軟組織の石灰化障害などが起こる（表10-17）。

(3) ビタミンE
　ビタミンEは，α-トコフェロールのみを指標に食事摂取基準が策定されている。ビタミンEは生体膜を構成する不飽和脂肪酸，あるいは他の成分を酸化障害から防御する働きをしている。
　過剰症としては，出血傾向が高まる。通常の食品からの摂取においては，ビタミンE欠乏症や過剰症は発症しない。現在の日本のビタミンEの摂取量を基に目安量が設定されている（表10-17）。

(4) ビタミンK
　ビタミンKで栄養上とくに重要なのは動物性食品に広く分布するメナキノン-4（ビタミンK2）と納豆菌が産生するメナキノン-7である。ビタミンKは肝臓において血液凝固因子を活性化し，血液の凝固を促進するビタミンである。欠乏すると血液凝固が遅延する。通常の食生活では，ビタミンK欠乏症は発症しない。現在の食生活でビタミンKの不足はほとんど認められていない。健康な人を対象とした観察研究を基に目安量を設定した（表10-17）。

表10-17　ビタミンD・E・Kの食事摂取基準

性別 年齢等	ビタミンD（μg/日）[1] 男性 目安量	耐容上限量	女性 目安量	耐容上限量	ビタミンE（mg/日）[2] 男性 目安量	耐容上限量	女性 目安量	耐容上限量	ビタミンK（μg/日）男性 目安量	女性 目安量
0～5（月）	5.0	25	5.0	25	3.0	—	3.0	—	4	4
6～11（月）	5.0	25	5.0	25	4.0	—	4.0	—	7	7
1～2（歳）	3.0	20	3.5	20	3.0	150	3.0	150	50	60
3～5（歳）	3.5	30	4.0	30	4.0	200	4.0	200	60	70
6～7（歳）	4.5	30	5.0	30	5.0	300	5.0	300	80	90
8～9（歳）	5.0	40	6.0	40	5.0	350	5.0	350	90	110
10～11（歳）	6.5	60	8.0	60	5.5	450	5.5	450	110	140
12～14（歳）	8.0	80	9.5	80	6.5	650	6.0	600	140	170
15～17（歳）	9.0	90	8.5	90	7.0	750	5.5	650	160	150
18～29（歳）	8.5	100	8.5	100	6.0	850	5.0	650	150	150
30～49（歳）	8.5	100	8.5	100	6.0	900	5.5	700	150	150
50～64（歳）	8.5	100	8.5	100	7.0	850	6.0	700	150	150
65～74（歳）	8.5	100	8.5	100	7.0	850	6.5	650	150	150
75以上（歳）	8.5	100	8.5	100	6.5	750	6.5	650	150	150
妊婦			8.5	—			6.5	—		150
授乳婦			8.5	—			7.0	—		150

1) 日照により皮膚でビタミンDが産生されることを踏まえ，フレイル予防を図る者はもとより，全年齢区分を通じて，日常生活において可能な範囲内での適度な日光浴を心がけるとともに，ビタミンDの摂取については，日照時間を考慮に入れることが重要である。
2) α-トコフェロールについて算定した。α-トコフェロール以外のビタミンEは含んでいない。

2．水溶性ビタミンの食事摂取基準

(1) ビタミンB1
　ビタミンB1の化学名はチアミンであるが，食事摂取基準はチアミン塩化物塩酸塩量として設定。ビタミンB1は，グルコース代謝と分枝アミノ酸代謝に関与している。ビタミンB1欠乏により神経炎や脳組織への障害が生じる。ビタミンB1の欠乏症は，脚気とウェルニッケ・コルサコフ症候群がある。ビタミンB1の必要量はビタミンB1摂取量と尿中へのビタミンB1排泄量との関係式における変曲点から求めた。その値をチアミンとして0.35mg/1,000kcalと算定。チアミン塩化物塩酸塩量としては

0.45mg/1,000kcalとなる。

　この値を成人（1～64歳）の推定平均必要量算定のための参照値として，対象年齢区分の推定エネルギーを乗じて推定平均必要量を算定している。推奨量は推定平均必要量に推奨量算定係数1.2を乗じて算定している（表10-18）。

(2) ビタミンB₂

　ビタミンB₂の化学名はリボフラビンであり，食事摂取基準はリボフラビン量として設定されている。ビタミンB₂は，エネルギー代謝や物質代謝に関与している。TCA回路，電子伝達系，脂肪酸のβ酸化等のエネルギー代謝に関与しているので，欠乏は成長抑制を，また欠乏すると口内炎，口角炎，舌炎，脂漏性皮膚炎などをひきおこす。ビタミンB₂の推定平均必要量は，尿中にビタミンB₂の排泄量が増大し始める最小摂取量を推定平均必要量として設定されている。推奨量は，推奨量算定換算係数1.2を乗じて算定している（表10-18）。

表10-18　ビタミンB₁・ビタミンB₂の食事摂取基準

| 性別 | ビタミンB₁（mg/日）[1, 2] | | | | | | ビタミンB₂（mg/日）[2] | | | | | |
| | 男性 | | | 女性 | | | 男性 | | | 女性 | | |
年齢等	推定平均必要量	推奨量	目安量	推定平均必要量	推奨量	目安量	推定平均必要量	推奨量	目安量	推定平均必要量	推奨量	推奨量
0～5（月）	―	―	0.1	―	―	0.1	―	―	0.3	―	―	0.3
6～11（月）	―	―	0.2	―	―	0.2	―	―	0.4	―	―	0.4
1～2（歳）	0.4	0.5	―	0.4	0.5	―	0.5	0.6	―	0.5	0.5	
3～5（歳）	0.6	0.7	―	0.6	0.7	―	0.7	0.8	―	0.6	0.8	
6～7（歳）	0.7	0.8	―	0.7	0.8	―	0.8	0.9	―	0.7	0.9	
8～9（歳）	0.8	1.0	―	0.8	0.9	―	0.9	1.1	―	0.9	1.0	
10～11（歳）	1.0	1.2	―	0.9	1.1	―	1.1	1.4	―	1.0	1.3	
12～14（歳）	1.2	1.4	―	1.1	1.3	―	1.3	1.6	―	1.2	1.4	
15～17（歳）	1.3	1.5	―	1.0	1.2	―	1.4	1.7	―	1.2	1.4	
18～29（歳）	1.2	1.4	―	0.9	1.1	―	1.3	1.6	―	1.0	1.2	
30～49（歳）	1.2	1.4	―	0.9	1.1	―	1.3	1.6	―	1.0	1.2	
50～64（歳）	1.1	1.3	―	0.9	1.1	―	1.2	1.5	―	1.0	1.2	
65～74（歳）	1.1	1.3	―	0.9	1.1	―	1.2	1.5	―	1.0	1.2	
75以上（歳）	1.0	1.2	―	0.8	0.9	―	1.1	1.3	―	0.9	1.0	
妊婦（付加量）				+0.2	+0.2					+0.2	+0.3	
授乳婦（付加量）				+0.2	+0.2					+0.5	+0.6	

1）チアミン塩化物塩酸塩（分子量＝337.3）の重量として示した。
2）身体活動レベルⅡの推定エネルギー必要量を用いて算定した。

特記事項（ビタミンB₁）：推定平均必要量は，ビタミンB₁の欠乏症である脚気を予防するに足る最小必要量からではなく，尿中にビタミンB₁の排泄量が増大し始める摂取量（体内飽和量）から算定。

特記事項（ビタミンB₂）：推定平均必要量は，ビタミンB₂の欠乏症である口内炎，口角炎，舌炎などの皮膚炎を予防するに足る最小摂取量から求めた値ではなく，尿中にビタミンB₂の排泄量が増大し始める摂取量（体内飽和量）から算定。

(3) ナイアシン

　ナイアシンは狭義にはニコチン酸とニコチンアミドをさし，食事摂取基準ではニコチン酸量として設定し，ナイアシン当量（NE）として示されている。ニコチン酸とニコチンアミドはATP産生，ビタミンC・Eを介する抗酸化系，脂肪酸の生合成，ステロイドホルモンの生合成等の反応に関与している。ナイアシンが欠乏すると，ペラグラ（皮膚炎，下痢，精神神経症状）が発症する。ナイアシン欠乏実験において，欠乏とならない最小ナイアシン摂取量4.8mgNE/1,000kcalを18～64歳の推定平均必要量算定の参照値とし計算している。推奨量は推定平均必要量に推奨量算定係数1.2を乗じて算定している（表10-19）。

第十章　食事摂取基準・食品分類法

(4) ビタミン B6

　　ビタミンB6の食事摂取基準はピリドキシン量として算定している。ビタミンB6の欠乏はペラグラ様症候群, 脂漏性皮膚炎, 舌炎, 口角炎など。成人ではうつ病, 錯乱, 脳波異常, 痙攣発作などが起こる。神経障害の発症などのビタミンB6欠乏に起因する障害が観察された報告を基に, 推定平均必要量を設定。成人・高齢者・小児については血漿PLP濃度を30nmol/Lに維持できる摂取量として算定した。(表10－19)。

表 10 － 19　ナイアシン・ビタミン B6 の食事摂取基準

| 性　別 | ナイアシン　(mgNE/ 日)[1] | | | | | | | | ビタミン B6　(mg/ 日)[4] | | | | | | | |
| | 男　性 | | | | 女　性 | | | | 男　性 | | | | 女　性 | | | |
年齢等	推定平均必要量	推奨量	目安量	耐容上限量[2]	推定平均必要量	推奨量	目安量	耐容上限量[2]	推定平均必要量	推奨量	目安量	耐容上限量[5]	推定平均必要量	推奨量	目安量	耐容上限量[5]
0 ～ 5（月）	—	—	2[3]	—	—	—	2[3]	—	—	—	0.2	—	—	—	0.2	—
6 ～ 11（月）	—	—	3	—	—	—	3	—	—	—	0.3	—	—	—	0.3	—
1 ～ 2（歳）	5	6		60(15)	4	5		60(15)	0.4	0.5		10	0.4	0.5		10
3 ～ 5（歳）	6	8		80(20)	6	7		80(20)	0.5	0.6		15	0.5	0.6		15
6 ～ 7（歳）	7	9		100(30)	7	8		100(30)	0.7	0.8		20	0.6	0.7		20
8 ～ 9（歳）	9	11		150(35)	8	10		150(35)	0.8	0.9		25	0.8	0.9		25
10 ～ 11（歳）	11	13		200(45)	10	10		150(45)	1.0	1.1		30	1.0	1.1		30
12 ～ 14（歳）	12	15		250(60)	12	14		250(60)	1.2	1.4		40	1.0	1.3		40
15 ～ 17（歳）	14	17		300(70)	11	13		250(65)	1.2	1.5		50	1.0	1.3		45
18 ～ 29（歳）	13	15		300(80)	9	11		250(65)	1.1	1.4		55	1.0	1.1		45
30 ～ 49（歳）	13	15		350(85)	10	12		250(65)	1.1	1.4		60	1.0	1.1		45
50 ～ 64（歳）	12	14		350(85)	9	11		250(65)	1.1	1.4		55	1.0	1.1		45
65 ～ 74（歳）	12	14		330(80)	9	11		250(65)	1.1	1.4		50	1.0	1.1		40
75 以上（歳）	11	13		300(75)	9	10		250(60)	1.1	1.4		50	1.0	1.1		40
妊　婦（付加量）					+0	+0		—					+0.2	+0.2		—
授乳婦（付加量）					+3	+3		—					+0.3	+0.3		—

NE ＝ナイアシン当量＝ナイアシン＋ 1/60 トリプトファン。

1）身体活動レベル II の推定エネルギー必要量を用いて算定した。
2）ニコチンアミドの mg 重量（mg/日）, （　）内はニコチン酸の重量（mg/日）。
3）単位は mg/日。
4）ピリドキシン（分子量＝ 169.2）の重量として示した。
5）たんぱく質の推奨量を用いて算定した（妊婦・授乳婦の付加量は除く）。

(5) ビタミン B12

　　ビタミンB12は, コバルトを含む化合物である。バリン, イソロイシン, トレオニンの代謝に関与する酵素の補酵素として機能している。ビタミンB12の欠乏により巨赤芽球性貧血, 脊髄および脳の白質障害, 末梢神経障害が起こる。食事摂取基準の数値はシアノコバラミン量として設定した。推定平均必要量は悪性貧血患者の関係データなどから検討の上, 健康な成人で2.0 μg/日と算定されている。推奨量は推定平均必要量に推奨量算定係数1.2を乗じて2.4 μg/日としている（表10－20）。

(6) 葉酸

　　葉酸はDNAやRNAの合成に必要なプリンヌクレオチドおよびデオキシピリミジンヌクレオチドの合成に関与している。葉酸の欠乏症は, 巨赤芽球性貧血である。母体に葉酸欠乏症があると, 胎児の神経管閉鎖障害や無脳症を引き起こす。また, 動脈硬化の引き金になるホモシスティンの血清値を高くする。

　　食事性葉酸の相対生体利用率は, 食品によって異なり, また一緒に食べる食品によっても影響を受ける。赤血球中の葉酸濃度を305nmol/L以上に維持できる最小摂取量を成人の推定平均必要量と考え200 μg/日とした。推奨量は, 推定平均必要量に推定量算定係数1.2を乗じた240 μg/日とした。男女差はない。妊娠は葉酸の必要量を増大させることから, 妊娠時（中期ならびに末期）の負荷量は200 μg/日,

推奨量は推奨量換算係数1.2を乗じて240μg/日とした（表10-20）。なお，妊娠初期，計画している女性の場合は表10-20の注4）を参照。

表10-20　ビタミンB₁₂・葉酸の食事摂取基準

| 性　別 | ビタミンB₁₂（μg/日）[1] | | | | | | 葉酸（μg/日）[2, 4, 5] | | | | | | | |
| | 男　性 | | | 女　性 | | | 男　性 | | | | 女　性 | | | |
年齢等	推定平均必要量	推奨量	目安量	推定平均必要量	推奨量	目安量	推定平均必要量	推奨量	目安量	耐容上限量[3]	推定平均必要量	推奨量	目安量	耐容上限量[3]
0～5（月）	—	—	0.4	—	—	0.4	—	—	40	—	—	—	40	—
6～11（月）	—	—	0.5	—	—	0.5	—	—	60	—	—	—	60	—
1～2（歳）	0.8	0.9	—	0.8	0.9	—	80	90	—	200	90	90	—	200
3～5（歳）	0.9	1.1	—	0.9	1.1	—	90	110	—	300	90	110	—	300
6～7（歳）	1.1	1.3	—	1.1	1.3	—	110	140	—	400	110	140	—	400
8～9（歳）	1.3	1.6	—	1.3	1.6	—	130	160	—	500	130	160	—	500
10～11（歳）	1.6	1.9	—	1.6	1.9	—	160	190	—	700	160	190	—	700
12～14（歳）	2.0	2.4	—	2.0	2.4	—	200	240	—	900	200	240	—	900
15～17（歳）	2.0	2.4	—	2.0	2.4	—	220	240	—	900	200	240	—	900
18～29（歳）	2.0	2.4	—	2.0	2.4	—	200	240	—	900	200	240	—	900
30～49（歳）	2.0	2.4	—	2.0	2.4	—	200	240	—	1,000	200	240	—	1,000
50～64（歳）	2.0	2.4	—	2.0	2.4	—	200	240	—	1,000	200	240	—	1,000
65～74（歳）	2.0	2.4	—	2.0	2.4	—	200	240	—	900	200	240	—	900
75以上（歳）	2.0	2.4	—	2.0	2.4	—	200	240	—	900	200	240	—	900
妊婦（付加量）				+0.3	+0.4	—					+200	+240	—	
授乳婦（付加量）				+0.7	+0.8	—					+80	+100	—	

1）シアノコバラミン（分子量＝1,355.37）の重量として示した。
2）プテロイルモノグルタミン酸（分子量＝441.40）の重量として示した。
3）通常の食品以外の食品に含まれる葉酸（狭義の葉酸）に適用する。
4）妊娠を計画している女性，妊娠の可能性がある女性及び妊娠初期の妊婦は，胎児の神経管閉鎖障害のリスク低減のために，通常の食品以外の食品に含まれる葉酸（狭義の葉酸）を400μg/日摂取することが望まれる。
5）妊婦の付加量は，中期及び後期にのみ設定する。

(7) パントテン酸

　パントテン酸は細胞中の補酵素として存在している。パントテンはギリシャ語で「どこにでもある」という意味で，広く食品中に存在するため欠乏症はまれである。不足は細胞中のCoA濃度が低下し成長障害，手足の痺れ，灼熱感，頭痛，疲労，不眠，食欲不振などが起こる。成人の目安量は，平成28年国民健康・栄養調査の結果の中央値から算定されている（表10-21）。

(8) ビオチン

　ビオチンは，ピルビン酸カルボキシラーゼの補酵素であり，欠乏すると乳酸アジドーシスなどの障害が起こる。ビオチンは，抗炎症物質を生成することによってアレルギー症状を緩和する作用がある。ビオチン欠乏症はリウマ

表10-21　パントテン酸・ビオチンの食事摂取基準

| 性　別 | パントテン酸（mg/日） | | ビオチン（μg/日） | |
| | 男　性 | 女　性 | 男　性 | 女　性 |
年齢等	目安量	目安量	目安量	目安量
0～5（月）	4	4	4	4
6～11（月）	5	5	5	5
1～2（歳）	3	4	20	20
3～5（歳）	4	4	20	20
6～7（歳）	5	5	30	30
8～9（歳）	6	5	30	30
10～11（歳）	6	6	40	40
12～14（歳）	7	6	50	50
15～17（歳）	7	6	50	50
18～29（歳）	5	5	50	50
30～49（歳）	5	5	50	50
50～64（歳）	6	5	50	50
65～74（歳）	6	5	50	50
75以上（歳）	6	5	50	50
妊　婦		5		50
授乳婦		6		50

チ，クローン病などの免疫不全症や糖尿病にも関与している。欠乏は皮膚炎，食欲不振，舌炎，むかつき，吐き気，憂鬱感などが起こる。成人で目安量はトータルダイエット法による値を用いて50μg/日としている（表10－21）。

(9) ビタミンCの食事摂取基準

　　ビタミンCの食事摂取基準は，還元型のL－アスコルビン酸として設定されている。ビタミンCは食品中でもたんぱく質などと結合せず還元型のL－アスコルビン酸または，酸化型のL－デヒドロアスコルビン酸として遊離の形で存在している。ビタミンCは皮膚や細胞のコラーゲンの合成に必須，欠乏はコラーゲンが合成できなくなり血管がかなりもろくなり，出血傾向となり，壊血病になる。抗酸化作用を持ち，ビタミンEと協力して活性酸素を消去し細胞を保護する。

　　ビタミンCの食事摂取基準は，壊血病の予防を指標とせず，心臓血管系の疾病予防効果ならびに有効な抗酸化作用を指標として，血漿ビタミンC濃度を50μmol/Lに維持する摂取量83.4mg/日を基に85mg/日の摂取量を成人の推定平均必要量とし，推奨量は推奨量算定係数1.2を乗じて100mg/日として算定している。高齢者は多量のビタミンCを必要とする可能性があるが，値の決定が困難なため成人と同じ値を適応。乳児の目安量については，0～5か月児は母乳中濃度に基準ほ乳量を乗して算出し，6～11か月児は0～5か月児の目安量および18～29歳の推定平均必要量からの外挿値の平均値としている。妊婦の付加量は，新生児の壊血症を防ぐといわれている報告をもとに算出されている。授乳婦については，母乳中に分泌される量に相対生体利用率を考慮し，負荷量を算定している（表10－22）。

表10－22　ビタミンCの食事摂取基準 （mg/日）[1]

性　別	男　性			女　性		
年齢等	推定平均必要量	推奨量	目安量	推定平均必要量	推奨量	目安量
0～5 （月）	—	—	40	—	—	40
6～11 （月）	—	—	40	—	—	40
1～2 （歳）	35	40		35	40	
3～5 （歳）	40	50		40	50	
6～7 （歳）	50	60		50	60	
8～9 （歳）	60	70		60	70	
10～11 （歳）	70	85		70	85	
12～14 （歳）	85	100		85	100	
15～17 （歳）	85	100		85	100	
18～29 （歳）	85	100		85	100	
30～49 （歳）	85	100		85	100	
50～64 （歳）	85	100		85	100	
65～74 （歳）	80	100		80	100	
75以上 （歳）	80	100		80	100	
妊　婦 （付加量）				＋10	＋10	—
授乳婦 （付加量）				＋40	＋45	—

1）L－アスコルビン酸（分子量＝176.12）の重量として示した。
特記事項：推定平均必要量は，ビタミンCの欠乏症である壊血病を予防するに足る最小量からではなく，心臓血管系の疾病予防効果及び抗酸化作用の観点から算定。

９．ミネラルの食事摂取基準（多量ミネラル・微量ミネラル）

1．多量ミネラルの食事摂取基準

(1) ナトリウム (Na)（食塩相当量）

　　ナトリウムは，細胞外液の主要な陽イオンであり，細胞外液量を維持している。浸透圧，酸・塩基平衡の調節にも重要な役割を果たしている。通常の食事をしていれば不足することはない。ナトリウムの摂取源は食塩や食塩を含有する調味料である。食事摂取基準（2020年版）では，日本をはじめ各国のガイドラインが食塩相当量の摂取量を 6 g未満/日としていることから，目標量を2015年版よりも0.5g減じ，成人の男性7.5g未満，女性6.5g未満とした（表10−23）。

(2) カリウム (K)

　　カリウムはアルカリ金属元素の１つである。野菜や果実などに多く含まれるが，加工や精製度が進むにつれて含量は減少している。カリウムは細胞内液の主な陽イオンであり，体液の浸透圧を決める重要な因子である。酸・塩基平衡を維持，神経や筋肉の興奮伝導にも関与している。日本人はナトリウムの摂取量が多いため，カリウムのナトリウム尿中排泄の働きは重要である。

　　成人のカリウムの目安量は，男性2,500mg/日，女性は2,000mg/日としている。2012年にWHOは成人のカリウム目標量は，生活習慣病予防のため3,510mg/日としている（表10−23）。

表10−23　ナトリウム・カリウムの食事摂取基準

| 性別 | ナトリウム (mg/日, （ ）は食塩相当量 [g/日])[1] | | | | | | カリウム (mg/日) | | | |
| | 男性 | | | 女性 | | | 男性 | | 女性 | |
年齢等	推定平均必要量	目安量	目標量	推定平均必要量	目安量	目標量	目安量	目標量	目安量	目標量
0 〜 5 （月）	—	100(0.3)	—	—	100(0.3)	—	400	—	400	—
6 〜 11 （月）	—	600(1.5)	—	—	600(1.5)	—	700	—	700	—
1 〜 2 （歳）	—	—	(3.0 未満)	—	—	(3.0 未満)	900	—	900	—
3 〜 5 （歳）	—	—	(3.5 未満)	—	—	(3.5 未満)	1,000	1,400 以上	1,000	1,400 以上
6 〜 7 （歳）	—	—	(4.5 未満)	—	—	(4.5 未満)	1,300	1,800 以上	1,200	1,800 以上
8 〜 9 （歳）	—	—	(5.0 未満)	—	—	(5.0 未満)	1,500	2,000 以上	1,500	2,000 以上
10 〜 11 （歳）	—	—	(6.0 未満)	—	—	(6.0 未満)	1,800	2,200 以上	1,800	2,000 以上
12 〜 14 （歳）	—	—	(7.0 未満)	—	—	(6.5 未満)	2,300	2,400 以上	1,900	2,400 以上
15 〜 17 （歳）	—	—	(7.5 未満)	—	—	(6.5 未満)	2,700	3,000 以上	2,000	2,600 以上
18 〜 29 （歳）	600(1.5)	—	(7.5 未満)	600(1.5)	—	(6.5 未満)	2,500	3,000 以上	2,000	2,600 以上
30 〜 49 （歳）	600(1.5)	—	(7.5 未満)	600(1.5)	—	(6.5 未満)	2,500	3,000 以上	2,000	2,600 以上
50 〜 64 （歳）	600(1.5)	—	(7.5 未満)	600(1.5)	—	(6.5 未満)	2,500	3,000 以上	2,000	2,600 以上
65 〜 74 （歳）	600(1.5)	—	(7.5 未満)	600(1.5)	—	(6.5 未満)	2,500	3,000 以上	2,000	2,600 以上
75 以上 （歳）	600(1.5)	—	(7.5 未満)	600(1.5)	—	(6.5 未満)	2,500	3,000 以上	2,000	2,600 以上
妊婦				600(1.5)	—	(6.5 未満)			2,000	2,600 以上
授乳婦				600(1.5)	—	(6.5 未満)			2,200	2,600 以上

1) 高血圧及び慢性腎臓病 (CKD) の重症化予防のための食塩相当量の量は，男女とも6.0g/日未満とした。

(3) カルシウム (Ca) の食事摂取基準

　　カルシウムは体重の１〜２％を占め，その99％は骨および歯に存在，残りの約１％は血液や組織液，細胞に含まれている。骨は吸収と形成を常に繰り返しており，成長期には骨形成が骨吸収を上回り骨量は増加する。カルシウムの欠乏は骨粗しょう症，高血圧，動脈硬化などを招くことがある。過剰は高カルシウム血症，高カルシウム尿症，軟組織の石灰化，泌尿器系結石，前立腺がん，鉄，亜鉛の吸収障害，便秘などを起こす可能性がある。

　　成人，小児のカルシウムの推定平均必要量は，体内カルシウム蓄積量，尿中排泄量，経皮的損失量

表 10 − 24　カルシウムの食事摂取基準（mg/日）

性　別	男　性				女　性			
年齢等	推定平均必要量	推奨量	目安量	耐容上限量	推定平均必要量	推奨量	目安量	耐容上限量
0 〜 5　（月）	—	—	200	—	—	—	200	—
6 〜 11　（月）	—	—	250	—	—	—	250	—
1 〜 2　（歳）	350	450	—	—	350	400	—	—
3 〜 5　（歳）	500	600	—	—	450	550	—	—
6 〜 7　（歳）	500	600	—	—	450	550	—	—
8 〜 9　（歳）	550	650	—	—	600	750	—	—
10 〜 11　（歳）	600	700	—	—	600	750	—	—
12 〜 14　（歳）	850	1,000	—	—	700	800	—	—
15 〜 17　（歳）	650	800	—	—	550	650	—	—
18 〜 29　（歳）	650	800	—	2,500	550	650	—	2,500
30 〜 49　（歳）	600	750	—	2,500	550	650	—	2,500
50 〜 64　（歳）	600	750	—	2,500	550	650	—	2,500
65 〜 74　（歳）	600	750	—	2,500	550	650	—	2,500
75 以上　（歳）	600	700	—	2,500	500	600	—	2,500
妊　婦					+0	+0	—	—
授乳婦					+0	+0	—	—

と見かけのカルシウム吸収率を用いて算出されている。推奨量は，個人間の変動係数を10％と見積り，推定平均必要量に推奨量算定係数1.2倍を乗じて算定されている（表10−24）。

(4) マグネシウム（Mg）

マグネシウム（Mg）は，骨や歯の形成や多くの体内の酵素反応やエネルギー産生に寄与している。生体内には約25gのマグネシウムが存在，その50〜60％は骨に存在している。マグネシウムが欠乏する

表 10 − 25　マグネシウムの食事摂取基準（mg/日）

性　別	男　性				女　性			
年齢等	推定平均必要量	推奨量	目安量	耐容上限量[1]	推定平均必要量	推奨量	目安量	耐容上限量[1]
0 〜 5　（月）	—	—	20	—	—	—	20	—
6 〜 11　（月）	—	—	60	—	—	—	60	—
1 〜 2　（歳）	60	70	—	—	60	70	—	—
3 〜 5　（歳）	80	100	—	—	80	100	—	—
6 〜 7　（歳）	110	130	—	—	110	130	—	—
8 〜 9　（歳）	140	170	—	—	140	160	—	—
10 〜 11　（歳）	180	210	—	—	180	220	—	—
12 〜 14　（歳）	250	290	—	—	240	290	—	—
15 〜 17　（歳）	300	360	—	—	260	310	—	—
18 〜 29　（歳）	280	340	—	—	230	270	—	—
30 〜 49　（歳）	310	370	—	—	240	290	—	—
50 〜 64　（歳）	310	370	—	—	240	290	—	—
65 〜 74　（歳）	290	350	—	—	230	280	—	—
75 以上　（歳）	270	320	—	—	220	260	—	—
妊　婦（付加量）					+30	+40	—	—
授乳婦（付加量）					+0	+0	—	—

1）通常の食品以外からの摂取量の耐容上限量は成人の場合350mg/日，小児では5mg/kg体重/日とする。それ以外の通常の食品からの摂取の場合，耐容上限量は設定しない。

と，低マグネシウム血症（吐き気，おう吐，眠気，脱力感，筋肉の痙攣，震え，食欲不振等）になる。マグネシウムの長期の欠乏は骨粗しょう症，心疾患，糖尿病などの生活習慣病のリスクを高めることが示唆されている。成人のマグネシウム推定平均必要量は4.5mg/kg体重/日とされた。

　　これに，性別，年齢階級ごとの参照体重を乗じて推定平均必要量とし，推奨量は，個人間の変動係数を10%と見積り，推定平均必要量に推奨量算定係数1.2を乗じて算出している（表10-25）。

(5) リン (P)

　　リンは有機リンと無機リンに大別できる。成人で生体内に最大850gのリンが存在し，その85%が骨組織に，14%が軟組織や細胞膜に，1%が細胞外液に存在する。リンは，カルシウムとともに，骨格を形成するだけでなく，ATPの形成，その他の核酸や細胞膜リン脂質の合成，エネルギー代謝などに必須の成分である。

　　成人，小児の目安量は，アメリカ・カナダの食事摂取基準や国民健康・栄養調査の摂取量をもとに目安量が算定されている。加工食品には多くのリンが添加されているので，摂りすぎに注意したい（表10-26）。

表10-26　リンの食事摂取基準（mg/日）

性　別	男　性		女　性	
年齢等	目安量	耐容上限量	目安量	耐容上限量
0～5 （月）	120	―	120	―
6～11 （月）	260	―	260	―
1～2 （歳）	500	―	500	―
3～5 （歳）	700	―	700	―
6～7 （歳）	900	―	800	―
8～9 （歳）	1,000	―	1,000	―
10～11 （歳）	1,100	―	1,000	―
12～14 （歳）	1,200	―	1,000	―
15～17 （歳）	1,200	―	900	―
18～29 （歳）	1,000	3,000	800	3,000
30～49 （歳）	1,000	3,000	800	3,000
50～64 （歳）	1,000	3,000	800	3,000
65～74 （歳）	1,000	3,000	800	3,000
75以上 （歳）	1,000	3,000	800	3,000
妊　婦			800	―
授乳婦			800	―

2．微量ミネラルの食事摂取基準

(1) 鉄 (Fe)

　　食品中の鉄の主な形態は，たんぱく質と結合したヘム鉄と無機鉄である非ヘム鉄に分けられる。鉄はヘモグロビンや各種酵素を構成し，その欠乏は貧血，運動機能や認知機能等の低下を招く。また，月経血による損失や妊娠中の需要増大が必要量に及ぼす影響が大きい。小児では，成長に伴い鉄が蓄積され，それはヘモグロビン中の鉄の蓄積，非貯蔵性組織鉄の増加，貯蔵鉄

表10-27　鉄の食事摂取基準（mg/日）[1]

性　別	男　性				女　性					
年齢等	推定平均必要量	推奨量	目安量	耐容上限量	月経なし		月経あり		目安量	耐容上限量
					推定平均必要量	推奨量	推定平均必要量	推奨量		
0～5 （月）	―	―	0.5	―	―	―	―	―	0.5	―
6～11 （月）	3.5	5.0	―	―	3.5	4.5	―	―	―	―
1～2 （歳）	3.0	4.5	―	25	3.0	4.5	―	―	―	20
3～5 （歳）	4.0	5.5	―	25	4.0	5.5	―	―	―	25
6～7 （歳）	5.0	5.5	―	30	4.5	5.5	―	―	―	30
8～9 （歳）	6.0	7.0	―	35	6.0	7.5	―	―	―	35
10～11 （歳）	7.0	8.5	―	35	7.0	8.5	10.0	12.0	―	35
12～14 （歳）	8.0	10.0	―	40	7.0	8.5	10.0	12.0	―	40
15～17 （歳）	8.0	10.0	―	50	5.5	7.0	8.5	10.5	―	40
18～29 （歳）	6.5	7.5	―	50	5.5	6.5	8.5	10.5	―	40
30～49 （歳）	6.5	7.5	―	50	5.5	6.5	9.0	10.5	―	40
50～64 （歳）	6.5	7.5	―	50	5.5	6.5	9.0	11.0	―	40
65～74 （歳）	6.0	7.5	―	50	5.0	6.0	―	―	―	40
75以上 （歳）	6.0	7.0	―	50	5.0	6.0	―	―	―	40
妊婦(付加量)初期					+2.0	+2.5	―	―	―	―
中期・後期					+8.0	+9.5	―	―	―	―
授乳婦 (付加量)					+2.0	+2.5	―	―	―	―

1) 過多月経（月経出血量が80mL/回以上）の人を除外して策定した。

の増加に大別される。

　成人の鉄の推定平均必要量，推奨量については，男性および月経のない女性では推定平均必要量＝基本的損失÷吸収率（0.15）として算出。推奨量は個人間の変動係数を10％と見積もり，推定平均必要量に推奨量算定係数1.2を乗じて算定している。

　月経のある女性では　推定平均必要量＝基本的鉄損失＋月経血による鉄損失÷吸収率（0.15）として算出。推奨量は個人間の変動係数を10％と見積もり，推定平均必要量に推奨量算定係数1.2を乗じた値とした。月経過多で経血量が80mL/回以上の場合，18歳以上では推定平均必要量は13mg/日以上，推奨量は16mg/日以上となる。この場合は医師の診断のもとで鉄材の投与も必要になる（表10-27）。

(2)　亜鉛（Zn）

　亜鉛は体内に約2,000mg存在し，主に骨格筋，骨，皮膚，肝臓，脳，腎臓などに分布する。亜鉛の生理機能はたんぱく質との結合によって発揮され，触媒作用，構造の維持作用に大別される。亜鉛の欠乏は，皮膚炎や味覚障害，慢性下痢，免疫機能障害，成長遅延，性腺発育障害などである。成人の推定平均必要量はアメリカ・カナダの食事摂取基準を参考に算定し，推奨量は，推定平均必要量に推奨量算定係数1.2を乗じて算定している。サプリメントの摂りすぎには注意したい（表10-28）。

(3)　銅（Cu）

　銅は成人の体内に約100mg存在し，約65％は筋肉や骨，約10％は肝臓中に分布する。吸収量と排泄量の調整によって，体内銅の恒常性は維持されている。銅はエネルギー生成や鉄代謝，神経伝達物質の産生，活性酸素除去に関与している。推定平均必要量，推奨量は，アメリカ・カナダの食事摂取基準を参考に算定されている。サプリメントの摂りすぎには注意したい（表10-29）。

(4)　マンガン（Mn）

　マンガンは成人の体内に10〜20mg存在し，25％は骨に，残りは生体内組織および臓器にほぼ一様に分布する。通常の食生活では欠乏症は起こらないとされている。成人の目安量は男性4.0mg/日，女性3.5mg/日となっ

表10-28　亜鉛の食事摂取基準　（mg/日）

性　別	男　性				女　性			
年齢等	推定平均必要量	推奨量	目安量	耐容上限量	推定平均必要量	推奨量	目安量	耐容上限量
0〜5　（月）	—	—	2	—	—	—	2	—
6〜11（月）	—	—	3	—	—	—	3	—
1〜2　（歳）	3	3	—	—	2	3	—	—
3〜5　（歳）	3	4	—	—	3	3	—	—
6〜7　（歳）	4	5	—	—	3	4	—	—
8〜9　（歳）	5	6	—	—	4	5	—	—
10〜11（歳）	6	7	—	—	5	6	—	—
12〜14（歳）	9	10	—	—	7	8	—	—
15〜17（歳）	10	12	—	—	7	8	—	—
18〜29（歳）	9	11	—	40	7	8	—	35
30〜49（歳）	9	11	—	45	7	8	—	35
50〜64（歳）	9	11	—	45	7	8	—	35
64〜74（歳）	9	11	—	40	7	8	—	35
75以上（歳）	9	10	—	40	6	8	—	30
妊　婦（付加量）					+1	+2	—	—
授乳婦（付加量）					+3	+4	—	—

表10-29　銅の食事摂取基準　（mg/日）

性　別	男　性				女　性			
年齢等	推定平均必要量	推奨量	目安量	耐容上限量	推定平均必要量	推奨量	目安量	耐容上限量
0〜5　（月）	—	—	0.3	—	—	—	0.3	—
6〜11（月）	—	—	0.3	—	—	—	0.3	—
1〜2　（歳）	0.3	0.3	—	—	0.2	0.3	—	—
3〜5　（歳）	0.3	0.4	—	—	0.3	0.3	—	—
6〜7　（歳）	0.4	0.4	—	—	0.4	0.4	—	—
8〜9　（歳）	0.4	0.5	—	—	0.4	0.5	—	—
10〜11（歳）	0.5	0.6	—	—	0.5	0.6	—	—
12〜14（歳）	0.7	0.8	—	—	0.6	0.8	—	—
15〜17（歳）	0.8	0.9	—	—	0.6	0.7	—	—
18〜29（歳）	0.7	0.9	—	7	0.6	0.7	—	7
30〜49（歳）	0.7	0.9	—	7	0.6	0.7	—	7
50〜64（歳）	0.7	0.9	—	7	0.6	0.7	—	7
65〜74（歳）	0.7	0.9	—	7	0.6	0.7	—	7
75以上（歳）	0.7	0.8	—	7	0.6	0.7	—	7
妊　婦（付加量）					+0.1	+0.1	—	—
授乳婦（付加量）					+0.5	+0.6	—	—

ている。サプリメントの摂りすぎには注意したい（表10-30）。

(5) ヨウ素 (I)

　　人体中のヨウ素の70～80％は甲状腺に存在し、甲状腺ホルモンを構成している。ヨウ素を含む甲状腺ホルモンは、生殖、成長、発達などの生理的プロセスを制御しエネルギー代謝を亢進させている。慢性的なヨウ素欠乏は、甲状腺刺激ホルモンの分泌亢進、甲状腺の異常肥大、または甲状腺腫を起こし、甲状腺機能の低下を招く。

　　推定平均必要量は欧米の研究などをもとに成人男女とも95μg/日とし、推奨量は個人間の変動係数を20％と見積もり、推定平均必要量に推奨量算定係数1.4を乗じて130μg/日と算定している（表10-31）。

(6) セレン (Se)

　　セレン含有量の高い食品は魚介類であ

表10-30　マンガンの食事摂取基準（mg/日）

性　別	男　性		女　性	
年齢等	目安量	耐容上限量	目安量	耐容上限量
0～5 （月）	0.01	—	0.01	—
6～11 （月）	0.5	—	0.5	—
1～2 （歳）	1.5	—	1.5	—
3～5 （歳）	1.5	—	1.5	—
6～7 （歳）	2.0	—	2.0	—
8～9 （歳）	2.5	—	2.5	—
10～11 （歳）	3.0	—	3.0	—
12～14 （歳）	4.0	—	4.0	—
15～17 （歳）	4.5	—	3.5	—
18～29 （歳）	4.0	11	3.5	11
30～49 （歳）	4.0	11	3.5	11
50～64 （歳）	4.0	11	3.5	11
65～74 （歳）	4.0	11	3.5	11
75以上 （歳）	4.0	11	3.5	11
妊　婦			3.5	—
授乳婦			3.5	—

り、植物性食品と畜産物のセレン含有量は、それぞれ土壌と飼料中のセレン含有量により変動する。日本人は魚介類の摂取が多く、かつセレン含量の高い北米産の小麦と家畜飼料に由来する小麦製品や畜肉類を消費しているため、成人摂取量は平均で約100μg/日に達すると推定される。通常の食生活において過剰摂取が生じる可能性は低いが、サプリメントの不適切な利用により過剰摂取が生じる可能性がある。克山病のような欠乏症の予防という立場で推定平均必要量と推奨量が設定されている（表10-31）。

表10-31　ヨウ素・セレンの食事摂取基準

| 性　別 | ヨウ素（μg/日） | | | | | | | | セレン（μg/日） | | | | | | | |
| | 男　性 | | | | 女　性 | | | | 男　性 | | | | 女　性 | | | |
年齢等	推定平均必要量	推奨量	目安量	耐容上限量	推定平均必要量	推奨量	目安量	耐容上限量	推定平均必要量	推奨量	目安量	耐容上限量	推定平均必要量	推奨量	目安量	耐容上限量
0～5 （月）	—	—	100	250	—	—	100	250	—	—	15	—	—	—	15	—
6～11 （月）	—	—	130	250	—	—	130	250	—	—	15	—	—	—	15	—
1～2 （歳）	35	50	—	300	35	50	—	300	10	10	—	100	10	10	—	100
3～5 （歳）	45	60	—	400	45	60	—	400	10	15	—	100	10	10	—	100
6～7 （歳）	55	75	—	550	55	75	—	550	15	15	—	150	15	15	—	150
8～9 （歳）	65	90	—	700	65	90	—	700	15	20	—	200	15	20	—	200
10～11 （歳）	80	110	—	900	80	110	—	900	20	25	—	250	20	25	—	250
12～14 （歳）	95	140	—	2,000	95	140	—	2,000	25	30	—	350	25	30	—	300
15～17 （歳）	100	140	—	3,000	100	140	—	3,000	30	35	—	400	20	25	—	350
18～29 （歳）	95	130	—	3,000	95	130	—	3,000	25	30	—	450	20	25	—	350
30～49 （歳）	95	130	—	3,000	95	130	—	3,000	25	30	—	450	20	25	—	350
50～64 （歳）	95	130	—	3,000	95	130	—	3,000	25	30	—	450	20	25	—	350
65～74 （歳）	95	130	—	3,000	95	130	—	3,000	25	30	—	450	20	25	—	350
75以上 （歳）	95	130	—	3,000	95	130	—	3,000	25	30	—	400	20	25	—	350
妊　婦（付加量）					+75	+110	—	—1)					+5	+5	—	—
授乳婦（付加量）					+100	+140	—	—1)					+15	+20	—	—

1）妊婦及び授乳婦の耐容上限量は、2,000μg/日とする。

(7) クロム（Cr）

　通常の食事から摂取するクロムは3価クロムと考えられている。食品からの摂取の必要性について疑問はあるが，成人に関しては日本人の献立からクロム摂取量を算出し目安量を策定。またサプリメントの不適切な使用が過剰摂取を招く可能性があることから，耐容上限量を策定した（表10−32）。

(8) モリブデン（Mo）

　モリブデンは，先天的な欠損事例では脳の委縮，機能障害，痙攣，水晶体異常などが生じ，新生児期の死亡例などが認められる。穀類，豆類に多く含まれることから，極端な菜食の場合には摂取量が多くなる。日本人の摂取量は穀類や豆類が多いので，平均的には225μg/日，大豆製品を多く含む献立では300μg/日を超える。健康障害は認め

表 10 − 32　クロムの食事摂取基準（μg/日）

性　別	男　性		女　性	
年齢等	目安量	耐容上限量	目安量	耐容上限量
0 〜 5 （月）	0.8	—	0.8	—
6 〜 11 （月）	1.0	—	1.0	—
1 〜 2 （歳）	—	—	—	—
3 〜 5 （歳）	—	—	—	—
6 〜 7 （歳）	—	—	—	—
8 〜 9 （歳）	—	—	—	—
10 〜 11 （歳）	—	—	—	—
12 〜 14 （歳）	—	—	—	—
15 〜 17 （歳）	—	—	—	—
18 〜 29 （歳）	10	500	10	500
30 〜 49 （歳）	10	500	10	500
50 〜 64 （歳）	10	500	10	500
65 〜 74 （歳）	10	500	10	500
75 以上 （歳）	10	500	10	500
妊　婦			10	—
授乳婦			10	—

られていない。成人の推定平均必要量はアメリカ人男性を対象とした出納実験を基に算出した。また耐容上限量はアメリカ人男性を対象とした実験および日本人の女性菜食者の摂取量から総合的に判断し算定し，成人男性600μg/日，女性500μg/日とした（表10−33）。

表 10 − 33　モリブデンの食事摂取基準

	モリブデン（μg/日）							
性　別	男　性				女　性			
年齢等	推定平均必要量	推奨量	目安量	耐容上限量	推定平均必要量	推奨量	目安量	耐容上限量
0 〜 5 （月）	—	—	2	—	—	—	2	—
6 〜 11 （月）	—	—	5	—	—	—	5	—
1 〜 2 （歳）	10	10	—	—	10	10	—	—
3 〜 5 （歳）	10	10	—	—	10	10	—	—
6 〜 7 （歳）	10	15	—	—	10	15	—	—
8 〜 9 （歳）	15	20	—	—	15	15	—	—
10 〜 11 （歳）	15	20	—	—	15	20	—	—
12 〜 14 （歳）	20	25	—	—	20	25	—	—
15 〜 17 （歳）	25	30	—	—	20	25	—	—
18 〜 29 （歳）	20	30	—	600	20	25	—	500
30 〜 49 （歳）	25	30	—	600	20	25	—	500
50 〜 64 （歳）	25	30	—	600	20	25	—	500
65 〜 74 （歳）	20	30	—	600	20	25	—	500
75 以上 （歳）	20	25	—	600	20	25	—	500
妊　婦					+0	+0	—	—
授乳婦					+3	+3	—	—

引用文献：

（1）「日本人の食事摂取基準（2020年版）策定検討会報告書」　令和元年12月，厚生労働省

10.　栄養指導のための食品分類法

栄養指導用食品分類としてよく利用されているのは 6 つの基礎食品分類法（厚生労働省）である。次いで 3 群分類もよく利用されている。

表 10 - 34　6 群組合せ法（6 つの基礎食品）

食品の種別		食品の例示	第一義的にとれる栄養素*	副次的にとれる栄養素*
1群	魚・肉・卵	魚, 貝, いか, たこ, かに, かまぼこ, ちくわなど。牛肉, 豚肉, 鶏肉, ハム, ソーセージなど。鶏卵, うずら卵など。	たんぱく質	肉類は脂肪 豚肉はビタミン B₁ レバーは鉄分 卵類はビタミン A, B₂ 大豆, 大豆製品はカルシウム
	大　豆	大豆, とうふ, なっとう, 生揚げ, がんもどきなど。		
2群	牛乳・乳製品	牛乳, スキムミルク, チーズ, ヨーグルトなど。	カルシウム	牛乳, 粉乳はビタミン B₂
	骨ごと食べられる魚	めざし, わかさぎ, しらす干しなど。 注）わかめ, こんぶ, のりなど海藻を含む。		
3群	緑黄色野菜	にんじん, ほうれん草, こまつな, かぼちゃなど。	カロテン （ビタミン A）	ビタミン C
4群	その他の野菜	だいこん, はくさい, キャベツ, きゅうり, トマトなど。	ビタミン C	野菜はカリウム, カルシウム
	果物	みかん, りんご, なし, ぶどう, いちごなど。		
5群	米・パン・めん	飯, パン, うどん, そば, スパゲティなど。	糖質	七分搗米, 胚芽米, いも類はビタミン B₁
	いも	さつまいも, じゃがいも, さといもなど。 注）砂糖, 菓子など糖質含量の多い食品を含む。		
6群	油脂	てんぷら油, サラダ油, ラード, バター, マーガリンなど。 注）マヨネーズ, ドレッシングなど多脂性食品を含む。	脂肪	バター, 強化マーガリンはビタミン A

資料：昭和 56 年 3 月 2 日，衛発第 157 号厚生省（現厚生労働省）公衆衛生局長通知「栄養教育としての 6 つの基礎食品の普及について」による。ただし＊は編者が加えたもの。

表 10 - 35　3 群組合せ法

区分	色	分　　類	食　品	栄養素	教育方法
1群	赤	血や肉をつくる食品	魚介類, 肉類, 豆類, 乳, 卵	たんぱく質	3 色の円型によって示す。
2群	黄	働く力や熱となる食品	穀類, いも類, 砂糖, 油脂	糖質 脂肪	
3群	青	身体の生理機能をととのえる食品	野菜, 果物, 海藻類	ビタミン ミネラル	

〈参考〉栄養のバランスチェック（6つの基礎食品例）

1群	①	1日2回は肉・魚・卵・大豆製品いずれかを食べていますか
2群	②	毎日，牛乳を飲んでいますか
3群	③	1日1回以上，緑や黄色の濃い野菜をとっていますか
4群	④ ⑤	淡色野菜を毎日の献立に取り入れていますか 果物類を1日1回は食卓にのせていますか
5群	⑥ ⑦ ⑧	毎日の食事は，御飯・パン・めんなどの主食とおかずの組み合わせができていますか いも類は2日に1回程度，料理に使うようにしていますか 砂糖類，菓子類，加糖飲料はとり過ぎないように注意していますか
6群	⑨ ⑩	1日1回は植物油を使った食事をしていますか 肉の脂身，ベーコン，バターなど動物性脂肪のとり方に注意していますか

〈参考〉食習慣チェック

食事のリズム	① ② ③	1日2回は肉・魚・卵・大豆製品いずれかを食べていますか 毎日，牛乳を飲んでいますか 1日3食規則的に食べていますか
嗜　好	① ②	味付けは薄味にしていますか お酒はほどほどにしていますか
食べ方	① ②	食事はいつも腹八分目にしていますか よく噛んで食べていますか
食事の場	① ②	なるべく家族と一緒に食べるようにしていますか 外食はできるだけ少なくしていますか

第11章
健康・栄養行政

〈参考〉人生のあらゆるステージにおける管理栄養士・栄養士の関わり

栄養は，すべての人々が日々関わる営みである。

保健，医療，介護，福祉，教育などさまざまな領域，人生のあらゆるステージにおいて，栄養・食生活の面から人々の暮らしを支える管理栄養士・栄養士には大きな期待が寄せられている。

	乳幼児 （0歳〜6歳未満）	児童・生徒 （6歳以上 18歳未満）	成人 （18歳以上 65歳未満）	高齢者 （65歳 以上）
学校・ 事業者等	保育所等 保育所，幼保連携型認定こども園，保育所型認定こども園 栄養士17,120名	学校 栄養教諭5,904名 栄養職員6,646名	事業所 管理栄養士1,966名 栄養士2,174名	
福祉施設	児童福祉施設 乳児院，児童養護施設，障害児入所施設，児童発達支援センター等 栄養士2,242名		社会福祉施設 老人福祉施設，障害者支援施設，有料老人ホーム等 栄養士6,087名	
医療・ 介護施設	病院・診療所 管理栄養士26,623名　栄養士6,412名		介護保険施設 介護老人福祉施設，介護老人保健施設，介護養護型医療施設 管理栄養士11,707名　　栄養士2,827名	
行政	行政（都道府県，保健所設置市，特別区，市町村） 管理栄養士5,755名　栄養士855名			

資料：2019年6月23日，日本栄養士会定時総会・特別講演「デジタル時代の健康長寿実現と管理栄養士・栄養士への期待」衆議院議員塩崎恭久

1．栄養行政の主な歴史

明治17年　高木兼寛博士は，兵食を麦食にすることによって遠洋航海に出た兵員が脚気になるのを予防した。
　　22年　山形県忠愛小学校で昼食給食を始めた（学校給食のはじまり）。
　　42年　脚気予防調査会設置。
大正　9年　国立栄養研究所設置。
　　13年　佐伯矩博士（当時栄養研究所長）栄養学校を設立，栄養士の養成を始める。
昭和　2年　各府県の栄養改善事業始まる。
　　　9年　東北地方の冷害対策として農村協同炊事の奨励。
　　11年　東北6県衛生課に国庫補助による栄養士を設置。
　　12年　保健所法が制定され，保健所が設置されその業務に栄養の改善に関する指導を行うことを規定。
　　13年　厚生省設置。
　　15年　「学校給食奨励規定」の制定。
　　20年　連合軍の指令により東京都における住民の栄養調査を実施（国民栄養調査のはじまり）。
　　21年　国民栄養調査始まる（全国）。厚生省公衆保健局に栄養課を新設。放出物資による学校給食の開始。
　　22年　栄養士法の制定。保健所に1名の栄養士の配置が規定された。
　　23年　医療法が制定され，100床以上の病院に栄養士を置くことが規定された。
　　　　　「入院患者に対する食糧の増配に関する特別措置要領」により病院給食の合理化がはかられた。
　　　　　第1回栄養士国家試験が実施された。
　　24年　保育所給食開始。栄養改善普及週間行事が始まる。
　　25年　社会保険制度の拡充に伴って，病院における完全給食制度が実施された。
　　27年　栄養改善法の制定。
　　28年　栄養審議会発足。食生活改善中央大会が開かれた。
　　29年　学校給食法の制定。
　　　　　東京都庁に栄養指導車が導入され，栄養指導に活躍，栄養改善普及運動が月間運動となった。
　　30年　栄養士制度制定10周年記念式典が開催され，優良栄養士が表彰される。
　　31年　夜間学校に学校給食の道が開かれた。配給精米が完全白米となる。
　　33年　調理師法の制定。病院の完全給食制度が基準給食制度に改正された。
　　34年　日本人の食糧構成の決定（栄養審議会）。
　　35年　日本人の栄養所要量の改定（栄養審議会）。
　　36年　基準給食に特別食加算制度が設けられる。
　　37年　栄養士法の改正により管理栄養士制度の制定（昭和38年4月から施行）。
　　　　　栄養改善法の改正により，集団給食施設に栄養士・管理栄養士の設置についての努力規定が加わった（昭和39年4月1日から施行）。栄養改善法制定10周年記念大会および展覧会が開催。
　　38年　第1回管理栄養士国家試験が実施された。
　　　　　昭和45年を目処とした日本人の栄養基準量および食糧構成決定（栄養審議会）。
　　39年　昭和39年「国民の健康・体力増強対策について」閣議決定。
昭和40年　体力づくり国民会議が設置された。
　　41年　国民栄養調査「生活総合調査」の一環として実施された。
　　44年　日本人の栄養所要量の改定，昭和50年をめどとした日本人の栄養基準量および食糧構成決定。
　　47年　国の予算補助により健康増進モデルセンターが設置された。
　　48年　栄養士，管理栄養士養成施設のカリキュラムなどの一部改正。病者用特別用途食品の規格の設定。
　　　　　病院給食の一般の栄養所要量の決定（栄養審議会）。
　　49年　学校給食法一部改正（即日実行）。
　　　　　学校給食の栄養に関する専門的事項をつかさどる職員として，栄養士の配置が義務づけられる。
　　50年　日本人の栄養所要量の改定および日本人平均1人1日当たり栄養所要量（昭和55年推計）の決定。
　　　　　第10回国際栄養学会議京都で開催。

第 11 章　健康・栄養行政

53年　国民健康づくり運動の発足。
　　　栄養改善法一部改正（即日実行）。国民栄養調査の実施権限を保健所を設置する市(区)にあっては市(区)長に, 都道府県知事から委譲。栄養審議会を廃止し, 公衆衛生審議会に統合（栄養部会となる）。
54年　日本人の栄養所要量などについて答申（公衆衛生審議会）。
55年　特殊栄養食品の標示許可基準（乳児用調製粉乳および低ナトリウム食品）について答申。
56年　調理師法の一部改正。調理師の設置, 調理技術審査制度の創設。
57年　第二次臨時行政調査会から許認可業務簡素化の一環として栄養士制度が俎上にのぼったが, 改悪反対運動で阻止された。四訂日本食品成分表の公表。
58年　栄養改善法の一部改正により, 外国においても特殊栄養食品の標示許可申請ができることとなる。
59年　厚生省の行政改革により公衆衛生局栄養課は保健医療局健康増進栄養課に組織替えになる。
60年　栄養士法の一部改正, 管理栄養士の全面国家試験の実現, 健康づくりのための食生活指針策定。
61年　病院給食業務の一部委託について厚生省通達。肥満とやせの判定表策定。
63年　第2次国民健康づくり施策（アクティブ80ヘルスプラン）を厚生省が策定。
平成 元年　国立栄養研究所は, 国立健康・栄養研究所に改組, 日本人の栄養所要量の改定（9月発表）。
　5年　市町村栄養士設置費が地方交付税の積算基礎に算入。病院給食材料費自己負担問題が社会問題化。
　6年　第5次改定日本人の栄養所要量（4月公表）。栄養改善法の一部改正, 地域保健見直しによる市町村栄養改善事業の重視。基準給食制度は入院時食事療養費制度に改編。
　7年　栄養改善法の一部改正, 食品の栄養表示を栄養改善法として任意制度で法制化, 特殊栄養食品制度は特別用途食品制度となる。
　8年　厚生省公衆衛生審議会から成人病に代わって生活習慣病の概念が提案され1次予防の重要性が高まる。
　9年　介護保険法成立。栄養士の食事介護への参加が重要となる。
　　　厚生省の組織改正により, 健康増進栄養課は, 地域保健・健康増進栄養課となり, 栄養行政は同課の生活習慣病対策室が所管。
　10年　厚生省「21世紀の管理栄養士等あり方検討会」から, 21世紀に向けた管理栄養士制度改革の報告書。
　12年　厚生省が健康日本21計画として平成12年から11年計画の健康づくりの総合計画策定を図る。
　　　栄養士法の一部改正（管理栄養士の免許化, 傷病者の栄養指導の明確化など）。
　　　食生活指針の策定, 文部, 厚生, 農林水産省3省合同決定, 五訂日本食品標準成分表公表。
　13年　省庁再編により厚生省は, 厚生労働省となる。
　14年　栄養改善法は時代の変化を受けて廃止し, 健康増進法に改編。
　15年　食品安全基本法制定, 食品安全委員会発足。
　16年　学校教育法などの改正で栄養教諭制度創設。
　17年　食育基本法制定。介護保険法改正, 栄養ケア・マネジメント制度化。
　18年　健康づくりのための運動基準・運動指針2006策定。
　19年　高齢者医療確保法制定（老人保健法廃止）, 新健康フロンティア戦略。
　20年　特定健診・特定保健指導の制度化。学校給食法の目的・目標等の改定。
　21年　消費者庁の発足, 食品表示の一元化, 特別用途食品行政等所管。
　22年　チーム医療（栄養ケア・マネージメント加算）制度の発足。
　23年　3月11日　東日本大震災, 管理栄養士などによるボランティア活動, 在宅医療支援等社会評価。
　24年　健康日本21第2次計画が「厚生労働省告示第430号として」公示。
　25年　健康づくりの身体活動指針2013策定。標準的な健診・保健指導プログラムの改訂。食品表示法成立・公布。
　　　行政栄養士の地域における業務指針の策定。厚生労働省がん対策・健康増進課に栄養指導室を設置
　26年　厚生労働省「日本人の長寿を支える『健康な食事』のあり方に関する検討会」報告書
　28年　農林水産省「第3次食育推進基本計画」策定（平成28年から5年間）, 文部科学省, 厚生労働省, 農林水産省3省合同の「食生活指針」の改定および「食生活指針の解説要領」の作成
　29年　厚生労働省「アレルギー疾患対策の推進に関する基本的な指導指針」策定
　　　厚生労働省「市町村栄養士」の人材育成ビジョン作成
令和 2年　2020年東京オリンピック・パラリンピック開催に合わせ「東京栄養サミット2020」開催予定

第十一章　健康・栄養行政

２．第一次国民健康づくり事業の変遷（第１期～第３期）

　昭和53年度に始まった第一次国民健康づくり運動は，第１期（昭和53～62年度），第２期（昭和63～平成11年度），第３期（平成12～24年度）と推移してきている。平成25年度から第二次国民健康づくり対策が開始。

　ここでは第１期から第３期までの第一次国民健康づくり対策の基本的な考え方と施策の概要の経過を示した。

表 11－1　国民健康づくり対策の変遷

第１期国民健康づくり対策 （昭和53～62年度）	第２期国民健康づくり対策 （昭和63～平成11年度） アクティブ80ヘルスプラン	第３期国民健康づくり対策 （平成12～24年度） (21世紀における国民健康づくり運動（健康日本21）)
【基本的な考え方】 1．生涯を通じる健康づくりの推進 　［成人病予防のための１次予防の推進］ 2．健康づくりの３要素（栄養，運動，休養）の健康増進事業の推進（栄養に重点）	【基本的な考え方】 1．生涯を通じる健康づくりの推進 2．栄養，運動，休養のうち遅れていた運動習慣の普及に重点を置いた，健康増進事業の推進	【基本的な考え方】 1．生涯を通じる健康づくりの推進 　［「一次予防」の重視と健康寿命の延伸，生活の質の向上］ 2．国民の保健医療水準の指標となる具体的目標の設定及び評価に基づく健康増進事業の推進 3．個人の健康づくりを支援する社会環境づくり
【施策概要】 ①生涯を通じる健康づくりの推進 ・乳幼児から老人に至るまでの健康診査・保健指導体制の確立 ②健康づくりの基盤整備等 ・健康増進センター，市町村保健センター等の整備 ・保健婦，栄養士等のマンパワーの確保 ③健康づくりの啓発・普及 ・市町村健康づくり推進協議会の設置 ・栄養所要量の普及 ・加工食品の栄養成分表示 ・健康づくりに関する研究の実施等	【施策概要】 ①生涯を通じる健康づくりの推進 ・乳幼児から老人に至るまでの健康診査・保健指導体制の充実 ②健康づくりの基盤整備等 ・健康科学センター，市町村保健センター，健康増進施設等の整備 ・健康運動指導者，管理栄養士，保健婦等のマンパワーの確保 ③健康づくりの啓発・普及 ・栄養所要量の普及・改定 ・運動所要量の普及 ・健康増進施設認定制度の普及 ・たばこ行動計画の普及 ・外食栄養成分表示の普及 ・健康文化都市及び健康保養地の推進 ・健康づくりに関する研究の実施等	【施策概要】 ①健康づくりの国民運動化 ・効果的なプログラムやツールの普及啓発，定期的な見直し ・メタボリックシンドロームに着目した，運動習慣の定着，食生活の改善等に向けた普及啓発の徹底 ②効果的な健診・保健指導の実施 ・医療保険者による40歳以上の被保険者・被扶養者に対するメタボリックシンドロームに着目した健診・保健指導の着実な実施（2008年度より） ③産業界との連携 ・産業界の自主的取組との一層の連携 ④人材育成(医療関係者の資質向上) ・国，都道府県，医療関係者団体，医療保険者団体等が連携した人材育成のための研修等の充実 ⑤エビデンスに基づいた施策の展開 ・アウトカム評価を可能とするデータの把握手法の見直し等

資料：健康日本21（第二次）の推進に関する参考資料（厚生労働省）

3．健康日本21（第二次）計画の概要
（平成25年度からの10か年計画の主な内容）

1．健康日本21（第二次）計画の概念図

　健康日本21（第二次）の基本的な方向として①健康寿命の延伸と健康格差の縮小，②主要な生活習慣病の発症予防と重症化予防，③社会生活を営むために必要な機能の維持及び向上，④健康を支え，守るための社会環境の整備，⑤栄養・食生活，身体活動・運動，休養，喫煙及び歯・口腔の健康に関する生活習慣及び社会環境の改善の5つが提案されている。目指すべき社会及び基本的な方向の相関関係は，下の図のようである（図11－1）。

図 11 － 1　　健康日本 21（第二次）の概念図

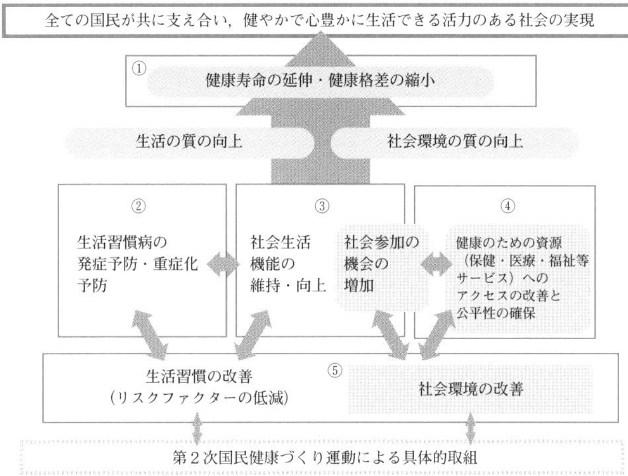

全ての国民が共に支え合い，健やかで心豊かに生活できる活力のある社会の実現

① 健康寿命の延伸・健康格差の縮小

生活の質の向上　　　　　社会環境の質の向上

② 生活習慣病の発症予防・重症化予防

③ 社会生活機能の維持・向上　社会参加の機会の増加

④ 健康のための資源（保健・医療・福祉等サービス）へのアクセスの改善と公平性の確保

⑤ 生活習慣の改善（リスクファクターの低減）　社会環境の改善

第2次国民健康づくり運動による具体的取組

資料：健康日本 21（第二次）の推進に関する参考資料改変（厚生労働省）

2．国民の健康の増進の推進に関する基本的方向

　平成24年7月10日付けで厚生労働省健康局長通知「健発0710第1号」通知が出されている。その中から基本的方向について示すと次のとおりである。

3．健康日本21（第二次）改正の内容

(1) 国民の健康の増進の推進に関する基本的な方向

ア　健康寿命の延伸と健康格差の縮小

　生活習慣病の予防，社会生活を営むために必要な機能の維持及び向上等により，健康寿命の延伸を実現するとともに，あらゆる世代の健やかな暮らしを支える良好な社会環境を構築することにより，健康格差の縮小を実現する。

イ　生活習慣病の発症予防と重症化予防の徹底（NCD（非感染性疾患）の予防）

　がん，循環器疾患，糖尿病及びCOPD（慢性閉塞性肺疾患）に対処するため，一次予防に重点を置いた対策を推進するとともに，合併症の発症や症状の進展等の重症化予防に重点を置いた対策を推進する。

ウ　社会生活を営むために必要な機能の維持及び向上

　乳幼児期から高齢期まで，それぞれのライフステージにおいて，心身機能の維持及び向上につながる対策に取り組むとともに，子どもの頃から健康な生活習慣づくりに取り組むほか，働く世代のメンタルヘルス対策等により，ライフステージに応じた「こころの健康づくり」に取り組む。

エ　健康を支え，守るための社会環境の整備

　　国民が主体的に行う健康づくりの取組を総合的に支援するほか，地域や社会の絆，職場の支援等が機能することにより，社会全体が相互に支え合いながら，国民の健康を守る環境を整備する。

オ　栄養・食生活，身体活動・運動，休養，飲酒，喫煙及び歯・口腔の健康に関する生活習慣及び社会環境の改善

　　上記アからエまでの基本的な方向を実現するため，栄養・食生活など各分野に関する生活習慣の改善が重要であり，ライフステージや性差，社会経済的状況等の違いに着目し，生活習慣病を発症する危険度の高い集団などへの働きかけを重点的に行うとともに，地域や職場等を通じた国民への働きかけを進める。

(2) 国民の健康の増進の目標に関する事項

ア　目標の設定と評価

　　国は，全国的な目標を設定し，周知するとともに，継続的に健康指標の推移等の調査及び分析を行い，その結果を還元する。

　　また，国が目標を設定するに当たっては，多くの関係者が情報を共有しながら，現状及び課題について共通の認識を持った上で，課題を選択し，科学的根拠に基づき，かつ，実態の把握が可能なものを設定する。

　　なお，国は，おおむね10年間を目途として具体的目標を設定することとし，当該目標達成のための取組を計画的に行うほか，目標設定後5年を目途に行う中間評価と10年を目途に行う最終評価により，目標を達成するための諸活動の成果を適切に評価する。

イ　目標設定の考え方

①　健康寿命の延伸と健康格差の縮小

　　健康寿命の延伸及び健康格差の縮小は，生活習慣の改善や社会環境の整備によって我が国において実現されるべき最終的な目標である。具体的な目標は，別表第一*のとおり。当該目標の達成に向けて，国は，生活習慣病対策の総合的な推進を図るほか，医療や介護などさまざまな分野における支援等の取組を進める。

②　主要な生活習慣病の発症予防と重症化予防の徹底

　　我が国の主要な死亡原因であるがん及び循環器疾患への対策に加え，患者数が増加傾向にあり，かつ，重大な合併症を引き起こすおそれのある糖尿病や，死亡原因として急速に増加すると予測されるCOPDへの対策は，国民の健康寿命の延伸を図る上で重要な課題であり，具体的な目標は，別表第二*のとおり。当該目標の達成に向けて，国は，これらの疾患の発症予防や重症化予防として，適切な食事，適度な運動，禁煙など健康に有益な行動変容の促進や社会環境の整備のほか，医療連携体制の推進，特定健康診査・特定保健指導の実施等に取り組む。

③　社会生活を営むために必要な機能の維持及び向上

　　少子高齢化が進む中で，健康寿命の延伸を実現するには，生活習慣病の予防とともに，社会生活を営むための機能を高齢になっても可能な限り維持することが重要であり，具体的な目標は，別表第三*のとおり。当該目標の達成に向けて，国は，メンタルヘルス対策の充実，妊婦や子どもの健やかな健康増進に向けた取り組み，介護予防・支援などの取り組みを進める。

④　健康を支え，守るための社会環境の整備

　　健康を支え，守るための社会環境が整備されるためには，国民，企業，民間団体等の多様な主体が自発的に健康づくりに取り組むことが重要であり，具体的な目標は，別表第四*のとおり。当該目標の達成に向けて，国は，健康づくりに自発的に取り組む企業，民間団体等の動機づけを促すため，当該企業，団体等の活動に関する情報提供やそれらの活動の評価等に取り組む。

⑤　栄養・食生活，身体活動・運動，休養，飲酒，喫煙及び歯・口腔の健康に関する生活習慣及び社会環境の改善

栄養・食生活等の各分野に関する目標は，それぞれ次の考え方に基づき，別表第五*のとおりとする。

ⅰ　栄養・食生活

　　栄養・食生活は，生活習慣病の予防のほか，社会生活機能の維持及び向上並びに生活の質の向上の観点から重要である。目標は別表第五の（1）*のとおり。当該目標の達成に向けて，国は，健康な食生

活や栄養に関する基準及び指針の策定，関係行政機関の連携による食生活に関する国民運動の推進，食育の推進，専門的技能を有する人材の養成，企業や民間団体との協働による体制整備等に取り組む。

ⅱ　身体活動・運動

　　身体活動・運動は，生活習慣病の予防のほか，社会生活機能の維持及び向上並びに生活の質の向上の観点から重要である。目標は別表第五の（2）*のとおり。当該目標の達成に向けて，国は，健康増進のための運動基準・指針の見直し，企業や民間団体との協働による体制整備等に取り組む。

ⅲ　休養

　　休養は，生活の質に係る重要な要素であり，日常的に質量ともに十分な睡眠をとり，余暇等で体や心を養うことは，心身の健康の観点から重要である。目標は別表第五の（3）*のとおり。当該目標の達成に向けて，国は，健康増進のための睡眠指針の見直し等に取り組む。

ⅳ　飲酒

　　飲酒は，生活習慣病を始めとするさまざまな身体疾患や鬱病等の健康障害のリスク要因となり得るのみならず，未成年者の飲酒や飲酒運転事故等の社会的な問題の要因となり得る。目標は別表第五の（4）*のとおり。当該目標の達成に向けて，国は，飲酒に関する正しい知識の普及啓発や未成年者の飲酒防止対策等に取り組む。

ⅴ　喫煙

　　喫煙は，がん，循環器疾患，糖尿病，COPDといったNCDの予防可能な最大の危険因子であるほか，低出生体重児の増加の一つの要因であり，受動喫煙もさまざまな疾病の原因になるため，喫煙による健康被害を回避することが重要である。目標は別表第五の（5）*のとおり。当該目標の達成に向けて，国は，受動喫煙防止対策，禁煙希望者に対する禁煙支援，未成年者の喫煙防止対策，たばこの健康影響や禁煙についての教育，普及啓発等に取り組む。

ⅵ　歯・口腔の健康

　　歯・口腔の健康は摂食と構音を良好に保つために重要であり，生活の質の向上にも大きく寄与する。目標は別表第五の（6）*のとおり。当該目標の達成に向けて，国は，歯科口腔保健に関する知識等の普及啓発や「8020（ハチマルニイマル）」運動」の更なる推進等に取り組む。

＊別表については「健康日本21（第二次）計画における目標値」（p.308〜315）を参照

〈参考〉薬頼りから「食」の評価を

> 　高齢化社会，高医療費時代を迎え，「モノから技術へ，薬から食へ」のニーズが高まっている。持続可能な社会保障制度に向けた改革が求められているが，過剰医療，多剤投与などの問題を改善するとともに，治療面では対処療法ではなく患者の体質改善を推進することで，生活習慣病などの予防を第一に考える必要のある時代となった。そのためにも栄養士の活用や関連産業の発展が望まれている。高齢化社会においては，疾病の第一次予防・健康づくりが重要である。

4．健康日本21（第二次）中間報告書の概要

　厚生労働省は，2018（平成 30）年 8 月に健康日本 21（第二次）推進専門委員会に健康日本 21（第二次）の中間報告書（案）を提出，同年 9 月に厚生科学審議会地域保健健康増進栄養部会で承認された。報告書では，目標 53 項目の中間実績値の分析・評価から 2022 年度の最終評価に向けて取り組むべき課題を整理し，対策の強化を謳っている。

　中間報告書で「改善されている」とされた項目は 32 項目，一方「変わらない」が 19 項目，「悪化」「評価困難」が各 1 項目となっている。改善が認められた項目は「健康寿命」「健康寿命の都道府県差」「糖尿病コントロール不良者の減少」など，また改善が不十分な項目としては「メタボリック・シンドローム該当者・予備群の数」「肥満傾向にある子供の割合」「介護サービス利用者の増加の抑制」が挙げられている。以下に報告書からの抜粋を掲載する。

図 11−2　「健康日本 21（第二次）」中間報告書（案）概要

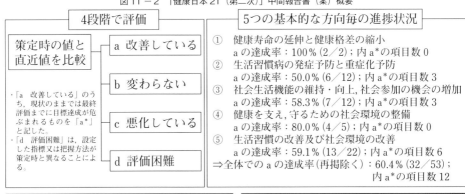

十分に改善を認めた主な項目			
項目	策定時	目標	直近値
健康寿命	男性：70.42年 女性：73.62年 （2010年）	延伸 （2022年）	男性：72.14年 女性：74.79年 （2016年）
健康寿命の 都道府県差	男性：2.79年 女性：2.95年 （2010年）	縮小 （2022年）	男性：2.00年 女性：2.70年 （2016年）
糖尿病コントロール 不良者の減少	1.2% （2009年）	1.0% （2022年）	0.96% （2014年）
自殺の減少 （人口10万人あたり）	23.4 （2010年）	19.4 （2016年）	16.8 （2016年）
健康格差対策に取り 組む自治体の増加	11都道府県 （2012年）	47都道府県 （2022年）	40都道府県 （2016年）

改善が不十分な主な項目			
項目	策定時	目標	直近値
メタボリックシンドローム 該当者・予備群の数	約1,400万人 （2008年）	25%減少 （2015年）	約1,412万人 （2015年）
肥満傾向にある子供 の割合	男子：4.60% 女子：3.39% （2011年）	減少 （2014年）	男子：4.55% 女子：3.75% （2016年）
介護サービス利用者 の増加の抑制	452万人 （2012年）	657万 （2025年）	521万人 （2015年）
健康づくり活動に主 体的に関わっている 国民の割合の増加	27.7% （2012年）	35% （2022年）	27.8% （2016年）
成人の喫煙率の 減少	19.50% （2010年）	12% （2022年）	18.30% （2016年）

別表第1　健康寿命の延伸と健康格差の縮小の実現に関する目標

目標値	策定時のベースライン	直近のデータ	評価
①健康寿命の延伸（日常生活に制限のない期間の平均寿命の増加分を上回る健康寿命の増加（平成 34 年度）	男性　70.42 年　女性　73.62 年 （平成 22 年）	男性　72.14 年　女性　74.79 年 （平成 28 年）	a
②　健康格差の縮小 （日常生活に制限のない期間の平均の都道府県格差の縮小）都道府県格差の縮小（平成 34 年度）	男性　2.79 年 女性　2.95 年 （平成 22 年）	男性　2.00 年 女性　2.70 年 （平成 28 年）	a

別表第2　主要な生活習慣病の発症予防と重症化予防の徹底に関する目標

(1) がん

目標値	策定時のベースライン	直近のデータ	評価
①75歳未満のがんの年齢調整死亡率の減少（10万人当たり） 73.9 （平成27年）	84.3 （平成22年）	76.1 （平成28年）	a*
②がん検診の受診率の向上 50% （胃がん，肺がん，大腸がんは当面40%） （平成27年）	胃がん　男性 36.6　女性 28.3 肺がん　男性 26.4　女性 23.0 大腸がん　男性 28.1　女性 23.9 子宮頸がん　女性 37.7 乳がん　女性 39.1 （平成22年　%）	胃がん　男性 46.4　女性 35.6 肺がん　男性 51.0　女性 41.7 大腸がん　男性 44.5　女性 38.5 子宮頸がん　女性 42.4 乳がん　女性 44.9 （平成28年　%）	a*

(2) 循環器疾患

目標値	策定時のベースライン	直近のデータ	評価
①脳血管疾患・虚血性心疾患の年齢調整死亡率の減少（10万人当たり）			
脳血管疾患 男性　41.6 女性　24.7 （平成34年度） 虚血性心疾患 男性　31.8 女性　13.7 （平成34年度）	脳血管疾患 男性　49.5 女性　26.9 （平成22年） 虚血性心疾患 男性　36.9 女性　15.3 （平成22年）	脳血管疾患 男性　36.2 女性　20.0 （平成28年） 虚血性心疾患 男性　30.2 女性　11.3 （平成28年）	a
②高血圧の改善（収縮期血圧の平均値の低下）			
男性　134mmHg 女性　129mmHg （平成34年度）	男性　138mmHg 女性　133mmHg （平成22年）	男性　136mmHg 女性　130mmHg （平成28年）	a
③脂質異常症の減少			
総コレステロール240mg/dl以上の割合 男性 10%，女性17% （平成34年度）	男性 13.8%，女性22.0% （平成22年）	男性 10.8%，女性20.1% （平成28年）	b
LDLコレステロール160mg/dl以上の割合 男性 6.2%，女性8.8% （平成34年度）	男性 8.3%，女性 11.7% （平成22年）	男性 7.5%，女性11.3% （平成28年）	
④メタボリックシンドロームの該当者及び予備群の減少 平成20年度と比べて25%減少 （平成27年度）	約1,400万人 （平成20年度）	約1,412万人 （平成27年度）	b
⑤特定健康診査・特定保健指導の実施率の向上 ア　特定健康診査の実施率　70%以上 イ　特定保健指導の実施率　45%以上 （平成29年度）	ア　41.3% イ　12.3% （平成21年度）	ア　50.1% イ　17.5% （平成27年度）	a*

第
十
一
章

健
康
・
栄
養
行
政

(3)　糖尿病

目標値	策定時のベースライン値	直近の実績値	評価
①合併症（糖尿病腎症による年間新規透析導入患者数）の減少 15,000 人 （平成 34 年度）	16,247 人 （平成 22 年）	16,103 人 （平成 28 年）	b
②治療継続者の割合の増加　75% （平成 34 年度）	63.70% （平成 22 年）	64.30% （平成 28 年）	b
③血糖コントロール指標におけるコントロール不良者の割合の減少 1.0% （平成 34 年度）	1.20% （平成 21 年度）	0.96% （平成 26 年度）	a
④糖尿病有病者の増加の抑制 1000 万人 （平成 34 年度）	890 万人 （平成 19 年）	1,000 万人 （平成 28 年）	b
④メタボリックシンドロームの該当者及び予備群の減少（再掲） 平成 20 年度と比べて 25%減少 （平成 27 年度）	約 1,400 万人 （平成 20 年度）	約 1,412 万人 （平成 27 年度）	b
⑤特定健康診査・特定保健指導の実施率の向上（再掲） ア　特定健康診査の実施率　70%以上 イ　特定保健指導の実施率　45%以上 （平成 29 年度）	ア　41.3% イ　12.3% （平成 21 年度）	ア　50.1% イ　17.5% （平成 27 年度）	a*

(4)　COPD

目標値	策定時のベースライン値	直近の実績値	評価
① COPD の認知度の向上　80% （平成 34 年度）	25.00% （平成 23 年）	25.50% （平成 29 年）	b

別表第 3　社会生活を営むために必要な機能の維持・向上に関する目標

(1)　こころの健康

目標値	策定時のベースライン値	直近の実績値	評価
①自殺者の減少（人口 10 万人当たり） 19.4（平成 28 年）	23.4 （平成 22 年）	16.8 （平成 28 年）	a
②気分障害・不安障害に相当する心理的苦痛を感じている者の割合の減少 9.4%（平成 34 年）	10.40% （平成 22 年）	10.50% （平成 28 年）	b
③メンタルヘルスに関する措置を受けられる職場の割合の増加 100%（平成 32 年）	33.60% （平成 19 年）	56.60% （平成 28 年）	a*
④小児人口 10 万人当たりの小児科医師の割合の増加 増加傾向へ（平成 26 年）	小児科医　94.4 （平成 22 年） 児童精神科医　10.6 （平成 21 年）	小児科医　108.5 （平成 28 年） 児童精神科医　12.9 （平成 28 年）	a

(2) 次世代の健康

目標値	策定時のベースライン値	直近の実績値	評価
①健康な生活習慣（栄養・食生活，運動）を有する子どもの割合の増加			
ア　朝・昼・夕の三食を必ず食べることに気をつけて食事をしている子どもの割合の増加 100％に近づける （平成 34 年度）	小学 5 年生 89.4％ （平成 22 年度）	小学 5 年生　89.5％ （平成 26 年度）	a*
イ　運動やスポーツを習慣的にしている子どもの割合の増加 参考値：増加傾向へ 変更後：減少傾向へ （平成 34 年度）	（参考値）週に 3 日以上 小学 5 年生 男子 61.5％，女子 35.9％ （変更後）一週間の総運動時間が 60 分未満の子どもの割合 小学 5 年生 男子 10.5％，女子 24.2％ （平成 22 年度）	（変更後）一週間の総運動時間が 60 分未満の子どもの割合 小学 5 年生 男子 6.4％，女子 11.6％ （平成 29 年度）	
②適正体重の子どもの増加			
ア　全出生数中の低出生体重児の割合の減少 減少傾向へ （平成 26 年）	9.60％ （平成 22 年）	9.40％ （平成 28 年）	b
イ　肥満傾向にある子どもの割合の減少 減少傾向へ （平成 26 年）	小学 5 年生の中等度・高度肥満傾向児の割合 男子　4.60％，女子　3.39％ （平成 23 年度）	小学 5 年生の中等度・高度肥満傾向児の割合 男子　4.55％，女子 3.75％ （平成 28 年度）	

(3) 高齢者の健康

目標値	策定時のベースライン値	直近の実績値	評価
①介護保険サービス利用者の増加の抑制 657 万人 （平成 37 年度）	452 万人 （平成 24 年度）	521 万人 （平成 27 年度）	b
②認知機能低下ハイリスク高齢者の把握率の向上　10％ （平成 34 年度）	0.90％ （平成 21 年）	3.70％ （平成 26 年）	d
③ロコモティブシンドローム（運動器症候群）を認知している国民の割合の増加 80％ （平成 34 年度）	（参考値）17.3％ （平成 24 年） （変更後）44.4％ （平成 27 年）	46.80％ （平成 29 年）	a
④低栄養傾向（BMI20 以下）の高齢者の割合の増加の抑制 22％（平成 34 年度）	17.40％ （平成 22 年）	17.90％ （平成 28 年）	a
⑤足腰に痛みのある高齢者の割合の減少 （1,000 人当たり）男性　200 人，女性 260 人 （平成 34 年度）	男性　218 人，女性　291 人	男性　210 人，女性　267 人 （平成 28 年）	a*
⑥高齢者の社会参加の促進（就業又は何らかの地域活動をしている高齢者の割合の増加） 80％　（平成 34 年度）	（参考値）何らかの地域活動をしている高齢者の割合 男性　64.0％，女性　55.1％ （平成 20 年） （変更後）高齢者の社会参加の状況 男性　63.6％，女性 55.2％ （平成 24 年）	高齢者の社会参加の状況 男性　62.4％，女性　55.0％ （平成 28 年）	b

別表第 4　健康を支え，守るための社会環境の整備に関する目標

目標値	策定時のベースライン値	直近の実績値	評価
①地域のつながりの強化（居住地域でお互いに助け合っていると思う国民の割合の増加） 65%（平成 34 年度）	（参考値）自分と地域のつながりが強い方だと思う割合 45.7% （平成 19 年） （変更後）居住地域でお互いに助け合っていると思う国民の割合 50.4% （平成 23 年）	居住地域でお互いに助け合っていると思う国民の割合 55.9% （平成 27 年）	a
②健康づくりを目的とした活動に主体的に関わっている国民の割合の増加 35%（平成 34 年度）	（参考値）健康や医療サービスに関係したボランティア活動をしている割合（20 歳以上） 3% （平成 18 年） （変更後）健康づくりに関係したボランティア活動への参加割合 27.7% （平成 24 年）	健康づくりに関係したボランティア活動への参加割合 27.8% （平成 28 年）	b
③健康づくりに関する活動に取り組み，自発的に情報発信を行う企業登録数の増加 スマート・ライフ・プロジェクトの参画企業数 3,000 社 （平成 34 年度）	スマート・ライフ・プロジェクトの参画企業数 420 社 （平成 24 年）	スマート・ライフ・プロジェクトの参画企業数 2,890 社 （平成 28 年度）	a
④健康づくりに関して身近で専門的な支援・相談が受けられる民間団体の活動拠点数の増加 （参考値）民間団体から報告のあった活動拠点数 15,000（平成 34 年度）	（参考値）民間団体から報告のあった活動拠点数 7,134 （平成 24 年）	（参考値）民間団体から報告のあった活動拠点数 13,404 （平成 27 年）	a
⑤健康格差対策に取り組む自治体の増加 47 都道府県 （平成 34 年度）	11 都道府県（23.4%） （平成 24 年）	40 都道府県（85.1%） （平成 28 年）	a

別表第 5　栄養・食生活，身体活動・運動，休養，飲酒，喫煙及び歯・口腔の健康に関する生活習慣及

(1) 栄養・食生活

目標値	策定時のベースライン値	直近の実績値	評価
①適正体重を維持している者の増加（肥満（BMI　25 以上），やせ（BMI　18.5 未満）の減少） ア　20 歳～60 歳代男性の肥満者の割合　28% イ　40 歳～60 歳代女性の肥満者の割合　19% ウ　20 歳代女性のやせの者の割合　20% （平成 34 年度）	ア　31.2% イ　22.2% ウ　29.0% （平成 22 年）	ア　32.4% イ　21.6% ウ　20.7% （平成 28 年）	b
②適正な量と質の食事をとる者の増加			
ア　主食・主菜・副菜を組み合わせた食事が 1 日 2 回以上の日がほぼ毎日の者の割合の増加　80%（平成 34 年度）	68.1% （平成 23 年）	59.7% （平成 28 年）	b
イ　食塩摂取量の減少 8g（平成 34 年度）	10.6g （平成 22 年）	9.9g （平成 28 年）	
ウ　野菜と果物の摂取量の増加野菜摂取量の平均値　350g 果物摂取量100g 未満の者の割合　30% （平成 34 年度）	282g 61.4% （平成 22 年）	276.5g 60.5% （平成 28 年）	
③共食の増加（食事を 1 人で食べる子どもの割合の減少） 減少傾向へ （平成 34 年度）	朝食 小学生　15.3%　中学生　33.7% 夕食 小学生　2.2%　中学生　6.0% （平成 22 年度）	朝食 小学生　11.3%　中学生　31.9% 夕食 小学生　1.9%　中学生　7.1% （平成 26 年）	b
④食品中の食塩や脂肪の低減に取り組む食品企業及び飲食店の登録数の増加食品企業登録数　100 社 飲食店登録数　30,000 店舗（平成 34 年度）	食品企業登録数　14 社 飲食店登録数　17,284 店舗 （平成 24 年）	食品企業登録数　103 社 飲食店登録数　26,225 店舗 （平成 29 年）	a
⑤利用者に応じた食事の計画，調理及び栄養の評価，改善を実施している特定給食施設の割合の増加 80% （平成 34 年度）	管理栄養士・栄養士を配置している特定給食施設の割合 70.50% （平成 22 年）	管理栄養士・栄養士を配置している特定給食施設の割合 72.70% （平成 27 年）	a*

(2) 身体活動・運動

目標値	策定時のベースライン値	直近の実績値	評価
①日常生活における歩数の増加（20 ～ 64 歳） ア　20 ～ 64 歳：男性9,000 歩, 女性8,500 歩 イ　65 歳以上：男性7,000 歩, 女性6,000 歩 （平成 34 年度）	ア　男性7,841 歩，女性6,883 歩 イ　男性5,628 歩，女性4,584 歩 （平成 22 年）	ア　男性7,769 歩，女性6,770 歩 イ　男性5,744 歩，女性4,856 歩 （平成 28 年）	b
②運動習慣者の割合の増加 ア　20 ～ 64 歳：男性36%，女性33% イ　65 歳以上：男性58%，女性48% （平成 34 年度）	ア　男性　26.3%，女性　22.9% イ　男性　47.6%，女性　37.6% （平成 22 年）	ア　男性　23.9%，女性　19.0% イ　男性　46.5%，女性　38.0% （平成 28 年）	b
③住民が運動しやすいまちづくり・環境整備に取り組む自治体数の増加 47 都道府県（平成 34 年度）	17 都道府県　（36.2%） （平成 24 年）	29 都道府県　（61.7%） （平成 28 年）	a

(3) 休養

目標値	策定時のベースライン値	直近の実績値	評価
①睡眠による休養を十分とれていない者の割合の減少（20 歳以上）15％（平成 34 年度）	18.40％ （平成 21 年）	19.70％ （平成 28 年）	b
②週労働時間 60 時間以上の雇用者の割合の減少（15 歳以上）5.0％（平成 32 年）	9.30％ （平成 23 年）	7.70％ （平成 29 年）	a*

(4) 飲酒

目標値	策定時のベースライン値	直近の実績値	評価
①生活習慣病のリスクを高める量を飲酒している者（1 日当たり純アルコール摂取量が男性 40g 以上，女性 20g 以上の者）の割合の減少　男性　13％，女性 6.4％（平成 34 年度）	男性　15.3％　女性　7.5％ （平成 22 年）	男性　14.6％　女性　9.1％ （平成 28 年）	b
②未成年者の飲酒をなくす 0 ％（平成 34 年度）	中学 3 年生 男子　10.5％，女子　11.7％ 高校 3 年生 男子　21.7％，女子　19.9％ （平成 22 年）	中学 3 年生 男子　7.2％，女子　5.2％ 高校 3 年生 男子　13.7％，女子　10.9％ （平成 26 年）	a
③妊娠中の飲酒をなくす 0 ％（平成 26 年）	8.7％　（平成 22 年）	4.3％　（平成 25 年）	a*

(5) 喫煙

目標値	策定時のベースライン値	直近の実績値	評価
①成人の喫煙率の減少（喫煙をやめたい者がやめる）12％（平成 34 年度）	19.50％ （平成 22 年）	18.30％ （平成 28 年）	a*
②未成年者の喫煙をなくす 0 ％（平成 34 年度）	中学 1 年生 男子　1.6％，女子　0.9％ 高校 3 年生 男子　8.6％，女子　3.8％ （平成 22 年）	中学 1 年生 男子　1.0％，女子　0.3％ 高校 3 年生 男子　4.6％，女子　1.4％ （平成 26 年）	a
③妊娠中の喫煙をなくす 0 ％（平成 26 年）	5.00％ （平成 22 年）	3.80％ （平成 25 年）	a*
④受動喫煙（家庭・職場・飲食店・行政機関・医療機関）の機会を有する者の割合の減少 (a) 行政機関　0 ％ (b) 医療機関　0 ％ (c) 職場　受動喫煙の無い職場の実現（平成 32 年） (d) 家庭　3 ％ (e) 飲食店　15％ （平成 34 年度）	(a)　行政機関　16.9％ (b)　医療機関　13.3％ (c)　職場（全面禁煙又は空間分煙＊を講じている職場の割合）　64％ ＊ 空間分煙：喫煙室を設けそれ以外を禁煙 (d)　家庭　10.7％ (e)　飲食店　50.1％ ((a)，(b) 平成 20 年，(c) 平成 23 年，(d)，(e) 平成 22 年)	(a)　行政機関　8.0％ (b)　医療機関　6.2％ (c)　職場（全面禁煙は空間分煙＊を講じている職場の割合）65.4％ ＊空間分煙：喫煙室を設けそれ以外を禁煙 (d)　家庭　7.7％ (e)　飲食店　42.2％ ((a)，(b)，(c)，(d)，(e) 平成 28 年)	a*

(6) 歯・口腔の健康

目標値	策定時のベースライン値	直近の実績値	評価
①口腔機能の維持・向上 (60 歳代における咀嚼良好者の割合の増加) 80%（平成 34 年度）	73.4% （平成 21 年）	72.6% （平成 27 年）	b
②歯の喪失防止			
ア　80 歳で 20 歯以上の自分の歯を有する者の割合の増加 50%（平成 34 年度）	25.00% （平成 17 年）	51.20% （平成 28 年）	a
イ　60 歳で 24 歯以上の自分の歯を有する者の割合の増加 70%（平成 34 年度）	60.20% （平成 17 年）	74.40% （平成 28 年）	
ウ　40 歳で喪失歯のない者の割合の増加 75%（平成 34 年度）	54.10% （平成 17 年）	73.40% （平成 28 年）	
③歯周病を有する者の割合の減少			
ア　20 歳代における歯肉に炎症所見を有する者の割合の減少 25%（平成 34 年度）	31.70% （平成 21 年）	27.10% （平成 26 年）	c
イ　40 歳代における進行した歯周炎を有する者の割合の減少 25%（平成 34 年度）	37.30% （平成 17 年）	44.70% （平成 28 年）	
ウ　60 歳代における進行した歯周炎を有する者の割合の減少 45%（平成 34 年度）	54.70% （平成 17 年）	62.00% （平成 28 年）	
④幼児・学齢期のう蝕のない者の増加			
ア　3 歳児のう蝕がない者の割合が 80%以上である 23 都道府県（平成 34 年度）都道府県の増加 イ　12 歳児の一人平均う歯数が 1.0 歯未満である都道府県の増加 28 都道府県（平成 34 年度）	ア　6 都道府県 （平成 21 年） イ　7 都道府県 （平成 23 年）	ア　26 都道府県 （平成 27 年） イ　28 都道府県 （平成 28 年）	a
⑤過去 1 年間に歯科検診を受診した者の割合の増加 65% （平成 34 年度）	34.10% （平成 21 年）	52.90% （平成 28 年）	a

<参考> 32 団体で構成する「日本健康会議」が発足

　　平成 27 年 7 月に経済団体，保険者，自治体，医療関係団体等で構成する「日本健康会議」が発足した。予防・健康づくりで一般住民を対象としたインセンティブを推進する自治体を 800 市町村以上とする目標値などを盛り込んだ「健康なまち・職場づくり宣言 2020」を発表した。「日本健康会議」実行委員には日本栄養士会会長も含まれている。高齢化時代の予防・健康づくりの重要性，および食生活の改善を通じた疾病の第一次予防・健康づくりの重要性から，食生活の改善を通じた疾病の一次予防・健康づくり運動・生活習慣病の予防が重大課題となっている。管理栄養士・栄養士のまさに出番である。
　　なお平成 29 年の日本健康会議では，生活習慣病の重症化予防として糖尿病性腎症の重症化予防が取り上げられている。糖尿病重症化予防対策は平成 30 年には 1,003 市町村で実施されていると報告している。

〈参考〉長野県の健康づくり運動と佐久市の「健康長寿都市宣言」

長野県の健康づくり運動

　長野県では，県民が生きがいをもち，健やかで幸せに暮らせる「幸せ健康県」を目指し，生活習慣病予防の重点項目としてA（Action＝体を動かす），C（Check＝健診を受ける），E（Eat＝健康に食べる）の頭文字をとった健康づくり県民運動「信州ACE（エース）プロジェクト」を平成26年6月に立ち上げている。また，長野県佐久市は平成12年9月に平均寿命や活動的余命が長く，加えて介護が必要な高齢者の少ない町であるとして「健康長寿都市宣言」を実施している。

〈参考〉都道府県間の健康寿命の格差は縮小傾向

都道府県別日常生活に制限のない期間の平均（2010, 2013, 2016年の平均）

男		女	
山梨	72.31	山梨	75.49
愛知	72.15	静岡	75.43
静岡	72.15	愛知	75.30
千葉	71.93	群馬	75.25
石川	71.93	栃木	75.14
福井	71.84	茨城	75.13
茨城	71.83	三重	75.02
岐阜	71.74	宮崎	74.97
埼玉	71.72	富山	74.96
熊本	71.68	福井	74.95
鹿児島	71.68	沖縄	74.89
沖縄	71.64	岐阜	74.88
宮崎	71.62	鹿児島	74.85
宮城	71.59	石川	74.79
群馬	71.59	島根	74.73
神奈川	71.59	山口	74.71
山形	71.58	新潟	74.67
長野	71.58	秋田	74.65
三重	71.40	神奈川	74.58
富山	71.39	大分	74.53
栃木	71.34	長野	74.48
滋賀	71.31	千葉	74.43
新潟	71.28	熊本	74.41
山口	71.25	山形	74.40
和歌山	71.07	青森	74.37
島根	71.04	福島	74.37
北海道	71.04	佐賀	74.30
広島	71.04	高知	74.20
佐賀	71.03	宮城	74.15
香川	70.98	岡山	74.13
大分	70.98	愛媛	74.10
奈良	70.94	岩手	74.06
東京	70.92	和歌山	74.05
兵庫	70.88	埼玉	73.95
鳥取	70.87	鳥取	73.95
京都	70.82	奈良	73.85
秋田	70.79	福岡	73.84
岡山	70.77	長崎	73.79
福島	70.73	北海道	73.78
福岡	70.67	香川	73.74
長崎	70.67	東京	73.57
岩手	70.65	兵庫	73.56
愛媛	70.58	京都	73.53
大阪	70.45	徳島	73.40
徳島	70.36	滋賀	73.40
青森	70.29	大阪	73.17
高知	70.16	広島	72.98

70　　71　　72　　73（年）　　　　70　　71　　72　　73　　74　　75　　76（年）

注）バーは95％信頼区間（95％の確かさで真値がある範囲）

資料：厚生労働省「平成30年3月9日　第11回健康日本21（第二次）推進専門委員会資料」，図説国民衛生の動向2018/2019　一般財団法人厚生労働協会

5．健康寿命延伸プランの概要

　厚生労働省では「2040 年を展望した社会保障・働き方改革本部」（平成 30（2018）年 10 月）の立ち上げに伴い，令和元（2019）年 5 月に「健康寿命延伸プラン」および「医療・福祉サービス改革プラン」を発表した。「健康寿命延伸プラン」では 2040 年までに健康寿命を 3 年以上延伸し（2016 年比），75 歳以上とすることで，高齢者の就労・社会参加を促進し，「全世代型社会保障」の実現を図る狙いである

1．平均寿命と健康寿命

　わが国の平均寿命は毎年伸び，平成 30（2018）年には男性 81.25 歳，女性 87.32 歳となり，2065 年の推計では男性 84.95 歳，女性 91.35 歳になると予測されている（p.325，図 12 − 12 参照）。一方，健康上の問題で生活に支障を生じることなく活動できる期間を示す健康寿命も平成 28（2016）年では男性 72.14 歳，女性 74.49 歳と延伸している。しかし，平均寿命との差は，平成 28 年では男性 8.84 年，女性 12.35 年と短くなりつつあるが，高齢者人口の増加に伴い，社会保障費の増大が懸念されている。

2．健康寿命延伸プラン

　2040 年には，いわゆる団塊ジュニア世代が高齢者となり，高齢者人口がピークを迎える一方，現役世代が急激に減少する。こうしたなかでも社会の活力の維持・向上を保ち，全世代型社会保障を実現していくため，高齢者の健康寿命の延伸を図り，多様な就労，社会参加が求められる。健康寿命延伸プランでは，その取組として①次世代を含めたすべての人の健やかな生活習慣形成，②疾病予防・重症化予防，③介護予防・フレイル対策，認知症予防の 3 分野を推進し，2040 年までに健康寿命を男性 75.14 歳以上，女性 77.79 歳以上とすることを目標としている。3 分野の取組のうち，栄養に関連する具体的な施策は以下のとおりである。

・栄養サミット 2020 を契機とした食環境づくり【産学官連携プロジェクト本部の設置，食塩摂取量の減少（2020 年度までに 8 g 以下）】
・高齢者の保健事業と介護予防の一体的な実施【2024 年度までに全市町村で展開】
・健康支援型配食サービスの推進等【2022 年度までに 25％の市町村で展開等】

図 11 − 3　健康寿命と平均寿命の推移

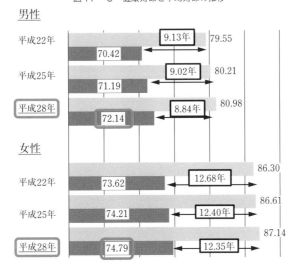

資料：平均寿命：平成22（2010）年は厚生労働省「完全生命表」，平成25（2013），28（2016）は厚生労働省「簡易生命表」　健康寿命：厚生労働省第11回健康日本21（第二次）推進専門委員会資料」

6．平均寿命・健康寿命・成人肥満者の国際比較

　平成 28 年 6 月に「食生活指針解説要領」に掲載された平均寿命・成人肥満者の国際比較をみると，日本の平均寿命は世界のトップレベルとなり，健康長寿国であることがわかる（図 11 − 4 ）。また，BMI30 以上の成人の肥満者についてみると，世界的には増加傾向であるが，日本は抑制されている（図 11 − 5 ）。一方，WHO は 2018 年に 2016 年の世界の健康寿命を発表した。これによるとシンガポールが男女ともに日本を抜いて 1 位となっている（表 11 − 2 ）。日本は第 2 位だが，前年に比べ男女とも伸長しており（男性 0.2 年，女性 0.1 年），世界でもトップレベルであることは変わりない。

　わが国では少子・高齢化が進んでおり，将来の社会の活性化のためには健康寿命の延伸が重要となる。そしてそのためには，小児期からの健全な食習慣の育成，生活習慣病の予防の徹底，高齢化に伴う機能低下を遅らせる良好な栄養状態の維持が極めて重要である。

図 11 − 4　平均寿命の国際比較

（年）
	男	女
日本（2018年）	81.25	87.32
スペイン（2017年）	80.37	85.73
フランス（2017年）	79.40	85.30
韓国（2017年）	79.70	85.70
シンガポール（2017年）	80.70	85.20
スイス（2017年）	81.40	84.25
イタリア（2017年）	80.584	84.932
オーストラリア（2015-2017年）	80.48	84.63
ノルウェー（2018年）	81.00	84.49
スウェーデン（2018年）	80.78	84.25
イスラエル（2012-2016年）	80.25	83.95
フィンランド（2017年）	78.70	84.20
オーストリア（2017年）	79.27	83.89
アイスランド（2017年）	80.60	83.90
カナダ（2014-2016年）	79.90	84.00

資料：厚生労働省「平成30年簡易生命表の概況」
※香港（Hong Kong）の平均寿命は2018年で，男性82.17年，女性87.56年である。

表 11 − 2　健康寿命の国際比較

男性		順位	女性	
国名	健康寿命		国名	健康寿命
シンガポール	74.7 年	1	シンガポール	77.6 年
日本	72.6 年	2	日本	76.9 年
スイス	72.4 年	3	スペイン	75.4 年
アイスランド	72.3 年	4	韓国	75.1 年
スペイン	72.2 年	5	フランス	74.9 年
イタリア	72.0 年	6	キプロス	74.8 年
カナダ	72.0 年	7	スイス	74.5 年

資料：WHO, Healthy life expectancy（HALE）2016より作成

図 11 − 5　諸外国における成人の肥満者（BMI30 以上）の割合の変化

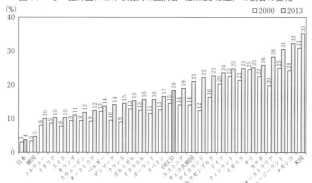

身長および体重は自己申告値ではなく，測定値に基づく。
資料：OECD Health Statistics 2015

━━━━━━━━━━━━━━━━━━━━━━━━━━━━━━━
7．社会環境の整備とソーシャルキャピタル（Social Capital）
━━━━━━━━━━━━━━━━━━━━━━━━━━━━━━━

(1) 健康日本21（第二次）では，「健康を支えるためのソーシャル・キャピタル（社会環境の整備）」が，大きなテーマとなっている。そして，少子高齢化時代の健康を考えて「社会生活を営むために必要な機能の維持向上」と，「社会環境の質の向上」に関する目標が設定されている。

(2) アメリカの政治学者ロバート・パットナム（Robert D.Putnam）は，1993 年の著書『Making Democracy Work』において，social capital とは，人々の協調行動を活発にすることによって，社会の効率性を高めることのできる「信頼」「互酬性の規範」「ネットワーク」といった社会組織の特徴であるとしている（図11－6）。

図11－6　ソーシャル・キャピタルの概念イメージ

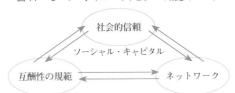

資料：内閣府国民生活局市民活動促進課「平成14年度 ソーシャル・
　　　キャピタル：豊かな人間関係と市民活動の好循環を求めて」
　　　2003

(3) ソーシャル・キャピタルは物的資本，人的資本と並ぶ，共同体や社会・地域における人々の結びつきを表す概念である。ソーシャル・キャピタルが蓄積された社会では，相互の信頼や協力が得られるため，他者への警戒が少なく，治安・経済・教育・健康・幸福感などに良い影響があり，社会の効率性が高まるとされている。

(4) ソーシャル・キャピタルは直訳すると社会的資本であるが，インフラを意味する「社会資本」とは異なる。OECD では，「規範や価値観」を共有し，お互いを理解しているような人々で構成されたネットワークで，集団内部又は集団間の協力関係の増進に寄与するものとされている。

(5) 内閣府経済社会総合研究所「コミュニティ機能再生とソーシャル・キャピタルに関する研究」平成17 年 8 月によると，ボランティア・NPO・市民活動に参加している人達は，地域活動に参加していない人に比べて，人を信頼できると思う人が相対的に多く，近隣での付き合いや社会的な交流も活発な傾向にあることが調査等で明らかにされている。

(6) 健康日本21（第二次）では「健康を支え，守るための社会環境の整備」として，地域のつながりの強化，個人の健康づくりのボランティア活動参加の増加，健康づくりに関する活動を行う企業や民間団体の増加，健康格差に取り組む自治体の増加が挙げられている。

(7) 厚生労働省は，「地域保健の推進に関する基本的な指針」において，地域に根差した信頼や社会規範，ネットワークといった社会関係資本等（ソーシャルキャピタル）を活用した住民との協議により，地域保健基盤を構築し，地域住民の健康の保持および増進ならびに地域住民が安心して暮らせる地域社会の実現を目指した地域保健対策を，総合的に推進する必要があるとしている。

資料：健康日本21（第二次）計画における目標値（厚生労働省）ほか

〈参考〉平成 28 年度「ソーシャルキャピタルを活用した地域保健対策の推進について」の研究報告書（国立保健科学院曽根智史ほか）

> 　ソーシャルキャピタルの醸成・活用のヒントとして，①その集団に内発的動機が存在するかどうかを見極める，②地域の課題を見える化しステークホルダーと課題を共有する，③身近に存在する資源に気づき最大限活用する，④地域に集う場をつくる，⑤楽しく人の役に立つ喜びが生まれる活動とする，などが示されている。

8．地域における行政栄養士による健康づくり及び栄養・食生活改善の基本指針
（平成25年3月，厚生労働省）

1．行政栄養士の業務指針策定の趣旨

この指針は，地域における健康づくり及び栄養・食生活の改善を推進するにあたり行政栄養士が，都道府県，保健所設置市及び特別区，市町村において「健康日本21（第二次）」の推進にあたり，健康づくりや栄養・食生活の改善に取り組むための基本的な考え方と具体的な内容を示したものである。

2．厚生労働省健康局長通知

平成25年3月29日付け健発0329第9号，厚生労働省健康局長通知で「地域における行政栄養士による健康づくり及び栄養・食生活の改善について」通知されている。同通知では，行政栄養士による地域における健康づくり，栄養・食生活の改善に関する施策については地域保健法（平成22年法律第101号）及び健康増進法（平成14年法律第103号）に基づき実施され，食育基本法（平成17年法律第63号）及び高齢者の医療の確保に関する法律（平成17年法律第80号）に基づく特定健康診査及び特定保健指導等により，保健対策において健康づくり，栄養・食生活の改善が重視され，また，健康日本21の第二次計画の進展に伴って積極的に推進することとされた。

地域における行政栄養士による健康づくり及び栄養・食生活の改善について
－厚生労働省健康局長通知（平成25.3.29.健発0329第9）で示された事項－

1　都道府県及び市町村（特別区を含む。以下同じ。）は，健康日本21（第二次）の着実な推進に向け，栄養・食生活の改善が，生活習慣病の発症予防と重症化予防の徹底，子どもや高齢者の健康，社会環境の整備の促進に関わることから，健康づくりや栄養・食生活の改善の重要な担い手である行政栄養士が，優先されるべき施策の企画，実施及び評価を行うことができる体制を整備すること。

特に，医療費の適正化等，持続可能な地域社会の実現に向け，予防可能な疾患の発症及び重症化予防の徹底を図るために，多職種協働により，特定健診・特定保健指導の結果や各種調査結果等の総合的な分析を通して，地域の優先的な健康課題を明確にするとともに，行政栄養士がその背景にある食事内容，食習慣及び食環境を特定し，改善に取り組む体制の確保に努めること。

2　都道府県及び市町村は，行政栄養士の職務の重要性にかんがみ，行政栄養士の計画的かつ継続的な確保に努めること。この際，健康づくり，母子保健，介護予防及び介護保険，国民健康保険等の地域保健対策の推進のための業務を担当する各部門（企画調整部門を含む。）に，地域の実情に応じ，行政栄養士を配置するよう努めること。

あわせて，都道府県においては，行政栄養士が未配置である市町村に対し，その配置を促すため，当該市町村における行政栄養士の配置計画の作成等に関して必要な支援を行うよう努めること。

3　都道府県及び市町村は，健康づくり及び栄養・食生活の改善に関する施策の推進及び行政栄養士の育成に当たって，配置の現状と施策の成果が最大に得られるような配置の姿を勘案し，職位や業務年数に応じて求められる能力が発揮できる適切な配置に努めるとともに，求められる能力が獲得できるよう，行政栄養士に対する現任教育を体系的に実施すること。

資料：厚生労働省健康局「地域における行政栄養士による健康づくり及び栄養・食生活の改善について」

3．厚生労働省健康局がん対策・健康増進課長通知

平成25年3月29日付け健発がん0329第4号，厚生労働省健康局がん対策・健康増進課長通知「地域における行政栄養士による健康づくり及び栄養・食生活の改善の基本指針について」都道府県，保健所設置市及び特別区，市町村別に基本指針が通知されている。

同通知に示す項目のみ挙げると，次のとおりである。

地域における行政栄養士による健康づくり及び栄養・食生活の改善の基本指針
（平成 25.3.29. 健発が 0329 第 4 号通知）

1．都道府県
(1) 組織体制の整備
(2) 健康・栄養課題の明確化と PDCA サイクルに基づく施策の推進
(3) 生活習慣病の発症予防と重症化予防の徹底のための施策の推進
(4) 社会生活を自立的に営むために必要な機能の維持及び向上のための施策の推進
(5) 食を通じた社会環境の整備の促進
　①特定給食施設における栄養管理状況の把握及び評価に基づく指導・支援
　②飲食店によるヘルシーメニューの提供等の促進
　③地域の栄養ケア等の拠点の整備
　④保健，医療，福祉，介護領域における管理栄養士・栄養士の育成
　⑤健康増進に資する食に関する多領域の施策の推進
　⑥健康危機管理への対応

2．保健所設置市及び特別区
(1) 組織体制の整備
(2) 健康・栄養課題の明確化と PDCA サイクルに基づく施策の推進
(3) 生活習慣病の発症予防と重症化予防の徹底のための施策の推進
(4) 社会生活を自立的に営むために必要な機能の維持及び向上のための施策の推進
　①次世代の健康
　②高齢者の健康
(5) 食を通じた社会環境の整備の促進
　①特定給食施設における栄養管理状況の把握及び評価に基づく指導・支援
　②飲食店によるヘルシーメニューの提供等の促進
　③保健，医療，福祉，介護領域における管理栄養士・栄養士の育成
　④食育推進のネットワークの構築
　⑤健康危機管理への対応

3．市町村
(1) 組織体制の整備
(2) 健康・栄養課題の明確化と PDCA サイクルに基づく施策の推進
(3) 生活習慣病の発症予防と重症化予防の徹底のための施策の推進
(4) 社会生活を自立的に営むために必要な機能の維持及び向上のための施策の推進
　①次世代の健康
　②高齢者の健康
(5) 食を通じた社会環境の整備の促進
　①保健，医療，福祉及び介護領域における管理栄養士・栄養士の育成
　②食育推進のネットワークの構築
　③健康危機管理への対応

4．行政栄養士の地域活動の基本指針推進のポイント
①行政栄養士に求められる行政能力
　新基本指針に基づき，地域の健康・栄養課題を明確にし，優先的な課題を解決するためには，地域における栄養施策の推進に向けた企画立案及び調整を担う役割が強く求められている。
②これからの栄養施策
・栄養・食生活の格差の実態を把握する仕組みづくり
・科学的根拠に基づいた栄養・食生活に関する基準及び指針の策定

・科学的根拠に基づいた有効的な政策・対策
・新たな主体による取り組みを促進する仕組みづくり
・モニタリングシステムの構築
・専門領域で求められる高度な人材育成
・対策のポイント
・中長期スパンで具体的な施策を検討
・主要施策についてPDCAサイクルによる実施の仕組みづくり
③施策の成果を最大に得るために
・組織体制の整備
・健康・栄養課題の明確化とPDCAサイクルに基づく施策の推進
・生活習慣病の発症予防と重症化予防の徹底のための施策の推進
・社会生活を自立的に営むために必要な機能の維持及び向上のための施策の推進
・食を通じた社会環境の整備促進

〈参考図〉行政栄養士業務指針の構造

都道府県	保健所設置市及び特別区	市町村
(1) 組織体制の整備		
(2) 健康・栄養課題の明確化と PDCA サイクルに基づく施策の推進		
(3) 生活習慣病の発症予防と重症化予防の徹底のための施策の推進		
(4) 社会生活を自立的に営むために必要な機能の維持及び向上のための施策の推進		
市町村の状況の差に関する情報の収集・整理，還元する仕組みづくり	①次世代の健康 ②高齢者の健康	①次世代の健康 ②高齢者の健康
(5) 食を通じた社会環境の整備の促進		
①特定給食施設における栄養管理状況の把握及び評価に基づく指導・支援 ②飲食店によるヘルシーメニューの提供等の促進 ③地域の栄養ケア等の拠点の整備 ④保健，医療，福祉及び介護領域における管理栄養士・栄養士の育成 ⑤健康増進に資する食に関する多領域の施策の推進 ⑥健康危機管理への対応	①特定給食施設における栄養管理状況の把握及び評価に基づく指導・支援 ②飲食店によるヘルシーメニューの提供等の促進 ③保健，医療，福祉及び介護領域における管理栄養士・栄養士の育成 ④食育推進のネットワーク構築 ⑤健康危機管理への対応	①保健，医療，福祉及び介護領域における管理栄養士・栄養士の育成 ②食育推進のネットワーク構築 ③健康危機管理への対応

資料：厚生労働省 健康局がん対策・健康増進課 栄養指導室「新たな行政栄養士業務指針のねらい健康・栄養施策の推進」
　　2013.7.23

　上記参考図の５つの大項目のもとに，政策の優先順位の決定から施策の推進と同時に，組織と人材の育成を進めていくことにより，成果を効果的に得た事例の収集が重要であるとしている。

〈参考〉行政管理栄養士・栄養士数

　　令和元年６月の厚生労働省調査によると，都道府県，保健所設置市および特別区に勤務する管理栄養士・栄養士は2,463人。また市町村は4,147人で，合計すると6,610人となっている。行政栄養士の役割としては，地域包括ケアシステムの指導，生活習慣病重症化予防，高齢者のフレイル予防，健康づくりにおける食環境整備などが重視されている。また厚生労働省では，平成28年に行政栄養士の人材育成ビジョンのワークシートを作成するなど，行政栄養士の人材育成の推進を図っている。

9．災害時の栄養・食生活支援

　平成 23（2011）年に発生した東日本大震災をはじめ，日本では地震や集中豪雨などの自然災害によって住居を失った人々が，避難所での生活を余儀なくされるケースが近年増えている。また首都圏直下型地震，南海トラフ地震などの巨大地震が近い将来高い可能性で発生するとの報告もなされており，災害時への備えが重要となっている。なかでも災害発生後，避難所での生活を余儀なくされる被災者支援の 1 つとして食事や栄養補給の面でのサポートが重要視されている。

　東日本大震災の際には，初めて厚生労働省から各自治体ならびに日本栄養士会に管理栄養士の被災地への派遣が要請され，2011 年 8 月までに 800 人の管理栄養士が被災地に派遣された。日本栄養士会では，これを機に大規模自然災害発生時に迅速に被災地での栄養・食生活支援活動を行う「災害支援栄養チーム（JDA-DAT：Japan Dietic Association-Disaster Assistance Team）」を 2012 年に設立，支援活動を行っている。

　以下に災害時における管理栄養士・栄養士による栄養・食生活支援活動の際の重要事項を示す。

1．平常時の対策
(1) 主食，主菜，副菜に分けた缶詰，レトルト食品，フリーズドライ食品，アルファー米，サバイバル食品，および飲料水等を備蓄する。これらの食料・飲料水は，主食用食品，副食用食品，特殊食品（乳児用食品，高齢者用食品，病態用食品，栄養補助食品，アレルギー用食品），飲料水に分けて備蓄する。
(2) 備蓄量は 2 〜 3 日分とする。日持ちのする食品として乾パンを備蓄するケースがあるが，乾パンなどの硬く水分の少ない食品は，飲料水を十分に確保できない被災者や歯が丈夫でない高齢者には食べにくい。またパンのようなパサパサした食品は誤嚥の原因になりやすい。備蓄食料は乳幼児から高齢者までのあらゆる年齢層が食べられることを念頭において選ぶ。
(3) 炊き出しの際に必要となる調理器具（鍋，釜，熱源（コンロ等），燃料（プロパンガス，炭，灯油等），包丁・まな板），食器等（プラスチック製など），ラップおよびマスク，三角巾，手指消毒剤，エプロン，使い捨て手袋などの準備。

2．災害時の栄養・食生活支援
(1) 災害発生から 24 時間以内はライフラインにもよるが，調理の必要のない主食（パン類，おにぎり）を中心とした食品と水を提供する。
(2) 発生から 72 時間以内に炊き出しを開始するとともに，代替食が必要となる乳幼児，高齢者（嚥下困難），また食事制限のある慢性疾患患者（糖尿病，腎臓病，心臓病，肝臓病，高血圧，アレルギー）への食事支援および食事相談を開始する。避難所では普通の食事ができない人への個別支援が求められることが多いことを理解しておく。
(3) 発生から 3 日目（72 時間）までは必要エネルギーを確保するための炭水化物中心の高エネルギー食品の提供が中心となるが，4 日目以降はたんぱく質やビタミン，ミネラルに配慮し，可能な限り主食・主菜・副菜がそろう食事を提供できるよう調整する。また避難所における巡回栄養相談，食事指導などの食生活支援を行う。
(4) 災害から 1 か月後の復旧期には避難所から仮設住宅での移行が始まる。仮設住宅での制約のある調理環境下での食生活支援（一口コンロで作れる料理やレトルト食品の活用法など）や訪問栄養指導，食生活・運動相談などを実施する。

3．被災地での管理栄養士・栄養士としての重要事項
(1) まず支援者として自分自身の健康管理に注意する。その上で被災地のさまざまな情報を知り，いきなり活動を始めるのではなく，様子を見守る。また被災者と話すときは，簡潔で分かりやすい言葉でゆっくりと話す。そして他の支援者，援助機関と連携し協調性をもって活動する。
(2) 炊き出しに際しては，現地で策定されたものに従う。調理前には水で手を洗うか，水がない場合には手指消毒剤（持参する）を使用する。調理場は直射日光やほこりを避け，保冷庫内では生の肉・魚・卵とその他の食材は分けて保存する。食事を提供する前に十分過熱し，食中毒防止のためなるべく速やかに喫食するように勧める。また食物アレルギーがないかどうか必ず確認する。

参考資料：国立健康・栄養研究所，日本栄養士会「災害時の栄養・食生活支援マニュアル」，新潟県「災害時栄養・食生活支援活動ガイドライン」，須藤紀子，吉池信男「災害対策における行政栄養士の役割」

第12章
健康増進活動

1．健康増進の概念

(1) 健康増進（health promotion）という概念は抽象的であり，概念規定も人により一様でないが，健康
増進は，単なる疾病の予防という段階からさらに一歩踏み出した積極的な科学の総合化の中でとらえ，
予防医学，治療医学，医学的・社会的リハビリテーション，体育・スポーツ，さらには社会学，経済学，
法学など人文・社会科学といった分野にもおよぶものである。

(2) われわれの日常の健康状態は低位の健康状態から半健康状態，より高位の健康状態といったように連
続的，可変的な1つのスペクトル（spectrum）としてとらえられるものである。

　人間は常に幾多のストレスなどにさらされているが，これらの条件下で，人間が社会生活に適応して
いく能力（health potential）を高めていくことが健康増進であるとしてとらえられている。

(3) 厚生省（現厚生労働省）の健康の指標策定委員会では昭和49年に「健康増進センターにおける技術
指針」で健康増進について次のとおり定義している。

　健康増進とは，「われわれは常に自然的及び社会的条件の変化により様々のストレスにさらされてい
るが，これらの条件下で人間が社会生活にうまく適応していく能力が健康であるということができる。
したがってわれわれの健康状態は，固定したものではなく常に連続的に変化しているものである。健
康増進とは，このようなわれわれの健康状態を日常生活の場において，各個人の努力によって高めて
いくことにほかならない。また，われわれの体力は一般に中年以降になると，次第に低下していくも
のであるが，健康増進は加齢による身体的，精神的能力の低下を防止すること，あるいはまたその低
下の速度を遅くし，ながく若さを保つようにすることを含むものである。したがって健康増進の目的は，
ただ体力を増強することにあるのではなく，快適で意義ある人生をおくるために，心身の状態を良好
にととのえること」である。

(4) WHO が採択したヘルスプロモーションに関するオタワ憲章（1986年,カナダ）について以下に示す。

表 12 － 1　ヘルスプロモーションに関するオタワ憲章

ヘルスプロモーションとは，人々が自らの健康をコントロールし，改善することができるようにするプロセスである。身体的，精神的，社会的に良好な状態に到達するためには，個人や集団が望みを確認・実現し，ニーズを満たし，環境を改善し，環境に対処することができなければならない。それゆえ健康は，生きる目的ではなく，毎日の生活の資源である。健康は身体的な能力であると同時に，社会的，個人的な資源であることを強調する積極的な概念なのである。それゆえ，ヘルスプロモーションは，保健部門だけの責任にとどまらず，健康的なライフスタイルを越えて，Well-beingにもかかわるのである。

資料：島内憲夫「ヘルスプロモーションWHOオタワ憲章」垣内出版，1990

(5) WHO と UNICEF は，2018年10月にカザフスタンの首都アスタナで，1978年にアルマ・アタ（当
時ソ連邦，現在カザフスタン）で採択されたプライマリ・ヘルス・ケア（PHC）に関するアルマ・ア
タ宣言40周年を記念し，ユニーバル・ヘルス・カバレッジ（UHC）と持続可能な開発目標（SDGs）
達成に向けた国際会議を開催，アスタナ宣言を採択した。

　プライマリ・ヘルス・ケア（PHC）は，「実践的で，科学的に有効で，社会に受容されうる手段と技
術に基づいた，欠くことのできないヘルスケアのことである。（中略）国家保健システムと個人，家族，
地域社会とが最初に接するレベルであって，人々が生活し労働する場所になるべく接近して保健サー
ビスを提供する，継続的な保健活動の過程の第一段階を構成する」（アルマ・アタ宣言）。具体な活動し
ては，健康保健教育，食料供給と適切な栄養，安全な水の供給と基本的衛生措置，家族計画を含む母
子保健，主要な感染症への予防接種，風土病の予防と対策，日常的な疾患と外傷の治療，必須医療品
の供給，があげられている。

　またユニバーサル・ヘルス・カバレッジ（UHC）は，「すべての人が適切な健康増進，予防，治療，
機能回復に関するサービスを支払い可能な費用で受けられる」（WHO）ことを意味し，誰もが経済的な
困難を伴うことなく保健医療サービスを享受できることを目指す。SDGsにおいても，ゴール3で
UHCの達成があげられ，すべての人が基礎的な保健医療サービスが受けられ，医療費の支払いにより
貧困に陥るリスクを未然に防ぐことが重要とされている。

２．ヘルスプロモーション活動

(1)　ヘルスプロモーション活動の大きな特徴は，①住民や当事者の主体性の重視，②各個人がよりよい健康のための行動をとることができるよう政策なども含めた環境の整備を重点に置くことである。図12－1は，グリーンら（Green,L.W.,et al.）が提唱した地域におけるヘルスプロモーションの概念図である。

図12－1　ヘルスプロモーションの概念図

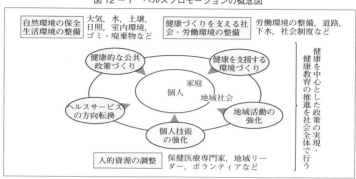

資料：厚生労働省「地域における健康日本21実践の手引」2001

(2)　各地域や職域などにおけるヘルスプロモーション活動としての公衆栄養活動は，図12－2に示すような循環システムによって進める。

図12－2　公衆栄養活動の循環システム

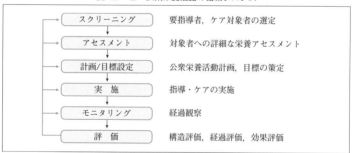

資料：杉山みち子・中村丁次，他編「生活習慣病予防と高齢者ケアのための栄養指導マニュアル」第一出版，2002を一部改変

(3)　表12－2は，公衆栄養活動の経済評価の2つの方法を示したものである。目標達成の効果検証が重要である。

表12－2　費用効果分析と費用便益分析の比較

	費用の指標	結果の指標	分析の指標
費用効果分析	金　額	各種の効果	効果1単位当たりの費用（比） 費用1単位当たりの効果（比）
費用便益分析	金　額	金　額	便益－費用（差） 便益1単位当たりの費用（比） 費用1単位当たりの便益（比）

資料：武藤孝司，福渡　靖「健康教育・ヘルスプロモーションの評価」
　　　篠原出版新社，1994

3．時代の変化と公衆栄養活動

1．保健・医療・福祉施策の融合と公衆栄養活動

(1) わが国の健康・栄養問題は，少子・高齢社会が現実のものとなり，平均寿命は延びたものの，生活習慣病など慢性疾患の増加，有病率・受療率の増加，国民医療費の増大，要介護者の増加など種々様々な問題点を抱えるに至っている。

(2) 国では，昭和27年来，栄養改善の基本法としての役割を担ってきた栄養改善法を平成15年に廃止し，健康日本21施策や生活習慣病対策を取り入れた形で健康増進法が制定され，公衆栄養活動も，健康増進，疾病の一次予防が重要視される時代になった。

(3) 食品の偽装表示事件の頻発などを踏まえて，食の安全・安心を求める国民のニーズにこたえ，平成15年には食品安全基本法が制定され，消費者保護を前面に打ち出した施策が推進されている。内閣府には食品安全委員会が設置され，食品の安全性，危険性について評価するとともに，厚生労働省や農林水産省に対しても必要な勧告や政策のチェック機能を果たしている。

(4) 平成17年には食育基本法の制定，介護保険法等の改正による栄養ケア・マネジメントの導入，食事摂取基準（2010年版・平成27年度から2015年版）の策定，平成20年にはメタボリックシンドロームの予防対策を目的とした健診と保健指導の義務化などが行われた。

(5) 従来の行政施策をみると，保健・医療・福祉の施策が，それぞれ個別に独立した目的をもって実施され，相互の連携・協力体制が不十分であった。近年，行政施策は，国民ニーズの多様化に伴って，より総合的・包括的な施策が求められるようになっている。当然公衆栄養の活動に際しても，時代の変化と国民のニーズに的確に対応できるよう図る必要がある。

2．地域保健対策の基本指針の改定

(1) 地域保健法第4条の規定に基づく「地域保健対策の推進に関する基本的な指針」が，平成24年7月に改定告示された。今後の地域保健対策のあり方として，「ソーシャルキャピタルを活用した自助及び共助の支援の推進」が明示されている。そして，ソーシャルキャピタルの核となる人材の育成の重要性がうたわれている。

(2) 健康づくりに関する共助の取り組みとして従来，保健推進員活動，食生活改善推進員活動等のソーシャルキャピタルの核となる人材により進められているが，更なる推進が期待されている。

(3) 地域保健対策の推進に関する，基本的な指針の一部改正に対する厚生労働省健康局長通知の主な内容平成24年7月31日，健発0731第8号通知「地域保健対策の推進に関する基本的な指針の一部改正について」で示されている主な内容は次のとおりである。

① ソーシャルキャピタルを活用した自助及び共助の支援の推進

② 地域の特性を活かした保健と福祉の健康なまちづくりの推進

③ 医療，介護，福祉等の関連施策との連携強化について

④ 地域における健康危機管理体制の確保

⑤ 学校保健との連携

⑥ 科学的根拠に基づいた地域保健の推進

⑦ 保健所の運営及び人材確保

⑧ 地方衛生研究所の機能強化

⑨ 快適で安心できる生活環境の確保。

3．住民（対象者）参加の公衆栄養活動の進め方

Feingdd, E.は，住民（対象者）参加を，①知らせる→②相談・協議→③パートナーシップ→④権限の委譲→⑤市民自主管理の5段階に整理している。

すなわち，地域や職域の人たちの意見を聞くだけでは本来の住民参加ではなく，地域の状況に応じた住民とのパートナーシップの構築を念頭に住民参加を進めることが重要であるとしている。

　　住民参加の手法

① 計画・策定組織に住民の代表などを加える。

② 住民の意識調査（アンケート，インタビュー，ヒアリングなど）を行う。

③ 原案作成の時点で住民などの意見を聞く。

④ 住民の要望事項の中から，実現可能なものを計画に取り入れる。

４．保健所と市町村保健センターの業務（地域保健法）

１．地域保健法（旧「保健所法」が母体）
(1) 急激な人口の高齢化と出生率の低下，慢性疾患の増加などの疾病構造の変化，地域住民のニーズの多様化，食品の安全性・ごみ・地球環境などの生活環境問題への住民意識の高まりなどに対応し，サービスの受け手である生活者の立場を重視した地域保健の新たな体系を構築するため，平成 6 年に「保健所法」を「地域保健法」と改称し，内容を改正された。
(2) 都道府県と市町村の役割を見直し，住民に身近で頻度の高い母子保健サービスなどについて，主たる実施主体を市町村に変更し，すでに市町村が実施主体となっている老人保健サービスと一体となった，生涯を通じた健康づくりの体制を整備するものである。

２．主な規定項目
地域保健対策の推進，保健所・市町村保健センターの設置と事業の展開

３．保健所の業務
地域保健法において，保健所は地域における公衆衛生の向上と増進を図るために設置されたものであり，平成 30 年 4 月 1 日現在 469，支所 120 か所（都道府県立本所 360，支所 58 か所，指定都市本所 26，支所 62，中核市本所 54，その他の政令市本所 6，特別区本所 23）である。次に掲げる事項についての指導や，これに必要な事業を行うこととされている。
① 地域保健に関する思想の普及と向上に関する事項
② 人口動態統計その他地域保健に係る統計に関する事項
③ 栄養の改善及び食品衛生に関する事項
④ 住宅，水道，下水道，廃棄物の処理，清掃その他の環境の衛生に関する事項
⑤ 医事及び薬事に関する事項
⑥ 保健師に関する事項
⑦ 公共医療事業の向上及び増進に関する事項
⑧ 母性及び乳幼児並びに老人の保健に関する事項
⑨ 歯科保健に関する事項
⑩ 精神保健に関する事項
⑪ 治療方法が確立していない疾病その他の特殊の疾病により長期に療養を必要とする者の保健に関する事項
⑫ エイズ，結核，性病，伝染病その他の疾病の予防に関する事項
⑬ 衛生上の試験と検査に関する事項
⑭ その他地域住民の健康の保持及び増進に関する事項
　　さらに必要に応じ，次の事業を行うことができるとされている。
　　・地域保健に関する情報を収集，整理，活用する
　　・地域保健に関する調査と研究を行う
　　・歯科疾患その他厚生労働大臣の指定する疾病の治療を行う
　　・試験・検査を行い，また，医師等に試験・検査に関する施設を利用させる
　　・市町村相互間の連絡調整を行い，市町村の求めに応じ技術的助言等の援助を行う

４．市町村保健センターの業務
　従来，保健所が公衆衛生活動を担う最先端の機関として重要な役割を果たしていたが，多様化，高度化しつつある対人保健分野における保健需要に対応するため，厚生省（旧）は昭和 53 年度から市町村保健センターの整備を推進し，その数は平成 29 年 4 月 1 日現在で 2,456 か所となっている。
　市町村保健センターは，健康相談，保健指導等と健康診査その他地域保健に関し，地域住民に身近な対人保健サービスを総合的に行う拠点である。地域保健法において，市町村保健センターの設置が明確に位置づけられている。

5．健康づくりのための公衆栄養活動

1．計画策定におけるアプローチの方法

　住民参加の手法を取り入れた計画策定のアプローチとしては次の2つがある。

(1) 課題解決型アプローチ：指導者（専門家）が理想の姿を提示→現状把握から選び出された課題に対して，解決策を議論→住民を参加させ，相互連携して解決策を探る。専門家まかせになりやすい。

(2) 目的設定型アプローチ：計画策定の段階で参加者全体で目的となる理想の姿を協議→目的を共有化→目指す方向性を考え，現状把握，問題の明確化，計画策定へと進める。住民の高い意識が必要。

　いずれのアプローチをとるにしても，関係機関との連携，地域の社会資源の活用，住民の主体的参加が重要である。

図 12 － 3　課題解決型・目的設定型アプローチ

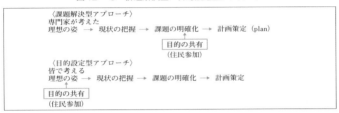

資料：厚生労働省「地域における健康日本21実践の手引」(財) 健康・体力づくり事業財団，2001

2．プリシード・プロシードモデルによる公衆栄養活動

　ヘルスプロモーションの企画・実施・評価のモデルとしてプリシード・プロシドモデルがある。地域特性や問題点を明確にしながら，各段階での優先順位を決め，効果的な対策を決定することが大切である。

(1) プリシード・プロシードモデルは，健康教育の最終目標は QOL（生活の質）の向上としている。

(2) プリシードモデル（第1～4段階）：対象となる集団の QOL についてのアセスメントを実施する。その結果で，目標の設定，改善点の優先順位の決定など，事前のニーズアセスメントの実施方法の検討を行い，健康教育プログラムを決定する。

(3) プロシードモデル（第5～8段階）：健康教育の実施とそれに伴う事後指導（プロセスおよび影響，成果評価）を行う。これらは，計画のすべての段階に関係し，問題点があれば修正する。

(4) 第6～8段階の評価では，評価結果の相互関係を明らかにして，プログラム全体の総合的な評価を行う。

図 12 － 4　プリシード・プロシードモデル

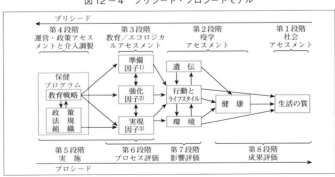

注：1）知識，態度，信念など個人への直接的な働きかけの因子。
　　2）対象者を取り巻く人々からのフィードバックの因子。
　　3）社会資源や対象者の技術，近接性，規則，法律などの因子。
資料：Green, L.W., Kreuter, M. W.（神馬征峰訳）「実践ヘルスプロモーション」医学書院，2005　一部改変

6．現代の健康観

(1)　人間はすべて病的要素と健康的要素の両者を有する存在であり，図 12－5 にみるごとくその要因の配合率によって完全無欠の健康状態から死直前にいたるまでの連続したスペクトルを形成していると考えることができる。
　　　人間は常に右に向かうスペクトルに対して努力し，左に向かうスペクトルを防止しなければならない。
(2)　このように人間には健康といった固定したものが存在するのではなく，健康的要素と病的要素の 2 つの要素のシェアによって病人であったり，あるいは半健康人，健康人であったりするわけである。
(3)　要するに健康は病気との対立概念として理解されるものでなく，健康と不健康，疾病さらに死にいたるまでの変化は，連続的，可変的なものとして把握されるべきものである。
(4)　健康の定義づけはそれぞれの学者などで一定していないが，一般的に論じられている最近の健康観によれば，心身ともに疾病がなく，少しくらいの環境の変化にもへこたれない適応力を有し，さらに各個人が社会的義務を積極的に遂行する意欲に燃えた充実した日常生活をしている状態，すなわち積極的健康（positive health）の状態が理想的な健康の状態であるとしてとらえている。
(5)　積極的健康とは現代の健康概念の 1 つとして使われる言葉で，単に病気がないだけでなく健康水準を高め，精神的，肉体的，さらには社会的な面における積極的な健康づくりを重要要素としている。

図 12－5　健康の考え方

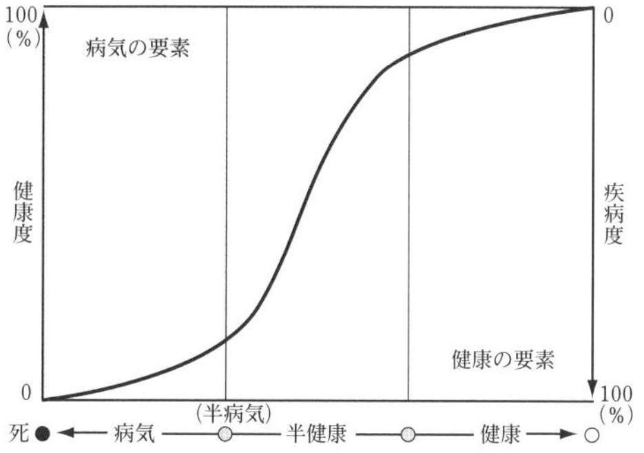

資料：塩川優一「健康増進に関する健康指標のとらえ方」『公衆衛生』Vol.41, No.5, 医学書院，1977年5月

図 12－6　健康日本 21 の推進

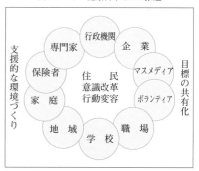

資料：厚生労働省生活習慣病対策室

表 12－3　個人の健康度測定のためのチェック事項

1．身体的異常の有無……とくに心肺機能が十分であるか
2．精神的異常の有無……心理的機能もすぐれているか
3．体位（栄養状態を含む）
4．運動生理的機能
5．自然環境および社会環境への適応能力はあるか
6．その他，人としての活動力を備えているか

表 12－4　健康づくり・行動変容の方策

■個人の行動に結びつく知識の提供
　健康追求意識の向上
■対象層別のきめ細かい対応
■健康づくり関連サービスの拡大
■社会政策による支援
■以上の事例蓄積の共有化！

資料：厚生労働省生活習慣病対策室

7．健康と栄養

(1) 栄養（nutrition）とは語義からいって，栄は健康状態を意味し，養は食生活を意味するといわれ，栄養とは食生活を通じて健康の保持増進をはかることを意味している。

(2) 健康状態を保つため，栄養はもっとも基本的な要素であるが，栄養素（nutrient）はより多く摂取すれば，健康もそれだけ改善されるというものではなく，個々人の性・年齢・生活環境に即した適正摂取が必要である。

(3) 健康増進の立場から栄養を考えるさいは，現代の著しい健康阻害，運動不足など社会的変化をとらえて医学，体育学などの関連において，栄養学を基調とした科学性，具体性のある指導を行う必要がある。

(4) 辞書，事典に示されている栄養の定義の例を以下に示す。

① 『現代百科大事典』保育社

　生物体を構成する物質や生活エネルギーをつくり出す物質を外界からとり入れ，生活機能を高める働きをいう。

② 『辞海』三省堂

　体外から生活に必要な物質をとり入れて生命を維持増進させること，栄養素を補給して体の維持，生長をはかり健康がおとろえないようにすること。

③ 『広辞苑』岩波書店

　生物が体外から物質，すなわち栄養素を摂取し，これを同化して生長し，生活力を維持すること。

図 12 － 7　栄養改善のもたらす影響（効果）

経済上の影響	医 療 費 の 節 減	諸種の疾患の罹患防止，疾病治療効果の促進，治癒期間の短縮等により医療費が節減される。
	食 費 の 節 減	食品の効率的な選択，購入，調理等により食品の栄養効率も高まり食費が節減される。
	生 産 能 率 の 向 上	疲労を防止し，健康を高め，病気欠勤・事故欠勤が減り，生産能率向上，収益の増大が図られる。
保健上の影響	疾病罹患率の減少	身体の抵抗力を高め，諸種の疾病罹患の減少が図られる（消化器系疾患，呼吸器系疾患，神経系疾患，高血圧，心臓病等の疾患，口腔疾患等）。
	死 亡 率 の 減 少	特に新生児死亡，乳児死亡，妊産婦死亡，結核，生活習慣病疾患等による死亡率が減少する。
	伝染病患者の減少	急性伝染病，特に消化器系疾患に対する抵抗力を強め，感染を未然に防止することができる。
	健康増進,体力向上	体力・運動能力等を高め，健康の保持増進を図ることができる。
	体 位 の 向 上	特に発育期児の場合に密接な影響を与える。
精神上,教育上の影響	精 神 衛 生 の 改 善	栄養の不適は疲労度を高め，倦怠を覚え，持久力を失い，日常の生活行動の上に精神的影響を及ぼすといわれる。栄養改善により精神的に安定感を増し（情緒安定），沈うつ性が去り，知能の発育・発達を助け，精神活動を活発にすることができる。
	教育上に与える影響（特に学校給食，児童福祉給食の場合）	健康・栄養・衛生に対する知識の向上，学業成績の向上，望ましい生活習慣・食事習慣の育成，明るい社交性の育成，共同精神・責任感の向上など与える影響が大きい。

8．中高年齢層の生理機能の特性

(1) 人間の生理機能は一般的にいって 20 歳前後でほぼ完成されて，それから 30 歳前後まではもっとも充実した力を発揮するが，40 歳前後から徐々に低下していく。（図 12 － 8）

(2) 加齢による機能低下は老化（ageing）とよばれる。各機能の加齢変化は一様に起こるのではなく，たとえば脚力は加齢変化が激しく 60 歳くらいで，ピーク時の半分に低下するが，握力は加齢変化が少なく 60 歳代でもピーク時の 80 ％以上に保たれている。

(3) 心臓，肝臓，腎臓などの内臓諸器官の発達状況をみると，20 歳前後でその重量は最大となり，また肺活量，心拍出量，基礎代謝（basal metabolism）などの内臓の諸機能も最高を示し，また感覚機能，反射能力も十分に発達し，運動能力は最高となる。（図 12 － 9）

(4) 中高年層の生理機能の特徴として，回復力が遅い，生理機能の個人差が大きい，予備力（日常生活における必要水準と最大能力の差）が低下している，器質的・機能的な面での組織の脆弱化傾向があげられる。

(5) 中高年齢層の健康状態は個人間の偏差が大きい。これは若い時の機能の発育発達が，環境や訓練量によって影響を受けるが，中高年層における機能の低下過程の方がさらに環境や生活態度の影響を強く受け，活動的な人と非活動的な人との差が中年以降では顕著に現れるためである。

図 12 － 8　年齢と機能（Stieglitz による）

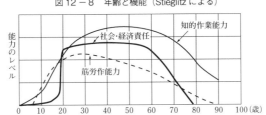

図 12 － 9　生理的機能の年齢的変化

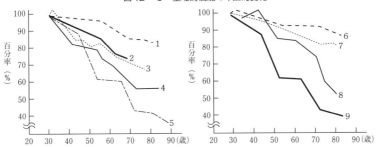

注：1．基礎代謝，2．労働力，3．心拍出量，4．肺活量，5．最大肺活量，6．神経の伝導速度，7．水分含有量，8．腎臓の透過率，9．腎臓の血流量

資料：横橋・田中他著「健康学概論」

9．体力と健康

(1) 体力（physical fitness）は，すなわち健康ではない。体力のある人が必ずしも健康で長生きするとは限らないことをみても明らかである。

　　最近になって国民の健康意識が高まり，健康増進のための運動強化，体力増強が叫ばれ，健康度測定と称して体力測定が行われているが体力と健康は同一視はできない。

(2) 力士は体力は優れていても，平均寿命は短いことから，健康状態はよいとはいえず，また健康診断（health inspection）で異常所見がなくても体力がないのでは快適な生活は営めない。健康度は健康状態と体力とを合わせたものと考えることができる。

(3) 以上のことから，体力とは以下のように定義できる。

　① 体力とは外からのストレス（stress）に抵抗して生命を維持していくための防衛力と積極的に生活していくための行動力を統合したもの，広義には身体的なものだけでなく精神的なものも含むが，狭義には身体的な作業能力を指す場合が多い。

　② 幼児を例にとってみると，風邪をひきやすい，直射日光に弱く，下痢しやすいなどの微症状の多いことは防衛体力の面で問題があるし，長い距離を歩けなかったり，高いところによじのぼれなかったり，走るのが遅いなどは行動体力の面で問題があるということになる。

　③ 防衛体力も行動体力も体格や内臓諸器官，筋肉，骨格，神経系などの働きの総合的な能力であるので，両者揃って総合的に高めることが大切である。

(4) 体力づくりは回復（recovery），維持（maintenance），増強（improvement）の3つの段階の繰り返しでそのレベルを高めることにある。

　　体育に関するルー（Roux）の法則によると，体力は使用しないとその機能が衰え減退する。適当に使用すれば現状を維持するばかりでなく，増強することができる。過度に使用すれば障害を起こすこともありうる。これらの3つの原則に沿って健康増進運動をすすめる必要がある。

図12－10　体力とは

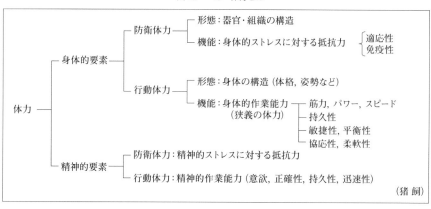

（猪 飼）

10.　現代社会と健康阻害要因

(1) 現代は産業開発による工業化（industrialization），都市化（urbanization）の波は広く全国に及び，自然は破壊され環境を汚染し，遊び場，運動場なども減少している。
　一方，生活の近代化，モータリゼーション（motorization），労働の機械化（automation）は，一見快適な生活と労働条件を私達に与えてくれたが，一方においては運動，労働などの生活の喜びを奪ってしまったのも事実である。
(2) 複雑化する社会環境や人間関係は精神的ストレス（stress）となり，人々を各種精神疾患に追いやっている。さらに国民体力は低下し，肥満，心臓病，糖尿病などの増加や高血圧，ノイローゼ，胃炎，胃潰瘍などの増加も問題となるなど現代社会は健康阻害因子があまりにも多く，多くの文明病を生んでいるといってよい。
(3) 文明病とは文明の発展とともに，主に身体活動量の欠如，ストレスの増加などによって引き起こされる肥満，糖尿病，心臓血管系障害，神経症，退行性変化などの総称である。
(4) 現代は生活習慣病の時代といわれる。図 12 − 11 は生活習慣病の進展過程と現行の各種制度の関係を示したものである。
(5) わが国の平均寿命は，平成 30（2018）年で男性 81.25 歳，女性 87.32 歳と延び，2065 年には男性84.95 歳，女性 91.35 歳となり，女性は 91 歳を超えると予想されている（図 12 − 12）。

図 12 − 11　生活習慣病の進展過程と各種制度の関係

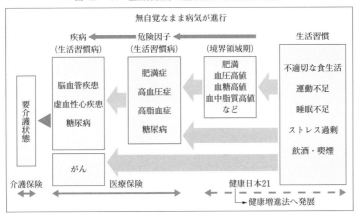

資料：厚生労働省生活習慣病対策室

図 12 − 12　平均寿命の推計と将来推計

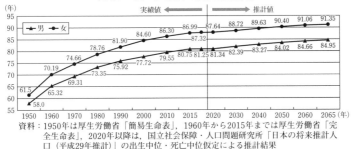

資料：1950年は厚生労働省「簡易生命表」，1960年から2015年までは厚生労働省「完全生命表」，2020年以降は，国立社会保障・人口問題研究所「日本の将来推計人口（平成29年推計）」の出生中位・死亡中位仮定による推計結果
(注)　1970年以前は沖縄県を除く値である。0歳の平均余命が「平均寿命」である。

11．2015年NHK国民生活時間調査（睡眠・食事・家事時間の変化）

(1) 国民全体の睡眠時間の時系列変化をみると，1970 年以降平日は一貫して減少傾向にあったが，2015 年は下げ止まった。

図 12 − 13　睡眠時間の時系列変化（国民全体　全員平均時間）

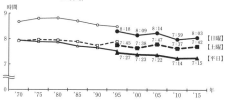

(3) 家事時間（全員平均時間）は，2010 年に比べ大きな変化はないが，1970 年以降でみると，平日の成人女性は減少傾向が続き，土曜・日曜も1990 年以前よりも短い時間で推移している。一方，成人男性は平日・土曜・日曜とも増加傾向にある。

図 12 − 15　家事時間の時系列変化（3曜日・成人男女別全員平均時間）

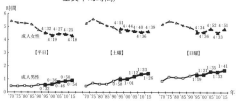

(5) 趣味・娯楽・教養のインターネットを利用する人の率は，国民全体では平日 23％，土曜と日曜は 26％。全員平均時間は平日 28 分，土曜 38 分，日曜 43 分で，土曜・日曜の利用が率・時間とも平日を上回っている。また 2010 年に比べ平日・土曜・日曜で行為者率と全員平均時間がともに増加している。

図 12 − 17　インターネット平均利用時間の時系列変化（国民全体）

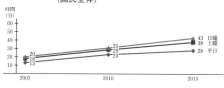

(2) 国民全体の 1 日の食事時間（全員平均時間）は，2010 年には平日・土曜・日曜とも減少したが，2015 年では平日 1 時間 36 分，土曜 1 時間 44 分，日曜 1 時間 44 分といずれも増加した。

図 12 − 14　食事時間の時系列変化（3曜日・国民全体）

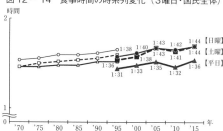

(4) 国民全体の拘束，必需，自由時間をみると，平日は拘束時間が長く，自由時間は少ない。土・日曜日は拘束時間が少なくなり，特に日曜日は自由時間が多くなっている。

図 12 − 16　1 日の時間配分（3曜日・国民全体　全員平均時間）

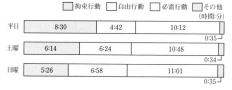

(6) 1970 年代からのテレビの視聴時間をみると，平日・土曜・日曜で視聴時間が 1980 年から 1985 年に減少したが，その後増加し長時間視聴が続く傾向にあった。しかし 2015 年では平日・日曜とも減少しており，国民全体で下降傾向になっている。

図 12 − 18　テレビ視聴時間の時系列変化（3曜日・国民全体　全員平均時間）

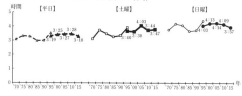

12.　健康増進施設認定制度
（運動型健康増進施設，温泉利用型健康増進施設，温泉利用プログラム型健康増進施設）

1．健康増進施設とは
　厚生省（現厚生労働省）では，国民の健康づくりを推進する上で適切な内容の施設を認定し，その普及を図るため，「健康増進施設認定規定（昭和 63 年厚生省告示第 273 号）」を策定し，運動型健康増進施設，温泉利用型健康増進施設，温泉利用プログラム型健康増進施設の 3 種類型の施設について，大臣認定を行っている。また，運動型健康増進施設，温泉利用型健康増進施設のうち，一定条件を満たす施設を指定運動療法施設として指定している。

2．主な認定基準等
(1) 運動型健康増進施設：健康増進のための有酸素運動を安全かつ適切に行うことのできる施設。詳細は財団法人日本健康開発財団のホームページ参照。
　　主な認定基準
　　・有酸素運動及び筋力強化運動等の補助運動が安全に行える設備の配置（トレーニングジム，運動フロア，プールの全部，または一部と付帯設備）
　　・体力測定，運動プログラムの提供及び応急処置のための設備の配置
　　・生活指導を行うための設備を備えていること
　　・健康運動指導士及びその他運動指導者等の配置
　　・医療機関と適切な提携関係を有していること
　　・継続的利用者に対する指導を適切に行っていること（健康状態の把握・体力測定運動プログラム）
　　　運動型健康増進施設は平成 28 年 11 月現在 337 施設が認定されている。
(2) 温泉利用型健康増進施設：健康増進のための温泉利用及び運動を安全かつ適切に行うことのできる施設。主な設備は，運動施設・温泉利用施設（例示：全身・部分浴槽，気泡浴槽，サウナ等）。
　　主な認定基準
　　・温泉療法の知識・経験を有する医師のいる医療機関との連携のもと，温泉を利用した各種の入浴設備と運動施設が総合的に整備されていること
　　・健康運動指導士，温泉療養指導者が配置され，「温泉療法」に対応できる施設であること
　　・健康増進のための有酸素運動を安全かつ適切に行うことのできる施設
　　　平成 27 年 7 月現在 20 施設認定
　　　詳細は財団法人日本健康開発財団のホームページ参照。
(3) 温泉利用プログラム型健康増進施設：温泉利用を中心とした健康増進のための温泉利用プログラムを有し，安全かつ適切に行うことのできる施設。主な設備は温泉利用施設（刺激の強い浴槽・弱い浴槽等）。
　　　詳細は財団法人日本健康開発財団のホームページ参照。平成 28 年 10 月現在 35 施設認定。

3．医療費控除
　温泉利用型健康増進施設で医師の指示に基づき，治療のための温泉療法を行った場合及び指定運動療法施設で医師の処方に基づき運動療法を実施した場合，一定条件の下，施設利用料，指導料，交通費が所得税法第 73 条に規定される医療費控除の対象になる。

13. 健康科学センター（健康増進センター）

(1) 昭和 47 年度から，健康増進のための施設として，健康増進センターが国の補助によって設置されてきた。また，地方自治体が独自に設置するものも増えている。平成 7 年度に健康科学センターと改称されるようになった。ただ，現在はその名称や機能は多様化しているが，広義の健康増進施設である。

(2) 健康科学センターの機能は，医学的検査や栄養診断，体格・体力などにより各人の健康度を測定する検査部門と，その結果に基づいて栄養，運動，休養に関する健康増進のための生活処方を交付し，その実践指導を行う実地指導部門の二大部門からなり，そのための職員として，医師，保健師，管理栄養士，看護師，臨床検査技師，エックス線技師，運動指導員が専門技術員として勤務し，健康増進の実践指導を行っている。

(3) 健康科学センターでは，健康増進の指導を行うため必要な健康診査を行い，健康か否かを確かめ，さらに，健康状態を測定した後，その健康状態に応じた健康増進のための生活処方を作成し，それに基づき，日常生活の中で健康増進が実践できるよう実地に指導する。

(4) 健康増進科学センターの主な事業内容（事例）は表 12 － 6 のとおりである。

表 12 － 5　健康科学センター（健康増進施設）の業務（事例）

(1)生活及び健康の診断	個人の健康状態を把握し，その者がより健康な生活を送るための適切な指導助言を行うために，生活状況調査（食生活調査，運動状況調査，休養状況調査等），医学的検査及び体格・体力測定等を実施すること。
(2)生活プログラムの提案	医師，保健師，管理栄養士及び運動指導員がチームとなり，利用者の健康状態に留意しつつ，運動面や食生活面を含めた日常生活のプログラムを作成し，その者の健康増進のための生活の指針として提案すること。
(3)実 地 指 導	前項の生活プログラムに基づき，個人が家庭及び地域社会で実践する健康増進生活の基本的方法に関して，医師，保健師，栄養士，運動指導員のチームがセンターで実地に指導を行うこと。
(4)健康記録カードの管理	利用者の健康状態の推移を適確に把握するとともに，センターが提案した生活プログラムの再評価を行うために，個人別の健康記録カードを作成し，管理すること。
(5)健康増進指導の普及啓蒙	保健所，市町村保健センター，その他の関係団体と連絡をとりながら，地域住民に対する健康増進思想の普及啓蒙に努めること。

資料：厚生省（現厚生労働省）一部改変

表 12 － 6　健康科学センター（健康増進施設）事業の主な内容（事例）

1. 健康度の測定（医学的検査，体格・体力検査，栄養診断等）
2. 健康増進のための生活処方の交付と実地指導
 a　保健栄養指導
 b　運動処方の交付と実地訓練指導
 c　レクリエーションの指導と実際活動
3. 健康増進思想の普及および啓蒙
4. 指導者に対する研修
5. 個人の健康記録カードの管理
6. 資料収集その他

資料：厚生省（現厚生労働省）

14. 健康科学センター（健康増進センター）の事業内容（事例）

　健康科学センターではまず健康度測定を行いその結果，健康人およびとくに医療を要しないがいわゆる半健康人といわれる人に対して生活処方の交付，健康増進の実地指導を行っている。

(1) 健康度の測定（検査および総合判定）
　　医学的検査（心肺機能など）
　　体力検査（5分間走歩など）
　　栄養判定
　　質問調査
(2) 生活処方の交付
　　栄養に関する処方
　　運動に関する処方
　　休養に関する処方
(3) 健康増進の実地指導
　　保健指導，運動指導
　　レクリエーション指導
(4) 個人の健康に関する記録の管理
(5) 健康増進指導者に対する研修
(6) その他情報提供と啓蒙活動等

図12-19　健康増進の実践方法のモデル

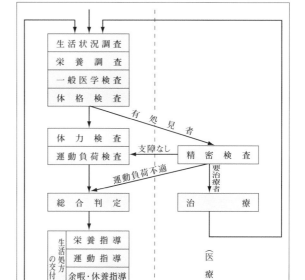

資料：「健康増進センターにおける指導指針」1973

図12-20　健康科学センター機能の概要

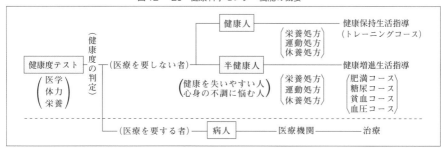

資料：「健康増進センターにおける指導指針」1973

15.　健康科学センター（健康増進センター）の検査項目（事例）

(1) 健康科学センターにおける諸検査は病院や検診センターにおける検査が疾病異常の発見を主眼とするのに対し，健康状態の確認など健康度測定を行うのが特色である。

(2) 健康増進指導を行う際はすべてこのような調査・検診・測定等を行い，その結果の総合評価の上に立って行うことが大切である。

表 12 − 7　健康科学センターの検査項目，内容

項　　目	内　　　　容	
研　究，研　修	1．健康増進に関する研究 2．健康増進技術職員の研修	
生 活 状 況 調 査	生活状況，食生活，運動状況，休養状況調査	
体　格　検　査	身長，体重，胸囲，胸厚	
安 静 時 医 学 検 査	問診（CMI）	
	血 液 検 査	貧血検査
		血液理化学検査
	検尿（たんぱく，糖，ウロビリノーゲン，潜血反応）	
	肺機能検査（肺活量，1秒率）	
	胸部X線撮影	
	眼底	
運 動 負 荷 検 査	心　電　図	安静時測定
	血圧，心拍数	負荷時測定
	最大酸素摂取量	
体　力　測　定	反復横とび，垂直とび，握力，伏臥上体そらし，上体 起こし，5分間走	
総　合　判　定		
生活プログラムの提案	運動プログラム，食生活プログラム，休養プログラム等	
実　地　指　導	運動，食生活，休養指導	

〈参考〉健やか生活習慣国民運動（平成20年度から全国展開）

　　厚生労働省では，平成20年度から産業界も巻き込んだ，健やか生活習慣国民運動を展開している。健康日本21のうち，運動，食事，禁煙の3分野が核となる。

健やか生活習慣国民運動について

これまでのポピュレーションアプローチの課題
①健康日本21の目標項目（9分野70項目）は日常生活で意識し実践するには数が多過ぎること
②健康日本21の目標達成に向けた効果的なプログラムやツールの展開が不十分なこと
③普及啓発が行政や外郭団体中心であり，産業界を含む社会全体の活動に必ずしも至っていないこと

産業界も巻込み"健やかな生活習慣"の普及定着を目指す国民運動の展開
①重点分野の設定：健康日本21のうち「運動・食事・禁煙」に焦点
②ターゲットを明確にした戦略的で効果的な運動の推進：国民運動の着火点として子どもの食育に着目
③社会全体を巻き込んだ運動の展開：産業界による取組の促進（社員・家族への普及啓発，社会貢献活動・経済活動の一環として国民運動を推進），地域・職域の特色を活かした様々な実践活動の促進

国民運動推進の中核機関

国	健やか生活習慣国民運動全国協議会 〈健やかな生活習慣の定着を目指し地域・職域における様々な取組を促進〉	各団体，学校，産業界， 地方公共団体，マスコミ
・国民への普及・啓発 ・科学的知見の蓄積と情報提供 ・国民運動の基盤整備	・普及啓発キャンペーンの展開　　・中央行事の開催 ・全国の事例を収集・評価・啓発，実践の参考となる情報提供（ホームページ等） ・国民運動に参画する企業の登録制度（ヘルシーサポート企業〈仮称〉）他	・国民運動への主体的参画

優れた事例・収集・評価・啓発

事例 産業界 ・社員・家族に対する普及啓発 ・社会貢献活動 ・経済活動を通じた普及啓発	連携	実践団体・企業等の拡大 活動内容の多様化	連携	事例 地域社会 ・各地域・団体の特徴を活かした 多彩な実践活動 ・管理栄養士，保健師等による実践の支援

食育国民運動　　　早寝早起き朝ごはん国民運動

資料：厚生労働省「平成19年版厚生労働白書」

16. 健康フロンティア戦略・新健康フロンティア戦略

1. 健康フロンティア戦略の推進

厚生労働省は，平成 17 年度から 10 ヵ年戦略として「健康フロンティア戦略」を推進している。超高齢化社会の到来を迎え，「明るく活力ある社会」を構築し，「健康寿命」の２年延伸を目指すために，先端科学技術の導入と生活習慣病・介護予防研究の推進を行うとしている。この中で，糖尿病予防に関して研究の推進と，糖尿病の予防対策として，管理栄養士・栄養士の指導が重要視されている。

図 12 － 21　健康フロンティア戦略（平成 17 ～ 26 年度）

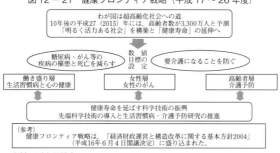

わが国は超高齢化社会への道
10年後の平成27（2015）年には，高齢者数が3,300万人と予測
「明るく活力ある社会」を構築と「健康寿命」の延伸へ
糖尿病・がん等の疾病の罹患と死亡を減らす
数値目標の設定
要介護になることを防ぐ
働き盛り層
生活習慣病と心の健康
女性層
女性のがん
高齢者層
介護予防
健康寿命を延ばす科学技術の振興
先端科学技術の導入と生活習慣病・介護予防研究の推進
（参考）
健康フロンティア戦略は，「経済財政運営と構造改革に関する基本方針2004」（平成16年６月４日閣議決定）に盛り込まれた。

資料：厚生労働省

2. 新健康フロンティア戦略

2007（平成 19）年４月に，内閣官房長官主宰の「新健康フロンティア賢人会議」において，子ども・女性，働き盛りや高齢者等についての健康づくりの総合戦略である「新健康フロンティア戦略」が策定された。これは，健康国家への挑戦と題して，国民の健康寿命を延ばすことを目標とする，政府の 10 カ年戦略である。

子どもの健康，女性の健康，メタボ克服，がん克服，心の健康，介護予防，歯の健康，食育，運動・スポーツの９分野における健康づくり対策と，それらを支援する「家庭力・地域力」「人間活動領域拡張力」「研究開発力」という，計 12 の柱に沿って取り組んでいくこととされている。

このうち食の選択力としては，「子どもの頃からの食育の推進」と，「思春期の女性に対する食育」に重点が置かれ，具体的方策としては，「家族の絆を深め，親子を支える食育の推進に向けた国民運動の展開」「健やかな生活習慣づくりのための子どもの発達段階に応じた支援の推進」「子どもの食を守り，支える食環境の整備」等があげられている。

図 12 － 22　食の選択力（食育）

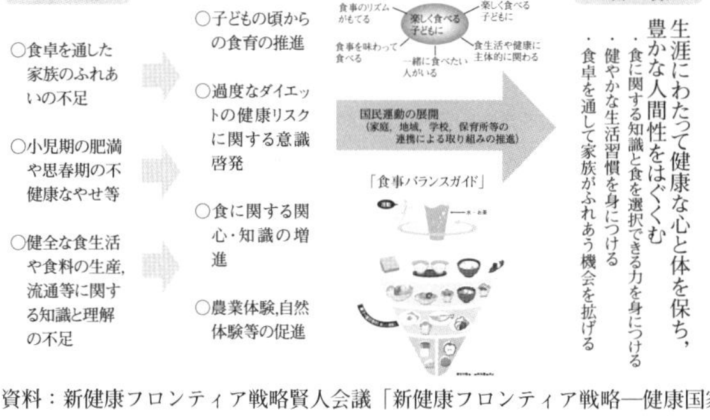

課　題
○食卓を通した家族のふれあいの不足
○小児期の肥満や思春期の不健康なやせ等
○健全な食生活や食料の生産，流通等に関する知識と理解の不足
○子どもの頃からの食育の推進
○過度なダイエットの健康リスクに関する意識啓発
○食に関する関心・知識の増進
○農業体験,自然体験等の促進
「食を通じた子どもの健全育成」の目標
楽しく食べる子どもに
食事のリズムがもてる
楽しく食べる子どもに
食事を味わって食べる
一緒に食べたい人がいる
食生活や健康に主体的に関わる
国民運動の展開
（家庭，地域，学校，保育所等の連携による取り組みの推進）
「食事バランスガイド」
目　標
生涯にわたって健康な心と体を保ち，豊かな人間性をはぐくむ
・食に関する知識と食を選択できる力を身につける
・健やかな生活習慣を身につける
・食卓を通して家族がふれあう機会を拡げる

資料：新健康フロンティア戦略賢人会議「新健康フロンティア戦略―健康国家への挑戦」2007

17．健康づくりの国民運動化

1．ポピュレーションアプローチ

(1) 厚生労働省では健康づくり運動の国民運動化，すなわちポピュレーションアプローチとして，メタボリックシンドロームの概念の普及定着化を目指して健康づくりの身体活動指針・食事バランスガイド・禁煙支援等の対策を打ち出し，産業界をも巻き込んで，対策の推進を図っている（時代の変化に沿って一部改変）。

図12－23　健康づくりの国民運動化（ポピュレーションアプローチ）

メタボリックシンドロームの概念の普及定着

・メタボリックシンドロームは，それぞれの病態が「ひとつの氷山から水面上に出たいくつかの山」のような状態であり，投薬は「氷山のひとつの山」を削るだけである。
・根本的には運動習慣の徹底と食生活の改善等，生活習慣の改善により「氷山全体を縮小する」ことが必要である。

食育推進基本計画の目標としても設定

具体的な施策プログラムの提示

1に運動　2に食事　しっかり禁煙　最後にクスリ

①身体活動・運動施策	②栄養施策	③たばこ対策
健康づくりのための身体活動指針2013〈アクティブガイド2013〉の策定，普及，活用等	食事バランスガイドの普及，活用等	禁煙支援マニュアルの策定，普及，活用等
○ライフスタイルに応じた具体的なエクササイズガイドの策定 ○運動指導の専門家の質の向上及び普及定着 ○管理栄養士等の運動指導に関する知識・技術の習得	○何を，どれだけ食べれば良いかを示す「食事バランスガイド」を活用した食品関連産業における情報提供や商品開発 ○管理栄養士等による指導の充実 ○食育の国民運動と連携した取組の推進	○たばこ対策関係省庁連絡会議の設置による体制の整備 ○20歳代から30歳代の女性を中心とする禁煙意思を有する者を支援するマニュアル策定と普及，活用

産業界も巻き込んだ国民運動の戦略的展開

　国民運動として生活習慣病対策を推進していくためには，産業界が「食事バランスガイド」や「エクササイズガイド2006」等を広く普及，活用していくことが重要である。
　既にスーパーマーケット，コンビニエンスストアやファミリーレストラン等の食品関連産業やフィットネス業界，健康関連機器業界などにおいて，健康づくりの観点からの情報提供も広がりつつあり，こうした関連業界を始めとする幅広い産業界の自主的な取組との一層の連携が不可欠である。

資料：新健康フロンティア戦略賢人会議「新健康フロンティア戦略―健康国家への挑戦」2007を一部改変

2．健康増進普及月間

　厚生労働省では，昭和52年度以来毎年9月を健康増進月間として，国，都道府県，市町村等全国をあげて健康増進運動を展開している。
　平成30年度の統一標語は「1に運動，2に食事，しっかり禁煙，最後にクスリ～健康寿命の延伸～」をあげている。

3．スマート・ライフ・プロジェクト

　厚生労働省では，平成23年度から国民の生活習慣を改善し，健康寿命を延ばすためのスマート・ライフ・プロジェクトを開始し，「適度な運動」「適切な食生活」「禁煙」の3つのテーマのもとに活動をしている。さらに平成26年度からは，これらのテーマに加え「健診・検診の受診」を新たに加え，更なる健康寿命の延伸を，プロジェクトに参画する企業・団体・自治体と協力・連携しながら推進している（p.307コラム参照）。

第13章
健康増進のための食生活指導

「栄養の日」・「栄養週間」の創設

　(公社)日本栄養士会は，国民の管理栄養士・栄養士の認知向上，栄養・食生活の重要性をアピールするため，平成28年度から8月4日を「栄養の日」，また8月1日から8月7日までを「栄養週間」と制定し，啓発活動を展開している。平成29年度第1回栄養の日の記念式典は，平成29年8月7日にパシフィコ横浜で開催され，式典には高円宮憲仁親王妃久子殿下のお言葉を頂いた。日本栄養士会では，平成29年度から同期間中「楽しく食べる，カラダよろこぶ」をキーメッセージとした活動を展開している。

栄養障害の二重負荷(Double Burden of Malnutrition)

　日本栄養士会は，平成30 (2018) 年度の「栄養の日」「栄養週間」のテーマとして「栄養障害の二重負荷」を定め，その解決のための活動を実施した。「栄養障害の二重負荷」とは，ある集団で「過剰栄養」と「低栄養」が混在する状況を指す。これまでは開発途上国の低栄養，先進国の過剰栄養と別々に考えられてきたが，「二重負荷」は現在，世界各国で共通の問題となっている。日本においても，メタボ対策・生活習慣病予防のためのダイエットの重要性が指摘させる一方，高齢者のフレイル，若い女性のやせによる健康リスク，およびそれに伴う低体重出生児の増加などが問題となっており低栄養への対策が重要となっている。

1．健康増進のための食事指導

1．健康増進のための栄養指導・食生活指導
以下の点に配慮し指導をすすめる。

(1) 栄養調査，質問調査，医学検査，体格検査，体力テストなどの結果のすべてを考慮し，対象者のおかれている健康状態を総合的に判断して対象者のニーズに沿って重点的指導を行う。

(2) 個々人の食生活を規制している要因はきわめて複雑であり，個人の性格，家族構成，出身地，経済的問題など複雑にからみあって個人の食生活様式や食習慣が形成されている。したがって食生活を単に現象面だけでとらえることなくそれを規制している各種の要因に着目して，食生活改善を阻害している原因を究明し，それを解決するための具体的なきめ細かい個別指導を行う。

(3) 対象者の職業，生活条件などを考慮し，栄養改善による積極的な健康増進を指向して栄養，運動，休養のバランスのとれた指導を重点的に行う。

(4) 栄養指導は単に知識を与えるだけでなく自主的に実践できるよう，わかりやすい内容で相手に納得させることが大切である。とくに特別食の調理，献立作成などは単なるデモンストレーションでなく，実際に本人に実習させて技術が身につくよう指導する。また指導は一方的でなく，指導者と指導を受ける者とのコミュニケーションを大切にして指導する。

(5) 栄養の摂取は健康増進のためのもっとも基礎的な問題であることを十分認識させ，対象者自身の認識によって食生活の改善を行うよう指導する。

2．厚生労働省の食生活改善普及運動
厚生労働省では，平成 25（2013）年度から開始した「健康日本 21（第二次）」において，健康寿命の延伸に向け，企業，民間団体，地方公共団体と協力・連携し「スマート・ライフ・プロジェクト」を推進している。毎年 9 月に展開している食生活改善普及運動では「食事は楽しく，バランスよく」を基本テーマに令和元（2019）年度では，前年度に続き野菜摂取量を 350g 以上とすることを目標に「毎日野菜をプラス 1 皿」に加え「おいしく減塩 1 日マイナス 2g」「毎日のくらしに with ミルク」の 3 項目に焦点をあて，全国的に普及啓発運動を実施した。図 13 − 1 は，厚生労働省が効率的な取り組みのために開発ツールして作成したものである。

図 13 − 1　食生活改善普及運動のための開発ツール

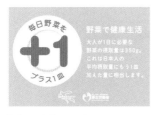 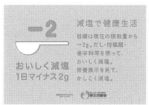 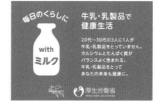

「プラス 1 皿マーク」　　　　　　　「マイナス 2g マーク」　　　　　　「with ミルクマーク」

２．運動時の栄養指導

運動時の栄養指導に際しては次の諸点に留意して指導する。

(1) 運動など激しい肉体的活動を行うと当然エネルギー消費も高まり，食欲も増進するが，過剰摂取にならないよう注意する。

(2) 食事の栄養素組成としては，エネルギー源になる炭水化物（糖質）は十分に摂取し，一方，脂質は控えるようにする。また，ミネラル，ビタミン類に重点をおく。

(3) 労働時のたんぱく質必要量は筋運動によって，とくに増加するということはないと Atwater の研究以来考えられてきたが，その後未熟者が重い労作に従事する場合，骨格筋が肥大し，赤血球が増生して重い労作への馴化が行われる。この場合にたんぱく質がないと労働性貧血（スポーツ貧血）をきたし，筋肉たんぱく質の増加も不十分で労働能力にも悪影響を与える。１日２g/kg 以上のたんぱく質摂取により労働性貧血は防ぐことができる。労働訓練に習熟すると，その後たんぱく質所要量は増加しないので日本人の食事摂取基準ではとくに高く設定していないが，たんぱく質自体はかなり摂取しても過剰の害も少なく，とくに献立内容を豊富にすることになるので十分な摂取をはかる。

(4) 運動によりミネラル代謝は盛んになる。とくに炎天下の激しい運動では発汗により塩分が失われ，その量は 15 〜 30g にも達することもあるが，この場合は薄い食塩水の補給も考える必要がある。

(5) カルシウムは骨格の構成成分として，トレーニングによる頑丈な骨格形成の場合など十分補給する。またカルシウムは筋肉の収縮にも関与している。

(6) 激しい運動時には，血液の血色素や筋肉のミオグロビンなどを増加する必要があり，また運動開始当初の運動性貧血予防の上からも鉄の補給が重要である。

(7) 運動とビタミンとの関係をみると，エネルギー代謝に関係あるビタミン B_1，B_2，ナイアシンなどは運動による代謝亢進により消費が高まる。ビタミン B_1 は糖質が分解されてエネルギーを産生するときの補酵素の成分であり，不足するとピルビン酸，乳酸が蓄積し，疲労も早くあらわれる。ビタミン B_2，ナイアシンも糖や脂肪代謝に関係し運動量に応じて消費量も増大する。

(8) ビタミンＣはストレスに関係のある副腎皮質ホルモンやエピネフリンなどのホルモンの生成を助ける作用があるのでストレス予防のためにも重要である。

(9) ビタミンＡは視覚に関与するため，射撃，野球などの鋭敏な視覚を伴う運動時はとくに不足のないよう注意する。

表 13 － 1　運動による栄養素要求量の変化

A運動中の変化	① 運動によるエネルギー消費の増大 ② 活動筋の酸素要求量の増大 ③ 活動筋の筋温上昇 ④ 活動筋への血流量増加 ⑤ 筋細胞・筋たんぱくの崩壊 ⑥ 酸素摂取量の増大 ⑦ 体温上昇と皮膚血流の増加 ⑧ 発汗とそれに伴う栄養素の損失
B回復期の変化	⑨ グリコーゲン蓄積量の増加 ⑩ 筋肉および筋たんぱく合成の増加 ⑪ 毛細血管の発達 ⑫ 基礎代謝（BMR）の上昇 ⑬ 消化吸収率の上昇（金属元素） ⑭ 肝臓・消化管および腎臓における排泄能の亢進
C持久性トレーニングによる変化	⑮ 運動時の脂質燃焼割合の増加 ⑯ 心肺機能の向上

表 13 － 2　スポーツ時に重点的にとりたい栄養素

カルシウム	骨の主要成分であり，トレーニングによる頑強な骨づくりには欠かせない。また筋肉の収縮作用にも関係している。
鉄	激しい運動時には血色素や筋肉のミオグロビンなどを増加する必要がある。運動開始時にみられるスポーツ貧血予防上からも十分な鉄分の補給が大切である。
ビタミンB_1，ビタミンB_2，ナイアシン	運動によるエネルギー代謝の昂進にともない，これらビタミン類の消費も高まる。不足するとピルビン酸や乳酸など疲労物質が生じ，疲労も早く現れる。

３．貧血の成因および判定基準

(1) 貧血の成因としては，造血に関する栄養素不足，造血機能の障害，溶血など血液の破壊の亢進，出血のような血液の損失があげられる。

　　「貧血者の栄養指導」では血色素レベル（hemoglobin level）を高めるためには，人体内の病理学的機序をもたらすにいたる体外の生態学的機序を把握し対策をすすめることが重要であるとしている。

(2) 血色素レベルに影響する要因
　　① 生理的要因（年齢，性別，季節，月経，妊婦　出産など）
　　② 病理的要因（鉄欠乏性貧血，巨赤芽球性貧血，再生不良性貧血，溶血性貧血，二次性貧血など）
　　③ 労働環境的要因（企業，経営規模，職業，労働年数，労働強度，労働時間，運動時間，交代制，作業環境など）
　　④ 生活環境要因（収入，家族構成，摂取栄養量，家事，育児，趣味，宗教，スポーツ，生活時間配分など）

(3) 貧血はいくつかの種類があるが，主な種類とその原因をあげると表13－3のとおりである。

表 13－3　貧血の種類と原因

種　　類	原　　因
鉄 欠 乏 性 貧 血	鉄 　 の 　 不 　 足
巨 赤 芽 球 性 貧 血	ビタミンB12・葉酸欠乏
再 生 不 良 性 貧 血	骨 髄 の 機 能 低 下
溶 血 性 貧 血	赤 血 球 の 環 境 異 常
二 次 性 貧 血	基 礎 疾 患 の 続 発
急 性 失 血 性 貧 血	大 量 の 体 外 出 血

資料：(社)日本栄養士会栄養指導研究所編「管理栄養士国家試験問題と解答」第一出版, 2005

(4) 「安全な血液製剤の安定供給の確保等に関する法律施行規則」（昭和31年6月25日　厚生省令第22号）について，平成23年4月に献血の採血基準が参考図のように変更された。

〈参考〉採血基準（平成23年4月1日から実施）

	全血献血		成分献血	
	200ml 献血	400ml 献血	血漿成分献血	血小板成分献血
1回献血量	200ml	400ml	600ml 以下（循環血液量の 12% 以内）	400ml 以下
年齢	16 歳～69 歳	男性：17 歳～69 歳 女性：18 歳～69 歳	18 歳～69 歳	男性：18 歳～69 歳 女性：18 歳～54 歳
体重	男性：45kg 以上 女性：40kg 以上	50kg 以上	男性：45kg 以上 女性：40kg 以上	
最高血圧	90mmHg 以上			
血色素量 （ヘモグロビン濃度）	男性：12.5g/dl 以上 女性：12g/dl 以上	男性：13g/dl 以上 女性：12.5g/dl 以上	12g/dl 以上 （赤血球指数が標準域にある女性は 11.5g/dl 以上）	12g/dl 以上
血小板数	—	—	—	15 万/μl 以上 60 万/μl 以下
年間献血回数	男性：6 回以内 女性：4 回以内	男性：3 回以内 女性：2 回以内	血小板成分献血 1 回を 2 回分に換算して血漿成分献血と合計で 24 以内	
年間総献血量	200ml 献血と 400ml 献血を合わせて 男性：1,200ml 以内 女性：800ml 以内		—	—

出典：日本赤十字社

４．共食の現状とその効果

１．家族と一緒に食事をすることが大切だと思う人は９割

　平成29年度の農林水産省の調査によると，「家族と一緒に食事をすることは重要だと思う（「とても思う」「そう思う」）」の割合は，すべての世代で約９割であった。また家族と一緒に食事を摂ることの良いと点として「家族とのコミュニケーションを図ることができる」（79.4％）「楽しく食べることができる」（62.3％）が上位を占めている。

図13－2　家族と一緒に食事をすることは重要であると思う人の割合

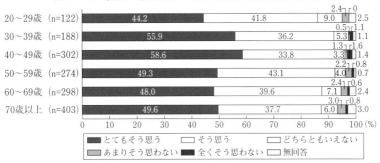

資料：農相水産省『食育に関する意識調査』（平成29（2017年11月実施）
注：家族と同居している人が対象

図13－3　家族と一緒に食事をすることの良い点

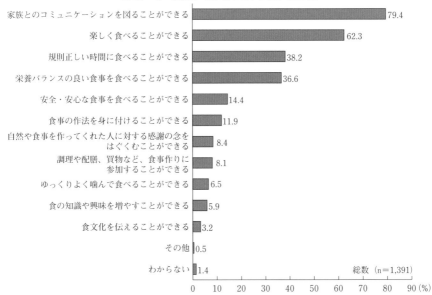

資料：農林水産省『食育に関する意識調査』（平成29（2017年11月実施）
　注：1）家族と同居している人で，家族と一緒に食べる頻度について，朝食・夕食のどちらがでも『ほとんど毎日』又は「週に４～５囬」と答えた人が対象
　　　2）複数回答

２．家族と一緒に食事をすることが困難な理由

　「家族が一緒に食事をする時間を作ることが難しいと思う（「とてもそう思う」または「そう思う」）」の割合は，20 ～ 50 歳代では３割強を占めている。その理由としては，すべての年代で「自分又は家族の仕事が忙しいから」がもっとも多く，20 ～ 30 歳代では約９割，40 歳以上では約８割だった（図13 － 4，図13 － 5）。

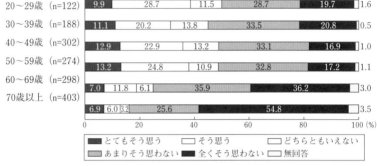

図13 － 4　家族が一緒に食事をする時間を作るのが難しいと思う人の副合

注：家族と同居している人が対象

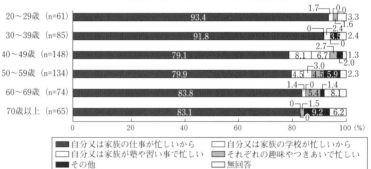

図13 － 5　家族と一舗に食事をすることが困難詰理由

注：家族と同居している人で，家族が一緒に食事をする時間を作るのが難しいかという問いに対し，『とてもそう思う』，『そう思う』，「どちらともいえない」と回答した人が対象

３．共食の効用

　平成 30 年度版食育白書によると，誰かと食事を共にする頻度が高い人は，①心の健康状態について「気が散る・根気がないなどの精神的な自覚症状が少ない」，②食生活について「ファーストフードの利用が少ない」，③「「野菜や果物などの健康的な食品の摂取頻度が高い」といったすぐれた傾向がみられた。

　海外の研究でも同様の報告があり，家族と食事を共にする頻度が高い人は，野菜や果物の摂取量が多いなど食物摂取状況が良好であると報告されている。

4．孤食の状況別主食・主菜・副菜の摂取状況

　農林水産省の「食育に関する意識調査」（平成 29 年度実施）をみると，1 日のすべての食事を 1 人で摂る孤食がほとんどなく，ほぼ毎日誰かと食事を共にする人の場合，主食・主菜・副菜の 3 つをそろえて食べることが「ほぼ毎日」の割合は 62.3 ％であった。一方，孤食が週 2 日以上の人はその割合が 42.4 ％で，孤食がほとんどない人の方が食事のバランスが良い傾向がみられた（図 13 − 6）。

5．孤食の状況別朝食の摂取頻度

　朝食を「ほとんど毎日食べる」と回答した人の割合も，孤食がほとんどない人で 86.8 ％だったが，孤食が週 2 回以上の人は 71.1 ％であった（図 13 − 7）。

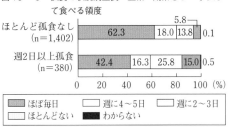

図 13 − 6　孤食の状況別主食・主菜・副菜を 3 つそろえて食べる頻度

図 13 − 7　孤食の状況別朝食の摂取頻度

6．共食頻度と生活習慣病予防

　生活習慣病の予防と改善に気をつけた食生活の実践状況も，ほとんど孤食をしていない人の方が良好であった。例えば「果物を食べること」の実践率をみると，週 2 日以上の孤食の場合 51.8 ％であったのに対し，ほとんど孤食なしが 62.1 ％と 10 ポイント以上高い結果となり，共食の効用が明らかとなっている。

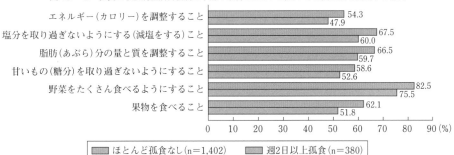

図 13 − 8　孤食の状況別生活習慣病の予防や改善のために気をつけた食生活を実践する割合

参考資料：農林水産省「食育に関する意識調査」（平成 29（2017）年 11 月実施）

5．家庭における教育力の現状と家庭教育支援基盤整備事業

(1) 国立教育政策研究所「平成18年度家庭の教育力再生に関する調査研究」調査の結果は以下の通り。
　① 図13－13のとおり，家庭の教育力の低下について，「まったくそのとおりだと思う」「ある程度そう思う」を合わせると82％を占めている。
　② 「平成13年度家庭の教育力再生に関する調査研究」によると，最大の理由は「過保護，甘やかし過ぎな親の増加」で全体の66.7％を占めていた（図13－10）。

図13－9　家庭の教育力の低下

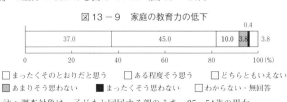

注：調査対象は，子どもと同居する親のうち，25〜54歳の男女。
資料：国立教育政策研究所「平成18年度家庭の教育力再生に関する調査研究」2006

図13－10　家庭の教育力が低下している理由（複数回答）

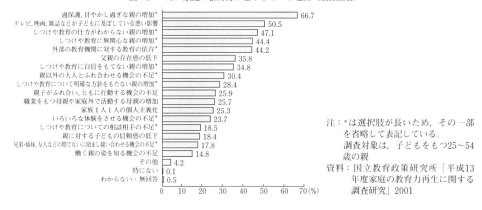

注：*は選択肢が長いため，その一部を省略して表記している。
　　調査対象は，子どもをもつ25〜54歳の親
資料：国立教育政策研究所「平成13年度家庭の教育力再生に関する調査研究」2001

(2) 内閣府「平成18年度国民生活選好度調査」によると，「昔と比べて親は自分の子どもに対して社会規範やしつけがきちんとできているか」の質問に対して「どちらかといえばできていない」「まったくできていない」と回答した人は52.6％と，半数以上が「できていない」と感じている（図13－11）。しつけの重要性は理解していても，現実の生活でのしつけをどうするかが課題である。

図13－11　親の子どもに対するしつけの度合い

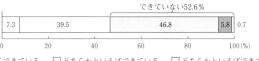

注：1）「昔と比べて親は自分の子どもに対して社会規範やしつけがきちんとできていると思いますか」という問いに対する回答者の割合。
　　2）調査対象は，全国の15歳以上80歳未満の男女。
資料：内閣府「平成18年度国民生活選好度調査」2007

(3)　家庭での家族の絆については, 内閣府「平成 18 年度少子化対策と家族・地域の絆に関する意識調査」によると, 同居している 18 歳以上の家族の間で大切にしていることは「一緒に家で食事をする」が59.4％ともっとも高く, ついで, 「家族団らんの時間を持つ」50.0％, 「あいさつをする」47.6％となっている。

図 13 - 12　家族の間で大切にしていること (複数回答)

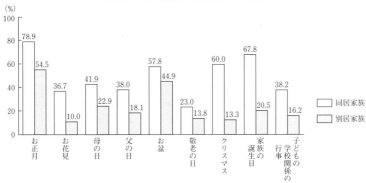

	%
一緒に家で食事をする	59.4
家族団らんの時間を持つ	50.0
あいさつをする	47.6
悩み事の相談にのる	35.6
家族の誕生日を皆で祝う	35.1
お互いに家事を分担する	25.5
家族皆で一緒に出かけたり, スポーツをしたりする	23.1
電話やメールなどでよく連絡をとる	19.7
子どもの学校行事にはできるだけ参加する	17.7
子や孫の世話をする	16.7
親の面倒をみる	15.4
地域や職場で家族ぐるみのつき合いをする	14.1
共通の趣味を持つ	10.5
その他	1.0
特にない	2.6
わからない	0.1

注：調査対象は, 全国18歳以上の同居家族がいる男女。
資料：内閣府「平成18年度少子化対策と家族・地域の絆に関する意識調査」2007

(4)　図 13 - 13 は, 内閣府「平成 18 年度国民生活モニター調査」で, 同居家族と別居家族と分けて行った調査において, 家族が一緒に実施している年中行事の内容である。お正月やお盆といった伝統的な年中行事は, 同居家族, 別居家族ともいつも一緒に行っている。

図 13 - 13　家族が一緒に行う年中行事

年中行事	同居家族	別居家族
お正月	78.9	54.5
お花見	36.7	10.0
母の日	41.9	22.9
父の日	38.0	18.1
お盆	57.8	44.9
敬老の日	23.0	13.8
クリスマス	60.0	13.3
家族の誕生日	67.8	20.5
学校関係の行事	38.2	16.2

注：1)「年中行事の中で, 家族と一緒に実施しているものはありますか。同居家族・別居家族それぞれについて, 当てはまるものすべてに○をして下さい」との問いに対する20歳以上の回答者の割合。
　　2)　選択肢はこの他に「節分」「ひなまつり」「こどもの日 (端午の節句)」「七夕」「体育の日」「結婚記念日」がある。
資料：内閣府「平成18年度国民生活モニター調査 (家族のつながりに関する調査)」2007

(5)　「平成 18 年度国民生活選好度調査」では，しつけができていない理由として「親自身が基本的な生活習慣が身についていない」「親の責任感や心構えが弱い」との回答がそれぞれ約 6 割に達した。

図 13 − 14　しつけがきちんとできていないと思う理由

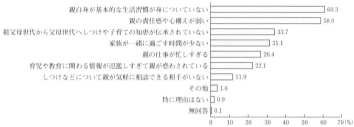

注：1）「昔と比べて親は自分の子どもに対して社会規範やしつけがきちんとできていると思いますか」という問いに，「どちらかといえばできていない」「まったくできていない」と答えた人の中で（図13−16），「それでは，親が自分の子どもに対して社会規範やしつけができていない理由は何だと思いますか（3つまで）」という問いに対する回答者の割合。
　　　2）調査対象は，全国の15歳以上80歳未満の男女。
　　　資料：内閣府「平成18年度国民生活選好度調査」2007

(6)　家庭教育支援基盤整備事業

　　文部科学省では，家庭における教育力低下の現状を改善するため，平成 29 年度から「家庭教育支援基盤整備事業」を開始した。すべての保護者が安心して家庭教育を行えるよう，地域において保護者が家庭教育や子育てについて学べる学習機会や，相談対応の提供などの家庭教育支援の基盤整備を国として行う。具体的には，地域人材の養成を通じた家庭教育支援チームの組織化，家庭教育支援員の配置などを行い，保護者への学習機会の提供や親子参加型行事の実施などの支援活動を実施する。

図 13 − 15　家庭教育支援総合推進事業

地域人材の養成

家庭教育支援員等の養成

○　支援活動の企画・運営
○　関係機関・団体との連携等を担う中核的な人材を養成

課題について意見交換

参　画

子育て経験者や子育てサポーターリーダーなど
地域の多様な人材

家庭教育支援体制の構築

家庭教育支援チームの組織化

家庭教育支援員などの地域人材を中心としたチームの組織化

○　学習機会や交流の場づくりの企画
○　家庭や地域の状況に応じた支援をコーディネート

【チーム員構成例】
子育てサポーターリーダー，
元教員，民生・児童委員，
保健師等
学校等を活動拠点に支援内容を検討

体制の構築

家庭教育支援員の配置

地域の身近な小学校等に家庭教育に関する情報提供や相談対応等を専任で行う家庭教育支援員を配置し，家庭教育支援体制を強化

家庭教育を支援する様々な取組を展開

①学習機会の効果的な提供

就学時健診や保護者会，参観日など，多くの親が集まる機会を活用した学習機会の提供

【講座例】
○　小学校入学時講座
○　携帯電話やインターネットに関する有害情報対策
○　子供の生活習慣づくり"早寝早起き朝ごはん"に関する講座

②親子参加型行事の実施

親子の自己肯定感，自立などの社会を生き抜く力を養成するため，親子での参加型行事やボランティア活動，地域活動等のプログラムを展開

【プログラム例】
○　親子で清掃ボランティア

支援の実施

③訪問型家庭教育支援などの相談対応や情報提供

悩みを抱える保護者，仕事で忙しい保護者など，様々な家庭の状況に応じて，家庭教育支援チームによる情報提供や相談対応を実施

【支援活動例】
○　空き教室を活用した交流の場づくり
○　企業訪問による出前講座
○　家庭訪問による個別の情報提供や相談対応

保健部局・機関　　福祉部局・機関　　地域学校協働本部　　学校　　NPO　　企業

6．地域等における食事会の意義

1．地域等における食事会の取り組み

　家族と食事を共にすることは難しいが，誰かと一緒に食事をすることで食を通じたコミュニケーションなどを図りたい人にとっては，地域や所属するコミュニティ（職場等を含む）などを通じて，さまざまな人と食事をする機会を持つことは重要となる。第3次食育推進基本計画においても「地域等で共食したいと思う人が共食する割合」を増やすことを目標としており，平成27（2015）年度に64.6％だった割合を2020年度までに70％以上とすることを目指している。すでに2017年度には72.6％となっており，目標を達成している（図13－16，図13－17）。

図13－16　地域等での食事会に対する意識
Q.地域や所属コミュニティー（職場等を含む）での食事会等の機会があれば，
　参加したいと思いますか。

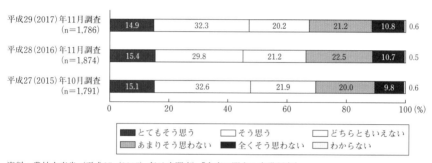

資料：農林水産省（平成27（2015）年は内閣府）「食育に関する意識調査」

図13－17　地域等での食事会参加の経験
Q.過去1年間に地域や所属コミュニティーでの食事会等に参加しましたか。

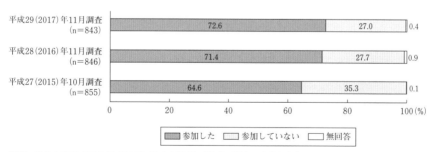

資料：農林水産省（平成27（2015）年は内閣府）「食育に関する意識調査」
　注：地域や所属コミュニティー（職場等を含む）での食事会等の機会があれば，参加したいと思うかとい
　　　う聞いに対し，『とてもそう思う』，『そう思う』と回答した人が対象

2．地域の食事会参加者の感想

　地域などでの食事会に参加した人の感想は，「コミュニケーションを図ることができた」（86.1％）「楽しく食べることができた」（75.3％）がもっとも多かった。このことからも食におけるコミュニケーションの重要性がわかる（図13－18）。

図 13 - 18　地域等での食事会に参加した感想

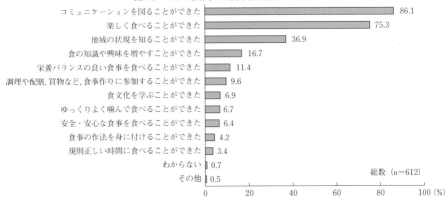

コミュニケーションを図ることができた　86.1
楽しく食べることができた　75.3
地域の状現を知ることができた　36.9
食の知識や興味を増やすことができた　16.7
栄養バランスの良い食事を食べることができた　11.4
調理や配膳，買物など，食事作りに参加することができた　9.6
食文化を学ぶことができた　6.9
ゆっくりよく噛んで食べることができた　6.7
安全・安心な食事を食べることができた　6.4
食事の作法を身に付けることができた　4.2
規則正しい時間に食べることができた　3.4
わからない　0.7
その他　0.5

総数（n=612）

資料：農林水産省「食育に関する意識調査」（平成29年11月実施）
注：1）過去1年間に，地域や所属コミュニティー（職場等を含む）での食事会等へ「参加した」と回答した
　　　　人が対象
　　2）複数回答

3．食育活動の活性化

　食育活動の活性化に向けた地域における食育推進に当たっては，関係者の連携はもとより，地域住民との連携を強化することが大切である。図 13 - 19 は，市町村における食育活動の実践のための体制づくりと，活動の分析・評価，そして問題点を解明し，新たに目標を設定して取り組むことの必要性を示したものである。

図 13 - 19　食育の取り組みを継続できる体制づくり（例）

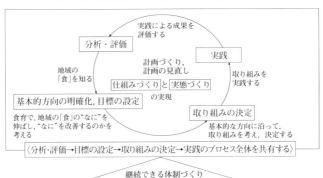

資料：内閣府食育推進室「地域の特性を生かした市町村食育推進計画づくりのすすめ」

7．食の豊かさと幸福感

1．生活の豊かさと幸福感

(1) 政府は，平成 21 年末の新成長戦略の基本方針に「国民の幸福度と満足度を表す新たな指標」の取組みとして，経済成長だけでなく，「幸福度」の指標づくりを進めている。

(2) 内閣府の平成 23 年度国民生活選好度調査（平成 23 年をもって廃止）によると，日本人の幸福度の平均値は 10 点満点中 6.41 点で，その分布を見ると 7 点以上が 51.1%，4 点以下が 14.0%，「とても不幸」とする 0 点は 0.5%，1 点が 0.6% を占め，幸福感から取り残されている人の存在が気になる（図 13 − 20）。

図 13 − 20　国民の幸福度（現在あなたはどの程度幸せですか）

（いずれかの数字を 1 つだけ○で囲んでください）

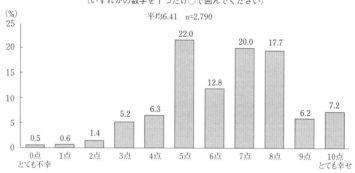

資料：内閣府「国民生活選好度調査」平成 23 年度

(3) 幸福感に影響する要素としてもっとも高かったのは，家計の状況（所得・消費）（62.2%），健康状況（62.1%），ついで家族関係（61.3%）であった（図 13 − 21）。健康は国民の幸福感を支える最大の課題であり，食のもつ健康的な意義，生活習慣病の予防的意義を大切にしたい。

図 13 − 21　幸福感を判断する際に重視した事項

（あてはまるものすべてに○をつけてください）

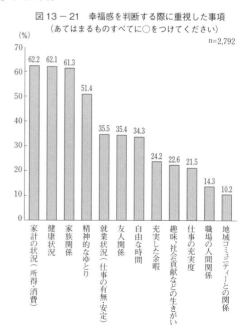

資料：内閣府「国民生活選好度調査」平成 23 年度

２．精神的豊かさを重視

　内閣府の平成30年「国民生活に関する世論調査」によると，これからは物の豊かさか，心の豊かさかの経年変化を見ると，1970年代後半に，精神的な豊かさを重視する人が物質的な豊かさを重視する人を上回り，昭和54年以降，その差は年々拡大傾向にある。さらに，団塊世代が30歳代であった頃（1980年）は物質的豊かさを重視する人が多かったのに対して，最近は心の豊かさを重視する人が多くなっている。

図 13 − 22　これからは心の豊かさか，まだ物の豊かさか（時系列）

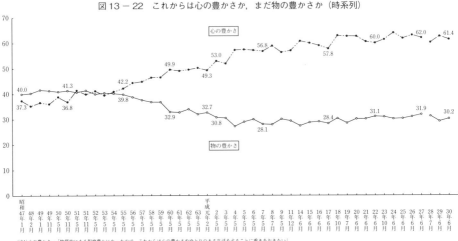

(注1) 心の豊かさ→「物質的にある程度豊かになったので，これからは心の豊かさかゆとりのある生活をすることに重きをおきたい」
　　　 物の豊かさ→「まだまだ物質的な面で生活を豊かにすることに重きをおきたい」
(注2) 平成27年6月調査までは，20歳以上の者を対象として実施。平成28年7月調査から18歳以上の者を対象として実施

３．悩み，不安

　「国民生活に関する世論調査」で「悩みや不安を感じている」と回答した人に，どのようなことについて悩みや不安を感じているかをたずねたところ，「老後の生活設計」「自分の健康」「家族の健康」「今後の収入や資産の見通し」が上位を占めている（図13 − 23）。

４．幸福のパラドクス（Paradoxes of Happiness）

　経済成長が人びとの幸せに結びついていないという，「幸福のパラドクス」は，1971年頃に，心理学者によって，所得や富といった客観的状況をよくすることは，個人の幸福になんら影響しないという結論を示した。これは「イースターリン（Easterlin 1974）のパラドクス」とも言われている。その後「幸福の経済学」という分野が生まれ，実証分析も行われている。また，行動経済学でノーベル賞を得たカーネマン（Kahneman,et.al.2006）は，脳の活動で幸福度を測る実験や生活の質，満足度と健康との相関関係を研究している。

５．都道府県別幸せ度ランキング

　法政大学の坂本光司教授は，国の発表する社会経済統計をもとに，「都道府県別幸せ度ランキング」をまとめている。もっとも幸せな都道府県は1位から福井県，富山県，石川県で北陸三県がベスト3を占めている。

　福井県は，内閣府の「豊かさ指標（国民生活指標）」で5年連続トップとなっている。これは未婚率が低く，出生率が高く，さらに老人ホームなど介護施設の充実，女性や障害者の社会進出が盛んで，幸福を感じやすい環境が整っているためとされている。

６．内閣府の幸福度の新しい試案

　内閣府は，経済成長（GDP）だけでは図ることのできない国民の「幸福度」を評価する新たな試案を平成23年12月に発表した。そこでは心の幸福感を基本として，「経済的状況」「心と体の健康」「家族や社会との関係性」の3つの柱を立て，その上で，子どもの貧困率や自殺者の数，家族との接触の密

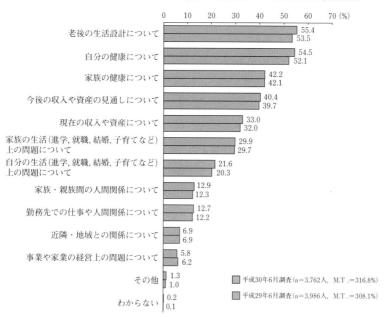

図13－23　悩みや不安の内容
(日頃の生活の中で,「悩みや不安を感じている」と答えた者に,複数回答)

表13－4　幸福度の主な指標（内閣府の試案）

経済社会状況	子どもの貧困率 高齢者の孤独死数 育児休暇の取得率 水質・大気の質,放射線量への不安
心身の健康	自殺者数 平均寿命 家庭への医療・介護サービス体制の満足度
家族や社会との関係性	地域との関わり度 家庭生活満足度 家族,友人との接触密度

度や放射線への不安など合わせて11分野, 132項目について数値化し, 有効性を検証している（表13－4）。

7．OECDの調査

　経済開発機構 (OECD)は, 平成28年5月に, 各国の生活の豊かさを示す指標として「よりよい暮らしの指標（Better Life Index）」を発表した。国民の幸福度を国際比較することを目指しており, 国民生活に密接に関わる住居や仕事, 教育, 健康など11項目を数値化したものである。11指標の平均のトップは, オーストラリア, オーストリア, ベルギー, カナダ, チリが続き, 日本はOECD加盟36か国中18位（2011年度は19位）であった。

　日本は国民1人当たりの平均純家計可処分所得ではOECD平均並みだが, 家計の純資産ではOECD内でトップレベルにある。また平均寿命ではOECD諸国中最も長いが, 自分の健康状態を良好またはそれ以上と考える成人は, OECD平均が68.9%であるのに対し, 日本では35.4%であった。日本人の生活

満足度はOECDの平均以下であった。

8．ブータンの「国民総幸福量（GNH）」

　平成23年11月，国賓としてブータンのワンチュク国王夫妻が来日した。話題になったのは，ブータンの「国民総幸福量（GNH）」である。GNHはGross National Happinessの頭文字で，1976年に現在の国王の父であるワンチュク4世の提唱，「Gross National Happiness is than Gross National Product.」に始まり，2008年に制定された憲法にも国是として盛り込まれている。

　経済的な豊かさにとらわれない幸せは，互恵互助の伝統や，高いボランティア意識のもとに受け継がれているものである。

　国民総幸福量（GNH）には①持続可能で公平な社会経済開発，②自然環境の保護，③有形・無形の文化財の保護，④よい統治，以上の4つの柱があり，その基に心理的な幸福，健康，教育など9分野の指標により豊かさを測っている（図13－24）。ブータンでは，97%の人が幸せだと答えているとのことで，不幸を感じている人はわずか3%に過ぎない。しかし最近は，急速な近代化と都市への人口の流入，犯罪の増加等により，将来への危惧が高まっている。

図13－24　ブータン王国と GNH

国民総幸福論（GNH）

GNHの4本柱	GNH指標の9分野	
1．持続可能で公平な社会経済開発 2．環境保護 3．文化の推進 4．良き統治	1．心理的な幸福 2．国民の健康 3．教育 4．文化の多様性 5．地域の活力	6．環境の多様性と活力 7．時間の使い方とバランス 8．生活水準・所得 9．良き統治

　資料：外務省ホームページ「わかる！世界情勢，vol.79，ブータン～国民総幸福量（GNH）を尊重する国」外務省，2011（http://www.mofa.go.jp/mofaj/press/pr/wakaru/topics/vol79/）

9．イギリスのレスター大学の調査

　2006年に，イギリスのレスター大学のエードリアン・ホワイト氏が，ユネスコ，WHOなどに加盟している178か国，8万人を対象に調査「国民の幸福度調査」によるGNHランキングのデータによると，1位デンマーク，2位スイス，3位オーストラリア，4位アイスランド共和国，日本は178か国中なんと90位という低水準であった。

10．国連の2018年度版世界の幸福度ランキング（1位フィンランド，日本は54位）

　国連では2012年から各国の幸福度を指標化した幸福度の報告書を出している。経済学者などがGDP（国内総生産），健康寿命，社会的支援，人生選択の自由度，汚職レベルの低さ，寛容度を変数として幸福度を算出している。156か国中1位フィンランド，2位ノルウェー，3位デンマークとヨーロッパが高く，日本は前回よりもランクを1つ下げ54位であった。

　国連では2013年から毎年3月20日を国際幸福デー（International Day of Happiness）としている。

11．食の豊かさを幸福感，生きる力につなげよう

　幸福とは，各人の心で感じるもの，つまり主観によるもので絶対的なものではない。幸福の定義は人それぞれであろう。幸福には，個人的な面と社会的な面があり，社会的な面で重要なのは生涯にわたっての安心，安全な社会の構築であろう。

　幸福度に関する関心が世界的に高まってきたのは，社会が成熟化して，多くの矛盾をはらんできたためであろう。

　人の欲望には限りがないが，過度になるとそのリスクも大きい。しかし，適度な競争社会は必要であるが，今日求められるものは，心豊かな社会の創造であろう。日本には昔から「清貧の思想」があり，貧しさの中にも幸せを感じとる力が強く幸福度・感受性が高い国民とも言われてきた。

12．学齢児の幸せ感・不安や悩み

　今，幸せだと思う者は，平成16年に比べ平成21年は上昇している（参考図）。

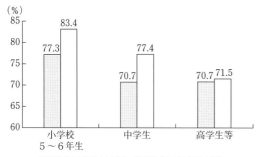

〈参考図〉学齢児の幸せ感（幸せだと思う者の割合）

〈参考〉人間開発報告書

国連開発計画（UNDP）の「人間開発報告書」によると，国民生活の豊かさを示す人間開発指数（Human Development Index）で，日本は 2013 年では 186 か国中 10 位，2014 年版では 17 位であった。上位国はノルウェー，オーストラリア，スイスなどとなっており，世界的なレベルで時間をかけたインフラ，教育などへの投資，防災レベルを高める必要があるとしている。

出典：厚生労働省「全国家庭児童調査」
注：1　高校生等とは，高校生と，各種学校・専修学校・職業訓練校の生徒の合計。
　　2　ここでいう幸せだと思う者とは，「今，幸せだと思うか」との問いに対し「とても幸せだと思う」「やや幸せだと思う」と回答した者の合計。
資料：内閣府「平成26年版　子ども・若者白書」

〈参考〉食は命なり

　「食は命なり」といわれ，栄養改善の効果は，健康増進，生活習慣病の予防，疾病の治癒・回復効果，さらには医療費の削減等の経済効果が期待されている。しかしながら残念なことに，栄養改善に携わる筈の管理栄養士・栄養士の活動に対する社会的評価は，十分とはいえないのが現状である。
　そのため今後，管理栄養士・栄養士が時代の変化を踏まえ，職業意識の高揚を図り，業務の科学性・専門性を高め，栄養指導を通じて国民の保健・医療・福祉などにどのように寄与していくのかが，問われている。
　幸い近年の日本の行政施策をみると，これからの医療においては，これまでの過剰診療，薬剤の多剤併用から，食生活を健康的にコントロールすることで体質改善を図り，生活習慣病を予防することを重要視するようになっている。
　こうした医療の流れを念頭におき，管理栄養士・栄養士の責務は，いかに社会の要請に沿って専門性を高めるのか，また専門職としての社会的責任感・自覚，職業観，倫理観，目的意識，使命感等を涵養し，専門性を十分発揮し，社会の要請と付託に応えることが使命となってくる。
　管理栄養士・栄養士の職務は広範囲に及ぶが，どの職域で働くにせよ，医療職としての資質を備え，健康増進，疾病予防，疾病の治療など栄養管理を通じて，時代の要請に応じた活動が期待されている。

〈参考〉砂糖（ソーダ）税

　2018 年 4 月に英国で砂糖税の徴収が始まった。砂糖税は 2017 年 9 月にタイで，2018 年 1 月にはフィリピンで飲料を対象に課税が開始されている。既にメキシコ，フィンランドなど飲料への砂糖税の課税を実施している国は多く，砂糖税の具体的な導入を検討している国や地域を含めるとその数は世界で 20 か国近くとなっている。
　こうした背景には，WHO が「成人および子どものための糖類の摂取に関するガイドライン」（2015 年）をもとに，2016 年 10 月に加盟国および地域に糖分を多く含む飲料への課税を求める声明を出したことがある。肥満や齲歯（虫歯）を予防することが NCD（非感染性疾患）を減らすことから，遊離糖類の摂取を総エネルギー摂取量の 10％ 未満とすることが推奨されている。特に成人では 5％ 未満にすることがすすめられている。
　日本では，1901 年から 1989 年まで砂糖にはいわゆる「ぜいたく税」として課税されていたが，消費税導入により特定の課税が解消されている。砂糖や食塩は調味料の基本であるが，健康との関連から適切な摂取が求められる。

第14章
健康増進のための運動・休養指導

1．中高年齢者の運動指導の重要性

　普段運動不足で体力の低下している人に対し，性，年齢など個々人の状態を十分に考慮した上で，日常生活の中での積極的な運動方法や種類などについて実地に指導助言する。

(1) 運動処方の基本的考え方は運動の生活化である。運動とは体を動かすことであって，特定の競技種目やスポーツに限定されるものではない。中高年齢者の運動は，年齢とともに急速に進む体力の衰えの速度を落とし，長く健康で快適な生活をするためのものとして理解したい。

(2) 人間の身体活動または運動を，小野はスポーツを目的とするもの，生活を目的とするもの，教育を目的とするものに大別している（図14−1）。

　　スポーツを目的とするものは，体育指導者など専門家の技術指導が十分必要であるが，生活を目的とするものは，生活指導の一つとも考えられ管理栄養士，栄養士が健康増進の立場から積極的に関与すべき領域である。

(3) 健康づくりの運動を行う場合の具体的な留意点
　① どのような強さの運動を選ぶか。
　② 1回の運動の持続時間はどのくらいに設定するか。
　③ どのくらいの頻度で運動を行うか。
　④ どのような種類の運動を選ぶか。

(4) 成人の運動習慣のある者の割合を平成29年国民健康・栄養調査でみると，男性35.9％，女性28.6％となっており，男性，女性とも高齢者で高い割合を示している。

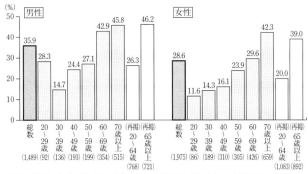

〈参考図〉運動習慣のある者の割合（20歳以上，性・年齢階級別）

※運動習慣のある者とは，1回30分以上の運動を週2回以上実施し，1年以上継続している者。
資料：厚生労働省「平成29年国民健康・栄養調査」

図14−1　身体的活動の分類

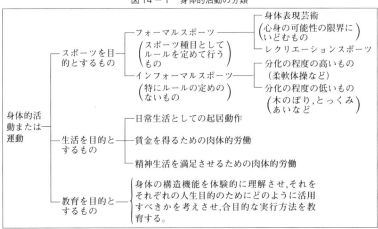

資料：小野三嗣「運動の生理学」朝倉書店，1978年

352

２．運動処方のための体力区分

(1) 運動処方に先立って，まず健康度別に運動強度の基準を定める必要がある。

　健康状態の総合判定の結果に対応した適当な運動強度として，昭和 48 年に示された健康増進セン
ター（現健康科学センター）における技術指針では次のように示している。

　健康度別運動処方の基本

　健康状態A：きわめて良好な状態にあり，比較的強い運動から始めてもよい。

　健康状態B：とくに問題にするほどではないが，いきなり運動をはじめるには若干の不安があり，
　　　　　　　数週間のコンディショニングが必要である。

　健康状態C：軽度の問題があり，激しい運動には危険が伴う。数カ月のコンディショニングを要
　　　　　　　する。

　健康状態D：要注意である。ごく軽い運動から始めて，それに自信がついてから徐々に運動量をあ
　　　　　　　げる。

　健康状態E：要治療であり，運動はすすめられない。

(2) 図 14 － 2 は成人（50 歳以上）の運動処方を行う場合には定期健診を行い，その結果にもとづいて運
　動処方の手順を，また図 14 － 3 は安全な運動の基本パターンを示している。

(3) 表 14 － 1 は，運動による生理機能改善のための，運動の原則をあげたものである。

図14－2　運動処方の手順

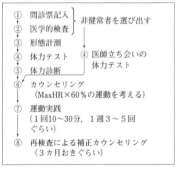

図14－3　安全な運動の基本パターン

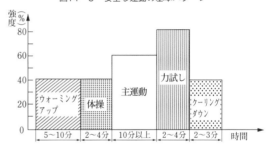

資料：波多野義郎「職場の体力づくり」労働基準調査会，1981年

表 14 － 1　運動の原則

1．過負荷（オーバーロード）の原則

　運動を行う者にとって，現在有する体力以上の運動を行うことによって生理機能が刺激され，効果
を生じる。逆に負荷が強すぎた場合は，継続することが困難となるので適当な負荷が必要。

2．漸進性の原則

　体力向上のためには，トレーニングの負荷量は，1 日のトレーニングにおいても，長期トレーニン
グでも，徐々に増加していかなければならない。

3．継続性の原則

　生理機能に対する運動の効果は，一定の頻度で運動を継続することによって初めて期待できるもの
である。

4．個別性の原則

　心・肺・循環機能，運動能力は性，年齢はもとより，同性，同年齢であっても，各個人によって異
なっている。運動処方が必要な理由がここにある。

資料：小田清一「健康づくりのための運動ハンドブック」第一出版，1987年

3．健康づくりのための身体活動基準2013

1．健康づくりの身体活動基準2013

　平成25（2013）年に，平成18（2006）年に作られた「健康づくりの運動基準2006」，「エクササイズガイド2006」が改定され，「健康づくりのための身体活動基準2013」および「健康づくりのための身体活動指針（アクティブガイド）」が策定された。

2．健康づくりにおける身体活動・運動の意義

(1) 身体活動（生活活動および運動）に着目し，「運動基準」から「身体活動基準」に名称を変更

　身体活動（physical activity）とは，安静にしている状態よりも多くのエネルギーを消費するすべての動きを指す。運動（exercise）とは身体活動の一種であり，スポーツなどとくに（競技に関連する体力と健康に関連する体力を含む）体力を維持・増進させるために行う計画的で継続性のあるものをいう。

(2) 日常の身体活動を増やすことで，メタボリックシンドロームを含めた循環器疾患・糖尿病，がん，ロコモティブシンドローム（運動器症候群），認知症およびこれらを原因とする死亡（生活習慣病など）にいたるリスクを下げ，加えて運動習慣を持つことで，これら疾病の予防効果を高めることが期待できる。とくに，高齢者では積極的に体を動かすことでロコモティブシンドロームや認知症などのリスクを低下させ，自立した生活を長く続けることができる。

(3) 身体活動不足（physical inactivity）は，肥満や生活習慣病発症の危険因子であり，高齢者の自立度低下や虚弱の危険因子である。健康日本21の最終評価によると，平成9（1997）年と平成21（2009）年の比較で，15歳以上の1日の歩数は男女とも約1,000歩減少（1日約10分の身体活動の減少に相当）している。平成29年国民健康・栄養調査によると，成人男子が6,846歩，女子が5,867歩と減少傾向にある。

3．身体活動・運動に対する取り組みの経緯の概要

(1) 身体活動・運動分野の国民健康づくりの，国の取り組みについては，平成元（1989）年には「健康づくりのための運動所要量」，平成5（1994）年には「健康づくりのための運動指針」，平成18（2006）年には「健康づくりのための運動2006」および「生活習慣病予防のために〔エクササイズガイド〕」が策定された。

(2) 近年，身体活動・運動分野に関する新たな科学的知見が蓄積され，また，日本人の歩数の減少が進み，身体活動・運動の重要性が高まり，平成25（2013）年度からスタートした健康日本21（第二次）推進の一環として，厚生労働省では「運動基準・運動指針の改定に関する検討会」を設置し，検討の結果報告書を受け改定されたものである。

(3) 身体活動基準2013では，国立健康・栄養研究所宮地部長らによる厚生労働科学研究の成果等を勘案して，18～64歳と，65歳以上に分けて「身体活動の基準」が示されている。

資料：「健康づくりのための身体活動基準・指針2013の概要」日本栄養士会雑誌第56巻第3号，国立健康・栄養研究所　宮地元彦健康増進研究部長 他

〈参考〉新しい身体活動基準のポイント

年　齢	1日当たりの身体活動の時間	1週間当たりの身体活動量
18～64歳	毎日，歩行または同等以上の強度で**60分以上体を動かす**。	23メッツ・時／週
65歳以上	毎日，どんな動き※でもいいから，**40分以上体を動かす**。 ※座ったまま以外	10メッツ・時／週

●筋力トレーニングやスポーツなどの運動が1週間当たり60分以上含まれると，なお効果的。

●18歳未満については，身体活動が生活習慣病などのリスクを低減する効果について十分なエビデンスがないため，基準の設定はない。

※23メッツ・時／週……約3.0メッツの強度で1日約1時間の身体活動を1週間続ける。

※10メッツ・時／週……約2.2メッツの強度で1日約40分の身体活動を1週間続ける。

資料：「健康づくりのための身体活動基準2013」

図14－4　エネルギー調整シートを活用した行動計画の進め方

身体活動で〔A　　　〕kcal/日

身体活動で消費するエネルギー

	普通歩行	速　歩	水　泳	自転車 (軽い負荷)	ゴルフ	軽い ジョギング	ランニング	テニス (シングルス)
強度 (メッツ)	3.0	4.0	8.0	4.0	3.5	6.0	8.0	7.0
運動時間	10分	10分	10分	20分	60分	30分	15分	20分
運動量 (メッツ・時)	0.5	0.7	1.3	1.3	3.5	3.0	2.0	2.3
体重別エネルギー消費量 (単位：kcal)								
50kgの場合	20	25	60	55	130	130	90	105
60kgの場合	20	30	75	65	155	155	110	125
70kgの場合	25	35	85	75	185	185	130	145
80kgの場合	30	40	100	85	210	210	145	170

エネルギー消費量は，強度（メッツ）×時間（h）×体重（kg）の式から得られた値から安静時のエネルギー量を引いたものです。全て5kcal単位で表示しました。

食事で〔B　　　〕kcal/日

エネルギーコントロール

・食事量
・調理法
・菓子類
・アルコール等

食事の質のコントロール

・油→外食，油料理
・脂質→肉，魚，乳製品，油
・糖質→穀類，砂糖など
・食塩→漬物，加工食品，麺類の汁，調味料
・ビタミン，ミネラル，食物繊維→野菜，果物，海藻
・コレステロール，プリン体→肉，魚，卵

食べ方のコントロール

・頻度
・タイミング
・食べる速さ　など

・地域の食習慣
・食環境
・生活スタイルなど

具体的な食行動

○食べる量を変える
○料理の組合せを変える
○調理方法を変える
○食材を変える
○味付けを変える
○間食・アルコールなどのとりかたを変える
○食事の頻度やタイミングを変える
○高頻度で影響の大きい食行動を変える

資料：「健康づくりの身体活動基準」2013を一部改変

４．18〜64歳の健康づくりのための身体活動基準（2013）
－３メッツ以上の身体活動－

(1) 18〜64歳の身体活動の基準は，「強度が３メッツ以上の身体活動を23メッツ・時／週」と設定し，具体的には，歩行かそれと同等以上の強度の身体活動を，毎日60分以上行うこととした。研究の結果では，少なくとも7.0メッツ・時／週以上の身体活動量があれば，もっとも不活発な集団と比較して，生活習慣病のリスクが12〜14％低かったと報告されている。しかし，日本人対象の論文に限ると，リスクの低減効果が示されるのは22.5メッツ・時／週以上の者であったため，この範囲での基準値設定が適切と判断され，現行の基準値が一定程度定着していることも踏まえ，引き続き23メッツ・時／週という基準値が採用されている。

表14－２　18〜64歳の健康づくりの身体活動（生活活動）
－３メッツ以上の身体活動（生活活動）の例－

メッツ	活　動　内　容
3.0	普通歩行（平地，67m/分，幼い子ども・犬を連れて，買い物など），家財道具の片付け，大工仕事，梱包，ギター演奏（立位），子どもの世話（立位），電動アシスト付き自転車に乗る，台所の手伝い
3.3	カーペット掃き，フロア掃き，掃除機，屋内の掃除，電気関係の仕事，配管工事，身体の動きを伴うスポーツ観戦
3.5	歩行（平地，75〜85m/分），楽に自転車に乗る（8.9km/h），モップがけ，荷づくり，軽い荷物運び，釣り（全般），車の荷物の積み下ろし，階段を下りる，床磨き，風呂掃除，庭の草むしり，子どもと遊ぶ（歩く/走る，中強度），車いすを押す，スクーター（原付）・オートバイの運転
4.0	自転車に乗る（：16km/時未満，通勤），動物と遊ぶ（歩く/走る，中強度），屋根の雪下ろし，高齢者や障がい者の介護（身支度，風呂，ベッドの乗り降り）
4.3	やや速歩（平地，やや速めに＝93m/分），苗木の植栽，農作業（家畜に餌を与える）
4.5	家の修繕，耕作
5.0	かなり速歩（平地，速く＝107m/分），動物と遊ぶ（歩く/走る，活発に）
5.5	シャベルで土や泥をすくう
5.8	子どもと遊ぶ（歩く/走る，活発に），家具・家財道具の移動・運搬
6.0	スコップで雪かきをする
7.8	農作業（干し草をまとめる，納屋の掃除）
8.0	運搬（重い負荷），階段を上がる
8.3	荷物を上の階へ運ぶ
8.8	階段を上る（速く）

資料：厚生労働省「健康づくりのための身体活動基準」

注）メッツ：身体活動の強さの単位
　　身体活動の強さを安静時の何倍に相当するかで表す単位で，座って安静にしている状態が１メッツ，普通歩行が３メッツに相当する。

資料：① 「健康づくりのための身体活動基準・指針2013の概要」日本栄養士会雑誌第56巻第３号，国立健康・栄養研究所，宮地元彦健康増進研究部長 他
　　　② 「運動基準・運動指針の改定に関する検討会報告書」平成25年３月，厚生労働省

５．18～64歳の健康づくりのための身体活動基準（2013）
－３メッツ以上の運動－

(1) 強度が３メッツ以上の運動を４メッツ・時／週行う。具体的には，息がはずみ汗をかく程度の運動を毎週60分行う。できれば，30分以上の運動を週２回以上行う。運動習慣を持つようにする。

表14－3　18～64歳の健康づくりの運動量　－３メッツ以上の運動量－

メッツ	活動内容
3.0	ボーリング，バレーボール，社交ダンス（ワルツ，サンバ，タンゴ），ピラティス，太極拳
3.5	自転車エルゴメーター（30～50ワット），自体重を使った軽い筋力トレーニング（軽・中等度），体操（家で，軽・中等度），ゴルフ（手引きカートを使って），カヌー
3.8	全身を使ったテレビゲーム（スポーツ・ダンス）
4.0	卓球，パワーヨガ，ラジオ体操第1
4.3	やや速歩（平地，やや速めに＝93m/分），ゴルフ（クラブを自分で担いで運ぶ）
4.5	テニス（ダブルス），水中歩行（中等度），ラジオ体操第2
4.8	水泳（ゆっくりした背泳）
5.0	かなり速歩（平地，速く＝107m/分），ソフトボール，野球，バレエ（モダン，ジャズ），サーフィン
5.3	水泳（ゆっくりした平泳ぎ），スキー，アクアビクス
5.5	水中体操，バドミントン
6.0	ゆっくりとしたジョギング，ウェイトトレーニング（高強度，パワーリフティング，ボディビル），バスケットボール，水泳（のんびり泳ぐ）
6.5	山を登る（0～4.1kgの荷物を持って）
6.8	自転車エルゴメーター（90～100ワット）
7.0	ジョギング，サッカー，スケート，スキー，ハンドボール
7.3	エアロビクス，テニス（シングル），山を登る（4.5～9.0kgの荷物を持って）
8.0	サイクリング（20km/時）
8.3	ランニング（134m/分），水泳（クロール，ふつうの速さ，45m/分未満），ラグビー
9.0	ランニング（139m/分）
9.8	ランニング（161m/分）
10.0	水泳，（クロール，速い，69m/分）
10.3	武道・武術（柔道，柔術，空手，キックボクシング，テコンドー）
11.0	ランニング（188m/分），自転車エルゴメーター（161～200ワット）

資料：厚生労働省「健康づくりのための身体活動基準2013」

(2) 運動習慣をもつことは，生活習慣病などのリスク低減効果が高まり，全身持久力や筋力といった体力の維持・向上に有用であり，また，ロコモティブシンドロームや認知症のリスク低減が期待できる。体力（全身持久力）の基準は表14－4のとおり設定された。

全身持久力の基準値を達成・維持するためには，基準値の50～75％の強度の運動を習慣的に（30分以上，週２回以上）行うことで，安全かつ効果的に基準の全身持久力を達成・維持することができる。たとえば，50歳の男性の場合，５メッツ（＝10.0メッツの50％）を強度の目安とすることができる。

表14－4　性・年代別の体力（全身持久力）の基準

年齢	18～39歳	40～59歳	60～69歳
男性	11.0メッツ（39ml/kg/分）	10.0メッツ（35ml/kg/分）	9.0メッツ（32ml/kg/分）
女性	9.5メッツ（33ml/kg/分）	8.5メッツ（30ml/kg/分）	7.5メッツ（26ml/kg/分）

資料：①「健康づくりのための身体活動基準・指針2013の概要」日本栄養士会雑誌第56巻第3号，国立健康・栄養研究所，宮地元彦健康増進研究部長 他
　　　②厚生労働省「運動基準・運動指針の改定に関する検討会 報告書」

6. 65歳以上の健康づくりのための身体活動基準 (2013)
－3メッツ未満の活動（余暇身体活動に含んでよいもの）－

(1) 新たに設定された65歳以上の基準は，高齢期に身体活動不足にならないようにすることを注意喚起するため，「強度を問わず身体活動を10メッツ・時／週以上行うことが望ましい」としている。

(2) 具体的には座ったままにならなければどんな動きでもよいので，身体活動を毎日40分以上行うことが望ましい。強度を問わない身体活動の例として，料理や食材の準備（立位，座位）2.0メッツ，ゆっくりした歩行（平地）2.8メッツ，座って行うラジオ体操2.8メッツなどが示されている。

(3) 運動基準・運動指針の改定に関する検討会での検討の結果，身体活動時間10分の増加で，死亡や生活習慣病の発症及び社会生活機能低下のリスクを3%減らすことが可能であることが示されたことから，「今より毎日10分ずつ」長く歩くことが提案された。

表14－5　3メッツ未満の活動（65歳以上の余暇身体活動に含んでよいもの）

メッツ	活 動 内 容
1.8	立位（会話，電話，読書），皿洗い
2.0	料理や食材の準備（立位，座位），ゆっくりした歩行（平地，非常に遅い＝54m/分未満，散歩または家の中），洗濯，子どもを抱えながら立つ，洗車・ワックスがけ
2.2	子どもと遊ぶ（座位，軽い）
2.3	ピアノの演奏，ガーデニング（コンテナを使用する），動物の世話
2.5	子どもの世話，仕立て作業，植物への水やり
2.8	ゆっくりした歩行（平地，遅い＝53m/分），子ども・動物と遊ぶ（立位，軽度）

資料：厚生労働省「健康づくりのための身体活動基準（2013）」

〈参考〉18歳未満の基準

18歳未満に関しては，身体活動・運動が生活習慣病などに至るリスクを低減する効果について十分な科学的根拠がないため，現段階では定量的な基準が設定されていない。しかしながら，子どもから高齢者まで，家族がともに身体活動・運動を楽しみながら取り組むことで，健康的な生活習慣を効果的に形成することが期待される。このため18歳未満の子どもについても積極的に身体活動・運動に取り組み，子どもの頃から生涯を通じた健康づくりが始まるという考え方を育むことが重要であるとしている。

資料：①「健康づくりのための身体活動基準・指針2013の概要」日本栄養士会雑誌第56巻第3号，国立健康・栄養研究所宮地元彦健康増進研究部長 他
　　　②「運動基準・運動指針の改定に関する検討会報告書」平成25年3月，厚生労働省

〈参考〉高齢者の熱中症対策

地球温暖化の影響から，夏季の日中の最高気温が35℃以上の猛暑日が珍しくなくなっている。こうした異常気象下では熱中症への注意が必要となるが，なかでも高齢者への熱中症対応が重要となっている。

高齢者は，一般に暑さを感じにくい，発汗量や体内水分量の減少，のどの渇きを感じにくいなどの理由から熱中症にかかりやすいとされている。そのため高齢者には，クーラーなどを使い室温を28℃に保つ，のどが渇いてなくても水分をこまめに補給する，1日1回汗をかく運動をするなどの熱中症対策がすすめられる。また水分補給には，スポーツドリンク，あるいは麦茶と一緒に梅干し，塩昆布などをとるか，水1ℓに塩1～2gを加えたものを飲むようにする（ただし高血圧の人は塩分の摂りすぎに注意）。コーヒー，緑茶，アルコール類は利尿作用があるのですすめられない。なお市販のスポーツドリンクは糖分が多いので飲みすぎに注意する。

参考資料：東京都健康長寿医療センター研究所HP

7．健康づくりのための身体活動指針2013に示す「＋10」のメッセージ

1．身体活動指針におけるプラステン「＋10」のメッセージ

　報告書では基準の改定に合わせて，身体活動・運動の具体的な方法を国民向けに，わかりやすく示した「健康づくりのための身体活動指針2013」を作成し，普及啓発に努めるよう謳われている。

2．今より10分多く

　指針の内容は，国民が運動習慣への一歩を踏み出せるよう『今より10分多く「＋10」体を動かしましょう』という，メッセージが出されている。

今より10分多く「＋10」からだを動かしましょう！健康のための第一歩を踏みだそう！

1.　気づく！
　　体を動かす機会や環境は身のまわりにたくさんあります。それがいつなのか？　どこなのか？自身の生活や環境を振り返ってみましょう。

2.　始める！
　　今よりも少しでも長く，少しでも活発に体を動かすことが健康への第一歩です。1日10分増やす，歩くときは少し早くなど，できることから始めましょう。

3.　達成する！
　　体を動かす目標（基準）は，1日60分≒8,000歩です。高齢の方は座っている時間を，1日15分，軽くてよいので動くことに置き換えることが目標です。

4.　広げる！
　　ひとりでも多くの家族や仲間に，体を動かすことのすばらしさを伝えましょう！
：一緒に行うと楽しさや喜びがいっそう増します。

資料：「健康づくりのための身体活動基準・指針2013の概要」日本栄養士会雑誌第56巻第3号，国立健康・栄養研究所，宮地元彦健康増進研究部長 他

　このように，健康づくりのための身体活動基準2013では，10分体を動かすことによって，病気や介護のリスクが約3％低下することが調査研究で明らかにされている。

3．健康日本21（第二次）計画と身体活動・運動との関連

　平成24（2012）年度から10年計画でスタートした健康日本21（第二次）計画では，①「日常生活における歩数の増加（1,200～1,500歩の増加）」，②「運動習慣者の割合の増加（約10％増加）」，③「住民が運動しやすいまちづくり・環境整備に取り組む自治体数の増加（47都道府県）」の3点が示されている。個人の生活習慣と社会環境の改善の両者のアプローチの必要性から目標設定されたものである。

　また，ロコモティブシンドローム（運動器症候群）を認知している国民の割合の増加（80％）などがあげられている。

　健康日本21（第二次）計画では，平成34年度には20～64歳の歩数の目標は，男性9,000歩，女性8,500歩を目指しているが，これは3メッツ以上の強度の身体活動として23メッツ・時／週は約6,000歩に相当するとされている。また，3メッツ未満の低強度で，意識されていない日常の身体活動に相当する2,000～4,000歩を加えると，8,000～10,000歩に相当し，健康日本21（第二次）計画の目標値との整合性があるとされている。

8．生活習慣病の患者が運動を実施する際の留意点

(1) 現に糖尿病，高血圧症，脂質異常症などの疾患を有するものでも身体活動・運動によって，疾患の改善や虚血性心疾患，脳梗塞，がんの一部などの予防ができるとされている。

(2) 生活習慣病の患者が運動を実施する際は，合併症の有無や事故の予防のために，かかりつけ医や保健指導の専門家と相談することが求められている。

　　血糖・血圧・脂質のいずれかが保健指導判定値以上であるが，受診勧奨は要しない状態の対象者（保健指導レベル）に対し，保健指導の一環としての運動指導の可否を判断する際の留意事項が示されている。

(3) 保健指導レベルの者に対する運動指導は以下のとおりである。

加療のための医療機関の受診の確認

↓

定期的に医療機関を受診していなければチェックリストを用いた身体活動，運動に対するリスクの確認

↓

チェックリストの項目に該当しない場合，対象者が注意事項を理解したことの確認

↓

運動指導の開始

　　こうした手順を経て実施に移す際は，運動指導単独ではなく食事指導などと合わせる必要があるとしている。

　　とくに肥満者の場合はエネルギー調整に配慮した計画をたてて，対象者と支援者が共有したうえで保健指導に当たることが望ましいとされた。

(4) 身体活動・運動を推進する社会環境の整備については，「まちづくり」の視点の重要性がうたわれ，ハードとしての環境整備とともに，ソフトとしてのソーシャル・キャピタルの活用，運動仲間を広げる住民組織の育成などの観点も重要であるとしている。

〈参考〉歩行習慣は健康づくりの第１歩

～歩行習慣を身につけるための６つのポイント～（厚生労働省　運動所要量・運動指針の策定検討会　2006）
① 　歩数を歩行時間で覚えましょう。10分間歩くと約1,000歩です。
② 　歩数を生活の行動パターンとして体で覚えましょう。たとえば，スーパーへの買い物は何歩，通勤は何歩，といった具合です。
③ 　最初から欲張らないことです。4,000歩増やす場合も，まずは１日1,000歩増やすことから始め，３カ月かけて徐々に4,000歩に増やせばよいのです。
④ 　歩行は連続していなくても構いません。１日の合計が１万歩（１週間の合計が７万歩）になるようにしましょう。
⑤ 　日常の生活のなかで歩行によって移動する機会をできるだけ多くつくりましょう。
⑥ 　歩行に目的を持たせましょう。休日にはショッピングに出かけたり，史跡を訪ねたりするのもよいでしょう。

資料：① 「健康づくりのための身体活動基準・指針2013の概要」日本栄養士会雑誌第56巻第３号，国立健康・栄養研究所宮地元彦健康増進研究部長 他
　　　② 「運動基準・運動指針の改定に関する検討会報告書」平成25年３月，厚生労働省

〈参考〉65歳以上の身体活動のポイント

65歳以上の場合は…　１日40分　１日の歩数でいうと…　歩数にすると6,000歩！　愛犬との散歩でちょうど40分くらい

※「立ち上がる，ちょっと歩く」などの歩数を含む。

9．国内の学会がガイドラインとして示す運動療法の指針

(1)　日本高血圧学会，日本動脈硬化学会，日本糖尿病学会は，治療ガイドラインにおいて，運動療法を薦めている。

(2)　おおむね，1日30〜60分の中等度の有酸素運動を週3回以上（6メッツ・時／週以上）実施することが望ましいとしている。

(3)　運動を実施する際，栄養・食生活の管理をあわせて行うことが重要である。

〈参考表〉国内の学会が示す運動療法の指針

	運動療法の指針の概要
日本高血圧学会 （高血圧治療ガイドライン2014） ※1	●中等度の強さの有酸素運動を中心に定期的に（毎日30分以上を目標に）行う。
日本動脈硬化学会 （動脈硬化性疾患予防ガイドライン2012年版） ※2	●最大酸素摂取量の50%強度が効果と安全性の面から適している。 ●1日30分以上を週3回以上（できれば毎日），または週180分以上を目指す。
日本糖尿病学会 （糖尿病治療ガイド2012-2013） ※3	●自分に合った運動強度を選択するが，最大酸素摂取量の50%前後の運動が推奨されている。 ●歩行運動では1回15〜30分，1日2回，1日の運動量として歩行は約1万歩，消費エネルギーとしてはほぼ160〜240 kcal程度が適当とされる。 ●日常生活の中に組み入れ，できれば毎日行うことが基本であるが，少なくとも1週間に3日以上の頻度で実施することが望ましい。

※1．心血管病のない高血圧患者を対象者として設定されている。
※2．「運動療法の実施にあたっては，潜在性の動脈硬化疾患や骨関節疾患の合併を探索しておく必要がある」との記載あり。
※3．運動療法を禁止あるいは制限した方がよい場合として，①糖尿病の代謝コントロールが極端に悪い場合（空腹時血糖値250mg/dL以上，または尿ケトン体中等度以上陽性），②増殖網膜症による新鮮な眼底出血がある場合（眼科医と相談する），③腎不全の状態にある場合（クレアチニン，男性2.5mg/dL以上，女性2.0mg/dL以上），④虚血性心疾患や心肺機能に障害のある場合（専門医の意見を求める），⑤骨・関節疾患がある場合（専門医の意見を求める），⑥急性感染症，⑦糖尿病壊死，⑧高度の糖尿病自律神経障害，が列挙されている。
資料：厚生労働省「運動基準・運動指針の改定に関する検討会 報告書」

(4)　身体活動・運動に関する国際的な動向を以下に示す。

①　WHOの健康のための身体活動に関する国際的動向

　　WHOは，全世界の死亡の危険因子として，高血圧（13%），喫煙（9%），高血糖（6%）についで，身体活動不足（6%）を第4位として位置づけ，平成22（2010）年には「健康のための身体活動に関する国際勧告」を発表している。

②　身体活動のトロント憲章2010

　　平成22（2010）年5月に開催された第3回国際身体活動公衆衛生会議では，身体活動のトロント憲章2010（Toronto Charter for Physical Activity 2010）として，9つの指針と4つの行動領域が採択されている。

資料：①「健康づくりのための身体活動基準・指針2013の概要」日本栄養士会雑誌第56巻第3号，国立健康・栄養研究所宮地元彦健康増進研究部長 他
　　　②「運動基準・運動指針の改定に関する検討会報告書」平成25年3月，厚生労働省

10. 保健指導における健康づくりのための身体活動基準・指針2013

(1) 管理栄養士等が，保健・栄養指導を行う場合は，身体活動・運動指導に合わせて食事・栄養指導が大切である。特に肥満者の場合は内臓脂肪減少のためのエネルギー調整が必要である。

(2) 「内臓脂肪減少のためのエネルギー調整シート」は，特定保健指導等において，初回面接の際に保健栄養指導計画の作成に活用したい（図14－5）。

図14－5　内臓脂肪減少のためのエネルギー調整シート

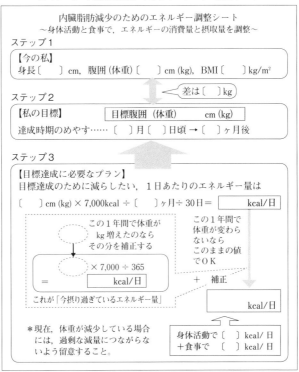

特定保健指導の初回面接の際に，保健指導計画を作成するためのツールとして利用される

(3) 「内臓脂肪減少のためのエネルギー調整シート」活用例

体重72kgの人がヨガ（2.5メッツ）を30分行った場合のエネルギー消費量は，2.5メッツ×0.5時間×72kg＝90kcalとなる。

ただし，体脂肪減少を目的とし，体脂肪燃焼に必要なエネルギー消費量を求めるには，安静時のエネルギー消費量を差し引いた値を算出した上で用いる。上記の例であれば次のように計算「（2.5メッツ－1メッツ）×0.5時間×72kg＝55kcal」する。

資料：「健康づくりのための身体活動基準・指針2013の概要」日本栄養士会雑誌第56巻第3号，国立健康・栄養研究所，宮地元彦健康増進研究部長他

11．積極的休養法

(1) 休養には積極的休養と消極的休養がある。

　一般に休養というと疲労した器官や組織の活動を休止させておけばよいといったように消極的に考えがちであるが，それまで行っていた仕事とは異質の作業を行い，労作中に使用していなかった部分を働かせるのがよいといわれる。

(2) 作業の休憩時間に，全身を動かす柔軟体操や作業中に使わない筋肉を動かす補償体操を行うのが疲労防止上効果的である。

　休憩時間，休日には肉体労働者は精神的レクリエーションなど気分転換につとめ，精神労働者は体を動かす積極的休養法が疲労回復に効果的である。積極的休養は，生体機能を活発にし，情緒安定，労働意欲向上の効果が大きい。

(3) 消極的休養法としては，入浴やマッサージなどによる疲労回復や安静休養などがあるが，必要以上に安静を保つことは無意味である。

　疲労回復にビタミン剤などはとくに必要な場合に限り用い，普段の食生活の充実が必要である。

① 入浴

　入浴は健康で清潔な生活のために欠くことのできないものである。その効果は，皮膚の清潔保持，血液循環の活発化，新陳代謝の亢進，筋肉や肩こりなどがとれる，精神的な疲労や緊張感の除去など多くの効果がある。

　入浴時間は浴温と関係があり，一般には45℃では5分以内，42℃では10分以内，38℃では20分以内が適当といわれている。

　食事直後やアルコール飲料をとった後，空腹時などの入浴は避けた方がよい。

② 睡眠

　よく眠ることは精神的・身体的休養の基礎である。就寝時刻や起床時間はなるべく一定とするのがよい。睡眠には深浅のパターンがあり，人によって異なっているので，睡眠の時間帯が変わると生体リズムがくずれて生理的機能が低下し，不眠などの障害が起こり，翌日の生活活動を低下させる。

(4) 健康づくりのための休養を目的に，平成6（1994）年4月に厚生省から健康づくりの休養指針が公表されている（表14－6）。

(5) 12歳以上の睡眠時間（平成28年国民生活基礎調査による）について，過去1か月間の1日の平均睡眠時間は「6～7時間未満」が32.3%で最も多い。睡眠による休息充足度は，「まあまあとれている」が57.7%でもっとも多くなっている。

　また平成29年国民健康・栄養調査による。ここ1か月間，睡眠で休養が十分にとれていない者の割合は20.2%であり，年次推移をみると有意に増加していることがわかる。

表14－6　健康づくりのための休養指針

1．生活にリズムを
・早めに気付こう，自分のストレスに
・睡眠は気持ちよい目覚めがバロメーター
・入浴で，からだもこころもリフレッシュ
・旅に出かけて，こころの切り換えを
・休養と仕事のバランスで能率アップと過労防止
2．ゆとりのある時間でみのりのある休養を
・1日30分，自分の時間をみつけよう
・活かそう休暇を，真の休養に
・ゆとりの中に，楽しみや生きがいを
3．生活の中にオアシスを
・身近な中にもいこいの大切さ
・食事空間にもバラエティを
・自然とのふれあいで感じよう，健康の息吹きを
4．出会いときずなで豊かな人生を
・見出そう，楽しく無理のない社会参加
・きずなの中ではぐくむ，クリエイティブ・ライフ

資料：「公衆衛生審議会意見具申」1994年4月

〈参考〉睡眠で十分休養が取れない者の割合の推移（20歳以上，男女計算）

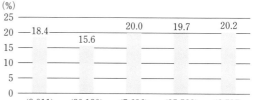

	平成21年	平成24年	平成26年	平成28年	平成29年
(%)	18.4	15.6	20.0	19.7	20.2
	(8,011)	(30,130)	(7,636)	(25,523)	(6,595)

資料：平成29年国民健康栄養調査，一部改変

12. 国民の睡眠・食事時間（2015年NHK国民生活時間調査報告書）

(1) 2015 年 NHK 国民生活時間調査報告書によると，1 日の睡眠時間は，平日 7 時間 15 分，土曜日は 7 時間 42 分，日曜日は 8 時間 03 分である。

　① 男女年齢層別にみると，睡眠時間が 6 時間台と短いのは平日の男性の30～50歳代，女性の40～50歳代で，最も短いのは女性の50歳代で 6 時間31分である。また曜日差に着目すると，有職者や学生は曜日差が大きく，平日＜土曜＜日曜の順に長くなる。男女とも10～50歳代は平日と土曜，日曜の差が大きく，一方60歳以上では男女とも差が少ない。

　② 睡眠不足は，疲労感，情緒不安定，適切な判断力を鈍らせるなど，生活の質に大きく影響する。わが国では成人の23％に睡眠に関した健康問題があり，14％が睡眠確保のための睡眠薬やアルコールを飲むと答えている。

(2) 1970 年以降の睡眠時間は，平日は一貫して減少傾向にあったが，今回は下げ止まった（図14－6）。

(3) 国民全体の 1 日の食事時間は，平日 1 時間 36 分，土曜 1 時間 44 分，日曜 1 時間 44 分と平日よりも土曜・日曜が長い。男女年層別にみると，平日・土曜・日曜とも男女 70 歳以上で長い（図14－7）。

表 14 － 7　　睡眠時間（男女年層別・職業別）

	(時間 分)	平日				土曜				日曜			
		00	05	10年	15年	00	05	10年	15年	00	05	10年	15年
	国民全体	7:23	7:22	7:14	7:15	7:38	7:47	7:37	7:42	8:09	8:14	7:59	8:03
男	10代	7:51	7:53	7:36	7:47	8:13	8:59	8:36	8:28	9:10	9:01	8:36	8:46
	20代	7:20	7:17	7:18	7:27	8:02	7:26	7:48	7:43	8:14	8:36	7:59	8:25
	30代	6:57	7:04	7:11	6:59	7:45	7:17	7:37	7:46	8:21	8:16	8:04	8:21
	40代	7:11	7:06	6:43	6:50	7:25	7:28	7:21	7:27	8:07	8:13	7:56	8:00
	50代	7:16	7:09	6:58	6:51	7:35	7:36	7:15	7:25	8:06	7:56	7:48	8:00
	60代	7:48	7:41	7:25	7:20	7:37	7:59	7:32	7:35	8:02	8:06	7:57	7:56
	70歳以上	8:40	8:18	8:07	8:11	8:20	8:20	8:16	8:12	8:43	8:36	8:28	8:07
女	10代	7:31	7:42	7:38	7:33	8:03	8:42	8:29	8:41	8:55	9:11	8:58	9:02
	20代	7:14	7:23	7:24	7:18	8:00	7:59	7:56	8:06	8:29	8:28	8:21	8:27
	30代	6:56	7:03	7:00	7:05	7:20	7:59	7:35	7:46	7:52	8:26	7:53	7:55
	40代	6:47	6:43	6:28	6:41	7:00	7:22	7:06	7:08	7:39	7:46	7:25	7:50
	50代	6:58	6:51	6:31	6:31	7:02	6:57	7:06	6:57	7:34	7:24	7:22	7:22
	60代	7:17	7:16	7:09	7:05	7:08	7:18	7:05	7:15	7:27	7:41	7:26	7:26
	70歳以上	8:07	8:09	7:46	7:50	8:07	8:11	7:48	8:04	8:06	8:26	8:12	7:58
	有職者	7:07	7:05	6:55	6:56	7:32	7:29	7:24	7:24	8:03	8:06	7:51	7:53
	主婦	7:16	7:13	7:08	7:11	7:11	7:30	7:15	7:28	7:41	7:52	7:32	7:42
	無職	8:18	8:16	8:06	8:06	8:08	8:16	8:02	8:16	8:14	8:24	8:13	8:15
	学生	7:42	7:44	7:40	7:37	8:04	8:47	8:30	8:33	8:59	8:58	8:48	8:47

資料：2015年NHK国民生活時間調査

図14－6　睡眠時間の時系列変化(国民全体　全員平均時間)

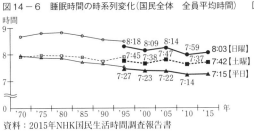

資料：2015年NHK国民生活時間調査報告書

図14－7　食事時間の時系列変化（3曜日・国民全体）

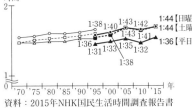

資料：2015年NHK国民生活時間調査報告書

13.　健康づくりのための睡眠指針 2014（厚生労働省）

(1)　2014（平成 26）年 3 月に厚生労働省の研究班から「健康づくりのための睡眠指針 2014」が公表された。平成 14 年に「健康づくりのための睡眠指針」が作成され，睡眠による休養が十分にとれていない者の減少を目標に活用されてきた。その後さらに睡眠に関する科学的知見が蓄積されたこと，健康日本 21 の第 2 次計画が平成 25 年度からスタートしたことなどから，10 年ぶりに改定された。

(2)　今回の改定は，科学的知見に基づいた見直しを行った結果，指針を 7 箇条から 12 箇条に拡大するとともに，その視点も「快適な睡眠」から「健康づくりに資する睡眠」に変更している。また，ライフステージ別の睡眠のとり方，睡眠と生活習慣病との関係などについても記載が充実されている。

　　睡眠 12 箇条のうち，第 1 条は総論，第 2 ～ 5 条は睡眠に関する基本的な科学的知見，第 6 ～ 10 条では予防，保健指導の方法，第 11 ～ 12 条では睡眠の問題点と早期発見のための要点が掲げられている（表 14 － 8）。

表 14 － 8　睡眠 12 箇条

第1条. 良い睡眠で，からだもこころも健康に。 　良い睡眠で，からだの健康づくり 　良い睡眠で，こころの健康づくり 　良い睡眠で，事故防止	第7条. 若年世代は夜更かし避けて，体内時計のリズムを保つ。 　子どもには規則正しい生活を 　休日に遅くまで寝床で過ごすと夜型化を促進 　朝日が覚めたら日光を取り入れる 　夜更かしは睡眠を悪くする
第2条. 適度な運動，しっかり朝食，ねむりとめざめのメリハリを。 　定期的な運動や規則正しい食生活は良い睡眠をもたらす 　朝食はからだとこころのめざめに重要 　睡眠薬代わりの寝酒は睡眠を悪くする 　就寝前の喫煙やカフェイン摂取を避ける	第8条. 勤労世代の疲労回復・能率アップに，毎日十分な睡眠を。 　日中の眠気が睡眠不足のサイン 　睡眠不足は結果的に仕事の能率を低下させる 　睡眠不足が蓄積すると回復に時間がかかる 　午後の短い昼寝で眠気をやり過ごし能率改善
第3条. 良い睡眠は，生活習慣病予防につながります。 　睡眠不足や不眠は生活習慣病の危険を高める 　睡眠時無呼吸は生活習慣病の原因になる 　肥満は睡眠時無呼吸のもと	第9条. 熟年世代は朝晩メリハリ，ひるまに適度な運動で良い睡眠。 　寝床で長く過ごしすぎると熟睡感が減る 　年齢にあった睡眠時間を大きく超えない習慣を 　適度な運動は睡眠を促進
第4条. 睡眠による休養感は，こころの健康に重要です。 　眠れない，睡眠による休養感が得られない場合，こころのSOSの場合あり 　睡眠による休養感がなく，日中もつらい場合，うつ病の可能性も	第10条. 眠くなってから寝床に入り，起きる時刻は遅らせない。 　眠たくなってから寝床に就く，就床時刻にこだわりすぎない 　眠ろうとする意気込みが頭を冴えさせ寝つきを悪くする 　眠りが浅いときは，むしろ積極的に遅寝・早起きに
第5条. 年齢や季節に応じて，ひるまの眠気で困らない程度の睡眠を。 　必要な睡眠時間は人それぞれ 　睡眠時間は加齢で徐々に短縮 　年をとると朝型化 男性でより顕著 　日中の眠気で困らない程度の自然な睡眠が一番	第11条. いつもと違う睡眠には，要注意。 　睡眠中の激しいいびき・呼吸停止，手足のぴくつき・むずむず感や歯ぎしりは要注意 　眠っても日中の眠気や居眠りで困っている場合は専門家に相談
第6条. 良い睡眠のためには，環境づくりも重要です。 　自分にあったリラックス法が眠りへの心身の準備となる 　自分の睡眠に適した環境づくり	第12条. 眠れない，その苦しみをかかえずに，専門家に相談を。 　専門家に相談することが第一歩 　薬剤は専門家の指示で使用

資料：平成26年 3 月「健康づくりのための睡眠指針の改訂に関する検討会」報告書（抜粋）

(3)　以下は，産業医学総合研究所高橋正也主任研究官らが平成 16（2004）年 3 月発表した働く世代の快眠 10 カ条である。

表 14 － 9　働く世代の快眠 10 カ条

1	充分かつ快適な睡眠で，仕事のやる気と効率がアップ
2	睡眠時間は人それぞれ。日中の充足感が快適な睡眠のバロメーター
3	朝一目覚めとともに体内時計がスタート。快眠の秘訣は起床時間にあり
4	昼一わずかな昼寝が午後の仕事効率を高める
5	夜一快適な眠りは自らの工夫で創り出す
6	寝る前に一自分なりのリラックス法を見つける
7	寝室一眠りやすい寝室環境も大切
8	眠れないときの対処一眠りは追いかけると逃げてゆく
9	それでも眠れないあなたに一早めに医師に相談
10	交代勤務の工夫一上手な休息と，睡眠時間の確保が大切

資料：産業医学総合研究所　高橋正也　他

14. 疲労の状況・年間休日数の国際比較

1. 疲労の状況

内閣府の体力・スポーツに関する世論調査によると，ふだんから肉体的な疲労を感じている人は61.3％，精神的な疲労やストレスを感じている人は55.0％と過半数に及んでいる。

年代別にみると，肉体的疲労は40～50歳代，精神的な疲労やストレスは30～50歳代が高率である。

図14-8 疲労の状況

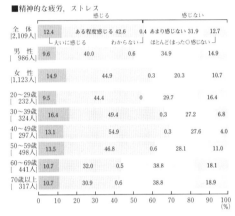

資料：内閣府「体力・スポーツに関する世論調査」（平成16年）

2. 年間休日数の国際比較

日本は法定休日は他国より多いものの，年次休暇をとっている日数は他の国より少ない。

図14-9 年間休日数の国際比較

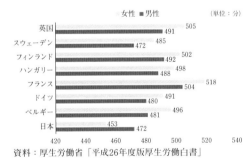

資料：厚生労働省「就労条件総合調査」（EU及び各国資料より厚生労働省労働基準局賃金時間課推計）

3. 睡眠時間の国際比較（1日当たり）

平成26（2014）年厚生労働白書によると，日本人の睡眠時間が国際的にも短いことがわかる。

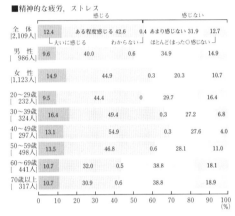

資料：厚生労働省「平成26年度版厚生労働白書」

〈参考〉熱中症と水分補給の重要性

　平成 31（2019）年に改定された管理栄養士国家試験出題基準では，「環境と栄養」の中で特殊環境と栄養ケアとして「熱中症と水分・電解質補給」が示されている。運動時や高温の職場環境，特に近年では夏季の高温時の運動時等における水分・電解質の補給が重要となっている。以下の表は運動時の水分補給の目安を示したものである。

運動時の水分補給の目安

	タイミング	摂取量	注意点
運動前	30 分前で	250ml から 500ml	口渇感がなくても積極的に摂る。ただし直前に摂ると胃が重くなり運動の負担になる。
運動中	こまめに補給（15 分毎）	100ml から 250ml（1 時間で合計 500ml 〜 1000ml）	一度に大量に摂らない。長時間の運動時には糖分 3 〜 6 %，塩分 0.1 〜 0.2 % を含んだもの（スポーツドリンク等）を摂る。
運動後	終了後	運動前に比べ終了後の体重減が 2 % 未満になるように補給（体重 50 kgの場合 49 kg以下にならないように）	スポーツドリンクや果汁（糖質濃度 10 % 前後）を摂る。

＊熱中症の予防には水分補給とともに食事3食を食べることも大切。毎日の食事から約1Lの水分を補給しており，食事は重要な水分補給源。
参考文献：（公財）日本体育協会「スポーツ活動中の熱中症予防」

.

第15章
母子栄養

児童憲章（昭和26年5月5日　宣言）

　われらは，日本国憲法の精神にしたがい，児童に対する正しい観念を確立し，すべての児童の幸福をはかるために，この憲章を定める。

　　　児童は，人として尊ばれる。
　　　児童は，社会の一員として重んぜられる。
　　　児童は，よい環境のなかで育てられる。

1．すべての児童は，心身ともに，健やかにうまれ，育てられ，その生活を保障される。

2．すべての児童は，家庭で，正しい愛情と知識と技術をもって育てられ，家庭に恵まれない児童には，これにかわる環境が与えられる。

3．すべての児童は，適当な栄養と住居と被服が与えられ，また，疾病と災害からまもられる。

（以下略）

1．小児栄養の重要性

乳幼児，学齢児など発育期の小児の身体発育上，栄養上の特色をあげると次の図表のとおりである。

第十五章　母子栄養

図 15－1　Scammon の発育型

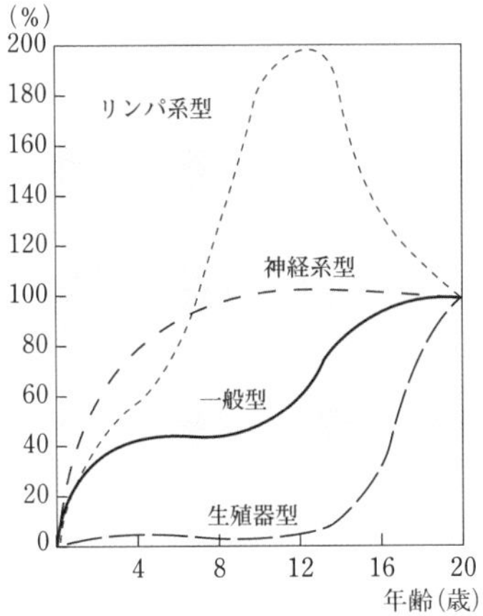

（%）

リンパ系型

神経系型

一般型

生殖器型

年齢（歳）

一般型：全身の外形計測値（頭径を除く），呼吸器，消化器，腎，心大動脈，脾，筋全体，骨全体，血液量
神経系型：脳，脊髄，視覚器，頭径
生殖器型：睾丸，卵巣，副睾丸，子宮，前立腺など
リンパ系型：胸腺，リンパ節，間質性リンパ組織

図 15－2　Stratz による年齢別身体各部のつり合いの変化

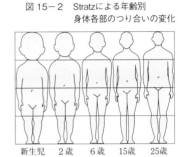

新生児　2 歳　6 歳　15 歳　25 歳

図 15－3　体重kg当たりエネルギー量（kcal）

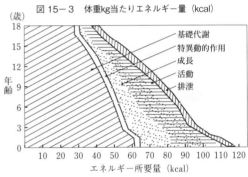

基礎代謝
特異動的作用
成長
活動
排泄

エネルギー所要量（kcal）

資料：Nelson, Textbook of pediatrics による。

図 15－4　身長の発育曲線（模式図）

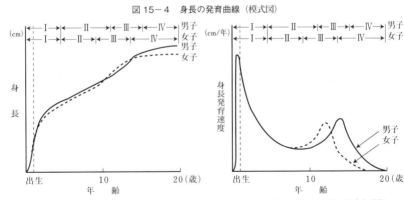

注：Ⅰは第1発育急進期を含む胎児期，乳児期，幼児期前半。
　　Ⅱは比較的安定を示す時期で幼児期の後半から学齢期の前半。

Ⅲは思春期急増を示す第2発育急進期。
Ⅳは第2発育急進期以後成人に達するまでの時期。
（高石昌弘）

2.　授乳期の栄養方法

(1)　乳幼児栄養調査による授乳期の栄養方法：厚生労働省では昭和 60 年度から 10 年ごとに「乳幼児栄養調査」を実施している。平成 27 年度の結果をみると，母乳栄養率は，生後 1 か月 51.3％，生後 3 か月 54.7％で初めて 50％を超えた。混合栄養を含めると，母乳を与えている割合は生後 1 か月で 96.5％，生後 3 か月で 89.8％であった（図 15 － 5）。このように母乳栄養率は著しく改善している。
　　また 2 歳児以上の保護者の 8 割が子どもの食事についてなんらかの困ることがあると答えている。
　　（厚生労働省「授乳・離乳の支援ガイド」（平成 19 年作成）参照）

図 15 － 5　授乳期の栄養方法（1 か月，3 か月）の推移

（回答者：昭和 60 年度・平成 7 年度・平成 17 年度 0 ～ 4 歳児の保護者，平成 27 年度 0 ～ 2 歳児の保護者）

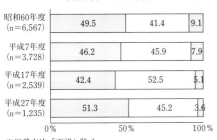

※栄養方法「不詳」除く

資料：厚生労働省「平成 27 年度乳幼児栄養調査」

(2)　母乳育児についての情報提供・教育
　　母親学級，母子保健指導において，母乳栄養の重要性について次のような指導を行う。
　①　母乳栄養の重要性および乳房の手当について。
　②　産褥期の保健指導として，母乳の必要性，分泌の促進方法，乳房の手当，授乳の方法等。
　③　新生児期においては，母乳育児の勧め，母乳育児の確立を図る。とくに初産者については母乳分泌を促す食事，栄養法について指導。
　④　乳児期については，母乳栄養でのビタミン K 欠乏検査の実施，母乳不足の場合は混合または人工栄養法について指導。

(3)　母乳栄養の推進における国際的な動き
　①　WHO は，1974（昭和 49）年の総会で，世界的な母乳哺育の減少傾向を指摘し，「乳児栄養と母乳哺育」の決議を行った。そしてすべての加盟国に「粉ミルクの販売活動状況を検討し，措置を講じる」よう要請した。
　　　WHO の決議を受けてわが国では，1975（昭和 50）年に母乳栄養推進のため，（ア）1.5 か月までは母乳のみで育てよう，（イ）3 か月まではできるだけ母乳のみで頑張ろう，（ウ）4 か月以降でも安易に人工ミルクに切りかえないで育てよう，の 3 つのスローガンを掲げて母乳栄養を推進している。
　②　国際児童年であった 1979（昭和 54）年には，WHO と国連児童基金（UNICEF）はジュネーブで，乳幼児に関する合同会議で「唯一の自然な育児方法は母乳によるものであり，すべての国は母乳を積極的に奨励しなければならない」という乳幼児の健康と栄養の改善についての提言を採択している。
　③　1989（平成元）年 WHO と UNICEF は，世界中の分娩を扱うすべての施設に対して「母乳育児を

表 15 - 1　母乳育児を成功させるための 10 カ条

この 10 カ条は，お母さんが赤ちゃんを母乳で育てられるように，産科施設とそこで働く職員が実行すべきことを具体的に示したものです。
1　母乳育児推進の方針を文書にして，すべての関係職員がいつでも確認できるようにしましょう。
2　この方針を実行するうえで必要な知識と技術をすべての関係職員に指導しましょう。
3　すべての妊婦さんに母乳で育てる利点とその方法を教えましょう。
4　お母さんを助けて，分娩後30分以内に赤ちゃんに母乳をあげられるようにしましょう。
5　母乳の飲ませ方をお母さんに実地に指導しましょう。また，もし赤ちゃんをお母さんから離して収容しなければならない場合にも，お母さんの母乳分泌維持の方法を教えましょう。
6　医学的に必要でないかぎり，新生児には母乳以外の栄養や水分を与えないようにしましょう。
7　お母さんと赤ちゃんが一緒にいられるように，終日，母子同室を実施しましょう。
8　赤ちゃんが欲しがるときは，いつでもお母さんが母乳を飲ませてあげられるようにしましょう。
9　母乳で育てている赤ちゃんにゴムの乳首やおしゃぶりを与えないようにしましょう。
10　母乳で育てるお母さんのための支援グループ作りを助け，お母さんが退院するときにそれらのグループを紹介しましょう。

資料：WHO/UNICEF 共同声明（ユニセフ訳）1989 年 3 月 14 日

成功させるための 10 カ条」の受入れを呼び掛けている。この 10 カ条は，お母さんが赤ちゃんを母乳で育てられるように産科施設とそこで働く職員が実行すべきことを具体的に示したものである。
④　1989 年（平成元）年国連総会で「子どもの権利に関する条約」が採択されたが，そのなかに母乳栄養による育児は子どもの権利であると明記している。わが国は平成 6 年に同条約に批准，翌年発効している。
⑤　母乳栄養推奨のため，1992（平成 4）年以来，8 月 1 日を世界母乳の日としている。また，同日から 1 週間を世界母乳週間としている。
⑥　最近はインターネット機能のついた携帯電話が普及し，メールのやり取りなどで授乳しているとき，母親が赤ちゃんと目が合わせようとしない傾向があると指摘されている。授乳は栄養摂取だけでなく母と子のコミュニケーションの場であり，赤ちゃんがお乳を飲みながら，母親としっかり顔を見つめ合う関係を深めたい。
　　母子関係における相互作用の重要性については絆，愛着，最近はアタッチメントという言葉がよく使われている。赤ちゃんと母親との相互のアタッチメントの形成による心の発達を促したいものである。

参考資料：水野清子，南里誠一郎，長谷川智子，當中　香，藤澤良知，上石晶子「子どもの食と栄養（改訂第 2 版）」診断と治療社，2014年11月28日発行

〈参考〉母乳バンク

アメリカでは 100 年以上も前から医療機関や地域ごとに専門組織によって整備されてきた。親が病気で母乳を与えられない，母乳が出ないといったケースで，母乳を提供する取り組みで，最近は中国，アフリカ諸国などにも広がっている。

〈参考〉インターネットによる母乳販売

インターネットによる母乳販売が行われていることがわかり，平成 27 年 7 月 3 日付けで，厚生労働省母子保健課長通知「インターネット等で販売される母乳に関する注意喚起の依頼について」通知されている。通知の要旨は「既往歴や搾乳方法，保管方法等の衛生管理の状況が不明な第 3 者の母乳を乳幼児が摂取することは，病原体や医薬品等の化学物質等が母乳中に存在していた場合，これらに曝露するリスクや衛生面でのリスクがある」として注意喚起されている。

3．離乳の状況（平成27年度乳幼児栄養調査から）

(1) 離乳食の開始時期・完了時期を平成27年度乳幼児栄養調査でみると，離乳の開始時期は「6か月」
が44.9％と最も多く，平成17年度よりピークが1か月遅くなっている（図15－6）。離乳の開始目安は，
「月齢」が84.3％と最も多い。離乳の完了時期は，「13～15か月」が33.3％と最も高く，平成17年度
よりピークが遅くなっている（図15－7）。

図15－6　離乳食の開始時期

（回答者：平成17年度0～4歳児の保護者，平成27年度0～2歳児の保護者）

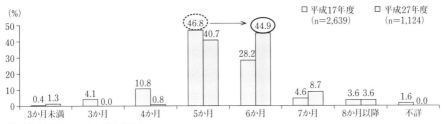

※離乳食を開始していない場合を除く

<参考>「授乳・離乳の支援ガイド」（平成19年3月）において，離乳食の開始時期を従前の「生後5か月になっ
た頃」から「生後5，6か月頃」と変更。

図15－7　離乳食の完了時期

（回答者：平成17年度0～4歳児の保護者，平成27年度0～2歳児の保護者）

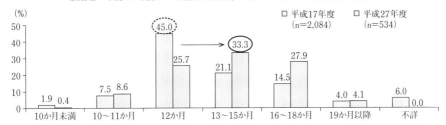

※離乳食を開始・完了していない場合を除く

資料：厚生労働省「平成27年度乳幼児栄養調査」

(2) 離乳について困っていることとしては，「作るのが大変」33.5％，「もぐもぐ，かみかみが少ない（丸
のみしている）」28.9％が多く，次いで「食べる量が少ない」21.8％であった。

逆に離乳食について困っていることが「特にない」は25.9％となっており，約75％の保護者が離乳食
について何らかの困りごとを抱えていることになる（図15－8）。

〈参考〉乳児ボツリヌス症

平成29（2017）年3月に東京で，離乳食に含まれていた蜂蜜の摂取が原因と推定される乳児ボツリヌス症に
よる死亡事例があった。乳児ボツリヌス症は1歳未満の乳児に特有の疾患で，経口的に摂取された蜂蜜に含ま
れるボツリヌス菌の芽胞が腸管内で発芽・増殖し，その際に産出される毒素によって発症する。重症化すると呼
吸困難，呼吸停止に至ることがある。大人の場合は腸内に多様な腸内細菌が存在しボツリヌス菌が増殖する余地
がないが，1歳未満の乳児は腸内細菌が未熟なためボツリヌス菌が腸内に定着することがある。1歳未満の乳児に，
蜂蜜を与えることは避ける。

図15－8　離乳食について困ったこと（回答者：0～2歳児の保護者）

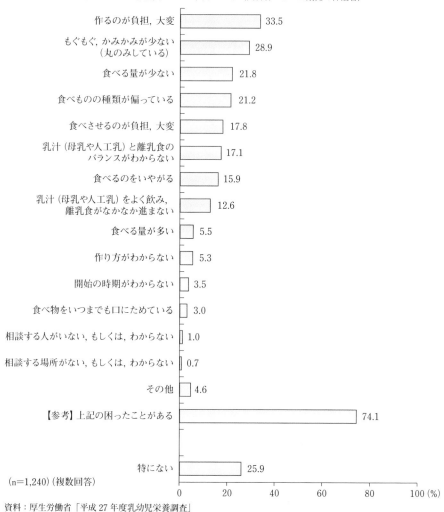

作るのが負担，大変　33.5
もぐもぐ，かみかみが少ない（丸のみしている）　28.9
食べる量が少ない　21.8
食べものの種類が偏っている　21.2
食べさせるのが負担，大変　17.8
乳汁（母乳や人工乳）と離乳食のバランスがわからない　17.1
食べるのをいやがる　15.9
乳汁（母乳や人工乳）をよく飲み，離乳食がなかなか進まない　12.6
食べる量が多い　5.5
作り方がわからない　5.3
開始の時期がわからない　3.5
食べ物をいつまでも口にためている　3.0
相談する人がいない，もしくは，わからない　1.0
相談する場所がない，もしくは，わからない　0.7
その他　4.6
【参考】上記の困ったことがある　74.1
特にない　25.9

（n=1,240）（複数回答）

資料：厚生労働省「平成27年度乳幼児栄養調査」

〈参考〉マタニティーマーク

妊産婦に優しい環境づくりを目的に，国民の関心を喚起するため「健やか親子21」推進検討会において公募し，2006（平成18）年に決定した。

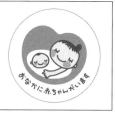

4. 乳幼児の授乳・食事・栄養摂取等の状況
（平成27年度乳幼児栄養調査）

　平成 27 年度乳幼児栄養調査から乳幼児の授乳・食事・栄養摂取の特色を探ってみる。

(1)　0〜2歳児の保護者が，授乳について困っていることは「母乳が足りているかどうかわからない」40.7％，「母乳が不足ぎみ」20.4％，「授乳が負担・大変」20.0％，「人工乳（粉ミルク）を飲むのを嫌がる」16.5％であった。

(2)　2〜6歳児の保護者が子どもの食事について困っていることとして，2〜3歳未満児では「遊び食べをする」が最も多く 41.8％，また3〜4歳未満，4〜5歳未満，5歳以上では「食べるのに時間がかかる」が最も多く，それぞれ 32.4％，37.3％，34.6％であった。

(3)　食物アレルギーについて0〜6歳児の保護者のうち，食事が原因と思われる食物アレルギーを子どもが経験した割合は 14.8％であった。このうち医療機関の受診は 87.8％，医師が「食物アレルギー」と判断したものは 76.1％であった。アレルギーの対応としては，「原因食物（疑いを含む）の除去や制限を現在もしている」が 11.5％，「過去にしていたことがある」が 12.1％で，合わせて 23.6％が食物の徐去・制限をしていた。食物の徐去・制限の経験者のうち医師の指示のもとで食物の除去・制限を行った者は 46.4％であった。

(4)　0〜6歳児の保護者を対象とした経済状態による食物摂取の違いについて，経済的な暮らし向きが「ゆとりあり」の場合，摂取頻度が高い傾向の食物は魚，大豆・大豆製品，野菜，果物であった。野菜を例にとってみると摂取頻度を毎日2回以上とるとしたのは「ゆとりあり」の 60.5％に対し，「ゆとりなし」は 46.4％であった。
　一方，経済的な暮らし向きが「ゆとりなし」の場合では，菓子（菓子パンを含む），インスタントラーメンやカップ麺の摂取が多い傾向がみられた。

(5)　2〜6歳児の保護者を対象とした 13 種類の食物の摂取状況について，1日2回以上摂取している食品は穀類 97.0％，お茶など甘くない飲料 84.4％，野菜 52.0％，牛乳・乳製品 35.8％であった。菓子（菓子パンを含む），果物は「毎日1回」が最も多く，肉，卵は「週に4〜6日」の回答が最も多かった。魚，大豆・大豆製品は「週に1〜3日」が多く，ファーストフード，インスタントラーメンやカップ麺は「週に1回未満」が多かった。

(6)　2〜6歳児の保護者を対象にした子どもの間食について，間食の与え方で「時間を決めてあげていることが多い」が最も多く 56.3％，次に「甘いものは少なくしている」22.9％，「欲しがる時に与えることが多い」20.7％であった。甘い飲み物や菓子をとる回数は，どの年齢も1回が最も多かった。

(7)　2〜6歳児の保護者が子どもの食事で特に気をつけていることとしては，「栄養バランス」が最も多く 72.0％，以下「一緒に食べること」69.5％「食事のマナー」67.0％「楽しく食べること」49.0％「食べる量」47.4％となっている。

〈参考〉健やか親子 21 シンボルマークの愛称

　健やか親子 21 推進協議会と厚生労働省は，平成 36 年度までの健やか親子 21（第2次）のシンボルマークの愛称を「すこりん」（佐賀県，今田琢磨氏の応募作品）とすると発表した。「子どもがのびのびと健やかに，夢と希望を持って，光輝く星のように」との願いを込めて星形のマークとなり，背景を薄緑色にすることで温かな地域づくりをイメージしている。

受賞作品「すこりん」
名づけ理由：
「健やかに，リンリンと輝く星をイメージ」
応募者：今田琢磨（佐賀県）

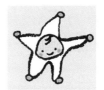
健やか親子21

5．「授乳・離乳の支援ガイド」2019年改定

1．改定のポイント

　平成 31（2019）年 3 月に厚生労働省は「授乳・離乳の支援ガイド」を 10 年ぶりに改定した。新しい支援ガイドの改定のポイントは，①授乳・離乳を取り巻く最近の科学的知見等を踏まえた適切な支援の充実，②授乳開始から授乳リズムの確立時期の支援内容の充実，③食物アレルギー予防に関する支援の充実，④妊娠期からの授乳・離乳等に関する情報提供のあり方，である。

2．離乳の支援に関する基本的考え方

　今回の改定に当たっては，子どもの食欲，摂食行動，成長・発育のパターン等，子どもにはそれぞれ個性があるので，離乳に関しては画一的な進め方にならないように留意することが強調されている。また成長期の各段階における子どもの食べ方や摂食機能の目安の記載の充実が図られている。

図 15−9　離乳食の進め方の目安

	離乳の開始 ➡ 離乳の完了			
	以下に示す事項は，あくまでも目安であり，子どもの食欲や成長・発達の状況に応じて調整する。			
	離乳初期 生後 5 ～ 6 か月頃	離乳中期 生後 7 ～ 8 か月頃	離乳後期 生後 9 ～ 11 か月頃	離乳完了期 生後 12 ～ 18 か月頃
食べ方の目安	○子どもの様子をみながら 1 日 1 回 1 さじずつ始める。 ○母乳や育児用ミルクは飲みたいだけ与える。	○1 日 2 回食で食事のリズムをつけていく。 ○いろいろな味や舌ざわりを楽しめるように食品の種類を増やしていく。	○食事リズムを大切に，1 日 3 回食に進めていく。 ○共食を通じて食の楽しい体験を積み重ねる。	○1 日 3 回の食事リズムを大切に，生活リズムを整える。 ○手づかみ食べにより，自分で食べる楽しみを増やす。
調理形態	なめらかにすりつぶした状態	舌でつぶせる固さ	歯ぐきでつぶせる固さ	歯ぐきで噛める固さ
1 回当たりの目安量				
Ⅰ　穀類　　（g）	つぶしがゆから始める。すりつぶした野菜等も試してみる。 慣れてきたら，つぶした豆腐・白身魚・卵黄等を試してみる。	全がゆ 50 ～ 80	全がゆ 90 ～ 軟飯 80	軟飯 80 ～ ご飯 80
Ⅱ　野菜・果物　（g）		20 ～ 30	30 ～ 40	40 ～ 50
Ⅲ　魚　　　（g）		10 ～ 15	15	15 ～ 20
又は肉（g）		10 ～ 15	15	15 ～ 20
又は豆腐（g）		30 ～ 40	45	50 ～ 55
又は卵（個）		卵黄 1 ～ 全卵 1/3	全卵 1/2	全卵 1/2 ～ 2/3
又は乳製品（g）		50 ～ 70	80	100
歯の萌出の目安		乳歯が生え始める。		1 歳前後で前歯が 8 本生えそろう。 離乳完了期の後半頃に奥歯（第一乳臼歯）が生え始める。
摂食機能の目安	口を閉じて取り込みや飲み込みが出来るようになる。 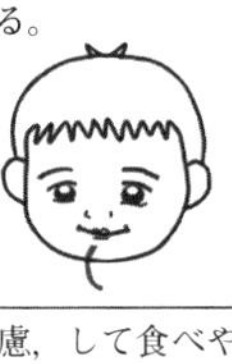	舌と上あごで潰していくことが出来るようになる。 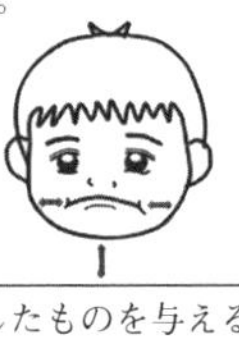	歯ぐきで潰すことが出来るようになる。 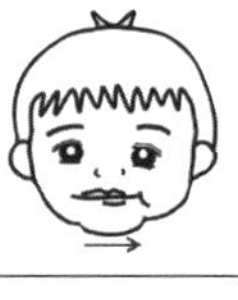	歯を使うようになる。

※衛生面に十分に配慮，して食べやすく調理したものを与える
出典：厚生労働省「授乳・離乳支援ガイド」2019年3月

6．母子相互作用

(1) よく，「子どもはお母さんの心音を聞いて育つ」などといわれるが，子どもの心身の成長発達は母子相互作用に負うところが大きい。

(2) 図15－10は，母子間に同時に発生する相互作用を示したもので，母と子の肌と肌との接触感覚，授乳中の目と目の接触，語りかけ，身ぶり，手ぶりの行動，これに体臭などが関係を深める要素となっていることを示している。

(3) 特に，乳児の吸啜行動による乳頭の刺激は大切で，乳房に赤ちゃんが口をつけるだけでも価値は大きく，母体の泌乳ホルモンであるプロラクチン，射乳ホルモンであるオキシトシンの分泌が高まり，母乳の出がよくなり，いっそうのスキンシップも深まることになる。

図15－10　生後数日間に同時に発生しうる相互作用（母から子どもへ，子どもから母へ）

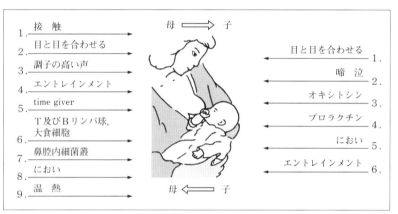

資料：Klaus. M. H. & Kennell. J. H., 1966

(4) ホスピタリズムと愛情遮断症候群について以下に説明する。

① 病院や施設に入所していることによって起こる子どもの身体的・心理的発育障害の中に“ホスピタリズム（hospitalism）”と呼ばれる障害がある。

　ホスピタリズムの問題は，20世紀初頭，栄養・衛生面で十分管理されていた小児病棟において，乳児の高い死亡率が見られたことから小児科医によって注目され，その後スピッツ（Spits, R.）やボウルビィ（Bowlby, J.）によって研究が進められてきた。彼らの研究は，栄養や衛生条件以上に，母親（あるいは代理者）との間に築かれる温かい関係が，乳幼児の心身発達上，重要であることを明らかにしている。

② わが国でも，児童福祉対策が十分整備されていなかった頃，「適正な栄養を与えても発育不良となり，極端な場合は，消耗症といった強度の発育障害が起こることがある」と指摘され，「児が正常に発育するためには，2割近く栄養を多目に与える必要がある」と報告されている。つまり，欲求不満・愛情の欠落があると，栄養素の消化吸収，利用といった栄養効率が悪くなり，その結果，成長ホルモンの分泌も悪くなって発育障害を来すことになるのである。

③ 家庭において母子分離，適切な母性的愛撫の欠如・不足に起因する母性的養育の喪失（maternal deprivation）が見られる場合は，愛情遮断症候群（deprivation syndrome）が観察されると報告されている。子どもの養育に当たっては，心理現象と生理現象が密接に関わっていることを再認識し，愛情を込めた態度で子どもに接してあげたい。

7．食物アレルギーと食品表示

1．食物アレルギーとは
　特定の食物の摂取によりアレルギー反応が起きて，皮膚（じんましん，かゆみなど），呼吸器（せき，ぜん鳴など），消化器（腹痛，嘔吐など）にさまざまな症状が現れることをいう。また重篤なアナフィラキシーショックも増加している。食物アレルギーを引き起こす主な食品は図15－11の通りである。

2．食物アレルギーの多い年齢
　1歳未満の乳児が圧倒的である。ただ食物アレルギーと診断されても，成長とともに消化能力や免疫機能も高まり，加齢とともに食べられるようになる（表15－2）。

図15－11　食物アレルギーを引き起こす原因となる食物

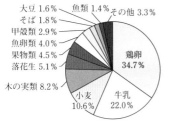

　資料：消費者庁「平成30年度食物アレルギーに関連する食品表示に関する調査事業報告書」（独立行政法人国立病院機構相模原病院）

表15－2　年齢別食物アレルギー原因食物（粗集計）

	0歳	1〜2歳	3〜6歳	7〜17歳	≧18歳
1	鶏卵 55.3%	鶏卵 38.3%	牛乳 20.6%	鶏卵 16.4%	小麦 19.1%
2	牛乳 27.6%	牛乳 23.1%	鶏卵 18.9%	牛乳 15.7%	甲殻類 15.7%
3	小麦 12.2%	小麦 8.3%	木の実類 18.9%	木の実類 12.9%	魚類 10.0%

資料：消費者庁「平成30年度食物アレルギーに関連する食品表示に関する調査事業報告書」（独立行政法人国立病院機構相模原病院）

3．アレルギー表示の対象食品
　アレルギー表示は，食物アレルギー患者などの消費者が健康被害を受けないよう，また，適切な食品選択ができるようにするため，極めて重要である。加工食品では，製品中にアレルゲンが含まれているかどうかを判断するのは難しいことから，表示の内容が商品選択のよりどころとなっている。アレルギー表示の対象食品は，食品衛生法では，表15－3のように発症数の多い順に表示が義務化されている7品目，表示を奨励する特定原材料に準ずるもの20品目に分類して示される。

表15－3　アレルゲンを含む食品の表示

規　定	特定原材料等の名称	理　由	表示の義務
府令 （7品目）	卵，乳，小麦，落花生，えび，そば，かに	特に発症数，重篤度から勘案して表示する必要性が高い。	表示義務
通知 （20品目）	いくら，キウイフルーツ，くるみ，大豆，バナナ，やまいも，カシューナッツ，もも，ごま，さば，さけ，いか，鶏肉，りんご，まつたけ，あわび，オレンジ，牛肉，ゼラチン，豚肉	症例数や重篤な症状を呈する者の数が継続して相当数みられるが，特定原材料に比べると少ない。特定原材料とするかどうかについて，今後，引き続き調査が必要。	表示を奨励 （任意表示）

※特定原材料等の名称は，平成23〜24年全国実態調査における発症数の多い順に記載

4．児童生徒全体のアレルギー疾患有病率
　文部科学省の平成25年研究報告によると，有病率で最も多いのは，アレルギー性鼻炎，ぜん息，アレルギー性結膜炎となっている（図15－12）。

図15－12　児童生徒全体のアレルギー疾患有病率

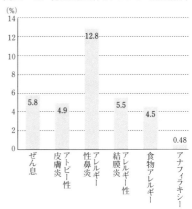

資料：文部科学省・日本学校保健会「学校におけるアレルギー疾患対応の基本的な考え方」平成25年

8．乳幼児の身体発育曲線・運動機能の発達
（平成22年乳幼児身体発育調査）

(1) 平成22年乳幼児身体発育調査の発達の結果から作成された乳幼児の発育曲線（身体・体重）は図15－13，14のとおりである。

図15－13　男子の体重と身長のパーセンタイル曲線

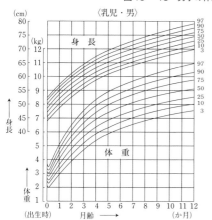
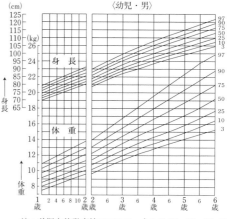

注：乳児身体発育値について，上から97，90，75，50，25，10，3パーセンタイル曲線を示した。なお，身長は寝かせて測ったもの。

注：幼児身体発育値について，上から97，90，75，50，25，10，3パーセンタイル曲線を示した。なお，2歳児未満の身長は寝かせて測り，2歳以上の身長は立たせて測ったもの。

資料：厚生労働省「平成22年乳幼児身体発育調査報告書」

図15－14　女子の体重と身長のパーセンタイル曲線

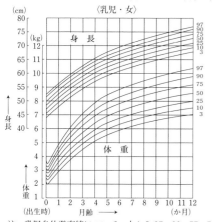
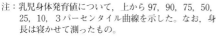
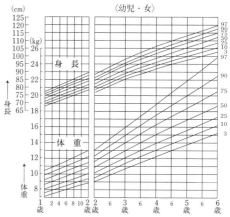

注：乳児身体発育値について，上から97，90，75，50，25，10，3パーセンタイル曲線を示した。なお，身長は寝かせて測ったもの。

注：幼児身体発育値について，上から97，90，75，50，25，10，3パーセンタイル曲線を示した。なお，2歳児未満の身長は寝かせて測り，2歳以上の身長は立たせて測ったもの。

資料：厚生労働省「平成22年乳幼児身体発育調査報告書」

(2) 乳幼児身体発育調査の身長，体重測定値をもとに，性別，身長別に平均体重中央値を標準体重として肥満とやせをスクリーニングする図が作成されている（参考図）。幼児の場合，標準体重の±15％ラインを「ふつう」とし，15～20％の範囲は「太りぎみ」，20～30％の範囲は「やや太りすぎ」，30％ライン以上は「太りすぎ」，−15～20％の範囲は「やせ」，−20％ライン以下は「やせすぎ」と判定する。

〈参考図〉幼児の身長体重曲線

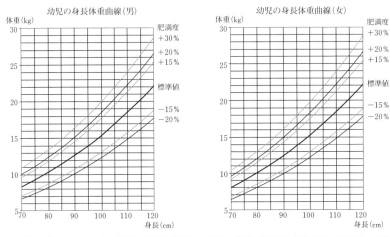

資料：兼松百合子，荒木暁子，羽室俊子編著『子どもの保健・実習　第2版』同文書院，2013を一部改変

(3) 平成22年乳幼児の身体発育調査の結果から作成された乳幼児の運動機能通過率は表15−4のとおりである。

表15−4　一般調査による乳幼児の運動機能通過率

(%)

年　月　齢	首のすわり	ねがえり	ひとりすわり	はいはい	つかまり立ち	ひとり歩き
2月～3月未満	11.7	1.1				
3～4	63.0	14.4				
4～5	93.8	52.7	0.5	0.9		
5～6	98.7	86.6	7.7	5.5	0.5	
6～7	99.5	95.8	33.6	22.6	9.0	
7～8		99.2	68.1	51.1	33.6	
8～9		98.0	86.3	75.4	57.4	1.0
9～10			96.1	90.3	80.5	4.9
10～11			97.5	93.5	89.6	11.2
11～12			98.1	95.8	91.6	35.8
1年0～1月未満			99.6	96.9	97.3	49.3
1～2				97.2	96.7	71.4
2～3				98.9	99.5	81.1
3～4				99.4		92.6
4～5				99.5		100.0

資料：厚生労働省「平成22年乳幼児身体発育調査報告書」

9．乳幼児身体発育評価マニュアル

平成23年度厚生労働科学研究費補助金「乳幼児身体発育調査の統計学的解析と，その手法及び利活用に関する研究」

1．乳幼児身体発育評価マニュアル

　乳幼児身体発育評価マニュアルは，乳幼児身体発育曲線を市町村での保健指導等に活用することを目的に作成された学術的解説や思春期までの発育の評価，参考事例などを示している。

2．発育段階ごとに評価を整理

　乳児期の身体発育については，1年間で体重が約3倍に成長する「人生で最も発育する時期」である。一般的には出生体重や栄養法，児の状態で個人差が生じる時期で，保護者は体重を必要以上に重視する傾向にあるとし，保健指導担当者は「乳児期の発育の特徴を知り，栄養方法や児の状況を総合的に見て，一人ひとりの状況に応じた保健指導・栄養指導を行うことが重要」としている。

3．体重増加

　体重増加が目安以上の場合であっても，増加の抑制のために安易に授乳量を減らすと必要栄養摂取量を維持できなくなる可能性があるため，「児の状態に応じた授乳方法を指導」する必要がある。

　また，母乳栄養児と人工栄養児を比較すると，母乳栄養児の方が，体重増加が緩やかであるとし，体重増加の目安を示している（表15－5）。

表15－5　母乳だけで育つ児の体重増加の目安として参考となる数値

WHO/UNICEF	生後6か月までは1週間に100 ～ 200g
国際ラクテーション・コンサルタント協会	生後3か月までは1日20 ～ 35g
ラ・レーチェ・リーグ・インターナショナル	生後3 ～ 4か月までは1日平均24g（16 ～ 20gでも許容できるケースもある）

資料：「乳幼児身体発育評価マニュアル」

4．身体発育曲線での評価方法

　身体発育曲線での評価方法については，3 ～ 97パーセンタイルの7曲線と測定値を比較して行い，50パーセンタイル値の曲線が中央値となる。

　マニュアルでは乳児期の体重について，パーセンタイル曲線に沿った増加が望ましい。

5．体重増加不良（failure to thrive：FTT）と slow weight gain

　医療機関の受診を勧める場合としては，比較的短期間で曲線を下向きに二つ以上横切る体重増加不良（failure to thrive：FTT）を例示。FTTは乳児期の3 ～ 4 ％にみられるもので，主な原因に栄養摂取不良があげられている。そのほかの原因は▷低出生体重児▷基礎疾患▷不適切な授乳▷ネグレクト……など。

表15－6　slow weight gain と FTT の相違

slow weight gain	failure to thrive (FTT)
覚醒して活気がある	反応が乏しい，啼泣
筋緊張良好	筋緊張不良
ツルゴール低下なし	ツルゴール低下
少なくとも1日に6回の排尿	おむつはあまり濡れない
薄くさらさらした尿	"濃い"尿
便は頻回で細かい粒がある	便の回数・量が少ない
1日に8回以上の授乳回数	8回以下の授乳回数
授乳時間は15 － 20分	授乳時間は短い
射乳反射が良好に出現	射乳反射がうまく出現しない
体重増加は着実にあるがゆっくり	体重は安定して増加せず減ることもある

資料：「乳幼児身体発育評価マニュアル」
研究代表者：横山徹爾　国立保健医療科学院部長

　FTTの児は適切な栄養摂取を行うことで体重が増加に転じることも多いため，マニュアルでは，授乳方法や離乳食の状況確認の重要性を強調すると同時に，母親への心理的な支援も必要となるとした。一方，明らかな異常がないにもかかわらずゆっくり体重が増える「slow weight gain」の児もいることから，それぞれの状態の相違を明示（表15－6）。排尿排便状況，授乳状況等を総合的に判断し，見分けることが必要。

　また，乳児期の体重増加には，家族性や遺伝性の因子の関与もあるとし，両親や兄姉の乳幼児期の体重の増え方の確認も有用である。

10. 健やか親子21（第2次）（平成27年度からの10年計画）

1．健やか親子21（第2次）

(1) 健やか親子21は，厚生労働省が平成13年度からスタートさせた，21世紀の母子保健に関する国民運動である。平成27年度から10年間の第2次計画が平成26年に策定された。健康日本21（第二次）とも連携した形で実施されている。

(2) 10年後（平成36年度）に目指す姿

・日本全国どこで生まれても，一定の質の母子保健サービスが受けられ，かつ生命が守られるという地域間での健康格差を解消すること。

・疾病や障害，経済状態等の個人や家庭環境の違い，多様性を認識した母子保健サービスを展開すること。

・以上2点から，10年後の目指す姿を「すべての子どもが健やかに育つ社会」としている。

2．すべての子どもが健やかに育つ社会に向けて

全体目標は「すべての子どもが健やかに育つ社会」となっている。全体目標達成に向けて，①切れ目ない妊産婦・乳幼児への保健対策，②学童期・思春期から成人期に向けた保健対策，③子どもの健やかな成長を見守り育む地域づくり，の3つを基盤課題としている。

そして，重点課題として以下の2つをあげている。

・育てにくさを感じる親に寄り添う支援

・妊娠期からの児童虐待防止対策

そのイメージを図15−15に示す。

図15−15 健やか親子21（第2次）イメージ図

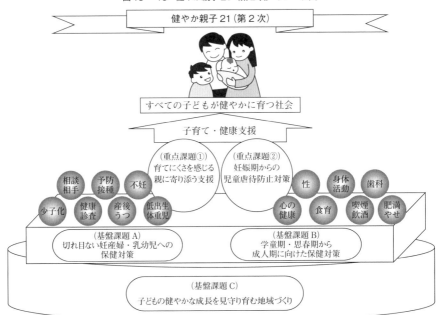

資料：厚生労働省

3．健やか親子 21（第 2 次）における課題の概要

　上述したように，すべての子どもが健やかに育つ社会の 10 年後の実現に向けて，3 つの基盤となる課題と，2 つの重点的な課題が設定されている。

　3 つの基盤課題のうち，基盤課題 A と基盤課題 B には従来から取り組んできたが引き続き改善が必要な課題，少子化，家族形態の多様化等に対応した新しい課題についての解決を目指す。基盤課題 C は，基盤課題 A と基盤課題 B を広く下支えする環境づくりを目指すための課題として設定している（表 15 − 7）。

　2 つの重点課題は，基盤課題 A ～ C での取り組みをより一歩進めた形で重点的に取り組む必要があるものとして設定された。

表 15 − 7　「健やか親子 21（第 2 次）」における課題の概要

	課題名	課題の説明
基盤課題 A	切れ目ない妊産婦・乳幼児への保健対策	妊娠・出産・育児期における母子保健対策の充実に取り組むとともに，各事業間や関連機関間の有機的な連携体制の強化や，情報の利活用，母子保健事業の評価・分析体制の構築を図ることにより，切れ目ない支援体制の構築を目指す。
基盤課題 B	学童期・思春期から成人期に向けた保健対策	児童生徒自らが，心身の健康に関心を持ち，より良い将来を生きるため，健康の維持・向上に取り組めるよう，多分野の協働による健康教育の推進と次世代の健康を支える社会の実現を目指す。
基盤課題 C	子どもの健やかな成長を見守り育む地域づくり	社会全体で子どもの健やかな成長を見守り，子育て世代の親を孤立させないよう支えていく地域づくりを目指す。具体的には，国や地方公共団体による子育て支援施策の拡充に限らず，地域にある様々な資源（NPO や民間団体，母子愛育会や母子保健推進員等）との連携や役割分担の明確化が挙げられる。
重点課題①	育てにくさを感じる親に寄り添う支援	親子が発信する様々な育てにくさ（※）のサインを受け止め，丁寧に向き合い，子育てに寄り添う支援の充実を図ることを重点課題の一つとする。 （※）育てにくさとは：子育てに関わる者が感じる育児上の困難感で，その背景として，子どもの要因，親の要因，親子関係に関する要因，支援状況を含めた環境に関する要因など多面的な要素を含む。育てにくさの概念は広く，一部には発達障害等が原因となっている場合がある。
重点課題②	妊娠期からの児童虐待防止対策	児童虐待を防止するための対策として，①発生予防には，妊娠届出時など妊娠期から関わることが重要であること，②早期発見・早期対応には，新生児訪問等の母子保健事業と関係機関の連携強化が必要であることから重点課題の一つとする。

資料：厚生労働省

　指標を見直し目標を設けた 52 の指標と目標を設けない参考指標として 28 指標を設定している。このうち栄養・食生活関連の項目を見ると次のようである。

基盤課題 A
・虫歯のない 3 歳児　平成 24 年 81.0％→10 年後の目標 90.0％
・妊娠中の飲酒率　　平成 25 年 4.3％→10 年後の目標 0 ％

基盤課題 B
・児童生徒の痩身傾向児の割合：平成 25 年 2.0％→10 年後 1.0％
・児童生徒の肥満傾向児の割合：平成 25 年 9.5％→10 年後 7.0％
・朝食を欠食する子どもの割合：小学 5 年生平成 25 年 9.5％→5 年後 5.0％
　　　　　　　　　　　　　　　中学 2 年生平成 25 年 13.4％→5 年後 7.0％
・家族など誰かと食事をする子どもの割合
　　　平成 22 年児童生徒の食事状況調査，朝食を一人で食べる子どもの割合
　　　小学校 5 年生 15.3％，中学 2 年生 33.7％→10 年後に向けて共食率の改善を図る

11.　低出生体重児の増加

(1) 表15−8は，出生時の年次別体重別出生割合を示したものである。出生体重2.5kg未満の低出生体
重児は，平成30年には男子8.3％，女子10.5％と高い数値での横ばいが続いている。

表15−8　性別にみた出生数・出生時体重別構成割合（％）[1] と平均体重の推移

年　次		昭和45年 （'70）	昭和55年 （'80）	平成2年 （'90）	平成12年 （'00）	平成22年 （'10）	平成29年 （'17）	平成30年 （'18）
男	出　生　数	1,000,403	811,418	626,971	612,148	550,743	484,478	470,851
	構成割合	100.0	100.0	100.0	100.0	100.0	100.0	100.0
	1.0kg 未満	0.1	0.1	0.2	0.2	0.3	0.3	0.3
	1.0以上1.5kg未満	0.3	0.3	0.4	0.4	0.5	0.4	0.4
	再掲2.5kg未満[2]	5.2	4.8	5.7	7.8	8.5	8.3	8.3
	平均体重(kg)	3.22	3.23	3.16	3.07	3.04	3.05	3.05
女	出　生　数	933,836	765,471	594,614	578,399	520,562	461,668	447,549
	構成割合	100.0	100.0	100.0	100.0	100.0	100.0	100.0
	1.0kg 未満	0.1	0.1	0.2	0.2	0.3	0.3	0.3
	1.0以上1.5kg未満	0.3	0.3	0.3	0.4	0.4	0.4	0.4
	再掲2.5kg未満[2]	6.1	5.6	7.0	9.5	10.8	10.6	10.5
	平均体重(kg)	3.13	3.14	3.08	2.99	2.96	2.96	2.96

注：1）出生時の体重不詳を除いた出生数に対する構成割合。
　　2）低体重児。
資料：厚生労働省「人口動態統計」

(2) 胎生期の栄養環境の重要性を示すものとして成人病（生活習慣病）胎児期発症説がある。これは，
1986年にイギリスの疫学者David Barkerが提示したもので「成人病の素因は受精時つまり妊娠した時
点，妊娠8週頃までの胚芽期，胎児期，出生後の乳児期に，低栄養あるいは過栄養に暴露され，その
後にマイナスの生活習慣が負荷されることにより成人病が発症する。即ち成人病といわれる生活習慣
病は，この2段階を経て発症する」という説。

　　胎生期の低栄養状態，妊婦の栄養改善は，子どもの将来の生活習慣病のリスクを軽減する上で重要である。

(3) 最近は若い女性の朝食の欠食，BMI18.5未満のやせなどが問題になっている。平成28年国民健康栄
養調査によると，20歳代の女性のうちBMI18.5未満のやせの割合は20.7％にのぼる。また平成20年
国民健康栄養調査では，体重を減らそうとしている成人女性の割合で51.6％，年代別にみても約半数
に及んでおり，やせの女性では12.6％が体重を減らそうとするなど，女性のやせ志向が問題である。

　　中には，神経性食欲不振症とか拒食症といわれ身体的欠陥がないのに，ストレスなどがきっかけで食
欲中枢や消化器官，代謝のシステムが壊
れるほどにやせてしまうなど，若年女性
のダイエットによる低栄養状態が深刻な
問題を起こしている。

(4) 人口動態統計によると，出生時の平均
体重は年々減少傾向にあり，平成30年
で男子3.05kg，女子2.96kgとなって
いる。また平均体重2,500g未満の低体重
出生児の割合も年々増加し，平成30年
で男子8.3％，女子10.5％が低体重出生
児となっている（図15−16）。

(5) 出生体重が小さいことは，胎児が体内
で低栄養状態に置かれている結果であ
り，妊娠前の母親の低栄養状態，妊娠中

図15−16　出生時の体重の変化

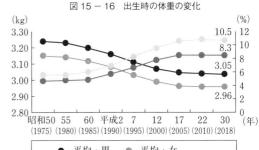

（出典）厚生労働省「人口動態統計」

の母親の低栄養状態，および体重増加抑制，喫煙，胎盤機能の低下等が原因である。

(6) 妊娠中の母体の体重増加量と低体重児の頻度は密接な相関性を示している。低体重児を予防するためには母体の体重管理がまず大切で，妊娠前の若い女性の栄養状態が問題であることを示している。

(7) 出生時体重 1,000g 未満を「超低出生体重児」，1,500g 未満を「極低出生体重児」，2,500g 未満を「低出生体重児」という。

図 15－17　低出生体重児の分け方

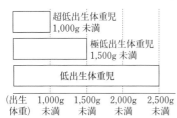

（出生　1,000g　1,500g　2,000g　2,500g
体重）　未満　　未満　　未満　　未満

●要因となりうるもの

赤ちゃん　　　　　　　お母さん
●早　産　　　　　　　●や　せ
●多　胎　　　　　　　●低栄養・喫煙

資料：五石圭司「月刊母子健康」第 589 号

(8) 低出生体重児の原因をあげると次のとおりである。
　・妊娠前の女性が痩せている状態（低栄養状態）
　・妊娠中に母親が十分な栄養を摂取していない
　・妊娠中にタバコに暴露（母親の喫煙，受動喫煙）
　・胎盤機能の低下
　　　妊娠高血圧症候群，自己免疫疾患
　・妊娠中の感染
　・早産
　・多胎妊娠
　（資料：板倉弘重）

〈参考〉各国の低出生体重児の出生率の推移
（対総出生数）

	2000	2010	2015	2016
日本	8.6%	9.6%	9.5%	9.4%
ギリシア	8.1%	10.0%	9.2%	9.4%
アメリカ	7.6%	8.2%	8.1%	8.2%
イギリス	7.5%	6.9%	6.9%	6.9%
韓国	3.8%	5.0%	5.7%	5.9%
フランス	6.5%	6.8%	7.6%	―
ドイツ	6.4%	6.9%	6.6%*	―

資料：OECD, Health Status 2018　*2013年

(9) 出生順位と母親の年齢

　出生した子の出生順位別構成割合をみると，昭和 25 年は第 3 子以上が全出生数の 44.8%，第 2 子 28.0%，第 1 子 27.2% であったが，その後第 3 子以上の割合が急速に減少し，平成 29 年では第 1 子 46.4%，第 2 子 36.9%，第 3 子以上は 16.7% となっている（表 15－9）。

　参考図は母親の年齢別にみた人口千人当たりの出生率の変化で，昭和 52 年では 25 歳〜29 歳がピークだが，平成 29 年では 30 歳〜34 歳がピークとなっている。また出生順位別の母親の平均年齢をみると，平成 29 年は第 1 子 30.7 歳，第 2 子 32.6 歳，第 3 子 33.7 歳となっており，昭和 25 年と比較し第 1 子で 6.3 歳，第 2 子で 5.9 歳，第 3 子で 4.3 歳それぞれ高くなり，晩産化傾向が著しい。

〈参考図〉母の年齢別にみた出生率の年次比較
（母親の出産年齢が年々遅くなっている）

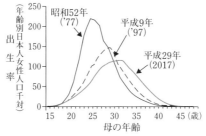

資料：厚生労働統計協会で算出，「国民衛生の動向」
　　　一部改変

表 15 － 9　出生順位別出生数の構成割合（％）の推移

	出生数[1]	構成割合（％）[2]			
		総　数	第 1 子	第 2 子	第 3 子～
昭和 25 年（1950）	2,337,507	100.0	27.2	28	44.8
昭和 35 年（'60）	1,606,041	100.0	44.5	32.6	22.9
昭和 45 年（'70）	1,934,239	100.0	45.4	39.0	15.6
昭和 55 年（'80）	1,576,889	100.0	42.3	40.7	16.9
平成 2 年（'90）	1,221,585	100.0	43.5	37.6	18.9
平成 12 年（2000）	1,190,547	100.0	49.0	36.5	14.5
平成 17 年（'05）	1,062,530	100.0	48.2	37.6	14.2
平成 22 年（'10）	1,071,305	100.0	47.4	36.4	16.2
平成 27 年（'15）	1,005,721	100.0	47.4	36.1	16.5
平成 28 年（'16）	977,242	100.0	46.9	36.4	16.7
平成 29 年（'17）	946,146	100.0	46.3	36.8	16.9
平成 30 年（'18）	918,400	100.0	46.3	36.8	16.9

注：1）昭和25年・35年は出生順位不詳を含む
　　2）出生順位不詳を除いた出生数に対する構成割合
資料：厚生労働省「人口動態統計」

〈参考〉少子化社会対策大綱

　政府は，平成 27 年 3 月に少子化社会対策基本法に基づく総合的かつ長期的な少子化に対処するための施策である「少子化社会対策大綱」を閣議決定した。今回の閣議決定は平成 16 年，22 年続き 3 回目となる。

　少子化社会は，個人が結婚，出産を望んでも実現困難な社会であり，また地域・企業・国家にとっても，地域・社会の担い手の減少，現役世代の負担増加，経済や市場の規模の縮小や経済成長率の低下など，個人から社会・国家に至るまで甚大な影響を及ぼす。ただ少子化危機は解決不可能な課題ではなく，フランス，スウェーデンでは子育て支援，子育てと仕事の両立支援など長期にわたる少子化対策を実施することで出生率を 2.0 程度まで回復させている。

　今回の大綱において具体的には，子育て支援策の一層の充実（子ども・子育て支援新制度の円滑な実施，待機児童の解消，小 1 の壁の打破），若い年齢での結婚・出産の希望の実現（経済的基盤の安定，結婚に対する取り組み支援），多子世帯の一層の配慮（子育て・保育・教育・住居などの負担軽減，自治体・企業・公共交通機関などによる多子世帯への配慮・優遇措置の促進），男女の働き方改革（男性の意識・行動改革，ワークライフバランス・女性の活躍），地域の実情に即した取り組み強化）の 5 つを重点課題に挙げている

12.　人口減少社会の問題点

1．人口減少社会の到来

　わが国は急激的人口減少社会を迎えている。人口減少は経済，地域社会，社会保障・財政といった経済・社会全般に大きな影響を与える。経済的な理由等からの未婚率の上昇，また晩婚化や晩産化等が，人口減少の要因といえる。人口減少の克服には結婚・出産・子育て・雇用環境等の支援を行い，若者の結婚や出産に対する希望を叶えることが必要とされている。

2．人口減少社会の背景

(1) 生涯未婚率の上昇

　平成 30 年の日本の総人口は約 1 億 2,422 万人で，前年比で約 43 万人減少している。平成 30 年の合計特殊出生率は 1.42（同 0.01 減）となっている。50 歳の時点での未婚率は平成 27（2015）年の時点で男性の 23.4%，女性の 14.1 %であったが，2040 年には男性で 29.5%，女性で 18.7%が見込まれている（図 15 － 18）。

(2) 進む晩婚化，晩産化

　平均初婚年齢は，長期的にみると夫，妻ともに上昇を続け，晩婚化が進行している。2018（平成 30）年では，夫が 31.1 歳，妻が 29.4 歳となっており，35 年前の 1980（昭和 55）年と比較すると，夫 3.3 歳，妻 4.2 歳上昇している。

　出生時の母親の平均年齢を出生順位別にみると，2018 年では第 1 子が 30.7 歳，第 2 子が 32.7 歳，第 3 子が 33.7 歳と上昇傾向が続いている。1985 年と比較すると，第 1 子では 4.0 歳，第 2 子では 3.6 歳，第 3 子では 2.3 歳それぞれ上昇している（図 15 － 19）。

3）完結出生児数は 1.94

　国立社会保障・人口問題研究所「第 15 回出生動向基礎調査 2015 年調査」によると，夫婦の完結出生児数（結婚持続期間が 15 年～ 19 年の初婚同士の夫婦の平均子供数）をみると，1970 年代から 2002（平成 14）年まで 2.2 人前後で安定的に推移していたが，2005（平成 17）年から減少傾向となり，2015（平成 27）年には 1.94 人と，前回調査に引き続き 2 人を下回り，過去最低となっている。このことからも人口減少傾向の著しいことがわかる。

資料：内閣府「平成30年版少子化社会白書」
　　　平成30年7月31日発行

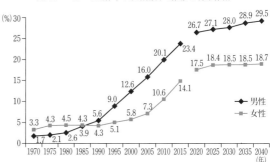

図 15 － 18　50 歳時の未婚割合の推移と将来推計

資料：1970年から2050年までは各年の国勢調査に基づく実績値（国立社会保障・人口問題研究所「人口統計資料集」）。2020（平成32）年以降は推計値（「日本の世帯数の将来推計（全国推計 2018年推計）」を基に内閣府作成。）であり，2015年の国勢調査を基に推計を行ったもの。

注：45～49歳の未婚率と50～54歳の未婚率の平均である。

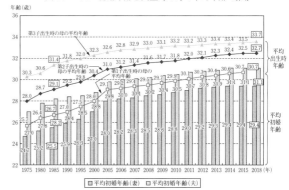

図 15 － 19　初婚年齢と出生時の母の平均年齢の推移

資料：厚生労働省「人口動態統計」

13. 妊娠期における望ましい体重増加量

　妊娠時の体重増加量については，各種調査研究や非妊娠時の体格，妊娠中の体重増加量，出生時の体重，妊娠高血圧症候群などの関連を分析し，平成18年に「妊産婦のための食生活指針」が作成されている。

(1) 妊娠中の望ましい体重増加量の指導時期として以下の時期があげられる。

① 妊娠前
　　妊娠するときには，当然，栄養状態の整った状態であることが望ましい。肥満者はBMI18.5以上25.0未満の体型に戻すよう心掛ける。葉酸（緑黄色野菜，納豆，あずき，いちご，オレンジなど）は，妊娠を計画している女性，妊婦の可能性のある女性は積極的に摂取し，妊娠中も摂取を心掛ける。

② 初診時
　　体格を測定し，BMIを正確に把握し，表15−10に示す妊娠中の体重増加量を基準に指導する。

③ 妊娠中の体重増加量の個別指導
　・やせ—やせの場合は低栄養状態にある可能性を考慮して，適正な食事摂取基準量，バランスの良い食事について指導する。
　・普通—BMIがやせに近い場合は推奨体重増加量の上限に近い範囲を，肥満に近い場合は下限に近い体重増加量が望ましい。
　・肥満—BMIが25を超える場合は，体重増加量は5kgを目安とし，著しく超える場合は他のリスクを考慮して個別に体重管理を進める。著しい肥満で，妊娠中の体重増加がないとか，体重を減らすことは避ける。
　・妊娠糖尿病とか糖尿病合併妊娠で，食餌療法のみで血糖値をコントロールできない場合は，インスリン併用で血糖値を安定させることが大切である。
　・妊娠初期でつわりなどのときは個別対応をするが，それ以降の1週間当たりの体重増加量は表15−13のとおりである。

(2) 妊娠高血圧症候群について，表15−11のとおり病型による分類がなされている。

表15−10　体格区分別　妊娠中期から末期における1週間当たりの推奨体重増加量

体格区分	1週間あたりの推奨体重増加量
低体重（やせ）：BMI18.5未満	0.3〜0.5kg/週
ふつう：BMI18.5以上25.0未満	0.3〜0.5kg/週
肥　満：BMI25.0以上	個別対応

注：妊娠初期については体重増加に関する利用可能なデータが乏しいことなどから，1週間あたりの推奨体重増加量の目安を示していないため，つわりなどの臨床的な状況を踏まえ，個別に対応していく。

表15−11　妊娠高血圧症候群（妊娠中毒症）の病型による分類

妊娠高血圧腎症	妊娠20週以降に初めて高血圧が発症し，かつたんぱく尿を伴うもので分娩後12週までに正常に復する場合をいう。
妊娠高血圧	妊娠20週以降に初めて高血圧が発症し，分娩後12週までに正常に復する場合をいう。
加重型妊娠高血圧腎症	①高血圧症が妊娠前あるいは妊娠20週までに存在し妊娠20週以降たんぱく尿を伴う場合。 ②高血圧とたんぱく尿が妊娠前あるいは妊娠20週までに存在し，妊娠20週以降，いずれか，または両症状が増悪する場合。 ③たんぱく尿のみを呈する腎疾患が妊娠前あるいは妊娠20週までに存在し，妊娠20週以降に高血圧が発症する場合をいう。
子癇	妊娠20週以降に初めて痙攣発作を起こし，てんかんや二次性痙攣が否定されるもの。痙攣発作の起こった時期により，妊娠子癇・分娩子癇・産褥子癇と称する。

注：日本産科婦人科学会では，平成17年4月より「妊娠中毒症」を「妊娠高血圧症候群」と改称した。
資料：日本産科婦人科学会（2015）

14.　妊産婦のための食生活指針と食事バランスガイド

(1) 健やか親子 21 の検討会から妊産婦のための食生活指針（表 15 − 12）と，食生活指針を具現化するための食事バランスガイドが作成された。

(2) 妊娠末期，授乳期に必要なエネルギーや栄養素は，食事バランスガイドのこまの 5 つのパートに 1 つ（SV）ずつプラスすると負荷量がほぼカバーされることになる（図 15 − 20）。しかし，鉄については充足できないので，鉄を含む食品を積極的にとるよう努めることが必要である。また，貧血であれば治療することが大切である。

表 15 − 12　妊産婦のための食生活指針 9 カ条

- ・妊婦前から，健康なからだづくりを
   妊娠前にやせすぎ，肥満はありませんか。健康な子どもを生み育てるためには，妊娠前からバランスのよい食事と適正な体重を目指しましょう。
- ・「主食」を中心に，エネルギーをしっかりと
   妊娠期・授乳期は，食事バランスや活動量に気を配り，食事量を調節しましょう。また，体重の変化も確認しましょう。
- ・不足しがちなビタミン・ミネラルを，「副菜」でたっぷりと
   緑黄色野菜を積極的に食べて葉酸などを摂取しましょう。特に妊娠を計画していたり，妊娠初期の人には神経管閉鎖障害発症リスク低減のために，葉酸の栄養機能食品を利用することも勧められます。
- ・からだづくりの基礎となる「主菜」は適量に
   肉，魚，卵，大豆料理をバランスよくとりましょう。赤身の肉や魚などを上手に取り入れて，貧血を防ぎましょう。ただし，妊娠初期にはビタミン A の過剰摂取に気をつけて。
- ・牛乳・乳製品などの多様な食品を組み合わせて，カルシウムを十分に
   妊娠期・授乳期には，必要とされる量のカルシウムが摂取できるように，偏りのない食習慣を確立しましょう。
- ・妊娠中の体重増加は，お母さんと赤ちゃんにとって望ましい量に
   体重の増え方は順調ですか。望ましい体重増加量は，妊娠前の体型によっても異なります。
- ・母乳育児も，バランスのよい食生活で
   母乳育児はお母さんにも赤ちゃんにも最良の方法です。バランスのよい食生活で，母乳育児を継続しましょう。
- ・たばことお酒の害から赤ちゃんを守りましょう
   妊娠・授乳中の喫煙，受動喫煙，飲酒は，胎児や乳児の発育，母乳分泌に影響を与えます。禁煙，禁酒に努め，周囲にも協力を求めましょう。
- ・お母さんと赤ちゃんの健やかな毎日は，からだと心にゆとりのある生活から生まれます
   赤ちゃんや家族との暮らしを楽しんだり，毎日の食事を楽しむことは，からだと心の健康につながります。

資料：健やか親子21推進検討会　2006年

図 15 − 20　妊産婦のための食事バランスガイド

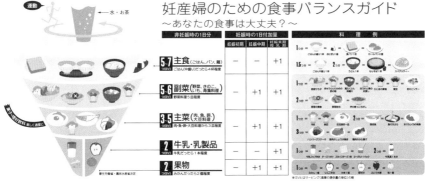

資料：健やか親子 21 推進検討会　2006 年

非妊娠時，妊娠初期の 1 日分を基本とし，妊娠中期，妊娠末期・授乳期の方はそれぞれの枠内の付加量を補うことが必要です。
厚生労働省及び農林水産省が食生活指針を具体的な行動に結びつけるものとして作成・公表した「食事バランスガイド」(2005年) に，食事摂取基準の妊娠期・授乳期の付加量を参考に一部加筆したものです。

15．幼児期の就寝・起床時刻

1．日本小児保健協会の平成 22 年度調査に見る起床時刻・就寝時刻

　平成 22 年度の日本小児保健協会の幼児健康度調査による 1 ～ 6 歳児の起床時刻・就寝時刻は、7 時前の起床は 27 ％、約半数は 7 時台に起床していた。就寝時刻は、午後 9 時前が約 15 ％、9 時台が 48.7 ％、10 時台が約 4 分の 1 を占めていた。しかし、約 6 ％は 11 時以降と遅寝もかなり見られる。

　平成 12 年度に比べると、起床時刻・就寝時刻が早まる傾向である。

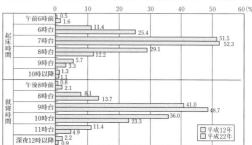

図 15 － 21　起床時刻・就寝時刻（年次推移）（1 ～ 6 歳以下）

資料：日本小児保健協会「平成 22 年度幼児健康度に関する継続的比較研究　2011」

2．幼児の就寝時刻・起床時刻と朝食の欠食の関係

　平成 20 年度に日本保育協会では保育園児（2 ～ 6 歳）の就寝時刻・起床時刻と朝食の欠食の関係を調査している。早寝の子ども（就寝時刻午後 7 時 30 分～ 9 時）は、午前 6 時前の起床が 11.5 ％に対し、遅寝の子ども（就寝時刻午後 9 時以降）は僅か 1.3 ％に過ぎない。また、午前 6 時～ 6 時 30 分の起床は、早寝の子どもは 35.9 ％であるが、遅寝の子どもは 13.4 ％にすぎない。

表 15 － 13　就寝時刻と朝の起床時刻との関連

	午前 6 時前	午前 6 時 ～ 6 時 30 分	午前 6 時 30 分 ～ 7 時	午前 7 時 ～ 7 時 30 分	午前 7 時 30 分 ～ 8 時	午前 8 時以降	未回答
全体	3.5	17.9	38.6	25.8	10.3	1.4	2.6
早寝の子ども	11.5	35.9	35.9	13.4	2.4	1.0	0.0
遅寝の子ども	1.3	13.4	40.6	30.1	12.8	1.6	0.3

注：早寝の子ども…就寝時刻午後 7 時 30 分～ 9 時、遅寝の子ども…就寝時刻午後 9 時以降
資料：社会福祉法人日本保育協会…保育所における食育に関する調査研究報告書（平成 20 年度）－保育所入所児童の家庭における食育に関する調査研究－（2008）

3．幼児の就寝時刻と朝食のとり方

　早寝の子どもは朝食を家族全員でとるが 39.2 ％に対し、遅寝の子どもは 27.0 ％にすぎない。

表 15 － 14　就寝時刻と朝食のとり方との関係

	家族全員で	家族の一部と	子どもたちだけで	1 人で	食べない	その他	未回答
全体	29.5	55.3	8.9	2.6	0.1	0.3	3.1
早寝の子ども	39.2	50.7	8.1	1.4	0.0	0.0	0.5
遅寝の子ども	27.0	56.3	9.3	2.9	0.1	0.4	4.0

注：早寝の子ども…就寝時刻午後 7 時 30 分～ 9 時、遅寝の子ども…就寝時刻午後 9 時以降
資料：社会福祉法人日本保育協会…保育所における、食育に関する調査研究報告書（平成 20 年度）－保育所入所児童の家庭における食育に関する調査研究－（2008）

〈参考〉子どもの睡眠時間

　子どもの生活の夜型化、睡眠時間の減少は、発育の遅れ、注意・集中力の低下を招いている。

参考表：子どもに必要な睡眠時間

乳児期（3 ～ 11 か月）	14 ～ 15 時間
乳幼児期（1 ～ 3 歳）	12 ～ 14 時間
幼児期（3 ～ 5 歳）	11 ～ 13 時間
学童期（6 ～ 12 歳）	10 ～ 11 時間

16.　健康日本21（第二次）における次世代の健康づくり

(1) 平成 25 年度からスタートした健康日本 21（第二次）計画では，生涯を通じ健やかで心豊かに生活するためには，妊娠中や子どもの頃からの健康，つまり次世代の健康が重要である。妊娠前・妊娠期の心身の健康づくりを行うとともに，子どもの健やかな発育とより良い生活習慣を形成することで，成人期，高齢期等の生涯を通じた健康づくりを推進していくことができる。

(2) 子どもが成長し，やがて親となり，その次の世代をはぐくむという循環においても，子どもの健やかな発育や生活習慣の形成は，その基礎となるものである。

(3) 子どもや妊婦に係る母子保健分野における取組としては 2001 年度から，関係機関・団体が一体となって推進する国民運動計画である「健やか親子 21」の取組と連動した活動が必要である。

図 15 − 22　次世代の健康の目標設定の考え方

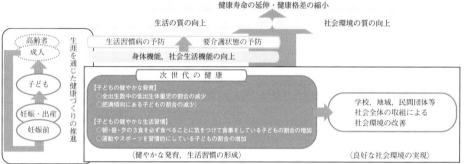

資料：健康日本 21（第二次）の推進に関する参考資料
　　　厚生科学審議会地域保健健康増進栄養部会　平成 24 年 7 月

(4) 中央教育審議会では，幼児期の終わりまでに育ってほしい幼児の具体的な姿として「健康な心と体」「自立心」「協同性」など 10 の項目をあげている（図 15 − 23）。こうした幼児教育の学びの成果が，小学校教育の場に円滑に結びつくことが期待されている。

図 15 − 23　幼児教育で育てたい 10 の姿

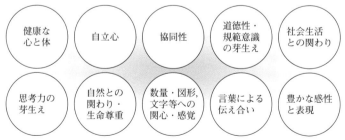

資料：中央教育審議会初等中等教育文科会教育課程部会　幼児教育部会資料（平成 28 年）

17．子どもの心を育て・生きる力を育む「食」に向けて

　私たちの食べるという行動は，精神的・文化的な要因との関わりが大きく，特に成長期の子どもは食べることを中心に心身の発育・発達がなされていく。そのため，単に栄養的な側面からのみでなく，食行動の発達，心や情緒の発達といった精神発達面から捉えていくことが大切である。

1．子どもの心をいかに育てるか
(1) 近年，食事はからだづくりに役立つばかりでなく，心を育てるという面が重視され始めてきたことはすばらしいことである。
(2) 子どもの食は心や情緒，感性，社会性の発達といった精神発達の面から捉えていくことが大切である。
(3) 食事をおいしく，楽しく食べることは，生きる喜びであり，健康で豊かな暮らしの原動力であり，また子どもたちの心の成長，健全な育成に大きな影響を与えることになる。

2．子どもの自ら育つ力をいかに伸ばすか
(1) 子どもたちは，本来自ら育ち，生きる力をもっており，保護者はもとより関係者はこの子どもの自ら育つ力（自発性，好奇心，興味，やってみたいという意欲など）をいかに伸ばしていくのかにもっと力を入れたい。
(2) 子どもの自ら育つ力を育てるために以下の点の強化を図りたい。
　①食事を大切にする心（もったいない）を大切に。
　②食体験，自然体験，農業体験，社会体験の機会を増やす。
　③食事を通じて心を育てる視点を大切に。
　④給食にも家庭料理にも，郷土料理，行事食の献立を増やす。
　⑤和食のすばらしさを子どものときから身につける。

3．「教える・育つ・育てる」のバランスを
　子どもたちに対する食事には，秘められた潜在能力，可能性をいかに育てるかという目的がある。「教える，育てる，育つ」のバランスのとれた食事にしっかり取り組みたい。
(1) 幼少における「教える」ということばの中には，「育つ・育てる」という重要な意味が含まれている。大切なことは子どもの育つ力（自発性，好奇心，興味，やってみたいという意欲）をいかに伸ばすか，そのための体験学習が大切である。
(2) 子どもは本来，自ら育ち，生きる力をもっている。保護者や保育者，給食関係者には，子どもたちのこの自ら育つ力を，どのように支え伸ばしていくことかが求められている。
(3) 食は，精神的・文化的な要因との関わりが大きく，食行動の発達，心や情緒，社会性の発達といった，精神発達の側面から捉えていくことが大切である。
(4) 調理した食物を食事としていかにおいしく食べるのかという食事のマナーには，精神的・文化的な側面だけでなく，食事を通して人と人とのコミュニケーションを深め，結びつきを強くするといった社会的機能が備わっている。こうした社会的機能も大切にしたい。

4．生きる力を身につける
　生きる力とは，①自分で課題を見つけ自ら学び，自ら考え，主体的に判断し，行動し，よりよく問題を解決する能力，②自らを律しつつ，他人と協調し，他人を思いやる心や感動する心，など豊かな人間性とたくましく生きるための健康や体力とされている。食との関わりを大切にしたい。

参考資料：「21世紀を展望した我が国の教育の在り方について」平成8年中央教育審議会第1次答申

〈参考〉幼児教育の無償化

　令和元（2019）年10月から3〜5歳の子どもの幼稚園，保育園，認定こども園の利用料，および住民税非課税世帯の0〜2歳の子どもの利用料が無料になる。幼児教育無償化は，人格形成の基礎を培う幼児教育の重要性を踏まえ，幼児教育の家庭における負担軽減を図る少子化対策の取り組みの一環である。

18. 子供・若者育成支援推進大綱
（平成28年2月内閣府，子ども・若者育成支援推進本部策定）

　子ども・若者育成支援推進本部（内閣府）は，子ども・若者支援育成推進法に基づき，平成28年2月に子ども・若者育成支援施策の推進を目的とした「子供・若者育成支援推進大綱」を発表した。

1．策定のねらい

　子供・若者育成支援推進大綱は，平成22年の子ども・若者育成支援推進法の施行に伴い策定された「子ども・若者ビジョン」の流れを受け，新たに策定したものである。策定の目的は「すべての子ども・若者が健やかに成長し，子どもたちがもてる能力を生かして，自立・活躍できる社会の実現を総がかりで目指していくこと」としている。

2．現状と課題

（1）家庭を巡る現状と課題

　3世代家庭が減少する一方、ひとり親世帯が増加している。家庭内において子育てを学び助け合うことが難しくなり、社会全体で子育てをする環境づくりが重要となると同時に，貧困の連鎖をたちきるための取り組みが必要となっている。子ども・若者の置かれた多様な家庭環境に応じて，個々の状況を踏まえた対応が必要と考えられる。

（2）地域社会を巡る現状と課題

　地域社会は、家庭や学校とは異なる人間関係や様々な体験を通じて、子どもの健やかな成長に重要な役割を果たしている。しかしながら、近年は地域におけるつながりの希薄化が懸念されている。そのため地域住民等やNPOが子ども・若者育成支援を支える担い手として活躍する共助の取組を促進する必要がある。

（3）情報通信環境を巡る現状と課題

　インターネットの急速な普及により，子どもや若者たちの間で知識やコミュニケーションの空間が拡大する一方，違法・有害情報やコミュニティサイトに起因する事件，保護者の目の届きにくいネット上でのいじめやネット依存といった問題が指摘され，対応が求められている。

（4）雇用を巡る現状と課題

　新規学卒時に非正規雇用の職に就く，あるいは進学も就職もしない場合には，その後も十分な就業機会や職業能力開発の機会を持ちにくい現状ある。このため，各学校段階を通じて社会的・職業的自立に必要とされる能力・態度を育てるキャリア教育や，職業能力開発の機会の充実を図ること，また円滑な就職支援と非正規雇用労働者の正社員転換・待遇改善等により，若者の雇用安定化と所得向上に取り組むことが重要である。

3．大綱の基本的な方針

　大綱では、こうした現状を改善していくため，次の5つの課題に重点的に取り組んでいくとしている。

　①すべての子ども・若者の健やかな育成

　②困難を有する子ども・若者やその家族の支援

　③子ども・若者の成長のための社会環境の整備

　④子ども・若者の成長を支える担い手の養成

　⑤創造的な未来を切り拓く子ども・若者支援

4．基本的な施策

　基本的な施策の第1に「全ての子ども・若者の健やかな育成」を挙げ，その中の「自己形成のための支援」として（1）日常生活能力の習得，（2）学力の向上，（3）大学教育等の充実，の3項目を掲げている。そして「日常生活能力の習得」の最初に「基本的な生活習慣の形成」を掲げ「子どもの基本的な生活習慣の育成については『早寝早起き朝ごはん』国民運動等を通して、家庭、学校、地域や企業等が協力のし、全国的な普及啓発に係る取組を推進するとともに（中略），食に関する学習や体験活動の充実等を通じて、家庭、学校、地域等が連携した食育の取組を推進する」としている。

　このほか「日常生活能力の習得」では「規範意識の育成」「体験活動の推進」「読書活動の推進」「体力の向上」「生涯学習への対応」を，また「(2) 学力の向上」では「知識・技能や思考力・判断力・表現力、

学習意欲等の『確かな学力』の確立」「基礎学力の保障等」「高校教育の質の保証」「学校教育の情報化の推進」「多様な価値観に触れる機会の確保等」を課題として掲げている。

資料：
1. 内閣府「平成 28 年版子供・若者白書」平成 28 年 6 月 30 日
2. 子ども・若者育成支援推進本部「子供・若者育成支援推進大綱」平成 28 年 2 月 9 日

〈参考〉パパが産休・家族にサンキュウ

　少子化社会対策大綱（平成 27 年 3 月 20 日閣議決定）においては，配偶者の出産後 2 か月以内に半日または 1 日以上の休みを取得した男性の割合が 2020（平成 32）年には 80％になることを目標に男性が「子どもが生まれる日」「子どもを自宅に迎える日」「出生届を出す日」などに休暇を取得することを促進する「さんきゅうパパプロジェクト」を推進している。

　平成 28 年度に実施した男性の配偶者の産休直後の休暇取得に関する調査では，男性の配偶者の出産後 2 か月以内に半日または 1 日以上の休みを取得した男性は 55.9％に過ぎなかった。父親の育児対する意識改革が求められている（図は内閣府作成の啓発資料）。

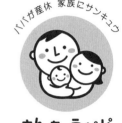

〈参考〉日本栄養士会，「赤ちゃん防災プロジェクト」を発足

　平成 30（2018）年 11 月に日本栄養士会災害支援チーム（JAD-DAT）は，災害時の乳幼児支援を目的とした「赤ちゃん防災プロジェクト～ JAPAN PROTECT BABY IN DISASTER PROJECT ～」を発足させた。

　JAD-DAT は，国内外での大規模自然災害発生時の栄養・食生活支援活動による被災地支援を目的に 2012 年に設立された（第 11 章 9 節参照）。今回発足した「赤ちゃん防災プロジェクト」は，これまでの被災地支援活動を通じて，乳幼児および授乳婦への支援が十分でないことから，乳幼児や授乳婦への避難所での環境整備および母乳代替食品（粉ミルク，液体ミルク）の備蓄，提供について JDA-DAT が主体となり，関係機関・団体との連携により進めていくものである。

　具体的には，①液体ミルクに関するガイドラインの作成・周知，「災害時に乳幼児を守るための栄養ハンドブック」の作成および自治体等を通じた周知・配布，②災害時の乳幼児の栄養・食支援に向けた地域防災活動の支援，③母乳代替食品（粉ミルク，液体ミルク）の備蓄推進，災害発生時の搬送と提供，を展開している。

第16章
学齢児期の栄養

子どもたちの自尊感情，自己肯定感の育成に向けて

　子どもたちは，保護者などの家族にとっても，また社会にとっても，大きな可能性を秘めたかけがえのない存在である。1人1人の子どもたちが持つ能力や生まれた環境は異なっている。しかしながら，すべての子どもたちが身近な愛情に包まれながら挑戦と試行を繰り返し，自尊感情と自己肯定感を育み，自己を確立しながら，社会との関わりを自覚し，社会的に自立した個人として健やかに成長するとともに，他者と協働しながら明るい未来を創造していくことが求められている。そして，次世代を担う子どもたちが正義感や倫理観，思いやりの心を育むことのできる環境づくりが望まれている。

~~~~~~

1．第3期教育振興基本計画と新学習指導要領（食育を中心に）

~~~~~~

　新しい教育行政の指針となる「第3期教育振興計画」および新学習指導要領について食育の視点から概説する。

1．第3期教育振興基本計画

　平成18（2006）年に「教育基本法」が改正され，科学技術の進歩，国際化，少子高齢化などの課題を踏まえた教育の基本理念が示された。この理念の実現に向けて，教育振興計画について中央教育審議会で審議され，2018年3月に2018年度から2022年度を対象とした「第3期教育振興基本計画」が作成され答申された。

（1）今後の教育政策の基本的な方向性（5つの方針）

　「人生100年計画」「超スマート社会」の到来に向け，生涯にわたる一人ひとりの「可能性」と「チャンス」を最大化することを今後の教育政策の中心として取り組むこととされ，次の5つの基本方針が示された。

①夢と志を持ち，可能性に挑戦するために必要な力を育成する
②社会の持続可能な発展を図るための多様な力を育成する
③生涯学び，活躍できる環境を整える
④誰もが社会の担い手となるための学びのセーフティネットを構築する
⑤教育推進のための基盤を整備する

（2）2022年度までの教育政策の目標

　2018年度から2022年度までの5年間における「教育政策の基本的な方針」および21の「教育政策

表 16 － 1　2022年度までの教育施策の基本的な方針と目標

基本的な方針	教育政策の目標
①夢と自信を持ち，可能性に挑戦するために必要となる力を育成する	(1) 確かな学力の育成〈主として初等中等教育段階〉 (2) 豊かな心の育成〈主として初等中等教育段階〉 (3) 健やかな体の育成〈主として初等中等教育段階〉 (4) 問題発見・解決能力の修得〈主として高等教育段階〉 (5) 社会的・職業的自立に向けた能力・態度の育成〈生涯の各段階〉 (6) 家庭・地域の教育力の向上，学校との連携・協働の推進〈生涯の各段階〉
②社会の持続的な発展を牽引するための多様な力を育成する	(7) グローバルに活躍する人材の育成 (8) 大学院教育の改革等を通じたイノベーションを牽引する人材の育成 (9) スポーツ・文化等多様な分野の人材の育成
③生涯学び，活躍できる環境を整える	(10) 人生100年時代を見据えた生涯学習の推進 (11) 人々の暮らしの向上と社会の持続的発展のための学びの推進 (12) 職業に必要な知識やスキルを生涯を通じて身に付けるための社会人の学び直しの推進
④誰もが社会の担い手となるための学びのセーフティネットを構築する	(13) 障害者の生涯学習の推進 (14) 家庭の経済状況や地理的条件への対応 (15) 多様なニーズに対応した教育機会の提供
⑤教育政策推進のための基盤を整備する	(16) 新しい時代の教育に向けた持続可能な学校指導体制の整備 (17) ICT利活用のための基盤の整備 (18) 安全・安心で質の高い教育研究環境の整備 (19) 児童生徒等の安全の確保 (20) 教育研究の基盤強化に向けた高等教育のシステム改革 (21) 日本型教育の海外展開と我が国の教育の国際化

の目標」が示された（表 16 － 1）。そしてこれらの目標の進捗状況を把握するための指標，目標を実現するために必要となる施策が示されている。

　「教育施策の目標」のうち (1) 確かな学力の育成，(2) 豊かな心の育成，(3) 健やかな体の育成，の 3 目標は初等中等教育段階での目標とされており，具体的にはそれぞれ「基礎的な知識・技能と思考力・判断力・表現力等，主体的に学習に取り組む態度を育成」「豊かな情操や道徳心を培い，正義感，責任感，規範意識，自他の生命の尊重，自己肯定感・自己有用感，他者への思いやり，人間関係を築く力，社会性，個人の価値を尊重し男女の平等を重んじる態度，公共の精神に基づき主体的に社会の形成に参画しその発展に寄与する態度，自然を大切にし環境の保全に寄与する態度，前向きに挑戦しやり遂げる力などを養う」「生涯にわたってたくましく生きるために必要な健康や体力を育成する」が掲げられている。

(3) 学校給食との関わり

　今回示された第 3 期教育振興計画において「教育政策の目標 (3) 健やかな体の育成」の施策として「学校保健・学校給食，食育の充実等」を掲げている。これは目標 (3) の測定指標である「子どもの体力水準を 2021 年度までに昭和 60（1985）年頃の水準に引き上げる」「朝食を欠食する児童生徒の割合の改善」「毎日，同じくらいの時刻に寝ている，毎日，同じくらいの時刻に起きている児童生徒の割合の改善」を達成するためには，学校における保健教育の充実，学校給食を活用した食育の推進が必要であるからにほかならない。学校給食における具体的な施策としては「栄養教諭を中核とした学校・家庭・地域の連携による食育」ならびに「食に関する指導を充実させるため，学校給食の実施率向上を図るとともに，地場産物を活用する取組を促す」ことが明記されている。

2．新学習指導要領

文部科学省は，平成 29（2017）年 3 月に新しい学習指導要領を公示した。

　新しい学習指導要領の基本的な考え方では，子どもたちが未来社会を切り開いていく上で求められる「資質・能力を一層確実に育成」できるよう「社会的に開かれた教育課程」を重視し，現行の学習指導要領の枠組み・教育内容を維持したうえで「知識の理解の質」をさらに高め，「確かな学力を育成していく」こと，さらに道徳教育の充実，体験活動の重視，体育・健康に関する指導の充実により「豊かな心」や「健やかな体」を育成することを示している。

　そして，この資質・能力は「知識・技能」「思考力・判断力・表現力等」「学びに向かう力・人間性等」の 3 つの柱で示されており，これら 3 つの柱を実現するために「主体的・対話的で深い学び」（アクティブ・ラーニング）を実践できる教育を求めている。新しい学習指導要領は，小学校では 2020 年度から，また中学校では 2021 年度から全面実施されることになる。

(1) 新学習指導要領と食育

　新学習指導要領における健康教育（食育）のありかたについては，「何を知っているか，何ができるか」「知っていること・できることをどう使うか」「どのように社会・世界と関わり，よりよい人生を送るか」という観点から，子どもたちにどのような力を身につけさせていくかが重要であるとしている（図 16 － 2）。

(2) 健康・安全・食に関する 3 つの資質・能力

　健康・安全・食に関する資質・能力を「知識・技能」「思考力・判断力・表現力」「学びに向かう力・人間性等」の 3 つの柱に沿って，整理すると以下のようになる。

「知識・技能」：さまざまな健康課題，自然や事件・事故等の危険性，健康・安全で安心な社会づくりの意義を理解し，健康で安全な生活や健全な食生活を実現するために必要な知識や技能を身につけていること。

「思考力・判断力・表現力等」：自らの健康や食，安全の状況を適切に評価するとともに，必要な情報を収集し，健康で安全な生活や健全な食生活を実現するために何が必要かを考え，適切に意志決定し，行動するために必要な力を身につけていること。

「学びに向かう力・人間性等」：健康や食，安全に関するさまざまな課題に関心を持ち，主体的に，自他の健康で安全な生活や健全な食生活を実現しようとしたりする態度を身につけていること。

図16 - 1　食育に関する資質・能力のイメージ

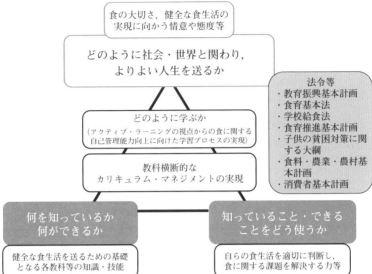

食の大切さ，健全な食生活の
実現に向かう情意や態度等

どのように社会・世界と関わり，
よりよい人生を送るか

法令等
・教育振興基本計画
・食育基本法
・学校給食法
・食育推進基本計画
・子供の貧困対策に関
　する大綱
・食料・農業・農村基
　本計画
・消費者基本計画

どのように学ぶか
（アクティブ・ラーニングの視点からの食に関する
自己管理能力向上に向けた学習プロセスの実現）

教科横断的な
カリキュラム・マネジメントの実現

何を知っているか
何ができるか

知っていること・できる
ことをどう使うか

健全な食生活を送るための基礎
となる各教科等の知識・技能

自らの食生活を適切に判断し，
食に関する課題を解決する力等

資料：文部科学省教育課程部会「体育・保健体育，健康，安全WG資料2」

(3) 各教科等との連携による食の指導

食育を中心的に推進する関連教科としては，体育科（保健体育科），家庭科（技術・家庭科），特別
活動の時間等が挙げられる。小・中学校学習指導要領解説には，これらの教科と栄養教諭は連携協力
して取り組むことが謳われている。そのためにも，今後さらに栄養教諭の授業参画が期待される。

(4) 栄養教諭の授業参画

子どもたちの食に関する意欲を高め，理解を深めるためにも栄養教諭の授業参画は，有効である。「ア
クティブ・ラーニング」の視点に立って，答えを子どもたちのやり取りの中から導き出したり，それ
をもとにさらに違う方向へと考えを広め，深めていく。そうした子どもと子ども，教師と子どもの双
方向のやり取りを深め，子どもたちの志向がアクティブに動き出すよう対応したいとしている。

参考資料：「新学習指導要領にみる食育推進のポイント」文科省食育調査官・横嶋　剛，月刊誌学校給食
第 68 巻第 12 号（平成 29 年 11 月号，平成 29 年 11 月 15 日発行）全国学校給食協会

〈参考〉文部科学省の「つながる食育推進事業」

文部科学省では，平成 29（2017）年度に「つながる食育推進事業」を実施した。これは，
栄養教諭が中心となり，学校においてより実践的な食育を行うとともに，保護者にも参
画してもらい，家庭における望ましい食生活の継続的な実践につながる食育の実践モデ
ルの構築を目的としたものである。具体的には公募により 17 校をモデル校に指定し，各
校において栄養教諭を中心に，家庭，地域の生産者や関係機関・団体と連携した実践的
な取り組みを行った。取り組みの内容としては「外部の専門家や生産者等の協力による
栽培や調理などの体験活動」，保護者を対象とした「食に関する豆知識やレシピ等の情報
提供」などが行われ，その成果として「児童生徒の食に関する意識関心の高まり」「肥満・
痩身傾向児の出現率の低下」「生活リズムの改善」などがみられた。

~~~~~~

２．「食に関する指導の手引き（第二次改訂版）」

~~~~~~

１．「食に関する指導の手引き」

　文部科学省では，平成 31（2019）年 3 月に学校における食育の必要性，食に関する指導の目標，全体計画ならびに基本的な考え方や指導方法，食育の評価について示した「食に関する指導の手引き（第二次改訂版）」を発表した。「食に関する指導の手引き」は平成 19 年に初版が発表され，今回は平成 22 年の第一次改訂版に続くものである。

２．第二次改訂版の４つの改訂ポイント

　今回の改訂は第 3 次食育推進基本計画，学習指導要綱の改訂，幼児教育 3 法令（幼稚園教育要領，幼保連携型認定こども園教育保育要領，保育所保育指針）の改訂等を踏まえ，社会の大きな変化に伴う子どもの食を取り巻く状況の変化に対応したものである。以下にその改訂のポイントを記す。

（1）食に関する資質・能力を踏まえた指導の目標の明示

　　現代的な諸課題に対応して求められる食に関する資質・能力や，学習指導要領における食育の位置づけ，食に関する指導の目標を明示し，家庭，地域，学校相互間との連携の必要性を記している。

（2）「食に関する指導に係る全体計画」の作成の必要性と手順・内容

　　学校の「食に関する指導の目標」に基づいた食に関する指導に係る全体計画の作成の必要性と，全体計画作成の手順および内容を記載している。

（3）食に関する指導の内容の三体系と栄養教諭の役割

　　学校における食の指導に関して「教科等の時間における食に関する指導」「給食の時間における食に関する指導」「個別的な相談指導」の三体系を記載し，各指導における栄養教諭の役割を記している。

（4）食育の推進に対する評価の充実

　　成果指標（アウトカム）と活動指標（アウトプット）の両方を設定し，総合的な評価につなげる食育の評価の基本的な考え方と実践方法を示し，評価から改善までの記載を充実している。

３．校内における食育推進組織と活動例

　図 16 - 2 は，文部科学省が平成 29（2017）年に発表した「栄養教諭を中核としたこれからの学校の食育」に示されている学校内における食育推進のための組織例である。ここでは栄養教諭は校長・教頭等の組織下に養護教諭，学級担任・教科担任，給食主任等との綿密な連携強化が必要となる。

　また学校給食の運営にあたっては，保護者・家庭，地域との連携はもとより，食材の生産者等との連携の必要性を示している。

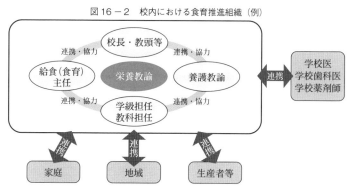

図 16 - 2　校内における食育推進組織（例）

資料：文部科学省「栄養教諭を中核としたこれからの学校の食育」

~~~~~~

3．学齢児の朝食欠食状況

~~~~~~

1．小・中学生の朝食欠食率は増加傾向

　小・中学生の朝食欠食率をみると，残念ながら最近は増加傾向にあることが見られる（図16－3）。平成30（2018）年度の朝食欠食率は，小学生5.5％，中学生8.0％で増加傾向にある。学齢期は健全な食習慣の基礎を確立し，生涯にわたる健全な心身と豊かな人間性を培う上で重要な時期であり，第3次食育推進基本計画では「朝食を欠食する子供の割合」を2020年度には0％とすることを目標としている。

図16－3　小・中学生の朝食欠食率の推移

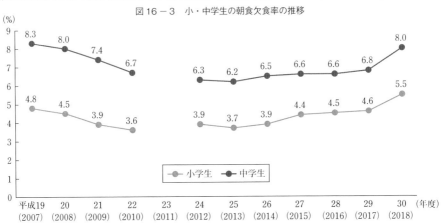

注：1）朝食を「全く食べていない」及び「あまり食べていない」の合計
　　2）小学6年生，中学3年生が対象
　　3）平成23（2011）年度は，東日本大震災の影響等により，調査を実施していない。
資料：文部科学省「全国学力・学習状況調査」，農林水産省「平成30年度食育白書」

2．子どもが朝食を欠食する理由

　子どもが朝食を欠食する理由を過去データから見てみると，小・中学生とも「食べる時間がない」「食欲がない」の2つが最も多くそれぞれ4割を占めている（図16－4）。欠食解消に向けた検討と対策が求められる。

図16－4　朝食を食べない理由

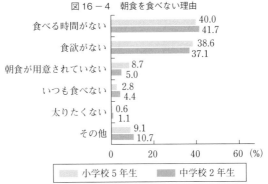

注：朝食を「1週間に2～3日食べないことがある」「1週間に4～5日食べないことがある」「ほとんど
　　食べない」と回答した人が対象
資料：独立行政法人日本スポーツ振興センター「平成22年度児童生徒の食事状況等調査報告書」

3．小・中学生の起床，就寝状況

「毎日，同じくらいの時刻に起きていない子ども」「毎日，同じくらいの時刻に寝ていない子ども」（図16－5）の割合の推移をみると，平成30年度は前年度に比べ小・中学生ともに「同じくらいの時刻に起きていない」「同じくらいの時刻に寝ていない」子どもの割合が増えている。こうしたことが，朝食欠食率の増加に影響していると考えられる。

図16－5　毎日，同じくらいの時刻に起きていない・寝ていない子供の割合の推移

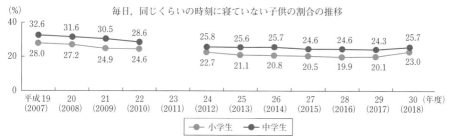

毎日，同じくらいの時刻に起きていない子供の割合の推移

※「毎日，同じくらいの時刻に起きていますか」という質問に対して，「あまりしていない」，「全くしていない」と回答した割合の合計

毎日，同じくらいの時刻に寝ていない子供の割合の推移

※「毎日，同じくらいの時刻に寝ていますか」という質問に対して，「あまりしていない」，「全くしていない」と回答した割合の合計

注：1）小学6年生，中学3年生が対象
　　2）平成23（2011）年度は，東日本大震災の影響等により，調査を実施していない。
資料：文部科学省「全国学力・学習状況調査」，農林水産省「平成30年度食育白書」

4．朝食と学力・体力の関係

(1) 平成 30 年度の調査では，毎朝朝食を食べている子どもほど，小学生 6 年生の国語・算数，中学 3 年生の国語・数学ともに高いことがわかる（図 16 － 6）。また体力を見た場合にも，小学生，中学生の男女ともに毎日朝食を食べている子どもの方が体力テストの合計点が高い傾向が見られる（図 16 － 7）。

朝食を毎日摂ることが，学力および体力の向上の基本であることがわかる。

図 16 － 6　朝食摂取と学力調査の平均正答率との関係

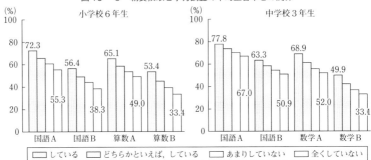

注：(質問) あなたは，次のようなことをしていますか。当てはまるものを1つずつ選んでください。「朝食を毎日食べている」
　　　(選択肢)「している」，「どちらかといえば，している」，「あまりしていない」，「全くしていない」
資料：文部科学省「全国学力・学習状況調査」（平成30（2018）年度），農林水産省「平成30年度食育白書」

図 16 － 7　朝食の摂取状況と新体力テストの体力合計点との関係

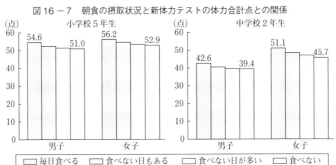

注：(質問)「朝食は毎日食べますか。（学校が休みの日も含める）」
　　　(選択肢)「毎日食べる」，「食べない日もある」，「食べない日が多い」，「食べない」
資料：スポーツ庁「全国体力・運動能力，運動習慣等調査」（平成30（2018）年度），農林水産省「平成30年度食育白書」

(2) 過去のデータからも中学 3 年生で教科別にみると，「朝食を必ずとる」がもっとも成績がよく，「全くまたはほとんどとらない」はもっとも成績が悪く，朝食と学業が大きな相関関係にあることを示している（図 16 －8）。

注：対象は中学 3 年生。得点は個々の児童・生徒が正答・準正答を解答した問題数の割合をもとに平均点を500点，標準偏差を100点とする標準化を行った点数である。

図 16 － 8　朝食の摂取状況とペーパーテストの結果との関係

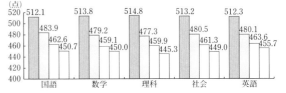

資料：国立教育政策研究所「平成 15 年度小・中学校教育課程実施状況調査」

5．子どもの生活習慣づくり支援

1．中高生を中心とした子どもの生活習慣づくり支援

　中高生の生活習慣については，中学 3 年生の 6 割以上が夜 11 時以降に寝ているなど，朝食摂取も含め，改善が必要な状況になっている（図 16 − 9）。

図 16 − 9　夜 11 時以降に寝る中学 3 年生の割合【夜型生活による睡眠時間の不足】

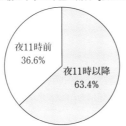

夜11時前
36.6%

夜11時以降
63.4%

□夜11時以降　□夜11時前
資料：文部科学省「平成 28 年度
全国学力・学習状況調査」

　生活圏の拡大や行動の多様化等により生活習慣が乱れやすい時期である中高生の段階で，子供たちが自ら主体的に生活をコントロールする力を身につけさせることは，子どもたちの将来の自立のために極めて重要である。

　このため，文部科学省では，家庭と学校，地域の連携による中高生を中心とした子どもの生活習慣改善のための実証研究として，「中高生を中心とした子どもの生活習慣マネジメント・サポート事業」を実施している。

〈参考〉もっと増やしたい父母との会話時間

　(1) 父母と子どもたちとの1週間の会話時間について，10時間に満たない父母の割合が，母親で25.2％，父親では半数にのぼった。
　(2) 父母の帰宅時間について，とくに父親の帰宅時間は遅く，3割以上の父親が8時以降に帰宅，10時以降の帰宅も 1 割にのぼった。

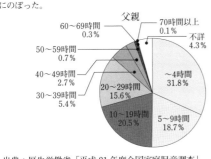

父親

60～69時間
0.3%

70時間以上
0.1%

不詳
4.3%

50～59時間
0.7%

40～49時間
2.7%

30～39時間
5.4%

20～29時間
15.6%

10～19時間
20.5%

～4時間
31.8%

5～9時間
18.7%

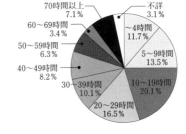

母親

70時間以上
7.1%

不詳
3.1%

60～69時間
3.4%

～4時間
11.7%

50～59時間
6.3%

5～9時間
13.5%

40～49時間
8.2%

10～19時間
20.1%

30～39時間
10.1%

20～29時間
16.5%

出典：厚生労働省「平成 21 年度全国家庭児童調査」

~~~~~~

６．早寝・早起き・朝ごはんの奨め

~~~~~~

１．朝食を欠食すると

⑴　朝食をとらないと基礎代謝が落ち，午前中の体温が上がらない，気力・集中力がわかない，活発な活動ができないなど，学力や体力にまで影響する。

⑵　夜更かしすると体内時計と実際の時間との間にずれが生じ，時差ボケのような状態になり，体調を崩して気力・意欲の低下を来すことになる。

⑶　朝食を欠食した分，間食や夜食が増えたり，まとめ食い・ドカ食いをすると，肥満の原因や生活習慣病の発症要因となったりする。

⑷　健康づくりに当たっては，朝・昼・夕の３食を規則的にとり，日常の生活リズムを健康的に整え，規則正しい生活，バランスのとれた食事，十分な睡眠・休養の大切さを身につけさせたい。

２．朝食の効用

⑴　朝は，前日の夕食時に蓄えたブドウ糖が少なくなっている。脳へのブドウ糖によるエネルギー供給が不足すると，学習に支障を来し，学業成績にも影響する。

⑵　人体の各部位のエネルギー消費状況をみると，筋肉の運動によって消費されるものより，臓器の代謝によって消費される量が多い。とりわけ脳の重量は２％ぐらいでも消費エネルギーは18％にも及んでいる。脳はエネルギー（ブドウ糖）の大食漢である（表16－２）。

⑶　朝起床後すぐにはからだの交感神経が活発に働かない。血圧や体温は低く，脳も活発に活動する状態にならないので，食欲もわいてこない。

⑷　朝食は基礎代謝を高めて体温や血圧を上昇させ，脳の働きを助ける。

⑸　朝食は全身の代謝活性を高める働きをしている。早寝早起き，自律起床してからだを動かすことにより，からだが目覚め，食欲も出て，朝食もおいしい。

表16－２　人体の各部位におけるエネルギー消費の比較

部　位	エネルギー消費量（％）	部位の重量（％）	重量当たりのエネルギー消費量（kcal）
脳	18	2	900
心　臓	11	6	633
腎　臓	7		
肝　臓	20		
筋　肉	20	52	48
皮　膚	5		
その他	19	40	48

資料：田島　眞「最近の食品・栄養の話題の真実」『月刊食生活─朝ご飯の大切さ』Vol.100 No.5，カザン，2006

３．欠食─そしてまとめ食いは肥満に

⑴　欠食してその分まとめ食いする，特に“朝食は欠食，昼食は軽食，夕食はごちそうを腹いっぱい”といった生活をしていると，肥満傾向を強め，生活習慣病の引き金となりやすい。

⑵　よく，やせようとして極端な減食をしたり，欠食したりする人がいるが，栄養のバランスが崩れ，減量どころか肥満を来す。

⑶　食事は１日３回，夕食は控えめに，夜食はとらないように心掛けることが肥満予防の第一歩である。

⑷　朝食を食べないとやせられると勘違いしている人もいるが，欠食した分ドカ食いすると，かえって肥満になりやすい。

⑸　朝食を欠食すると，食事を摂取するときに消費される食事誘発熱量生産や基礎代謝が低下し，エネルギー消費の効率が悪く，太りやすい体質になる。

⑹　肥満と食行動，特に生活リズム異常の関係については，1955年にスタンカード（Stunkard）らによって提唱された“夜食症候群”がある。これは，大量の食事を夕食後にする，朝食をはじめ午前中は食欲がない，夜は眠れず何か食べ始めるとやめられないなどの症状が挙げられている。また，夜食症候群では１日の摂取エネルギーの過半数を夜にとっているといわれている。

(7)　最近では，"いつ・何を・どのように食べるか"の時間栄養学が注目されてきている。同じ食事でもタイミング次第でからだへの影響が異なるのである。

4．摂食のタイミング（食事のリズムの大切さ）

(1)　栄養素の摂取というと，従来は栄養素の量と質，種類と組み合わせが重視されてきたが，最近は食事のタイミングが重視されるようになった。

(2)　大人の生活の乱れが影響して，平日と休日の生活リズム，睡眠リズム，生活行動が極端に違う人も多い。できるだけ同じにすること，少なくとが就寝・起床・食事時間は毎日一定にしたい。

(3)　大人の生活では種々の制約が多く，毎日規則正しい生活ができないことも多いと思われるが，小児期に十分規則的生活を習慣付けて，生物時計的リズムを完成しておけば，基本的に体調の変化を起こしにくく，崩れた場合も治りやすいといわれている。

(4)　生活リズムの整った子どもは身体活動水準が高く，生活行動，摂食行動も活発で食欲も旺盛であるといわれる。

(5)　生活リズムを整えることはゲゼル（A.L.Gesell）の言う「自己調整」能力を伸ばし，ひいては，子どもの健全な食習慣づくりに役立つことになる。特に，小児期から早寝早起きといった習慣は，生活リズムを整え，体内の消化吸収，栄養素代謝など，脳神経やホルモンによって微妙に調整されている栄養機能を伸ばすことにもなろう。健康なライフスタイルの創造のためにも生活リズムを大切にしたい。

(6)　朝起きる時間，夜寝る時間，食事時間など不規則な生活をしていると，睡眠時間は長いのに，頭もからだもスッキリしないということは日頃経験することである。

(7)　昼夜を無視した不規則な生活を繰り返していると，体内時計のリズムが狂って健康を損ねることになる。

〈参考〉五感を楽しみ，食べる楽しさを伝える「味覚の一週間」（味覚の一週間事務局）

「味覚の1週間」はフランスで行われてきた 27 年にも及ぶ味覚教育活動であり，日本でも平成 23 年から同様の活動が取り上げられている。8 年目になる平成 30 年には 10 月 15 日から 21 日までの 1 週間に，日本各地の小学校やレストランなどで，五感を使って味わうことの大切や食の楽しみを体感できるさまざまな取り組みが展開された。

味覚の授業は，和洋中の料理人や生産者などが講師としてボランティアで小学校を訪れて活動するもので，平成 29 年には約 320 人の講師が全国 189 校，約 16,000 人の児童に向けた味覚教室を実施した。

味覚授業の基本構成
①五感の働きと 5 つの味（甘味・塩味・酸味・苦味・うま味）を教えること。
②五感で味わうことによって広がる食の豊かさを教えること。
③食品の産地や生産方法について情報を伝えること。
④仲間と「おいしさ」を共有することの楽しさを教えること。
⑤講師自身の体験や料理に対する思いを伝え，「食」に興味を持つきっかけを作ること。

資料：「味覚の一週間」

〈参考〉子ども食堂　全国で 2,286 か所（2018 年調査）

子ども食堂安心・安全向上委員会（代表：湯浅誠，法政大学教授）が 2018 年に社会福祉協議会等による調査などから全国の子ども食堂について調査したところ，全国に 2,286 か所あることが明らかになった。地域交流の場としての認知度が高まり「子どもの見守りの場」としての期待，自治体からの補助金が制度の進展を後押ししている。最多は東京の 335 か所，最少は徳島県，長崎県の 7 か所である。

また子ども食堂の開設を契機に，高齢者・障害者を含む地域住民の交流拠点として発展し，地域共生社会の実現の場となることが期待される。平成 30 年 6 月には「子ども食堂の活動に関する連携・協力の推進・留意事項について」が厚生労働省子ども家庭局長・老健局長等通知が出されている。

~~~~~~
７．大切な睡眠のリズム・体内時計
~~~~~~

１．望ましい食事のとり方

⑴　同じ量と質の食物をとるにしても，食事回数とか食事時刻・時間帯，食事のとり方（ゆっくりよくかんで）などによって，栄養効果が異なるばかりでなく，健康にも大きな影響のあることが明らかにされている。

⑵　表16－3のような摂食行動の改善が健康上きわめて重要である。

表16－3　健康的な食事のとり方

①	食事回数の適正化：1日3食を規則的に，欠食は避ける
②	摂食時刻・時間帯の適正化：食事はリズムにのせて，夜食は避ける
③	食事のとり方：ゆっくりよくかんで
④	摂食環境の整備：食事は楽しく，家族や友人とそろって

２．大切な睡眠のリズム

⑴　子どもの睡眠は，寝入りばなに深くなり，次に中程度の睡眠が続き，そして深夜の午前2～3時頃再び睡眠は深くなるといわれている。

⑵　最近の子どもは寝る時間が遅くなっているため，この時間が明け方にずれ込み，十分に深い睡眠をとらないうちに起きることになり，睡眠不足となっている。

⑶　寝る子は育つということわざがあるが，子どもの成長をつかさどるホルモンは，就寝後ピークを示し，また，就寝時刻によって分泌量も影響されるといわれている。睡眠不足では成長ホルモンの分泌が少なく，健全な成長が期待できないことになる。

３．体内時計（生体時計）

⑴　体内時計とは，生物の細胞にある時計遺伝子が働いて睡眠や覚醒，ホルモン分泌などの生命活動の変動（リズム）をつくる仕組み。正常に機能しないと，時差ボケや不眠などの体調不良をきたす。

⑵　人間のからだは，太陽が昇っている間は，人間のからだを活動的にさせ，太陽が沈むと休息に入るよう指示する体内リズムがある。

⑶　生体の体内時計は，地球の回転にかかわる1日24時間の時刻に合わせて時を刻む不思議な能力を持っており，睡眠，食事，運動，それに血圧，体温など，からだ全体のリズムをコントロールしている。地球の1日は24時間であるが，体内時計は24時間いつも同じに働いているロボットではない。

⑷　人間の本来持っている1日の単位は最近の研究では24時間10分程度といわれている。もし光も音も温度も1日中変わらない条件下で生活すると，毎日10分ずつズレが生じ，体のバランスが崩れ体調不良を起こすといわれている。そのためこの体内時計の毎日10分のズレをリセットする必要がある。

⑸　体内時計は朝，目から入る太陽の強い光を感知すると松果体に信号を送り，松果体からは時計ホルモンといわれる，メラトニンが分泌される。メラトニンは約14時間後に睡眠を促すホルモンで，血流によってからだの隅々まで時間の情報を運んでいく。

⑹　私たちは太陽の光を浴びることにより，体内時計を24時間にリセットするボタンを毎日押しているのである。生活リズムが乱れると自律神経に乱れが生じ，体内時計が狂った状態のいわゆる時差ボケを起こすことになる。

⑺　自律神経は体温調節とも関係し，夜型生活の人は，朝型生活の人より朝の体温が低く，なかなか調子が出ないといわれる，体内時計に逆らった生活は問題であることを示している。

⑻　体内時計を正常に機能させるためには，表16－4のような生活・食事上の配慮をしたい。

〈参考〉中学生の夜型生活による睡眠不足

「平成28年全国学力・学習状況調査」によると，夜11時以降に寝る中学3年生は，63.4％にも及ぶなど，遅寝遅起きの生活習慣が朝食欠食の誘因となっている。早寝早起き朝ごはんの大切さがわかる。

表 16 － 4　体内時計の機能の正常化のための生活のあり方

① 　朝，まず決まった時間に太陽の光を浴びる。朝の光は生物時計の周期を地球環境に合わせる働きをしたり，心を穏やかにする神経伝達物質セロトニンの活性を高める。
② 　昼間，なるべく外に出る機会を増やす。昼間明るいところで活動すると，夜，メラトニンの生成が促される。
③ 　毎日，できるだけ友人や他人と触れ合う。人と会い，話をするなど，社会のリズムに合わせることで，24 時間周期を感じやすくなる。
④ 　規則正しく 1 日 3 回の食事をとる。朝食をとり，血糖値を上げることで，1 日のリズムがつくりやすくなる。

〈参考〉低年齢層は早寝早起きの傾向

　総務省の「社会生活基本調査」でみると，平日の起床時刻は，平成 23 年には小学生（10 歳以上）では 6 時 38 分，中学生が 6 時 41 分，高校生は 6 時 36 分だった。これは平成 18 年に比べて早くなっている。一方，就寝時刻は小学生（10 歳以上）では 21 時 57 分，中学生は 22 時 55 分と，こちらも早くなっている。

表 16 － 5　学齢児の起床時刻と就寝時刻（平日）

	平均起床時刻（平日）		平均就寝時刻（平日）	
	平成 18 年	平成 23 年	平成 18 年	平成 23 年
小学生（10 歳以上）	6 時 44 分	6 時 32 分	22 時 02 分	21 時 57 分
中学生	6 時 45 分	6 時 41 分	23 時 04 分	22 時 55 分
高校生	6 時 43 分	6 時 36 分	23 時 50 分	23 時 42 分

資料：総務省「社会生活基本調査」

〈参考〉子育てについての悩みや不安（家庭教育の重要性）

　近年，家庭環境の多様化や地域社会の変化から，親子の育ちを支える人間関係が弱まり，子育てについての悩みや不安を多くの家庭で抱えるようになっている。その結果，子どもの社会性や自立心などの育ちをめぐる問題が増加しており，地域社会で子育てを支えることの重要性が高まっている。図は，文部科学省の平成 28 年度委託調査「家庭教育の総合的推進に関する調査研究」からのものである。

参考図　子育てについての悩みや不安

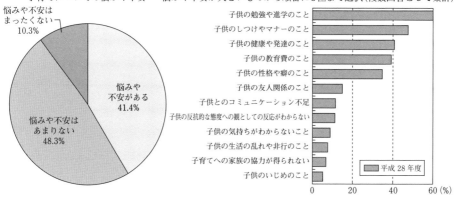

資料：「平成28年度文部科学白書」
（出典）文部科学省委託調査「家庭教育の総合的推進に関する調査研究～家庭教育支援の充実のための実態等把握調査研究～」（平成28年度）

8．睡眠・サーカディアンリズム

1．レム睡眠とノンレム睡眠

(1) 1953 年に米国のアゼリンスキーとクライトマンが発見・提唱したものである。レム睡眠は脳の意識はあるが、身体が眠る状態の浅い眠りで夢をよく見る状態である。ノンレム睡眠は脳が眠っている状態の深い眠りである。ノンレム睡眠のときに起こされると快眠感が失われる。

(2) レム睡眠は睡眠時間の約 25 ％を占める状態で、新しい体験や学習をしたときは、レム睡眠は長くなるといわれている。ノンレム睡眠は脳の休息状態で、知性、感情、意思といった複雑な脳機能をつかさどる大脳皮質を十分休ませ、機能を回復することが役割である。

(3) ノンレム睡眠中は心身をリラックスさせようとする副交感神経が活発となり、レム睡眠時より目覚めにくいといわれている。睡眠時間の長い人と短い人とでは、ノンレム睡眠の時間はあまり違いがないといわれ、睡眠時間の短い人はレム睡眠を削り、ノンレム睡眠を確保することによって脳は休息しているのである。

2．さまざまな概日リズム（睡眠・覚醒，体温，ホルモン）の相互関係

(1) 図 16 − 15 は、早寝早起きのリズムの基本である概日リズム（サーカディアンリズム）と睡眠、覚醒、体温、ホルモンとの相互関係を示したものである。

(2) 人間は昼行性の動物であり、また、世界のどの国でも、学校は昼が基本であり、脳の活動が最大限活発になるよう、夜は十分な睡眠が必要である。

(3) 生体のリズムは、体温、血圧、睡眠、運動、食欲、朝食の摂取などの生命活動や心身の健康に大きな影響を与えることになる。

(4) リズムある生活、朝食の摂取など規律ある生活習慣は、子どもの体力、気力、集中力、学習能力に大きく影響することを理解し、改めて早寝早起き、朝ごはんの大切さを確認したい。

図 16 − 10　さまざまな概日リズム（睡眠・覚醒，体温，ホルモン）の相互関係

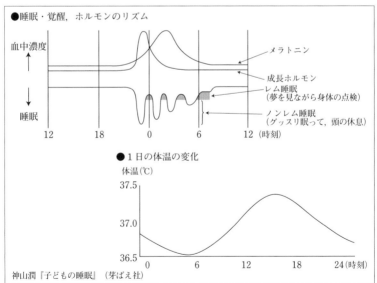

資料：鈴木みゆき『早起き・早寝・朝ごはん』芽ばえ社，2004

9．子どもの体験活動の重要性 I
－「青少年の体験活動等に関する意識調査（平成28年度調査）」ほか－

1．国立青少年教育振興機構の調査
　国立青少年教育振興機構では，平成 18 年度から自然体験や生活体験等の実施状況，日々の生活習慣，自立に関する意識等について，全国規模の調査を実施し，青少年の体験活動や生活習慣，意識等の現状や経年変化について報告している。
　平成 28 年度の調査では，多様で変化の激しい社会において個人の自立の必要性が指摘されている昨今の現状を鑑み，将来の社会的自立の基礎となる資質能力のひとつとして青少年の自立的行動習慣（自律性，積極性，協調性）に着目し，早寝早起き朝ごはんや携帯電話・スマートフォンの利用時間といった生活習慣や，自然体験，生活体験といった体験活動との関係について検証を行っている（調査対象は「早寝早起き朝ごはん」のみ小学 5 年，中学 2 年，高校 2 年。そのほかは小学 4 ～小学 6 年生，中学 2 生，高校 2 生）。

2．早寝早起き朝ごはんを実践している子どもほど自立性が高い
　就寝・起床・朝食の習慣と自立的行動習慣の関係についての分析では，「早寝早起き朝ごはん」の群が，「自律性」「積極性」「協調性」のすべてで高得点群の割合がもっとも高かった。一方，「遅寝遅起き，朝ごはんを食べない日がある」群はすべてで高得点群がもっとも低かった（図 16 － 11）。

図 16 － 11　早寝早起き朝ごはんと自立的行動

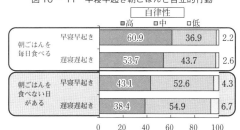

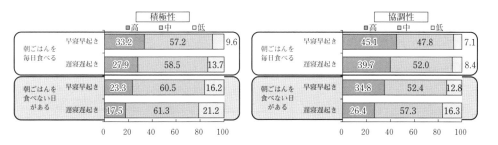

3．自然体験が多い子どもほど自立性が高い
　自然体験と自立的行動習慣の関係について分析したところ，「川や海で泳ぐ，野鳥を観たり鳴く声を聞く」などの自然体験が豊富な群ほど「自律性」「積極性」「協調性」で高得点群の割合が高かった（図 16 － 12）。

4．生活体験が多い子どもほど自立性が高い
　生活体験と自立的行動習慣の関係について分析したところ，「タオルやぞうきんをしぼる，ナイフや包丁で野菜や果物を切る，皮をむく」などの生活体験が豊富な群ほど「自律性」「積極性」「協調性」で高得点群の割合が高かった（図 16 － 13）。

図 16 － 12　自然体験と自立的行動

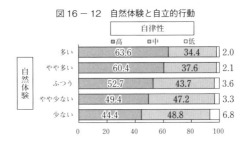

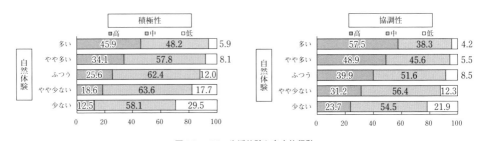

図 16 － 13　生活体験と自立的行動

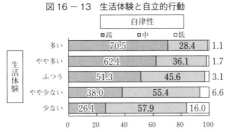

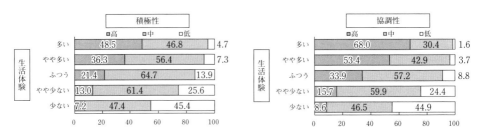

5．お手伝いをする子供ほど自立性が高い
　お手伝いと自立的行動習慣の関係について分析したところ，「食器をそろえたり片付ける，買い物をする」などお手伝いが豊富な群ほど「自律性」「積極性」「協調性」で高得点群の割合が高かった（図 16 － 14）。
6．自立的行動習慣が身についている子どもほど自己肯定感が高い
　自立的行動習慣と自己肯定感について分析したところ，「自律性」「積極性」「協調性」で高得点群ほど

図 16 - 14　お手伝いと自立的行動

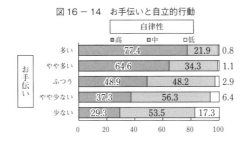

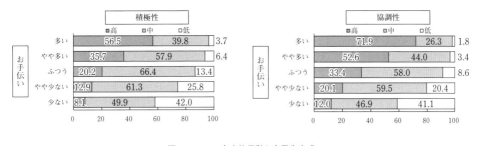

図 16 - 15　自立的行動と自己肯定感

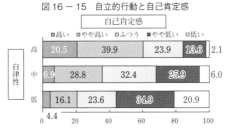

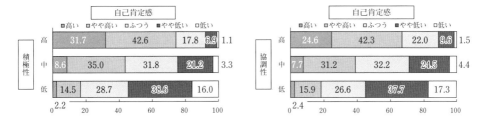

自己肯定感が高い群の割合が高かった（図 16 - 15）。

7.　自立性が高い子どもほど携帯・スマホの利用時間が短い

　自立的行動習慣と 1 日の携帯電話・スマートフォン利用時間の関係を分析したところ，「自律性」「積極性」「協調性」で高得点群ほど，利用時間が短くなる傾向がみられた（図 16 - 16）。

図 16 - 16　自立的行動とスマートフォン

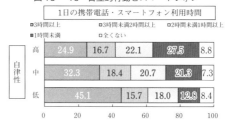

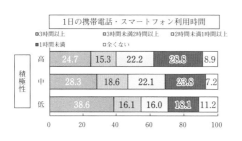

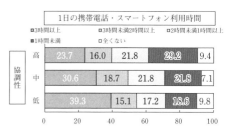

8. まとめ

　このように学齢児期の体験活動はまさに，子どもの健康習慣，心の成長に大きな役割を果たしていることがわかる。

　また，上記の質問事項にあるように「ナイフや包丁で野菜・果物の皮をむく，切る」「買い物の手伝い」「食器をそろえる・片付ける」「朝食をとる」など，私たちの「食」にかかわる行動が，精神的・文化的な成長に大きく関連しており，成長期の子どもにとって心身の発育・発達の重要な一要因であることが見て取れる。近年，「食」を栄養的な側面のみでなく，心や情緒を育てるという面からも重視するようになってきたことは素晴らしいことである。子どもにとっての「食」を，心や情緒，感性，社会性の発達といった精神発達面から捉えていくことは大切であり，こうした調査を通じて，食育が心の成長，健全な育成に大きな影響を与えていることを再認識したい。

参考資料：

①国立青少年教育振興機構「青少年の体験活動等に関す意識調査（平成 28 年度調査）」平成 30 年 8 月公表

②「21 世紀を展望した我が国の教育の在り方について」平成 8 年中央教育審議会第答申

③平成 28 年度文部科学白書（平成 29 年 7 月 21 日発行）

〈参考〉ボランティア教育の推進

　近年，高齢化の進展等に対応して，福祉の重要性や高齢者・障害者に対する認識と理解を深めることや，他の人々に対する思いやりの心および公共のために尽くす心を養うこと，また都市化，少子化，核家族化が進むなかで生活体験の不足している児童・生徒が体験を通じて勤労の尊さや社会に奉仕する精神を養うことがこれまで以上に重要になっている。

　文部科学省では，平成 4 年の生涯学習審議会答申で，学校外でのボランティア活動経験や成果を学校の教育の指導に生かすことを提言し，学習指導要綱では道徳，社会科，家庭科でもボランティア活動が取り上げられるようになった。また平成 7 (1995) 年の阪神淡路大震災後の国民のボランティア活動の高まりを受け，学校におけるボランティア教育の一層の推進, 生涯学習ボランティア活動等の支援・推進を実施している。

10.　子どもの体験活動の重要性 II
－子どもの頃の体験は，その後の人生に影響を与える－

1．子どもの農業・農村体験は心も育てる

(1) 最近は大人も子どもすべての世代で，農林漁業体験等のさまざまな体験活動がすすめられており，食や農林水産業の理解を深めるためにも素晴らしいことである。子どもたちが農業を体験することや農村地域の人々との交流を深めることは，将来の農業・農村に対する国民の理解を深める上で大切である。

(2) このような状況を踏まえて，平成 26 年度に学校教育における教科等に関連づけた教育ファームの教材や企業の社会的責任活動，研修における教育ファームの活用を促すための手引書が作成されている。

(3) 学校給食については，地域の農産物の使用を通じて地域の自然や文化，産業等に関する理解を深めることに留意した米飯給食の一層の推進が期待されている。交流を深めることは，将来の農業・農村に対する国民の理解を深める上で重要である。このような体験を実施する取り組みとして「子ども農山村交流プロジェクト」により，子どもの農山漁村における宿泊体験が推進されている。

(4) このプロジェクトでは，子どもが農山漁村の家庭に宿泊して，地域の人々と交流しながら，農山漁村の生活や農林漁業等を実際に体験している。体験を通して，豊かな自然や伝統・文化に触れるとともに，食の大切さを学び，農山漁村・農林漁業への理解を深める。さらに，社会規範や生活技術を身につけるとともに，学習意欲や自立心，豊かな人間性・社会性を育むなど，さまざまな教育的効果のほか，地域や集落の活性化，女性や高齢者の活躍の場の提供なども期待されている。図 16 － 17 は 2 泊 3 日の宿泊に比べ 4 泊 5 日では優しさや思いやりの心が深まったことを示している。宿泊体験の教育効果である。

(5) 図 16 － 18 は子どもの農山村交流プロジェクトによる地域コミュニティの活性化効果を示したもので，地域や集落の活性化，女性や高齢者の活動の広がり，地域間交流の活性化などの効果がみられる。

2．子どもの頃の食事づくりの体験の重要性

平成 26 年 12 月内閣府の「子どもの頃の食事づくり関する経験と活用状況」に関する意識調査で，現在の食生活にとても生かされていると思う体験は，「家族と一緒に料理したこと」43.3％，「食事の準備や後片づけを手伝ったこと」40.7％，「家族と一緒に食料品の買い物をしたこと」31.7％となっている（図 16 － 19）。学齢児期には食の体験を一層深め，食の世界を広げ，成人してからの生活習慣病の予防につながる健康的な食習慣の育成につなげたい。

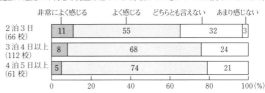

図 16 － 17　農山漁村での宿泊体験による教育効果（宿泊数別）
〈勉強や運動が不得意な児童を助けるなど，優しさや思いやりの気持ちが深まった〉

資料：文部科学省「農山漁村での長期宿泊体験による教育効果の評価結果」（平成 21 年 11 月公表）
　　　農林水産省「平成 26 年度食料・農業・農村白書」

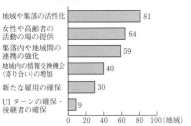

図 16 － 18　子ども農山漁村交流プロジェクトによる地域コミュニティの活性化効果

注：平成 20（2008）年度から平成 23（2011）年度までの 137 モデル地域を対象とし，120 地域による複数回答（平成 24（2012）年 6 月調査）
資料：農林水産省調べ

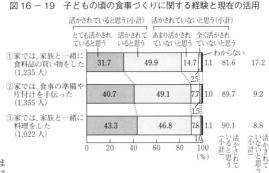

図 16 － 19　子どもの頃の食事づくりに関する経験と現在の活用

資料：内閣府「食育に関する意識調査」平成 26 年 12 月

11．生活体験の国際比較

(1) 日本，米国，中国，韓国 4 か国の高校生の生活体験活動に関する調査報告（図 16 - 20）によると，日本の高校生の 50％がこの 1 年間でキャンプなどのアウトドア活動をしたことがほとんどないと回答しており，韓国に次いでアウトドア活動などの自然体験が少ない。

(2) 農作業体験を経験したことのある日本の高校生は，中国に次いで多く，また虫を捕ったりペットを育てたりする経験を持つ高校生は米国に次いで多い。その一方で，「弱い者いじめやケンカをやめさせたり，注意したこと」また「体の不自由な人，お年寄りなどの手助けをしたこと」の経験は 4 か国中で最低となっている。

図 16 - 20　生活体験の日米中韓比較

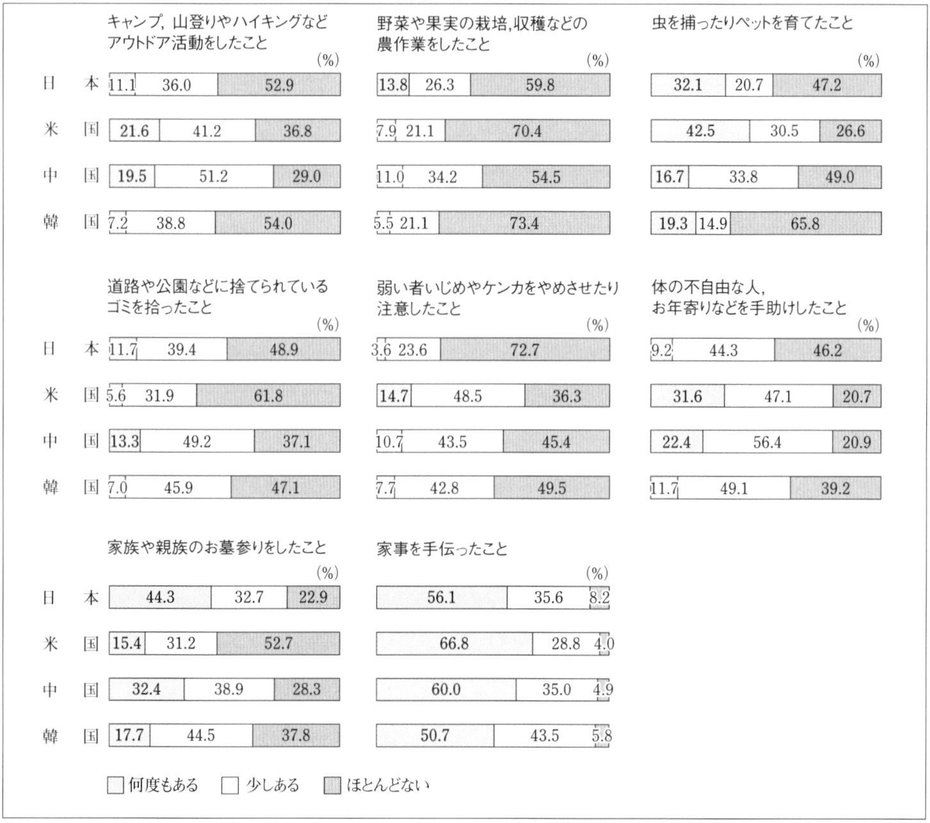

資料：国立青少年教育振興機構「高校生の生活と意識に関する調査報告書－日本・米国・中国・韓国の比較－」（平成27年8月発行，調査時期2014年9月〜11月）

(3) 体験活動と正義感・思いやり，自己肯定感との関係についてクロス集計を行った結果，アウトドア活動や虫を捕ったり，農作業を体験したりするなど，自然体験が多いものほど正義感・思いやりのある行動が多い傾向が見受けられた（図 16 - 21）。また同じく自然体験を多くしたものほど自尊感情が強い傾向が見受けられた（図 16 - 22）。

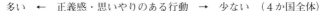

図 16 − 21　正義感と自然体験の関係

多い　←　正義感・思いやりのある行動　→　少ない　（4 か国全体）

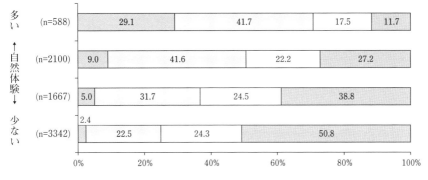

	2.5〜3.0点	2.0〜2.5点未満	1.5〜2.0点未満	1.0〜1.5点未満
多い（n=588）	29.1	41.7	17.5	11.7
（n=2100）	9.0	41.6	22.2	27.2
（n=1667）	5.0	31.7	24.5	38.8
少ない（n=3342）	2.4	22.5	24.3	50.8

□2.5〜3.0点　□2.0〜2.5点未満　□1.5〜2.0点未満　■1.0〜1.5点未満

図 16 − 22　自尊感情と自然体験の関係

強い　←　自尊感情　→　弱い　（4 か国全体）

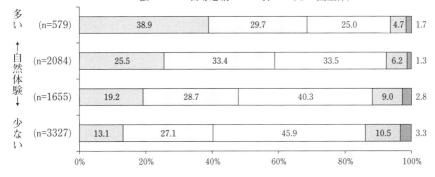

	3.4〜4.0点	2.8〜3.4点未満	2.2〜2.8点未満	1.6〜2.2点未満	1.0〜1.6点未満
多い（n=579）	38.9	29.7	25.0	4.7	1.7
（n=2084）	25.5	33.4	33.5	6.2	1.3
（n=1655）	19.2	28.7	40.3	9.0	2.8
少ない（n=3327）	13.1	27.1	45.9	10.5	3.3

□3.4〜4.0点　□2.8〜3.4点未満　□2.2〜2.8点未満　■1.6〜2.2点未満　■1.0〜1.6点未満

資料：国立青少年教育振興機構「高校生の生活と意識に関する調査報告書－日本・米国・中国・韓国の比較－」
（平成27年8月発行，調査時期2014年9月〜 11月）

〈参考〉塩分を抑えてカルシウムも補える「乳和食」

　牛乳は和食に合わないとして学校給食に牛乳を使わないとして話題をよんだが，最近は「乳和食」という言葉もあるように，健康志向の高まりを受けて，牛乳を和食に用いた減塩メニュー「乳和食」が推進されている。「乳和食」は味噌やしょうゆ等の伝統的調味料に「コク味」や「旨味」を有する牛乳（成分無調整牛乳）を組み合わせることで，食塩の摂りすぎを防ぎ，カルシウムやたんぱく質の不足を補うとして話題になっている。

12.　食農（漁）教育の重要性（農（漁）業は食業）

　都市化に伴い農業（漁業）に接する機会が減り，食と農の距離が拡大しているが，「食育活動及び国産農林水産物・食品に関する意識・意向調査」（平成 29 年度農林水産省）によれば食意識，食生活改善のための効果の高い食育活動として「農林水産業体験」と回答した割合が最も多かった。またこうした農林漁業体験を通じて「生産者への感謝」「自然の恩恵」などの気持ちを持つようなった（原文ママ）とする人が多かった。

(1)　効果の高い食育活動として「農林漁業体験」と回答した割合は 80.9％，次いで「採れたての食べ物を食べるなど食べ物のおいしさに感動すること」77.3％と自然との交わりを通じた体験が食育の効果を上げるとの意見が多い（図 16 － 23）。

(2)　田植えや家畜の世話などの農林漁業体験の有無について，「経験がある」（はい）と回答した割合は71.0％，「経験がない」（いいえ）は 29.0％だった（図 16 － 24）。

(3)　農林漁業体験があると回答した者で，その体験が現在の食・食生活に及ぼした影響として「生産者への感謝の気持ち」との回答が 64.8％と最も多く，次いで「自然の恩恵を感じるようになった」（56.7％），「国産や地場産の食材を選ぶようになった」（44.8％），「旬のものを選ぶようになった」（44.3％）となっている（図 16 － 25）。

(4)　食育体験の効果が最も高いと思われる時期について，「小学生」との回答が 41.5％と最も高く，次いで「中学生」（13.6％），「小学生未満」（8.0％），「高校生」（7.7％）であった（図 16 － 26）。

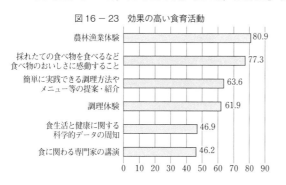

図 16 － 23　効果の高い食育活動

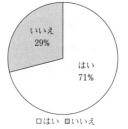

図 16 － 24　農林漁業体験の有無

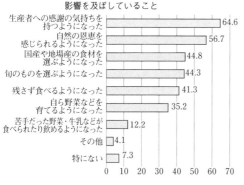

図 16 － 25　現在の食に関する考え方や実際の食生活に影響を及ぼしていること

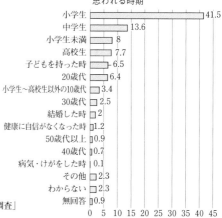

図 16 － 26　食育活動体験の効果が最も高いと思われる時期

資料：「食育活動及び国産農林水産物・食品に関する意識・意向調査」
　　　（平成29年度農林水産省）

13.　なぜキレる子どもの心

(1) 内閣府の平成 17 年「少年非行等に関する世論調査」によると「保護者が教育やしつけに無関心な家庭」が 1 位を占め、家庭におけるしつけの大切さを示唆している（図 16 − 27）。
(2) 家庭の教育力低下の最大理由は、過保護、甘やかせすぎる親の増加である。過干渉は子どもの自立性や個性を育てる妨げとなる（図 16 − 28）。
(3) 内閣府の平成 17 年「少年非行等に関する世論調査」によると、少年非行を防止するためには、「よその家庭の子どもであっても、悪いことをした時は叱る」49.8％、「日頃から地域の少年に声をかける」44.7％など、地域活動の大切さをあげている（図 16 − 29）。

図 16 − 27　重大事件を起こす少年の経緯

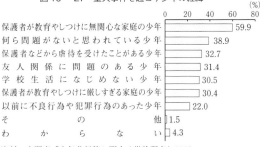

	(%)
保護者が教育やしつけに無関心な家庭の少年	59.9
何ら問題がないと思われている少年	38.9
保護者などから虐待を受けたことがある少年	32.7
友人関係に問題のある少年	31.4
学校生活になじめない少年	30.5
保護者が教育やしつけに厳しすぎる家庭の少年	30.4
以前に不良行為や犯罪行為のあった少年	22.0
その他	1.5
わからない	4.3

資料：内閣府「少年非行等に関する世論調査」2005

表 16 − 5　教育を変える 17 の提案（一部抜粋）

人間性豊かな日本人を育成する
・教育の原点は家庭であることを自覚する
・学校は道徳を教えることをためらわない
・奉仕活動を全員が行うようにする
・問題を起こす子どもへの教育をあいまいにしない
・有害物質から子どもを守る

資料：教育改革国民会議　平成 12 年 12 月提案

図 16 − 28　家庭の教育力が低下している理由

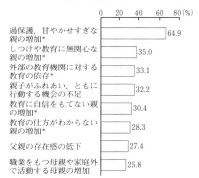

	(%)
過保護、甘やかせすぎる親の増加*	64.9
しつけや教育に無関心な親の増加*	35.0
外部の教育機関に対する教育の依存*	33.1
親子がふれあい、ともに行動する機会の不足	32.2
教育に自信をもてない親の増加*	30.4
教育の仕方がわからない親の増加*	28.3
父親の存在感の低下	27.4
職業をもつ母親や家庭外で活動する母親の増加	25.8

注：＊は選択肢が長いため、その一部を省略して表記している。
　　全国の 20 歳以上の者のうち、「最近は家庭のしつけなど教育する力が低下していると思う」と答えた者 5,500 人にその理由を聞いた結果（複数回答可）。
資料：総理府「青少年と家庭に関する世論調査」1993

図 16 − 29　少年非行防止のための地域住民の対応

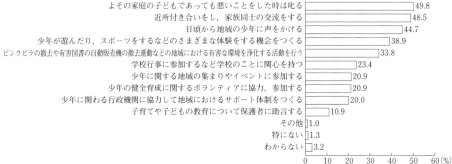

	(%)
よその家庭の子どもであっても悪いことをした時は叱る	49.8
近所付き合いをし、家族同士の交流をする	48.5
日頃から地域の少年に声をかける	44.7
少年が遊んだり、スポーツをするなどのさまざまな体験をする機会をつくる	38.9
ピンクビラの撤去や有害図書の自動販売機の撤去運動などの地域における有害な環境を浄化する活動を行う	33.8
学校行事に参加するなど学校のことに関心を持つ	23.4
少年に関する地域の集まりやイベントに参加する	20.9
少年の健全育成に関するボランティアに協力、参加する	20.9
少年に関わる行政機関に協力して地域におけるサポート体制をつくる	20.0
子育てや子どもの教育について保護者に助言する	10.9
その他	1.0
特にない	1.3
わからない	3.2

注：1)「少年を非行に走らせないようにするために、地域社会の住民はどのように対応するのがよいと思いますか。」という問いに対する回答者の割合、複数回答
　　2) 調査対象は、全国の 20 歳以上の者。
資料：内閣府「少年非行等に関する世論調査」2005

~~~~~~
14. 日本の高校生の自己肯定感，自尊心
~~~~~~

　　国立青少年教育振興機構が行った日米中韓 4 か国の高校生の意識調査「高校生の生活と意識に関する調査報告書」（平成 27 年 8 月発行）によると，日本の高校生の自己肯定感，自尊感情は 4 か国中でもっとも低いことが報告されている。

(1) ポジティブな項目のうち「決まりやルールをきちんと守るほうだ」「自分のことは，できるだけ自分でするようにしている」では，日本の高校生は米中と並んで「とてもそう思う」「まあそう思う」の割合が比較的高いが，「私には人並みの能力がある」「私は体力には自信がある」「私は勉強が得意な方だ」では日本の高校生の「とてもそう思う」「まあそう思う」の割合は，米中韓の 3 か国に比べ低くなっている。

表 16 － 6　ポジティブな項目（「とてもそう思う」「まあそう思う」の割合）（%）

	日本	米国	中国	韓国
決まりやルールをきちんと守るほうだ	85.9	87.1	87.0	78.2
自分のことは，できるだけ自分でするようにしている	83.3	92.2	93.2	80.6
私は人並みの能力がある	55.7	88.5	90.6	67.8
私は体力には自信がある	43.5	76.9	76.1	52.6
私は勉強が得意な方だ	23.4	65.6	65.1	31.6

(2) ネガティブな項目のうち「自分はダメな人間だと思うことがある」では，日本の高校生の「とてもそう思う」「まあそう思う」の割合は他の 3 か国に比べて非常に高くなっている。また「私は将来に不安を感じている」「周りの人の意見に影響されるほうだ」では，韓国の次に高い割合になっている。一方，「現状を変えようとするよりも，そのまま受け入れる方がよいと思う」「あまり勉強しなくても将来が困らない」では，他の 3 か国に比べて低くなっている。

表 16 － 7　ポジティブな項目（「とてもそう思う」「まあそう思う」の割合）（%）

	日本	米国	中国	韓国
自分はダメな人間だと思うことがある	72.5	45.1	56.4	35.2
私は将来に不安を感じている	71.0	63.0	48.3	78.0
周りの人の意見に影響されるほうだ	63.7	47.0	58.3	73.4
現状を変えようとするよりも，そのまま受け入れる方がよいと思う	36.2	42.9	37.8	40.7
あまり勉強しなくても将来が困らない	13.8	31.4	17.4	37.8

資料：独立行政法人国立青少年教育振興機構「高校生の生活と意識に関する調査報告書－日本，米国，中国，韓国の比較—」（平成27年4月発行）

15．小中学生の食事上の配慮・親の食習慣改善意識

1．何に気をつけて食事をしているか

　(独) 日本スポーツ振興センター平成 22 年度調査で,「何に気をつけて食事をしているか」について,小中学生について平成 19, 22 年度で調査した結果である。「朝・昼・夕食を必ず食べる」は, 平成 22 (2010)年に小学生 89.4%, 中学生 86.5%で, 平成 19 年度に比べて改善している。最近における朝食キャンペーンの成果ともいえよう (図 16 − 30)。

図 16 − 30　何に気をつけて食事をしているか (年度別) (「はい」と答えた児童生徒の割合)

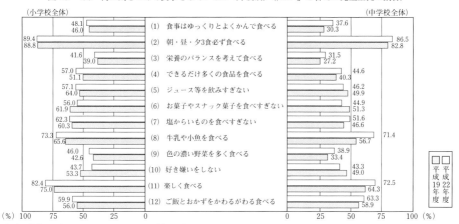

資料：(独) 日本スポーツ振興センター平成 22 年度調査

2．子どもの現在の食習慣

　厚生労働省の平成 17 年国民健康・栄養調査で,「お子さんの食生活について改善したいと思いますか」の質問では,「はい」と答えた親は, 半数を超える 57.2%であった。子どもの食習慣について「改善したい」項目は,「食品を選んだり, 食事のバランスを整える知識や技術を身につける」が, 66.5%であり, 次いで「副菜 (野菜) を十分食べる」「菓子や甘い飲み物をほどほどにする」であった。一方,「朝食を食べる」11.3%,「食事時間を規則正しくする」20.8%であった (図 16 − 31)。

図 16 − 31　子どもの食習慣についての改善意識 [項目別] (小中学生)

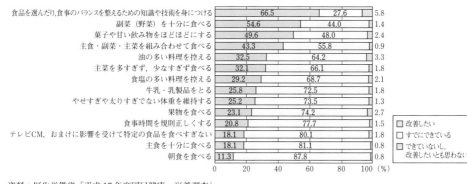

資料：厚生労働省「平成 17 年度国民健康・栄養調査」

3．摂食障害

　思春期から見られる拒食症や，20 代に多い過食症などの摂食障は，単なる食欲や食行動の異常ではなく，①体重に対する過度のこだわりがあること，②自己評価への体重・体形の過剰な影響，といった心理的原因に基づく食行動の重篤な障害である。摂食障害は大きく分けると神経性食欲不振症と神経性過食症に分類される。摂食障害の行動異常，身体症状は表 16 − 8 のとおりである。

表 16 − 8　摂食障害の行動と症状

		神経性食欲不振症	神経性過食症
行動異常	摂食行動	拒食，食事制限，絶食，食物の貯蔵，極端な偏食，盗み食い，むちゃ食い*	むちゃ食いの反復，絶食，食事制限，隠れ食い
	排出行動	嘔吐*，下剤乱用*，利尿薬の使用*	嘔吐，下剤乱用，利尿薬の使用
	動性	過活動	普通−低下（過度の運動を伴うことあり）
	問題行動	自傷行為，万引きなど	自傷行為，自殺企図，万引き，薬物乱用，衝動的行為など
身体症状	体重減少	低体重	標準体重
	月経異常	無月経	月経異常
	そのほかの身体症状	脱水，腹部膨満感，徐脈，低体温，低血圧，浮腫，産毛の密生，嘔吐に伴う唾液腺腫脹*，齲歯・エナメル質溶解*，内分泌学的異常，種々の臓器不全，電解質（K，Na）異常*，心電図異常，不整脈，骨粗しょう症	浮腫，唾液腺腫脹，齲歯・エナメル質溶解，食道の炎症とそれによる吐血，電解質（K，Na）異常とそれに伴う不整脈

資料：厚生労働省「みんなのメンタルヘルス総合サイト」　　　　*むちゃ食い/排泄型の特徴的身体症状

16.　子どもの貧困率
—1人親世帯の子どもの貧困率50.8%—

1.　貧困率とは

　貧困率とは，所得が低い経済的に貧しい状態にある世帯の割合を示す指標である。貧困率には所得が国の所得分布の中央値の半分に満たない人の割合を示す相対的貧困率と，生存に必要な最低限の収入を得られない人の割合を示す絶対的貧困率の2種類がある。

　OECD（経済協力開発機構）は，相対的貧困率について「等価可処分所得の中央値の半分（貧困ライン）に達してない世帯の割合」と定義している。

　絶対的貧困率は，世界銀行が1970年に提唱した概念で，生きていく上での最低限必要な衣服費，食費，住居費，医療費，光熱費などを賄えない世帯の割合を示している。世界銀行では，世界貧困ラインの1日当たりの1.90ドル未満（2015年10月に設定，それ以前は1.25ドル未満）で生活している貧困層が，2012年では8億9,600人，2015年には約7億人に減少すると見込んでいる。これは開発途上国の人口の12%に相当するとしている。世界的にみると絶対的貧困率は減少傾向にあるが，先進国では貧困層と富裕層の格差が広がっている。

2.　国民生活基礎調査による貧困率の年次推移

　国民生活基礎調査によると，平成27年の貧困線は122万円（名目値）であった。17歳以下の子どもの貧困率は改善されたものの13.9%（7人に1人）に及んでいる。これはOECD加盟国の平均貧困率13.3%を上回り，主要国の中では最悪レベルにある。また，子どもがいる現役世帯で大人が1人の場合の貧困率は50.8%で，大人が2人以上いる世帯の貧困率10.7%と比較すると，格差が著しいことがわかる（図16 - 32）。

図16 - 32　貧困率の年次推移

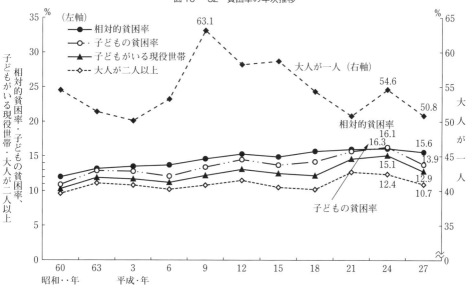

注：1）平成6年の数値は，兵庫県を除いたものである。
　　2）平成27年の数値は熊本県を除いたものである。
　　3）貧困率は，OECDの作成基準に基づいて算出している。
　　4）大人とは18歳以上の者，子どもとは17歳以下の者をいい，現役世帯とは世帯主が
　　　　18歳以上65歳未満の世帯をいう。
　　5）等価可処分所得金額不詳の世帯員は除く。
　資料：厚生労働省「平成27年国民生活基礎調査」

3．相対的貧困率の国際比較

　OECD の 2010 年調査によると，わが国の 17 歳以下の子どもの相対的貧困率（貧困線に満たない世帯の割合）は，OECD 加盟国 34 か国中 10 番目に高く，OECD の平均を上回っている（図 16 － 33）。
　子どもの相対的貧困率の低い国は，福祉先進国のデンマーク，フィンランド，ノルウェーなど北欧諸国となっている。

図 16 － 33　相対的貧困率の国際比較（2010 年）　子どもの貧困率

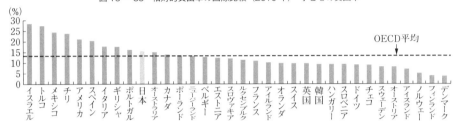

　（注）ハンガリー，アイルランド，日本，ニュージーランド，スイス，トルコの数値は2009年，チリの数値は2011年。
　資料：内閣府「平成26年度版子ども・若者白書」
　　　　OECD (2014) Family database "Child Poverty"

4．子どもの貧困対策に関する法律・貧困対策大綱

　すべての子どもが，親の経済状態に関わりなく将来を切り開いていく社会の実現が求められている。貧困家庭の子どもは，成長した後も自らも経済的に困窮をきたしやすいなど貧困の連鎖が危惧される。
　子どもの貧困対策については，平成 25 年 6 月に「子どもの貧困対策の推進に関する法律」（平成 25 年法律第 64 号）が成立し，平成 26 年 1 月 17 日に施行された。本法では，子どもの将来がその生育環境によって左右されることのないよう，貧困状態にある子どもが健やかに育成される環境を整備するとともに，教育の機会均等を図るため，子どもの貧困対策を総合的に推進することを目的としている。
　貧困対策大綱では，子どもの貧困対策に関する基本的な方針をはじめ，子どもの貧困に関する指標，指標の改善に向けた当面の重点施策，子どもの貧困に関する調査研究等および施策の推進体制について定めている。
　平成 28 年度からスタートした，第 3 次食育推進基本計画における子どもの貧困対策としては，「子どもの貧困対策に関する大綱」に基づく食育の推進，1 人親家庭の子どもの居場所づくり，子どもの未来応援国民運動による関係 NPO 等への支援等が謳われている。
　子どもの将来が，生まれ育った環境によって左右されることのないよう，子どもの社会環境，食環境の改善を図りたい。

資料：
1．厚生労働統計協会「厚生の指標増刊　国民の福祉と介護の動向　2018 ／ 2019」2018 年 9 月 5 日発行
2．内閣府「平成 29 年版子供・若者白書」平成 29 年 9 月 25 日発行

〈参考〉社会全体で推進する貧困対策「子供の未来応援国民運動」

　　子どもの貧困対策の推進を目的に設立された「子供の未来応援国民運動」推進事務局（内閣府，文部科学省，厚生労働省，日本財団）では，うさぎのキャラクターとして有名な「ミッフィー」を手掛けた絵本作家のディック・ブルーナ氏のイラストを採用したポスターを作成し，運動の広報・啓発を進めている。

第17章
高齢者の栄養と介護問題

高齢者の定義：「65歳以上」を「75歳以上」に提言

　日本老年学会と日本老年医学会は平成29年1月に，現在一般に「65歳以上」とされている高齢者（old）の定義を「75歳以上」とするという提言を発表した。65歳〜75歳は「心身とも元気な人が多く，高齢者とするのは時代に合わない」として「准高齢者（pre-old）」，また90歳以上を「超高齢者（oldest-old, super-old）」と位置づけている。今後，社会保障制度との関連から議論を呼びそうだ。

　農林水産省は，「介護食」の範囲を「噛むこと」「飲み込むこと」が難しい人向けだけでなく，低栄養の予防，日々の生活をより快適にする食品として広く捉えた「スマイルケア食」のロゴマークを作成している。

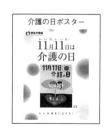

1．高齢者の増加と保健問題

(1) わが国の高齢化は，平均寿命の延伸と合計特殊出生率の低下とが相まって，世界に例をみない速度で進行している。すなわち，平成 12 年に全人口の 6 人に 1 人であった 65 歳以上の高齢者が，平成 37 年には全人口の 30.3％となると予測されている。主要先進国の高齢化率（65 歳以上）は図 17 － 1 のとおりである。高齢化が 7 ％から 14 ％に達するのに要した年数（倍化年数）は，わが国では 24 年であり，ドイツの 40 年，イギリスの 46 年，フランスの 126 年などに比べて際立って短い。

(2) 65 歳以上の高齢者人口と 15 ～ 64 歳人口の比率をみると，昭和 25（1950）年には 1 人の高齢者に対して12.1 人の現役世代（15 ～ 64 歳の者）がいたのに対して，平成 27（2015）年には高齢者 1 人に対して現役世代 2.3 人になっている。今後，高齢化率は上昇を続け，2065 年には 1 人の高齢者に対して 1.3 人の現役世代という比率になる（図17 － 2）。

資料：UN, World Population Prospects：The 2017 Revision
　　　ただし日本は，2015年までは総務省「国勢調査」，2020年以降は国立社会保障・人口問題研究所「日本の将来推計人口（平成29年推計）」の出生中位・死亡中位仮定による推計結果による。

図 17 － 1　世界の高齢化率の推移

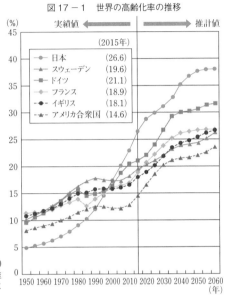

図 17 － 2　高齢世代人口の比率の推移

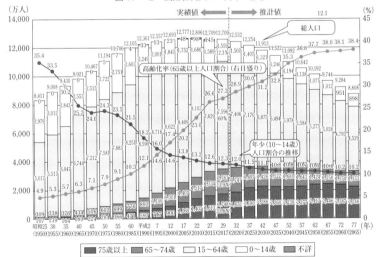

資料：2015年までは総務省「国勢調査」，2017年は総務省「人口推計」（平成29年10月1日確定値），2020年以降は国立社会保障・人口問題研究所「日本の将来推計人口（平成29年推計）」の出生中位・死亡中位仮定による推計結果
（注）2017年以降の年齢階級別人口は，総務省統計局「平成27年国勢調査　年齢・国籍不詳をあん分した人口（参考表）」による年齢不詳をあん分した人口に基づいて算出されていることから，年齢不詳は存在しない。なお，1950年～2015年の高齢化率の算出には分母から年齢不詳を除いている。

(3) 表17－1は，加齢による体力・感覚機能，知識・技術等能力，経験・適正面の機能低下をあげたものである。

(4) 急速な高齢化の進行は，社会の体制の整備が伴わない中にあって，大きな社会問題となっている。平成28年国民生活基礎調査によると，病気やけがなどで自覚症状のある有訴者率は，65歳以上で男性41.8％，女性46.9％となっている。そのうち，食事，歩行，更衣および排泄などの日常生活動作では，75歳以上の年齢階級で高い割合となっている（表17－2）。

表17－1　加齢による主な心身機能の低下

体力・感覚機能
・視力，聴力等が低下する
・体力・持久力・気力が低下する
・敏しょう性・柔軟性等が低下する
・重量物取扱等により腰痛が発生しやすい
・ラインスピードについていけない
・位置決め動作等が困難になる

知識・技能等能力
・記憶力・判断力が低下する
・新技術・新知識の習得が困難になる
・個人の作業能力等の差が大きくなる

経験・適正面
・けがの発生率が高くなる
・職種転換が困難になる

資料：（独）高齢・障害者雇用支援機構「高齢者の職業能力発揮サポートシステムに関する調査研究」（2001年3月公表）

表17－2　性・年齢階級別にみた有訴者率（人口千対）
（単位：人口千対）

年齢階級	平成25年			平成28年		
	総数	男	女	総数	男	女
総　　数	312.4	276.8	345.3	305.9	271.9	337.3
9歳以下	196.5	204.7	187.9	185.7	198.1	172.8
10～19	176.4	175.2	177.8	166.5	162.4	170.7
20～29	213.2	168.7	257.6	209.2	167.7	250.3
30～39	258.7	214.4	301.4	250.6	209.0	291.2
40～49	281.1	234.3	325.7	270.0	224.9	313.6
50～59	319.5	271.0	365.8	308.8	263.0	352.8
60～69	363.0	338.5	385.5	352.8	330.6	373.5
70～79	474.8	448.0	497.4	456.5	432.2	477.2
80歳以上	537.5	528.1	542.9	520.2	499.1	533.2
（再掲）						
65歳以上	466.1	439.9	486.6	446.0	417.5	468.9
75歳以上	525.6	506.1	538.8	505.2	480.5	522.5

注：1）有訴者には入院者は含まないが，分母となる世帯人員数には入院者を含む。
　　2）「総数」には，年齢不詳を含む。
　　3）平成28年の数値は，熊本県を除いたものである。
資料：厚生労働省「平成28年国民生活基礎調査」

(5) 平成30年国民生活基礎調査によると，高齢者の単独世帯がさらに増加していることがわかる。同調査によれば，わが国の高齢者世帯は1,406万世帯となり，これは全世帯の27.6％を占め，過去最高となっている。さらに高齢者世帯のうち単独世帯は48.6％で，そのうち67.4％が女性の単独世帯。また男性の単独世帯も222万世帯を超えた。

(6) 高齢者において食べることの意義は大きい。高齢者の栄養改善により，低栄養状態の改善を図ることは，平成21年3月の栄養改善マニュアル改訂版に示されているとおり，要介護状態や疾病の重症化への移行を防止し，QOLの向上に役立つことになる（図17－3）。

図17－3　高齢者の「食べること」の意義

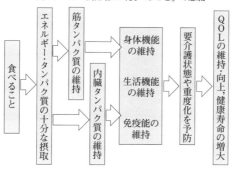

資料：厚生労働省「栄養改善マニュアル（改訂版）」2009

２．高齢者に対する保健事業

(1) 高齢期になると長年にわたる不適切な生活習慣が影響して，多くの生活習慣病疾患が増加する。高齢
　期の疾患は多臓器障害を起こすことが多く，たとえば，高血圧の遺伝的素因を持った人が，不適切な
　生活習慣，食習慣を続けて発症に至ると，心臓の機能障害や脳梗塞を誘発することになる。

(2) 平成 18 年の医療制度改革において老人保健法は，高齢者の医療の確保に関する法律に改正され，こ
　れまで老人保健事業として実施されてきた基本健康診査は，40 ～ 74 歳については，高齢者の医療の確
　保に関する法律に基づく特定健康診査・特定保健指導として市町村等医療保険者にその実施が義務づ
　けられた。75 歳以上については，高齢者の医療の確保に関する法律に基づく後期高齢者の医療の確保
　に関する法律に基づき，広域連合において，その実施を努力義務としている（後期高齢者を長寿高齢
　者と呼んでいる場合もある）。

(3) 40 歳以上の咀嚼の実態を図17 － 4 に示す。
　平成 21 年の国民健康・栄養調査での主観的
　咀嚼良好者の割合は，50 歳代で78.2%，60
　歳で73.4%，70 歳以上で59.2%であり，年齢
　とともに大きく低下している。

(4) 要介護者等の年齢区分をみると，年齢の高
　い階層の割合が増加している（図17 － 5）。

図17 － 4　何でも噛んで食べることができると回答
した者の割合（40 歳以上）
（平成 16 年と 21 年との比較）

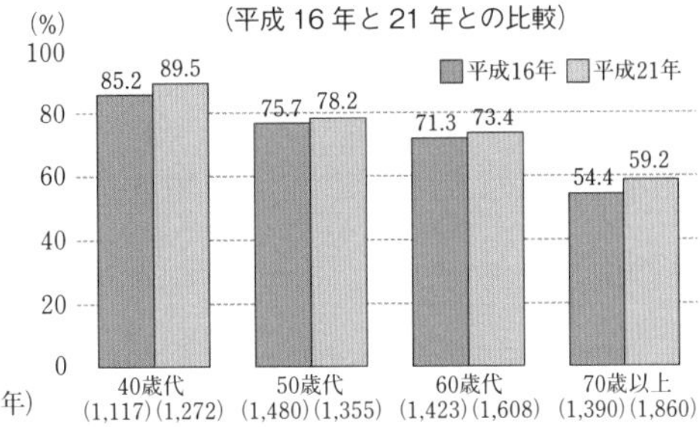

資料：厚生労働省「国民健康・栄養調査」（平成21年）

図 17 － 5　要介護等の年齢（年次推移）

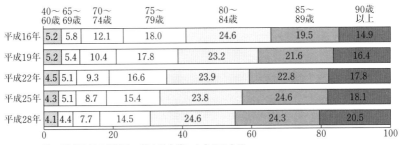

注：平成28年の数値は，熊本県を除いたものである。
資料：厚生労働省「平成28年国民生活基礎調査」

〈参考〉介護予防とリハビリテーションの位置

１次予防としての生活習慣
病予防と，２次予防として
の検診の重要性と早期発
見，早期治療，そして３次
予防としてのリハビリテー
ションによる自助・自立の
必要性を示している。

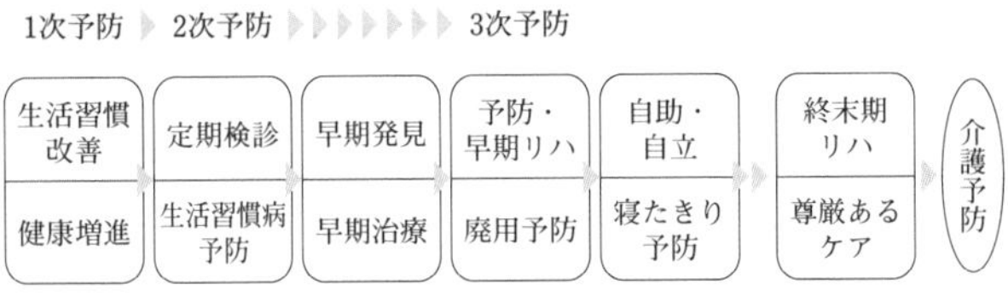

資料：大田仁史「高齢者の介護予防とリハビリテーション」『栄養学雑誌』vol.64，No.5

◇◇◇

3．要介護・要支援の認定

(1)　介護保険制度における要介護認定は市町村の介護認定審査会で行われる。要介護認定における一次判
定は表 17 − 3 に示すように，高齢者に対してどのくらいの介護サービスが必要かを 5 つの分野ごとに
要介護認定など基準時間の長さによって示される。

表 17 − 3　要介護認定における一次判定

直後生活介助	入浴，排せつ，食事等の介護
間接生活介助	洗濯，掃除等の家事援助等
BPSD関連行為	徘徊に対する探索，不潔な行為に対する後始末等
機能訓練関連行為	歩行訓練，日常生活訓練等の機能訓練
医療関連行為	輸液の管理，じょくそうの処置等の診療の補助等

要支援 1	上記 5 分野の要介護認定等基準時間が25分以上32分未満またはこれに相当する状態
要支援 2 要介護 1	上記 5 分野の要介護認定等基準時間が32分以上50分未満またはこれに相当する状態
要介護 2	上記 5 分野の要介護認定等基準時間が50分以上70分未満またはこれに相当する状態
要介護 3	上記 5 分野の要介護認定等基準時間が70分以上90分未満またはこれに相当する状態
要介護 4	上記 5 分野の要介護認定等基準時間が90分以上110分未満またはこれに相当する状態
要介護 5	上記 5 分野の要介護認定等基準時間が110分以上またはこれに相当する状態

資料：一般財団法人厚生労働統計協会「国民衛生の動向」2018/2019

(2)　2 次判定は図 17 − 6 のような流れで進められている。

図 17 − 6　要介護認定の流れ

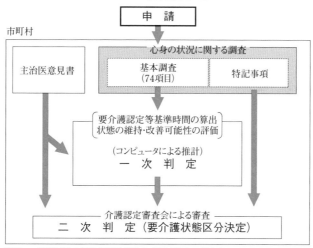

資料：一般財団法人厚生労働統計協会「国民衛生の動向」2015/2016

(3) 要介護度別認定者数の推移を表 17 − 4 に示す。
　　平成12（2000）年度の介護保険制度のスタートした時点の認定者数218万人が，平成31（2019）年で
は659万人と増加している。

単位：千人　　　　　　　　　　表 17 − 4　要介護度別認定者数の推移　　　　　　　　各年 4 月末現在

	総数	要支援 1	要支援 2	要介護 1	要介護 2	要介護 3	要介護 4	要介護 5
平成12年　（'00）	2,182	291	-	551	394	317	339	290
平成17年　（'05）	4,108	674	-	1,332	614	527	497	465
平成22年　（'10）	4,870	604	654	852	854	713	630	564
平成25年　（'13）	5,643	773	771	1,052	993	747	696	612
平成27年　（'15）	6,077	874	839	1,176	1,062	793	730	604
平成28年　（'16）	6,215	888	858	1,224	1,083	813	747	602
平成29年　（'17）	6,331	890	867	1,263	1,106	836	768	601
平成30年　（'18）	6,437	880	884	1,297	1,127	856	791	603
平成31年　（'19）	6,594	927	926	1,326	1,139	869	804	602

資料：厚生労働省「介護保険事業状況報告月報」
注：1）数値は四捨五入してあり，合計しても総数に合わない場合がある。
　　2）平成12〜17年の「要支援1」は「要支援」である。
　　3）平成18年4月1日に有効期間満了前の要支援者は，当該有効期間満了日までの間は，「経過的要介護」として予
　　　　防給付ではなく，介護給付の対象となる。

(4) 要支援・要介護者数は毎年増加傾向にある。
　　平成31年4月で要支援1は93万人，要支援2は93万人，要介護1〜5は473万人，合わせて約659万
人で対前年度で15万人，2.4％増加している。平成12年度から平成31年度の19年間に441万人増加して
いる。
(5) 高齢者の健康意識の国際比較について以下に示す。
　　内閣府の「高齢者の生活と意識に関する国際比較調査」による，60歳以上の高齢者の健康意識の国
際比較をみると，日本は自分を健康と考える高齢者が65.4％ともっとも高いが，医療サービスの利
用頻度は，韓国と並んで高いなど，意識と現実のギャップがみられる。

図 17 − 7　60 歳以上の高齢者の健康についての意識（国際比較）

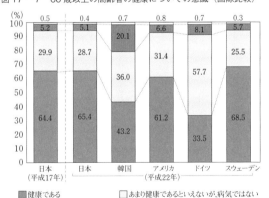

注：調査対象は，全国60歳以上の男女。
資料：内閣府「高齢者の生活と意識に関する国際比較調査」
　　　（平成17年，平成22年）

4．高齢社会の実態（平成30年国民生活基礎調査から）

1．65 歳以上の者のいる世帯の状況

　平成 30 年国民生活基礎調査によると，65 歳以上の者のいる世帯は 2,492 万 7 千世帯（全世帯の
48.9％）となっている。次頁の図 17 － 10 に示すように世帯構造をみると，「夫婦のみの世帯」が 65 歳以
上の者のいる世帯の 32.3％で最も多く，次いで「単独世帯」が 27.4％，「親と未婚の子のみの世帯」が
20.5％となっている（図 17 － 10）。

　65 歳以上の者のいる世帯のうち，高齢者世帯（1,408 万 6 千世帯）の世帯構造をみると，「単独世帯」
が 683 万世帯（高齢者世帯の 48.6％），「夫婦のみの世帯」が 664 万 8 千世帯（同 47.3％）となっている。
また「単独世帯」をみると男は 32.6％，女は 67.4％となっている。性別に年齢構成をみると，男は「65
～ 69 歳」が 33.8％，女は「75 ～ 79 歳」が 22.3％で最も多くなっている（図 17 － 9）。

図 17 － 8　高齢者世帯の世帯構造　　　　　図 17 － 9　65 歳以上の単独世帯の性・年齢構成

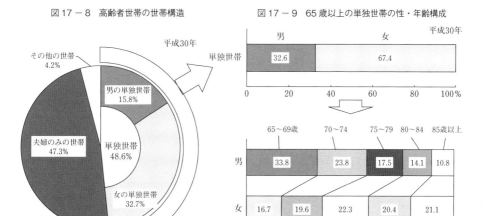

注：1）「その他の世帯」には，「親と未婚の子のみの世帯」及び「三世代世帯」を含む。
資料：厚生労働省「平成30年国民生活基礎調査」

2．65 歳以上の者のいる世帯の世帯構造の年次推移

　65 歳以上の者のいる世帯の世帯構造の年次推移をみると，平成元年には単独世帯が 14.8％であったも
のが，平成 30 年には 27.4％となっている。また夫婦のみの世帯は平成元年には 20.9％であったものが，
平成 30 年には 32.3％となっている。親と未婚の子供のみの世帯は平成元年 11.7％が，平成 30 年には
20.5％に，一方，三世代世帯は平成元年には 40.7％であったものが，平成 30 年には 10.0％と減少の著し
いことがわかる（図 17 － 10）。

〈参考〉人生の最終段階における医療ケアの日「人生会議の日」・人生最後の日

　厚生労働省は平成 30 年 11 月に，人生の最終段階における医療ケアについて患者本人が家族や医療ケアチー
ムと繰り返し話し合う取り組みである「ACP（アドバンス・ケア・プランニング）」の愛称を「人生会議」と決定
した。またこれにあわせ 11 月 30 日（いいみとり，みとられ）を「人生会議の日」とし，普及啓発活動を展開
している。

図17 － 10　65 歳以上の者のいる世帯の世帯構造の年次推移

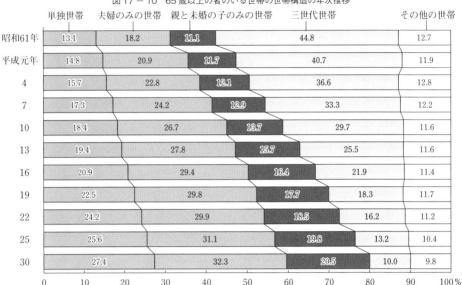

注：1）平成7年の数値は，兵庫県を除いたものである。
　　2）「親と未婚の子のみの世帯」とは，「夫婦と未婚の子のみの世帯」及び「ひとり親と未婚の子のみの世帯」をいう。
資料：厚生労働省「平成30年国民生活基礎調査」

〈参考〉日本の世帯数の将来推計：2040 年には 1 人暮らし 4 割に

　国立社会保障・人口問題研究所は，平成 30 （2018） 年 1 月に，2040 年に日本の全世帯に占める 1 人暮らしの割合が39.3％に達する発表した。これは「日本の世帯数の将来推計」（平成 30 年推計）によるもので，平成 27（2015）年の国勢調査をベースに，家族類型別にみた将来の世帯数を求めることを目的としている。また，この発表のなかで 65 歳以上の高齢者の 1 人暮らしは 22.9％になると予測している。

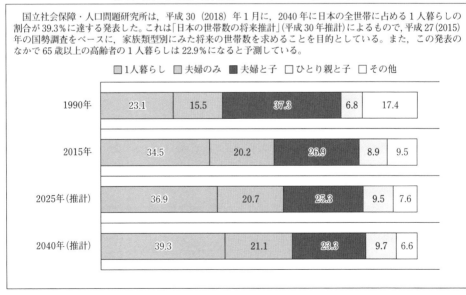

5．介護保険制度と管理栄養士・栄養士の役割

1．高齢者介護の必要性と介護保険法

　高齢化の進展で要介護高齢者の増加，介護期間の長期化が進む一方，核家族化により家庭の介護力が低下している。このため平成9年に介護保険法（平成9年2月17日法律第123号）が制定された。

　介護保険制度は，「介護を国民全体で支えあう」という考え方のもと，保健・医療・福祉にわたって総合的に介護サービスを提供しようとする制度である。また，被保険者が要介護状態になることを予防し，要介護状態になった場合も可能な限り，地域において自立した生活を営むことをねらいとしている。

2．介護予防システムへの転換

　平成18年度から「介護保険法等の一部を改正する法律」が施行され，できるだけ要支援，要介護状態にならない，あるいは，重症化しないよう新たな予防給付に再編された。主な内容は以下のとおりである。

　次の①，②に示す介護予防重視型システムへの転換を図る。

① 要介護状態になることをできるだけ予防する。

② 要介護状態であっても，状態がそれ以上悪化しないようにする。

　また，栄養改善については，地域公衆栄養活動におけるポピュレーションアプローチとして，次の①～⑥のようなことがあげられている（厚生労働省老健局実務者会議資料（平成17年10月27日））。

① 栄養ケア・マネジメント体制の整備。栄養ケア・マネジメントは保険給付の対象となり，管理栄養士の資質向上が要請されている。

② 十分に「食べること」を通じて，低栄養状態を予防するための知識と技術の普及啓発。

③ 高齢者の自己マネジメント能力の養成。

④ 高齢者自身の地域栄養改善活動への参画を通じた自己実現。

⑤ 低栄養状態の恐れのある者の早期発見と地域包括支援センターへの連絡，対応への協力。

⑥ 特定高齢者施策や新予防給付利用者への補完的あるいは継続的サービスとしての役割。

　高齢者にとって，「食べること」は楽しみ，生きがい，生活の質の改善，自己実現など，きわめて重要な役割を占めている。

3．介護保険法と目的・理念

　介護保険法第1条には，介護保険法の目的・理念として要介護者が「尊厳を保持しその有する能力に応じ自立した日常生活を営むことが出来るよう」にという理念を掲げ，さらに第4条には国民の努力として「国民は，自ら要介護状態となることを予防するため，加齢に伴って生ずる心身の変化を自覚して常に健康の保持増進に努める」とされている。高齢化等に伴う身体の栄養状態の悪化は，要介護状態になる要因であるので，管理栄養士・栄養士の役割はきわめて大きい。

■ **第1章　総則** ■

【目的】

第1条　この法律は，加齢に伴って生ずる心身の変化に起因する疾病等により要介護状態となり，入浴，排せつ，食事等の介護，機能訓練並びに看護及び療養上の管理その他の医療を要する者等について，これらの者が尊厳を保持し，その有する能力に応じ自立した日常生活を営むことができるよう，必要な保険医療サービス及び福祉サービスに係る給付を行うため，国民の共同連帯の理念に基づき介護保険制度を設け，その行う保険給付等に関して必要な事項を定め，もって国民の保健医療の向上及び福祉の増進を図ることを目的とする。

【国民の努力及び義務】

第4条

　　国民は，自ら要介護状態となることを予防するため，加齢に伴って生ずる心身の変化を自覚して常に健康の保持増進に努めるとともに，要介護状態となった場合においても，進んでリハビリテーションその他の適切な保健医療サービス及び福祉サービスを利用することにより，その有する能力の維持向上に努めるものとする。

　2　国民は，共同連帯の理念に基づき，介護保険事業に要する費用を公平に負担するものとする。

4．介護保険法における保険者，被保険者の区分

　介護保険法では，市町村を保険者，40 歳以上の者を被保険者とする「社会保険方式」で実施されている。被保険者は 65 歳以上の第 1 号被保険者と，40 歳以上 65 歳未満の医療保険加入者である第 2 号被保険者に区分されている。

表 17 − 5　介護保険制度における被保険者・受給権者等

	第 1 号被保険者	第 2 号被保険者
対 象 者	65 歳以上の者	40 歳以上 65 歳未満の医療保険加入者
受給権者	・要介護者（寝たきりや認知症で介護が必要な者） ・要支援者（要介護状態となるおそれがあり日常生活に支援が必要な者）	左のうち，初老期における認知症，脳血管疾患などの老化に起因する疾病（特定疾病）によるもの
保 険 料負 担	所得段階別定額保険料 （低所得者の負担軽減）	・健保：標準報酬×介護保険料率 　（事業主負担あり） ・国保：所得割，均等割等に按分 　（国庫負担あり）
賦課・徴収方法	年金額一定以上は年金からの支払い（特別徴収），それ以外は普通徴収	医療保険者が医療保険料としてに徴収し，納付金として一括して納付

資料：一般財団法人厚生統計協会「国民衛生の動向」2018/2019

5．要支援，要介護者の区分

　介護保険の基本理念である「自立支援」を徹底するため，平成 18 年に介護保険法が改定された。新たな予防給付では，状態の維持・改善の可能性の観点を踏まえて，予防給付の対象とした審査を行い要支援者は要支援 1，要支援 2 に該当する者，要介護給付の対象は，要介護 1 〜 5 となっている。

図 17 − 11　保険給付と要介護状態区分のイメージ

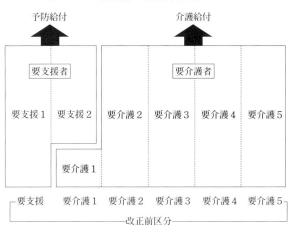

資料：一般財団法人厚生統計協会「国民衛生の動向」2017/2018

6. 介護サービスの利用手続き

図 17 − 12 は介護サービスの利用手続きを示したものである。

図 17 − 12　介護サービスの利用手続き

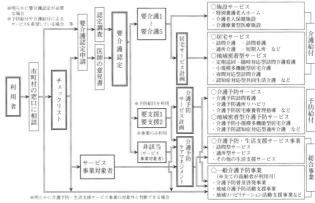

資料：厚生労働省ホームページ（「公的介護保険制度の現状と今後の役割」（平成30年度））

7. 介護報酬における栄養関連の加算

平成 30 年度では，低栄養リスク改善加算，再入所時栄養連携加算，栄養スクリーニング加算等が新設されている。

図 17 − 13　介護報酬における栄養関連の加算等

施設サービス	介護老人福祉施設（地域密着型を含む） 介護老人保健施設 介護療養型医療施設 介護医院	栄養マネージメント加算 ・入所者ごとに栄養ケア計画を作成し，計画に従って継続的な栄養管理を行った場合に算定	経口移行加算 ・経管栄養の入所者ごとに経口移行計画を作成し，計画に従った栄養管理・支援を行った場合に算定
			経口維持加算 ・摂食機能障害を有し，誤嚥が認められる入所者ごとに経口維持計画を作成し，計画に従った栄養管理を行った場合に算定
			低栄養リスク改善加算（H30 新設） ・低栄養状態のリスクが「高」の入所者ごとに低栄養改善のための計画を作成し，計画に従った栄養管理・支援を行った場合に算定
		再入所時栄養連携加算（H30新設） ・入所者が医療機関に入院し，介護保険施設の管理栄養士が医療機関の管理栄養士と連携して，再入所後の栄養管理に関する調整を行い，再入所となった場合に算定	
		療養食加算 ・入所後の病状等に応じて療養食を提供した場合に算定	
居宅サービス	居宅療養管理指導（認知症グループホーム，介護付有料老人ホーム等でも実施可能） ・特別食を必要とする者又は低栄養状態にある者に対し，栄養管理に係る情報提供及び指導又は助言を行った場合に算定		
	通所介護 通所介護リハビリテーション　等	栄養スクリーニング加算（H30新設） ・介護職員等でも実施可能な栄養スクリーニングを実施し，その結果を介護支援専門に文書で報告した場合に算定	栄養改善加算（H30改正※） ・低栄養状態の者に対し，栄養改善等を目的として個別に栄養管理を行った場合に算定 ※外部の管理栄養士が実施した場合でも算定できるよう，要件を緩和
地域密着型サービス	小規模多機能型居宅介護 看護小規模多機能型居宅介護 認知症対応型共同生活介護　等		□H30改定で新設又は大きな改正があったもの

６．介護予防重視と地域包括ケアシステムの深化・推進

1．予防重視と地域支援事業

　国では，介護を予防重視型システムへの転換を図るため，平成18年の制度改正において，介護給付の前段階である「予防給付」制度を設け，さらに市町村が行う「地域支援事業」を介護予防対策に位置づけている。

> **介護保険法【地域支援事業】**
> 第115条の45
> 　　市町村は，被保険者が要介護状態等となることを予防するとともに，要介護状態等となった場合においても，可能な限り，地域において自立した日常生活を営むことができるよう支援するため，地域支援事業として，次に掲げる事業を行うものとする。
> 1　被保険者（第１号被保険者に限る。）の要介護状態等となることの予防又は要介護状態等の軽減若しくは悪化の防止のため必要な事業（介護予防サービス事業及び地域密着型介護予防サービス事業を除く。）

2．地域包括ケアシステムの深化・推進

　地域包括ケアシステムの推進は，平成17年の改正で地域密着型サービスや地域包括支援センター創設等によりその推進が図られてきたが，平成24年および29年の改正ではさらにその深化・推進が図られている。

　地域包括ケアシステムを実現するためには，高齢者の日常生活圏（30分で駆けつけられる圏域，中学校区を想定）において，医療，介護，予防，住まい，見守り・配食・買い物などの生活支援という５つの視点での取り組みが，包括的（利用者のニーズに応じた適切な組み合わせによるサービス提供），継続的（入院，退院，在宅復帰を通じて切れ目ないサービス提供）に行われることが必要である。

　地域包括ケアシステムの５つの視点による取り組みのあり方を示したのが図17−14である。

図17−14　地域包括ケアシステム

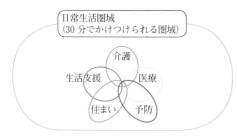

資料：「国民の福祉と介護の動向」2014/2015

地域包括ケアシステム強化のための介護保険法等改正の概要（平成29年度）
Ⅰ地域包括ケアシステムの深化・推進（介護保険法）
1．自立支援・重度化防止に向けた保険者機能の強化等の取り組みの推進
・市町村が保険者機能を発揮し，自立支援・重度化防止に向けて取り組む仕組みの制度化
2．医療・介護の連携の推進等（介護保険法，医療法）
・「日常的な医学管理」「看取り・ターミナル」等の機能と「生活施設」としての機能を併設した新しい介護保険施設（介護医療院）の創設
3．地域共生社会の実現に向けたと取り組みの推進等（社会福祉法，介護保険法，障害者総合支援法，児童福祉法）
・市町村による地域住民と行政等との協働による包括的支援体制作り，福祉分野の共通事項を記載した地域福祉計画の策定の努力義務化
Ⅱ介護保険制度の維持可能性の確保
1．所得の高い層の負担割合を３割とする（介護保険法）
2．介護納付金への総報酬割の導入（介護保険法）

3．医療・介護総合確保推進法

　平成26年6月に成立した「医療・介護総合確保推進法」では，平成26年度から自治体の介護保険事業計画に，医療と介護を連携させ，効率的な在宅医療・介護計画を推進するための「地域包括ケアシステム」の構築の推進を図ることになった。重度の介護が必要になっても住み慣れた自宅や地域で暮らせることが目標である。医療と介護連携・協力，訪問介護，訪問看護，配食，栄養ケアなどが重要である。

７．介護保険制度における地域支援事業（地域支援事業実施要綱の概要）

　地域支援事業の実施については，厚生労働省から平成 18 年 6 月 9 日，老発第 0609001 号通知で示されていたが，平成 25 年 5 月 15 日付け老発第 0515 第 2 号通知で大幅に改正された。ここでは，同通知に示す実施要綱の概要をあげる。

１．地域支援事業の目的
　被保険者が要介護状態または要支援状態となることを予防するとともに，要介護状態等となった場合においても，可能な限り地域において自立した日常生活を営むことができるよう支援する。

２．事業を３つに大別
　事業は一次予防事業と，二次予防事業（従来特定高齢者といわれていた），包括的支援事業に大別される。

３．二次予防事業
(1) 実施主体：市町村
(2) 二次予防事業は，要介護状態などとなるおそれの高い状態にあると認められる 65 歳以上の高齢者を対象に，早期発見・早期対応をめざすものである。地域包括支援センターにおいて実施する介護予防，ケア・マネジメント業務と一体的に実施することが望ましいとされている。
(3) 二次予防事業は，当該市町村の要介護者及び要支援者を除く第 1 号保険者を対象に実施し，通所型介護予防事業及び訪問型介護予防事業は，当該市町村の第 1 号保険者である二次予防事業の対象者に実施する。
(4) 二次予防事業の対象者となる者の名称については，「健康づくり高齢者」や「元気向上高齢者」など，各市町村において，地域の特性や実情に応じて親しみやすい通称とすることが望ましいとされている。
(5) 事業の種類
　① 二次予防事業の対象者の把握事業
　② 通所型介護予防事業
　③ 訪問型介護予防事業
　④ 二次予防事業評価事業
(6) 二次予防事業の対象者の決定
　　基本チェックリストにおいて，次の①〜④までのいずれかに該当する者を，要介護状態などになる恐れの高い状態にあると認められる者として，二次予防事業の対象者とする。
　① 1 〜 20 までの項目のうち 10 項目以上に該当する者
　② 6 から 10 までの 5 項目のうち 3 項目以上に該当する者
　③ 11 及び 12 の 2 項目すべてに該当する者
　④ 13 から 15 までの 3 項目のうち 2 項目以上に該当する者
　なお，上記に該当する者のうち基本チェックリストの 16 の項目に該当する者，18 〜 20 のいずれかに該当する者，21 〜 25 までの項目のうち 2 項目以上に該当する者については，うつ・閉じこもり・認知症の予防や支援についても考慮する必要がある。

４．認知症高齢者の将来推計

〈参考表〉認知症高齢者の将来推計（日常生活自立度Ⅱ以上）　　（単位：万人）

将来推計（年）	平成 22 年 (2010)	平成 27 年 (2015)	平成 32 年 (2020)	平成 37 年 (2025)
認知症高齢者数	280	345	410	470
65 歳以上人口に対する比率	9.5%	10.2%	11.3%	12.8%

1）将来推計人口（国立社会保障・人口問題研究所：H24.1推計。死亡中位出生中位）に，平成22年1年間の要介護認定データを基に「認知症高齢者で日常生活自立度」Ⅱ以上の認知症高齢者割合を算出，これに，平成15年と同月である平成22年9月の要介護認定データを乗じて算出した。
2）要介護認定申請を行っていない認知症高齢者は含まれない。
資料：厚生労働省

表 17 − 6　二次予防事業対象者の基本チェックリスト

No.	質問項目	回　答 (いずれかに○を お付け下さい)	
1	バスや電車で1人で外出していますか	0. はい	1. いいえ
2	日用品の買物をしていますか	0. はい	1. いいえ
3	預貯金の出し入れをしていますか	0. はい	1. いいえ
4	友人の家を訪ねていますか	0. はい	1. いいえ
5	家族や友人の相談にのっていますか	0. はい	1. いいえ
6	階段を手すりや壁をつたわらずに昇っていますか	0. はい	1. いいえ
7	椅子に座った状態から何もつかまらずに立ち上がっていますか	0. はい	1. いいえ
8	15 分位続けて歩いていますか	0. はい	1. いいえ
9	この1年間に転んだことがありますか	1. はい	0. いいえ
10	転倒に対する不安は大きいですか	1. はい	0. いいえ
11	6カ月間で2〜3kg以上の体重減少がありましたか	1. はい	0. いいえ
12	身長　　　cm　体重　　　kg　（BMI ＝　　　）*		
13	半年前に比べて固いものが食べにくくなりましたか	1. はい	0. いいえ
14	お茶や汁物等でむせることがありますか	1. はい	0. いいえ
15	口の渇きが気になりますか	1. はい	0. いいえ
16	週に1回以上は外出していますか	0. はい	1. いいえ
17	昨年と比べて外出の回数が減っていますか	1. はい	0. いいえ
18	周りの人から「いつも同じことを聞く」などの物忘れがあると言われますか	1. はい	0. いいえ
19	自分で電話番号を調べて，電話をかけることをしていますか	0. はい	1. いいえ
20	今日が何月何日かわからない時がありますか	1. はい	0. いいえ
21	（ここ2週間）毎日の生活に充実感がない	1. はい	0. いいえ
22	（ここ2週間）これまで楽しんでやれていたことが楽しめなくなった	1. はい	0. いいえ
23	（ここ2週間）以前は楽にできていたことが今ではおっくうに感じられる	1. はい	0. いいえ
24	（ここ2週間）自分が役に立つ人間だと思えない	1. はい	0. いいえ
25	（ここ2週間）わけもなく疲れたような感じがする	1. はい	0. いいえ

（右側の分類）
- 1〜5：10項目以上に該当
- 6〜10：運動　3項目以上に該当
- 11〜12：栄養　2項目に該当
- 13〜15：口腔　2項目以上に該当
- 16〜17：閉じこもり
- 18〜20：認知機能
- 21〜25：うつ

資料：平成25年5月15日，老発0515第2号通知，厚生労働省老健局長通知
注：＊BMI（＝体重(kg)÷身長(m)÷身長(m)）が18.5未満の場合に該当とする。

5．通所型介護予防事業
(1) 二次予防事業の対象者に，次のプログラムを実施し，自立した生活の確保と自己実現の支援を行う。
　① 運動器の機能向上プログラム
　② 栄養改善プログラム
　　　低栄養状態にある者またはそのおそれのある対象者に対し，管理栄養士が，看護職員，介護職員等と協働して栄養状態を改善するための個別の計画を作成し，当該計画に基づき個別的な栄養相談や集団的な栄養教育等を実施し，低栄養状態を改善するための支援を行う。
　③ 口腔機能の向上プログラム
　④ その他のプログラム
(2) 実施場所
　　通所介護施設などの介護サービス事業所，市町村保健センター，健康増進センター，老人福祉センター，介護保険施設，公民館など。
(3) 実施担当者
　　医師，歯科医師，保健師，看護職員，理学療法士，作業療法士，言語聴覚士，管理栄養士，歯科衛生士など。
(4) 通所介護型介護予防事業は次の手順で行う。
　　事前アセスメントの実施→個別サービス計画の作成→プログラムの実施→事後アセスメントの実施

6．訪問型介護予防事業

(1) 事業内容

　　二次予防事業の対象者であって，とくに閉じこもり，うつ，認知症のおそれのある者，心身の状況などにより通所形態による事業への参加が困難であり，市町村が訪問型介護予防事業の実施が必要と認められた者。

(2) 実施担当者

　　保健師，看護職員，理学療法士，作業療法士，言語聴覚士，管理栄養士，歯科衛生士など

(3) 実施の手順

　　事前アセスメントの実施→個別サービス計画の作成→支援の実施→事後アセスメントの実施

7．一次予防事業

(1) 目的

　　主として活動的な状態にある高齢者を対象に生活機能の維持，または向上に向けた取り組みを行う。

(2) 対象者

　　当該市町村の第 1 号被保険者のすべての者及びその支援のための活動に関わる者を対象に実施

(3) 事業の種類

　　① 　介護予防普及啓発事業
　　② 　地域介護予防活動支援事業
　　③ 　一次予防事業評価事業

(4) 介護予防事業の実施に際しての留意事項：　一次予防事業と二次予防事業は，相互に連絡を図って効果的な事業の実施に努めるものとする。

8．包括的支援事業

(1) 介護予防ケア・マネジメント業務

　　介護予防ケア・マネジメント業務は，二次予防事業の対象者が要介護状態等となることを予防するため，その心身の状況，そのおかれている環境その他の状況に応じて，対象者自らの選択に基づき，介護予防事業その他の適切な事業が包括的，効率的に実施されるよう必要な援助を行うことを目的としている。

(2) 対象者

　　当該市町村の第 1 号被保険者である二次予防事業の対象者に実施する。

(3) 実施担当者

　　保健師，社会福祉士，主任介護支援専門員等が相互に協働しながら実施する。

〈参考〉栄養ケア・マネジメントシステムの流れ

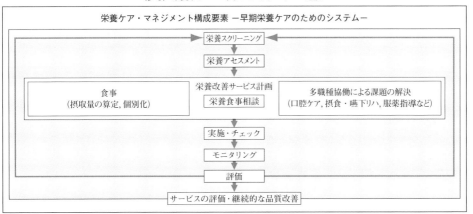

資料：厚生労働省「栄養改善マニュアル」(改訂版)，「介護予防マニュアル」(2009)

第十七章　高齢者の栄養と介護問題

8．地域包括ケアシステムと管理栄養士活動

1．地域包括ケアシステム

　わが国では急速な高齢化の進展により 65 歳以上の人口が 3,000 万人を超え（国民の 4 分の 1），2040 年には 3,900 万人以上と予想されている。一方，75 歳以上の後期高齢者人口も増加し，団塊の世代（約 800 万人）が 75 歳以上となる令和 7（2025）年以降，国民の医療，介護の需要のさらなる増加が見込まれている。厚生労働省では，2025 年度をめどに高齢者の尊厳の保持と自立生活の支援の目的に，可能な限り住み慣れた地域で自分らしい暮らしを人生の最期まで続けられるよう，地域の包括的な支援・サービス提供体制（地域包括ケアシステム）の構築を推進している（図 17 － 5）。このシステムでは，管理栄養士による高齢者の食事・栄養改善による介護予防，要介護者への食事支援の輪の拡大が期待されている。

2．地域包括支援センターの業務

　各地域における高齢者支援の拠点となる地域包括支援センターでは，高齢者の日常生活圏域（30 分で駆けつけられる圏域。中学校区を想定）において，医療，介護，予防，住まい，見守り・配食・買い物などの生活支援の 5 つの視点からの取り組みが，包括的（利用者のニーズに応じた適切なサービス提供），継続的（入院，退院，在宅復帰を通じた切れ目のないサービス提供）に行われている。

3．高齢者の抱える栄養問題と管理栄養士の役割

　低栄養と過剰栄養の混在している高齢者の栄養障害の二重負荷の改善を図り，健康寿命の延伸を図るためには，身体機能の低下を防ぎ，体力を維持していくことが必要となる。そのため適切な栄養状態の管理のもと，介護予防と疾病の重症化予防が大切となる。地域包括支援センターへの管理栄養士の配置促進と組織的な疾病の予防が望まれる。

　管理栄養士業務の主な役割は次の通りである。
・食生活，生活環境を踏まえた，自立支援型のケアマネジメントの支援。
・ケアマネージャーへの栄養問題解決のための日常的個別指導・相談。
・栄養支援に関する困難事例等への指導・助言。

参考資料：社会保険実務研究所「週間保健衛生ニュース」（平成27年10月19日第1830号）

図 17 － 15　地域包括ケアシステムの姿

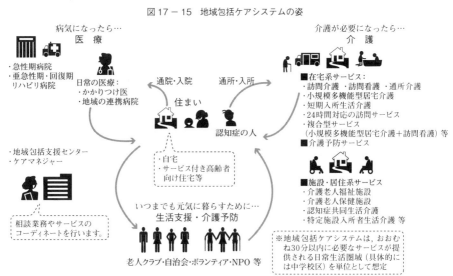

資料：厚生労働省ホームページ

４．地域共生社会に向けて

　地域包括ケア研究会（厚生労働省老人保健健康増進等事業，事務局：三菱 UFJ リサーチ＆コンサルティング）は平成 29 年に，団塊の世代がより高齢化しその死亡者数がピークを迎える 2040 年に向けた地域包括ケアシステムを提言した。具体的には，急増し多様化する介護ニーズに対応するための基本的な方向性として，①「尊厳」と「自立支援」を守る，②中重度者を地域で支える仕組みの構築，③サービス事業者の生産性の向上，④市町村・保険者による地域マネジメント，の４項目を提案している。

　介護予防については，心身機能や生活機能の重視に加えて，地域や社会に参加し，住民が「つながる」状態に向けた支援が今後の重要なテーマであるとしている。

　また平成 29 年度の地域包括ケアシステムの深化・推進を目的とした介護保険法等の改正では，「地域共生社会の実現に向けた取組の推進」として，「『我が事・丸ごと』の地域作り・包括的な支援体制の整備」と「新たに共生サービスを位置づけ」の２点を掲げ，市町村による地域住民と行政との協働による包括的支援体制作り，福祉分野の共通事項を記載した地域福祉計画の策定の努力義務化を明記している。また高齢者と障害児者が同一事業所内でサービスを受けやすくするため」，」介護保険と障害福祉制度に新たに共生型サービスを位置づけるとしている。

　図 17 − 16 は，地域共生社会の実現・地域包括ケアシステムの構築に向けた対応の在り方を示したものである。

図 17 − 16　2040 年に向けて地域包括ケアシステムで取り組むべき予防の方向

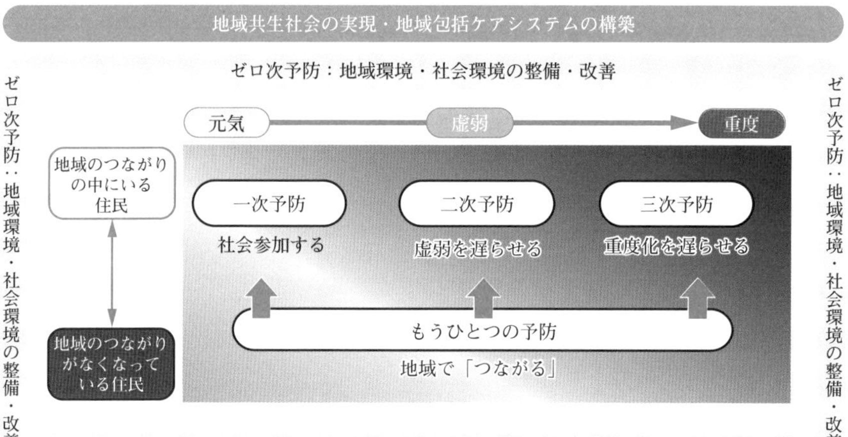

出典：三菱UFJリサーチ＆コンサルティング「〈地域包括ケア研究会〉－ 2040 年に向けた挑戦－」（地域包括ケアシステム構築に向けた制度及びサービスのあり方に関する研究事業），平成28年度厚生労働省老人保健健康増進等事業，2017年

〈参考〉2018 年介護報酬の改定（栄養スクリーニング加算）

　施設入居時における低栄養リスク改善を目的に，栄養スクリーニング加算が新設された。これは，施設入所時に行った栄養スクリーニングにより，低栄養リスクの高い入所者に対して，月１回以上，多職種が協働して，入居者の栄養管理のための会議を行い，低栄養状態改善を目的とした栄養管理方法などを示した計画を作成。その計画に基づき，管理栄養士等が対象となる入所者に対して食事の観察を週５回以上行い，当該入所者ごとの栄養状態，嗜好等を踏まえた栄養・食事調整等を行う。
　なお栄養スクリーニング加算の算定にあたっては，以下の４項目の確認を行う
イ　BMI が 18.5 未満である者
ロ　１～６月間で３％以上の体重の減少，あるいは６か月間で２～３kg以上の体重の減少があった者
ハ　血清アルブミン値が 3.5g/dl 以下である者
二　食事摂取量が不良（75％以下）である者

9．栄養ケア・マネジメント

(1) 平成 17 年 6 月に成立した介護保険法等の一部を改正する法律の施行に伴い，平成 17 年 10 月から介護保険施設において管理栄養士の行う栄養管理の技法として栄養ケア・マネジメント制度が導入された。

　これは，介護保険施設入所者の低栄養（低血清アルブミン値）の割合が 3 割程度みられることから，低栄養の改善は介護予防の重要な要件であり，入所者に対する管理栄養士の行う栄養管理が介護報酬において評価されたものである。

(2) この制度は，入所者の栄養状態を適切にアセスメントし，その状態に応じて多職種協動により栄養ケア・マネジメントを行った場合に，評価算定されるものである。

　算定の要件としては，①常勤の管理栄養士を 1 名以上配置，②医師，管理栄養士等が協働して，入所者の栄養状態の把握，摂食・嚥下機能に着目した食形態への配慮を行う栄養ケア計画の作成，③栄養計画に基づく栄養管理の実施，入所者の栄養状態の定期的な記録，④栄養ケア計画の進渉状況の定期的な把握，見直し等が要件となっている。

(3) 栄養ケア・マネジメント業務は，利用者及び家族の意向を重視し，具体的には，利用者の栄養状態を身体計測，臨床検査，食事摂取量，臨床診査などによるアセスメントから始まり，栄養ケア・プラン→実施→モニタリング→再評価という PDCA サイクルによる栄養管理業務を遂行することを基本としている。このように栄養ケア・マネジメントは低栄養対策を通して廃用症候群などの予防，QOL の向上をねらいとしている。

　栄養ケア・マネジメント業務は，ケア内容を決定するにも利用者及び家族はもとより多職種協働で行う。この業務を円滑に遂行するためには，コミュニケーション技術，マネジメント能力が要求される。

(4) 利用者の特徴の把握：アセスメントする前に，高齢者や障害者の特徴を的確に捉えることが必要になる。高齢者では，増えている認知症への対応，摂食機能障害（補食・咀嚼・嚥下問題）への対応，口腔ケアと誤嚥への対応に関する知識・技術の習得が必要になる。障害児・者や知的障害者においては，障害の原因疾患などを的確に捉え，食事対応ができるようにしたい。

(5) 平成 18 年 4 月からは，居宅で生活している要支援・要介護高齢者への栄養ケア・マネジメントが導入され，さらに平成 21 年 4 月からは，障害者自立支援法の障害福祉サービス報酬改定においても，栄養ケア・マネジメントが導入されるなど福祉領域における管理栄養士の行う栄養管理が評価されている。

(6) 参考図は，地域における保健指導に係る栄養ケア・ステーション事業としての在宅における栄養・食生活支援の進め方を図示したものである。

参考図　在宅における栄養・食生活支援の目的

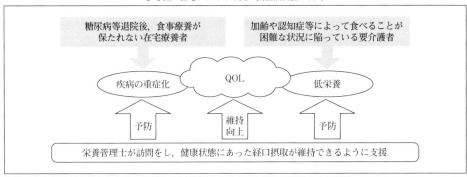

資料：（公）岡山県栄養士会会長　森恵子（日本栄養士会平成26年度全国栄養士大会資料）

ooo

10.　チーム医療（栄養サポートチーム）の推進と管理栄養士の役割

ooooooooooooooooooooooooooooooooooooooooooooooooooooooooooooooooooooooooo

1．チーム医療（栄養サポートチーム）の推進

　平成 22 年 4 月の診療報酬改定で，急性期の入院医療を行う一般病棟において，栄養障害を生じている患者，または栄養障害を生ずるリスクの高い患者に対して，医師，看護師，薬剤師および管理栄養士などからなるチームを編成し，栄養状態の改善による疾病の治療に取り組む場合の栄養サポートチーム加算（週 1 回 200 点）が新設された。

　管理栄養士は，栄養サポートチームの一員あるいは専従者として，スクリーニングで抽出された栄養リスクを有する患者に対し，高度な専門知識や技術を用いてチーム内で重要な役割を担うことが求められている。

2．チーム医療とは

　平成 22 年 3 月 19 日の厚生労働省「チーム医療の推進に関する検討会」報告書では，チーム医療とは「医療に従事する多種多様な医療スタッフが，各々の高い専門性を前提に，目的と情報を共有し業務を分担し，互いに連携・補完しあい，患者の状況に的確に対応した医療を提供すること」とし，その期待される効果は以下のとおりである。

表 17－7　期待されるチーム医療推進の効果

①疾病の早期発見・回復促進・重症化予防など医療・生活の質の向上
②医療の効率性の向上による医療従事者の負担の軽減
③医療の標準化・組織化を通じた医療安全の向上　等

3．施設基準

　当該保険医療機関内に，栄養管理に関わる所定の研修を終了した医師，看護師，薬剤師，管理栄養士等により構成される栄養管理に係るチームが設置されていること。また，そのうち 1 人は専従であることとされている。

4．チーム医療推進に求められるもの

　チーム医療の推進に当たっては，①各医療スタッフの専門性向上，②各医療スタッフの役割拡大，③医療スタッフ間の連携・補完の推進が求められている。

5．栄養サポートチーム加算の対象

　急性期一般病棟に入院し，栄養管理計画を策定し，かつ，次の 4 つのうちのいずれかに該当する患者。
①　血中アルブミン値が 3.0g/dl 以下であって栄養障害を有すると判定された患者
②　経口摂取または経腸栄養への移行を目的として，現に静脈栄養を実施している患者
③　経口栄養への移行を目的として，現に経腸栄養を実施している患者
④　NST が，栄養治療により改善が見込めると判断した患者

6．管理栄養士が積極的に関わる栄養サポート業務

　平成 22 年 4 月 30 日厚生労働省医政局長通知「医療スタッフの協働・連携による医療の推進について」により示されている，管理栄養士が積極的に関わる栄養サポート業務は次の表のとおりである。

表 17－8　管理栄養士が積極的に関わる栄養サポート業務

①　一般食（常食）について，医師の包括的な指導を受けて，その食事内容や形態を決定し，または変更すること。
②　特別治療食について，医師に対し，その食事内容や形態を提案すること（食事内容等の変更を提案することを含む。）。
③　患者に対する栄養指導について，医師の包括的な指導（クリティカルパスによる明示等）を受けて，適切な実施時期を判断し，実施すること。
④　経腸栄養療法を行う際に，医師に対し，使用する経腸栄養剤の種類の選択や変更等を提案すること。

7．栄養サポートチーム（NST；Nutrition Support Team）とは

　入院患者の栄養状態を改善することで治療効果をあげることを目的として，医師，看護師，薬剤師，管理栄養士らで構成される，チーム医療を基本とした栄養管理のチーム。1970 年代にアメリカで開始され，最近では，日本の各地の病院で取り上げられている。

図 17 － 17　NST 組織例

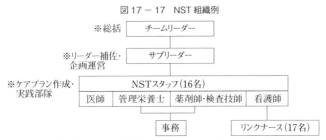

資料：田花利男他「メディカル栄養管理総説－病院栄養士のA to Z －」第一出版，2008

8．介護保険制度における居宅サービス

　介護保険制度で取り上げられている居宅サービスには次のようなものがある。

　訪問介護（ホームヘルプサービス），訪問入浴介護，訪問看護，訪問リハビリテーション，居宅療養管理指導，通所サービス（デイサービス），通所リハビリテーション（デイ・ケア），短期入所生活介護(ショートステイ)，短期入所療養介護(ショートステイ)，特定施設入居者生活介護（有料老人ホーム）など。

〈参考〉地域における医療および介護の総合的な確保を推進するための法律

　平成 26 年 6 月 18 日に「地域における医療及び介護の総合的な確保を推進するための関係法律の整備等に関する法律」が成立した。この法律は効率的かつ質の高い医療供給体制の構築，地域包括ケアシステムの構築を通じて，地域における医療および介護の総合的な確保を推進するため，医療法，介護保険法等の関係法律について必要な整備を行ったものである。栄養対策も，地域における医療と介護の相互連携のもと効果的な施策を推進することが大切である。

〈参考〉地域共生社会の実現に向けて

　厚生労働省では，平成 27 年 9 月に「新たな時代に対応した福祉の提供ビジョン」を提唱した。これは，複雑化する支援ニーズへの対応，福祉人材の確保，質の高い福祉サービスの提供など，新しい地域包括支援体制の実現を目的としたものである。また政府が平成 28 年 6 月に閣議決定した「ニッポン 1 億総活躍プラン」では，子ども，高齢者・障害者などすべての人々が地域，暮らし，生きがいを共に創り，高め合うことができる「地域共生社会」の実現が提示されている。

〈参考〉老老介護

　平成 28 年国民生活基礎調査によると，同居する人が主に介護を担う世帯で，介護する人も，介護される人も 75 歳以上の世帯の割合は 30.2％となった。前回の平成 25(2013)年の調査よりも 1.2 ポイント増え，調査を開始した平成 13 (2001) 年以来はじめて30％を超えた。なお，介護が必要となった主な原因は「認知症」で，18.0％となっている。

> ## 11．高齢化時代の重要課題→ロコモティブシンドローム（運動器症候群）・サルコペニア（加齢性筋肉減少症）

1．高齢化の進展と注目のロコモティブシンドローム・低栄養対策

(1) 日本は高齢化の進展で健康寿命の延伸・予防介護が課題になってきている。そのため，高齢者のロコモティブシンドローム（運動器症候群）や低栄養対策が注目されている。

(2) ロコモティブシンドロームとは運動器の障害により，移動能力の低下をきたし，要介護状態になり，また，要介護になるリスクが高くなる状態をいう。

(3) ロコモティブシンドロームは，「骨」「関節軟骨／椎間板」「筋肉／神経系」のいずれかの機能が低下することで歩行障害が起こり，最終的には要支援・要介護に至るという概念で，2007 年に日本整形外科学会が提唱したものである（図 17 − 18）。

(4) ロコモティブシンドロームは，まず本人が気づくことが大切である。表 17 − 9 は日本整形外科学会の 7 つのチェック項目である。1 つでも該当する項目があれば，ロコモティブシンドロームの心配がある。

(5) 2013 年度からスタートした厚生労働省の健康日本 21 第二次健康づくり対策では，「ロコモティブシンドロームを認知している国民の増加」「低栄養高齢者（BMI 25 以下）の増加の抑制」を目標に掲げ，2022 年の時点でロコモティブシンドローム認知者を 80％にあげ，低栄養高齢者を 22％に抑えることとしている。

(6) 国民生活基礎調査（2016 年）によると，介護が必要になった主な理由は，認知症，脳血管疾患，高齢による衰弱で約半数を占めている（図 17 − 23，p.452）。

(7) ロコモティブシンドロームの予防で重要なのは，運動と食の改善である。

図 17 − 18　ロコモティブシンドロームの概念（日本整形外科学会）

ロコモティブシンドローム（運動器症候群）

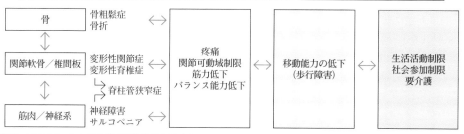

> 運動器の障害により，移動能力の低下を来し，要介護になっていたり，要介護になるリスクが高い状態

資料：ロコモチャレンジ！推進協議会 WEB サイト

表 17 − 9　7 つのロコモチェック（日本整形外科学会）

1 □	家の中でつまずいたり滑ったりする
2 □	階段を上がるのに手すりが必要である
3 □	15 分くらい続けて歩くことができない
4 □	横断歩道を青信号で渡りきれない
5 □	片脚立ちで靴下がはけない
6 □	2kg 程度の買い物をして持ち帰るのが困難である（1 リットルの牛乳パック 2 個程度）
7 □	家のやや重い仕事が困難である（掃除機の使用，布団の上げ下ろしなど）

2．サルコペニア（加齢性筋肉減少症）

(1) サルコペニアとは筋量と筋肉の進行性，かつ全身性の減少に特徴づけられる症候群で，身体機能障害，QOL の低下，死のリスクを伴うものをいう。

(2) 高齢者の低栄養問題としては，衰弱とサルコペニアが問題となる。

(3) サルコペニアは，ギリシア語の「肉」（sarco）と「減少」（penia）を組み合わせたもので，1989 年にローゼンバーグにより提唱されたものである。

(4) 高齢者は BMI 低値の低栄養で骨格筋の減少幅が比較的大きくなり，またエネルギーやたんぱく質の不足など，潜在的な低栄養状態は，さまざまな疾患の誘因となる。

3．保健医療 2035 における栄養問題の重要性

　厚生労働省の「保健医療 2035」策定懇談会では，今後 20 年間の保健医療の目指す方向性について提言を取りまとめている。保健医療ニーズの増大を見込んだ持続可能な保健医療システムの構築が狙いである。

　日本栄養士会では，これに関連して以下のように提案・意見をまとめている。

(1) 高齢者の健康問題（低栄養・栄養欠乏）における栄養指導が重要となっている。75 歳以上の後期高齢者が要介護状態に陥りやすい原因として「認知症」や「転倒」と並んで「高齢による衰弱」がある。「高齢による衰弱」は，老年医学でいう「虚弱：フレイル（frailty）」を含んでおり，低栄養との関係が深い。

(2) 高齢者の身体機能障害のリスク因子，転倒リスク因子として加齢に伴う筋力の低下，また老化に伴う筋肉量の減少（サルコペニア）が注目されている。この病態は栄養障害，虚弱：フレイルとの関係が深く，転倒予防や介護予防の観点から重要である。

(3) 認知症は要介護状態に陥る原因のみならず医療，介護，福祉，その他多くの分野に関わる超高齢化社会の抱える大きな課題である。認知症の有病率は，65 歳以上の高齢者では 15％に及び，平成 24 年の時点で 450 万人以上といわれている。

(4) 低栄養・栄養欠乏は筋肉量の減少と栄養障害，虚弱につながるので，栄養指導の役割は極めて重要である。

　わが国は今や，WHO の提言している栄養障害の二重負荷（Double burden of malnutrition）状態になりつつある。介護の要因の多くが過剰栄養による生活習慣病と低栄養による虚弱であり，栄養障害の二重負荷の解消，健康寿命の延伸に向けた栄養指導が求められている。

資料：平成27年度公益法人日本栄養士会定時総会（平成27年 6 月21日，22日）付属資料
引用文献：
(1)「高齢者のロコモ・低栄養対策でかかりつけ医と栄養士の連携を」週刊日本医事新報No.4686号　2014年 2 月
(2)「ロコモパンフレット2014年度版」日本整形外科学会/ロコモチャレンジ！推進協議会

〈参考〉高齢者の自宅における転倒事故の発生場所

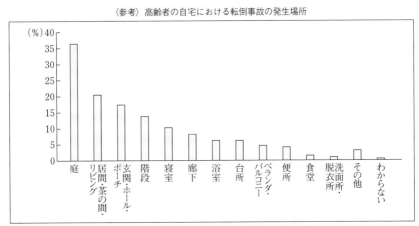

資料：内閣府「高齢者の住宅と生活環境に関する意識調査」（平成22年）

12. 高齢者の低栄養防止・重症化予防対策（フレイル対策）

(1) 高齢化の進展により医療費増大が見込まれるなか，高齢期の予防施策としてフレイル（frailty：虚弱，脆弱さ）が取り上げられている。平成27年6月に閣議決定された「経営財政運営と改革の基本方針2015（骨太方針2015）」においても高齢者のフレイル対策を推進するとしている。また「日本人の食事摂取基準（2020年版）」では，栄養に関連した身体・代謝機能の低下の回避の観点から，高齢者の低栄養予防やフレイル予防も視野に入れた策定を行った。

(2) フレイルは，加齢とともに心身の活力（筋力，認知機能等）が低下し，生活機能障害，要介護状態，死亡等の危険性が高まった状態を指し，医療と介護の両面で大きな影響を及ぼす。とくに後期高齢者の場合，中年世代のときは内臓脂肪症候群（メタボリックシンドローム）対策が重視されていたが，高齢期には低栄養，口腔機能，認知機能等に対する施策の重要性が高まっている。

(3) わが国では，高齢者の心身の特性に合った施策として，平成28年度からはとくに管理栄養士をはじめ保健医療職が協力して栄養，口腔，服薬などについての保健指導が進められている。図17-19は，高齢者の低栄養がもたらす負の循環を示したものである。

参考資料：社会保険実務研究所「週間保健衛生ニュース」（平成27年10月19日第1830号）

図17-19　フレイル・サイクル

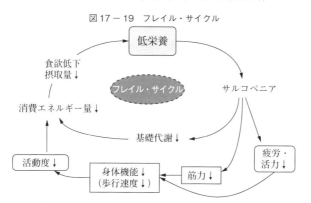

資料：「日本人の食事摂取基準」（2020年版）策定検討会報告書

〈参考〉未来投資会議

　政府は第29回「未来投資会議」（令和元年6月）を開催し，3つの柱からなる「成長戦略実行計画案」を発表した。
　3つの柱は，①Society5.0の実現，②全世代型社会保障の改革，③人口減少下での地方施策の強化，である。IoT（Internet of Things）によってすべてのものがつながり，AIによって必要な情報やサービスが必要な時に利用できるSociety5.0の実現は，高い付加価値を創出する産業形態を生み出し，多様な雇用や働き方を可能にする。こうすることで生産年齢人口が減少する中でも全世代型社会保障が実現される。また継続雇用年齢の65歳以上の引き上げなどにより高齢者の働く場所の確保の方向性を打ち出している。高齢者の就労は健康確保が前提となるため，糖尿病・痴呆症予防，フレイル対策などの施策の強化の検討を進めるとしている。

〈参考〉介護報酬における口腔・栄養管理の取り組み（口から食べる楽しみ支援）

> 施設などの入所者が，認知機能や摂食・嚥下機能の低下により食事の経口摂取が困難でも，自分の口から食べる楽しみを得られるよう，多職種連携による支援が進んでいる。
> 　食事の支援の際の留意点としては，以下の点があげられている。
> ・咀嚼・嚥下能力に応じた食形態・水分の工夫
> ・認知機能に応じた食事介助の工夫
> ・食べるときの姿勢の工夫（机・椅子の高さ・硬さ，ベッドの角度，食具など）
> ・嚥下の意識化，声がけ
> ・食欲増進のための嗜好，温度などへの配慮等

資料：厚生労働省第 119 回社会保障審議会介護給付費分科会（平成 27 年 2 月 6 日）

〈参考〉咀嚼・嚥下機能維持で高齢者の低栄養予防を

> 　平成 28 年 5 月 9 日の日本老年医学会のセミナー「在宅高齢者の嚥下，栄養，摂食を知る」のセミナーからその要点をみると次のとおりである。
> (1) 高齢者の低栄養は要介護リスクの増大や嚥下性肺炎など多くの健康障害に直結することが示され，咀嚼・嚥下機能の維持・改善などにより高齢者の低栄養の予防の必要性が指摘されている。
> (2) 高齢者の医療の現場では，栄養の問題意識が希薄であるとして高齢者のフレイル・サルコペニアの予防の必要性が強調されている。
> (3) 加齢に伴い低栄養に陥る高齢者は多く，その要因には 1 人暮らし，貧困，咀嚼・嚥下障害，ADL 障害，認知機能障害，誤飲・窒息の恐怖，疼痛等による食欲低下などが挙げられている。
> (4) 要介護度が高く嚥下機能の低いほど低栄養の高齢者割合は高く，転倒・骨折，嚥下性肺炎，感染症罹患，フレイル・サルコペニアなどのリスクが増大するため，栄養不良は肥満よりも健康障害に直結すると指摘されている。
> (5) フレイルは老化に伴うさまざまな機能低下により，疾病の発症や身体機能障害に対する脆弱性が増大する状態とされ，高齢により活動量が低下し，また食事量低下に伴う栄養素摂取量の低下が筋肉量の減少（サルコペニア），基礎代謝の低下，さらに消費エネルギー量の減少につながる悪循環に陥るとした。
> (6) サルコペニアについては，骨格筋たんぱく質の合成と分解のアンバランスで引き起こされ，分解が合成を上回ると筋肉は萎縮し，合成が上回ると肥大する。加齢に伴い骨格筋たんぱく質の合成能が低下する。高齢者はそれまでと同じ食事をしても筋量は低下する。合成能を高めるには運動が大切である。
> (7) サルコペニアの予防には，たんぱく質の十分な摂取が大切で日本人の食事摂取基準（2015 年版）では 70 歳以上のたんぱく質推定平均必要量は 0.85g ／体重kgと成人の 0.72g ／体重kgよりも高く設定されている。
> (8) 65 歳まではメタボリックシンドロームや過栄養の予防，75 歳以上では低栄養，フレイルの予防が大切である。65 歳から 75 歳はグレイゾーンとして個別の対応が必要である。

参考資料：週刊保健衛生ニュース（平成 28 年 6 月 13 日第 1862 号）

〈参考〉配食事業の栄養管理ガイド

> 　厚生労働省では「地域高齢者等の健康支援を推進する配食事業の栄養管理に関する検討会報告書」を踏まえ，平成 29 年 3 月 30 日付けで厚生労働省健康局長通知（健発 0330 第 6 号通知）を発出している。そこでは，配食事業者向けに策定された「地域高齢者等の健康支援を推進する配食事業の栄養管理に関するガイドライン」を利用・活用した，地域高齢者等に向けた適切な栄養管理に基づく配食事業の推進を目指している。こうした配食事業の推進により，地域高齢者等の食事の選択肢と利便性の拡大，健康の保持増進につながるものと期待されている。

13. 在宅ケアのための食事・栄養援助，介護食

1. 在宅ケアのための食事・栄養援助

(1) 在宅ケアは，要介護者の直接的援助だけでなく，この援助を支える地域社会の組織化，地域住民の理解の促進，行政施策への反映などを含む総合的対応が必要である。

(2) 地域における在宅介護の栄養援助システムとしては，市町村保健センター，栄養ケア・ステーションなどを在宅ケアの支援拠点として，医療機関，福祉施設，地域住民組織などと連携し，管理栄養士・栄養士による栄養援助システムを構築したい。

(3) 管理栄養士・栄養士はケア・コーディネーションの視点に立って，地域ごとに在宅ケアのための栄養援助システムをつくり，制度的な発展を期したい。（表 17 − 10）

(4) 日本栄養士会が推進している「栄養ケア・ステーション」の機能を活かした地域活動の積極的展開を図りたい。

表 17 − 10　ケア・コーディネーションを支える栄養士の役割

1　食事介護についての地域住民への啓発活動
2　市町村栄養士を中心とした関係栄養士の話し合い，協議
3　在宅ケアとしての食事援助システムづくり
4　地域の保健・医療・福祉関係者との連携による援助体制づくり
5　社会資源との相互連携体制の強化
6　ボランティア，ホームヘルパー，自主的援助活動グループの育成

資料：藤沢良知他編著「治療食・介護食ガイド」第一出版，1998

(5) 要介護高齢者は，健康状態，疾病の状況，日常生活動作（ADL）などの差がいちじるしい。個人差に配慮した食事としたい。

表 17 − 11　要介護高齢者の個人差で栄養摂取上留意したい点

①　歯が抜けたり歯肉がやせて，噛む力が弱くなり，硬いものが食べられない。
②　唾液や消化液の分泌が少なくなり，嚥下困難，むせる・つかえるなどを起こしやすい。軟らかく水分の多い料理や，ゼラチン，寒天，葛粉などでとろみのある料理をつくる。
③　生理機能の低下，味蕾（みらい）の萎縮や入れ歯のため味覚が鈍化し，味付けが濃くなりやすい。
④　便秘や下痢を起こしやすい。食物繊維量の加減や食品選択，調理法の工夫が大切。
⑤　高血圧症，糖尿病，腎臓病，肝臓病，貧血など，食事療法の必要な慢性疾患をもつ人も多いので，病態に応じた食事の配慮が必要である。
⑥　食事をするときは，汁物やお茶と一緒にとり，のどの通りをよくし，食物がつまったりすることのないよう注意する。嚥下困難の場合は水分の多い料理をつくったり，とろみをつけた料理を与える。

資料：藤沢良知他編著「治療食・介護食ガイド」第一出版，1998

〈資料〉食力（しょくりき）とは

高齢化社会においては，「食力」という社会的要素を含んだ栄養管理が重要である。

①食欲と満足	⑤全身筋力と身体機能
②食環境*	⑥消化管・消化器の状態
③歯牙・口腔内環境（唾液を含む）	⑦消化管内の環境と排便
④摂食・嚥下機能	⑧食と死生観（倫理観）

＊自宅からスーパーやコンビニエンスストアまでの距離や宅配・宅食環境の有無（食材・食料購入などのアクセス障害）や調理者の有無，ともに食する者の存在の有無など

食べて治す，食べて癒すためには　個々の持つ"食力"を維持・改善が必要

資料：東口高志「超高齢者の栄養管理」内科，115（1），7.13（2014）

(6) 要介護高齢者の食事介護を行う場合の基本条件は表 17 － 12 のとおりである。

表 17 － 12　介護・援助を行う場合の基本条件

① 本人・家族の QOL を高めていく。
② 本人の自立機能を尊重する。
③ 生活の維持性を保つ。
④ 本人の意志決定を尊重する。
⑤ 本人の身体機能の残存能力を生かす援助を行う。
⑥ 援助対象である個人や家族の相談に応じ，専門的立場から援助・助言すること。
⑦ 援助対象者のニーズを把握し，ケアプランを作成すること。
⑧ 食事ケアの基本方針，内容等を踏まえ，実際のサービス利用に結びつけること。
⑨ 利用者のニーズに沿った適切なサービス利用を継続的に確認すること。

資料：藤沢良知他編著「治療食・介護食ガイド」第一出版，1998

(7) 在宅の要介護者の訪問指導に当たって，管理栄養士がもつ専門的職能（表 17 － 13），訪問時の管理栄養士，栄養士の業務をあげた（表 17 － 14）。

表 17 － 13　訪問栄養指導時の管理栄養士の専門的職能

① 対象者の日常の生活能力（ADL）の把握
② 対象者の疾病，症状の臨床栄養的評価
③ 栄養評価判定，健康状態の把握
④ 実際的な食事介護と援助
⑤ 家族状況，家庭状況の把握
⑥ 家族，近隣の人との話し合い
⑦ かかりつけ医師，福祉関係者との連携
⑧ ボランティア援助の導入

資料：藤沢良知他編著「治療食・介護食ガイド」第一出版，1998

表 17 － 14　訪問指導時の管理栄養士，栄養士業務

　管理栄養士・栄養士が，寝たきり高齢者等要介護者，在宅患者を対象に栄養指導を行う場合の基本的留意点
① 援助対象である個人や家族の相談に応じ，専門的な立場から援助・助言すること
② 援助対象者のニーズを把握し，ケアプランを作成すること
③ 食事ケアの基本方針，内容等を踏まえ，実際のサービス利用に結びつけること
④ 利用者のニーズに沿った適切なサービス利用を継続的に確認すること

資料：藤沢良知他編著「治療食・介護食ガイド」第一出版，1998

2．介護食
(1) 介護食は咀嚼，嚥下，精神，その他摂食機能や摂食行動に障害のある人に対し適切な栄養管理を行うためのもので，2次調理により摂食しやすいように調理する。形態調整食ともいう。
(2) 食品（食物）の形状と切り方・調理
　摂取する人の摂食機能にあわせ，食品の形状や切り方・調理形態等を考える。

表 17 － 15　介護食における食品の形状・切り方・調理

---

① 形状：対象の摂食能力に合わせて，流動体，裏ごし，おろし，すりつぶし，米粒大，小豆大，大豆大，小梅大，大梅大，一口大などの別に調理する。

② 切り方：対象の摂食能力に合わせて，ミキサーにかける，裏ごしする，おろす，すりつぶす，みじん切りにする，つぶす，ほぐす，さいの目に切る，小口きり，ささがき等の別に調理する。

③ 調理形態：介護食を調理形態からみると，次のように区分できる。咀嚼困難，誤嚥，嚥下困難，手指不自由等の状況に応じて選択する。

㋐ ミキサー食（ブレンダー食）…一般には，食品（食物）をミキサーやジューサーにかけて流動態にしたものをいう。

㋑ きざみ食（半流動態・ペースト状）…すりつぶし，裏ごし，または軽くミキサーにかける。

㋒ きざみ食（極小状態・ごま粒大）…みじん切りを基本に，食品によっては薄切り程度にする。

㋓ 有形態食（小豆粒大以上）…ほぐす，粗きざみ，一口大までの切り方。

㋔ とろみ食・ゼリー食…吉野葛，市販のとろみつけ補助材を用い，とろみをつける（増粘）。ときにはゼラチンなどでゲル状にして摂取しやすくする。

㋕ 水分補給食…高齢者は一般に水分不足に陥りやすいので，常に水分補給を考える。各種ゼリー（フルーツ，牛乳，乳酸飲料），各種スープ（コンソメ，ポタージュ），葛湯など。

資料：藤沢良知他編著「治療食・介護食ガイド」第一出版，1998

3．低栄養を予防し老化を遅らせるための食生活指針

　栄養状態を改善し，元気で長生きするための食生活のポイント。表 17 － 16 にある 15 項のうち 2 ～ 6 がとくに低栄養を予防するために大切な動物性食品や油脂類の摂り方に関する項目である。

表 17 － 16　低栄養を予防し老化を遅らせるための食生活指針

---

1. 3 食のバランスをよくとり，欠食は絶対さける
2. 油脂類の摂取が不足しないように注意する
3. 動物性たんぱく質を十分にとる
4. 肉と魚の摂取は 1：1 程度になるようにする
5. 肉はさまざまな種類を摂取し，かたよらないようにする
6. 牛乳は毎日 200ml 以上飲むようにする
7. 野菜は緑黄色野菜や根菜類など豊富な種類を毎日食べる
8. 食欲がないときはおかずを先に食べ，ご飯は残す
9. 食材の調理法や保存法に習熟する
10. 酢，香辛料，香り野菜を十分に取り入れる
11. 調味料をじょうずに使いおいしく食べる
12. 和風，中華，洋風とさまざまな料理を取り入れる
13. 会食の機会を豊富につくる
14. かむ力を維持するために義歯は定期的に点検を受ける
15. 健康情報を積極的に取り入れる

（熊谷修，東京都老人総合研究所）
資料：熊谷修，他「日本公衆衛生雑誌」No.46，1999

〈参考〉人生 100 年会議

　過去に例のない長寿社会の到来を迎え，従来の教育・雇用の仕組みでは通用できなくなってきている。政府の新しい「人づくり革命」の具体策を検討する「人生 100 年時代構想会議」が平成 29 年に発足している。教育→仕事→引退という 3 つのステージを順に経験する単線型の人生から，柔軟に変化する複線型への変化が期待されている。

表 17 － 17　老化予防を目指した食生活指針

1. 食事は 1 日に 3 回バランスをよくとり，食事は絶対に抜かない
2. 動物性タンパク質を十分にとる
3. 魚と肉は 1 対 1 の割合でとり，魚に偏らないようにする
4. 肉は，さまざまな種類や部位を食べるようにする
5. 油脂類の摂取が不足しないよう注意する
6. 牛乳は毎日 200 ミリリットル以上飲む（※）
7. 野菜は，緑黄色野菜や根菜類など，たくさんの種類を食べ，火を通して調理し，摂取量を増やす
8. 食欲がないときは，おかずを先に食べ，ご飯を残す
9. 調味料を上手に使い，おいしく食べる
10. 食材の調理法や保存法を覚える
11. 和風，洋風，中華など，さまざまな料理をつくれるようにする
12. 家族や友人と会食する機会をふやす
13. かむ力を維持するため，義歯の点検を定期的に受ける
14. 健康情報を積極的に取り入れる
※量が飲めない場合は，乳製品との組みあわせで工夫する。
※乳・乳製品が体質的に合わない場合は，他の食品からカルシウム・たんぱく質を十分に摂取するよう心がける。

資料：東京都健康長寿医療センター研究所「老化予防を目指した食生活指針」一部改変

4．新しい介護食品（スマイルケア食）

　国立長寿医療研究センターの調査によると，在宅療養高齢者の 7 割が栄養状態に問題を抱えており，介護ニーズが高い。農林水産省では，これまでの介護食品を噛むこと，飲み込むことが難しいという要介護の高齢者だけでなく，一般の高齢者の低栄養予防につながる日々の生活に役立つ商品として，愛称「スマイルケア食」の普及推進にあたっている（図 7 － 20）。

図 17 － 20　新しい介護食品（スマイルケア食）の選び方

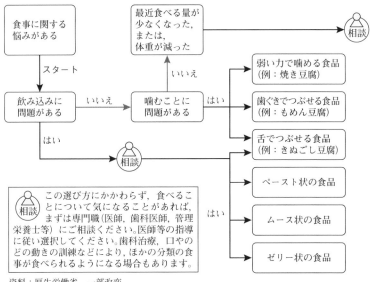

資料：厚生労働省，一部改変

14．認知症予防と健康的なライフスタイルの重要性

1．認知症とは

(1) 認知症は脳の細胞が働かなくなる病気で，物忘れを中心として徘徊，幻覚などの症状があり，「アルツハイマー型認知症」が約6割を占めている。

(2) 「アルツハイマー型認知症」は，アミロイドβというたんぱく質が脳に蓄積し，神経細胞が死んで脳が萎縮して発症する病気である。

(3) 「脳血管性認知症」は，脳の血管が破れたり，詰まったりして発症する。原因は動脈硬化や肥満，高血圧，糖尿病などの生活習慣病がリスクとなっている。

認知症の症状を図17－21に示す。

図17－21　認知症の症状

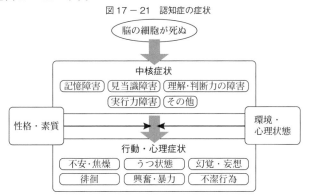

資料：厚生労働省

2．認知症患者の増加

65歳以上の高齢者のうち，認知症患者は約462万人と推計されている。また，平成37年には700万人を超えると予測され，高齢者の5人に1人が認知症患者と推計されている（図17－22）。

3．要介護者の介護が必要になった主な原因（上位3位）

平成28年国民生活基礎調査によると，介護が必要になった主な原因を要介護度別にみると，要支援者では「関節疾患」が17.2％でもっとも多く，次いで「高齢による衰弱」が16.2％となっている。また要介護者では「認知症」が24.8％でもっとも多く，次いで「脳血管疾患（脳卒中）」18.4％，「高齢による衰弱」12.1％となっている（表17－18）。

4．新オレンジプラン

厚生労働省では平成27年1月，内閣府，経済産業省などと共同で「認知症施策推進総合戦略」（新オレンジプラン）

図17－22　認知症の人の将来推計

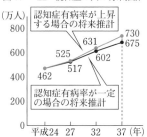

資料：厚生労働省「『認知症施策推進総合戦略』（新オレンジプラン）の概要」（平成27年）

を策定し，認知症の人や家族が地域の中でともに生きる社会の実現を目指している。さらに平成29年7月に，平成29年度末の目標値が概ね達成できる見通しであることから，平成32年度末までの数値目標に更新し，認知症サポーター養成を1,200万人に，また認知症疾患医療センターを2次医療圏域に少なくとも1センター設置するなど，新たな目標値を設定した。

5．認知症予防のライフスタイル

認知症のリスクには，遺伝的要素と生活習慣などの環境要因があるが，とくに環境要因が重要である。

また糖尿病等の生活習慣病の予防，運動習慣などの健康的なライフスタイルの実践が認知症予防にとっても大切である。

(1) 食事では，エイコサペンタエン酸（EPA），ドコサヘキサエン酸（DHA）を多く含む青魚や，ベータカロテンやビタミン C，ビタミン E などを含む野菜，果物の摂取が大切である。また，抗酸化作用の高い食物の摂取がすすめられる。

(2) 運動は脳神経の活動を促す。脳を使いながら運動すると，脳が刺激を受け，血液量も増え，神経細胞の活性化に役立つ。

(3) 積極的な社会参加も重要である。対人的な接触頻度を高め，地域活動や趣味の会に参加するなど，活動的なライフスタイルが認知症予防には大切である。

資料：鈴木隆雄（監修）「認知症予防はカラダづくりから」公益財団法人健康・体力づくり事業財団，平成27年9月

6．これからの介護予防－地域づくりによる介護予防の推進－

　介護予防は，高齢者の「要介護状態の発生をできる限り防ぐ（遅らせる）こと，要介護状態にあっても，その悪化をできるだけ防ぐこと，軽減を目指すこと」と定義されている。単に高齢者の運動機能や栄養機能の改善だけでなく，心身機能の改善，環境の調整を通じて，高齢者の生活機能の向上，地域社会活動への参加を促し，生きがいのある生活・自己実現（QOL の向上）を目指す。

（単位：％）

表 17 － 18　要介護度別に見た介護が必要となった主な原因（上位 3 位）

平成28年

要介護度	第 1 位		第 2 位		第 3 位	
総　数	認知症	18.0	脳血管疾患（脳卒中）	16.6	高齢による衰弱	13.3
要支援者	関節疾患	17.2	高齢による衰弱	16.2	骨折・転倒	15.2
要支援1	関節疾患	20.0	高齢による衰弱	18.4	脳血管疾患（脳卒中）	11.5
要支援2	骨折・転倒	18.4	関節疾患	14.7	脳血管疾患（脳卒中）	14.6
要介護者	認知症	24.8	脳血管疾患（脳卒中）	18.4	高齢による衰弱	12.1
要介護1	認知症	24.8	高齢による衰弱	13.6	脳血管疾患（脳卒中）	11.9
要介護2	認知症	22.8	脳血管疾患（脳卒中）	17.9	高齢による衰弱	13.3
要介護3	認知症	30.3	脳血管疾患（脳卒中）	19.8	高齢による衰弱	12.8
要介護4	認知症	25.4	脳血管疾患（脳卒中）	23.1	骨折・転倒	12.0
要介護5	脳血管疾患（脳卒中）	30.8	認知症	20.4	骨折・転倒	10.2

注：熊本県を除いたものである
資料：厚生労働省「平成28年国民生活基礎調査」

図 17 － 23　介護が必要となった原因（総数）（平成 28 年）

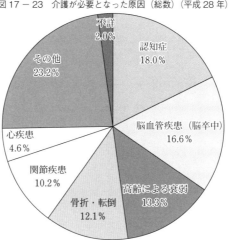

注：熊本県は除いたものである
資料：厚生労働省「平成28年国民生活基礎調査」

第 18 章
特定給食施設（集団給食）指導

1．特定給食施設における栄養管理に関する指導および支援

（平成 25 年 3 月 29 日付け，健が発 0329 号第 3 号通知。厚生労働省がん対策・健康増進課長通知の概要）

特定給食施設に対する栄養管理の指導・支援に関する基本通知である。第 1，第 2 について掲載する（第 3 および第 4 は省略）。

第1　特定給食施設に関する指導及び支援に係る留意事項について
1　現状分析に基づく効率的・効果的な指導及び支援について
(1) 管理栄養士又は栄養士の配置状況を分析し，未配置施設に対して効率的な指導計画を作成し，指導・支援を行うこと。
(2) 利用者の身体状況の変化などの分析により栄養管理上の課題が見られる施設に対して，課題解決に資する効果的な指導計画を作成し，指導・支援を行うこと。
(3) 病院及び介護老人保健施設については，管理栄養士がほぼ配置されていること，医学的な栄養管理が個々人に実施されていることから，個別指導の対象とするのではなく，必要に応じて，地域の医療等の質の向上を図る観点から専門職としての高度な技能の確保に向けた取組について，職能団体の協力が得られるよう調整を行うこと。
(4) 事業所については，利用者に応じた食事の提供とともに，特定健診・特定保健指導等の実施もあわせ，利用者の身体状況の改善が図られるよう，指導・支援を行うこと。
(5) 特定給食施設に対し，栄養管理の状況について報告を求める場合には，客観的に効果が評価できる主要な項目とすること。例えば，医学的な栄養管理を個々人に実施する施設に対し，給与栄養目標量や摂取量の平均的な数値の報告を求める必要性は乏しいこと。また，求めた報告については，的確に評価を行い，管内施設全体の栄養管理状況の実態やその改善状況として取りまとめを行い，関係機関や関係者と共有する体制の確保に努めること。
(6) 栄養改善の効果を挙げている好事例を収集し，他の特定給食施設へ情報提供するなど，効果的な実践につながる仕組みづくりに努めること。
2　特定給食施設における栄養管理の評価と指導計画の改善について
(1) 管理栄養士又は栄養士の配置状況，利用者の身体状況の変化など栄養管理の状況について，評価を行うこと。
(2) 施設の種類によって管理栄養士等の配置率が異なることから，施設の種類別に評価を行うなど，課題が明確となるような分析を行うこと。なお，学校への指導については，教育委員会を通じて行うこと。
(3) 評価結果に基づき，課題解決が効率的・効果的に行われるよう，指導計画の改善を図ること。
(4) 評価結果を改善に生かすために，栄養管理上の課題が見られる場合には，施設長に対し，課題解決への取組を促すこと。また，栄養管理を担う職員について，専門職としての基本的な技能の確保を図る必要がある場合には，職能団体の協力が得られるよう調整を行うこと。
3　その他，指導及び支援に係る留意事項について
(1) 健康危機管理対策の一環として，災害等に備え，特定給食施設が担う役割を整理し，施設内及び施設間の協力体制の整備に努めること。
(2) 特定給食施設以外の給食施設に対する指導及び支援に関しては，地域全体の健康増進への効果の程度を勘案し，より効率的・効果的に行うこと。

第2　特定給食施設が行う栄養管理に係る留意事項について
1　身体の状況，栄養状態等の把握，食事の提供，品質管理及び評価について
(1) 利用者の性，年齢，身体の状況，食事の摂取状況及び生活状況等を定期的に把握すること。
(2) (1) で把握した情報に基づき給与栄養量の目標を設定し，食事の提供に関する計画を作成すること。
(3) (2) で作成した計画に基づき，食材料の調達，調理及び提供を行うこと。

(4)　(3) で提供した食事の摂取状況を定期的に把握するとともに，身体状況の変化を把握するなどし，これらの総合的な評価を行い，その結果に基づき，食事計画の改善を図ること。

2　提供する食事（給食）の献立について

(1)　給食の献立は，利用者の身体の状況，日常の食事の摂取量に占める給食の割合，嗜好等に配慮するとともに，料理の組合せや食品の組合せにも配慮して作成するよう努めること。

(2)　複数献立や選択食（カフェテリア方式）のように，利用者の自主性により料理の選択が行われる場合には，モデル的な料理の組合せを提示するよう努めること。

3　栄養に関する情報の提供について

(1)　利用者に対し献立表の掲示や熱量，たんぱく質，脂質及び食塩等の主要栄養成分の表示を行うなど，健康や栄養に関する情報の提供を行うこと。

(2)　給食は，利用者が正しい食習慣を身に付け，より健康的な生活を送るために必要な知識を習得する良い機会であり，各々の施設に応じ利用者等に各種の媒体を活用するなどにより知識の普及に努めること。

4　書類の整備について

(略)

5　衛生管理について

給食の運営は，衛生的かつ安全に行われること。具体的には，食品衛生法（昭和 22 年法律第 233 号），「大規模食中毒対策等について」（平成 9 年 3 月 24 日付け衛食第 85 号生活衛生局長通知）の別添「大量調理施設衛生管理マニュアル」その他関係法令等の定めるところによること。

6　災害等の備えについて

災害等に備え，食糧の備蓄や対応方法の整理など，体制の整備に努めること。

第 3　健康日本 21（第二次）の個別目標の評価基準に係る留意事項について

健康日本 21（第二次）の目標である「利用者に応じた食事の計画，調理及び栄養の評価，改善を実施している特定給食施設の割合の増加」に関する評価については，下記の基準を用いて行うこと。

(1)　「管理栄養士又は栄養士」の配置状況（配置されていること）

(2)　「肥満及びやせに該当する者の割合」の変化の状況（前年度の割合に対して，増加していないこと）。なお，医学的な栄養管理を個々人に実施する施設は，対象としないこと。

第 4　管理栄養士を置かなければならない特定給食施設の指定について　(略)

〈参考〉チーム医療における管理栄養士業務

厚生労働省医政局長通知（医政発 0430 第 1 号，平成 22 年 4 月 30 日）「医療スタッフの協働・連携によるチーム医療の推進について」では，「チーム医療」の推進を図るため，医師以外の医療スタッフが実施することができる業務内容として，管理栄養士について以下のように規定している。

〈管理栄養士〉

近年，患者の高齢化や生活習慣病の有病者の増加に伴い，患者の栄養状態を改善・維持し，免疫力低下の防止や治療効果及び QOL の向上等を推進する観点から，傷病者に対する栄養管理・栄養指導や栄養状態の評価・判定等の専門家として医療現場において果たし得る役割は大きなものとなっている。

以下に掲げる業務については，現行制度の下において管理栄養士が実施することができることから，管理栄養士を積極的に活用することが望まれる。

①一般食（常食）について，医師の包括的な指導を受けて，その食事内容や形態を決定し，又は変更すること。

②特別治療食について，医師に対し，その食事内容や形態を提案すること（食事内容等の変更を提案することを含む）。

③患者に対する栄養指導について，医師の包括的な指導（クリティカルパスによる明示等）を受けて，適切な実施時期を判断し，実施すること。

④経腸栄養療法を行う際に，医師に対し，使用する経腸栄養剤の種類の選択や変更等を提案すること。

２．施設の種類別給食施設数

　平成30年度末現在，「給食施設」92,247施設のうち，「特定給食施設」は50,985（55.3％），「その他の給食施設」は41,262（44.7％）施設となっている（表18－1）。

　特定給食施設のうち，「指定施設」は，平成30（2018）年で2,816施設（全体の3.1％）となっている（図18－1）。

　「特定給食施設」を施設の種類別構成割合でみると，「学校」（30.7％）が最も多く，「児童福祉」（27.0％），「病院」（11.1％），「事業所」（10.8％）の順となっている（図18－2）。

（単位：施設）　　　　　表 18－1　施設の種類別にみた給食施設数の年次推移　　　　　各年度末現在

		25 年度（'13）	27 年度（'15）	28 年度（'16）	29 年度（'17）	30 年度（'18）
給食施設		87,139	88,645	90,419	91,002	92,247
	特定給食施設	49,111	49,744	50,350	50,542	50,985
	学校	16,032	15,769	15,766	15,772	15,631
	病院	5,688	5,659	5,655	5,670	5,666
	介護老人保健施設	2,767	2,811	2,823	2,865	2,853
	老人福祉施設	4,361	4,672	4,753	4,832	4,899
	児童福祉施設	11,446	12,467	13,056	13,206	13,749
	社会福祉施設	811	791	764	764	774
	事業所	5,816	5,607	5,551	5,492	5,495
	寄宿舎	563	574	553	556	554
	矯正施設	121	116	114	115	112
	自衛隊	193	189	193	190	189
	一般給食センター	429	402	396	376	367
	その他	884	687	726	704	696
	その他の給食施設	38,028	38,901	40,069	40,460	41,262

資料：厚生労働省「平成30年度衛生行政報告例の概況」

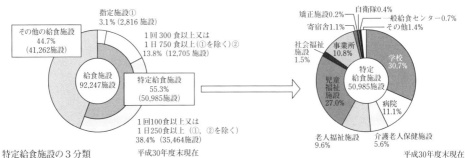

図 18－1　特定給食施設－その他の給食施設　　　　図 18－2　特定給食施設の種類別構成割合

特定給食施設の3分類
指定施設①
・医学的な管理を必要とする者に食事を提供する特定給食施設であって，継続的に1回300食以上又は1日750食以上の食事を供給するもの
・上記以外の管理栄養士による特別な栄養管理を必要とする特定給食施設であって，継続的に1回500食以上又は1日1,500食以上の食事を供給するもの
1回300食以上又は1日750食以上（①を除く）②
1回100食以上又は1日250食以上（①，②を除く）

資料：厚生労働省「平成30年度衛生行政報告例の概況」

３．病院給食関係の主な歴史

明治10年	米の生産増加，搗精の機械化により白米食が一般化し，脚気が国民保健上重要問題となる。
11年	東京府に委託して脚気のための病院を開設。
17年	海軍軍医総監高木兼寛は，脚気に罹患した軍艦乗組員を，麦食を取り入れ予防した。
19年	森林太郎が「日本兵食論」を著し栄養改善の必要性を強調した。
42年	脚気予防調査が設置される。
43年	鈴木梅太郎（東大），脚気有効物質抽出，オリザニン（ビタミンB₁）と命名。
大正３年	アメリカで栄養学を学び帰朝した佐伯矩博士により私立栄養研究所が設立される。
５年	保健衛生調査会が設置され，その調査事項の１つとして衣食住問題が取り上げられ，栄養に関する調査や栄養知識の普及についての建議がなされた。
９年	内務省の付属機関として栄養研究所が設立され，佐伯矩博士が所長に就任。
13年	慶應大学医学部に増田翁の基金により食養研究所が設置され病人栄養についての研究が開始。
13年	佐伯矩博士が栄養学校を設立し栄養指導者の養成を開始する。
昭和２年	大阪衛生試験所に栄養研究部門が設けられ，ついで東京をはじめ５大都市の衛生試験所に栄養研究部門が設けられ，栄養問題も漸次科学的な研究対象として取り上げられる。
12年	栄養研究所に付属病院が設置される。
23年	医療法が制定され，100床以上の病院に栄養士をおくことが規定された。病院給食指導実施に関する件について，厚生事務次官通知が出される。
24年	病院給食実施地域の拡大。全入院患者に食糧増配が行われた。
25年	社会保険制度の拡充による病院完全給食実施。
	病院給食栄養士業務要領が厚生省公衆衛生局長，医務局長通知として示される。
26年	国立病院業務基準定まり，給食は栄養士主任制を規定する。
29年	国立病院の完全給食の基準が定まる。
33年	病院の完全給食制度を基準給食制度に改正。
36年	基準給食に特別食加算制度が設けられる。
48年	病院給食一般食の栄養基準が栄養審議会から答申された。
50年	基準給食における一般食給与栄養所要量が改正される。
53年	栄養士の行った栄養食事指導が保険点数として認められることになった。
55年	基準給食における一般食給与栄養所要量が改正される。
58年	基準給食における「医療食加算制度」は「医療用食品加算制度」に改められる。
61年	病院給食の一部委託制度が発足。
62年	病院給食の適時適温給食が時代の要請となり，夕食６時運動が進む。
63年	都道府県知事の指定する集団給食施設への管理栄養士配置基準ができる。
平成４年	医療法改正により特定機能病院への管理栄養士配置の制度化。
５年	病院給食費の食材料費自己負担が社会問題化する。
６年	基準給食制度は，入院時食事療養費制度に変わる。管理栄養士の行う栄養指導が保険点数評価され，在宅患者や在宅寝たきり老人に対する訪問指導が制度化される。
７年	病院給食の院外調理が制度化される。
８年	集団栄養食事指導料が保険点数化される。
12年	栄養士法の一部改正により管理栄養士業務に傷病者の療養の栄養指導が位置づけられた。
17年	介護保険法改正で栄養ケア・マネジメントが保険点数化。厚生労働省健康フロンティア戦略公表。
18年	栄養管理実施加算制度新設。
20年	特定健診・保健指導制度発足。後期高齢者退院時栄養・食事管理指導料創設。
22年	医療スタッフの協働・連携によるチーム医療を制度化。栄養サポート加算新設。
23年	慢性腎臓病（CKD）の重症化予防戦略，管理栄養士の生活・食事指導重視。
24年	診療報酬改定で入院料算定要件として，有床診療所への管理栄養士の配置が義務化された。
26年	「地域における医療及び介護の総合的な確保を推進するための関連法律の整備等に関する法律」

4．病院給食栄養士業務

(1) 医療の一貫として臨床面から患者に対して適正な食事給与の栄養管理・運営管理を行うとともに，患者などに対して治療上必要な栄養指導，調査研究を行う。

①給食実施計画（給食経営管理 などを含む）
②献立作成（普通食，治療食）
③食品の購買，保管の監督，検収
④給食施設，設備改善計画
⑤調理，配食の指導，検食
⑥衛生管理
⑦給食従事者の労務管理

⑧給食事務の管理（原価計算，予算計画）
⑨特別食の栄養管理（調理，盛付指導），研究
⑩患者の栄養教育，指導（入院患者，外来患者）
⑪看護学生，インターン栄養士，給食従事者の教育
⑫給食部門と関係他部門との連絡調整
⑬給食委員会の運営
⑭栄養業務の研究，調査，統計

(2) 近年，栄養管理という言葉がよく使われる。栄養管理とは，栄養・健康状態にリスクのある者を早期にスクリーニングし，栄養状態を的確に評価判定し，個々人に合った適切な栄養ケアプランを作成する。そこで栄養補給・栄養教育を行い，さらに効果判定（モニタリング）を繰り返し，栄養状態の改善を図るもので，そのシステムは図18－3のとおりである。

図18－3　栄養管理サービス（Nutrition Care and Management, NCM）

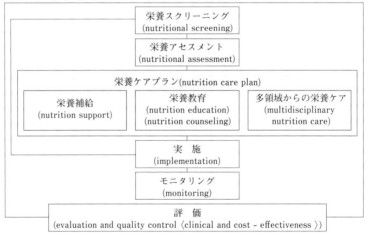

資料：細谷憲政，松田朗監修，小山秀夫，杉山みち子編『これからの高齢者の栄養管理サービス』第一出版，1999

〈参考〉栄養法の分類

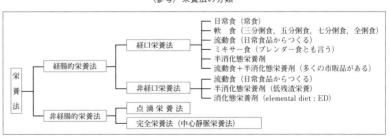

5．病院給食関係基本通知

入院時食事療養費に係る食事療養及び入院時生活療養費に係る生活療養の実施上の留意事項について

厚労省保険局医療課長通知

平成18. 3. 6 （最終改正 平成28年3.4)

保医発0304第5

1．一般的事項

(1) 食事は医療の一環として提供されるべきものであり，それぞれ患者の病状に応じて必要とする栄養量が与えられ，食事の質の向上と患者サービスの改善をめざして行われるべきものである。また，生活療養の温度，照明及び給水に関する療養環境は医療の一環として形成されるべきものであり，それぞれの患者の病状に応じて適切に行われるべきものである。

(2) 食事の提供に関する業務は保険医療機関自らが行うことが望ましいが，保険医療機関の管理者が業務遂行上必要な注意を果たし得るような体制と契約内容により，食事療養の質が確保される場合には，保険医療機関の最終的責任の下で第三者に委託することができる。（以下略)

(3) 患者への食事提供については病棟関連部門と食事療養部門との連絡が十分とられていることが必要である。

(4) 入院患者の栄養補給量は，本来，性，年齢，体位，身体活動レベル，病状等によって個々に適正量が算定されるべき性質のものである。従って，一般食を提供している患者の栄養補給量についても，患者個々に算定された医師の食事せんによる栄養補給量又は栄養管理計画に基づく栄養補給量を用いることを原則とするが，これらによらない場合には，次により算定するものとする。

なお，医師の食事せんとは，医師の署名捺印がされたものを原則とするが，オーダリングシステム等により，医師本人の指示によるものであることが確認できるものについても認めるものとする。

ア．一般食患者の推定エネルギー必要量及び栄養素（脂質，たんぱく質，ビタミンA，ビタミンB$_1$，ビタミンB$_2$，ビタミンC，カルシウム，鉄，ナトリウム（食塩）及び食物繊維）の食事摂取基準については，健康増進法（平成14年法律第103号）第16条の2に基づき定められた食事摂取基準の数値を適切に用いるものとすること。

なお，患者の体位，病状，身体活動レベル等を考慮すること。

また，推定エネルギー必要量は治療方針にそって身体活動レベルや体重の増減等を考慮して適宜増減することが望ましいこと。

イ．アに示した食事摂取基準についてはあくまでも献立作成の目安であるが，食事の提供に際しては，病状，身体活動レベル，アレルギー等個々の患者の特性について十分考慮すること。

(5) 調理方法，味付け，盛り付け，配膳等について患者の嗜好を配慮した食事が提供されており，嗜好品以外の飲食物の摂取（補食）は原則として認められないこと。

なお，果物類，菓子類等病状に影響しない程度の嗜好品を適当量摂取することは差し支えないこと。

(6) 当該保険医療機関における療養の実態，当該地域における日常の生活サイクル，患者の希望等を総合的に勘案し，適切な時刻に食事提供が行われていること。

(7) 適切な温度の食事が提供されていること。

(8) 食事療養に伴う衛生は，医療法及び医療法施行規則の基準並びに食品衛生法（昭和22年法律第233号）に定める基準以上のものであること。

なお，食事の提供に使用する食器等の消毒も適正に行われていること。

(9) 食事療養の内容については，当該保険医療機関の医師を含む会議において検討が加えられていること。

(10) 入院時食事療養及び入院時生活療養の食事の提供たる療養は1食単位で評価するものであることから，食事提供数は，入院患者ごとに実際に提供された食数を記録していること。

(11) 患者から食事療養標準負担額又は生活療養標準負担額（入院時生活療養の食事の提供たる療養に係るものに限る。以下同じ）を超える費用を徴収する場合は，あらかじめ食事の内容及び特別の料金が患者に説明され，患者の同意を得て行っていること。

(12) 実際に患者に食事を提供した場合に1食単位で，1日につき3食を限度として算定するものであること。

(13) 1日の必要量を数回に分けて提供した場合は，提供された回数に相当する食数として算定して差し支えないこと（ただし，食事時間外に提供されたおやつを除き，1日に3食を限度とする）。

2．入院時食事療養又は入院時生活療養

(1) 入院時食事療養（I）又は入院時生活療養（I）の届出を行っている保険医療機関においては，下記の点に留意する。

①医師，管理栄養士又は栄養士による検食が毎食行われ，その所見が検食簿に記入されている。

②普通食（常食）患者年齢構成表及び給与栄養目標量については，必要に応じて見直しを行っていること。

③食事の提供に当たっては，喫食調査等を踏まえて，また必要に応じて食事せん，献立表，患者入退院簿及び食料品消費日計表等の食事療養関係帳簿を使用して食事の質の向上に努めること。

④患者の病状等により，特別食を必要とする患者については，医師の発行する食事せんに基づき，適切な特別食が提供されていること。

⑤適時の食事の提供に関しては，実際に病棟で患者に夕食が配膳される時間が，原則として午後6時以降とする。ただし，病床数が概ね500床以上であって，かつ，当該保険医療機関の構造上，厨房から病棟への配膳車の移動にかなりの時間を要するなどの当該保険医療機関の構造上等の特別な理由により，やむを得ず午後6時以降の病棟配膳を厳守すると不都合が生じると認められる場合には，午後6時を中心として各病棟で若干のばらつきを生じることはやむを得ない。この場合においても，最初に病棟において患者に夕食が配膳される時間は午後5時30分より後である必要がある。また，全ての病棟で速やかに午後6時以降に配膳できる体制を整備するよう指導に努められたい。

⑥保温食器等を用いた適温の食事の提供については，中央配膳に限らず，病棟において盛り付けを行っている場合であっても差し支えない。

⑦医師の指示の下，医療の一環として，患者に十分な栄養指導を行うこと。

(2)「流動食のみを経管栄養法により提供したとき」とは，当該食事療養又は当該食事の提供たる療養として食事の大半を経管栄養法による流動食（市販されているものに限る。以下この項において同じ。）により提供した場合を指すものであり，栄養管理が概ね経管栄養法による流動食によって行われている患者に対し，流動食とは別に又は流動食と混合して，少量の食品又は飲料を提供した場合（経口摂取か経管栄養の別を問わない。）を含むものである。

3．特別食加算

(1) 特別食加算は，入院時食事療法（I）又は入院時生活療養（I）の届出を行った保険医療機関において，患者の病状等に対応して医師の発行する食事せんに基づき，「入院時食事療養及び入院時生活療養の食事の提供たる療養の基準等」（平成6年厚生省告示第238号）の第2号に示された特別食が提供された場合に，1食単位で1日3食を限度として算定する。ただし，流動食（市販されているものに限る。）のみを経管栄養法により提供したときは，算定しない。なお，当該加算を行う場合は，特別食の献立表が作成されている必要がある。

(2) 加算の対象となる特別食は，疾病治療の直接手段として，医師の発行する食事せんに基づいて提供される患者の年齢，病状等に対応した栄養量及び内容を有する治療食，無菌食及び特別な場合の検査食をいうものであり，治療乳を除く乳児の人工栄養のための調乳，離乳食，幼児食等並びに治療食のうちで単なる流動食及び軟食は除かれる。

(3) 治療食とは，腎臓食，肝臓食，糖尿食，胃潰瘍食，貧血食，膵臓食，脂質異常症食，痛風食，てんかん食，フェニールケトン尿症食，楓糖尿症食，ホモシスチン尿症食，ガラクトース血症食及び治療乳をいうが，胃潰瘍食については流動食を除くものである。また治療乳とは，いわゆる乳児栄養障害（離乳を終らない者の栄養障害）に対する直接調製する治療乳をいい，治療乳既製品（プレミルク等）を用いる場合及び添加含水炭素の選定使用等は含まない。

ここでは努めて一般的な名称を用いたが，各医療機関での呼称が異なっていてもその実質内容が告示したものと同等である場合は加算の対象となる。ただし，混乱を避けるため，できる限り告示の名称を用いることが望ましい。

(4) 心臓疾患，妊娠高血圧症候群等に対して減塩食療法を行う場合は，腎臓食に準じて取り扱うことができるものである。なお，高血圧症に対して減塩食療法を行う場合は，このような取り扱いは認められない。

(5) 腎臓食に準じて取り扱うことができる心臓疾患等の減塩食については，食塩相当量が総量（1日量）6g未満の減塩食をいう。ただし，妊娠高血圧症候群の減塩食の場合は，日本高血圧学会，日本妊娠高血圧学会等の基準に準じていること。

(6) 肝臓食とは，肝庇護食，肝炎食，肝硬変食，閉鎖性黄疸食（胆石症及び胆嚢炎による閉鎖性黄疸の場合も含む。）等をいう。

(7) 十二指腸潰瘍の場合も胃潰瘍食として取り扱って差し支えない。手術前後に与える高カロリー食は加算の対象としないが，侵襲の大きな消化管手術の術後において胃潰瘍食に準ずる食事を提供する場合は，特別食の加算が認められる。また，クローン病，潰瘍性大腸炎等により腸管の機能が低下している患者に対する低残渣食については，特別食として取り扱って差し支えない。

(8) 高度肥満症（肥満度が＋70％以上又はBMIが35以上）に対して食事療法を行う場合は，脂質異常症食に準じて取り扱うことができる。

(9) 特別な場合の検査食とは，潜血食をいう。

(10) 大腸X線検査・大腸内視鏡検査のために特に残渣の少ない調理済食品を使用した場合は，「特別な場合の検査食」として取り扱って差し支えない。ただし，外来患者に提供した場合は，保険給付の対象外である。

(11) てんかん食とは，難治性てんかん（外傷性のものを含む。）の患者に対し，グルコースに代わりケトン体を熱量源として供給することを目的に炭水化物の制限及び脂質量の増加が厳格に行われた治療食をいう。ただし，グルコーストランスポーター1欠損症又はミトコンドリア脳筋症の患者に対し，治療食として当該食事を提供した場合は，「てんかん食」として取り扱って差し支えない。

(12) 特別食として提供される脂質異常症食の対象となる患者は，空腹時定常状態におけるLDL-コレステロール値が140mg/dl以上である者又はHDL-コレステロール値が40mg/dl未満である者，若しくは中性脂

肪値が150mg/dl以上である者である。

(13) 特別食として提供される貧血食の対象となる患者は，血中ヘモグロビン濃度が10g/dl以下であり，その原因が鉄分の欠乏に由来する患者である。

(14) 特別食として提供される無菌食の対象となる患者は，無菌治療室管理加算を算定している患者である。

(15) 経管栄養であっても，特別食加算の対象となる食事として提供される場合は，当該特別食に準じて算定することができる。

4．食堂加算

(1) 食堂加算は，入院時食事療養（Ⅰ）又は入院時生活療養（Ⅰ）の届出を行っている保険医療機関であって，(2)の要件を満たす食堂を備えている病棟又は診療所に入院している患者（療養病棟に入院している患者を除く。）について，食事の提供が行われた時に1日につき，病棟又は診療所単位で算定する。

(2) 他の病棟に入院する患者との共用，談話室等との兼用は差し支えない。ただし，当該加算の算定に該当する食堂の床面積は，内法で当該食堂を利用する病棟又は診療所に係る病床1床当たり0.5平方メートル以上とする。

(3) 診療所療養病床療養環境加算1，精神療養病棟入院料等の食堂の設置が要件の1つとなっている点数を算定している場合は，食堂加算をあわせて算定することはできない。

(4) 食堂加算を算定する病棟を有する保険医療機関は，当該病棟に入院している患者のうち，食堂における食事が可能な患者については，食堂において食事を提供するように努めること。

5．鼻腔栄養との関係

(1) 患者が経口摂取不能のために鼻腔栄養を行った場合は下記のとおり算定する。

　ア．薬価基準に収載されている高カロリー薬を経鼻経管的に投与した場合は，診療報酬の算定方法（平成20年厚生労働省告示第59号）医科診療報酬点数表区分番号「J120」鼻腔栄養の手技料及び薬剤料を算定し，食事療養に係る費用又は生活療養の食事の提供たる療養に係る費用及び投薬料は別に算定しない。

　イ．薬価基準に収載されていない流動食を提供した場合は，区分「J120」鼻腔栄養の手技料及び食事療養に係る費用又は生活療養の食事の提供たる療養に係る費用を算定する。

　　イの場合において，流動食（市販されているものを除く。）が特別食の算定要件を満たしているときは特別食の加算を算定して差し支えない。薬価基準に収載されている高カロリー薬及び薬価基準に収載されていない流動食を併せて投与及び提供した場合は，ア又はイのいずれかのみにより算定する。

(2) 食道癌を手術した後，胃瘻より流動食を点滴注入した場合は，鼻腔栄養に準じて取り扱う。

6．特別料金の支払を受けることによる食事の提供

　　入院患者に提供される食事に関して多様なニーズがあることに対応して，患者から特別の料金の支払を受ける特別メニューの食事（以下「特別メニューの食事」という。）を別に用意し，提供した場合は，下記の要件を満たした場合に妥当な範囲内の患者の負担は差し支えない。

(1) 特別メニューの食事の提供に際しては，患者への十分な情報提供を行い，患者の自由な選択と同意に基づいて行われる必要があり，患者の意に反して特別メニューの食事が提供されることのないようにしなければならないものであり，患者の同意がない場合は食事療養標準負担額及び生活療養標準負担額の支払を受けることによる食事（以下「標準食」という。）を提供しなければならない。また，あらかじめ提示した金額以上に患者から徴収してはならない。なお，同意書による同意の確認を行う場合の様式は，各医療機関で定めためので差し支えない。

(2) 患者の選択に資するために，各病棟内等の見やすい場所に特別メニューの食事のメニュー及び料金を掲示するとともに，文書を交付し，わかりやすく説明するなど，患者が自己の選択に基づき特定の日にあらかじめ特別のメニューの食事を選択できるようにする。

(3) 特別メニューの食事は，通常の入院時食事療養又は入院時生活療養の食事の提供たる療養の費用では提供が困難な高価な材料を使用し特別な調理を行う場合や標準食と同程度の価格であるが，異なる材料を用いるため別途費用が掛かる場合などであって，その内容が入院時食事療養又は入院時生活療養の食事の提供たる療養の費用の額を超える特別の料金の支払を受けるのにふさわしいものでなければならない。また，特別メニューの食事を提供する場合は，当該患者の療養上支障がないことについて，当該患者の診療を担う保険医の確認を得る必要がある。なお，複数メニューの選択については，あらかじめ決められた基本となるメニューと患者の選択により代替可能なメニューのうち，患者が後者を選択した場合に限り，基本メニュー以外のメニューを準備するためにかかる追加的な費用として，1食あたり17円を標準として社会的に妥当な額の支払を受けることができること。この場合においても，入院時食事療養又は入院時生活療養の食事の提供たる療養に当たる部分については，入院時食事療養費及び入院時生活療養費が支給されること。

(4) 当該保険医療機関は，特別メニューの食事を提供することにより，それ以外の食事の内容及び質を損なうことがないように配慮する。

(5) 栄養補給量については，当該保険医療機関においては，患者ごとに栄養記録を作成し，医師との連携の下に管理栄養士又は栄養士により個別的な医学的・栄養学的管理が行われることが望ましい。また，食堂の設置，食器への配慮等食事の提供を行う環境の整備についてもあわせて配慮がなされていることが望ましい。

(6) 特別メニューの食事の提供を行っている保険医療機関は，毎年7月1日現在で，その内容及び料金など

を入院時食事療養及び入院時生活療養に関する報告とあわせて地方厚生（支）局長に報告する。

7．掲示（略）

8．その他（略）

診療報酬の算定方法の一部改正等に伴う実施上の留意事項について（抜粋）

平成30年7月31日
保医発第0731第3

厚生労働省保険局医療課長・厚生労働省保険局歯科医療管理官連名通知

（通知文略）

別添1　医科診療報酬点数表に関する事項

第1章　基本診療科
第2部　入院料等
A108　有床診療所入院基本料
ア　栄養管理実施加算は，入院患者ごとに作成された栄養管理計画に基づき，関係職種が共同して患者の栄養状態
　　等の栄養管理を行うことを評価したものである。
イ　当該加算は，入院患者であって，栄養管理計画を策定し，当該計画に基づき，関係職種が共同して栄養管理を
　　行っている患者について算定できる。なお，当該加算は，食事を供与しておらず，食事療養に係る費用の算定
　　を行っていない中心静脈注射等の治療を行っている患者であっても，栄養管理計画に基づき適切な栄養管理が
　　行われている者であれば算定対象となること。
ウ　（略）
エ　管理栄養士をはじめとして，医師，薬剤師，看護師その他の医療従事者が共同して栄養管理を行う体制を整備し，
　　あらかじめ栄養管理手順（栄養スクリーニングを含む栄養状態の評価，栄養管理計画，定期的な評価等）を作
　　成すること。
オ　栄養管理は，次に掲げる内容を実施するものとする。
　（イ）入院患者ごとの栄養状態に関するリスクを入院時に把握すること（栄養スクリーニング）。
　（ロ）栄養スクリーニングを踏まえて栄養状態の評価を行い，入院患者ごとに栄養管理計画（栄養管理計画の様式
　　　　は，「基本診療料の施設基準等及びその届出に関する手続きの取扱いについて」（平成30年3月5日保医発
　　　　0305第2号）別添6の別紙23又はこれに準じた様式とする。）を作成すること。
　（ハ）栄養管理計画には，栄養補給に関する事項（栄養補給量，補給方法，特別食の有無等），栄養食事相談に関
　　　　する事項（入院時栄養食事指導，退院時の指導の計画等），その他栄養管理上の課題に関する事項，栄養状
　　　　態の評価の間隔等を記載すること。また，当該計画書又はその写しを診療録に添付すること。
　（ニ）医師又は医師の指導の下に管理栄養士，薬剤師，看護師その他の医療従事者が栄養管理計画を入院患者に説
　　　　明し，当該栄養管理計画に基づき栄養管理を実施すること。
　（ホ）栄養管理計画に基づき患者の栄養状態を定期的に評価し，必要に応じて当該計画を見直していること。
以下略

A231-4　摂食障害入院医療管理加算
　(1)　摂食障害入院医療管理加算は，摂食障害の患者に対して，医師，看護師，精神保健福祉士，公認心理師及び管
　　　理栄養士等による集中的かつ多面的な治療が計画的に提供されることを評価したものである。
　(2)　摂食障害入院医療管理加算の算定対象となる患者は，摂食障害による著しい体重減少が認められる者であって，
　　　BMI（Body Mass Index）が15未満であるものをいう。

A233-2　栄養サポートチーム加算
　(1)　栄養サポートチーム加算は，栄養障害の状態にある患者や栄養管理をしなければ栄養障害の状態になることが
　　　見込まれる患者に対し，患者の生活の質の向上，原疾患の治癒促進及び感染症等の合併症予防等を目的として，
　　　栄養管理に係る専門的知識を有した多職種からなるチーム（以下「栄養サポートチーム」という。）が診療する
　　　ことを評価したものである。
　(2)　栄養サポートチーム加算は，栄養管理計画を策定している患者のうち，次のアからエのいずれかに該当する者
　　　について算定できる。
　　ア　栄養管理計画の策定に係る栄養スクリーニングの結果，血中アルブミン値が3.0g/dL以下であって，栄養障害を
　　　　有すると判定された患者
　　イ　経口摂取又は経腸栄養への移行を目的として，現に静脈栄養法を実施している患者
　　ウ　経口摂取への移行を目的として，現に経腸栄養法を実施している患者
　　エ　栄養サポートチームが，栄養治療により改善が見込めると判断した患者
　（以下略）

B001-9　外来栄養食事指導料
　(1)　外来栄養食事指導料は，入院中の患者以外の患者であって，別に厚生労働大臣が定める特別食を医師が必要と

認めた者又は次のいずれかに該当する者に対し，当該保険医療機関の管理栄養士が医師の指示に基づき，患者ごとにその生活条件，し好を勘案した食事計画案等を必要に応じて交付し，初回にあっては概ね30分以上，2回目以降にあっては概ね20分以上，療養のため必要な栄養の指導を行った場合に算定する。一部略

(2) 管理栄養士への指示事項は，当該患者ごとに適切なものとし，熱量・熱量構成，蛋白質，脂質その他の栄養素の量，病態に応じた食事の形態等に係る情報のうち医師が必要と認めるものに関する具体的な指示を含まなければならない。

(3) 管理栄養士は常勤である必要はなく，要件に適合した指導が行われていれば算定できる。

(4) 外来栄養食事指導料は初回の指導を行った月にあっては1月に2回を限度として，その他の月にあっては1月に1回を限度として算定する。ただし，初回の指導を行った翌月に2回指導を行った場合であって，初回と2回目の指導の間隔が30日以内の場合は，初回の指導を行った翌月に2回算定することができる。

(5) 特別食には，心臓疾患及び妊娠高血圧症候群等の患者に対する減塩食，十二指腸潰瘍の患者に対する潰瘍食，侵襲の大きな消化管手術後の患者に対する潰瘍食，クローン病及び潰瘍性大腸炎等により腸管の機能が低下している患者に対する低残渣食，高度肥満症（肥満度が＋40％以上又はBMIが30以上）の患者に対する治療食並びにてんかん食（難治性てんかん（外傷性のものを含む。）一部略）を含む。ただし，高血圧症の患者に対する減塩食（塩分の総量が6.0グラム未満のものに限る。）及び小児食物アレルギー患者（食物アレルギー検査の結果（他の保険医療機関から提供を受けた食物アレルギー検査の結果を含む。），食物アレルギーを持つことが明らかな9歳未満の小児に限る。）に対する小児食物アレルギー食については，入院時食事療養（Ⅰ）又は入院時生活療養（Ⅰ）の特別食加算の場合と異なり，特別食に含まれる。なお，妊娠高血圧症候群の患者に対する減塩食は，日本高血圧学会，日本妊娠高血圧学会等の基準に準じていること。

(中略)

(8) 医師は，診療録に管理栄養士への指示事項を記載する。また，管理栄養士は，患者ごとに栄養指導記録を作成するとともに，指導内容の要点及び指導時間を記載する。

B001-10　入院栄養食事指導料

(1) 入院栄養食事指導料1は，入院中の患者であって，別に厚生労働大臣が定める特別食を医師が必要と認めた者又は次のいずれかに該当する者に対し，当該保険医療機関の管理栄養士が医師の指示に基づき，患者ごとにその生活条件，し好を勘案した食事計画案を必要に応じて交付し，初回にあっては概ね30分以上，2回目にあっては概ね20分以上，療養のため必要な栄養の指導を行った場合に入院中2回を限度として算定する。ただし，1週間に1回に限りとする。

(以下略)

B001-11　集団栄養食事指導料

(1) 集団栄養食事指導料は，別に厚生労働大臣が定める特別食を医師が必要と認めた者に対し，当該保険医療機関の管理栄養士が医師の指示に基づき，複数の患者を対象に指導を行った場合に患者1人につき月1回に限り所定点数を算定する。

(2) 集団栄養食事指導料は，入院中の患者については，入院期間が2か月を超える場合であっても，入院期間中に2回を限度として算定する。

(3) 入院中の患者と入院中の患者以外の患者が混在して指導が行われた場合であっても算定できる。

(4) 1回の指導における患者の人数は15人以下を標準とする。

(5) 1回の指導時間は40分を超えるものとする。

(以下略)

〈参考〉成分栄養管理（栄養素の調整による治療食分類）

(1) 特定の栄養素の増減により，病態別の栄養所要量に沿った成分栄養管理を行うものである。

(2) 成分栄養管理は食事内容が栄養成分の特徴を示すもので，実行しやすいが，特別な食事療法が必要な場合や合併症がある場合は，疾病別の食事調整を行う。

〈参考〉治療食分類表

① 高エネルギー食：熱性疾患が長期継続する場合など
② 低エネルギー食：肥満，2型糖尿病など
③ エネルギー・たんぱく質コントロール食：糖尿病性腎炎など
④ 高たんぱく食：外科手術の前後，火傷，ネフローゼ，肝硬変，熱性疾患，貧血など
⑤ 低たんぱく食：腎炎，肝性昏睡，腎性昏睡，肝硬変症など
⑥ 高糖質食：肝機能障害，高エネルギー食のときなど
⑦ 低糖質食：肥満，糖尿病，心筋梗塞など
⑧ 低脂肪食：肝疾患，胆石，胆嚢炎，急性肝炎，膵疾患など
⑨ 修正脂肪食：高脂血症，動脈硬化症，心筋梗塞など
⑩ 低ナトリウム食：高血圧，浮腫，乏尿などのある腎炎など
⑪ 低プリン体食：痛風，高尿酸血症など
⑫ 低残渣食：クローン病，潰瘍性大腸炎，食事が原因の下痢など
⑬ 易消化食：消化性潰瘍，消化機能の低下など

病院，診療所等の業務委託について（抄）　厚生省健康政策局指導課長通知
平5. 2.15
指14
最終改正　平20. 8. 29医政経発0829003

第4　患者等の食事の提供の業務について（令第4条の7第3号関係）
1．受託者の業務の一般的な実施方法
　(1) 受託責任者
　　ア．備えるべき帳票
　　　　受託責任者が業務を行う場合に備え，開示できるように整えておくべき帳票は，以下のとおりであること。
　　　①業務の標準作業計画書
　　　②受託業務従事者名簿及び勤務表
　　　③受託業務日誌
　　　④受託している業務に関して行政による病院への立入検査の際，病院が提出を求められる帳票
　　　⑤調理等の機器の取り扱い要領及び緊急修理案内書
　　　⑥病院からの指示と，その指示への対応結果を示す帳票
　(2) 略

2．院外調理における衛生管理
　(1) 衛生面での安全確保
　　　　食事の運搬方式について，原則として，冷蔵（3℃以下）若しくは冷凍（−18℃以下）状態を保つこととされているのは，食中毒等，食品に起因する危害の発生を防止するためであること。したがって，運搬時に限らず，調理時から喫食時まで衛生管理には万全を期すべく努める必要があること。
　(2) 調理方式
　　　　患者等の食事の提供の業務（以下「患者給食業務」という。）を病院外の調理加工施設を使用して行う場合の調理方式としては，クックチル，クックフリーズ，クックサーブ及び真空調理（真空パック）の4方式があること。
　　　　なお，院外調理による患者給食業務を行う場合にあっては，常温（10℃以上，60℃未満）での運搬は衛生面での不安が払拭できないことから，クックチル，クックフリーズ又は真空調理（真空パック）が原則であり，クックサーブを行う場合には，調理加工施設が病院に近接していることが原則であるが，この場合にあってもHACCPの概念に基づく適切な衛生管理が行われている必要があること。
　　ア．クックチル
　　　　クックチルとは，食材を加熱調理後，冷水又は冷風により急速冷却（90分以内に中心温度3℃以下まで冷却）を行い，冷蔵（3℃以下）により運搬，保管し，提供時に再加熱（中心温度75℃以上で1分間以上）して提供することを前提とした調理方法又はこれと同等以上の衛生管理の配慮がなされた調理方法であること。
　　イ．クックフリーズ
　　　　クックフリーズとは，食材を加熱調理後，急速に冷凍し，冷凍（−18℃以下）により運搬，保管のうえ，提供時に再加熱（中心温度75℃以上で1分間以上）して提供することを前提とした調理方法又はこれと同等以上の衛生管理の配慮がなされた調理方法であること。
　　ウ．クックサーブ
　　　　クックサーブとは，食材を加熱調理後，冷凍又は冷蔵せずに運搬し，速やかに提供することを前提とした調理方法であること。
　　エ．真空調理（真空パック）
　　　　真空調理（真空パック）とは，食材を真空包装のうえ低温にて加熱調理後，急速に冷却又は冷凍して，冷蔵又は冷凍により運搬，保管し，提供時に再加熱（中心温度75℃以上で1分間以上）して提供することを前提とした調理方法又はこれと同等以上の衛生管理の配慮がなされた調理方法であること。
　(3) HACCPの概念に基づく衛生管理（略）
　(4) 食事の運搬及び保管方法
　　ア．食品の保存
　　　　運搬及び保管中の食品については，次の①から④の基準により保存すること。
　　　①生鮮品，解凍品及び調理加工後に冷蔵した食品については，中心温度3℃以下で保存すること。
　　　②冷凍された食品については，中心温度−18℃以下の均一な温度で保存すること。なお，運搬途中における3℃以内の変動は差し支えないものとすること。
　　　③調理加工された食品は，冷蔵（3℃以下）又は冷凍（−18℃以下）状態で保存することが原則であるが，中心温度が65℃以上に保たれている場合には，この限りではないこと。ただし，この場合には調理終了後から喫食までの時間が2時間を超えてはならないこと。
　　　④常温での保存が可能な食品については，製造者はあらかじめ保存すべき温度を定め，その温度で保存すること。
　　イ．包装（略）

6．学校給食の主な歴史

明治22年　山形県鶴岡町の私立忠愛小学校で貧困児童に対し無料で学校給食実施。
　　40年　広島県豊田郡大草村義務教育奨励金により給食実施。
　　44年　岡山県小田郡小田村学齢児童保護会により給食実施。このほか静岡県，岩手県の一部で給食実施。
大正３年　東京の私立栄養研究所（佐伯矩博士設立）で，文部省の科学研究奨励金を得て付近学校の児童に給食。
　　７年　東京府では私立栄養研究所佐伯所長の援助を受けて管内小学校でパンによる学校給食を開始。
　　12年　文部省次官通牒「小学校児童の衛生に関する件」で，児童の栄養改善の方法として学校給食を奨励。
昭和７年　文部省訓令第18号「学校給食臨時施設方法」で，国庫補助により貧困児童救済のための学校給食を実施。
　　15年　文部省訓令第18号「学校給食奨励規程」で，従来の貧困児童だけでなく栄養不良，身体虚弱児童も対象に含めた栄養的な学校給食を実施。
　　19年　6大都市の小学校児童約200万人に村し，米，みそなどを特別配給して学校給食を実施。
　　21年　文部省体育局長通達「学校衛生刷新に関する件」で，学校農園などによる給食普及を奨励。
　　　　　文部，厚生，農林三省次官通達「学校給食実施の普及奨励について」が発せられる。
　　22年　1月，全国都市の児童約300万人に対し学校給食を開始。
　　24年　10月，ユニセフからミルクの寄贈をうけユニセフ給食開始。
　　25年　8大都市の小学校児童に対し，米国寄贈の小麦粉により，はじめて完全給食を開始。
　　　　　5月，文部省の組織令が改正され，新たに学校給食課が設けられる。
　　26年　2月から完全給食が全国市制地にも拡大実施され，27年4月には全国すべての小学校を対象に実施。
　　　　　給食物資の財源だったガリオア資金が打ち切られ，国庫補助による学校給食継続の要望運動が起こる。
　　28年　学校給食用小麦粉に対して，ビタミンB_1とB_2の強化が実施される。
　　29年　「学校給食法」成立，公布。
　　31年　「学校給食法」一部改正。同法が中学校にも適用され，準要保護児童に対する給食費補助が規定される。
　　　　　「夜間課程を置く高等学校における学校給食に関する法律」が公布される。
　　32年　「盲学校，聾学校及び養護学校の幼稚部及び高等部における学校給食に関する法律」が公布される。
　　33年　文部省告示により学習指導要領が定められ，学校給食は学校行事等の領域に位置づけられる。
　　38年　脱脂粉乳に対する国庫補助が実現。
　　39年　国庫補助によって共同調理場が各地に設立され，また学校栄養職員設置費の補助制度が設けられる。
　　42年　学校給食用物資の低温流通化促進費用補助はじまる。
　　44年　小学校，中学校の学習指導要領が改正され，学校給食は「特別活動」の中の「学級指導」に位置づけられる。
　　46年　学校給食実施基準，夜間学校給食基準が一部改正され，所要栄養量の基準の改訂が行われた。
　　49年　学校給食法の一部が改正され，学校給食共同調理場の設置，学校栄養職員の設置について規定された。
　　50年　学校給食分科審議会は米飯の導入について教育上有意義であるとの結論をまとめた。
　　51年　4月から学校給食制度上に米飯給食が正式に位置づけられる。学校給食30周年記念大会が開催。
　　56年　日本学校健康会法の成立により，特殊法人日本学校健康会が誕生。
　　60年　学校給食の給食センター化，業務の民間委託，調理職員のパート化の方向を文部省が通達。
平成元年　学校給食100周年記念事業。
　　７年　学校給食の所要栄養量，標準食品構成表の改定。
　　８年　病原性大腸菌O157による集団食中毒が堺市の学校給食を中心に多発。
　　10年　中央教育審議会「幼児期からの心の教育のあり方について」中間報告。
　　11年　文部省は「心を育む学校給食週間」を設置したり，教員免許法の一部改正により特別非常勤講師制度により学校栄養職員が食に関する教科指導が可能となる。
　　14年　中央教育審議会答申「子どもの体力向上のため総合的方策について」で栄養教諭制度の創設提言。
　　16年　学校教育法等の一部改正で，栄養教諭制度が誕生（平成17年4月1日施行）。
　　18年　文部科学省が早寝早起き朝ごはん運動を開始。
　　20年　学校給食法の改正。食育の視点を踏まえた学校給食の目的・目標等の改正。学校給食摂取基準の改訂。
　　21年　学校給食実施基準の改正（平成21年3月31日告示第61号）。
　　　　　学校給食衛生管理基準の告示（平成21年4月1日から施行）。
　　22年　学習指導要領の改定。食に関する指導の手引の改正。
　　25年　学校給食摂取基準の改正。
　　26年　「学校給食における食物アレルギーについて」文部科学省スポーツ・青少年局長通知。
　　29年　文科省，栄養教諭を中核としたPDCAサイクルに基づく食育冊子作成・推進。
　　　　　文科省，「新学習指導要領」作成，小学校平成32年度，中学校平成33年度より実施。

学校給食法（昭和29年6月3日法律第160号）の概要（抄）

　平成20年6月に学校給食法の一部が改正され，翌21年4月に施行された。
　主な改正点は，目的，目標の改正，学校給食実施基準，学校給食衛生管理基準の設定，学校給食を活用した食に関する指導として，栄養教諭等の役割が規定されたことである。

第1章　総則

（この法律の目的）

第1条　この法律は，学校給食が児童及び生徒の心身の健全な発達に資するものであり，かつ，児童及び生徒の食に関する正しい理解と適切な判断力を養う上で重要な役割を果たすものであることにかんがみ，学校給食及び学校給食を活用した食に関する指導の実施に関し必要な事項を定め，もって学校給食の普及充実及び学校における食育の推進を図ることを目的とする。

（学校給食の目標）

第2条　学校給食を実施するに当たっては，義務教育諸学校における教育の目的を実現するために，次に掲げる目標が達成されるよう努めなければならない。

1　適切な栄養の摂取による健康の保持増進を図ること。

2　日常生活における食事について正しい理解を深め，健全な食生活を営むことができる判断力を培い，及び望ましい食習慣を養うこと。

3　学校生活を豊かにし，明るい社交性及び協同の精神を養うこと。

4　食生活が自然の恩恵の上に成り立つものであることについての理解を深め，生命及び自然を尊重する精神並びに環境の保全に寄与する態度を養うこと。

5　食生活が食にかかわる人々の様々な活動に支えられていることについての理解を深め，勤労を重んずる態度を養うこと。

6　我が国や各地域の優れた伝統的な食文化についての理解を深めること。

7　食料の生産，流通及び消費について，正しい理解に導くこと。

第2章　学校給食の実施に関する基本的な事項

（2以上の義務教育諸学校の学校給食の実施に必要な施設）

第6条　義務教育諸学校の設置者は，その設置する義務教育諸学校の学校給食を実施するための施設として，2以上の義務教育諸学校の学校給食の実施に必要な施設（以下「共同調理場」という。）を設けることができる。

（学校給食栄養管理者）

第7条　義務教育諸学校又は共同調理場において学校給食の栄養に関する専門的事項をつかさどる職員（第10条第3項において「学校給食栄養管理者」という。）は，教育職員免許法（昭和24年法律第147号）第4条第2項に規定する栄養教諭の免許状を有する者又は栄養士法（昭和22年法律第245号）第2条第1項の規定による栄養士の免許を有する者で学校給食の実施に必要な知識若しくは経験を有するものでなければならない。

（学校給食実施基準）

第8条　文部科学大臣は，児童又は生徒に必要な栄養量その他の学校給食の内容及び学校給食を適切に実施するために必要な事項（次条第1項に規定する事項を除く。）について維持されることが望ましい基準（次項において「学校給食実施基準」という。）を定めるものとする。

2　学校給食を実施する義務教育諸学校の設置者は，学校給食実施基準に照らして適切な学校給食の実施に努めるものとする。

（学校給食衛生管理基準）

第9条　文部科学大臣は，学校給食の実施に必要な施設及び設備の整備及び管理，調理の過程における衛生管理その他の学校給食の適切な衛生管理を図る上で必要な事項について維持されることが望ましい基準（以下この条において「学校給食衛生管理基準」という。）を定めるものとする。

　　2　学校給食を実施する義務教育諸学校の設置者は，学校給食衛生管理基準に照らして適切な衛生管理に努めるものとする。

　　3　義務教育諸学校の校長又は共同調理場の長は，学校給食衛生管理基準に照らし，衛生管理上適正を欠く事項があると認めた場合には，遅滞なく，その改善のために必要な措置を講じ，又は当該措置を講ずることができないときは，当該義務教育諸学校若しくは共同調理場の設置者に対し，その旨を申し出るものとする。

第3章　学校給食を活用した食に関する指導

　第10条　栄養教諭は，児童又は生徒が健全な食生活を自ら営むことができる知識及び態度を養うため，学校給食において摂取する食品と健康の保持増進との関連性についての指導，食に関して特別の配慮を必要とする児童又は生徒に対する個別的な指導その他の学校給食を活用した食に関する実践的な指導を行うものとする。この場合において，校長は，当該指導が効果的に行われるよう，学校給食と関連付けつつ当該義務教育諸学校における食に関する指導の全体的な計画を作成することその他の必要な措置を講ずるものとする。

　　2　栄養教諭が前項前段の指導を行うに当たっては，当該義務教育諸学校が所在する地域の産物を学校給食に活用することその他の創意工夫を地域の実情に応じて行い，当該地域の食文化，食に係る産業又は自然環境の恵沢に対する児童又は生徒の理解の増進を図るよう努めるものとする。

　　3　栄養教諭以外の学校給食栄養管理者は，栄養教諭に準じて，第1項前段の指導を行うよう努めるものとする。この場合においては，同項後段及び前項の規定を準用する。

〈参考〉　学校給食における地場産物の活用とその効果

　地場産業を学校給食に活用する取り組みは平成21年度で全国平均26.1％（食材ベース）となっている。文部科学省では以下の参考のような効果が期待されるとしている。また，地産地消は食料自給率の向上，輸送に伴うCO_2発生の抑制，地球温暖化防止に大きな役割を果たしている。

① 子どもが，より身近に，実感をもって地域の自然，食文化，産業等についての理解を深めることができる。
② 食料の生産，流通等に当たる人びとの努力をより身近に理解することができる。
③ 地場産物の生産者や生産過程を理解することにより，食べ物への感謝の気持ちを抱くことができる。
④ 「顔が見え，話しができる」生産者等により生産された新鮮で安全な食材を確保することができる。
⑤ 流通に要するエネルギーや経費の節減，包装の簡素化等により，安価に食材を購入することができる場合があるとともに，環境保護に貢献することができる。
⑥ 生産者等の側で学校給食をはじめとする学校教育に対する理解が深まり，学校と地域との連携・協力関係を構築することができる。
⑦ 地域だけでなく，日本や世界を取り巻く食料の状況や，食料自給率に関する知識や理解を深め，意識を向上させることができる。

　また，図18－4は郷土料理，伝統料理への消費者の意識調査の結果である。

図18－4　地域や家庭で受け継がれてきた料理や味に関する知識およびその知識の次世代への伝承

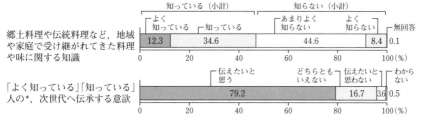

＊は，郷土料理や伝統料理など，地域や家庭で受け継がれてきた料理や味に関する知識を「よく知っている」「知っている」と回答した人を母数とする。

資料：内閣府「食育に関する意識調査」（平成25年12月）

７．学校給食における摂取基準・食の指導

(1) 学校給食摂取基準は，「日本人の食事摂取基準（2015年版）」を踏まえ，平成30年7月に次のように改正された。

表18−2　児童又は生徒一人一回当たりの学校給食摂取基準（別表第4条関係）

区　分		基準値			
		児童（6歳～7歳）の場合	児童（8歳～9歳）の場合	児童（10歳～11歳）の場合	生徒（12歳～14歳）の場合
エネルギー	(kcal)	530	650	780	830
たんぱく質	(%)	学校給食による摂取エネルギー全体の13%～20%			
脂質	(%)	学校給食による摂取エネルギー全体の20%～30%			
ナトリウム（食塩相当量）	(g)	2未満	2未満	2.5未満	2.5未満
カルシウム	(mg)	290	350	360	450
マグネシウム	(mg)	40	50	70	120
鉄	(mg)	2.5	3	4	4
ビタミンA	(μgRAE)	170	200	240	300
ビタミンB$_1$	(mg)	0.3	0.4	0.5	0.5
ビタミンB$_2$	(mg)	0.4	0.4	0.5	0.6
ビタミンC	(mg)	20	20	25	30
食物繊維	(g)	4以上	5以上	5以上	6.5以上

(注) 1. 表に掲げるもののほか，次に掲げるものについても示した摂取について配慮すること。
　　　　　亜鉛：児童（6歳～7歳）2mg，児童（8歳～9歳）2mg，児童（10歳～11歳）2mg，生徒（12歳～14歳）3mg
　　　 2. この摂取基準は，全国的な平均値を示したものであるから，適用に当たっては，個々の健康及び生活活動等の実態並びに地域の実情等に十分配慮し，弾力的に運用すること。
　　　 3. 献立の作成に当たっては，多様な食品を適切に組み合わせるよう配慮すること。
出典：文部科学省「学校給食実施基準の一部改正について」（通知）30文科初第643号　平成30年7月31日

表18−3　生徒一人一回当たりの夜間学校給食摂取基準（別表第3条関係）

区　分		基準値
エネルギー	(kcal)	860
たんぱく質	(%)	学校給食による摂取エネルギー全体の13%～20%
脂質	(%)	学校給食による摂取エネルギー全体の20%～30%
ナトリウム（食塩相当量）	(g)	2.5未満
カルシウム	(mg)	360
マグネシウム	(mg)	130
鉄	(mg)	4
ビタミンA	(μgRAE)	310
ビタミンB$_1$	(mg)	0.5
ビタミンB$_2$	(mg)	0.6
ビタミンC	(mg)	35
食物繊維	(g)	7以上

(注) 1. 表に掲げるもののほか，次に掲げるものについても示した摂取について配慮すること。
　　　　　亜鉛……3mg
　　　 2. この摂取基準は，全国的な平均値を示したものであるから，適用に当たっては，個々の健康及び生活活動等の実態並びに地域の実情等に十分配慮し，弾力的に運用すること。
　　　 3. 献立の作成に当たっては，多様な食品を適切に組み合わせるよう配慮すること。
出典：文部科学省「夜間学校給食基準の一部改正について」（通知）30文科初第644号　平成30年7月31日

(2) 学校給食の標準食品構成表を以下に示す。

　平成 23 年 3 月に「学校給食における児童生徒の食事摂取基準策定に関する調査研究協力者会議」報告として表 18 − 4 のとおり示されている。

　なお，各地域で地域の実態や食文化等に配慮した食品構成表を作成し，それに基づく給食の提供が望まれるとされている。

表 18 − 4　学校給食の標準食品構成表（幼児，児童，生徒 1 人 1 回あたり）　　　　（単位：g）

区　分			幼児の場合	児童（6歳〜7歳）の場合	児童（8歳〜9歳）の場合	児童（10歳〜11歳）の場合	生徒（12歳〜14歳）の場合	夜間課程を置く高等学校及び特別支援学校の生徒の場合
主食	米飯の場合	米	50	50	70	90	100	100
		強化米	0.15	0.15	0.21	0.27	0.3	0.3
	パンの場合	小麦	40	40	50	70	80	80
		イースト	1	1	1.25	1.75	2	2
		食塩	1	1	1.25	1.75	2	2
		ショートニング	1.4	1.4	1.75	2.45	2.8	2.8
		砂糖類	1.4	1.4	1.75	2.45	2.8	2.8
		脱脂粉乳	1.4	1.4	1.75	2.45	2.8	2.8
ミルク		牛乳	155	206	206	206	206	206
おかず		小麦粉及びその製品	4	4	5	7	9	9
		芋及び澱粉	20	26	30	34	35	35
		砂糖類	3	3	3	3	4	4
		豆類	4	4.5	5	5.5	6	6
		豆製品類	12	14	16	18	18	18
		種実類	1.5	2	3	3.5	3.5	3.5
		緑黄色野菜類	18	19	23	27	35	35
		その他の野菜類	50	60	70	75	82	82
		果物類	30	30	32	35	40	40
		きのこ類	3	3	4	4	4	4
		藻類	2	2	2	3	4	4
		魚介類	13	13	16	19	21	21
		小魚類	2.5	3	3	3.5	3.5	4
		肉類	12	13	15	17	19	19
		卵類	5	5	6	8	12	12
		乳類	3	3	4	5	6	6
		油脂類	2	2	3	3	4	4

注：1）　1 か月間の摂取目標量を 1 回当たりの数値に換算したものである。
　　：2）　適応に当たっては，個々の児童生徒等の健康及び生活活動等の実態並びに地域の実情等に十分配慮し，弾力的に運用すること。
資料：学校給食における児童生徒の食事摂取基準策定に関する調査研究協力者会議「学校給食摂取基準の策定について（報告）」（平成23年3月）

(3) 学校給食における食に関する指導の目的と発達段階に応じた食に関する到達目標を以下に示す（表 18 − 5）。
① 　食事の重要性：食事の重要性，食事の喜び，楽しさを理解する。
② 　心身の健康：心身の成長や健康の保持増進の上で望ましい栄養や食事のとり方を理解し，自ら管理していく能力を身につける。
③ 　食品を選択する能力：正しい知識・情報に基づいて，食品の品質や安全性等について自ら判断できる能力を身につける。
④ 　感謝の心：食事を大切にし，食物の生産等に関わる人々へ感謝する心をもつ。
⑤ 　社会性：食事のマナーや食事を通じた人間関係形成能力を身につける。
⑥ 　食文化：各地域の生産物，食文化や食に関わる歴史等を理解し，尊重する心をもつ。

表 18 － 5　各学年の食に関する指導の目標例（小学校）

学年	①食事の重要性	②心身の健康	③食品を選択する能力	④感謝の心	⑤社会性	⑥食文化
1年	◇食べ物に興味・関心をもつ。 ◇楽しく食事をすることができる。 ◇朝食の大切さが分かる。	◇嫌いな食べ物でも親しみをもつことができる。 ◇正しい手洗いができる。	◇食べ物の名前が分かる。	◇食事を作ってくれた人に感謝する。 ◇いただきますとごちそうさまの意味が分かり、あいさつができる。	◇友だちと仲良く食べる。 ◇正しいはしの使い方が分かる。 ◇正しい食器の並べ方が分かる。 ◇給食の準備や後片付けができる。	◇自分の住んでいる身近な土地でとれた食べ物を知る。
2年	◇食べ物に興味・関心をもつ。 ◇食べ物には命があることが分かる。	◇好き嫌いせずに食べようとする。 ◇よく噛んで食べることの大切さが分かる。 ◇よい姿勢で、落ち着いて食べることができる。	◇いろいろな食べ物の名前が分かる。	◇食事を作ってくれる人の努力を知る。 ◇心を込めて、いただきますとごちそうさまのあいさつができる。	◇みんなと協力して給食の準備や後片付けができる。 ◇正しくはしを使うことができる。 ◇食器を正しく並べられ、正しく持って食べることができる。	◇季節や行事にちなんだ料理があることを知る。
3年	◇3食規則正しく食事をとり、生活リズムを整える事の大切さがわかる。	◇好き嫌いせずに残さず食べようとする。 ◇よく噛んで食べることができる。 ◇健康に過ごすためには食事が大切なことが分かる。	◇いろいろな料理の名前が分かる。 ◇食品を安全で衛生的に扱うことは大切だということが分かる。	◇食事は多くの人々の努力があって作られることを知り、感謝の気持ちをもって食べることができる。	◇食事のマナーを考えて楽しく食事ができる。 ◇楽しく給食を食べるために、みんなで協力できる。	◇季節や行事にちなんだ料理があることが分かる。
4年	◇楽しく食事をすることが心身の健康に大切なことが分かる。	◇健康に過ごすことを意識して、いろいろな食べ物を好き嫌いせずに食べようとする。	◇衛生的に給食の準備や食事、後片付けができる。	◇自然の恵みに感謝して食べることができる。	◇会話を工夫しながら楽しく食事ができる。 ◇協力して食事の準備をしたり分別してごみを片付けたりできる。	◇地域の産物に興味をもち、日常の食事と関連付けて考えることができる。
5年	◇日常の食事に興味・関心をもつ。 ◇朝食をとることの大切さを理解し習慣化している。	◇栄養のバランスのとれた食事の大切さが分かる。 ◇五大栄養素と食品の三つの働きが分かり、好き嫌いせずに食べることができる。	◇食品の安全・衛生について考えることができる。	◇生産者や自然の恵みに感謝し残さず食べることができる。	◇協力して食事の準備や後片付けを進んで実践する。	◇特産物を理解し、日常の食事と関連付けて考えることができる。
6年	◇楽しく食事をすることが、人と人とのつながりを深め、豊かな食生活につながることが分かる。	◇食事が体に及ぼす影響や食品をバランスよく組み合わせて食べることの大切さを理解し、一食分の献立を考え調理をすることができる。	◇食品の衛生に気を付けて、簡単な調理をすることができる。 ◇衛生的に食事の準備や後片付けをすることができる。	◇食事にかかわる多くの人々や自然の恵みに感謝し、残さず食べることができる。	◇楽しい食事を通して、相手を思いやる気持ちをもつことができる。 ◇食事の準備や後片付けをよりよく実践しようとする。	◇食文化や食品の生産・流通・消費について理解を深める。 ◇外国の食文化を通して、外国とのつながりを考えることができる。

〈参考〉　「弁当の日」実践校

　平成13年に香川県綾川町立滝宮小学校の竹下和男校長（当時）が取り組み始めた「弁当の日」が全国に広がり、平成28年8月現在、1,800校を超えている。
　弁当の日の設定条件として、
　　　①弁当は子どもだけで作る（保護者は手伝わない）
　　　②実施する学年は5・6年生だけ（調理に必要な最低限の知識や技能は5・6年生の1学期の家庭科の授業で指導）
　　　③10月から月1回、年5回実施する　　としている。

「弁当の日」に託した6つの夢
①一家団らんの食事が当たり前になる「夢」
②食べ物の“命”をイメージできるようになる「夢」
③子どもたちの感性が磨かれる「夢」
④人に喜ばれることを快く思うようになる「夢」
⑤感謝の気持ちで物事を受け止められるようになる「夢」
⑥世界を確かな目で見つめるようになる「夢」

8．学校給食における食品構成・食事内容の充実

(1) 学校給食における食品構成について，平成25年1月30日文部科学省スポーツ・青少年局長通知で次のとおり示されている。

学校給食における食品構成について

　　食品構成については，学校給食摂取基準を踏まえつつ，多様な食品を適切に組み合わせて，食に関する指導や食事内容の充実を図ること。また，各地域の実情や家庭における食生活の実態把握の上，日本型食生活の実践，我が国の伝統的な食文化の継承について十分配慮すること。

　　さらに，「食事状況調査」の結果によれば，学校給食のない日はカルシウム不足が顕著であり，カルシウム摂取に効果的である牛乳等についての使用に配慮すること。なお，家庭の食事においてカルシウムの摂取が不足している地域にあっては，積極的に牛乳，調理用牛乳，乳製品，小魚等についての使用に配慮すること。

---

(2) 学校給食における食事内容の充実について，平成25年1月30日文部科学省スポーツ・青少年局長通知で次のとおり示されている。

学校給食の食事内容の充実等について

　1）学校給食の食事内容については，学校における食育の推進を図る観点から，学級担任，栄養教諭等が給食時間はもとより各教科等における食に関する指導に学校給食を活用した指導が行えるよう配慮すること。

　① 献立に使用する食品や献立のねらいを明確にした献立計画を示すこと。

　② 各教科等の食に関する指導と意図的に関連させた献立作成とすること。

　③ 地場産物や郷土に伝わる料理を積極的に取り入れ，児童生徒等が郷土に関心を寄せる心を育むとともに，地域の食文化の継承につながるよう配慮すること。

　④ 児童生徒等が学校給食を通して，日常または将来の食事作りにつなげることができるよう，献立名や食品名が明確な献立作成に努めること。

　⑤ 食物アレルギー等のある児童生徒等に対しては，校内において校長，学級担任，養護教諭，栄養教諭，学校栄養職員，学校医等による指導体制を整備し，保護者や主治医との連携を図りつつ，可能な限り，個々の児童生徒等の状況に応じた対応に努めること。なお，実施に当たっては公益財団法人日本学校保健会で取りまとめられた学校生活管理指導表「アレルギー疾患用」及び「学校のアレルギー疾患に対する取り組みガイドライン」を参考とすること。

　2）献立作成に当たっては，常に食品の組み合わせ，調理方法等の改善を図るとともに，児童生徒等の嗜好の偏りをなくすよう配慮すること。

　① 魅力あるおいしい給食となるよう，調理技術の向上に努めること。

　② 食事は調理後できるだけ短時間に適温で提供すること。調理に当たっては，衛生・安全に十分配慮すること。

　③ 家庭における日常の食生活の指標になるように配慮すること。

　3）学校給食に使用する食品については，食品衛生法（昭和22年法律第233号）第11条第1項に基づく食品中の放射性物質の規格基準に適合していること。

　4）食器具については，安全性が確保されたものであること。また，児童生徒等の望ましい食習慣の形成に資するため，料理形態に即した食器具の使用に配慮するとともに，食文化の継承や地元で生産される食器具の使用に配慮すること。

　5）喫食の場所については，食事にふさわしいものとなるよう改善工夫を行うこと。

　6）望ましい生活習慣を形成するため，適度な運動，調和のとれた食事，十分な休養・睡眠という生活習慣全体を視野に入れた指導に配慮すること。

9．栄養教諭制度

1．栄養教諭制度のあらまし

(1) 平成16年，学校教育法等の一部改正により栄養教諭制度が誕生した。昭和24年の養護教諭制度以来半世紀ぶりの制度化である。

(2) 本制度創設の目的は，児童生徒の望ましい食習慣形成のため「栄養に関する専門性」と「教育に関する資質」を併せ持つ栄養教諭が食の指導を行えるようにすることが目的である。

(3) 改正学校教育法では，義務教育の諸学校に栄養教諭を置くことができると明示。幼稚園や高等学校などでは，「その他必要な職員を置くことができる」を準用すれば置くことができる。

(4) 栄養教諭の職務については，「児童の栄養に関する指導及び管理をつかさどる」と規定している。

(5) 栄養に関する指導および管理のうち，指導には，①個別的な相談指導，②学級・教科担任などとの連携による関連教科や特別活動での指導，③指導に係る全体的な計画策定への参画などが，管理面では，④学校給食を教材として活用することを前提とした給食管理，⑤栄養状態の把握，⑥食に関する社会的問題，⑦情報把握等となっている。

2．栄養教諭の免許制度と配置状況

　免許状は，管理栄養士免許を基礎資格とする「専修」と，管理栄養士養成のための教育課程と同程度の内容・単位数の修得が求められる「一種」，栄養士を基礎資格とする「二種」の3種類。

　教育職員免許法の改正省令では，標準的な免許状である一種を取得するために必要な最低単位数について，栄養に係る教育科目4単位，教職に関する科目18単位の合計22単位と定めている。

　平成17年に開始された栄養教諭の配置は年々改善され，平成30年5月1日現在47都道府県で6,324人，また国立大学法人に平成27年度で74人配置されている。また平成29年度学校基本調査によると学校栄養職員は6,646人となっている。

図 18 － 5　栄養教諭免許制度の概要

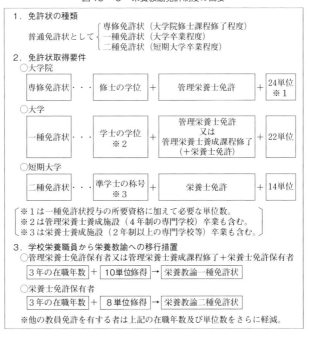

10.　学校給食における米飯給食・地場産物の活用

1．学校における米飯給食

(1) 米飯の学校給食は，味覚を育む子ども達に米を中心とした「日本型食生活」の普及・定着を図る上で重要であるとともに，地域の文化に触れることにより，郷土への関心を深めるなど教育的意義が大きい。

(2) 文部科学省は，平成 21 年 3 月に学校給食に米飯学校給食を「週 3 回以上」とする目標を設定し（週 3 回以上の地域や学校については，週 4 回等の目標設定を促す），米飯の学校給食の推進に取り組んでいる。平成 30 年度の米飯学校給食の実施回数は週あたり 3.5 回で，増加傾向にある（図 18 − 6）。

図 18 − 6　米飯学校給食の実施回数の推移

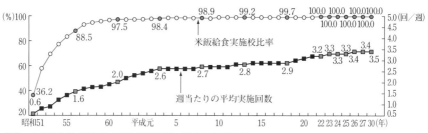

出典：文部科学省「米飯給食実施状況調査」（平成 30 年度調査）

2．学校給食における地場産物の利用状況（食材ベース）

(1) 平成 28 年度の「学校給食における地場産物及び国産食材の活用状況調査」によると，学校給食における地場産物を使用する割合は平成 30 年度で 26.0％であった。

(2) 平成 25 年 12 月の第 2 次食育推進基本計画の一部改定により新しく追加された，学校給食における国産食材を使用する割合は，平成 30 年度で 76.0％であり，平成 25 年度から大きな変化はみられない。

表 18 − 6　学校給食における地場産物等の活用状況

①学校給食における地場産物の活用状況

H19年度	H20年度	H21年度	H22年度	H23年度	H24年度	H25年度	H26年度	H27年度	H28年度	H29年度	H30年度
23.3%	23.4%	26.1%	25.0%	25.7%	25.1%	25.8%	26.9%	26.9%	25.8%	26.4%	26.0%

学校給食を実施する小学校，中学校，夜間定時制高等学校，共同調理場，418校（場）を対象に調査を実施した。
調査項目：学校給食に使用した食品のうち地場産食材の使用率
※平成23年度については，東日本大震災の影響から，岩手県，宮城県及び福島県を本調査対象より除く。

②学校給食における国産食材の活用状況

H24年度	H25年度	H26年度	H27年度	H28年度	H29年度	30年度
76.8%	77.1%	77.3%	77.7%	75.2%	76.7%	76.0%

学校給食を実施する小学校，中学校，夜間定時制高等学校，共同調理場，418校（場）を対象に調査を実施した。
調査項目：学校給食に使用した食品のうち国産食材の使用率

資料：文部科学省「平成30年度学校給食栄養報告」

11. 今後の学校給食における食物アレルギー対応について
平成26年3月26日　文部科学省スポーツ・青少年局長通知の一部抜粋

　文部科学省では，平成 25 年 5 月に「学校給食における食物アレルギー対応に関する調査協力会議」を設置し，食物アレルギー対応の在り方について検討し，児童生徒の視点に立った対応として平成 26 年 3 月に「今後の学校給食における食物アレルギー対応について」（通知）を出している。以下にその主要箇所を抜粋し示す（一部要約）。

1．学校給食における食物アレルギー対応の基本的な考え方

　　報告書の冒頭では「学校給食等における食物アレルギー対応」は，アレルギーのある児童生徒の増加に伴い，学校における重要課題の一つと言える」として，「学校のアレルギー疾患に対する取り組みガイドライン」（財）日本学校保健会）に基づく対応が不可欠であるとして，「アナフィラキシーを起こす可能性のある児童生徒を含め，食物アレルギーの児童生徒が他の児童生徒と同じように給食を楽しめることを目指すことが重要であり，各学校，各調理場の能力や環境に応じて食物アレルギーの児童生徒の視点にたったアレルギー対応給食の提供を目指す」としている。

2．都道府県・市区町村教育委員会における対応（略）

3．学校おける対応

(1) 学校におけるアレルギー対応の体制整備について

　①学校での管理を求めるアレルギーの児童生徒に対しては，「ガイドライン」に基づき，学校生徒管理指導表の提出を必須にするという前提のもと，管理職を中心に，校内の施設整備や人員配置を踏まえ，具体的なアレルギー対応について一定の方針を定めること。

　②校内のアレルギー対応に当たっては，特定の職員に任せずに，校内委員会を設けて組織的に対応すること。具体的には，

　・児童生徒ごとの個別対応プランの作成

　・症状の重い児童生徒に対する支援の重点化などの取組を図ること。

　③給食提供においては，安全性を最優先とする考え方のもと，

　・献立作成から配膳までの各段階において，複数の目によるチェック機能の強化

　・食物アレルギー対応を踏まえた献立内容の工夫

　・食材の原材料表示

　・誰が見てもわかりやすい献立表の作成などに努めること。

(2) 緊急時の体制整備について

　①学校の状況に応じた実践可能なマニュアル等を整備する。その際には，例えば，既存の危機管理マニュアル等について，アレルギー対応の観点から見直すなどの取り組みも考えられる。

　②緊急時対応に備えた校内研修の充実が必要であり

　・「エピペン（登録商標）」使用を含めた緊急時対応のための実践的な訓練などに取り組むこと。

　・教職員誰もが「エピペン（登録商標）」使用を含めた緊急時対応のための実践的な訓練などに取り組むこと。

(3) 保護者との連携について

　①特に入学前においては，入学後に学校における適切なアレルギー対応ができるよう，学校や調理場の現状を保護者に理解してもらうとともに，食物アレルギー対応に関して，保護者からの十分な情報提供を求めること。

　②食物アレルギーの児童生徒の保護者に対しては，専門の医療機関に関する情報や，アレルギー対応に関する資料を紹介するなど，必要に応じてケアを行うこと。

(4) その他

　①児童生徒の発育段階を踏まえたうえで，食物アレルギーに関する指導に取り組むこと。

12.　文科省「栄養教諭を中核としたこれからの学校の食育」
（食育推進のPDCA）平成29年5月策定

　平成29年5月に文部科学省は，学校内で栄養教諭を中心にして食育を進める際の一連の取り組みを，「計画」「実施」「評価」「改善」のPDCAサイクルに基づく一連の業務として明確に示した冊子「栄養教諭を中核としたこれからの学校の食育〜チーム学校で取り組む食育推進のPDCA〜」を発表した。冊子では，求められる栄養教諭の役割をPDCAの項目ごとに示している。以下では，その要約を記す。

〈食育における栄養教諭の職務〉

　栄養教諭の持つ教育に関する資質と栄養に関する専門性を生かして，教職員や家庭・地域との連携を図りながら，食に関する指導と学校給食の管理を一体のものとして行うことにより，教育上の高い相乗効果をもたらす。栄養教諭が中核となり学校全体がチームとなって，PDCAサイクルに基づいた食育を推進する（図18−7）。

図18−7　PDCAサイクルに基づく食育の推進

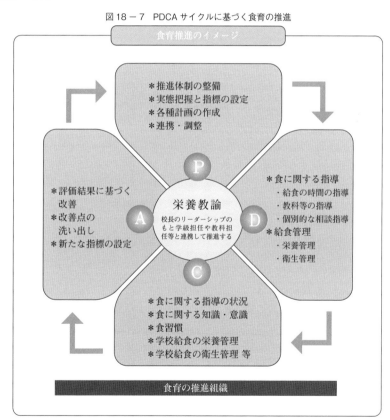

1.　計画（Plan）における栄養教諭の役割

　食に関する指導の計画等は，栄養教諭が学級担任や教科担任等と連携を図り原案を作成する。一方，学校給食の管理に関する計画等については，栄養教諭が自身の専門性を生かして原案を作成する。そして校長が食育推進組織の検討を経て，職員会議などで全教職員の共通理解を図り計画等を決定する。

2．実施（Do）では給食時間が重要

　「食に関する指導」については，給食の時間を活用した食に関する指導や教科等の指導などの全体に対する集団的な指導と，個々の児童生徒の健康課題等に応じた個別的な相談指導を行う。その際，学級担任や教科担任，養護教諭等と一緒に組織として取り組むとともに，状況に応じて家庭や地域とも連携を図ることにより，効果的な指導を目指す。また「学校給食の管理」については，栄養教諭がリーダーシップを発揮し，「学校給食実施基準」や「学校給食衛生管理基準」などに基づき栄養管理，衛生管理などを徹底する。

3．食育の評価（Check）の進め方

　食育の成果を検証するためには，食育の推進体制や計画の推進状況，計画推進の結果得られた効果等について評価を行うことが大切である。評価に当たっては，校長のリーダーシップのもと推進組織における検討を踏まえて実施することが望まれる。評価を実施するに当たっては，栄養教諭が中心となり，活動指標（アウトプット）により取り組みの状況等を評価し，成果指標（アウトカム）により取り組みの成果についても評価する（図 18 − 8）。

図 18 − 8　食育の評価

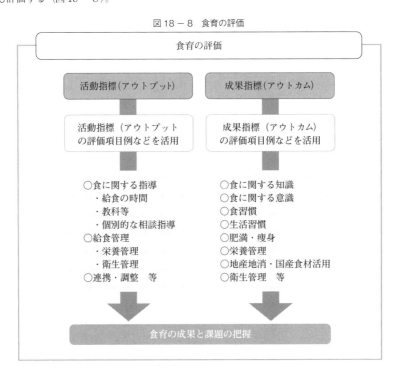

4．改善（Action）で重要な食育の可視化

　評価結果を踏まえ，食育推進組織において次年度に向けた改善点を検討する。その際，栄養教諭は，校長（推進組織の委員長）に客観的な評価資料を示し，具体的な改善点を相談した上で，全教職員で共通理解を図る。また，保護者や地域住民などにも適宜評価結果を公表し，可視化することで相互理解を深め，連携体制を改善・強化するとともに，次年度の計画策定に生かす。

資料：文部科学省「栄養教諭を中核としたこれからの学校の食育」平成 29 年 5 月公表

13. 産業給食の主な歴史, トータル・ヘルスプロモーション・プラン（THP）

1. 産業給食の主な歴史

明治 5 年　群馬県富岡製糸工場で工員約400名に給食

大正 5 年　工場法施行（最低年齢12歳,　労働時間12時間, 休憩 1 時間など, 特例あり）。

　　 10年　大原総一郎, 倉敷労働科学研究所設立（所長暉峯義ら）。

　　 14年　長野県工場課, 県内工場の食事調査実施。
　　　　　高比良英雄（栄養研究所）, 体表面積算出表発表, 基礎代謝量測定。
　　　　　古沢一男（労働科学研究所）, 労働消費カロリーの指数としてエネルギー代謝率提唱。

大正15年　改正工場法施行（10歳未満者および女子は労働11時間, 深夜業禁止など, 一部は昭和 4 年施行）。

昭和 3 年　愛媛県警察部工場課に栄養技手の職種が設けられ, 工場給食の栄養管理が行われた。

　　 9 年　工場栄養所共同配給（昭和 9 年以降）——埼玉川口鋳物組合田島, 八王子織物組合, 桐生織
　　　　　物組合, 江東消費組合ほか（社会局調査によると昭和20年全国で200か所以上開設）。

　　 15年　産業給食栄養士養成を目標に勤労栄養学校設立（厚生省労働局後援）。後, 大日本産報労働科
　　　　　学研究所に移管。

　　 16年　栄養所要量算定（厚生科学研究所国民栄養部）。

　　 22年　事業附属寄宿舎規程制定（第一種寄宿舎安全衛生基準　第26条　1回300食以上の給食を行う
　　　　　場合には, 栄養士をおかなければならない。第31条　寄宿舎に寄宿する労働者については, 毎
　　　　　年2回以上次の各号の検査を行わなければならない。体重測定による発育及び栄養状態の検査）。

　　 25年　福利厚生施設としての企業内給食徐々に開始。

　　 28年　沼尻幸吉（労働科学研究所）, 動作別エネルギー代謝率の分類発表。

　　 40年　委託制度による給食制度が漸次増加。

　　 42年　建設業附属寄宿舎規程制定。

　　 47年　労働安全衛生法制定。
　　　　　労働安全衛生規則制定。

　　 50年　外食産業が発展し, 食事の外食化がすすみ集団給食のほか営業給食が増加。

2. トータル・ヘルスプロモーション・プラン（THP）

　厚生労働省では「事業場における労働者の健康保持増進の指針」を策定し, トータル・ヘルスプロモーション・プラン（THP）として推進している。

図18-9　THPにおける健康づくりスタッフと役割

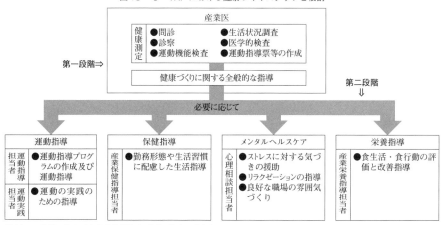

資料：一般財団法人厚生労働統計協会「国民衛生の動向」2018/2019

14.　事業所給食の特性と運営方式

(1)　事業所給食と営業給食では表18－7にみられる特色がある。
(2)　事業所給食の運営方法による長所，短所は表18－8のとおりである。

表18－7　事業所給食と営業給食の相違点

	事 業 所 給 食	営 業 給 食
1.　対　　　象	特 定 多 数	不 特 定 多 数
2.　目　　　的	福利厚生の一環	純 営 業 活 動
3.　メ ニ ュ ー	メニューの変化，事業所ごとに異なる	固定メニュー，チェーン店同一
4.　販売サービス方式	セルフサービスが主流，弁当給食もある	ウェイトレスサービス
5.　味	家庭調理の味	ベテランの味覚
6.　食 事 時 間	一定時間に集中	時間帯が長い
7.　価 格 設 定	委託側，受託側，喫食者の三者によって決定	企業独自で決定
8.　設 備 投 資	小	大
9.　需　　　要	安定，利益保証	不安定，企業努力必要

注：7～9は事業所給食が「委託方式」の場合である。
資料：外食問題研究会編「外食産業の現代と展望」地球社，1981年

表18－8　運営方式による特徴

方　式	方　　　法	長　　　所	短　　　所
直営	給食経営を企業経営の一環として組織し，自社員に対して自ら給食を実施する。	①実質的に内容を充実できる。②献立に柔軟性がつけやすい。③労使一体感，帰属感に寄与する。相互理解を深めやすい。④衛生管理がゆきとどく。⑤喫食者およびその家族の栄養教育がしやすい。	①サービスが悪くなる。すなわち，作る方も食べる方も同一社員という資格によりサービス精神が欠けやすい。②労務費が高くつく。③労務管理が困難。
委託	一般的には，給食施設設備を企業で用意し，材料費，人件費などを給食専門会社（受託者）に委託して調理提供してもらう。（この場合喫食者が所属する企業側を委託者という）。	①大きな受託会社であれば調理従業員のローテーションなどにより，コストが安くなる。②食材料の一括購入などによりロスが少ない。③営業であるのでサービスがよい。④委託者は労務管理の煩雑がなくなる。（委託の方法により，長短いろいろ問題点が異なる）	①委託者の意思の徹底が期しにくい。②そのため栄養・衛生管理がゆきとどかない。③施設・設備改善を十分行ってもその効果が実質的に現れない。④委託者は受託者にまかせきりにしがちである。
準直営	直営と委託との中間的な方法で，喫食者で構成した生協，退職者団体で構成した子会社に委託する。	①本社と融通しやすい。	①労務費など本社と共通せざるをえない部分については直営と同じような短所がある。②労務管理が困難。

資料：坂本元子他「栄養指導」第一出版，1983年

15.　児童福祉施設におけるPDCAサイクルを踏まえた食事提供の進め方（例）

　図18－8は，児童福祉施設の食事の進め方として，厚生労働省母子保健課が平成22年に示している Plan（計画）→ Do（実施）→ Check（評価）→ Action（改善）の事例である。

図18－10　児童福祉施設における PDCA サイクルを踏まえた食事提供の進め方（例）

ステップ	施設長を中心とした施設全体 管理栄養士,栄養士　調理担当者　保育士,看護師等	子ども
1　施設としての栄養管理の目標を明確にする	施設の目標を立てるための委員会（組織）を作り，栄養管理及び食育との関連も含め食事提供の目標を立てる	
2　目標を明確にするために現在の状態を明らかにする（実態把握＝アセスメントの実施）	施設での食事の摂取状況，摂取量を把握する 施設以外での食事の状況を把握する 身長・体重などの発育状況を定期的に把握する 発育状況に配慮が必要な子ども，アレルギーなどを有する子どもを確認し，その数を明らかにする	
3　現在の状態について調べた結果を分析，判定する	発育・発達状況と食事の摂取状況とをあわせて個別に配慮する子どもを明らかにする 施設としての特徴を明らかにする	
4　判定結果をもとに具体的な目標を立てる	施設の給食の給与栄養量，食事計画を立てる	
5　目標を実現するための計画を立てる	食事提供の計画と同時に保護者への情報提供，施設での盛り付けや食事時間中に注意すべきことについて検討する 期間献立を作成する 一定期間の予定献立をもとに行事や食べる支援をする立場の意見，作る立場の意見も取り入れ，最終的に施設全体で献立を決定する	
6　計画を実施する	提供する食事の品質管理を行う（調理，盛り付け，配膳） 子どもの食べる行動の支援を行う 食べる様子の観察，状況の把握を行う 食物アレルギーなど配慮が必要な子どもの状況の確認を行う	食事の準備食事摂取片付け
7　実施しながら適切に計画が進行しているか途中の経過を観察する（モニタリング）	残菜量（食べ残し量）を確認する	食事の感想・意見・希望
8　途中で適切に進んでいなかったら計画を修正する	摂取量や摂取状況の情報の共有及び配慮が必要な子どもの確認，献立上の課題の検討をする 提供量,残菜量（食べ残し量）の検討から給与栄養量や献立を見直す	
9　一定の期間で実施し得られた（変化した）結果を目標と照らし合わせて確認する（評価）	発育・発達状況を確認する	
10　評価結果に基づき，次に改善することを明確にする	施設の食事提供に関わる目標や食事計画全体像を見直す	
	栄養管理の水準を高めながら次のサイクルのステップに戻る	

注：1）　1～4は9～10と同じことであり，プロセスが繰り返されていることを意味している
　　　2）　施設の職員の配置状況等により職種間の業務分担等は異なることが考えられるが，一例を示した
資料：厚生労働省母子保健課「児童福祉施設における食事の提供ガイド」2010

16.　児童福祉施設における食事提供・食事摂取基準関係の通知

1．児童福祉施設における食事の提供に関する援助と指導について

平成27年3月31日

各 { 都道府県知事 / 指定都市市長 / 中核市市長 } 宛

厚生労働省雇用均等・児童家庭局長
厚生労働省社会・援護局障害保健福祉
部長通知

（通知文略）

1　児童福祉施設における食事の提供に係る留意事項について

(1) 入所施設における栄養素の量（以下「給与栄養量」という。）の目標については，別紙のとおり平成27年度から適用される「食事摂取基準」によることとするので参考とされたいこと。なお，通所施設において昼食など1日のうち特定の食事を提供する場合には，対象となる子どもの生活状況や栄養摂取状況を把握，評価した上で，1日全体の食事に占める特定の食事から摂取されることが適当とされる給与栄養量の割合を勘案し，その目標を設定するよう努めること。

(2) 提供する食事の量と質についての計画（以下「食事計画」という。）について，「食事摂取基準」を活用する場合には，施設や子どもの特性に応じた適切な活用を図ること。障害や疾患を有するなど身体状況や生活状況等が個人によって著しく異なる場合には，一律に適用することが困難であることから，個々人の発育・発達状況，栄養状態，生活状況等に基づき給与栄養量の目標を設定し，食事計画を立てること。

(3) 食事計画の実施に当たっては，子どもの発育・発達状況，栄養状態，生活状況等について把握・評価するとともに，計画どおりに調理及び提供が行われたか評価を行うこと。この際，施設における集団の長期的評価を行う観点から，特に幼児について，定期的に子どもの身長及び体重を測定するとともに，幼児身長体重曲線（性別・身長別標準体重）等による肥満度に基づき，幼児の肥満及びやせに該当する者の割合が増加していないかどうか評価し，食事計画の改善を図ること。

(4) 日々提供される食事について，食事内容や食事環境に十分配慮すること。また，子どもや保護者等に対する献立の提示等食に関する情報の提供や，食事づくり等食に関する体験の機会の提供を行うとともに，将来を見据えた食を通じた自立支援につながる「食育」の実践に努めること。

(5) 食事の提供に係る業務が衛生的かつ安全に行われるよう，食中毒や感染症の発生防止に努めること。

(6) 子どもの健康と安全の向上に資する観点から，子どもの食物アレルギー等に配慮した食事の提供を行うとともに，児童福祉施設における食物アレルギー対策に取り組み，食物アレルギーを有する子どもの生活がより一層，安心・安全なものとなるよう誤配及び誤食等の発生予防に努めること。なお，児童福祉施設では，食物アレルギーなどへの対応が必要な子どもが増えている。また，子ども自身が自分の食物アレルギーの状況を自覚し，食物アレルギーを有していることを自身の言葉で伝えることが困難であることなども踏まえ，施設内の職員は，生活管理指導票等を活用するなどして，状況を把握するよう留意するとともに，子どもの異変時の対応等に備え，平素より危機管理体制を構築しておくこと。

(7) 災害発生に備えて，平常時から食料等を備蓄するとともに，災害時の連絡・協力体制を事前に確認するなど体制を構築しておくよう努めること。

2　食事の提供に関する援助及び指導に係る留意事項について

(1) 児童福祉施設の食事の提供に関する援助及び指導に当たっては，児童福祉施設の所管部（局）が主体となり，栄養改善及び衛生管理等に関し，衛生主管部（局）と連携を図り，必要に応じて助言を得ながら実施すること。なお，認定こども園について，教育委員会が所管している場合には，教育委員会とも連携を図ること。

(2) 子どもの特性に応じて提供することが適当なエネルギー及び給与栄養量が確保できる食事の提供について，必要な援助及び指導を行うこと。

(3) 食事の提供に当たっては，子どもの発育・発達状況，栄養状態，生活状況等について把握し，提供する食事の量と質についての食事計画を立てるとともに，摂食機能や食行動の発達を促すよう食品や調理方法に配慮した献立作成を行い，それに基づき食事の提供が行われるよう援助及び指導を行うこと。特に，小規模グループケア，グループホーム化を実施している児童養護施設や乳児院においては留意すること。

（(4)－(8)　略）

2．児童福祉施設における「食事摂取基準」を活用した食事計画について

平成27年3月31日

各 {都道府県／指定都市／中核市} 民生主管部（局）長　宛

厚生労働省雇用均等・児童家庭局
母子保健課長通知

（通知文略）

1　児童福祉施設における「食事摂取基準」を活用した食事計画の基本的考え方

(1)　「食事摂取基準」は，エネルギーについて，成人においては「ボディ・マス・インデックス（BMI）」，参考として「推定エネルギー必要量」，栄養素については「推定平均必要量」「推奨量」「目安量」「耐容上限量」「目標量」といった複数の設定指標により構成されていることから，各栄養素及び指標の特徴を十分理解して活用すること。

(2)　「食事摂取基準」は，健康な個人及び集団を対象とし，国民の健康の保持・増進，生活習慣病の予防を目的とし，エネルギー及び各栄養素の摂取量の基準を示すものである。よって，児童福祉施設において，障害や疾患を有するなど身体状況や生活状況等が個人によって著しく異なる場合には，一律の適用が困難であることから，個々人の発育・発達状況，栄養状態，生活状況等に基づいた食事計画を立てること。

(3)　子どもの健康状態及び栄養状態に応じて，必要な栄養素について考慮すること。子どもの健康状態及び栄養状態に特に問題がないと判断される場合であっても，基本的にエネルギー，たんぱく質，脂質，ビタミンA，ビタミンB₁，ビタミンB₂，ビタミンC，カルシウム，鉄，ナトリウム（食塩），カリウム及び食物繊維について考慮するのが望ましい。

(4)　食事計画を目的として「食事摂取基準」を活用する場合には，集団特性を把握し，それに見合った食事計画を決定した上で，献立の作成及び品質管理を行った食事の提供を行い，一定期間ごとに摂取量調査や対象者特性の再調査を行い，得られた情報等を活かして食事計画の見直しに努めること。その際，管理栄養士等による適切な活用を図ること。

2　児童福祉施設における「食事摂取基準」を活用した食事計画の策定に当たっての留意点

(1)　子どもの性，年齢，発育・発達状況，栄養状態，生活状況等を把握・評価し，提供することが適当なエネルギー及び栄養素の量（以下「給与栄養量」という。）の目標を設定するよう努めること。なお，給与栄養量の目標は，子どもの発育・発達状況，栄養状態等の状況を踏まえ，定期的に見直すように努めること。

(2)　エネルギー摂取量の計画に当たっては，参考として示される推定エネルギー必要量を用いても差し支えないが，健全な発育・発達を促すために必要なエネルギー量を摂取することが基本となることから，定期的に身長及び体重を計測し，成長曲線に照らし合わせるなど，個々人の成長の程度を観察し，評価すること。

(3)　たんぱく質，脂質，炭水化物の総エネルギーに占める割合（エネルギー産生栄養素バランス）については，三大栄養素が適正な割合によって構成されることが求められることから，たんぱく質については13%〜20%，脂質については20%〜30%，炭水化物については50%〜65%の範囲を目安とすること。

(4)　1日のうち特定の食事（例えば昼食）を提供する場合は，対象となる子どもの生活状況や栄養摂取状況を把握，評価した上で，1日全体の食事に占める特定の食事から摂取することが適当とされる給与栄養量の割合を勘案し，その目標を設定するよう努めること。

(5)　給与栄養量が確保できるように，献立作成を行うこと。

(6)　献立作成に当たっては，季節感や地域性等を考慮し，品質が良く，幅広い種類の食品を取り入れるように努めること。また，子どもの咀嚼や嚥下機能，食具使用の発達状況等を観察し，その発達を促すことができるよう，食品の種類や調理方法に配慮するとともに，子どもの食に関する嗜好や体験が広がりかつ深まるよう，多様な食品や料理の組み合わせにも配慮すること。また，特に，小規模グループケアやグループホーム化を実施している児童養護施設や乳児院においては留意すること。

3　児童福祉施設における食事計画の実施上の留意点　（略）

17. 児童福祉施設における食事の提供ガイド

(1) 厚生労働省母子保健課では，平成22年に児童福祉施設における食事の提供及び栄養管理を実践するに当たっての考え方の例として「児童福祉施設における食事の提供ガイド」を作成している。

(2) 児童福祉施設における食事提供・栄養管理は，子どもの健やかな発育・発達をめざし，子どもの食事・食生活を支援していくという視点が重視されている。

(3) 図18-9は子どもの健やかな発育・発達をめざした食事・食生活支援の概念図であり，これに沿って食事の提供，栄養管理に関する考え方および留意点が示されている。

(4) 食事の提供・栄養管理の考え方，留意点として，次の項目が示されている。
  ① 食事の提供と食育を一体的な取り組みとする栄養管理
  ② 食事の提供
  ③ 食を通じた子どもの育ち・子育てへの支援と食育
  ④ 以上の点の配慮のもと，「心と体の健康の確保」「安全・安心な食事の確保」「豊かな食体験の確保」「食生活の自立支援」をめざしている。

図18-11　子どもの健やかな発育・発達

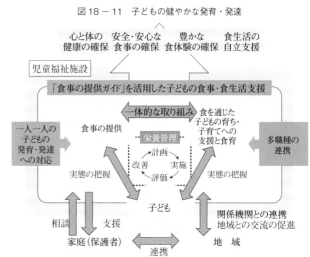

資料：厚生労働省母子保健課「児童福祉施設における食事の提供及び栄養管理に関する研究会報告書」

〈参考〉保育所保育指針の改定（平成30年度より）

　平成29年3月31日に厚生労働省から新たな「保育所保育指針」が公示され，平成30年度から適用された。平成21年の保育所保育指針の施行後，平成27年度から「子ども・子育て支援新制度」が施行され，また，0～2歳児を中心とした保育所利用児が増加するなど保育状況が大きく変化している。厚生労働省では社会保障審議会児童部会保育専門委員会の論議の結果，改定の方向性として，①乳児・1歳以上3歳未満児の保育に関する記載の充実，②保育所保育における幼児教育の積極的な位置づけ，③子どもの育ちをめぐる環境の変化を踏まえた健康及び安全の記載の見直し，④保護者・家庭及び地域と連携した子育て支援の必要性，⑤職員の資質・専門性の向上，といった内容が示されている。

〈参考〉わが国の保育・幼児教育制度

　平成30年度から施行された新しい保育所保育指針では，保育所も幼稚園，幼保連携型認定こども園と同じ幼児教育を担う施設であることが明記された。これまでは幼稚園は幼児教育，保育所は乳幼児保育を担う施設という捉え方だったが，新しい指針では，保育所も幼稚園，幼保連携型認定こども園と同様に，3つの「育みたい資質・能力」と10の「幼児期の終わりまでに育ってほしい姿」を共通事項として考慮し，保育することが記されている。

18. 保育所における食事提供ガイドラインの概要
ー平成24年3月31日厚生労働省保育課長通知の概要ー

「保育所における食事の提供ガイドライン」についての通知（雇児保発0330第1号）では，次のとおり規定されている。

「保育所における食事提供ガイドライン」について

平成30年4月に施行された「保育所保育指針」（平成29年厚生労働省告示第17号）では，第3章「健康及び安全」の中で，「食育の推進」を位置付け，施設長の責任のもと，保育士，調理員，栄養士，看護師，など全職員が協力し，各保育所の創意工夫のもとに食育を推進していくことを求めている。

また，「保育所保育指針」と同時に策定された「保育所における質の向上のためのアクションプログラム」において，「子どもの健康及び安全の確保」が掲げられている。

一方，保育所の食事の提供の形態は，自園調理が中心であるものの，外部委託や外部搬入など，多様化してきている。こうした現状を踏まえ，厚生労働省においては，子どもの健康と安全の向上に資する観点から，保育所職員，保育所の施設長や行政の担当者など，保育所の食事の運営に関わる幅広い方々が，保育所における食事をより豊かなものにしていくための参考となるよう「保育所における食事の提供ガイドライン」（2012年3月）を作成したので別添のとおり送付する。以下略

別添の要点

保育課長通知に示す主な事項を挙げると，次のようである。
(1) ガイドラインでは保育所の豊かな食事提供のためのチェックリストを掲載している。各保育所ではリストを活用して自園給食や外部委託，外部搬入といった食事提供に関係なく，食事の質の評価，改善を求めている。
(2) ガイドラインは，(i) 子どもの食をめぐる現状 (ii) 保育所における食事提供の意義 (iii) 温保育所における食事提供の具体的なありかた (iv) 保育所における食事提供の評価について好事例集で構成されている。
(3) 食をめぐる現状では，給食の外部搬入が平成22年6月から公私を問わず満3歳以上児に対し提供が可能となったことをあげ，子どもの育ちの視点から熟考する必要性をあげている。
(4) 食事提供では，発育・発達，教育，保護者支援の役割をあげ，具体的な事例等をあげ，その役割の重要性を示している。
(5) 食事提供の留意点・栄養面では栄養士などの配置の施設にあっても，自治体の児童福祉施設所管課や市町村保健福祉センターの栄養士などとの連携で，定期的に食事計画を見直すことが必要であるとしている。
　施設に管理栄養士の配置が行われている場合は，栄養士などが中心となり，栄養状態の評価や計画の確認，見直しを行う。
(6) ガイドラインでは，食事の提供方法に関わらない食の質の充実を目的にチェックリストが作成され，食事計画の作成や調理員，栄養士の役割の明確化など実項目について5段階評価で評価する。
(7) 保育所における食事提供ガイドラインについては，厚生労働省のホームページ
http://www.mhlw.go.jp/seisakunitsuite/bunya/kodomo/kodomo_kosodate/hoiku/index.html
に掲載されている。

保育所における「食事ガイドライン」に基づく，評価のポイントを以下に示す。

① 保育所の理念，目指す子どもの姿に基づいた「食育の計画」を策定しているか。
② 調理員や栄養士の役割が明確になっているか。
③ 乳幼児期の発育・発達に応じた食事提供になっているか。
④ 子どもの生活や心身の状況に合わせて食事が提供されているか。
⑤ 子どもの食事環境や食事の提供方法が適切か。
⑥ 保育所の日常生活において，「食」を感じる環境が整っているか。
⑦ 食育の活動や行事について，配慮されているか。
⑧ 食を通じた保護者への支援がなされているか。
⑨ 地域の保護者に対して，食育に関する支援ができているか。
⑩ 保育所との関係機関との連携が取れているか。

19. 保育所におけるアレルギー対応ガイドライン（2019年改訂版）

　厚生労働省は，平成 23（2011）年に「保育所におけるアレルギー対策ガイドライン」を作成したのに続き，平成 31（2019）年 4 月に「保育所におけるアレルギー対策ガイドライン（2019 年改訂版）」を発表した。新しいガイドラインでは保育現場における「食物アレルギー対応の重要性」を踏まえた構成，記載内容の充実を図っているほか，災害対策，食育活動に関する記載の充実を図っている。

1. 保育所における食物アレルギー疾患

(1)　平成 27 年度に厚生労働省の子ども・子育て支援推進事業の補完型調査研究として，東京慈恵医科大学の吉澤穣治氏により実施された調査では，保育所における食物アレルギーを有する子どもの割合は

表 18－9　年齢別食物アレルギー有病率

クラス	食物アレルギー児数（人）	調査児数（人）	年齢別食物アレルギー有病率（%）
0 歳	6,842	106,796	6.4
1 歳	13,769	192,968	7.1
2 歳	11,705	231,706	5.1
3 歳	9,583	268,400	3.6
4 歳	7,711	277,613	2.8
5 歳	6,173	271,233	2.3
6 歳	338	41,765	0.8
合計	56,121	1,390,481	4.0

表 18－10　年齢別アレルギー食材別アレルギー児割合（%）（複数回答可）（網掛けは最大値）

アレルギー食材	0 歳児	1 歳児	2 歳児	3 歳児	4 歳児	5 歳児	6 歳児	合計
鶏卵	14.2	28.1	21.9	16.0	11.4	8.0	0.4	100.0
乳（乳製品）を含む	14.4	26.1	20.4	16.7	12.4	9.4	0.6	100.0
小麦	16.6	28.7	18.5	16.3	10.5	8.8	0.6	100.0
落花生	4.8	13.4	19.0	22.2	21.6	18.0	1.2	100.0
えび・かに（甲殻類）	5.5	14.5	18.3	21.2	19.2	20.0	1.3	100.0
そば	5.2	14.8	18.0	22.3	20.3	18.7	0.8	100.0
いくら（その他魚卵）	6.2	16.3	18.5	21.7	19.2	17.2	0.8	100.0
くるみ・ナッツ類	4.0	13.2	18.7	21.8	21.8	19.6	1.1	100.0
大豆	16.5	27.5	20.2	15.6	10.9	8.4	0.8	100.0
キウイフルーツ	4.6	13.1	17.2	20.6	20.2	23.4	0.9	100.0
バナナ	8.2	20.9	19.7	18.3	16.8	15.2	1.0	100.0
その他くだもの	5.7	11.4	14.0	19.9	23.0	24.8	1.2	100.0
魚類	7.3	16.9	20.1	19.1	18.1	17.5	1.0	100.0
ごま	8.6	19.6	20.0	18.7	17.4	14.9	0.8	100.0
その他	8.1	17.4	16.3	18.1	20.8	17.9	1.4	100.0

資料：東京慈恵医科大学「保育所入所児童のアレルギー疾患罹患状況と保育所におけるアレルギー対策に関する実態調査調査報告書」平成 28 年 3 月

4.0％で，1施設当たりの食物アレルギー児数は平均3.6人であった。また，年齢別では0歳児6.4％，1歳7.1％，2歳5.1％，3歳3.6％，4歳2.8％，5歳2.3％，6歳0.8％となっている（全国33,015施設中15,722施設が回答。回答率48.8％）（表18－9）。アレルギー食材別で多かったのは鶏卵，乳（乳製品），小麦，大豆，ピーナッツ，そばであった。また果物ではキウイフルーツが多かった。施設内でアナフィラキシーを起こしたことのある施設は4.5％であった（表18－10）。

(2) 消費者庁「平成30年度食物アレルギーに関連する調査研究事業報告書」では，全年齢の原因食物は鶏卵34.7％，牛乳22.0％，小麦10.6％であり，以下木の実8.2％，ピーナッツ5.1％と続く。また年齢別では0歳児で鶏卵55.3％，牛乳27.6％，小麦12.2％，1～2歳児で鶏卵38.3％，牛乳23.1％，小麦8.3％，3～6歳児で牛乳20.6％，鶏卵18.9％，木の実類18.3％，7～17歳で鶏卵16.4％，牛乳15.7％，木の実12.9％，18歳以上で小麦19.1％，甲殻類15.7％，魚類10.0％となっている（第15章p.390参照）。

2．保育所におけるアレルギー対策ガイドライン（2019年改訂版）

以下に2019年改訂版の概要をまとめる。

(1) 保育所における食物アレルギー対応は，生活管理指導表を活用し，組織的に対応する。また食物除去は完全除去を基本とし，子どもが初めて食べる食品は，家庭で安全に食べられることを確認してから，保育所で提供することが重要となる。

(2) 誤食の主な発生要因は配膳ミスなどの人的エラーであることから配膳カードを作成し調理から配膳食事までの間に2重，3重のチェック体制をとることが重要となる。また細分化されすぎた食物除去は誤飲の誘因となるため，完全除去か解除の単純化した対応を基本とする。

(3) 保育所における食育活動は，子供が成長していくうえで非常に重要であるが，誤飲はさまざまな場面で発生しうることを認識し，体制を整えることが重要である。

(4) 以下に保育所給食の特徴と対応をまとめる。

①食数は少ないが，提供回数や種類が多い：学校給食に比べ1回当たりの食数は少ないが，年間提供日は300日と多く，また1日に複数回の食事（午前おやつ，昼食，午後おやつ，補食等）を提供し，またその種類も離乳食から幼児食までと多い。

②対象年齢層が広く，事故防止管理や栄養管理がより重要：対象が0～6歳児でアレルギーや除去について理解できないことがほとんどのため，周囲の管理者の配慮・監視，環境整備が不可欠。保育時間も長いことから栄養素が不足しないよう栄養管理が重要となる。

③経過中に耐性の獲得が進む：年齢が上がるにつれて主要原因食物である鶏卵，牛乳，小麦が食べられるようになる子どもが多くなるため（3歳までに約5割，6歳までに約8～9割が解除），定期的（6～12か月毎）に医療機関を受診し，解除が可能などうか確認してもらう。

④保育所において新規の発症がある：食物アレルギーの発症は乳児が最も多く，その後，食物アレルギー患者の8割が2歳までに発症するため，保育所での給食等で新たな食物アレルギーの発症が起こりやすい傾向にある。

⑤保護者との相互理解が必要：保護者と連携したアレルギー対策を行うに際しては，保護者の気持ちを受け止め，状況を理解するとともに，安全・安心を最優先した保育所のアレルギー対応の基本原則を丁寧に説明し，相互理解を図ることが重要である。

20.　特定給食施設等の栄養士配置規定

　特定給食施設等について，その施設別に栄養士・管理栄養士の配置の関係法令および配置規定を定めた条文を抜粋して掲げた。

表 18 － 11　給食施設の栄養士配置規定

施設の種類		配置規定（法令・通知等）	配置規定条文（抜粋）など
病院，特定機能病院		医療法施行規則（第 19 条，第 22 条の 2）	栄養士…病床数 100 以上の病院で 1 人。特定機能病院においては管理栄養士 1 人以上。
事業所，寄宿舎		労働基準法・事業附属寄宿舎規程（第 26 条）	1 回 300 食以上の給食の場合では栄養士を置かなければならない。
		労働安全衛生規則（第 632 条）	1 回 100 食以上又は 1 日 250 食以上の給食では栄養士を置くように努めなければならない。
老人福祉施設	養護老人ホーム	老人福祉法…養護老人ホームの設備及び運営に関する基準（昭和 41 年厚生省令第 19 号第 12 条）	栄養士…1 人以上。[特別養護老人ホームに併設する入所定員 50 人未満の養護老人ホーム（併設する特別養護老人ホームの栄養士との連携を図ることにより当該養護老人ホームの効果的な運営を期待することができ，かつ，入所者の処遇に支障がないものに限る）にあっては栄養士を置かないことができる]
	特別養護老人ホーム	老人福祉法…特別養護老人ホームの設備及び運営に関する基準（平成 11 年厚生省令第 46 号第 12 条）	栄養士…1 人以上。（入所定員が 40 人を超えない特別養護老人ホームにあたっては，他の社会福祉施設等の栄養士との連携を図ることにより当該特別養護老人ホームの効果的な運営を期待することができる場合であって，入所者の処遇に支障がないときは，栄養士を置かないことができる）
	軽費老人ホーム	老人福祉法…軽費老人ホームの設備及び運営に関する基準（平成 20 年厚生労働省令第 107 号　第 11 条）	栄養士…1 人以上。[入所定員が 40 人以下又は他の社会福祉施設等の栄養士との連携を図ることにより効果的な運営を期待することができる軽費老人ホーム（入所者に提供するサービスに支障がない場合に限る）にあっては，栄養士を置かないことができる]
児童福祉施設	乳児院	児童福祉法…児童福祉施設の設備及び運営に関する基準（昭和 23 年厚生省令第 63 号　第 21 条）	小児科の診療に相当の経験を有する医師又は嘱託医，看護師，個別対応職員，家庭支援専門相談員，栄養士，調理員を置かなければならない（乳児 10 人未満の乳児院を除く）。
	児童養護施設	児童福祉法…児童福祉施設の設備及び運営に関する基準（昭和 23 年厚生省令第 63 号　第 42 条）	児童指導員，嘱託医，保育士，個別対応職員，家庭支援専門相談員，栄養士及び調理員並びに乳児が入所している施設にあっては看護師をおかなければならない（児童 40 人以下の施設では栄養士を置かないことができる）。
	福祉型障害児入所施設	児童福祉法…児童福祉施設の設備及び運営に関する基準（昭和 23 年厚生省令第 63 号　第 49 条）	●主として知的障害児のある児童（「自閉症児」を除く）を入所させる施設（第 1 項）　嘱託医，児童指導員，保育士，栄養士，調理員及び児童発達支援管理責任者を置かなければならない（児童 40 人以下の施設では栄養士を置かないことができる）。●主として自閉症児を入所させる施設（第 4 項）　嘱託医，児童指導員，保育士，栄養士，調理員及び児童発達支援管理責任者並びに医師及び看護師を置かなければならない（児童 40 人以下の施設では栄養士を置かないことができる）。●主として盲ろうあ児を入所させる施設（第 9 項）●主として肢体不自由児を入所させる施設（第 12 項）　嘱託医，児童指導員，保育士，栄養士，調理員及び児童発達支援管理責任者及び看護師を置かなければならない（児童 40 人以下の施設では栄養士を置かないことができる）。

児童福祉施設	医療型障害児入所施設	児童福祉法…児童福祉施設の設備及び運営に関する基準（昭和 23 年厚生省令第 63 号　第 58 条）	●主として自閉症児を入所させる施設（第 1 項） 　医療法に規定する病院として必要な職員のほか，児童指導員，保育士及び児童発達支援管理責任者を置かなければならない。 ●主として肢体不自由児を入所させる施設（第 3 項） 　医療法に規定する病院として必要な職員のほか，児童指導員，保育士及び児童発達支援管理責任者及び理学療法士又は作業療法士を置かなければならない。 ●主として重症心身障害児を入所させる施設（第 6 項） 　医療法に規定する病院として必要な職員のほか，児童指導員，保育士及び児童発達支援管理責任者及び理学療法士又は作業療法士及び心理指導を担当する職員を置かなければならない。

	施設種別	根拠法令	職員配置基準
児童福祉施設	医療型障害児入所施設	児童福祉法…児童福祉施設の設備及び運営に関する基準（昭和 23 年厚生省令第 63 号　第 58 条）	●主として自閉症児を入所させる施設（第 1 項） 　医療法に規定する病院として必要な職員のほか，児童指導員，保育士及び児童発達支援管理責任者を置かなければならない。 ●主として肢体不自由児を入所させる施設（第 3 項） 　医療法に規定する病院として必要な職員のほか，児童指導員，保育士及び児童発達支援管理責任者及び理学療法士又は作業療法士を置かなければならない。 ●主として重症心身障害児を入所させる施設（第 6 項） 　医療法に規定する病院として必要な職員のほか，児童指導員，保育士及び児童発達支援管理責任者及び理学療法士又は作業療法士及び心理指導を担当する職員を置かなければならない。
	福祉型児童発達支援センター	児童福祉法…児童福祉施設の設備及び運営に関する基準（昭和 23 年厚生省令第 63 号　第 63 条）	●主として難聴児，重症心身障害児を通わせる施設を除いた施設（第 1 項） 　嘱託医，児童指導員，保育士，栄養士，調理員及び児童発達支援管理責任者のほか，機能訓練を行う場合には機能訓練担当職員を置かなければならない（児童 40 人以下の施設では栄養士を置かないことができる）。 ●主として重症心身障害児を通わせる施設（第 7 項） 　嘱託医，児童指導員，保育士，栄養士，調理員及び児童発達支援管理責任者のほか，機能訓練を行う場合には機能訓練担当職員及び看護師を置かなければならない（児童 40 人以下の施設では栄養士を置かないことができる）。
	情緒障害児短期治療施設	児童福祉法…児童福祉施設の設備及び運営に関する基準（昭和 23 年厚生省令第 63 号　第 73 条）	医師，心理療法担当職員，児童指導員，保育士，看護師，個別対応職員，家庭支援専門相談員，栄養士及び調理員を置かなければならない。
	児童自立支援施設	児童福祉法…児童福祉施設の設備及び運営に関する基準（昭和 23 年厚生省令第 63 号　第 80 条）	児童自立支援専門員，児童生活支援員，嘱託医及び精神科の診療に相当の経験を有する医師又は嘱託医，個別対応職員，家庭支援専門相談員，栄養士並びに調理員をおかなければならない（児童 40 人以下の施設では栄養士を置かないことができる）。
介護保険施設	指定介護老人福祉施設	指定介護老人福祉施設の人員，設備及び運営に関する基準（平成 11 年厚生省令第 39 号　第 2 条）	栄養士…1 人以上。 （入所定員が 40 人を超えない指定介護老人福祉施設にあたっては，他の社会福祉施設等の栄養士との連携を図ることにより当該指定介護老人福祉施設の効果的な運営を期待することができる場合であって，入所者の処遇に支障がないときは，栄養士を置かないことができる）
	介護老人保健施設	介護老人保健施設の人員，施設及び設備並びに運営に関する基準（平成 11 年厚生省令第 40 号　第 2 条）	栄養士…入所定員 100 以上で 1 人以上。
学校給食	学校給食	学校給食法（第 7 条）	学校給食栄養管理者… 義務教育諸学校又は共同調理場において学校給食の栄養に関する専門的事項をつかさどる職員は，教育職員免許法第 4 条第 2 項に規定する栄養教諭の免許状を有する者又は栄養士法第 2 条第 1 項の規定による栄養士の免許を有する者で学校給食の実施に必要な知識若しくは経験を有するものでなければならない。

21．大量調理施設衛生管理マニュアル I
（平成29年6月の改正と趣旨）（平成9年3月24日付け衛食第85号別添）（最終改正：平成29年6月16日付生食発0616第1号）

1．大量調理施設衛生管理マニュアル

　「大量調理施設衛生管理マニュアル」が，平成28年7月の改正に続き，平成29年6月に改正された。

　本マニュアルは，「大規模食中毒対策等について」（平成9年3月24日付け衛食第85号（最終改正：平成28年10月6日付け生食発1006第1号）の別添で示されており，集団給食施設等における食中毒を予防するために，HACCP（危害分析重要管理点方式）の概念に基づき，調理過程における重要管理事項として，

① 原材料受入れおよび下処理段階における管理を徹底すること
② 加熱調理食品については，中心部まで十分加熱し，食中毒菌等（ウイルスを含む）を死滅させること
③ 加熱調理後の食品および非加熱調理食品の二次汚染防止を徹底すること
④ 食中毒菌が付着した場合に菌の増殖を防ぐため，原材料および調理後の食品の温度管理を徹底すること

等を示している。

　集団給食施設等においては，衛生管理体制を確立し，これらの重要管理事項について，点検・記録を行うとともに，必要な改善措置を講じる必要がある。また，これを遵守するため，さらなる衛生知識の普及啓発に努める必要がある。なお，本マニュアルは同一メニューを1回300食以上または1日750食以上を提供する調理施設に適用することとされている。

2．改正の背景

　今回の改正は，以下の2つの食中毒事件の反省を踏まえて行われたものである。

　1つ目は，平成28年に東京都および千葉県の老人ホームで，腸管出血性大腸菌O157による食中毒が原因で10名が死亡。調査の結果，未加熱の野菜調理品（キュウリのゆかり和え）が原因と判明し，同様な事例を予防するため，特に高齢者，若年者および抵抗力の弱いものに対し野菜および果物を加熱せずに供する場合（表皮を除去する場合を除く）は殺菌処理が必要と定められた。

　2つ目は，平成29年2月にきざみのりを原因とする大規模ノロウイルス食中毒が発生，乾物や摂取量が少ない食品も含め，製造加工業者は調理従事者の健康状態の問診確認およびその記録の保管に関するノロウイルス対策を適切に行うことが定められた。

3．HACCPの概念

　HACCPはHA（Hazard Analysis：危害分析）とCCP（Critical Control Point：重点管理点）を示したもので危害分析重要管理点方式という。このシステムでは，食品の安全を確保するため，原料の調達から最終製品までの各段階での予想される食中毒菌や異物混入を特定し，分析し，防止に必要な管理項目をもうけ，チェックする方式である。1960年代にアポロ計画の一環として，宇宙食の微生物学的安全確保のために開発されたシステムで，HACCPは7つの原則からなっている（表8-12）。

表18-12　HACCPシステムの7原則

① 危害分析をする。
② 重点管理点を決定する。
③ 管理基準を設定する。
④ モニタリングの方法を設定する。
⑤ 改善措置を決定する。
⑥ 検証方法を設定する。
⑦ 記録する。

資料：大量調理施設衛生管理マニュアル（平成9年3月24日付け衛食第85号別添）（最終改正：平成29年6月16日付生食発0616第1号）

---

22. 大量調理施設衛生管理マニュアルⅡ

（重要管理事項）（平成 9 年 3 月24日付け衛食第85号別添）（最終改正：平成29年 6 月16日付生食発0616第 1 号）

Ⅱ **重要管理事項**（下線部分は平成29年 6 月改正個所を示す）

1．原材料の受入れ・下処理段階における管理

(1) 原材料については，品名，仕入元の名称及び所在地，生産者（製造又は加工者を含む。）の名称及び所在地，ロットが確認可能な情報（年月日表示又はロット番号）並びに仕入れ年月日を記録し，1 年間保管すること。

(2) 原材料について納入業者が定期的に実施する微生物及び理化学検査の結果を提出させること。その結果については，保健所に相談するなどして，原材料として不適と判断した場合には，納入業者の変更等適切な措置を講じること。検査結果については，1 年間保管すること。

(3) 加熱せずに喫食する食品（牛乳，発酵乳，プリン等容器包装に入れられ，かつ，殺菌された食品を除く。）については，乾物や摂取量が少ない食品も含め，製造加工業者の衛生管理の体制について保健所の監視票，食品等事業者の自主管理記録票等により確認するとともに，製造加工業者が従事者の健康状態の確認等ノロウイルス対策を適切に行っているかを確認すること。

(4) 原材料の納入に際しては調理従事者等が必ず立ち合い，検収場で品質，鮮度，品温（納入業者が運搬の際，別添 1（表18 − 13）に従い，適切な温度管理を行っていたかどうかを含む。），異物の混入等につき，点検を行い，その結果を記録すること。

表18 − 13　別添 1：原材料，製品等の保存温度

食品名	保存温度
穀類加工品（小麦粉，デンプン）	室温
砂糖	室温
食肉・鯨肉	10℃以下
細切した食肉・鯨肉を凍結したものを容器包装に入れたもの	− 15℃以下
食肉製品	10℃以下
鯨肉製品	10℃以下
冷凍食肉製品	− 15℃以下
冷凍鯨肉製品	− 15℃以下
ゆでだこ	10℃以下
冷凍ゆでだこ	− 15℃以下
生食用かき	10℃以下
生食用冷凍かき	− 15℃以下
冷凍食品	− 15℃以下
魚肉ソーセージ，魚肉ハム及び特殊包装かまぼこ	10℃以下
冷凍魚肉ねり製品	− 15℃以下
液状油脂	室温
固形油脂 （ラード，マーガリン，ショートニング，カカオ脂）	10℃以下
殻付卵	10℃以下
液卵	8℃以下
凍結卵	− 18℃以下
乾燥卵	室温
ナッツ類	15℃以下
チョコレート	15℃以下
生鮮果実・野菜	10℃前後
生鮮魚介類（生食用鮮魚介類を含む。）	5℃以下
乳・濃縮乳 脱脂乳 クリーム	10℃以下
バター チーズ 練乳	15℃以下
清涼飲料水（食品衛生法の食品，添加物等の規格基準に規定のあるものについては，当該保存基準に従うこと。）	室温

(5) 原材料の納入に際しては、缶詰、乾物、調味料等常温保存可能なものを除き、食肉類、魚介類、野菜類等の生鮮食品については1回で使い切る量を調理当日に仕入れるようにすること。

(6) 野菜及び果物を加熱せずに供する場合には、別添2（p.518）に従い、流水（食品製造用水[注1]として用いるもの。以下同じ。）で十分洗浄し、必要に応じて次亜塩素酸ナトリウム等で殺菌[注2]した後、流水で十分すすぎ洗いを行うこと。<u>特に高齢者、若齢者及び抵抗力の弱い者を対象とした食事を提供する施設で、加熱せずに供する場合（表皮を除去する場合を除く。）には、殺菌を行うこと。</u>

注1：従前の「飲用適の水」に同じ。（「食品、添加物等の規格基準」（昭和34年厚生省告示第370号の改正により用語のみ読み替えたもの。定義については同告示の「第1食品B食品一般の製造、加工及び調理基準」を参照のこと。）

注2：次亜塩素酸ナトリウム溶液又はこれと同等の効果を有する亜塩素酸水（きのこ類を除く。）、亜塩素酸ナトリウム溶液（生食用野菜に限る。）、過酢酸製剤、次亜塩素酸水並びに食品添加物として使用できる有機酸溶液。これらを使用する場合、食品衛生法で規定する「食品、添加物等の規格基準」を遵守すること。

2．加熱調理食品の加熱温度管理

加熱調理食品は、別添2に従い、中心部温度計を用いるなどにより、中心部が75℃で1分間以上（二枚貝等ノロウイルス汚染のおそれのある食品の場合は85〜90℃で90秒間以上）又はこれと同等以上まで加熱されていることを確認するとともに、温度と時間の記録を行うこと。

3．二次汚染の防止

(1) 調理従事者等（食品の盛付け・配膳等、食品に接触する可能性のある者及び臨時職員を含む。以下同じ。）は、次に定める場合には、別添2（p.517）に従い、必ず流水・石けんによる手洗いによりしっかりと2回（その他の時には丁寧に1回）手指の洗浄及び消毒を行うこと。なお、使い捨て手袋を使用する場合にも、原則として次に定める場合に交換を行うこと（図18−12）。

図18−12　手洗いマニュアル

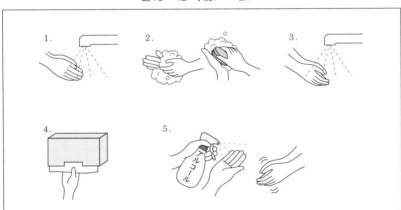

1．水で手をぬらし石けんをつける。

2．指、腕を洗う。とくに、指の間、指先をよく洗う（30秒程度）。

3．石けんをよく洗い流す（20秒程度）。

4．使い捨てペーパータオルなどでふく（タオル等の共有はしないこと）。

5．消毒用のアルコールをかけて手指によくすりこむ。

（調理従事者（食品の盛り付け・配膳等、食品に接触する可能性のある者および臨時職員を含む）の場合、1．〜3．までの手順を2回実施する）

資料：厚生労働省「大量調理施設衛生管理マニュアル」一部改変

① 作業開始前及び用便後
② 汚染作業区域から非汚染作業区域に移動する場合
③ 食品に直接触れる作業にあたる直前
④ 生の食肉類，魚介類，卵殻等微生物の汚染源となるおそれのある食品等に触れた後，他の食品や器具等に触れる場合
⑤ 配膳の前

(2) 原材料は，隔壁等で他の場所から区分された専用の保管場に保管設備を設け，食肉類，魚介類，野菜類等，食材の分類ごとに区分して保管すること。この場合，専用の衛生的なふた付き容器に入れ替えるなどにより，原材料の包装の汚染を保管設備に持ち込まないようにするとともに，原材料の相互汚染を防ぐこと。

(3) 下処理は汚染作業区域で確実に行い，非汚染作業区域を汚染しないようにすること。

(4) 包丁，まな板などの器具，容器等は用途別及び食品別（下処理用にあっては，魚介類用，食肉類用，野菜類用の別，調理用にあっては，加熱調理済み食品用，生食野菜用，生食魚介類用の別）にそれぞれ専用のものを用意し，混同しないようにして使用すること。

(5) 器具，容器等の使用後は，別添2（p.517）に従い，全面を流水で洗浄し，さらに80℃，5分間以上の加熱又はこれと同等の効果を有する方法[注3]で十分殺菌した後，乾燥させ，清潔な保管庫を用いるなどして衛生的に保管すること。なお，調理場内における器具，容器等の使用後の洗浄・殺菌は，原則として全ての食品が調理場から搬出された後に行うこと。また，器具，容器等の使用中も必要に応じ，同様の方法で熱湯殺菌を行うなど，衛生的に使用すること。この場合，洗浄水等が飛散しないように行うこと。なお，原材料用に使用した器具，容器等をそのまま調理後の食品用に使用するようなことは，けっして行わないこと。

(6) まな板，ざる，木製の器具は汚染が残存する可能性が高いので，特に十分な殺菌[注4]に留意すること。なお，木製の器具は極力使用を控えることが望ましい

(7) フードカッター，野菜切り機等の調理機械は，最低1日1回以上，分解して洗浄・殺菌[注5]した後，乾燥させること。

(8) シンクは原則として用途別に相互汚染しないように設置すること。特に，加熱調理用食材，非加熱調理用食材，器具の洗浄等に用いるシンクを必ず別に設置すること。また，二次汚染を防止するため，洗浄・殺菌[注5]し，清潔に保つこと。

(9) 食品並びに移動性の器具及び容器の取り扱いは，床面からの跳ね水等による汚染を防止するため，床面から60cm以上の場所で行うこと。ただし，跳ね水等からの直接汚染が防止できる食缶等で食品を取り扱う場合には，30cm以上の台にのせて行うこと。

(10) 加熱調理後の食品の冷却，非加熱調理食品の下処理後における調理場等での一時保管等は，他からの二次汚染を防止するため，清潔な場所で行うこと。

(11) 調理終了後の食品は衛生的な容器にふたをして保存し，他からの二次汚染を防止すること。

(12) 使用水は食品製造用水を用いること。また，使用水は，色，濁り，におい，異物のほか，貯水槽を設置している場合や井戸水等を殺菌・ろ過して使用する場合には，遊離残留塩素が 0.1mg/ℓ 以上であることを始業前及び調理作業終了後に毎日検査し，記録すること（表18－14）。

注3：塩素系消毒剤（次亜塩素酸ナトリウム，亜塩素酸水，次亜塩素酸水等）やエタノール系消毒剤には，ノロウイルスに対する不活化効果を期待できるものがある。使用する場合，濃度・方法等，製品の指示を守って使用すること。浸漬により使用することが望ましいが，浸漬が困難な場合にあっては，不織布等に十分浸み込ませて清拭すること。

注4：大型のまな板やざる等，十分な洗浄が困難な器具については，亜塩素酸水又は次亜塩素酸ナトリウム等の塩素系消毒剤に浸漬するなどして消毒を行うこと。

注5：80℃で5分間以上の加熱又はこれと同等の効果を有する方法（注3参照）。

4．原材料及び調理済み食品の温度管理

(1) 原材料は，別添1（表18－13）に従い，戸棚，冷凍又は冷蔵設備に適切な温度で保存すること。また，原材料搬入時の時刻，室温及び冷凍又は冷蔵設備内温度を記録すること。

表 18 - 14　調理器具等及び使用水の点検表

	平成　　年　　月　　日

責任者	衛生管理者

① 調理器具，容器等の点検表

	点検項目	点検結果
1	包丁，まな板等の調理器具は用途別及び食品別に用意し，混同しないように使用されていますか。	
2	調理器具，容器等は作業動線を考慮し，予め適切な場所に適切な数が配置されていますか。	
3	調理器具，容器等は使用後（必要に応じて使用中）に洗浄・殺菌し，乾燥されていますか。	
4	調理場内における器具，容器等の洗浄・殺菌は，全ての食品が調理場から搬出された後，行っていますか。（使用中等やむをえない場合は，洗浄水等が飛散しないように行うこと。）	
5	調理機械は，最低 1 日 1 回以上，分解して洗浄・消毒し，乾燥されていますか。	
6	全ての調理器具，容器等は衛生的に保管されていますか。	

② 使用水の点検表

採取場所	採取時期	色	濁り	臭い	異物	残留塩素濃度
						mg/ℓ
						mg/ℓ
						mg/ℓ
						mg/ℓ

③ 井戸水，貯水槽の点検表（月 1 回点検）

	点検項目	点検結果
1	水道事業により供給される水以外の井戸水等の水を使用している場合には，半年以内に水質検査が実施されていますか。検査結果は 1 年間保管されていますか。	
2	貯水槽は清潔を保持するため，1 年以内に清掃が実施されていますか。清掃した証明書は 1 年間保管されていますか。	

〈改善を行った点〉

〈計画的に改善すべき点〉

(2) 冷凍又は冷蔵設備から出した原材料は，速やかに下処理，調理を行うこと。非加熱で供される食品については，下処理後速やかに調理に移行すること。

(3) 調理後直ちに提供される食品以外の食品は，食中毒菌の増殖を抑制するために，10℃以下又は 65℃以上で管理することが必要である。（別添 3，図 18 - 13）

① 加熱調理後，食品を冷却する場合には，食中毒菌の発育至適温度帯（約 20℃～50℃）の時間を可能な限り短くするため，冷却機を用いたり，清潔な場所で衛生的な容器に小分けするなどして，30 分以内に中心温度を 20℃付近（又は 60 分以内に中心温度を 10℃付近）まで下げるよう工夫すること。この場合，冷却開始時刻，冷却終了時刻を記録すること。

② 調理が終了した食品は速やかに提供できるよう工夫すること。調理終了後 30 分以内に提供できるものについては，調理終了時刻を記録すること。また，調理終了後提供まで 30 分以上を要する場合は次のア及びイによること。

ア 温かい状態で提供される食品については，調理終了後速やかに保温食缶等に移し保存すること。この場合，食缶等へ移し替えた時刻を記録すること。

イ その他の食品については，調理終了後提供まで 10℃以下で保存すること。この場合，保冷設備への搬入時刻，保冷設備内温度及び保冷設備からの搬出時刻を記録すること。

③ 配送過程においては保冷又は保温設備のある運搬車を用いるなど，10℃以下又は 65℃以上の適切な温度管理を行い配送し，配送時刻の記録を行うこと。また，65℃以上で提供される食品以外の食

図 18 － 13　調理後の食品の温度管理に係る記録の取り方について（調理終了後提供まで 30 分以上を要する場合）
（別添 3 ）

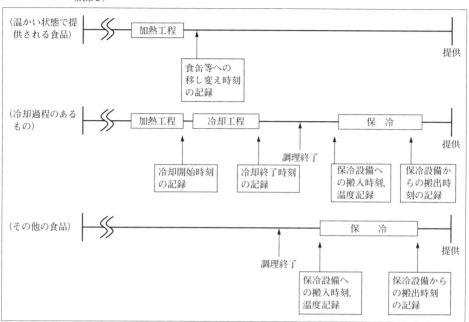

表 18 － 15　配送先記録簿

	平成　　年　　月　　日	
	責任者	記録者

出発時刻		⟹	帰り時刻	

保冷設備への搬入時刻 （　　　：　　　）

保冷設備内温度　　　　（　　　　　　）

配送先	配送先所在地	品目名	数量	配送時刻
				：
				：
				：

品については，保冷設備への搬入時刻及び保冷設備内温度の記録を行うこと（表 18 − 15）。

④　共同調理施設等で調理された食品を受け入れ，提供する施設においても，温かい状態で提供される食品以外の食品であって，提供まで 30 分以上を要する場合は提供まで 10℃以下で保存すること。この場合，保冷設備への搬入時刻，保冷設備内温度及び保冷設備からの搬出時刻を記録すること。

(4)　調理後の食品は，調理終了後から 2 時間以内に喫食することが望ましい。

5．その他

(1)　施設設備の構造

①　隔壁等により，汚水溜，動物飼育場，廃棄物集積場等不潔な場所から完全に区別されていること。

②　施設の出入口及び窓は極力閉めておくとともに，外部に開放される部分には網戸，エアーカーテン，自動ドア等を設置し，ねずみや昆虫の侵入を防止すること。

③　食品の各調理過程ごとに，汚染作業区域（検収場，原材料の保管場，下処理場），非汚染作業区域（さらに準清潔作業区域（調理場）と清潔作業区域（放冷・調製場，製品の保管場）に区分される。）を明確に区別すること。なお，各区域を固定し，それぞれを壁で区画する，床面を色別する，境界にテープをはる等により明確に区画することが望ましい。

④　手洗い設備，履き物の消毒設備（履き物の交換が困難な場合に限る。）は，各作業区域の入り口手前に設置すること。なお，手洗い設備は，感知式の設備等で，コック，ハンドル等を直接手で操作しない構造のものが望ましい。

⑤　器具，容器等は，作業動線を考慮し，予め適切な場所に適切な数を配置しておくこと。

⑥　床面に水を使用する部分にあっては，適当な勾配（100 分の 2 程度）及び排水溝（100 分の 2 から 4 程度の勾配を有するもの）を設けるなど排水が容易に行える構造であること。

⑦　シンク等の排水口は排水が飛散しない構造であること。

⑧　全ての移動性の器具，容器等を衛生的に保管するため，外部から汚染されない構造の保管設備を設けること。

⑨　便所等

ア　便所，休憩室及び更衣室は，隔壁により食品を取り扱う場所と必ず区分されていること。なお，調理場等から 3 m 以上離れた場所に設けられていることが望ましい。

イ　便所には，専用の手洗い設備，専用の履き物が備えられていること。また，便所は，調理従事者等専用のものが設けられていることが望ましい。

⑩　その他施設は，ドライシステム化を積極的に図ることが望ましい。

(2)　施設設備の管理

①　施設・設備は必要に応じて補修を行い，施設の床面（排水溝を含む。），内壁のうち床面から 1 m までの部分及び手指の触れる場所は 1 日に 1 回以上，施設の天井及び内壁のうち床面から 1 m 以上の部分は 1 月に 1 回以上清掃し，必要に応じて，洗浄・消毒を行うこと。施設の清掃は全ての食品が調理場内から完全に搬出された後に行うこと。

②　施設におけるねずみ，昆虫等の発生状況を 1 月に 1 回以上巡回点検するとともに，ねずみ，昆虫の駆除を半年に 1 回以上（発生を確認した時にはその都度）実施し，その実施記録を 1 年間保管すること。また，施設及びその周囲は，維持管理を適切に行うことにより，常に良好な状態に保ち，ねずみや昆虫の繁殖場所の排除に努めること。なお，殺そ剤又は殺虫剤を使用する場合には，食品を汚染しないようその取扱いに十分注意すること。

③　施設は，衛生的な管理に努め，みだりに部外者を立ち入らせたり，調理作業に不必要な物品等を置いたりしないこと。

④　原材料を配送用包装のまま非汚染作業区域に持ち込まないこと。

⑤　施設は十分な換気を行い，高温多湿を避けること。調理場は湿度 80％以下，温度は 25℃以下に保つことが望ましい。

⑥　手洗い設備には，手洗いに適当な石けん，爪ブラシ，ペーパータオル，殺菌液等を定期的に補充し，常に使用できる状態にしておくこと。

⑦　水道事業により供給される水以外の井戸水等の水を使用する場合には，公的検査機関，厚生労働大

臣の登録検査機関等に依頼して，年2回以上水質検査を行うこと。検査の結果，飲用不適とされた場合は，直ちに保健所長の指示を受け，適切な措置を講じること。なお，検査結果は1年間保管すること。

⑧　貯水槽は清潔を保持するため，専門の業者に委託して，年1回以上清掃すること。なお，清掃した証明書は1年間保管すること。

⑨　便所については，業務開始前，業務中及び業務終了後等定期的に清掃及び消毒剤による消毒を行って衛生的に保つこと注6。

⑩　施設（客席等の飲食施設，ロビー等の共用施設を含む。）において利用者等が嘔吐した場合には，消毒剤を用いて迅速かつ適切に嘔吐物の処理を行うこと注6により，利用者及び調理従事者等へのノロウイルス感染及び施設の汚染防止に努めること（表18－16）。

表18－16　調理施設の点検表

平成　　年　　月　　日

責任者	衛生管理者

1．毎日点検

	点検項目	点検結果
1	施設へのねずみや昆虫の侵入を防止するための設備に不備はありませんか。	
2	施設の清掃は，全ての食品が調理場内から完全に搬出された後，適切に実施されましたか。（床面，内壁のうち床面から1m以内の部分及び手指の触れる場所）	
3	施設に部外者が入ったり，調理作業に不必要な物品が置かれていたりしませんか。	
4	施設は十分な換気が行われ，高温多湿が避けられていますか。	
5	手洗い設備の石けん，爪ブラシ，ペーパータオル，殺菌液は適切ですか。	

2．1ヵ月ごとの点検

1	巡回点検の結果，ねずみや昆虫の発生はありませんか。	
2	ねずみや昆虫の駆除は半年以内に実施され，その記録が1年以上保存されていますか。	
3	汚染作業区域と非汚染作業区域が明確に区別されていますか。	
4	各作業区域の入り口手前に手洗い設備，履き物の消毒設備（履き物の交換が困難な場合に限る。）が設置されていますか。	
5	シンクは用途別に相互汚染しないように設置されていますか。 加熱調理用食材，非加熱調理用食材，器具の洗浄等を行うシンクは別に設置されていますか。	
6	シンク等の排水口は排水が飛散しない構造になっていますか。	
7	全ての移動性の器具，容器等を衛生的に保管するための設備が設けられていますか。	
8	便所には，専用の手洗い設備，専用の履き物が備えられていますか。	
9	施設の清掃は，全ての食品が調理場内から完全に排出された後，適切に実施されましたか。（天井，内壁のうち床面から1m以上の部分）	

3．3ヵ月ごとの点検

1	施設は隔壁等により，不潔な場所から完全に区別されていますか。	
2	施設の床面は排水が容易に行える構造になっていますか。	
3	便所，休憩室及び更衣室は，隔壁により食品を取り扱う場所と区分されていますか。	

〈改善を行った点〉

〈計画的に改善すべき点〉

注6：「ノロウイルスに関するQ＆A」（厚生労働省）を参照のこと。

（3）検食の保存

検食は，原材料及び調理済み食品を食品ごとに50g程度ずつ清潔な容器（ビニール袋等）に入れ，密封し，－20℃以下で2週間以上保存すること。なお，原材料は，特に，洗浄・殺菌等を行わず，購入し

た状態で，調理済み食品は配膳後の状態で保存すること。（表 18 － 18，p.519 参照）
(4)　調理従事者等の衛生管理
　①　調理従事者等は，便所及び風呂等における衛生的な生活環境を確保すること。また，ノロウイルスの流行期には十分に加熱された食品を摂取する等により感染防止に努め，徹底した手洗いの励行を行うなど自らが施設や食品の汚染の原因とならないように措置するとともに，体調に留意し，健康な状態を保つように努めること。
　②　調理従事者等は，毎日作業開始前に，自らの健康状態を衛生管理者に報告し，衛生管理者はその結果を記録すること。
　③　調理従事者等は臨時職員も含め，定期的な健康診断及び月に１回以上の検便を受けること。検便検査注7には，腸管出血性大腸菌の検査を含めることとし，10月から３月までの間には月に１回以上又は必要に応じて注8ノロウイルスの検便検査に努めること。
　④　ノロウイルスの無症状病原体保有者であることが判明した調理従事者等は，検便検査においてノロウイルスを保有していないことが確認されるまでの間，食品に直接触れる調理作業を控えるなど適切な措置をとることが望ましいこと。
　⑤　調理従事者等は下痢，嘔吐，発熱などの症状があった時，手指等に化膿創があった時は調理作業に従事しないこと。
　⑥　下痢又は嘔吐等の症状がある調理従事者等については，直ちに医療機関を受診し，感染性疾患の有無を確認すること。ノロウイルスを原因とする感染性疾患による症状と診断された調理従事者等は，検便検査においてノロウイルスを保有していないことが確認されるまでの間，食品に直接触れる調理作業を控えるなど適切な処置をとることが望ましいこと。
　⑦　調理従事者等が着用する帽子，外衣は毎日専用で清潔なものに交換すること。
　⑧　下処理場から調理場への移動の際には，外衣，履き物の交換等を行うこと。（履き物の交換が困難な場合には履き物の消毒を必ず行うこと。）
　⑨　便所には，調理作業時に着用する外衣，帽子，履き物のまま入らないこと。
　⑩　調理，点検に従事しない者が，やむを得ず，調理施設に立ち入る場合には，専用の清潔な帽子，外衣及び履き物を着用させ，手洗い及び手指の消毒を行わせること。
　⑪　食中毒が発生した時の原因究明を確実に行うため，原則として，調理従事者等は当該施設で調理された食品を喫食しないこと。ただし，原因究明に支障を来さないための措置が講じられている場合はこの限りでない。（試食担当者を限定すること等）（表 18 － 17）
注7：ノロウイルスの検査に当たっては，遺伝子型によらず，概ね便１ｇ当たり 10^5 オーダーのノロウイルスを検出できる検査法を用いることが望ましい。ただし，検査結果が陰性であっても検査感度によりノロウイルスを保有している可能性を踏まえた衛生管理が必要である。
注8：ノロウイルスの検便検査の実施に当たっては，調理従事者の健康確認の補完手段とする場合，家族等に感染性胃腸炎が疑われる有症者がいる場合，病原微生物検出情報においてノロウイルスの検出状況が増加している場合などの各食品等事業者の事情に応じ判断すること。
(5)　その他
　①　加熱調理食品にトッピングする非加熱調理食品は，直接喫食する非加熱調理食品と同様の衛生管理を行い，トッピングする時期は提供までの時間が極力短くなるようにすること。
　②　廃棄物（調理施設内で生じた廃棄物及び返却された残渣をいう。）の管理は，次のように行うこと。
　ア　廃棄物容器は，汚臭，汚液がもれないように管理するとともに，作業終了後は速やかに清掃し，衛生上支障のないように保持すること。
　イ　返却された残渣は非汚染作業区域に持ち込まないこと。
　ウ　廃棄物は，適宜集積場に搬出し，作業場に放置しないこと。
　エ　廃棄物集積場は，廃棄物の搬出後清掃するなど，周囲の環境に悪影響を及ぼさないよう管理すること。
資料：大量調理施設衛生管理マニュアル（平成９年３月24日付け衛食第85号別添）（最終改正：平成29年６月16日付生食発0616第１号）

表18－17　従事者等の衛生管理点検表

平成　　年　　月　　日

責任者	衛生管理者

氏　名	下痢	嘔吐	発熱等	化膿創	服装	帽子	毛髪	履物	爪	指輪等	手洗い

	点検項目	点検結果
1	健康診断，検便検査の結果に異常はありませんか。	
2	下痢，嘔吐，発熱などの症状はありませんか。	
3	手指や顔面に化膿創がありませんか。	
4	着用する外衣，帽子は毎日専用で清潔のものに交換されていますか。	
5	毛髪が帽子から出ていませんか。	
6	作業場専用の履物を使っていますか。	
7	爪は短く切っていますか。	
8	指輪やマニキュアをしていませんか。	
9	手洗いを適切な時期に適切な方法で行っていますか。	
10	下処理から調理場への移動の際には外衣，履き物の交換（履き物の交換が困難な場合には，履物の消毒）が行われていますか。	
11	便所には，調理作業時に着用する外衣，帽子，履き物のまま入らないようにしていますか。	

12	調理，点検に従事しない者が，やむを得ず，調理施設に立ち入る場合には，専用の清潔な帽子，外衣及び履き物を着用させ，手洗い及び手指の消毒を行わせましたか。	立ち入った者	点検結果

〈改善を行った点〉

〈計画的に改善すべき点〉

〈参考〉腸管出血性大腸菌中毒の予防対策通知（平成30年6月15日薬生食監発0615第一号通知）

　厚生労働省は，平成30年5月末から6月にかけて関東および福島で発生した6件の腸管出血性大腸菌食中毒の原因が付け合わせの生野菜の可能性が高いことから，以下の予防対策の徹底を通知した。①生野菜を食べるときにはよく洗うことを注意喚起する。②高齢者，若齢者および抵抗力の弱い者を対象とした食事を提供する施設に対しては，引き続き野菜，果物を加熱せずに供する場合は殺菌を行うよう改めて指導を徹底する。③生産部局と適切に連携する。

23.　大量調理施設衛生管理マニュアルⅢ

（衛生管理体制）（平成9年3月24日付け衛食第85号別添）（最終改正：平成29年6月16日付生食発0616第1号）

Ⅲ　衛生管理体制（下線部分は平成29年6月改正個所を示す）

1．衛生管理体制の確立

(1) 調理施設の経営者又は学校長等施設の運営管理責任者（以下「責任者」という。）は，施設の衛生管理に関する責任者（以下「衛生管理者」という。）を指名すること。なお，共同調理施設等で調理された食品を受け入れ，提供する施設においても，衛生管理者を指名すること。

(2) 責任者は，日頃から食材の納入業者についての情報の収集に努め，品質管理の確かな業者から食材を購入すること。また，継続的に購入する場合は，配送中の保存温度の徹底を指示するほか，納入業者が定期的に行う原材料の微生物検査等の結果の提出を求めること。

(3) 責任者は，衛生管理者に別紙点検表に基づく点検作業を行わせるとともに，そのつど点検結果を報告させ，適切に点検が行われたことを確認すること。点検結果については，1年間保管すること。

(4) 責任者は，点検の結果，衛生管理者から改善不能な異常の発生の報告を受けた場合，食材の返品，メニューの一部削除，調理済み食品の回収等必要な措置を講ずること。

(5) 責任者は，点検の結果，改善に時間を要する事態が生じた場合，必要な応急処置を講じるとともに，計画的に改善を行うこと。

(6) 責任者は，衛生管理者及び調理従事者等に対して衛生管理及び食中毒防止に関する研修に参加させるなど必要な知識・技術の周知徹底を図ること。

(7) 責任者は，調理従事者等を含め職員の健康管理及び健康状態の確認を組織的・継続的に行い，調理従事者等の感染及び調理従事者等からの施設汚染の防止に努めること。

(8) 責任者は，衛生管理者に毎日作業開始前に，各調理従事者等の健康状態を確認させ，その結果を記録させること。

(9) 責任者は，調理従事者等に定期的な健康診断及び月に1回以上の検便を受けさせること。検便検査には，腸管出血性大腸菌の検査を含めることとし，10月から3月の間には月に1回以上又は必要に応じてノロウイルスの検便検査を受けさせるよう努めること。

(10) 責任者は，ノロウイルスの無症状病原体保有者であることが判明した調理従事者等を，検便検査においてノロウイルスを保有していないことが確認されるまでの間，食品に直接触れる調理作業を控えさせるなど適切な措置をとることが望ましいこと。

(11) 責任者は，調理従事者等が下痢，嘔吐，発熱などの症状があった時，手指等に化膿創があった時は調理作業に従事させないこと。

(12) 責任者は，下痢又は嘔吐等の症状がある調理従事者等について，直ちに医療機関を受診させ，感染性疾患の有無を確認すること。ノロウイルスを原因とする感染性疾患による症状と診断された調理従事者等は，検便検査においてノロウイルスを保有していないことが確認されるまでの間，食品に直接触れる調理作業を控えさせるなど適切な処置をとることが望ましいこと。

(13) 責任者は，調理従事者等について，ノロウイルスにより発症した調理従事者等と一緒に感染の原因と考えられる食事を喫食するなど，同一の感染機会があった可能性がある調理従事者等について速やかにノロウイルスの検便検査を実施し，検査の結果ノロウイルスを保有していないことが確認されるまでの間，調理に直接従事することを控えさせる等の手段を講じることが望ましいこと。

(14) 献立の作成に当たっては，施設の人員等の能力に余裕を持った献立作成を行うこと。

(15) 献立ごとの調理工程表の作成に当たっては，次の事項に留意すること。

　ア　調理従事者等の汚染作業区域から非汚染作業区域への移動を極力行わないようにすること。

　イ　調理従事者等の一日ごとの作業の分業化を図ることが望ましいこと。

　ウ　調理終了後速やかに喫食されるよう工夫すること。また，衛生管理者は調理工程表に基づき，調理従事者等と作業分担等について事前に十分な打合せを行うこと。

(16) 施設の衛生管理全般について，専門的な知識を有する者から定期的な指導，助言を受けることが望ましい。また，従事者の健康管理については，労働安全衛生法等関係法令に基づき産業医等から定期

的な指導，助言を受けること。

(17) 高齢者や乳幼児が利用する施設等においては，平常時から施設長を責任者とする危機管理体制を整備し，感染拡大防止のための組織対応を文書化するとともに，具体的な対応訓練を行っておくことが望ましいこと。また，従業員あるいは利用者において下痢・嘔吐等の発生を迅速に把握するために，定常的に有症状者数を調査・監視することが望ましいこと。

資料：大量調理施設衛生管理マニュアル（平成 9 年 3 月 24 日付け衛食第 85 号別添）（最終改正：平成 29 年 6 月 16 日付生食発 0616 第 1 号）

〈参考〉食品衛生法の改正（「食品衛生法等の一部を改正する法律」平成 30 年 6 月 13 日公布）

　2018（平成 30）年 6 月に食品衛生法が 15 年ぶりに改正された。改正の背景には，外食や中食など食の外部化が一般化し食を取り巻く環境が大きく変化したこと，毎年 1,000 件を超える食中毒が発生しその患者数も 2 万人前後を推移していること，そして近年海外からの観光客の増加に加え 2020 年の東京オリンピック・パラリンピックを控え国際基準での食の安全化が求められていることがある。

　改正の概要としては，広域的な食中毒事案への対策強化，HACCP（ハサップ）に沿った衛生管理の制度化，特別な注意を必要とする成分等を含む食品による健康被害情報の収集，国際整合的な食品用器具・容器包装の衛生規制，営業許可制度の見直し，食品リコール情報報告の制度化，輸出入食品の安全証明があげられている。なかでも HACCP は国際的な食の安全性に関する衛生管理基準として米国，EU では義務化されている。一方，日本では，大手食品製造業の場合約 90 ％が導入しているが，集団給食施設，また従業員 4 人以下の小規模食品製造業者までを含めるとその導入率は 15 ％弱にとどまっており（2014 年度厚生労働省調査），早急な導入の制度化が求められている。なお，2017（平成 29）年の大量調理施設衛生管理マニュアルの改正では HACCP の概念に基づいた重要管理事項の徹底が明記されている。

24.　大量調理施設衛生管理マニュアルⅣ

（別添 2　標準作業書）（平成 9 年 3 月24日付け衛食第85号別添）（最終改正：平成29年 6 月16日付生食発0616第 1 号）

1．手洗いマニュアル

① 水で手をぬらし石けんをつける。
② 指，腕を洗う。特に，指の間，指先をよく洗う。（30 秒程度）
③ 石けんをよく洗い流す。（20 秒程度）
④ 使い捨てペーパータオル等でふく。（タオル等の共用はしないこと。）
⑤ 消毒用のアルコールをかけて手指によくすりこむ。

（本文のⅡ 3（1）で定める場合には，1 から 3 までの手順を 2 回実施する。）（p.499，図 18 － 15 参照）

2．器具等の洗浄・殺菌マニュアル

（1）調理機械
① 機械本体・部品を分解する。なお，分解した部品は床にじか置きしないようにする。
② 食品製造用水（40℃程度の微温水が望ましい。）で 3 回水洗いする。
③ スポンジタワシに中性洗剤又は弱アルカリ性洗剤をつけてよく洗浄する。
④ 食品製造用水（40℃程度の微温水が望ましい。）でよく洗剤を洗い流す。
⑤ 部品は 80℃で 5 分間以上の加熱又はこれと同等の効果を有する方法[注1]で殺菌を行う。
⑥ よく乾燥させる。
⑦ 機械本体・部品を組み立てる。
⑧ 作業開始前に 70％アルコール噴霧又はこれと同等の効果を有する方法で殺菌を行う。

（2）調理台
① 調理台周辺の片づけを行う。
② 食品製造用水（40℃程度の微温水が望ましい。）で 3 回水洗いする。
③ スポンジタワシに中性洗剤又は弱アルカリ性洗剤をつけてよく洗浄する。
④ 食品製造用水（40℃程度の微温水が望ましい。）でよく洗剤を洗い流す。
⑤ よく乾燥させる。
⑥ 70％アルコール噴霧又はこれと同等の効果を有する方法[注1]で殺菌を行う。
⑦ 作業開始前に⑥と同様の方法で殺菌を行う。

（3）まな板，包丁，へら等
① 食品製造用水（40℃程度の微温水が望ましい。）で 3 回水洗いする。
② スポンジタワシに中性洗剤又は弱アルカリ性洗剤をつけてよく洗浄する。
③ 食品製造用水（40℃程度の微温水が望ましい。）でよく洗剤を洗い流す。
④ 80℃で 5 分間以上の加熱又はこれと同等の効果を有する方法[注2]で殺菌を行う。
⑤ よく乾燥させる。
⑥ 清潔な保管庫にて保管する。

（4）ふきん，タオル等
① 食品製造用水（40℃程度の微温水が望ましい。）で 3 回水洗いする。
② 中性洗剤又は弱アルカリ性洗剤をつけてよく洗浄する。
③ 食品製造用水（40℃程度の微温水が望ましい。）でよく洗剤を洗い流す。
④ 100℃で 5 分間以上煮沸殺菌を行う。
⑤ 清潔な場所で乾燥，保管する。

注 1 ：塩素系消毒剤（次亜塩素酸ナトリウム，亜塩素酸水，次亜塩素酸水等）やエタノール系消毒剤には，
　　　ノロウイルスに対する不活化効果を期待できるものがある。使用する場合，濃度・方法等，製品の
　　　指示を守って使用すること。浸漬により使用することが望ましいが，浸漬が困難な場合にあっては，
　　　不織布等に十分浸み込ませて清拭すること。（参考文献）「平成 27 年度ノロウイルスの不活化条件
　　　に関する調査報告書」（http://www.mhlw.go.jp/file/06Seisakujouhou11130500Shokuhinanzen
　　　bu/0000125854.pdf）

注2：大型のまな板やざる等，十分な洗浄が困難な器具については，亜塩素酸水又は次亜塩素酸ナトリウム等の塩素系消毒剤に浸漬するなどして消毒を行うこと。

3．原材料等の保管管理マニュアル

(1) 野菜・果物注3

① 衛生害虫，異物混入，腐敗・異臭等がないか点検する。異常品は返品又は使用禁止とする。

② 各材料ごとに，50g程度ずつ清潔な容器（ビニール袋等）に密封して入れ，－20℃以下で2週間以上保存する（検食用）。

③ 専用の清潔な容器に入れ替えるなどして，10℃前後で保存する（冷凍野菜は－15℃以下）。

④ 流水で3回以上水洗いする。

⑤ 中性洗剤で洗う。

⑥ 流水で十分すすぎ洗いする。

⑦ 必要に応じて，次亜塩素酸ナトリウム等注4で殺菌注5した後，流水で十分すすぎ洗いする。

⑧ 水切りする。

⑨ 専用のまな板，包丁でカットする。

⑩ 清潔な容器に入れる。

⑪ 清潔なシートで覆い（容器がふた付きの場合を除く），調理まで30分以上を要する場合には，10℃以下で冷蔵保存する。

注3：表面の汚れが除去され，分割・細切されずに皮付きで提供されるみかん等の果物にあっては，③から⑧までを省略して差し支えない。

注4：次亜塩素酸ナトリウム溶液（200mg/ℓで5分間又は100mg/ℓで10分間）又はこれと同等の効果を有する亜塩素酸水（きのこ類を除く。），亜塩素酸ナトリウム溶液（生食用野菜に限る。），過酢酸製剤，次亜塩素酸水並びに食品添加物として使用できる有機酸溶液。これらを使用する場合，食品衛生法で規定する「食品，添加物等の規格基準」を遵守すること。

注5：高齢者，若齢者及び抵抗力の弱い者を対象とした食事を提供する施設で，加熱せずに供する場合（表皮を除去する場合を除く。）には，殺菌を行うこと。

(2) 魚介類，食肉類

① 衛生害虫，異物混入，腐敗・異臭等がないか点検する。異常品は返品又は使用禁止とする。

② 各材料ごとに，50g程度ずつ清潔な容器（ビニール袋等）に密封して入れ，－20℃以下で2週間以上保存する。（検食用）

③ 専用の清潔な容器に入れ替えるなどして，食肉類については10℃以下，魚介類については5℃以下で保存する（冷凍で保存するものは－15℃以下）。

④ 必要に応じて，次亜塩素酸ナトリウム等注6で殺菌した後，流水で十分すすぎ洗いする。

⑤ 専用のまな板，包丁でカットする。

⑥ 速やかに調理へ移行させる。

注6：次亜塩素酸ナトリウム溶液（200mg/ℓで5分間又は100mg/ℓで10分間）又はこれと同等の効果を有する亜塩素酸水，亜塩素酸ナトリウム溶液（魚介類を除く。），過酢酸製剤（魚介類を除く。），次亜塩素酸水，次亜臭素酸水（魚介類を除く。）並びに食品添加物として使用できる有機酸溶液。これらを使用する場合，食品衛生法で規定する「食品，添加物等の規格基準」を遵守すること。

4．加熱調理食品の中心温度及び加熱時間の記録マニュアル

(1) 揚げ物

① 油温が設定した温度以上になったことを確認する。

② 調理を開始した時間を記録する。

③ 調理の途中で適当な時間を見はからって食品の中心温度を校正された温度計で3点以上測定し，全ての点において75℃以上に達していた場合には，それぞれの中心温度を記録するとともに，その時点からさらに1分以上加熱を続ける（二枚貝等ノロウイルス汚染のおそれのある食品の場合は85～90℃で90秒間以上）。

④ 最終的な加熱処理時間を記録する。

表 18 － 18　原材料の取扱い等点検表

平成　　年　　月　　日

責任者	衛生管理者

① 　原材料の取扱い（毎日点検）

	点検項目	点検結果
1	原材料の納入に際しては調理従事者等が立ち会いましたか。	
	検収場で原材料の品質，鮮度，品温，異物の混入等について点検を行いましたか。	
2	原材料の納入に際し，生鮮食品については，1 回で使い切る量を調理当日に仕入れましたか。	
3	原材料は分類ごとに区分して，原材料専用の保管場に保管設備を設け，適切な温度で保管されていますか。	
	原材料の搬入時の時刻及び温度の記録がされていますか。	
4	原材料の包装の汚染を保管設備に持ち込まないようにしていますか。	
	保管設備内での原材料の相互汚染が防がれていますか。	
5	原材料を配送用包装のまま非汚染作業区域に持ち込んでいませんか。	

② 　原材料の取扱い（月 1 回点検）

点検項目	点検結果
原材料について納入業者が定期的に実施する検査結果の提出が最近 1 か月以内にありましたか。	
検査結果は 1 年間保管されていますか。	

③ 　検食の保存

点検項目	点検結果
検食は，原材料（購入した状態のもの）及び調理済み食品を食品ごとに 50g 程度ずつ清潔な容器に密封して入れ，－ 20℃以下で 2 週間以上保存されていますか。	

〈改善を行った点〉

〈計画的に改善すべき点〉

表 18 － 19　検収の記録簿

平成　　年　　月　　日

責任者	衛生管理者

納品の時刻	納入業者名	品目名	生産地	期限表示	数量	鮮度	包装	品温	異物
：									
：									
：									
：									

⑤　なお，複数回同一の作業を繰り返す場合には，油温が設定した温度以上であることを確認・記録し，①〜④で設定した条件に基づき，加熱処理を行う。油温が設定した温度以上に達していない場合には，油温を上昇させるため必要な措置を講ずる。

(2)　焼き物及び蒸し物

①　調理を開始した時間を記録する。

②　調理の途中で適当な時間を見はからって食品の中心温度を校正された温度計で3点以上測定し，全ての点において75℃以上に達していた場合には，それぞれの中心温度を記録するとともに，その時点からさらに1分以上加熱を続ける（二枚貝等ノロウイルス汚染のおそれのある食品の場合は85〜90℃で90秒間以上）。

表 18 - 20　調理等における点検表

		平成　　年　　月　　日	
		責任者	衛生管理者

①　下処理・調理中の取扱い

	点検項目	点検結果
1	非汚染作業染区域内に汚染を持ち込まないよう，下処理を確実に実施していますか。	
2	冷凍又は冷凍設備から出した原材料は速やかに下処理，調理に移行させていますか。	
	非加熱で供される食品は下処理後速やかに調理に移行していますか。	
3	野菜及び果物を加熱せずに供する場合には，適切な洗浄（必要に応じて殺菌）を実施していますか。	
4	加熱調理食品は中心部が十分（75℃で1分間以上（二枚貝等ノロウイルス汚染のおそれのある食品の場合は85〜90℃で90秒間以上）等）加熱されていますか。	
5	食品及び移動性の調理器具並びに容器の取扱いは床面から60cm以上の場所で行われていますか。（ただし，跳ね水等からの直接汚染が防止できる食缶等で食品を取り扱う場合には，30cm以上の台にのせて行うこと。）	
6	加熱調理後の食品の冷却，非加熱調理食品の下処理後における調理場等での一時保管等は清潔な場所で行われていますか。	
7	加熱調理食品にトッピングする非加熱調理食品は，直接喫食する非加熱調理食品と同様の衛生管理を行い，トッピングする時期は提供までの時間が極力短くなるようにしていますか。	

②　調理後の取扱い

	点検項目	点検結果
1	加熱調理後，食品を冷却する場合には，速やかに中心温度を下げる工夫がされていますか。	
2	調理後の食品は，他からの二次汚染を防止するため，衛生的な容器にふたをして保存していますか。	
3	調理後の食品が適切に温度管理（冷却過程の温度管理を含む。）を行い，必要な時刻及び温度が記録されていますか。	
4	配送過程があるものは保冷又は保温設備のある運搬車を用いるなどにより，適切な温度管理を行い，必要な時間及び温度等が記録されていますか。	
5	調理後の食品は2時間以内に喫食されていますか。	

③　廃棄物の取扱い

	点検項目	点検結果
1	廃棄物容器は，汚臭，汚液がもれないように管理するとともに，作業終了後は速やかに清掃し，衛生上支障のないように保持していますか。	
2	返却された残渣は，非汚染作業区域に持ち込まれていませんか。	
3	廃棄物は，適宜集積場に搬出し，作業場に放置されていませんか。	
4	廃棄物集積場は，廃棄物の搬出後清掃するなど，周囲の環境に悪影響を及ぼさないよう管理されていますか。	

〈改善を行った点〉

〈計画的に改善すべき点〉

表 18 - 21　食品の加熱加工の記録簿

			平成　　年　　月　　日

責任者	衛生管理者

品目名	No.1			No.2（No.1 で設定した条件に基づき実施）	
（揚げ物）	①油温		℃	油温	℃
	②調理開始時刻	:		No.3（No.1 で設定した条件に基づき実施）	
	③確認時の中心温度	サンプル A	℃	油温	℃
		B	℃	No.4（No.1 で設定した条件に基づき実施）	
		C	℃	油温	℃
	④③確認後の加熱時間			No.5（No.1 で設定した条件に基づき実施）	
	⑤全加熱処理時間			油温	℃

品目名	No.1			No.2（No.1 で設定した条件に基づき実施）	
（焼き物, 蒸し物）	①調理開始時刻	:		確認時の中心温度	℃
	②確認時の中心温度	サンプル A	℃	No.3（No.1 で設定した条件に基づき実施）	
		B	℃	確認時の中心温度	℃
		C	℃	No.4（No.1 で設定した条件に基づき実施）	
	③②確認後の加熱時間			確認時の中心温度	℃
	④全加熱処理時間				

品目名	No.1			No.2		
（煮物）	①確認時の中心温度	サンプル	℃	①確認時の中心温度	サンプル	℃
	②①確認後の加熱時間			②①確認後の加熱時間		
（炒め物）	①確認時の中心温度	サンプル A	℃	①確認時の中心温度	サンプル A	℃
		B	℃		B	℃
		C	℃		C	℃
	②①確認後の加熱時間			②①確認後の加熱時間		

〈改善を行った点〉

〈計画的に改善すべき点〉

③　最終的な加熱処理時間を記録する。

④　なお，複数回同一の作業を繰り返す場合には，①～③で設定した条件に基づき，加熱処理を行う。この場合，中心温度の測定は，最も熱が通りにくいと考えられる場所の一点のみでもよい。

(3)　煮物及び炒め物

調理の順序は食肉類の加熱を優先すること。食肉類，魚介類，野菜類の冷凍品を使用する場合には，十分解凍してから調理を行うこと。

①　調理の途中で適当な時間を見はからって，最も熱が通りにくい具材を選び，食品の中心温度を校正された温度計で3点以上（煮物の場合は1点以上）測定し，全ての点において75℃以上に達していた場合には，それぞれの中心温度を記録するとともに，その時点からさらに1分以上加熱を続ける（二枚貝等ノロウイルス汚染のおそれのある食品の場合85～90℃で90秒間以上）。なお，中心温度を測定できるような具材がない場合には，調理釜の中心付近の温度を3点以上（煮物の場合は1点以上）測定する。

②　複数回同一の作業を繰り返す場合にも，同様に点検・記録を行う。

資料：大量調理施設衛生管理マニュアル（平成9年3月24日付け衛食第85号別添）（最終改正：平成29年6月16日付生食発0616第1号）

表 18 － 22　食品保管時の記録簿

<table>
<tr><td colspan="4"></td><td colspan="2">平成　　年　　月　　日</td></tr>
<tr><td colspan="4"></td><td>責任者</td><td>衛生管理者</td></tr>
<tr><td colspan="4"></td><td></td><td></td></tr>
</table>

① 原材料保管時

品目名	搬入時刻	搬入時設備内 （室内）温度	品目名	搬入時刻	搬入時設備内 （室内）温度

② 調理終了後 30 分以内に提供される食品

品目名	調理終了時刻	品目名	調理終了時刻

③ 調理終了後 30 分以上に提供される食品
ア　温かい状態で提供される食品

品目名	食缶等への移し替え時刻

イ　加熱後冷却する食品

品目名	冷却開始時刻	冷却終了時刻	保冷設備への 搬入時刻	保冷設備内温度	保冷設備から の搬出時刻

ウ　その他の食品

品目名	保冷設備への 搬入時刻	保冷設備内温度	保冷設備からの 搬出時刻

〈進言事項〉

第19章
世界の栄養政策・食料政策

1. アメリカの食事指針

(1) 1980 年にアメリカ農務省と保健教育福祉省は共同で「栄養と健康」——米国人の食事指針（Dietary Guidelines for Americans）を作成，表 19 － 1 の 7 項目を提案している。

(2) この食事指針は，どのように食べれば主要な慢性疾患のリスクを減少できるかについて，現在得られる科学的知識に基づいた推奨になっている。1985 年，1990 年，1995 年，2000 年，2005 年に改訂されている。

(3) 2000 年 (第 5 版) の内容は，表 19 － 2 のとおりである。第 6 版 (2005 年) は 9 項目の提案からなり，普及のためのパンフレットには各提言を実践するための細かいアドバイスなどが付されている (表 19 － 3)。

表 19 － 1　アメリカ人のための食事指針（1980 年）

1. いろいろな種類の食品を食べること
   エネルギー，たんぱく質，ビタミンおよび健康を保つために必要な繊維質をとるために。
2. 健康的な体重を維持すること
   高血圧，心臓病，脳卒中，ある種のがん，最も一般的な種類の糖尿病にかかる危険性を少なくするために役立つ。
3. 脂肪，飽和脂肪，コレステロールの低い食事を選択すること
   心臓発作やある種のがんになる危険性を減らすために。脂肪は，同じ量の炭水化物やたんぱく質のカロリーの 2 倍を超えるカロリーを含んでいるので，脂肪の低い食事は，健康的な体重を維持することに役立つ。
4. 野菜，果物や穀物類の多い食事を選択すること
   そのことによって，必要なビタミン，無機物，繊維，複合炭水化物を供給し，脂肪の摂取量を減らすことに役立つ。
5. 糖分は適量だけとること
   糖分の多い食事はカロリーをとりすぎ，栄養素は不足する。また虫歯の原因となる。
6. 塩分とナトリウムは適量だけとること
   高血圧の危険を減らすことに役立つ。
7. アルコール類を飲むのであれば，適量とすること
   アルコール飲料は熱量を供給するが，栄養はほとんどない。アルコール摂取は，また，多く健康障害や事故の原因となり，アルコール中毒となる可能性がある。

表 19 － 2　健康を保つための食生活
［アメリカ人のための食事指針（2000年，第 5 版）］

The ABC's for Good Health

Aim for fitness（フィットネスを目ざしましょう）
・適正体重を目ざしましょう
・身体を動かして活動的に毎日を過ごしましょう
Build healthy base（健康的な基盤を作りましょう）
・フードガイドピラミッドを活用して食物を選びましょう
・毎日，多様な穀物，特に全粒粉のものを選びましょう
・毎日，多様な野菜と果物を選びましょう
・衛生的に安全に食べられるよう，食物を取り扱いましょう
Choose sensibly（賢く選びましょう）
・飽和脂肪とコレステロールが少なく，総脂肪量が適当な食事を選びましょう
・砂糖の摂取が適量になるよう，飲み物と食物を選びましょう
・食塩が少ない食物を選んだり，食塩を控えた調理をしましょう
・アルコールを飲む時は，ほどほどにしましょう

資料：武見ゆかり他「新公衆栄養学　世界の健康・栄養・食料政策」p.269，第一出版，2005年

(4) 2015 年版の食事指針は，表 19 － 3 のとおりである。2015 年版では，2010 年版（カロリーバランス，摂取すべき食品・控えるべき食品，健康な食生活）以上に，食生活（eating pattern）の重要性を強調した内容となっている。これは，食生活が，特定の食品や栄養素以上に，健康状態や疾病リスク全体に関わっているとの考え方によるもので，国民 1 人ひとりが健康な生活を送り生活習慣病のリスクを負うことがないよう，一生を通じて健康な食生活を送れるようにすることを目標としている。

表19 － 3　アメリカ人のための食事指針 2015 － 2020（2015 － 2020 Dietary Guideline for Americans）

１．生涯を通じて健康な食生活を送りましょう

あらゆる食品，飲み物の選択が重要となります。適切な摂取カロリーによる健康な食生活を選択することで，健康的な体重を達成・維持し，栄養素充足率を十分に保ち，生活習慣病のリスクを減らしましょう。

２．多様な食品，栄養素密度，量に注目しましょう。

カロリー制限内で必要となる栄養成分を摂取できるよう，すべての食物群からさまざまな栄養素密度の高い食品を推奨量，摂取するようにしましょう。

３．糖分，飽和脂肪酸からのエネルギー摂取を控え，減塩しましょう

砂糖，飽和脂肪酸，塩分の摂取を控えた食生活を心がけましょう。この３成分が多く含まれる食品，飲み物の摂取を，健康な食生活に見合った量まで減らしましょう。

４．より健康的な食品，飲み物を選びましょう

健康的でない食品，飲み物の代わりに，栄養素密度の高い食品，飲み物をすべての食品群で選ぶようにしましょう。文化的嗜好や個人的な好みにおいて，こうした選択がよりスムーズに進み，それが達成・維持できるよう配慮しましょう。

５．すべての人に健康な食生活を送れるようサポートしましょう

誰もが，家庭や学校，職場，コミュニティーといったさまざまな環境で，健康な食生活を作り出し，サポートしていく役割を担っています。

健康な食生活のための重要な提案
健康な食生活のパターン
・緑黄色野菜，マメ科の野菜，イモ類・トウモロコシ等のでんぷん質の多い野菜などすべてのグループからさまざまな野菜を摂りましょう
・果物，特にまるまる 1 個の果物を摂りましょう
・少なくとも穀類の半分は全粒穀類を摂りましょう
・無脂肪，低脂肪の牛乳，ヨーグルト，チーズあるいはカルシウム強化豆乳を摂りましょう
・魚介類，赤身肉，鳥肉，卵，豆類，種実類，大豆製品などさまざまなたんぱく質食品を摂りましょう。
・オイル
摂取を控えるべき食品
・砂糖の摂取量は 1 日の摂取カロリーの 10 ％未満に
・飽和脂肪酸の摂取量は 1 日の摂取カロリーの 10 ％未満に
・ナトリウム摂取量は 1 日当たり 2,300mg 未満に
・アルコールを飲む場合には，男性は 1 日 2 杯まで，女性は 1 杯まで。

資料：アメリカ農務省，アメリカ保健福祉省，2015

２．アメリカのHealthy Peopleの沿革と2020年版の「栄養と過体重の目標」

１．Healthy People の沿革

(1) アメリカが国をあげて包括的な健康向上・疾病予防計画に取り組んだのは 1979 年のことである。アメリカ保健福祉局が中心となり乳児，子ども，未成年，成人，高齢者の 5 つのライフステージ別に目標を設定した Healthy People を公表した。1980 年には「健康向上・疾病予防の国の基本方針」として乳児死亡率を 35％減少するなど，さまざまな健康項目ごとに目標値を掲げた。

(2) 1990 年には，「Healthy People 2000」を，2000 年には「Healthy People 2010」の 10 年計画を策定した。

(3) 「Healthy People 2010」目標の達成度は 19％で，理想を高く掲げすぎたことから，2020 年版は現状に即した目標設定となっている。たとえば肥満については，2000 年にアメリカ人の約 25％が肥満であったが，2010 年までに 15％に削減するという目標を掲げた。しかし実際には 34％まで肥満人口は増加した。こうした反省から 2020 年版では肥満人口を 30.6％としている。

２．Healthy People 2020 の概要

(1) 2011 年から第 4 期として推進しているもので，アメリカ保健福祉局から公表されている。基本理念は「すべての人が長い間，健康な生活ができる社会の構築」で，①生活の質の向上，②健康寿命の延伸，③健康格差の是正であり，その実現のため，42 の重点領域（がん，糖尿病，環境衛生，栄養と過体重，高齢者，口腔衛生，身体活動など）について約 600 の目標が設定されている。

(2) 栄養と過体重の改善の項目では，健康的な食生活と体重維持により慢性疾患のリスクを減らすことを目標として，次の対応があげられている。

①健康的な食品へのアクセス

（ⅰ）就学前の子ども達に提供する食品や飲料の栄養基準がある州を増やす。

（ⅱ）生徒に対して，学校給食以外において栄養価の高い食品と飲料を増やす。

（ⅲ）食生活指針において奨励された食品の提供を，国家と同レベルの政策として実施する州を増やす。

②ヘルスケアと職場の設定：体重状態

（ⅰ）健康的な体重を維持する大人の割合を増やす。

（ⅱ）肥満の大人の割合を減らす。

（ⅲ）肥満と考えられている子どもや青少年の割合を減らす。

（ⅳ）青年や大人の不適切な体重増加を防ぐ。

③食品と栄養の消費：2 歳以上を対象に

（ⅰ）果物，野菜，穀類の貢献度を高める。

（ⅱ）固体脂および添加糖からのカロリーの消費量を減らす。

（ⅲ）飽和脂肪酸の消費量を減らす。

（ⅳ）ナトリウムの消費量を減らす。

（ⅴ）カルシウムの消費量を増やす。

④鉄欠乏：妊娠可能年齢の女性と幼い子どもの鉄欠乏を減らす。

資料：
①全国栄養士養成施設協会，日本栄養士会監修「サクセス管理栄養士講座，公衆栄養学」第一出版株式会社
②日本栄養士会編「管理栄養士，栄養士必携，データ・資料集2015年版」第一出版株式会社

(3) 図 19 − 1 は，アメリカの栄養素摂取状況の変遷を示したものである。

穀物エネルギー比の増加など食品選択の変化はみられるものの，食品摂取総量のコントロールは成果があがっていない。

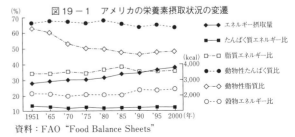

図 19 − 1　アメリカの栄養素摂取状況の変遷

資料：FAO "Food Balance Sheets"

```
╔═══════════════════════════════════════════════════════════╗
║                                                           ║
║                  ３．各国の食事指針                        ║
║                                                           ║
╚═══════════════════════════════════════════════════════════╝
```

　2010 年以降，多くの国が新たな食事指針を発表している。各国の新たな指針に共通するのは，全粒粉などの未精製の穀類の摂取，豊富な野菜（緑黄色野菜）の摂取，カルシムが豊富な食品（乳製品，強化豆乳など）の摂取，肉以外の魚・豆類など多様な食材からのたんぱく質の摂取，飽和脂肪酸の制限，砂糖を添加した食べ物・飲み物の制限など，非感染性疾患（生活習慣病）予防のための指針となっていることである。以下に FAO ホームページに掲載されている近年の各国の食事指針を示す。

表 19 － 4　カナダの食事指針（2017 年）

毎日，さまざまなヘルシーな食材を摂取しましょう
・たくさんの野菜と果物，全粒粉の穀類，たんぱく質を摂取しましょう。たんぱく質は植物性のものをより多く
　摂取するようにしましょう
・飽和脂肪酸の代わりに健康的なオイルを使った食べ物を選びましょう
・加工食品の摂取は控えましょう。食べるときは，少量を，ごくたまに
・砂糖添加の飲み物ではなく水を飲みましょう
・食品ラベルをよく見ましょう
・食品メーカーの戦略に惑わされないように

表 19 － 5　オーストラリアの食事指針（2013 年）

毎日，以下の５つの食品群から栄養価の高い多様な食品を楽しみましょう
　・たくさんのさまざまな種類と色の野菜（豆野菜を含む）
　・果物
　・主に全粒粉・未精製穀類のパン，シリアル，米，パスタなどの穀類（あるいは食物繊維の多い穀類）
　・赤身肉，鶏肉，魚，卵，豆腐，種実類，豆類
　・低脂肪の牛乳，ヨーグルト，チーズおよび強化豆乳などの代替乳製品
　以上の５つの食品に加え十分な水を飲みましょう
飽和脂肪酸，食塩，砂糖が添加された食品，アルコール飲料の摂取は控えましょう
母乳育児を推奨，支援，推進しましょう

表 19 － 6　韓国の食事指針（2016 年）

・多様な食物を食べましょう（米およびその他の穀類，野菜，果物，牛乳および乳製品，肉類，魚類，卵，豆類）
・朝食欠食はしないようにしましょう
・過食や食べ過ぎはやめて，身体活動を増やしましょう
・塩分・糖分・脂肪の少ない食品を選びましょう
・水を飲んで，加糖飲物は控えましょう

表 19 － 7　イギリスの食事指針（2016 年）

・毎日、果物と野菜を少なくとも 5 つ食べましょう
・いも、パン、米、パスタなど食物繊維の多い炭水化物を食事の基本にしましょう（全粒穀物あるいは脂質・食塩・砂糖の添加の少ないものを）
・不飽和脂肪酸の油脂類を選び、少なめに
・低脂肪・低糖分の乳製品、または強化豆乳などの代替乳製品を選びましょう
・豆類をもっと食べ、魚は継続的に週 2 回、そのうち 1 回は脂肪の多いものにしましょう
　赤肉と加工肉は少なめに
水分は日に 6 ～ 8 杯（水、低脂肪乳、無糖飲料（紅茶やコーヒー）も含めます）。フルーツジュースまたはスムージーは、1 日 150ml まで

表 19 － 8　ドイツの食事指針（2013 年）

・さまざまな種類の食べ物を楽しみましょう
・たくさんの穀物、特に全粒穀類やいも類を食べましょう
・日 5 皿分の野菜と 200g の果物を食べましょう － 5-a-day
・毎日、牛乳と乳製品を摂りましょう。魚は週に 1 回か 2 回、肉、ソーセージ、卵は適量を
・脂質および脂質を多く含む食品は控え目に
・砂糖や食塩の摂取、使用は、時折、そしてほどほどに
・水分を、少なくとも 1 日に 1.5 リットルしっかり飲みましょう
・調理は加熱しすぎないようにしましょう
・食事は、十分時間をかけて楽しみましょう
・体重に注意し、体を動かしましょう

表 19 － 9　フランスの食事指針（2011 年）

・果物、野菜の摂取を増やし、1 日に少なくとも 5 サービング摂るようにしましょう
・カルシウムを多く含む食品（乳製品を中心に、カルシウムを多く含む野菜やミネラルウォーター）を摂りましょう
・脂質、とくに飽和脂肪酸の摂取は控えましょう
・毎食ごとにでんぷん質の食品（食物繊維の多い全粒穀類、いも類、豆類等）を食べ、その摂取を増しましょう
・肉、魚、その他の海産物、卵を 1 日に 1 回または 2 回かわるがわる摂りましょう。赤身の肉、また魚は少なくとも週 2 回
・砂糖および砂糖を多く含む食品は控えましょう
・アルコール飲料は控えましょう。ワインは女性であれば 1 日 2 杯まで、男性であれば 3 杯まで

表 19 － 10　中国の食事指針（2016 年）

・主食となる穀類と一緒に、さまざまな食物を食べましょう
・バランスのとれた食事と運動を心がけ、健康的な体重を維持しましょう
・野菜や牛乳、大豆を十分に摂取しましょう
・魚、家禽、卵、赤身肉を適量摂取しましょう
・食塩と脂質を減らし、砂糖やアルコール飲料を控えましょう
・食べ物の無駄をなくし、食文化の新たな慣習を築きましょう

表 19 － 11　インドの食事指針（2011 年）

・バランスのよい食事をとるために、さまざまな食物を食べましょう
・生後 6 か月までは母乳のみで育て、2 歳まで、あるいはできるだけ長い期間、母乳を与えましょう
・子どもや思春期の若者たちには、健康であれ病期であれ、十分かつ適切な食事を与えましょう
・野菜や果実をたくさん食べましょう
・食用油,動物性食品の使用は適量を。ギー（液状バター）、バター、バナスパティ（水素添加した植物油）の使用をできるだけ少なくしましょう
・過食を避け、過体重、肥満を防ぎましょう
・食塩の摂取は最小限に抑えましょう
・安全で清潔な食物を使用しましょう
・水をたくさん飲み、清涼飲料水はほどほどに
・食塩、砂糖、脂質を多く含む加工食品の摂取を最小限に抑えましょう

資料：FAO ホームページ

出典：同文書院「公衆栄養学概論第九版」2020

4．がん予防のための勧告（2018）―世界がん研究基金，米国がん研究協会

(1) 多くのがんの予防には，日々どのような生活を送るかという環境因子が最大の鍵となっている。近年，各種の研究結果から予防効果のある食生活，生活習慣が明らかになっている。

(2) 世界がん研究基金（World Cancer Research Fund）と米国がん研究協会（American Institute for Cancer Research）では，世界的ながん予防のための報告書の第 3 版となる「Diet, Nutrition, Physical Activity and Cancer: a Global Perspective（食事，栄養，身体活動とがん予防：世界的展望）」を 2018 年に発表した。栄養面からのがん予防という視点で 1997 年に米国がん研究協会を中心に第 1 版が発表され，その後 2007 年に世界がん研究基金と米国がん研究協会によって第 2 版が発表されている。

(3) 今回，発表された第 3 版では，世界的な肥満の増加傾向を反映し，新たに「砂糖を添加した飲物を控える」が勧告に加えられている。

表 19 − 12　がん予防のための勧告（2018）

①健康的な体重を維持する
健康的な範囲（BMI：18.5 − 24.9kg/m²）に体重を維持し，成人期を通じて体重の増加を避けましょう。
②積極的に体を動かす
毎日，日常生活の一部として積極的に体を動かし，座る時間を短くしてより歩くようにしましょう。
③全粒穀類，野菜，果物，豆類が豊富な食事を摂るようにする
毎日の食事に多くの未精製の全粒穀類，非でんぷん性の野菜，果物，豆類を取り入れましょう。1 日に少なくとも 30g の食物繊維，400g の野菜と果物を。
④ファーストフードや脂質，でんぷん，砂糖の多い加工食品の摂取を控える
これらの食品を控えることで，カロリー摂取をコントロールし，健康的な体重を維持できます。
⑤赤身肉や加工した肉の摂取を控える
牛肉，豚肉，ラム肉などの赤身肉は適量（週当たり 350 〜 500g（調理済み））を超えないように。また加工肉はほんの少しだけ。
⑥砂糖が添加された飲み物は控える
できるだけ水や甘くない飲料水を飲むようにしましょう。
⑦アルコール飲料の摂取を控える
がんを防ぐための最良の方法は，アルコール飲料を飲まないことです。
⑧がん予防のためのサプリメントは摂取しない
食事からのみ必要な栄養素を摂取するように心がけましょう。
⑨お母さんたちへ：できる限り赤ちゃんを母乳で育てよう
母乳育児はお母さん，赤ちゃんの両方に良好です。母乳育児はお母さんを乳がんから防ぎます。また母乳育児は赤ちゃんを，がんの原因となる肥満・過体重から防いでくれます。
⑩がんと診断された人へ：できる限り，これらのがん予防のための勧告を守ろう
がんと診断されたすべての人は，専門家による栄養ケア，運動に関するガイダンスを受け，それを守るようにしましょう。

資料："Diet, Nutrition, Physical Activity and Cancer: a Global Perspective"（2018）World Cancer Research Fund, American Institute for Cancer Research

5．アメリカの栄養表示教育法

(1) アメリカでは1969年に「食品，栄養と健康に関するホワイトハウス会議」で栄養政策がまとまり，これがもとになって食品の栄養表示制度が任意表示として発足した。

　　すなわち，FDAは1973年，加工食品の栄養表示の基準となるフォーマットを規定し，栄養表示が業者責任の任意表示として実施されてきた（表19－13）。

(2) 1990年11月には「栄養表示教育法」が成立し，強制表示に変えられ，平成6年5月以降すべての加工食品，獣肉類，鳥肉類などに表示が義務づけられるとともに，新たに健康強調表示（ヘルスクレーム）も平成5年5月から特定の栄養素と疾病の関連（脂肪とがん，脂肪と心臓血管病，カルシウムと骨粗鬆症，ナトリウムと高血圧，食物繊維とがん，食物繊維と心臓血管病，抗酸化ビタミンとがん等）についても科学的に立証できる事項は表示することが許可されている（表19－14）。

表19－13　表示を行う栄養素

必須項目	任意項目
全カロリー	多価不飽和脂肪酸
脂肪カロリー	一価不飽和脂肪酸
脂肪	カリウム
飽和脂肪	可溶性食物繊維
コレステロール	不溶性食物繊維
ナトリウム	糖アルコール
炭水化物	その他の炭水化物
食物繊維	
糖質	
たんぱく質	
ビタミンA	
ビタミンC	
カルシウム	
鉄	

表19－14　アメリカにおける健康強調表示のできる事項

① カルシウムと骨粗鬆症
② ナトリウムと高血圧症
③ 脂肪とがん
④ 飽和脂肪・コレステロールと冠状動脈性心疾患
⑤ 繊維を含む穀物・果物・野菜とがん
⑥ 繊維（特に可溶性繊維）を含む穀物・果物・野菜と冠状動脈性心臓疾患
⑦ 果物・野菜（ビタミンA，C，繊維を1つ以上含む）とがん
⑧ 葉酸と神経管欠損症
⑨ 可溶性繊維と冠状動脈性心疾患
⑩ 糖アルコール含有ガムとむし歯
⑪ 大豆たんぱくと心臓病

(3) MyPlate

　　アメリカでは長く使われてきたフードピラミッド，マイ・ピラミッドが2011年に改定され，MyPlate（マイプレート）が採用されている（図19－2）。マイプレートは肥満や生活習慣病を予防・改善するために，どのような食事をすればよいかの視覚教材である。丸い1枚のお皿を4つに色分けし，お皿の半分を野菜と果物，残る半分を穀類とたんぱく質が占め，乳製品をあらわす飲み物のマークも皿の脇に添えられている。このように野菜，果物，全粒粉，たんぱく質，乳製品をバランスよく摂るよう推奨している。また，食事のエネルギー量をコントロールし，栄養バランスを改善するための以下の10項目が示されている。①エネルギー・バランス，②食事を楽しく，でも食べすぎないよう注意，③お皿に料理を盛りすぎない，④十分に摂りたい食品，⑤お皿の半分に野菜や果物をのせましょう，⑥低脂肪・無脂肪の牛乳や乳製品に変えてみる，⑦半分は全粒粉をとりましょう，⑧減らしたい食品，⑨食品の塩分量をチェック，⑩糖分の多い清涼飲料の代わりに水を飲みましょう。

図19－2　My Plate

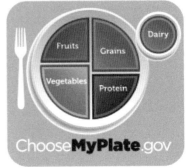

資料：United States Department of Agriculture

6. アメリカの栄養士制度

(1) 栄養士養成制度は，世界各国によって異なる。ここではアメリカの制度をみてみたい。日本の栄養士は「食事の専門家」であるが，アメリカでは「栄養状態の専門家」といわれる。

(2) アメリカの栄養士制度はRD（Registered Dietitian）登録栄養士と，DTR（Dietetic Technician Registered）として，RDの補助的な仕事をする資格がある。

図19-3　RD・ダイエットテクへの一般的なプロセス

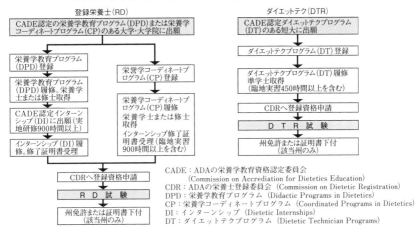

資料：笠岡宣代「アメリカの栄養士事情」食生活Vol. 102, No.9, カザン, 2008

(3) RDになるためには4年制大学の卒業が必須。米国栄養士会（ADA）等の認定する栄養学教育プログラムとインターンシップを修了し，ADAによるRD試験に合格する必要がある。

(4) DTRは2年制の短大で臨地訓練を含む課程を修了し，DTR試験に合格すればなることができる。

(5) DTRとRDは教育内容が異なるので，実経験を積んでもRDにはなれない。

(6) 両者とも5年毎に所定の単位を取得して資格の更新をする。

(7) ADAではRDを食物・栄養の専門家，DTRを食物・栄養の技術者と定義している。

(8) DTRの約70％は短大卒，RDの半数は大学院を出ているといわれる。

図19-4　RD・DTRの最終学歴（A）および職場（B）

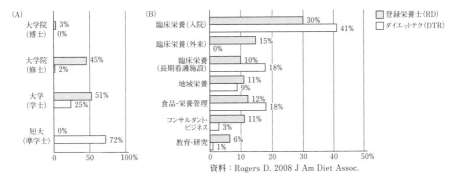

資料：Rogers D. 2008 J Am Diet Assoc.

7．国際栄養士連盟と国際栄養士会議

　世界の主要各国は栄養士制度をもち，栄養士会を組織して活動している。また世界42か国によって国際栄養士連盟（ICDA）が組織され，4年に1回国際会議が持たれている。日本は2008年に横浜（パシフィコ横浜）で第15回会議を開催。

1．国際栄養士連盟と国際栄養士会議

(1) 国際栄養士連盟（International Confederation of Dietetic Associations：ICDA）

　　国際栄養士連盟は，各国栄養士会により組織されている。国際栄養士連盟のメンバーになるためには，それぞれの栄養士会の会員1人当たり年間40セントの分担金を支払うことが義務付けられている。2016年現在の加盟国は，日本を含めて42か国，48団体。

　　日本は国際栄養士連盟加盟国の中で，米国に次いで登録会員数が多い。

　　国際栄養士連盟では，組織の使命とする行動計画として，①情報交換システムの確立，②栄養士の専門性のイメージの強化（ICDA倫理規定の創設を含む），③栄養士の教育，養成，業務の標準化への意識向上を掲げ，活動を展開している。

(2) 国際栄養士連盟理事会（The Board of Directors of ICDA）

　　国際栄養士連盟には理事会が設置されており，現在は7カ国で構成されてる。任期は4年で，4年ごとに国際栄養士会議に併催される代表者会議で改選されている。日本は，1988年から2008年まで理事国を務めていた。2012〜2016年の理事国は，イギリス，カナダ，オーストラリア，アメリカ，インド，スペイン，イスラエル。また2016〜2020年の理事国はカナダ，スペイン，アメリカ，イギリス，メキシコ，日本，インド。

(3) 国際栄養士会議（International Congress of Dietetics；ICD）

　　国際栄養士連盟は4年に1回，国際会議を開催している。この会議では，各国の栄養士および栄養学者が参集し，栄養問題，栄養政策，栄養教育および栄養士活動等に関して検討している。この会議は1952年にオランダで第1回が開催され，原則としてオリンピックイヤーに開催されている。近年は，北米，ヨーロッパ，アジア・オセアニアの3地区の持ち回りで開催されているが，開催国は該当する地区内からの立候補により，国際栄養士連盟代表者会議において，投票により決定される。2008年に開催された第15回大会は，日本の横浜市で開催された（参加59カ国4,621人〔日本3,966人，海外655人〕）。

表19－15　国際栄養士会議

回次	開催年	開催国	開催都市	参加者数	摘要
1回	1952年	オランダ	アムステルダム	－	
2回	1956年	イタリア	ローマ	－	
3回	1961年	イギリス	ロンドン	900	
4回	1965年	スウェーデン	ストックホルム	1,200	
5回	1969年	アメリカ	ワシントン	7,000	
6回	1973年	西ドイツ	ハノーバー	2,800	
7回	1977年	オーストラリア	シドニー	1,900	
8回	1980年	ブラジル	サンパウロ	1,670	
9回	1984年	カナダ	トロント	1,841	
10回	1988年	フランス	パリ	1,796	
11回	1992年	イスラエル	エルサレム	900	
12回	1996年	フィリピン	マニラ	約1,180	
13回	2000年	スコットランド	エジンバラ	1,353	参加国　53カ国
14回	2004年	アメリカ・カナダ	シカゴ	1,600	米国・カナダ共同
15回	2008年	日本	横浜	4,621	参加国　59カ国
16回	2012年	オーストラリア	シドニー	2,250	参加国　59カ国
17回	2016年	スペイン	グラナダ	約1,300	
18回	2020年	南アフリカ	ケープタウン		
19回	2024年	カナダ			

(4) 国際栄養士連盟（ICDA）による倫理要綱の採択

　2009年の第15回国際栄養士会議（ICD）において，ICDAはDietitianに対する倫理要綱の国際標準化を検討し，6項目からなる次の倫理要綱を採択している。

● **倫理要綱の原則**（国際栄養士連盟，2008年9月）

　1　Autonomy：自立
　2　Non-Maleficence（Do not harm）：悪事を犯さない
　3　Beneficence：善行
　4　Confidentiality：守秘
　5　Distributive Justice：分配の公平性
　6　Truth Telling（Honesty, Integrity）：真実の言動（正直，誠実）

(5) ICDA のミッションとゴール（2012 ～ 2016）

　ICDA は栄養学の専門家，栄養士等の世界最大の組織であり，国や地域の枠を超え組織的な活動をしている。

　特に専門能力の開発，健康の増進，疾病予防のための栄養士や栄養学の専門家の役割の推進等がうたわれている。

2．アジア栄養士連盟とアジア栄養士会議

(1) アジア栄養士連盟（Asian Federation of Dietetic Associations：AFDA）

　アジア栄養士連盟は，1994年に設立された。加盟国は，香港，インドネシア，韓国，マレーシア，フィリピン，シンガポール，台湾，パキスタン，タイ，日本，オーストラリアの11カ国。年会費は，1カ国当たり年間50USドル。2012年のAFDA会議でインドが加盟。

(2) アジア栄養士連盟常任理事会（AFDA Council Member）

　2002年にマレーシアで開催された第3回アジア栄養士会議に併せて開催されたアジア栄養士連盟代表者会議において，理事会の設置が決定された。現在の常任理事国は，台湾，シンガポール，フィリピン，香港，タイ，パキスタン，日本の7カ国。

(3) アジア栄養士会議（Asian Congress of Dietetics：ACD）

　アジア栄養士連盟は4年に1回，アジア栄養士会議を開催し，アジアの人々の食生活に立脚したアジアの人のための栄養のあり方と実践活動を検討することを目的に，1994年にインドネシアで第1回が開催され，国際栄養士会議開催の中間にあたる年に開催されている。2020年には第8回アジア栄養士会議が，日本（パシフィコ横浜会議センター）で開催される。テーマは "Realizing a Sustainable Healthy Society for a Bright Future in Asia － Responding to Modern Problems and Confusion in Nutrition Information －"(明るいアジアの未来のために持続可能な健康社会の実現を目指して)。

表 19 － 16　アジア栄養士会議

回次	開催年	開催国	開催都市	参加者数	摘要
1回	1994年	インドネシア	ジャカルタ	3,000	
2回	1998年	韓国	ソウル	2,600	
3回	2002年	マレーシア	クアラルンプール	600	参加国　22カ国
4回	2006年	フィリピン	マニラ市	約1,000	
5回	2010年	タイ	バンコク	672	参加国　25カ国
6回	2014年	台湾	台北	1,192	日本からの出席者172名
7回	2018年	香港	香港	約800	
8回	2022年	日本	横浜	2,000本(予)	

資料：公益社団法人 日本栄養士会 資料他

〈参考〉栄養改善に向けた国際的な取り組み

　現在，世界では国連，WHO，FAO などの国際機関によって飢餓，栄養不良，非感染性疾患（NCDs）削減に向け，以下に示すさまざまな取り組みが行われている。

WHO Global Monitoring Framework on NCDs 〈WHO〉
目標 4：食塩摂取量を 30％削減，目標 6：高血圧の 25％削減，目標 7：糖尿病と肥満の増加防止

Global Nutrition Targets 2025 〈WHO・UNICEF〉
目標 1（Stunting）：5 歳以下の子どもの発育阻害の割合を 40％減らす。
目標 2（Anemia）：生殖可能年齢にある女性の貧血を 50％減らす。
目標 3（Low Birth Weight）：出生児の低体重を 30％減らす。
目標 4（Childhood Overweight）：子どもの過体重を増やさない。
目標 5（Brest Feeding）：最初の 6 か月間の完全母乳育児の割合を 50％以上にする。
目標 6（Wasting）：小児期の消耗症の割合を 5％以下に減少・維持する。

Global Nutrition for Growth Compact
2020 年までに，
・少なくとも 5 億人の妊婦および 2 歳未満の子どもに効果的な栄養の介入がなされていることを確実にする。
・5 歳未満の発育阻害の症状にある子どもの数を少なくとも 2,000 万人減らす。
・発育阻害を予防し，母乳育児を増やし，重度急性栄養不良の治療を増やすことによって，170 万人の 5 歳未満の子どもの命を救う。

持続可能な開発目標（SDGs）〈国連総会〉
目標 2：飢餓を終わらせ，食料安全保障及び栄養改善を実現し，持続可能な農業を促進する。
2.1：2030 年までに，飢餓を撲滅し，すべての人々，特に貧困層および幼児を含む脆弱な立場にある人々が一年中安全かつ栄養のある食料を十分得られるようにする。
2.2：5 歳未満の子どもの発育阻害や消耗性疾患について国際的に合意されたターゲットを2025 年までに達成するなど，2030 年までにあらゆる栄養不良を解消し，若年女子，妊婦・授乳婦および高齢者の栄養ニーズへの対処を行う。

栄養に関する行動の 10 年 〈国連総会〉
2016 ～ 2025 年までの 10 年間に栄養に関する国際的な行動を集結し，前進させることを目的にした決議。

資料：厚生労働省「東京栄養サミット 2020 について」一部改変

索　引

索　引

索　引

栄養・健康
データハンドブック
2020／2021

1995年2月4日	第一版第1刷発行
1996年2月6日	第二版第1刷発行
1997年3月8日	第三版第1刷発行
1998年5月3日	第四版第1刷発行
2000年7月25日	第五版第1刷発行
2001年3月1日	第六版第1刷発行
2002年4月15日	第七版第1刷発行
2003年4月15日	第八版第1刷発行
2004年4月1日	第九版第1刷発行
2005年4月15日	第十版第1刷発行
2007年6月1日	第十一版第1刷発行
2009年3月31日	第十二版第1刷発行
2011年4月20日	第十三版第1刷発行
2013年4月20日	第十四版第1刷発行
2014年4月30日	第十五版第1刷発行
2015年4月1日	第十六版第1刷発行
2016年4月1日	第十七版第1刷発行
2017年4月1日	第十八版第1刷発行
2018年4月1日	第十九版第1刷発行
2019年4月1日	第二十版第1刷発行
2020年4月15日	第二十一版第1刷発行

編著者	藤澤良知
発行者	宇野文博
発行所	株式会社　同文書院
	〒112-0002
	東京都文京区小石川5-24-3
	TEL (03)3812-7777
	FAX (03)3812-7792
	振替　00100-4-1316
印刷所	美研プリンティング株式会社
製本所	美研プリンティング株式会社

©Y. Fujisawa, 2020　Printed in Japan
ISBN978-4-8103-1499-1

栄養・健康データハンドブック 2020 / 2021

過去 20 年以上に及ぶ栄養・健康データを 1 冊に凝縮

○国民健康・栄養調査，人口動態統計，食料需給表，患者調査，国民医療費，学校保健統計，国民生活基礎調査など栄養・健康施策に必要なすべての最新データを収録

○栄養士法，健康増進法，食育基本法，食品表示法など関連法令の改定動向を掲載

○悪性新生物，脳血管疾患，心臓病，糖尿病，メタボリックシンドロームなど生活習慣病の疾病ごとの死亡者・死亡率の推移，リスクファクター，栄養問題，諸外国との比較など分野ごとの詳細なデータを収録

○国連の人口調査，FAO の食糧報告，WHO および OECD の保健データ，IPCC による地球環境報告など，海外の最新データを豊富に掲載。

○母子栄養，学齢児，高齢者の各世代別の栄養・健康課題，問題について，さまざまなデータを用いてわかりやすく解説。

○食品ロス，世界の人口増と食料問題，気候変動による食料生産の予測データ，児童の朝食欠食と学力・体力の相関関係，子どもの貧困問題，睡眠・食事・生活など最新のテーマをデータで詳しく分析。

○編著者による各データ資料の解説，分析を掲載